新生儿
临床护理精粹

第2版

Essentials of
Neonatal Clinical Nursing

主　　编　苏绍玉　胡艳玲　陈　琼

副 主 编　黄　希　李小文　万兴丽

编　　者（以姓氏笔画为序）

万兴丽　王　敏　王　媛　王雪娟　王碧华　叶　苗　史泽瑶　付　丽
冯　艺　朱友菊　朱成辉　刘　谦　刘玉兰　刘昌红　刘承梅　刘春华
刘慧玲　闫地瑞　孙雪诗　苏　昕　苏绍玉　李　凡　李　雪　李　敏
李　源　李　霞　李小文　李秋杰　李颖馨　杨　茹　杨栗茗　时小丁
吴　娟　吴小红　吴耀华　何雪梅　宋　艳　张秀娟　陈　琼　陈涛蓉
罗　玲　岳伦利　周　洁　周定琼　周敬华　郑　文　赵　静　赵　燕
赵丽华　胡　勇　胡艳玲　侯树林　袁　静　聂　琴　徐　静　郭雪梅
唐小丽　黄　希　黄怡斐　黄静怡　黄瑗玲　梅　娟　曹潇逸　程　红
曾艳红　曾靓妮　谢　莉　谢艳艳　蒲玲菲　蒲倩婷　廖　宇　谭育东
颜　静

编者单位　四川大学华西第二医院

绘　　图　杜娜娜　吴　瑜　张凯翔　陈东丽　贺兰殷子

人民卫生出版社

·北　京·

图书在版编目（CIP）数据

新生儿临床护理精粹 / 苏绍玉，胡艳玲，陈琼主编．
2 版．-- 北京 ：人民卫生出版社，2024．8．-- ISBN
978-7-117-36760-8

Ⅰ．R174

中国国家版本馆 CIP 数据核字第 2024XE7355 号

新生儿临床护理精粹

Xinsheng'er Linchuang Huli Jingcui

第 2 版

主　　编：苏绍玉　胡艳玲　陈　琼

出版发行：人民卫生出版社（中继线 010-59780011）

地　　址：北京市朝阳区潘家园南里 19 号

邮　　编：100021

E - mail：pmph @ pmph.com

购书热线：010-59787592　010-59787584　010-65264830

印　　刷：北京华联印刷有限公司

经　　销：新华书店

开　　本：889 × 1194　1/16　　印张：38

字　　数：970 千字

版　　次：2017 年 11 月第 1 版　　2024 年 8 月第 2 版

印　　次：2024 年 11 月第 1 次印刷

标准书号：ISBN 978-7-117-36760-8

定　　价：139.00 元

打击盗版举报电话：010-59787491　E-mail：WQ @ pmph.com

质量问题联系电话：010-59787234　E-mail：zhiliang @ pmph.com

数字融合服务电话：4001118166　E-mail：zengzhi @ pmph.com

主编简介

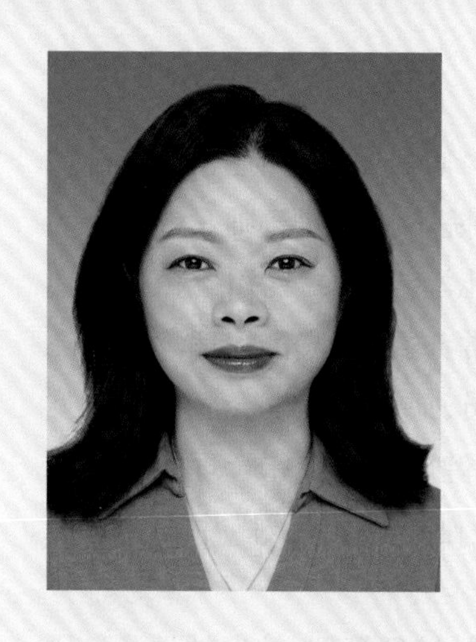

苏绍玉

主任护师，四川大学华西护理学院儿科护理教研室主任，四川大学华西第二医院儿科护士长。四川省护理学会儿科护理专业委员会第八届副主任委员，四川省医院协会医联体专业委员会委员，四川省等级医院评审专家库成员，四川省新生儿护理专科护士培训基地负责人，四川省健康教育学会健康教育专家库成员，成都市医疗事故鉴定专家库成员，成都护理学会院感专业委员会常务委员。

从事新生儿科护理及儿科护理管理、护理教学及科研工作 40 年，曾于美国辛辛那提大学附属医院及儿童医院访问学习。

在 SCI 及核心期刊发表论文 30 余篇，主编或参编专著 8 部，主持或参与省部级及校级课题 8 项，以第一发明人授权国家发明专利及实用新型专利 10 余项。获第一届四川省护理学会科技奖成果推广类一等奖、四川大学新时代医学教育“三全育人、五育并举”优秀成果奖。先后多次获得四川大学“十佳护士”、优秀医务工作者、教学“仁济春晖”奖等荣誉。

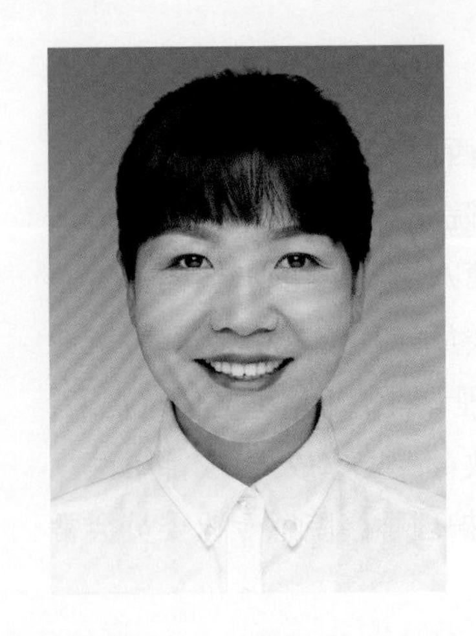

胡艳玲

副主任护师，四川大学华西第二医院新生儿科护士长，四川大学华西护理学院本科授课教师。中国妇幼保健协会助产士分会新生儿学组委员，四川省护理学会医院感染管理专业委员会常务委员，成都护理学会第二届儿科专业委员会主任委员，成都护理学会静疗专业委员会常务委员，成都市妇幼健康学会临床合理用药专业委员会委员。四川省“卫生健康英才计划”中青年骨干人才。

从事新生儿科临床护理、护理管理、护理教学及科研工作多年，曾赴美国辛辛那提儿童医院及沃尔夫森儿童医院访问学习。

在SCI及核心期刊发表论文30余篇，主编或参编专著10余部，主持或参与省部级及校级课题8项，参编指南4部、团体标准1项，授权国家专利20余项。以第一完成人获第一届四川省护理学会科技奖成果推广类一等奖。获四川省医学科技奖（青年奖）三等奖、四川大学新时代医学教育“三全育人、五育并举”优秀成果奖。曾荣获成都市“优秀护士”、四川大学“十佳护士”等称号。

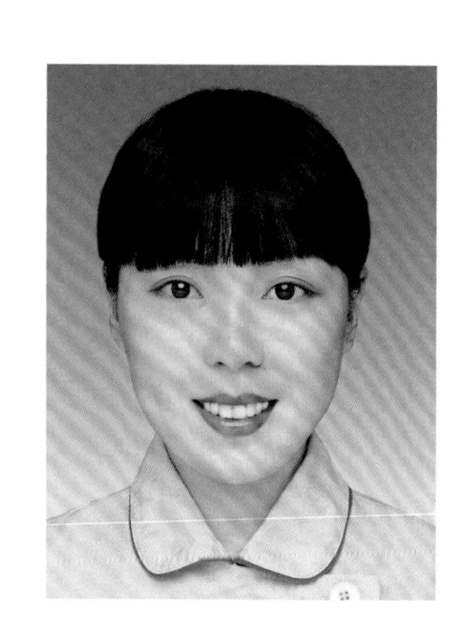

陈 琼

副主任护师，四川大学华西第二医院新生儿科副护士长。国家卫生健康委能力建设和继续教育儿科学专家委员会护理学组委员，中国妇幼保健协会助产士分会新生儿学组委员，海峡两岸医药卫生交流协会新生儿学专业委员会护理学组委员。四川省“卫生健康英才计划”中青年骨干人才。

从事新生儿临床护理与教学、管理工作多年，曾于美国辛辛那提大学附属医院及儿童医院访问学习。

在 SCI 及核心期刊发表论文 30 余篇，执笔临床指南 3 部，主编或参编专著 5 部，主持或参与省部级及校级课题 6 项。获第一届四川省护理学会科技奖成果推广类一等奖，四川省医学科技奖（青年奖）二等奖，四川大学新时代医学教育“三全育人、五育并举”优秀成果奖，四川大学护理学科教学标志性成果奖，第二届全国高校教师教学创新大赛二等奖，全国高校教师微课教学比赛、多媒体比赛等多项教学比赛一等奖。

序 1

新生儿是家庭的希望，也是社会的未来。作为新生儿临床护理领域的专业书籍，本著作的编纂不仅承载着对新生儿健康成长的深切关怀，更体现了医疗工作者对专业知识的不断追求与传承。

新生儿临床护理是一个集医学、护理学、心理学等多学科知识于一体的综合性专业，要求护理人员不仅具备扎实的医学基础知识、技能和丰富的临床经验，更需拥有高度的责任心、敏锐的观察力和专业的护理技巧，将每一项护理措施精准有效落实。本书的编者们正是这样一个充满爱心、耐心、细心的专业护理团队，我见证了他们优质护理的落实和“七分护理”的救治效果。他们将新生儿临床护理精粹融合成册，在第 1 版发布以来的七年时间，各级医疗机构新生儿护理专业人员因此获益。

此次再版，编委团队调查了各级医疗机构新生儿护理的需求及临床护理困惑点，在原版的基础上，扩充了护理评估与监测、危急重症的急救处理、新生儿护理临床管理等，并引用了国内外最新的研究成果和临床指南及专家共识，结合实际案例和护理经验，强调护理过程中的人文关怀，力求使本书既具科学性，又具可操作性，极大提升了护理人员的临床思维和职业素养。随着医疗技术的不断进步和护理理念的日益更新，新生儿临床护理领域也在不断发展和完善。未来，编委团队将继续关注该领域的最新动态和研究成果，不断对本书进行修订和完善，以确保其处于学科前沿的地位和影响力。

最后，由衷地祝贺《新生儿临床护理精粹》（第 2 版）的发布，向所有参与本书编写和审校的专家、学者以及一线护理人员表示衷心的感谢，也希望本书能够成为广大新生儿临床护理人员的良师益友，为他们的专业成长提供有力的支持和帮助，为每一个新生命的健康成长做出积极的贡献！

中国医师协会新生儿科医师分会会长

二零二四年秋

序2

随着围产医学及新生儿重症医学的快速发展,新生儿护理学已经成为儿科护理领域及新生儿医学中非常重要的专科领域。新生儿阶段是5岁以下儿童患病率和死亡率最高的时期,因此,新生儿科护理质量的高低对患儿尤其是危重新生儿以及早产、低出生体重儿的存活率及生存质量有着非常重要的影响。为提高患病新生儿的护理质量,需要新生儿科护理团队不断更新专业理论知识及临床技能,为患儿提供科学、实用的护理技术。针对此目的,我们护理团队经过精心的准备和撰写,于2017年11月正式出版了《新生儿临床护理精粹》的第1版,出版后获得了热烈的反响。

继第1版出版后,鉴于新生儿护理学知识和技术的不断发展及更新,该书作者希望能将更多先进优质的护理理念、技术及经验进一步总结,推广给广大的从事新生儿专业的护理人员参考使用。此次再版仍然秉承临床护理实践的需要,内容较第1版更新颖、更丰富,并一如既往地具有实用性及易操作性。此版内容分为上、中、下三篇,系统而重点地介绍了新生儿安全与管理、新生儿评估与干预及新生儿常见护理技术操作。强调用科学、专业的知识及技能规范新生儿护理行为,并注重介绍国内外有关新生儿护理领域的前沿热点问题,以提高新生儿专科护士的理论知识水平及解决临床实际问题的能力。该书语言通俗精练,图文并茂,关键内容专门配有彩图,更方便理解运用。该书的编写团队是由长期从事新生儿专业护理工作的具有高级职称的主任、副主任护师及主管护师组成,相信这将是一本对从事新生儿护理专业的管理者及临床护士具有实用意义的参考书。

姚裕家

四川省学术和技术带头人

第七届中国儿科终身成就医师

二零二四年秋

前　言

新生儿护理是新生儿医学的重要组成部分,高质量的护理在新生儿救治及生存质量等方面至关重要。随着现代医学的蓬勃发展,早产儿等高危儿数量与日俱增,存活率大幅提高,新生儿科护理人员的安全意识、风险防控、专业知识、技能素养等各方面需要全方位发展才能满足新时代的要求。

《新生儿临床护理精粹》(第2版)在第1版的基础上修订完善,秉承着“守护新生”的初心,以新生儿临床护理为基础,结合目前国内外新生儿护理领域最新研究进展,涵盖新生儿安全与管理、新生儿全面评估与干预以及新生儿常见基础与专科护理技术操作等内容,期望为广大从事新生儿工作的临床医护人员以及儿科护理学师生呈现一本实用的新生儿护理专著。本书分为上中下三篇,共二十五章。上篇为新生儿安全与管理,主要内容包括新生儿病房安全评估及管理,新生儿用药安全评估及管理,新生儿输血安全评估及管理,新生儿医院感染管理及防控,新生儿医源性皮肤损伤评估及管理,新生儿转运安全及护理管理。中篇为新生儿评估与干预,主要内容包括母亲与胎儿的评估与干预,新生儿出生时评估与干预,新生儿评估,不同类型新生儿的特点及护理,新生儿呼吸系统疾病、循环系统疾病、营养、消化系统疾病、黄疸、感染性疾病、产伤性疾病、神经系统疾病、泌尿和生殖系统疾病、血液系统疾病、内环境紊乱、中心静脉血管通路的护理评估与干预,新生儿筛查。下篇为新生儿常见护理技术操作,主要内容包括新生儿科基础护理技术和专科护理技术操作及实施要点,在第1版的基础上增加了新生儿经口喂养评估及干预、腹膜透析的护理、体外膜肺氧合的护理等内容。

本书内容逻辑清晰,层次分明,具有鲜明的特色:第一,严谨性。在书写过程中,我们以最新循证证据及国内外指南为基础,参考国内外权威的专业书籍及期刊文献,充分确保内容的严谨性。第二,实用性。本专著融合前沿的护理理念,涵盖新生儿护理领域的基础与热点问题，对护理技巧和操作细节进行深入阐述，可操作性强。第三，创新性。全书配有丰富的手绘彩图，均为原创，每一章节均设置“导读与思考”及“要点荟萃”栏目，增强可读性。

本书的作者包括新生儿临床一线医护人员，新生儿护理教学、科研及管理专家，既有丰富的临床、教学、科研、管理经验，又具有与时俱进、精益求精的治学态度，力求为广大同仁呈现一本实用的新生儿护理专著，在此，对编者们的辛勤付出表示最诚挚的感谢！

本书出版之际，恳切希望广大读者在阅读过程中不吝赐教，欢迎发送邮件至邮箱renweifuer@pmph.com，或扫描下方二维码，关注“人卫儿科学”，对我们的工作予以批评指正，以期再版修订时进一步完善，更好地为大家服务。

2024年7月

目录

上篇　新生儿安全与管理

中篇　新生儿评估与干预

下篇　新生儿常见护理技术操作

Essentials of
Neonatal Clinical Nursing

上　篇

新生儿安全与管理

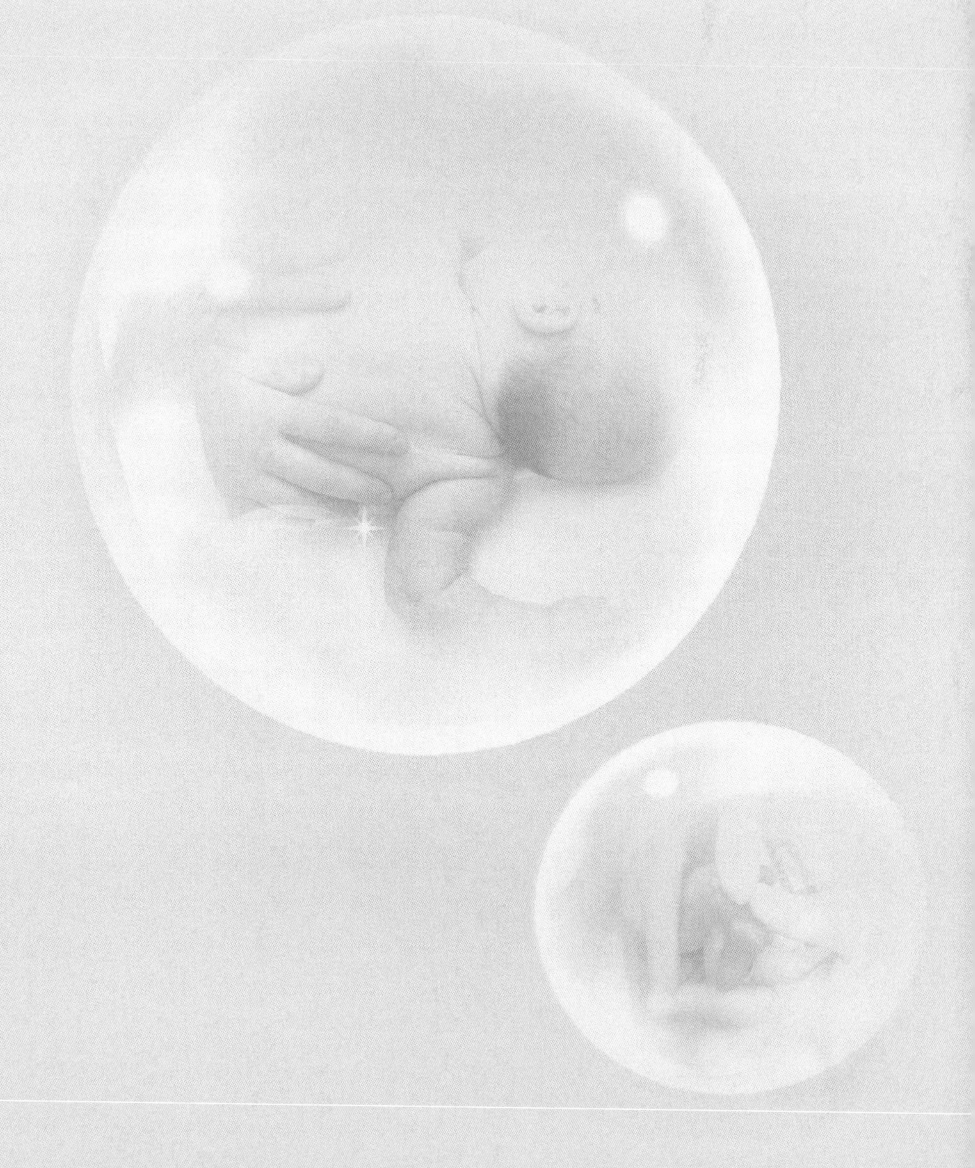

第一章
新生儿病房安全评估及管理

导读与思考：

病人安全是全球各国政府、医疗机构以及医务人员追求的基本原则，是提供优质基本卫生服务的根本。病人安全就是指减少各种医疗差错及不良事件的发生，尽量杜绝医疗事故。新生儿科是发生医疗差错及不良事件的高风险科室，加强新生儿病房安全评估，进行有针对性的培训，利用质量管理工具改进临床质量，是保证新生儿护理安全的重要措施。

1. 什么是医疗差错？什么是医疗不良事件？什么是医疗事故？
2. 国内外新生儿病房有哪些不良事件？
3. 新生儿重症监护病房的工作环境会对患儿的安全产生哪些影响？
4. 作为新生儿病房的护士，如何在诊疗护理过程中预防医疗护理差错？
5. 可以使用哪些质量管理工具实施护理质量管理？

第一节　新生儿病房患者安全概述

据世界卫生组织（World Health Organization，WHO）报道，在高收入国家，约10%的患者在医院接受治疗时受到伤害，伤害可能由一系列不良事件造成，其中近50%是可以预防的。20世纪90年代由美国政府组建的美国卫生保健研究和质量机构（Agency for Healthcare Research and Quality，AHRQ）对美国医疗质量现状进行调查后，于1999年发布了一个里程碑式的报告《人类容易犯错：应该构建一个更加安全的医疗保健系统》，报告披露了在美国每年因医疗差错导致98 000人丧失生命，耗费的医疗费用高达290亿。据我国红十字会报道，每年因医疗伤害导致40万人非正常死亡，而大众认为死亡率很高的交通事故在同一期间致死的人数仅为10万人，可见医疗差错对患者及社会的危害极大。预防医疗差错、保证患者医疗安全，需要政府、医疗机构、医务人员以及患者家庭及患者的共同参与，也是医疗保健人员最基本的职责。下面就患者安全、不良事件、医疗差错及医疗事故的定义以及新生儿病房和新生儿重症监护病房（neonatal intensive care unit，NICU）的安全进行描述。

一、患者安全与医疗差错

（一）患者安全

患者安全（patient safety）是指预防和减少医疗过程中给患者造成的风险、错误和伤害，是全球医疗系统、国家政府部门以及医务工作者都必须优先考虑的事,是医疗管理的核心。保证患者安全需要从预防差错、暴露差错和减轻差错导致的后果等方面进行全方位管理。

(二)医疗差错相关概念

1. 不良事件(adverse events,AE) AHRQ对不良事件的定义为:发生在医院的与患者原发疾病无关的非预期的事件,这些事件使患者受伤或造成伤害。

(1)不可预防的不良事件(unpreventable adverse event):是指由于当今知识无法预防的并发症造成的不利事件,是指正确的医疗造成的不可预防的伤害。

(2)可预防的不良事件(preventable adverse event):指医疗中由未被阻止的差错或设备故障造成的伤害。

(3)近似错误(near miss):虽有差错,但通过及时发现及干预,未对患者造成伤害及后果的事件。

(4)系统差错(system error):差错并非由个体行为造成,而是由包括诊断或治疗过程中的一系列行为和众多因素造成的可以预见的结果。

2. 医疗差错(medical error) 又称为医疗过错,是指医疗机构在诊疗中存在过错,无论是否造成伤害。美国医学研究所(Institute of Medicine,IOM)认为,差错是计划行动失效,医疗差错是当今医学知识可以预防的不良事件或近似失误。

3. 医疗事故(medical malpractice/negligence) 我国《医疗事故处理条例》对医疗事故的定义为:医疗机构及其医务人员在医疗活动中,违反医疗卫生管理法律、行政法规、部门规章和诊疗护理规范、常规、过失造成患者人身损害的事故。

根据对患者人身造成的损害程度,医疗事故分为四级:①一级医疗事故:造成患者死亡、重度残疾的;②二级医疗事故:造成患者中度残疾、器官组织损伤,导致严重功能障碍;③三级医疗事故:造成患者轻度残疾、器官组织损伤,导致一般功能障碍;④四级医疗事故:造成患者明显人身损害的其他后果。其中,与护理密切相关的四级医疗事故包括局部注射造成患者组织坏死,成人大于体表面积2%,儿童大于体表面积5%。

二、新生儿病房安全概述

(一)高风险科室

新生儿病房尤其是NICU是医疗差错发生的高风险科室,其原因包括NICU环境的独特性及复杂性,新生婴儿的脆弱性、易损性以及疾病的严重程度。尤其是胎龄小于32周,出生体重不足1 500g的早产儿,因其生长发育极不成熟,并发症多且疾病严重,需要更多的医疗监护及干预,如药物治疗、心电监护、呼吸支持、营养支持、感染控制等。新的医疗技术本身有很多不确定性,也是医疗安全的危险因素。

(二)国外NICU不良事件的发生现状

据国外文献报道,美国NICU的不良事件主要包括医院感染、静脉注射渗漏、意外脱管、颅内出血以及脑室缺血、身份识别错误、用药错误等。美国的一项研究显示,出生时胎龄在24~27周的早产儿与足月儿比较,前者发生医疗差错的概率是57%,而后者仅为3%。一项针对15个NICU(美国14个,加拿大1个)随机调查的749个安全图表显示,每100个住院患儿发生不良事件的次数是74次,在这些不良事件中,10%导致死亡,23%导致永久性伤害,40%导致临时伤害,7%需要实施挽救生命的干预措施。而通过分析得出,这些不良事件中的56%是可以预防的。

(三)国内NICU及新生儿病房不良事件发生现状

根据我国卫生行政部门通报以及各医院发生的不良事件报道和文献报道,国内新生儿病房及NICU主要存在的护理不良事件包括:用药错误,医院感染(如导管相关血流感染、医院感染暴发事件等),非计划拔管(如气管导管、中心静脉导管、各种引流管等),医源性皮肤损伤,静脉注射渗漏或局部皮肤坏死，胃食管反流或呕吐物误吸导致的呼吸暂停、心动过缓甚至窒息，红臀、尿布皮炎，猝死、压疮、奶源污染、烫伤、坠床/坠地、抱错婴儿、丢失婴儿等。其预防措施将在相应章节进行阐述。

三、医疗差错的原因及医疗安全管理

（一）医疗差错的原因

国外研究认为，不良事件的发生只有20%属于个人原因，80%为系统原因。医疗系统的每个人对保证患者安全都是有责任的。

（二）医疗安全管理

1. 系统管理

(1) 政策干预：严格遵守国家关于医疗安全的相关法律法规，规范医疗行为是保证病人安全的重要前提。美国医疗机构评审联合委员会（Joint Commission on Accreditation of Healthcare Organizations，JCAHO）、美国国家质量论坛（National Quality Forum，NQF）均针对患者安全问题提出了一系列的国际患者安全目标，旨在减少医疗差错，并提高医疗机构的护理质量，目前已成为全球医疗行业规范执业行为及保证患者安全的公认标准。

(2) 前瞻性识别：对造成医疗差错的风险进行前瞻性识别，可通过不良事件报告、近似不良事件报告、网络通报系统（包括来自卫生行政部门和各类网站的信息发布）、医学文献报道等多渠道进行学习，分析风险发生的原因，从中吸取经验教训。

2. 临床干预 医疗机构一旦识别相关风险，必须采取相应措施进行干预。使用基于循证证据的临床干预措施或流程再造，落实人员培训，提高医护人员医疗安全防护的意识及能力，从而降低差错的发生。

3. 借鉴管理经验 将其他行业（如航空业）先进的管理经验用于医疗安全管理，进一步提高医疗安全管理水平。

四、国外NICU的安全管理策略

（一）团队建设与安全文化

提高医疗质量和患者安全的团队策略和工具包（team strategies and tools to enhance performance and patient safety，TeamSTEPPS）是一个基于证据的团队培训系统，旨在通过提高沟通和团队协作来优化患者的结果。它由美国医疗保健研究与质量局（Agency for Healthcare Research and Quality，AHRQ）和国防部（Department of Defense，DoD）共同开发，已经在许多医疗机构中广泛应用。TeamSTEPPS包含了团队结构构建和4项可被训练的核心技能。团队结构构建是指确定团队的规模、人员组成、领导者、分工等基本纲要。核心能力包括以下四个方面：

1. 领导力（leadership） 是指具备制订工作计划、合理分配任务、激励团队成员积极性、指挥和协调团队成员之间的互动、评估团队效能和成绩、营造积极向上氛围的能力。具体包括：①制订计划并作出决策；②允许团队成员提出质疑及对不同意见发表看法；③管理、化解矛盾及冲突，收集反馈意见；④对结果进行信息分享；⑤能实施有效的人力资源管理，与员工进行有效沟通交流，平等分配工作量。管理策略包括使用工作简报、集束化管理及信息反馈。

2. 情境监控（situation monitoring） 是指积极检查和评估工作情境，以收集多方信息、理解工作处境，对维持团队功能保持警觉。

(1) 团队成员胜任力评估：评估团队成员彼此之间的不足，取长补短，纠正团队成员的错误，确保遵守法律法规、规章制度及操作规程。

(2) 工作环境评估：使用STEP保持安全意识及评估工作环境是否安全。① S：status，评估病人状态（包括生物-心理-社会状况评估）；② T：team，评估团队成员的状况，包括职业倦怠、超负荷工作、工作压力大、药物滥用现象、操作技能水平、工作绩效、用药相关知识掌握情况及团队成员的基本需求；③ E：environment，评估工作环境是否有影响病人安全的不良因素,包括信息通畅程度、病人分诊正确性、仪器设备及转运设备状态、光线及噪声对工作人员及患者的影响等;④ P:progress,评价是否达到预期目标、病人护理是否正确、病人护理计划及干预是否告知家人、病人干预及治疗是否及时完成等。

3. 相互支持(mutual support) 指团队成员通过准确了解彼此的职责和工作量,能够提前考虑并给予他人支持的能力。有效的团队协作可以消除或降低工作压力,排除发生错误的危险因素,提供建设性意见及积极的反馈,对规章制度中的不安全因素提出质疑,积极支持病人,建立良好的工作关系。

4. 有效沟通(communication) 有效沟通是指团队成员间能够清晰、精准地交换信息,不遗忘、拖延、忽略信息变化,以便团队成员之间以及护患之间有效沟通交流。

2023 年更新的 TeamSTEPPS 3.0 版本特别关注患者和家庭护理者在医疗团队中的重要角色,强调他们在护理过程中的关键作用。新增的虚拟资源和培训材料旨在帮助医疗团队更有效地与患者和家庭护理者合作,确保他们的意见在医疗决策中得到充分考虑。患者和家庭护理者的积极参与不仅能提供宝贵的个人经验和独特视角,还能显著提升团队的整体效能和患者的满意度。

(二) 国外 NICU 安全管理实施方案

1. 系统管理

(1) 政策干预:制定红线规则(red rules)以保证系统的可靠性,即对偏离基于证据的、清晰的、可以测量的通过组织与员工进行沟通及交流后制定的操作规程及规章制度、常规,应严格遵照执行,任何人违背均为零容忍。

(2) 前瞻性干预

1) 通过对病人及环境的风险评估分析进行前瞻性管理,预防错误的发生。

2) 不良事件管理:①建立不良事件管理及报告系统:通过不良事件管理及报告系统(如匿名专业的内部报告系统和网站,强制性的组织机构、州政府及全国病人安全外部报告系统),对不良事件进行报告、追踪及预防,识别近似错误,预防错误发生。同时,借不良事件报告系统披露不良事件,作为全国各地医疗机构的学习资源,给医务人员创造学习机会,总结经验教训,防止类似错误再发生。②建立错误报告的奖励及惩罚措施:医院通过错误报告的奖惩机制可促进不良事件上报,促进护理质量的提高。如果医院从来没有不良事件上报,保险公司将停止对医院医疗费用的支付。

3) 系统改进或流程再造:①使用电脑录入医嘱,打印医嘱执行单及贴瓶标签 / 条码,以降低转抄医嘱导致的用药错误;②通过单间设计及床旁交接班,降低工作环境中的噪声等危险因素,促进以患者及家庭为中心的护理;③制定并使用系列核查单,实时核对,保证护理过程及操作过程安全;④通过持续质量改进和利用人体工程学,改进质量及处理争端。

2. 基于证据的临床干预

(1) 循证实践证明通过手卫生管理、中心静脉导管及机械通气的集束化管理,可有效降低新生儿医院感染的发生率。

(2) 出生时的标准复苏以及黄金 1 小时(出生后 1 小时)的稳定,可有效降低新生儿的死亡率,降低慢性肺部疾病的发生率并缩短住院时间。

(3) 通过人力资源管理及情景模拟训练,可提升护士的素质,保证护理安全。

(三) 国外关于患者安全管理实施的建议

1. 无论是医疗机构系统还是医务人员个体,都必须具备病人安全优先的意识。

2. 承认个人及系统都有可能存在缺陷,即使是最好的医院及医务人员都有可能犯错。正确对待犯错,加强管理,加强责任心,总结经验教训,避免类似错误再次发生。

3. 向现状提出挑战,做一个实现变革的推动者。在工作中需要善于发现存在的不足并给予持续改进。

4. 对护理单元的安全需要有警醒意识,进行风险评估,积极提供并创造各种条件以满足临床安全的需要。

5. 对安全相关人员进行培训及绩效奖励。

6. 当问题出现时，领导者与员工通过直接沟通交流解决问题。

7. 记录及汇报病人护理方面存在的偏差及失误。所有的不良事件的发生都可能有先兆，通过回顾性分析可以进行有效预防。

8. 促进以病人及家庭为中心的护理，收集有用的信息，倾听患者家属的意见，尊重家属的意愿。

9. 在实施护理、使用仪器设备及操作时，避免为了节约时间而不按操作规程进行，如在使用药物时必须打印条码标签、双人查对并进行腕带扫描。

相比国外，国内医疗系统的安全管理因体制、政府的支持力度、管理观念等的不同而有差异。国内在护理人力资源配置及仪器设备的配置方面均相对落后，维护医疗安全对临床护士具有更大的挑战。

要点荟萃

1. 医疗事故分为四级，与护理密切相关的四级医疗事故为局部注射造成的组织坏死，成人坏死体表面积大于2%，儿童大于5%。

2. 国内新生儿病房及NICU存在的护理不良事件主要包括：用药错误，医院感染（如导管相关血流感染、医院感染暴发事件等），非计划拔管（如气管导管、中心静脉导管、各种引流管等），医源性皮肤损伤，静脉注射渗漏或局部皮肤坏死，胃食管反流或呕吐物误吸导致的呼吸暂停、心动过缓甚至窒息，红臀、尿布皮炎，猝死、压疮、奶源污染、烫伤、坠床/坠地、抱错婴儿、丢失婴儿等。

（胡艳玲　苏绍玉）

第二节　新生儿重症监护病房工作环境与病人安全

国外很多学者通过对成人患者的研究证实，医院工作环境与医护人员的服务质量及病人的临床结局密切相关，良好的医疗工作环境不仅可以提高医务人员的工作满意度，也可以提高护士的留任率并改善护理质量。NICU是医院的高风险科室之一，其工作环境不仅是医务人员为患儿提供照护活动的重要载体，还与住院患儿的安全及结局息息相关。因此，更多关注NICU的工作环境，从环境空间布局设计出发，充分考虑周围环境（如噪声、照明控制、流程设置、人员配置）等与病人安全有关的因素，才能更好地提供照护服务，促进病人临床结局的改善，保障病人安全。本节将着重阐述NICU工作环境与患儿安全之间的关系。

一、NICU工作环境概述

1. 定义　根据国外学者Hoffart和Lake等人的定义，NICU工作环境是指新生儿重症监护病房具备的一系列具体或抽象的特征，主要包括医护人员感知到的NICU里促进或阻碍新生儿照护实践的组织架构及其内部流程。

2. 类型　NICU工作环境是新生儿专业人员实施医疗照护活动的重要载体，包括NICU的物理环境与专业环境两种类型。

（1）物理环境：主要涉及NICU具备的一些具体特征，是NICU提供医疗服务的基本设施保障，主要包括：①布局（如各功能区的位置、空间毗邻）是否符合医院感染防控标准（如清污路线是否合理、房间的布局是否符合感染性疾病患儿与非感染性疾病患儿的照护需求、是否配备足够的洗手设施等）。②内部空间设计，如各种设施（如氧源、压缩气源、负压吸引装置、电源插座）、固定装置、材料、各种仪器设备（如呼吸机、输液泵、蓝光治疗仪)等。③室内环境,如噪声、通风与空气净化、照明、气味等。物理环境的设计是一个潜在的因素,对病人的安全将产生直接或间接的影响。

(2)专业环境

1)定义:指NICU所具备的一些抽象特征,即由专业人员之间构成的组织关系特征,这是促进NICU医疗服务活动正常开展的组织保障。实施专业医疗照护的专业人员主要包括医生和护士。而护士作为直接照护患儿的一线专业人员,承担了更多的照护角色,如改善患儿的健康与维持病情稳定状态,维护输液管道的完整性,帮助家属做好照护工作及向出院过渡的准备。因此,更多关注护理工作环境,将有利于促进患儿安全。

2)测量:护理工作环境属于抽象特征,对其测量应用最早的工具是由国外学者Lake于2002年编制的护理工作环境量表(practice environment scale,PES),主要用于测量护士所处医院的护理工作环境,该量表在2004年国际安全论坛会上得到一致赞同,之后在全世界范围内被广泛应用。量表包括5个维度31个条目,主要包括护士参与医院活动(9个条目)、高质量的护理服务(10个条目)、护理管理者的领导能力及领导方式(5个条目)、充足的人力和物力(4个条目)、医护合作(3个条目),从这5个维度来测量护士对护理工作环境的评价等级,前2个维度是基于护士个体层面的测量,后3个维度是基于科室整体层面的测量。

二、NICU物理环境与患儿安全

(一)物理环境导致的安全隐患

NICU的物理环境是医护人员进行医疗护理活动的主要场所,病区的设计在很大程度上会影响患儿安全,例如,NICU的病区设计缺陷将有可能导致婴儿丢失。同时,NICU的物理环境也可通过影响医护人员的满意度及留任率,从而间接影响护理质量与患儿安全。物理环境、医务工作人员、患儿安全之间的关系如图1-2-1所示。

1. NICU布局对护士工作效率的影响 病室布局是影响NICU各方面(如患儿隐私、舒适与安全、医务人员工作条件等)最重要的设计因素,而护士、医生等专业人员的工作是传递患儿照护的重要活动,由许多复杂的医疗活动或任务构成,如对患儿的直接护理、重要的谈话沟通、表格绘制、接入信息系统等。当这些工作发生变化后,医院及病室的物理环境设计若不随之发生改变,就会直接导致医务人员的压力增加,工作效率降低,甚至影响患儿安全。

(1)常见的病室单元布局:常见的病室布局有放射状型、跑道型。James与Tatton-Brown等人已确认至少七种医院单元布局,包括开放式或南丁格尔式、走廊式或欧式、双T或纳菲尔德型、跑道或双走廊型、庭院型、十字型、集群型和径向型(放射状型),具体如图1-2-2所示。

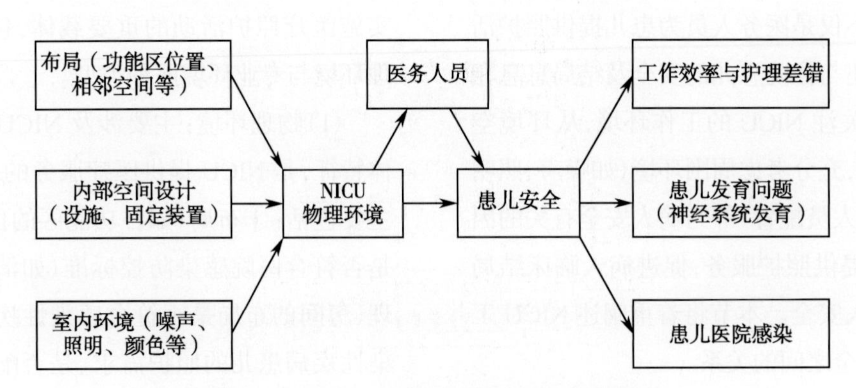

图1-2-1 NICU物理环境与患儿安全的关系

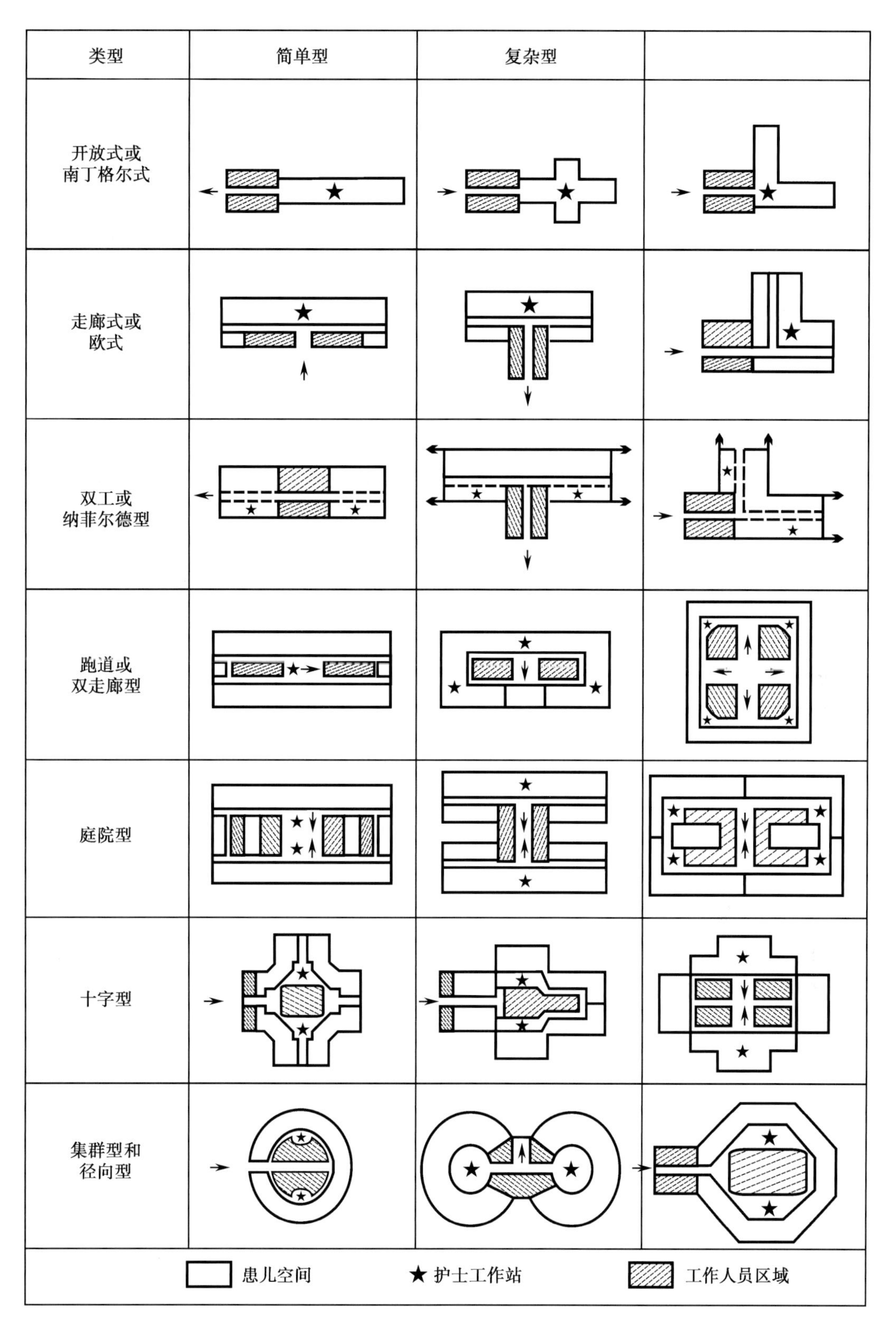

图 1-2-2　常见的医院病室单元布局

(2)病室单元布局对护士工作效率的影响

1)护士工作时间的耗费：护士的很多工作时间都耗费在行走之上。Bauer 等人调查了 16 名护士的 37 个班次，结果发现普通病房每班次每个护士平均行走 6 260m，而 ICU 的护士平均行走 8 260m；Burgio 等人的研究发现护士 28.9% 的工作时间都耗费在行走上，仅次于花费在病人护理上的时间比例（占 58.9%）。

2）不同病室布局对护士工作时间耗费的影响：国外有较多研究表明，不同的病室布局（如单走廊型或双走廊型）会影响护士总共耗费的行走时间。Sturdavant 的研究表明，与单走廊型布局相比，放射状型的布局可减少护士的行走步数，即使两者在患儿照护方面的时间耗费并无差异；Shepley 等人的研究表明，与矩形病室单元相比，护士在放射状型布局的病室里行走的步数明显下降（7.9 步 /min *vs.* 4.7 步 /min）；此外，也有研究证明通过改变病室布局而减少的行走耗费时间与患儿护理时间的增加是有关联的。因此，过多的行走时间耗费不仅会增加护士倦怠，而且还直接减少了护士对患儿的照护时间，从而影响护理服务质量。

2. 大房间设计对患儿安全的影响 国内 NICU 房间设置多以大房间设计为主，每个大房间能安置多间床位，并辅以少量单间病房，用于安置需单间隔离的患儿。大房间的床位设计，在一定程度上可以节约护士人力，但主要存在以下几个问题：

（1）增加医院感染发生率：Ulrich 等人通过文献回顾发现，有 120 个研究结果揭示医院感染与环境设计有关，空气传播与接触传播是患儿发生医院感染的两个主要途径。据文献资料报道，医院的物理环境设计即通过空气传播及接触传播影响医院感染的发生率，且有证据显示医院感染发生率低的地方都有共同的特征，即良好的病房空气质量及单间设计病房，而不是大房间设计。

1）空气传播隔离受限：对于空气传播的疾病，大房间的设计不利于进行空气传播隔离。

2）增加接触传染的机会：大房间的设计会增加患儿与患儿、患儿与物体表面的接触，从而增加患儿的接触感染机会。当患儿出院后，大房间的整体去污处理效果不如单间病房，也相应会增加物体表面被病原黏附的机会。此外，大房间的洗手设施设置便利性也不及单间病房，这在一定程度上也会降低医护人员的洗手依从性，从而增加接触感染的风险。

（2）增加用药错误风险：Ulrich 等人通过文献回顾发现，照明度、工作的中断或注意力分散以及无充足的操作空间，这 3 个物理环境中的重要因素，与发生药物开具及药物配送错误密切相关。大房间的病房设计，使多个患儿同住一间，医务人员操作空间有限，操作也可能会被频繁打断，从而增加药物用错对象的风险。

（3）其他：增加噪声及光线，对患儿产生不良影响。

3. NICU 内的噪声对患儿临床结局的影响

（1）噪声的来源：噪声通常是指分贝较高且不必要的声音。NICU 的主要噪声来源于两类：① NICU 内的仪器、设备、人员活动等产生的噪声，如对讲机、电话、报警、床位移动、气流输送管、高频机械通气、手推车、洗手流水、人员谈话等。②环境物体表面的声音反射，环境中的墙面、地面、屋顶等表面材质硬，仅对噪声产生反射而非吸收作用，噪声被反射后会传播一定距离，再通过走廊传入患儿房间，在更大面积内影响患儿和工作人员；噪声被反射后还可能形成回声、重叠及引起很长的混响时间。

（2）噪声对患儿临床结局的影响

1）影响神经系统发育：在过去的 30 年中，NICU 的物理环境已得到较多关注。Als 早在 20 世纪 80 年代的研究中就已提出了人们对早产儿神经系统发育状态重要性的认识，以及对 NICU 常规工作可能导致的不良事件的关注。胎儿在孕 28~30 周时形成睡眠和正常的睡眠周期，这对早期的感觉发育，以及形成能对早期感觉系统发育产生支持的永久性的神经生理周期非常重要，同时，也对建立长久的记忆、学习非常重要。而许多国外学者的研究已表明，NICU 物理环境中的高水平噪声、照明、气味以及在无眠的 NICU 环境里不能让患儿维持正常的生理节律等因素，均对患儿的神经系统发育发挥着潜在决定性的影响作用。此外，Graven 等人的相关研究也表明，NICU

的背景声音若持续超过60加权分贝(A-weighted decibels,dBA),将影响患儿从背景噪声水平中区分语音、语言、音乐,以及其他一些有意义的环境声音的能力。

2)引发临床不良事件:人类对声音的敏感度从0dBA开始,当分贝超过120~140dBA时,会产生不舒适甚至疼痛的症状。有研究表明,过多的噪声刺激会导致早产儿产生负面的生理反应,如呼吸暂停和心率、血压、血氧饱和度的波动,长时间大量的噪声刺激还可能增加发生听力丧失、脑部和感觉发育异常、言语障碍及情绪发展障碍的风险。

4. NICU内照明对患儿临床结局的影响

(1)NICU的照明类型及意义:NICU的常见照明类型有四类,包括持续的明亮照明(continuous bright light,CBL)、不规则的暗光照明(dimmed light,DL)、接近黑暗的照明(灯照强度5~10lux)(nearly darkness,ND)以及循环照明(照明12小时和关灯12小时)(cycled lighting,CL)。NICU的照明对新生儿及工作人员都非常重要,它可提供以下作用:①为临床操作的可视化提供必要的照明;②影响生理节律周期;③在一定程度上为工作人员、患儿家属及来访者展示医院的人性化服务及先进性水平。

(2)照明对患儿临床结局的影响

1)照明对胎儿的影响:胎儿在宫内时,周围环境中不同强度的光照及声音会通过子宫传导至胎儿,这种声光的刺激具有生理节律性,对胎儿生理节律周期的养成具有重要作用。

2)照明对新生儿的影响:目前国内大部分的NICU采取的照明方式为持续的明亮照明、不规则的黑暗照明或接近黑暗的照明,以及这两种方式的不规律结合。虽然至今有关NICU及新生儿康复病房里面不同种类的照明方式会产生的潜在益处或风险还没被明确定量,但已有学者报道上述两种照明方式产生的影响。①持续的明亮照明:国外学者Rivkees等人的报道表明,持续的明亮照明与患儿的压力有关,因其可造成患儿活动增加、睡眠减少及心动过缓;②不规则的黑暗照明或接近黑暗的照明:其原理主要来源于模仿子宫的照明环境,但是这种照明方式却忽略了早产儿需处于一个相对黑暗,但又富于听觉、触觉及动觉的感官刺激的环境中才能良好发展的事实。此外,让早产儿持续处于黑暗的环境中也剥夺了患儿本应该在整个胎龄成长中应获得的昼夜交替的信息。

3)照明对医疗安全的影响:早在1995年,国外学者Roseman等人发现医院里58%的给药错误发生在一年当中日照光线较少的第一个季度。

(二)NICU的物理环境设计策略

当新建或改建一个NICU病区时,应把病区的安全设计放在首位,并把NICU的房间设计作为患儿整体安全项目中的一部分,以此保证新生儿的人身安全。一方面,NICU的物理环境设计应从系统长远发展的观点和目标出发,以此设置病房的功能、服务范围、空间利用、床单位空间需求、人员需求以及与病房服务任务相关的其他基本信息;另一方面,应同时考虑降低物理环境对NICU危重新生儿及早产儿的不良刺激,以减少短期内对患儿神经系统的影响及远期发育影响。

1. NICU疗愈性环境的设计理念 疗愈性环境是指一个能为健康结局或医疗照护过程提供积极影响作用的物理空间。依据环境心理学的压力学说,越脆弱的人对周围挑战性的物理环境就越敏感。NICU中的早产儿显然是一个特别脆弱的群体,因此,设计NICU的物理环境时就应特别谨慎。同样,医务人员对于良好环境的需求也不能被忽略,因为处于医疗照护环境中的医务人员也充满压力感,不适宜的环境同样会导致医务人员身心的高消耗,从而影响患儿照护,进而威胁患儿安全。JCAHO通过对护士的调查发现,医院物理工作条件、支持与补偿是导致护士流动与倦怠的关键因素。因此,通过改善工作环境,提供支持性环境是缓解护士压力与倦怠、提高工作效率、保障患儿安全的重要措施。

2. 布局设计需考虑的原则 NICU的布局设

计需从患儿及医务人员层面考虑，主要包括以下几个方面：

(1) 安全保证：①减少护士护理患儿时进出病房的次数；②控制台应设置在离进入患儿区域最近及可直接直视的地方，所有来访者都必须经过控制台才能进入病区；③清污路线清楚，足够的房间及洗手设施，符合医院感染防控要求。

(2) 工作效率保证：NICU 不断提高的医疗技术手段增加了治疗对于物理空间的需求，而实施医疗照护工作的有效性在一定程度上受物理环境及工作空间的影响。

1) 患儿床单位空间要求：根据《中国新生儿病房分级建设与管理指南(建议案)》要求，新生儿病房床位空间应当满足患儿医疗救治的需要，无陪护病室抢救单元每床净使用面积不少于 $6m^2$，间距不小于 1m；有陪护病室每床净使用面积不低于 $12m^2$。

2) 去中央化的设置：护士工作时间的 28.9% 花费在了行走之上，包括拿取物资、设备及找人。因此，部分医院改变了过去将物资集中存放在一独立的中央位置的设计特点，而采取去中央化的设置，即将护士站及患儿所需的物资、设备放在邻近患儿病房之处，从而减少护士行走的时间，将更多的时间用于患儿照护。

3. 单间设计　随着以家庭为中心的护理理念深入人心，单间病房的设计越来越被更多医院在新建病区时采纳。单间的病房设计最大化地满足了以家庭为中心的需求，保护了家庭隐私，提高了满意度，在一定程度上也减少了医院感染的发生。

4. 环境噪声的控制

(1) 允许的声音分贝：根据《中国新生儿病房分级建设与管理指南(建议案)》，原则上新生儿病房内白天噪声不能超过 45dBA，傍晚不超过 40dBA，夜间不超过 20dBA，暂时性增强不应超过 70dBA。

(2) 降低噪声的具体措施

1) NICU 中应配备声音监测设备，进行环境及暖箱内噪声监测。

2) 吸音材料的应用：NICU 病房的天花板、墙壁、地面覆盖物应当符合环保要求，在建造时应选用高吸音建筑材料，以保证周围环境不产生较高的背景噪声并吸收噪声。

3) 有条件的 NICU 可设立单人病房，避免早产儿暴露在整体噪声水平中。

4) 采用多种降噪策略：①尽量减少环境噪声：除患儿监护仪的报警声外，电话铃声、打印机等仪器发出的声音等应降至最低水平；及时回应电话铃、报警音等；禁止在暖箱周围谈话及敲击暖箱；选择发声较小的水龙头；医务人员穿软底鞋、走路轻等。②提供降噪意识或提醒：粘贴海报、壁挂式噪声计等。

5) 为早产儿提供床边能听到家人声音或音乐的机会。

6) 创造安静时间(quiet hour)：在 NICU 里实施"安静时间"，即每日在治疗较少的时段保证安静 1 小时，在这 1 小时内所有医务人员减少说话、走动，避免不必要的操作等，为患儿赢得安静休息、不被打扰的时间。

5. 环境照明的设计

(1) 提供正常的照明：①安装可调节光照强度的开关及迅速关灯的总开关；②患儿区域的照明亮度也应该可调节，调节范围 10~600lux；③环境中的照明用光照强度不高于 500lux；④每个床单元应增加独立的操作照明，光照强度不低于 2 000lux，且能够最优化调节，以保证未被操作的患儿不接受过高的光线刺激。此外，操作照明可设立在墙壁或暖箱上，让患儿周围的工作空间最大化，也减少可能的锐器损伤。

(2) 提供昼夜交替功能的光线照明：光线是人体感知一日昼夜交替所能依靠的最主要的环境刺激源，这种功能远不同于光线所提供的照明功能。

1) 循环照明方式的选择：国外学者 White 撰写的 NICU 设计的推荐标准中提到，对于极早产儿，暴露于光线中并没有可证实的益处，但当胎龄超过28周以后,白天循环的光线照明对早产儿可能有潜在的益处。目前还没有统一的指南用于定义循环照明的时间及光照强度,一般采用的是12小时照明及12小时关灯。

2)循环照明的好处:国外学者Morag等人以循环照明对NICU早产及低出生体重儿的影响为研究做了一个Cochrane系统评价,共纳入6项研究,424名早产儿及低出生体重儿,对循环照明(CL)及接近黑暗的照明(ND)进行比较,结果发现,在住院时间方面,CL组患儿的住院日较ND组明显缩短,差异有统计学意义;在哭闹时长方面,CL组的患儿在矫正胎龄11周时的哭闹时间少于ND组,差异有统计学意义;在体重增长及觉醒时间方面,CL组患儿在矫正胎龄3个月时的体重较ND组更重,且每24小时中处于觉醒的时间相对较少,差异具有统计学意义;在机械通气时长及达到经口喂养的时间方面,CL组患儿的机械通气时间较ND组缩短,且达到第一次经口喂养的时间较短,差异具有统计学意义。但在第3个月或第6个月时CL组与ND组患儿的体重及视网膜病的发病率方面,两者的差异无统计学意义。

3)循环照明的实施:①白天的照明可利用人工照明及不被遮挡的窗户透光照明,同时不遮挡暖箱,以此达到200~500lux的光照强度;②夜间,窗户需用遮光窗帘遮挡,调暗室内灯光或关掉灯光,光线照明度低于30lux。当需要强光照明操作时,需用眼罩遮挡患儿的双眼。

4)NICU光照的注意事项:①光线强度可随时调节:无论是自然光线还是人工照明,其光照强度均能在需要时即可调整为高暗度。②为确保NICU中医务人员能够准确地识别和评估患儿的皮肤颜色,照明条件需满足以下要求:显色指数(CRI)不低于80,光照均匀度(SAI)需保持在80~100之间。这种照明标准能够提供均匀且真实的光照,帮助医务人员及时发现和处理患儿的健康问题。③每个病室应具备至少一个可接触自然光线的入口,但患儿区域应避免自然光线或人工照明光线的直接照射(操作照明除外)。

三、NICU专业环境(护理工作环境)与病人安全

(一)护理人力资源配置对病人安全的影响

1. 护士短缺与病人安全 护士短缺是一个全球性问题,且日趋严峻,而这也将直接威胁病人安全。JCAHO早在2002年的报告中指出,护士的短缺已经威胁到病人的生命安全。JCAHO回顾了自1996年以来的1 690份病人死亡和受伤的医院报告,发现这些报告中24%的案例存在护士短缺问题。国内也有资料显示,81.5%的护理缺陷是由组织缺陷引起;在影响病人安全的护理组织因素中,护理人力资源配置的权重占0.361,由此说明护理人力资源配置是影响病人安全的重要因素。

2. NICU护士人力短缺与病人安全 关于成人ICU的护理人力资源配置,国外已有学者研究报道,病人安全不良事件(包括病人死亡)的发生与护理人力资源的低配置与高工作量相关,但有关NICU护理人力资源配置对患儿安全结局影响的相关报道却较少见。国外学者Michael等人的系统评价纳入了7项研究,得出了NICU护患比与患儿临床结局的关系,结果发现低护患比与患儿高死亡率相关。因此,清楚认识护理人力资源配置或护理工作量与患儿临床结局之间的关系,将对临床实践、组织机构及政策制定产生诸多方面的影响。

(二)护理人力资源配置比例

1. 护患比 目前我国新生儿科病房人力配置标准主要参照《中国新生儿病房分级建设与管理指南(建议案)》及《新生儿病室建设与管理指南》的要求,即Ⅰ级、Ⅱ级新生儿病房护患比应≥0.6∶1,Ⅲ级新生儿病房(NICU)抢救单元护患比应≥1.5∶1。但实际上却因不同地区、不同性质医疗机构NICU收治患儿的疾病严重程度而有所差异。不同时段护士工作量的分布也有所不同,上述标准仅为病房的整体护士人力配置

的最低参考要求，相应等级医院应全部达标或超标。国外新生儿科根据科室设置及规模还配备了适当数量的助理护士、呼吸机治疗师、营养师、药师、物理治疗师、儿童医疗辅导师及高级实践护士（advanced practice registered nurse，APRN）等。目前国内NICU这些岗位的人员设置尚处于起步阶段，部分三级甲等医院配置有呼吸机治疗师、药师及营养师，但数量都非常少，目前国内仅有少数几家医院开设了APRN培训。

2. 人员配置要求

（1）护理负责人的要求：按照《中国新生儿病房分级建设与管理指南（建议案）》要求，Ⅱ级和Ⅲ级新生儿病房的护士长应当具有中级以上专业技术职务任职资格，且在新生儿专业工作5年以上，并具备一定的管理能力。Ⅰ级新生儿病房护士长应当由具有初级以上专业技术职务任职资格，且在新生儿专业工作2年以上的护士担任。

（2）护士资质要求：新生儿病室护士要相对固定，经过新生儿专业培训并考核合格，掌握新生儿常见疾病的护理技能、新生儿急救操作技术和新生儿病室医院感染控制技术等。但目前还没有相关指南提出，构成NICU护理人力资源配置应具备的最优化的各层次学历及专业技术职称护士所占比例。

要点荟萃

1. NICU工作环境 是指新生儿重症监护病房具备的一系列具体或抽象的特征，主要涉及医护人员感知到的NICU里促进或阻碍新生儿照护实践的组织架构及其内部流程。主要包括：①物理环境：布局、内部空间设计、室内环境；②专业环境：专业人员（医生和护士）之间构成的组织关系特征。

2. NICU物理环境对患儿造成的安全隐患 ①NICU内布局对护士工作效率的影响；②大房间设计对患儿安全的影响；③NICU内的噪声对患儿临床结局的影响；④NICU内的照明对患儿临床结局的影响。

3. 护理人力资源配置要求 ①护患比：Ⅰ级、Ⅱ级新生儿病房护患比应≥0.6∶1，Ⅲ级新生儿病房（NICU）抢救单元护患比应≥1.5∶1；②人员配置要求：Ⅱ级和Ⅲ级新生儿病房护士长应具有中级以上专业技术职务任职资格，且在新生儿专业工作5年以上，并具备一定的管理能力；Ⅰ级新生儿病房护士长应具有初级以上专业技术职务任职资格，且在新生儿专业工作2年以上。

（胡艳玲　苏绍玉）

第三节　新生儿病房护理诊疗风险环节与护理管理

根据国际病人安全目标，并结合我国新生儿病房及NICU的具体情况分析，在新生儿诊疗护理过程中如果存在系统管理问题，没有建立安全文化及安全环境，没有制定完善的规章制度、职责以及规范的流程，就会出现安全防范意识不足，防范措施不当，从而导致不良事件的发生。因此，全面评估新生儿病房的护理安全风险环节，对入住新生儿科的所有高危新生儿采取防范措施非常必要。下面将结合新生儿病房的护理服务特点及病人十大安全目标，对新生儿护理安全风险环节的识别及干预进行阐述，以便医护人员进行有针对性的预防。

一、正确进行身份识别，防止抱错婴儿或丢失婴儿

抱错婴儿或丢失婴儿是严重的医疗事故，新生儿科身份识别错误占 NICU 不良事件的 11%，一旦发生抱错婴儿或丢失婴儿的不良事件，将给婴儿及其家庭带来无法弥补的终身伤害。身份识别错误常发生在入院登记、出院办理、给药及外出检查等关键环节，医疗机构应严格落实身份识别制度及查对制度，制定相应的流程，在任何诊疗环节都必须严格执行身份识别及查对制度，对抱错婴儿及丢失婴儿零容忍。

1. 风险环节识别 患儿入院、日常诊治及护理、外出检查及出院等医疗护理环节是容易出现抱错婴儿的风险环节。医院的系统管理，如安保系统和管床医护人员的疏忽都可能导致婴儿丢失。

2. 护理管理措施

(1) 安全目标：无抱错婴儿及丢失婴儿事件发生。

(2) 防范措施：落实身份识别制度及查对制度，提高医务人员对患儿及监护人、陪伴家属以及外来人员身份识别的准确性，防止抱错婴儿及丢失婴儿。

(3) 具体措施

1) 入院时确认腕带信息：入院时凭入院证信息打印两个腕带，与家属共同核对患儿姓名、登记号 / 住院号、床号、性别、入院时间等信息，确认无误后及时佩戴手、脚腕带（男左女右，手、脚各系一个腕带），同时填写好床头卡（与腕带内容相符），登记家属有效证件（身份证或军官证等）号码及电话号码。

2) 足底纹印迹：办理新生儿入院和出院手续时，需保留新生儿的足底纹印迹。在专用足印纸上按下新生儿足底印迹和监护人或代办者的大拇指印，确保印迹清晰可见。印迹记录完成后，监护人或代办者和护士需共同签名确认信息的准确性。

3) 操作中核查腕带信息：遵照《患者十大安全目标》，至少使用两种身份识别方法，新生儿的身份识别可采用姓名 + 登记号 / 住院号（切勿单独使用床号作为身份识别）。入院后进行各种检查、治疗、护理操作时都应首先确认患儿身份，仔细查对患儿手、脚腕带上的姓名、登记号 / 住院号信息与检查单或执行单的信息是否相符。一旦发现一个腕带脱落，立即双人查对后补戴，并每班确认两个腕带同时存在。

4) 出院时的患儿信息确认：护士先根据患儿入院时填写的有效证件确认家属身份，再与家属共同查对腕带上的姓名、登记号 / 住院号、性别与出院证明上的信息是否相符，并仔细检查全身皮肤、黏膜是否完好，双方在新生儿出院查对记录单上签名确认后方可抱走婴儿。

5) 保证通道安全：①新生儿病房的通道应实施门禁系统管理，允许进入的工作人员有权限限制；②进入病房的外来人员须进行身份核实并登记；③加强工作人员通道安全的管理，提高警惕，对不认识的外来人员有询问职责；④每班护士交接班时须清点患儿数量，并清楚患儿的流向。

二、规范用药管理，提高用药安全

1. 风险环节识别 从医嘱下达（或医嘱转抄）、医嘱执行、经药房配药、发药至病房暂存、护士进行药物配制及药物使用，任何一个环节出错都可能发生用药错误。

2. 护理管理措施

(1) 安全目标：尽量杜绝用药错误，及时识别并纠正近似错误。

(2) 防范措施：①建立查对制度、身份识别制度以及药物管理制度；②根据制度以及药物的特殊性，制定相应的管理规范及药物使用流程，对医务人员进行统一培训；③一线医务人员在诊疗护理时严格落实以上制度。

(3) 具体措施

1) 用药前查对及评估：给药前核对患儿身份（手、脚腕带）、床头卡，确认患儿身份正确，并评估药物的使用与病情相符合，核对医嘱的正确性以

及药师发放药物的正确性。

2）用药时的“三查七对”：①落实“三查”，即操作前、操作中、操作后查；“七对”，即核对姓名、床号、药名、剂量、浓度、用药时间、给药途径；②静脉给药及口服特殊药物时风险较高，需双人查对并签字，以提高用药的安全性。

3）确保药物名正确，防止用药混淆：①确保药物标签清晰易读，对于药名相似、包装相似、读音相似的药物，分开存放并做好标识；② 10% 氯化钾、10% 氯化钠等高危药品应单独存放，且有红色标识，建议病房一般不留基数，需要时由药房配送。

4）确保药物剂量准确及正确使用：①严格掌握新生儿常用药物剂量及换算方法，掌握特殊药物的不良反应，精确计算抽吸量；科室可制作特殊药物剂量速算卡，方便护士计算，减少记忆出错。②急救车上可附常用急救药物（如肾上腺素、多巴胺等）应用于不同体重新生儿的常用剂量，减少急救时计算错误。③可制作并悬挂特殊药物的配制流程于治疗室、护士站、治疗车等区域，方便临床使用。④做好多通道给药时的药物标记，有条件的医院利用信息化技术防范用药错误，如使用药物条码扫描及条码打印；此外，应用不同颜色清晰地标识各类型管路，如动脉通道的输液泵、输液管及三通管全部使用红色。⑤准确记录输入量，加强对输液泵及推注泵的运行状况监测，查看输液速度是否正确，输入量是否吻合。

三、加强特殊用药管理，减少静脉注射渗漏导致的皮肤损伤

1. 风险环节识别 静脉输液或静脉注射均有可能发生液体渗漏，尤其是通过外周静脉注射高浓度电解质液、强酸、强碱药物及血管活性药物时，极低或超低出生体重儿、各种疾病致循环灌注不良者及危重新生儿等是发生静脉注射渗漏的高风险人群。

2. 护理管理措施

（1）安全目标：杜绝因严重渗漏导致的局部皮肤坏死及致残性损伤，尽量减少渗漏导致的其他危害。

（2）防范措施：使用渗漏风险高的药物时严格掌握应用指征，合理选择给药途径及给药方式，针对药物特性制订相应规范，并对人员进行相关培训。

（3）具体措施：详见第二章第三节。

四、妥善固定各种导管，防止非计划拔管

1. 风险环节识别 对带有各种管道的患儿（如气管导管、外科引流管、中心静脉导管等），在进行日常医疗护理的过程中（如体格检查、体位改变、各种操作等环节）以及患儿烦躁的情况下，均有可能发生非计划拔管。

2. 护理管理措施

（1）安全目标：尽量降低气管导管、中心静脉导管、胸腔闭式引流管、腹腔引流管等管路的非计划拔管率。其中尤以气管导管的非计划拔管危害最大，可以直接导致病人因窒息而死亡或因严重的低氧血症致全身多器官组织损伤；重新插管也会增加气管黏膜损伤以及感染的风险，延长住院时间，增加住院费用等。

（2）防范措施：制定各种管路的护理操作规程并加强培训，预防非计划拔管；制定并培训非计划拔管的应急预案。

（3）具体措施

1）妥善固定各种导管：规范各种管路的固定方法，外科性引流管路可采用双固定法，减少外力牵拉。每班查看并记录各种管道的外露情况（如气管导管外露长度、中心静脉导管外露长度），做好标识，班班交接，一旦发现异常，及时报告处理。

2）保持患儿安静：分析患儿烦躁的原因并给予相应干预措施，如非营养性吸吮、安抚等，必要时可适当约束或使用镇静剂。

3）必要时双人操作：对于留置管路较多的危重新生儿，在进行体位变动、基础护理、敷料更换等操作时，操作难度较大，容易引起管道牵拉而脱

出，最好双人完成，一人固定管道，一人操作，以减少脱管风险。

4）及时巡视：及时巡视患儿情况，观察有无非计划拔管先兆，如固定胶布被分泌物浸湿、管路外露长度超过正常、患儿烦躁等，及时给予处理。一旦发生导管脱落，按应急预案处理流程进行处理，如有创机械通气患儿出现烦躁、有哭声或皮肤青紫、经皮血氧饱和度下降、双侧呼吸音不对称等异常情况，提示气管导管脱出可能，应立即积极处理。

五、做好皮肤黏膜保护，防止医源性皮肤损伤

1. 风险环节识别 无创辅助通气鼻塞的应用、敷贴或胶布的粘贴固定不当、帽状腱膜下血肿的加压包扎、外科管道的固定不当等均可对新生儿造成医源性皮肤损伤。此外，极低及超低出生体重儿、低蛋白血症致全身水肿、昏迷等患儿是发生医源性皮肤损伤的高危人群。

2. 护理管理措施

（1）安全目标：尽可能避免医源性皮肤损伤的发生。

（2）防范措施及具体措施详见第五章第二节。

六、切实落实消毒隔离制度，防止发生医院感染及医院感染暴发

1. 风险环节识别 医护人员以及其他工作人员在任何工作环节未严格执行消毒隔离措施都有可能导致医院感染的发生，甚至可能引起院感暴发。

2. 护理管理措施

（1）安全目标：新生儿医院感染发生率尽量控制在低线，国家对三甲医院的规范为院感发生率不超过10%，杜绝医院感染暴发以及因医院感染导致患儿死亡的现象。

（2）防范措施：严格落实《医疗机构消毒技术规范》《医务人员手卫生规范》，以及我国关于《医院感染管理专业人员培训指南》《医院感染预防与控制评价规范》《医疗机构环境表面清洁与消毒管理规范》等医院感染防控方面的行业标准，加强消毒隔离，积极防控医院感染。

（3）具体措施：详见第四章第二节。

七、规范喂养，加强监测，防止误吸致死

1. 风险环节识别 因新生儿特殊的解剖生理特点，所有患儿在住院期间都有可能发生反流误吸，导致呼吸暂停、心动过缓甚至猝死。早产儿、胃食管反流患儿、重症感染患儿（如新生儿败血症、新生儿重症肺炎）以及各种危重新生儿都是发生反流误吸的高风险人群，需要医护人员严密监护。

2. 护理管理措施

（1）安全目标：杜绝因奶汁反流、呕吐物误吸导致新生儿猝死的发生。

（2）防范措施：制定反流误吸的预防措施以及发生后的应急预案，并加强人员培训；加强对住院高危新生儿的监护及评估，密切观察患儿的生命体征尤其是血氧饱和度及面色，及时发现奶汁反流并按应急预案流程进行急救处理，保证患儿安全。

（3）具体措施

1）增强意识：新生儿病房的每个医护人员都应该意识到所有住院新生儿均有可能发生奶汁反流造成误吸窒息致死。

2）规范喂养操作：按时按量喂奶，选择合适的奶嘴；喂奶时抬高头肩部喂养，喂毕拍背协助排出吞入的气体，取头高侧卧位，头偏一侧。

3）经口留置胃管：减少经鼻留置胃管导致一侧鼻孔堵塞引起的通气障碍，妥善固定，防止胃管滑脱引起误吸，鼻饲喂养前需先确认胃管在胃内再注奶。

4）喂奶后加强巡视：喂奶后30分钟内应增加巡视频率，至少每4~6分钟一次，对于胃食管反流的患儿、早产儿、极低/超低出生体重儿、重度窒息、重症肺炎、呼吸衰竭、重度硬肿症、腭裂等各

种危重新生儿，更应加强巡视次数。

5）正确设置报警界限：所有住院新生儿都应使用脉搏血氧饱和度仪或心电监护仪持续监测患儿经皮血氧饱和度、呼吸及心率，并设置安全报警线，听到报警及时评估患儿并积极处理。

八、做好患儿环境安全管理，防止坠床/坠地

新生儿坠床/坠地是严重的医疗事故，坠床/坠地可能导致患儿颅内出血、骨折、重要脏器破裂导致内脏出血等，严重者危及患儿生命。因此，医院及科室对坠床/坠地应实施零容忍。

1. 风险环节识别 患儿放在操作台上无人看护时，暖箱或蓝光治疗箱箱门打开未及时关闭又无人守护时，将患儿放在辐射保暖台上未采取保护措施，沐浴、称体重、进行各种操作（如气管插管、静脉穿刺、床旁拍胸片）以及外出检查等环节防护不当均有可能导致患儿坠床/坠地。

2. 护理管理措施

（1）安全目标：杜绝坠床/坠地发生。

（2）防范措施：建立与实施新生儿坠床/坠地的防范制度及处理程序，加强对新入科室医护人员的安全培训及督查。

（3）具体措施：①执行各种操作时需将新生儿置于安全环境，专人看护；②新生儿小床均设床挡；③用暖箱、蓝光治疗箱、抢救台时，及时关闭箱门、挡板；④对可能出现意外情况的新生儿预防性地使用安全约束带，如实施外周同步动静脉换血时；⑤定期对仪器设备进行维护，检查暖箱、辐射台、婴儿床等的各部件是否完好，排除安全隐患。

九、做好高危人群的皮肤管理，防止压疮发生

1. 风险环节识别 昏迷、呼吸机机械通气患儿、出生体重<1 000g、帽状腱膜下血肿急性期、水肿硬肿面积>50%（面积计算方法为头颈部20%、双上肢18%、前胸及腹部14%、背及腰骶部14%、臀部8%、双下肢26%）的患儿是压疮发生的高风险人群。

2. 护理管理措施

（1）安全目标：杜绝可控性压疮的发生。

（2）防范措施：制定预防新生儿压疮的规范流程，提高压疮防范意识。

（3）具体措施：①保持患儿皮肤清洁干燥，床单位清洁干燥、无皱褶；②危重及特殊患儿的骨突处皮肤、受压部位可使用水胶体敷料（人工皮）保护；③行无创正压辅助通气治疗时应选择大小型号合适、柔软的鼻塞，并用水胶体敷料保护鼻部皮肤，每2小时松动鼻塞一次，以减轻鼻部压力；④可采用柔软的床垫或自制的水枕、水床，减少患儿皮肤受压；⑤每2小时翻身一次，检查患儿全身皮肤情况，并做好记录及交接班。

十、规范保暖，防烫伤或低体温

1. 风险环节识别 凡应用加热设备或操作环节中保暖不当，均有可能造成保暖过度或不足，引起患儿烫伤或低体温。

2. 护理管理措施

（1）安全目标：做好保暖，防止烫伤或低体温发生。

（2）防范措施：建立与完善新生儿保暖制度，防止新生儿发生低体温、烫伤。

（3）具体措施

1）根据新生儿的胎龄、体重、日龄及病情选择合适的保暖设施（暖箱或光疗箱），提供适宜的环境温度（中性温度），使新生儿体温维持在36.5~37.5℃左右。

2）正确使用各种加热仪器或设备：①正确放置暖箱的肤温传感器（感应面紧贴皮肤，多贴在腹股沟处纸尿裤遮盖的地方），暖箱出入风机口禁止物品遮盖，防止过度加热发生烫伤；②正确设置呼吸机湿化器的温度，确保呼吸机提供的吸入气体温度不超过37℃；③定期巡检仪器设备，发现故障或异常及时终止使用，立即报修。

3）日常防范：沐浴时维持室温26~28℃，保持水温38~42℃，关闭门窗；体温不稳定者，如出生

不足24小时、极低/超低出生体重儿出生后2~4周以及危重新生儿暂缓沐浴，给予床上擦浴，以减少沐浴散热。喂奶时奶液温度维持37℃，喂奶前需用前臂内侧皮肤测试奶液温度，以温热且不烫为宜。

4）各项操作集中进行，尽量开启暖箱或光疗箱的小窗进行操作，以维持箱内的温度恒定，减少散热。自制水床时，使用温热水，系好接头以防漏水，放置于暖箱内襁褓垫下。

5）住暖箱、辐射保暖台及蓝光治疗箱的患儿，应注意贴上肤温传感器，实时监测体温，同时密切监测患儿的箱温，并根据监测的体温动态调整箱温。

十一、加强奶源全程管理，杜绝新生儿奶源污染

1. 风险环节识别 在患儿家属送奶，科室储奶、配奶及喂养各个环节未执行消毒隔离措施，配奶、喂奶用具未严格消毒，均可能导致奶源污染。

2. 护理管理措施

（1）安全目标：保证新生儿安全使用奶源，不发生因为奶源变质、过期及污染等导致的不良后果（腹泻、感染等），杜绝医源性奶源污染事件发生。

（2）防范措施：建立新生儿配方奶及母乳管理制度及规范，防止奶源污染。

（3）具体措施

1）加强母乳喂养宣教：①教会家属正确采集母乳、储存及运送母乳的方法，防止母乳污染变质。②根据产乳时间选用初乳杯、储奶袋、储奶瓶等盛装母乳，每杯/袋/瓶以一次喂奶量为单位进行储存，并在容器上标明姓名、登记号、床号、奶量、采集日期及时间。③运送时，将载有母乳的容器放入清洁防水袋内，避免容器直接接触冰块，并在保温盒内放入冰块，确保母乳在转运过程中也保持低温。④不接收在室温下放置>4小时，冷藏>24小时或已被污染的母乳。⑤接收母乳后放入冷冻室保存，温度维持在-18℃以下。⑥运送的新鲜母乳温热后立即使用，量多者可放于冷藏室24小时内使用，未用尽者应丢弃，切勿反复温热。

2）配方奶现配现用：人工喂养时要求新生儿奶源尽量现配现用，配制奶液的器具及容器均应高压灭菌消毒，严格按照无菌原则进行配制，配制后奶源在常温下放置时间一般不超过2小时，及时放置入4℃冰箱储存，喂养前再次加温。应监测冰箱冷藏室及冷冻室温度并做好记录，发现异常时应立即评估奶源情况并积极处理。

3）冰箱的清洁消毒管理：每日清洁奶库冰箱，并用消毒液擦拭冰箱，每周对奶库冰箱进行彻底消毒；定期做细菌采样，检查消毒效果。

十二、规范早产儿用氧安全，防止氧中毒

1. 风险环节识别 对象为早产儿进行氧疗者。

2. 护理管理措施

（1）安全目标：尽量使用低氧浓度维持早产儿血氧分压的正常，减少因用氧过度导致的早产儿视网膜病及支气管肺发育不良。

（2）防范措施：提高安全用氧意识，严格遵循《早产儿治疗用氧和视网膜病变防治指南（修订版）》，防治氧中毒。

（3）具体措施

1）严格掌握氧疗指征：临床上有呼吸窘迫的表现，在吸入空气时，动脉血氧分压（partial pressure of arterial oxygen，PaO_2）<50mmHg（1mmHg=0.133kPa）或经皮血氧饱和度（transcutaneous oxygen saturation，$TcSO_2$）<85%者，应给予吸氧。治疗的理想目标是维持PaO_2在50~80mmHg，或$TcSO_2$ 90%~94%，$TcSO_2$不宜高于95%。

2）对早产儿尤其是极低/超低出生体重儿用氧时，一定要告知家长早产儿血管发育不成熟的特点、早产儿用氧的必要性和可能导致的危害，取得家属的同意，签署知情同意书。

3）建议采用空氧混合仪进行氧疗，给氧浓

度视病情需要而定，调整氧浓度应逐步进行，以免波动过大。胎龄<35周早产儿复苏时首选21%~30%的氧浓度，足月儿和胎龄≥35周早产儿复苏时首选21%氧浓度，根据脉搏血氧饱和度调整给氧浓度，使脉搏血氧饱和度达到目标值。

4）原则上连续吸入氧浓度（fraction of inspired oxygen，FiO_2）60%者不宜超过24小时，FiO_2为80%者不宜超过12小时；FiO_2为100%者不宜超过4~6小时，具体吸氧时间需根据患儿病情而定。如患儿对氧浓度需求高，长时间吸氧仍无改善，应积极查找病因，重新调整治疗方案，予以相应治疗。

5）在氧疗过程中，需密切监测FiO_2、PaO_2或$TcSO_2$，必要时进行血气分析。使用氧浓度测定仪进行监测时，须按操作规范先进行定标，监测时将传感器放于新生儿鼻部附近，以准确测得患儿实际吸入氧浓度值。

6）凡是经过氧疗符合眼科筛查标准的早产儿，应在出生后2~4周或矫正胎龄31~36周时进行眼科视网膜病变筛查（详见第二十三章第四节），以早期发现、早期治疗。

十三、做好新生儿基础护理，防止因护理不到位而引起的问题

1. 风险环节识别 住院期间基础护理不到位或消毒隔离措施执行不佳都有可能发生结膜炎、鹅口疮、脐炎、尿布皮炎、皮肤糜烂等护理相关问题。

2. 护理管理措施

（1）安全目标：尽量减少新生儿结膜炎、鹅口疮、脐炎、尿布皮炎、皮肤糜烂的发生率。

（2）防范措施：制定基础护理质量标准及考核标准，加强环节质量控制，每日监测上述基础护理质量问题并记录、追踪分析发生原因，每月进行统计分析，制定整改措施并落实到护理工作中。

（3）具体措施：①每班护士认真做好基础护理工作，包括新生儿眼部护理、口腔护理、脐部护理、臀部护理、新生儿沐浴/擦浴、床单位布类更换、体位更换、喂奶等。一旦出现有上述情况，必须及时报告质控护士或护士长，加强护理并做好交接班。②护士长每日查房了解有无上述基础护理质量问题，检查护理措施是否恰当并给予指导，分析发生原因并登记，追踪检查有上述问题时落实细节管理后的转归情况。

十四、密切观察患儿病情变化，防止病情恶化未能识别或未能及时识别

1. 风险环节识别 所有高危儿住院期间均有可能发生短时间内的病情急剧恶化，尤其是合并颅内出血、严重感染、复杂型先天性心脏病以及生命体征不稳定的患儿，病情变化进展快。

2. 护理管理措施

（1）安全目标：及时发现病情恶化，及时汇报及处理，杜绝因未及时发现患儿病情恶化而延误急救时机的事件发生。

（2）防范措施：加强对患儿的监护及评估，制定病情评估流程及方法，加强病情评估及预见处理。

（3）具体措施

1）严密观察病情变化和生命体征：①对分管的每个患儿每4~6分钟巡视一次，监测患儿的体温、心率、呼吸、血压、血氧饱和度；②根据医嘱正确实施治疗、用药；③准确测量24小时出入量；④观察皮肤颜色是否改变（红润、青紫或苍白、黄疸等）、管道是否通畅、各仪器状态是否正常等。

2）将观察巡视贯穿于护理工作的各个环节中：在进行喂奶、换纸尿裤、用药、经皮测胆红素、床旁微量法测血糖、吸氧、吸痰等操作时均实施病情观察，做到时时留心、处处观察，养成善于发现问题、分析问题及解决问题的能力。如静脉穿刺时可了解患儿意识、对刺激的反应、穿刺部位血管弹性、凝血功能等情况；遵医嘱给药时可以了解患儿的用药情况及用药后的反应等；喂养时注意观察患儿的吸吮、吞咽情况、胃内容物及消化情况，有无呕吐、反流、腹胀等。

3）需重点监测的项目：①心率：当心率<100次/min（心肌损伤除外）或<60次/min时，需给予人工正压通气或胸外心脏按压、药物等处理；患儿安静情况下心率持续>180次/min往往是心力衰竭的表现，需要结合评估患儿呼吸、面色、肝脏大小、听诊心音、小便情况进行分析，积极应对处理。②经皮血氧饱和度（$TcSO_2$）：未吸氧的新生儿$TcSO_2$正常值应维持在95%以上，吸氧状况下应维持在90%以上（先天性心脏病患儿除外）。血氧饱和度的变化是病情发生变化最敏感的指标之一，发现$TcSO_2$下降时，在排除患儿烦躁、传感器接触不良/脱落等干扰的情况下，首要需要评估患儿的呼吸、体位是否适当、呼吸道是否通畅、有无分泌物等，同时还要观察患儿的皮肤颜色是否有相应的变化，立即清理呼吸道以畅通气道，必要时给予氧疗等处理。③新生儿休克：新生儿休克的早期表现为精神萎靡、皮肤青紫或苍白、肢端凉、毛细血管再充盈时间延长、心率增快等，进一步发展为血压降低，一旦发现异常情况应及时处理或立即报告值班医生进行处理。

总之，医疗安全是医院管理的重中之重，医院安全管理的最终目标是保证病人安全，护理工作作为医院医疗工作的重要组成部分，已成为衡量护理服务的重要质量指标。新生儿科由于其服务对象的特殊性及高风险性，在对住院期间的患病新生儿的日常诊疗护理过程中，需要护理管理者及从事临床一线护理工作者严格执行国家法律法规、医院及科室各项规章制度及操作规程，有预见性地进行风险评估及防范，持续改进护理质量，保证患儿安全，从而提高患儿的救治成功率及生存质量。

附：中国医院协会患者安全目标（2022版）

目标一：正确识别患者身份。

目标二：确保用药与用血安全。

目标三：强化围手术期安全管理。

目标四：预防和减少医院相关性感染。

目标五：加强有效沟通。

目标六：防范与减少意外伤害。

目标七：提升导管安全。

目标八：加强医务人员职业安全与健康管理。

目标九：加强孕产妇及新生儿安全。

目标十：加强医学装备及医院信息安全管理。

要点荟萃

新生儿十四大安全目标：①正确进行身份识别，防止抱错婴儿或丢失婴儿；②规范用药管理，提高用药安全；③加强特殊用药管理，减少静脉注射渗漏导致的皮肤损伤；④妥善固定各种导管，防止非计划拔管；⑤做好皮肤黏膜保护，防止医源性皮肤损伤；⑥切实落实消毒隔离制度，防止发生医院感染及院感暴发；⑦规范喂养，加强监测，防止误吸致窒息、猝死；⑧做好患儿环境安全管理，防止坠床/坠地；⑨做好高危人群的皮肤管理，防止压疮发生；⑩规范保暖，防烫伤或低体温；⑪加强奶源全程管理，杜绝新生儿奶源污染；⑫规范早产儿用氧安全，防止氧中毒；⑬做好新生儿基础护理，防止因护理不到位而引起的问题；⑭密切观察患儿病情变化，防止病情恶化未能识别或未能及时识别。

（胡艳玲　苏绍玉）

第四节 新生儿科护理质量管理及持续改进

一、护理质量概述

1. 护理质量 是指在临床护理工作中护理人员为病人提供护理技术服务和生活服务的过程及效果，以满足服务对象需要的程度。护理工作质量直接关系到医疗质量和医疗安全，关系到人民群众的健康利益和生命安全，关系到社会对医疗卫生服务的满意程度。为病人提供安全、有效、方便、满意的护理服务是护士的职责所在。护理质量作为护理工作的基础和核心，是体现医疗机构管理水平以及护理人员理论知识、技术水平、工作态度和护理效果的总和。

2. 护理质量构成要素 1966年美国著名学者Donabedian提出包括"要素质量-环节质量-终末质量"的三维质量结构模式，认为护理质量可以从护理结构、护理过程和护理结果三方面进行评价。要素质量的组成主要包括护理人力资源和环境结构方面；环节质量主要强调护理人员实施护理服务的环节行为及过程控制；终末质量以病人为取向，针对护理终末结果制定。这一理论模式被广泛应用于护理质量评价，是各国建立护理质量评价标准与指标的主要理论基础。

(1)要素质量(结构质量)：要素质量是完成护理工作所必需的基本要求和条件，是医疗机构护理队伍的基本结构情况，包括科室床位设置、护理人力资源的配置及管理(如护士数量、质量、职责、胜任力等)、仪器设备配置及管理、符合人体工程学的医疗环境设计、规章制度的建立以及流程的制定等。其中护理人力资源的配置及管理包括：①护理人员的人才梯队建设，如护士本科及以上学历构成比、护士专科工作年限、护士中级及以上职称构成比等。②护士在职继续教育培训，如在工作中是否持续接受病人安全知识及理论培训、专科理论知识及专科技能的培训、急救知识及技能、新技术、新知识的培训以及护士的胜任力、机动护士库人力储备等。按照实际病人数量配备足够的护士，即足够的护患比、高素质的护理专科人才、规范系统的专科培训、必要充足的仪器设备、安全的环境、完善的制度及流程管理，是提供优质护理质量的保证。

(2)环节质量(过程质量)：环节质量是护士按照工作或技术要求与规范执行实践活动的过程，也叫过程质量。护士在为服务对象提供护理服务的过程中是否严格遵照国家法律法规，认真执行各项规章制度，按照工作流程落实各项服务措施，做到及时、准确、安全、有效地为患儿提供各种服务。主要包括对服务对象的病情评估与记录、执行各种医嘱及用药、实施各种基础护理及专科护理、提供疼痛评估及各种支持护理、做好急救物品及一般物品管理、仪器设备使用及管理、消毒隔离及病人安全管理(如预防用药错误、坠床、压疮、烫伤、静脉注射渗漏等)。其中关键环节的护理措施如入院评估与急救、输血换血操作、母乳喂养管理、中心静脉置管及机械通气患儿的集束化管理措施，预防导管相关血流感染、呼吸机相关肺炎以及其他并发症等，都直接影响服务对象的终末护理质量。

(3)终末质量(结果质量)：结果质量是指护士为服务对象提供各种干预措施后呈现的效果与服务对象或其监护人的感受(满意度)，如病人及其监护人的满意度、母乳喂养率以及护理不良事件发生率(如病人身份识别错误、烫伤、用药错误、坠床、中心静脉堵管、导管相关血流感染、医院感染、呼吸机相关肺炎、红臀/尿布皮炎、静脉炎、静脉注射渗漏、医源性皮肤损伤以及非计划拔管等的发生率)。其中护理质量还与医疗质量密切相关,如坏死性小肠结肠炎、早产儿视网膜病、支气管肺发育不良以及颅内出血等的发生率,患儿的急救成功率与死亡率、患儿平均住院日等。

要素质量、环节质量及终末质量三者互为因果,相互关联,终末质量的优劣与要素质量及环节质量密切相关。只有具备良好的要素质量,才能提供优异的环节质量,才能获得好的终末质量。也只有优质的医疗护理质量,才能减少患儿并发症、提高患儿的急救成功率及生存质量。

二、护理质量管理工具

1. 护理质量管理 是按照护理质量形成过程和规律,对组成护理质量的要素进行计划、组织、协调和控制,以保证护理服务达到规定的标准和满足服务对象需要的活动过程。

2. 护理质量管理原则 高效管理原则包括化混乱为条理、变复杂为简单、人人有事做、事事有人管、简单工作丰富化。科室管理者可以采取各种创新行为调动小组成员及每一位护士的工作积极性,如将护士的职业规划与科室的业务发展、对病人的管理等进行有机结合,充分发挥护士在护理实践中的创新精神与行为,并在工作中积极查找存在的不足,针对改进措施献言献策,共同管理好病房。

3. 质量管理工具及方法 包括品管圈、PDCA 循环、失效模式与效应分析以及根本原因分析方法等。根据具体的管理活动目的,选择不同的质量管理工具,对护理质量进行持续改进。

(1)品管圈(quality control circle,QCC):是由相同、相近或互补的工作场所的人们自动自发组成数人一圈的团体(又称 QC 小组,一般 6~10 人),全体合作、集思广益,按照一定的活动程序来解决工作现场、管理、文化等方面所发生的问题及课题,目的在于提高产品质量和工作效率。

QCC 主要包括 10 个步骤:

1)主题选定:圈员通过讨论、头脑风暴、民主投票等多种方法从各个备选主题中为本期活动选择一个合适的题目。在实际操作中,能否选定一个适合的主题往往是决定 QCC 活动取得最佳效果的关键因素之一。

2)拟定活动计划书:最常用的方法为甘特图法。

3)现状把握:①需遵循五现原则(现场、现物、现实、现做、现查);②流程图,充分掌握现行工作内容;③查检表:观察记录现象与标准的差距及变化;④柏拉图:归纳出本次主题的特性。

4)目标值设定:目标值 = 现况值 -(现况值 × 累计百分比 × 圈员能力)。

5)原因解析:对问题(即改善重点)的原因进行分析并找出关键原因,包括查找原因、要因分析、真因验证,多采用鱼骨图进行解析。

6)对策拟定:①针对真因思考对策,多采用头脑风暴法;②按照可行性、经济性、圈能力进行评分,80/20 原则筛选对策;③将对策进行整合与排序;④拟定实施顺序及时间,圈员分工。

7)对策实施与检讨。

8)效果确认:①有形成果:指直接的、可定量的、经过确认的效果,主要包括目标达成率和进步率,可通过柱状图、直方图、推移图、柏拉图进行体现;②无形成果:主要通过文字条例和雷达图体现。

9)标准化:①将操作方法建立标准化作业书;②将标准化的内容进行教育、培训;③将对策转化为日常管理项目,持续监控标准化对策。

10)检讨与改进:将改善过程做全程反省评价,明确残留问题及新问题,整理今后的计划,呈报上级认可,定期核查并追踪本次标准化效果,列出下期 QCC 活动主题。

(2)PDCA 循环:被认为是质量管理的基本方法,是一种全面质量管理所应遵循的科学程序,最早由美国质量管理专家戴明提出,又称“戴明环”。将解决问题的过程分为计划(plan)、执行(do)、检查(check)和处理(action)四 4 个阶段 8 个步骤:

1) P 阶段：①选择课题，分析现状，找出课题存在的质量问题；②设定目标，分析产生质量问题的各种原因或影响因素；③提出各种方案，区分主因和次因，找出影响质量的主要因素；④针对影响质量的主要因素拟定对策、计划和措施。

2) D 阶段：设计出具体的行动方法、方案，进行布局，采取有效的行动。

3) C 阶段：效果检查，检查验证、评估效果。

4) A 阶段：①总结成功经验，制定相应标准；②把未解决或新出现的问题转入下一个 PDCA 循环。

因此 PDCA 四个过程是周而复始地进行，一般情况下一个循环解决了一部分的问题，尚未解决的和新问题则进入下一个循环。

(3) 失效模式与效应分析(failure mode effect analysis, FMEA)：是一种专为医疗保健机构研发的前瞻性危机分析系统，用于持续质量改进，降低医疗风险以保证病人安全。

包括 5 个基本步骤：

1) 确定主题：针对医疗、护理工作中存在的急需解决的问题进行风险评估。

2) 组建团队：可以由多学科人员组成，如医生、护士、药师、呼吸治疗师、营养师、物理治疗师等组成，一般小组成员 6~10 人。

3) 绘制流程图：对流程中的每个步骤进行编号，如果是复杂流程则找出关键环节，确定所有子流程并编号。

4) 危害分析：通过头脑风暴找出所有子流程进行编号，利用风险指数分析确定高风险环节，对高风险环节进行决策树分析，最终确定采取的行动。

5) 制定并执行措施，评价结果。

FMEA 作为一种前瞻性分析方法，能够帮助护理人员系统地评估和识别程序中的高危因素并进行改进，从而降低风险，预防不良事件的发生，保障病人安全。

(4) 根本原因分析法(root cause analysis, RCA)：回顾性分析已发生的不良事件，对事件进行还原，分析并追溯寻找问题的根本原因，确定解决方法，使问题得到有效解决并提出预防措施。该方法强调对整个系统及过程的改善，特别是对于事件发生的根本原因的寻找及改进，而非仅限于个人执行方面的检讨。

RCA 执行步骤包括：

1) 第一阶段：收集事件发生过程的所有相关资料，列出事件流程时间表。

2) 第二阶段：找出所有原因，分析根本原因。

3) 第三阶段：找出发生根本原因相关的系统或流程问题。

4) 第四阶段：设计及执行改善行动，如对流程进行改进，加强培训及考核等。通常使用鱼骨图进行根因分析。

4. 质量管理工具图

(1) 查检表或调查表(check sheet)：是一种统计分析表，主要用于系统收集资料和积累数据，将数据制成图形或表格进行统计整理，并对影响质量的原因做粗略分析。

(2) 特征要因图(cause-effect diagram)：又称鱼骨图、因果图、石川图，由日本管理大师石川馨先生所创，它是表示质量特性波动与其潜在原因的关系，即表示原因与结果关系的一种图表。可以借鉴鱼骨图程序化的管理，发现安全隐患，提出问题，及时整改。

(3) 控制图(control chart)：又称管制图，是用于分析和判断过程是否处于稳定状态所使用的带有控制界限的图，是具有区分正常波动和异常波动的功能图表，是由现代质量管理奠基人沃特·阿曼德·休哈特博士发明的。纵坐标表示质量特性或其样本统计量，横坐标表示样本序号或时间；有三条平行于横坐标的直线：中间的横线称为中心线(central line, CL)，上面的虚线是上控制线(upper control line, UCL)，下面的虚线是下控制线(lower control line, LCL)，UCL、CL、LCL 统称为控制线(control line)，通常将控制界限设定在 $\pm 3S$ (3 倍标准差)的位置。三个标准差为理论依据，CL 为平均值，UCL、LCL 为平均数 $\pm 3S$，以判断控制过程中是否有问题发生，超出控制线为异常。折线是把按时间顺序抽样所得的质量特性值描成“点”连接而成，如图 1-4-1 所示。

满足下列条件，即可认为控制过程是在管制状态：①多数点子集中在中心线附近；②少数点子落在管制界限附近；③点子分布呈随机状态，无任何规则可循；④没有点子超出管制界限之外。

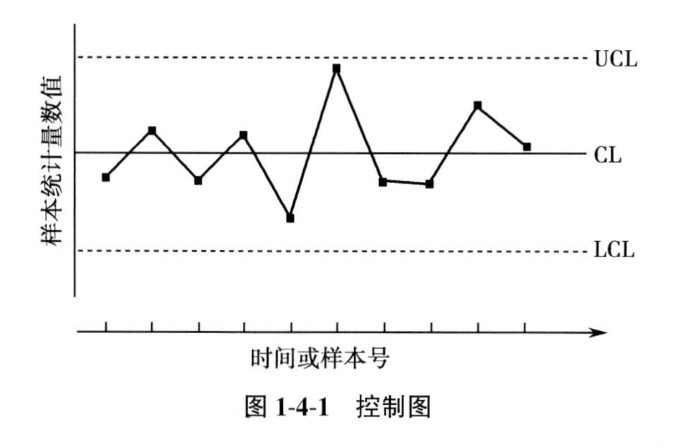

图 1-4-1 控制图

(4) 柏拉图(pareto chart)：又称帕累托图、排列图、主次因素分析图，由意大利经济学家帕累托提出，是将出现的质量问题和质量改进项目按照重要程度依次排列而采用的一种图表，寻找影响质量的主要因素，其原理是 80% 的问题仅来源于 20% 的主要原因。柏拉图由一个横坐标、两个纵坐标、几个直方图和一条折线构成，横坐标表示影响质量的各个因素，按照影响程度大小从左到右排列；两个纵坐标中，左边的纵坐标表示频数，右边的纵坐标表示频率；直方图表示影响因素；折线表示各影响因素大小的累计百分数，如图 1-4-2 所示。

(5) 散布图(scatter diagram)：又称相关图，用于分析两个变量或两种质量特性间有无相关性以及相关关系如何的一种直观判断的图形，是用非数字的方式来辨认某现象的测量值与可能因素之间的关系。通常用纵坐标表示现象测量值 Y，用横坐标表示可能有关系的因素 X，如图 1-4-3 所示。

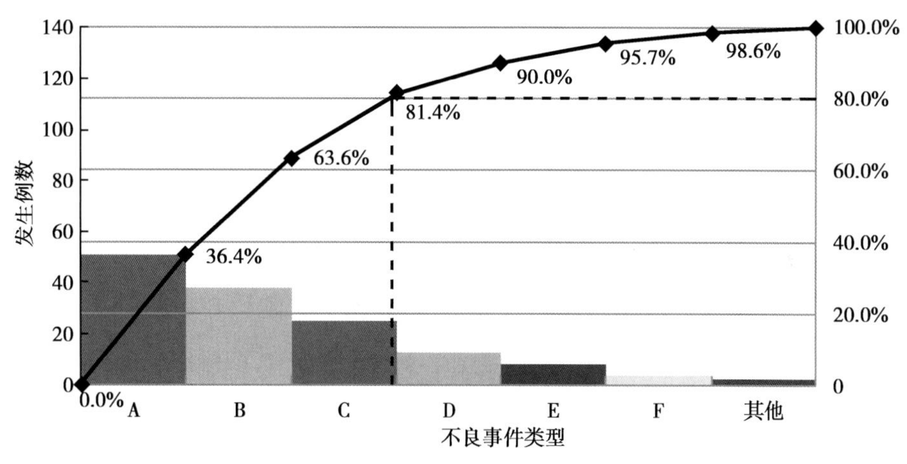

图 1-4-2 不良事件影响因素柏拉图

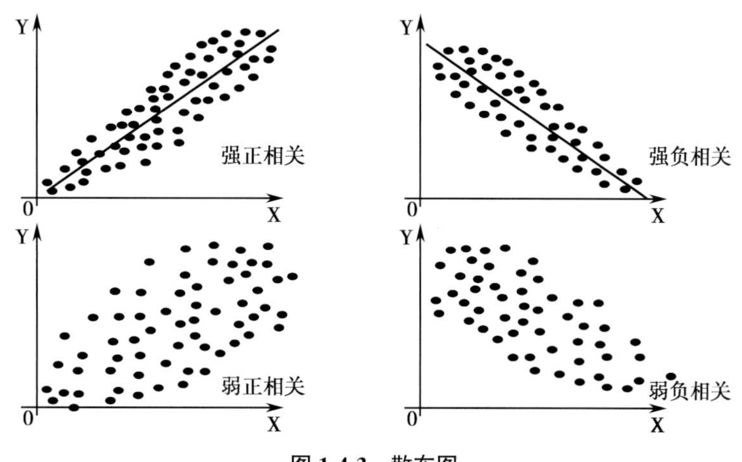

图 1-4-3 散布图

(6) 直方图(histogram): 又称柱状图、质量分布图,由一系列高度不等的纵向条纹表示数据分布的情况,是分析质量数据、判断和预测质量的一种常用方法。一般用横坐标表示数据类型,纵坐标表示分布情况。根据收集来的质量数据分布情况,画成以组距为底边、以频数为高度的一系列直方型矩形图,来反映质量的分布情况,判断和预测产品质量及不合格率,如图 1-4-4 所示。

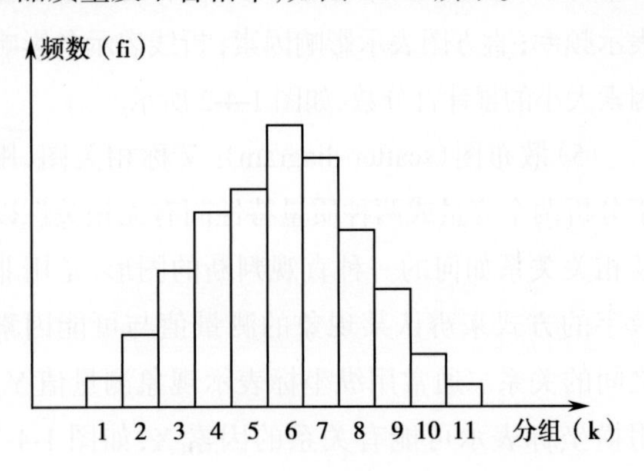

图 1-4-4 直方图

(7) 分层法(stratification chart): 又称层别法,是整理质量数据、分析影响质量原因的一种重要方法。将收集的数据按其来源及性质、使用目的和要求加以分类,把性质相同、在同一条件下收集的数据集中归类,以便进行分析比较,从而发现问题,找到影响质量的原因。应用分层法的步骤: 收集数据; 将收集到的数据根据不同目的选择分层标志; 分层; 按层分类; 画出分层归类图。分层法无固定的图形,必须与其他工具合并应用。

三、新生儿科护理质量管理

1. 要素质量管理

(1) 护患比: 应根据科室的规模,如实际收治患儿的数量与危重程度进行护士配置。发达国家的新生儿病房护士分工详细,各职责明确,配置中央监护站及监控人员,每班每个护士分管 1~3 个患儿,且仍有国家医疗管理者呼吁为提高危重新生儿的护理质量,希望每班每个护士只分管一个患儿。而在我国,虽然目前尚无国家层面的新生儿科护患比具体要求,但在《中国新生儿病房分级建设与管理指南(建议案)》及《新生儿病室建设与管理指南》中规定,NICU 护患比应 ≥1.5∶1,新生儿特护观察病房护患比应 ≥0.6∶1; 每班每个护士分管危重患儿应<4 个,特护观察患儿应 ≤6 个。即便有此规定,仍然有许多医院因各种原因无法达到国内护患比的要求,影响护理质量。

(2) 护士的岗位胜任力与在职培训: 新生儿科护士的岗位胜任力尤其是专科护理能力对新生儿护理质量有很大的直接影响。在美国,几乎所有的新生儿科均配有岗位培训师(educator),专门从事新入职护士及在职护士的培训。岗位培训师不仅具有丰富的临床实践经验,而且具有较高的学历,多为护理硕士毕业,具有较为全面的培训能力,包括沟通及演讲技巧等。岗位培训师的主要职责为: ①新入职护士培训及在职护士的继续教育培训,准备培训资料,实施集中培训及考核; ②与护士长(manager)针对病房存在的问题进行沟通交流,采取有针对性的培训; ③修订科室规章制度及流程等。通过岗位培训师的集中理论、操作、规章制度和流程等培训及考核后,再将新入职护士交给临床一线护士进行一对一培训,新入职护士经考核具备独立工作的岗位胜任力后方可独立上岗。

(3) 护士长的岗位胜任力: 护理质量不仅取决于护理人员的素质和技术力量,更有赖于护理管理者的水平。对于新生儿科而言,护士长的岗位胜任力与新生儿科的护理质量密切相关。新生儿科的护士长不仅需要丰富的专科理论知识与技能,有风险管理意识,还需要较强的创新思维才能带领科室护士做好护理质量的持续改进。通过巧妙地将各项核心制度的落实与护理文件书写、临床护理操作有机结合,既缩短护士书写时间,同时又能留下证据可查,还能提高护士的工作效率等。如设置输血记录单、换血记录单、入院及出院核查记录单、表格式的护理观察记录单、经外周置入中心静脉导管(peripherally inserted central venous catheter,PICC)维护记录单等,有效节约了护士时间及规范护士的书写记录，让护士有更多的时间直接为患儿服务。

(4) 新生儿科的环境设计也与护理质量密切相关。

2. 环节质量管理 新生儿科环节质量既包括基础护理质量，又包括专科护理质量。新生儿科与安全相关的零容忍指标包括坠床、烫伤、抱错婴儿、丢失婴儿、严重用药错误以及院感暴发。护理实践中，一线护理管理者和一线护士是否能将保证患儿的安全措施落实于各个具体的细节之中，防患于未然，是环节质量管理首先要关注的。其次是基础护理及专科护理措施的落实。反映基础护理质量的指标，包括红臀/尿布疹等皮肤护理问题、输液渗漏、静脉炎、医源性皮肤损伤、医院感染发生率等；专科护理质量指标，包括母乳喂养率、中心静脉堵管率、气管导管非计划拔管率、导管相关血流感染发生率、呼吸机相关肺炎发生率等都与护理环节质量密切相关。

护士长应坚持每日查房制度，以详细了解科室护理环节存在的问题并制定改进措施。护理质量检查应重点关注护理工作中的薄弱环节及其相关因素，质量控制首先是制订并执行计划，有清晰且可测量的指标，具备有效的资料采集渠道，采用科学的评价方式，有反馈及质量追踪。对环节质量的管理可以促进要素质量的改进，如对存在的问题进行制度修订、流程完善或再次对护士进行相关培训等。

护士长可采用日查房登记表，不仅可全面掌握病房动态，还可清楚地了解病房的重点关注对象，如危重/特殊疾病患儿或有护理并发症(输液渗漏、静脉炎、红臀、尿布疹、医源性皮肤损伤等)的患儿；重点关注的护士为低年资护士、新入职护士以及质控护士等。才能更好地发现护理工作中存在的问题，及时查找原因并进行纠正，促进护士长的环节质量控制，也促使护士的护理行为更加规范；同时，还针对问题进行相关培训、修订流程以及设计相关表格，加强督查、加强交接班等。如针对医源性皮肤损伤高风险人群，科室质量管理小组一起讨论并分析产生医源性皮肤损伤的高危环节以及防范措施，加强对护士进行培训，同时制订查检表每日查检，评估高危患儿，采取有针对性的指导、预防及加强交接班等措施，目的是使医源性皮肤损伤发生率明显降低。针对非计划拔管(如气管导管)发生率较高的问题，护士长通过观察及广泛征集临床一线护士的意见，在加强培训及监管的同时对气管导管胶布的固定方法进行改进，目的就是为了降低非计划拔管率，减少重插管概率及呼吸机相关肺炎的发生率。

护士长及质控护士将护理质量敏感指标纳入日查房监测过程及每日质控评估中，鼓励护士非惩罚性上报敏感指标涉及的内容，如红臀、静脉炎、用药错误及近似错误等，护士长或质控护士进行评估，详细记录发生护理并发症患儿的姓名、登记号(床号)、发生经过，查看护理措施是否妥当，及时纠正偏差，随时追踪转归情况直至痊愈。每月对数据进行统计分析，一旦发现某一项关键指标超出了目标值，立即分析原因并进行整改，次月再复查是否达到预期效果。

管理者通过加强环节质量控制，清楚地了解科室存在的薄弱环节，并通过不断地完善制度、修订流程、制订关键环节的质量目标、对护士进行有针对性的培训以及现场培训指导、加强督查等措施，持续改进护理质量，从而保障患儿安全。

3. 终末质量管理 终末质量直接体现的是护理服务呈现的效果，新生儿科的护理终末质量指标多由新生儿科专科护理质量指标所代表。首先，终末护理质量指标的制订应具有：①客观性，即应从临床实际出发，如新生儿静脉炎发生率、静脉注射渗漏发生率等；②特异性，即指标能反映护理活动的重要方面，如母婴分离下母乳喂养率、红臀、尿布疹发生率等；③灵敏性，即指标能反映护理活动的实际质量；④可操作性，即指标在实际运用中应易于测量和观察；⑤简易性和层次性，即指标结构简单明了，量化方法简单，各级指标间体现概括与解释的关系，同层次指标相互独立又相互依存，如呼吸机相关肺炎发生率与气管导管非计划拔管率、PICC堵管率与导管相关血流感染率等。

4. 护理质量管理与持续改进 护理质量管理需要护士长、质控护士以及全体护士共同参与，才能及时发现护理实践中存在的问题，尤其是通过发现环节质量中的问题，促进要素质量的改进，从而获得较好的终末质量。

(1) 通过护理质量管理能公平公正对护士进行绩效考核，从而有效规范护士的护理行为。应用每日查房表对病房患儿及每班护士进行全面巡检后，护士长可根据科室患儿动态，护士分管患儿的数量及危重程度进行人力调配，并关注重点护士、重点病人及细节护理，通过对责任护士是否做到熟悉病情、清楚治疗、巡视观察是否到位、基础护理措施落实情况、医院感染防控措施落实情况、专科护理措施落实情况、医嘱执行情况等进行绩效评分。使每一项扣分及加分均有理有据，使绩效考核公正、公开、透明，有效规范护士的护理行为，促进精细化护理，从而保证护理质量及患儿安全。

(2) 通过护理质量管理，指引护理人员共同关注病人的护理问题，避免因护理人员的资质、专科水平的参差不齐而导致不同的护理结果。尤其是护士长及质控护士对低年资护士在护理过程中的有针对性的指导，有助于提高其护理技能及处理问题的能力。

要点荟萃

1. 护理质量 是指在临床护理工作中护理人员为病人提供护理技术服务和生活服务的过程及效果，以满足服务对象需要的程度。

2. 护理质量构成要素 ①要素质量，护理人力资源和环境结构方面；②环节质量，强调护理人员实施护理服务的环节行为及过程控制；③终末质量，以病人为取向，针对护理终末结果制订。其中，环节质量管理非常重要，环节质量的高低不仅是要素质量高低的直接体现，而且还决定着终末质量。

3. 质量管理工具 品管圈、PDCA循环、失效模式与效应分析以及根本原因分析方法等。

4. 质量管理工具图 查检表或调查表、特征要因图、控制图、柏拉图、散布图、直方图、分层法。

（胡艳玲　苏绍玉）

参考文献

[1] 中华人民共和国国务院. 中华人民共和国国务院令(第351号)——医疗事故处理条例. 2002.

[2] World Health Organization. Patient Safety. Genewa: World Health Organization, 2019.

[3] 中华人民共和国卫生部. 中华人民共和国卫生部令(第32号)——医疗事故分级标准(试行). 2002.

[4] Tubbs-cooley H L, Mara C A, Carle A C, et al. Association of Nurse Workload With Missed Nursing Care in the Neonatal Intensive Care Unit. JAMA pediatrics, 2019, 173 (1): 44-51.

[5] The Quality Interagency Coordination Task Force (QuIC).(2000, February). Doing what counts for patient safety: Federal actions to reduce medical errors and their impact [Report to the president].

[6] 吕略钧, 高也陶. 美国医疗差错的概念、定义和特征. 国际医药卫生导报, 2002, 8 (11): 23-25.

[7] 虞智杰, 杨华, 毛秀英, 等. 提高医疗质量和患者安全的团队策略和工具包 (TeamSTEPPS) 简介. 中华全科医师杂志, 2017, 16 (06): 487-489.

[8] 中国医师协会新生儿专业委员会. 中国新生儿病房分级建设与管理指南 (建议案). 中华实用儿科临床杂志, 2013, 28 (3): 231-237.

[9] Kohn L T, Corrigan J M, Donaldson M S. To Err Is Human: Building a Safer Health System. Washington, DC: National Academies Press. 2000.

[10] Griffiths N, Spence K, Loughran-fowlds A, et al. Individualised developmental care for babies and parents in the NICU: Evidence-based best practice guideline recommendations. Early Human Development, 2019, 139: 104840.

[11] 中国医师协会新生儿科医师分会. 早产儿治疗用氧和视网膜病变防治指南 (修订版). 中华实用儿科临床杂志, 2013, 28 (23): 1835-1836.

[12] 中国新生儿复苏项目专家组, 中华医学会围产医学分会新生儿复苏学组. 中国新生儿复苏指南 (2021年修订). 中华围产医学杂志, 2022, 25 (01): 4-12.
[13] 中国医院协会. 中国医院协会患者安全目标 (2022版), 2022.
[14] Lake E T, Hallowell S G, Kutney-lee A, et al. Higher Quality of Care and Patient Safety Associated With Better NICU Work Environments. J Nurs Care Qual, 2016, 31 (1): 24-32.
[15] Rochefort C M, Clarke S P. Nurses'work environments, care rationing, job outcomes, and quality of care on neonatal units. J Adv Nurs, 2010, 66 (10): 2213-2224.
[16] Rashid M. A decade of adult intensive care unit design: A study of the physical design features of the best-practice examples. Crit Care Nurs Q, 2006, 29 (4): 282-311.
[17] Hepley M M, Davies K. Nursing unit configuration and its relationship to noise and nurse walking behavior: An AIDS/HIV unit case study. AIA Academy Journal, 2004.
[18] Warshawsky N E, Havens D S. Global Use of the Practice Environment Scale of the Nursing Work Index. Nurs Res, 2011, 60 (1): 17-31.
[19] White R D. Report of the eighth census conference on newborn ICU design. Standard 27-acoustic environment. 2012.
[20] Morag I, Ohlsson A. Cycled light in the intensive care unit for preterm and low birth weight infants. Cochrane Database of Systematic Reviews 2016, Issue 8, Art. No.: CD006982.
[21] Occupational Safety and Health Administration. (2011). OSHA fact sheet: Laboratory safety noise. [Accessed 2024-3-29].
[22] 田敏, 刘峰, 陶俊荣, 等. 影响患者安全的护理组织因素及其权重分析. 中华护理杂志, 2014, 49 (6): 696-699.
[23] Wan X L, Feng X Q. A survey on the current status of pediatric nursing human resources in Sichuan province of China. J Evid-Based Med, 2015, 8 (4): 209-214.
[24] 成守珍, 汪牡丹, 陈利芬, 等. ICU 护理安全质量评价指标体系的构建. 中华护理杂志, 2014, 49 (3): 270-274.
[25] 汤磊雯, 叶志弘, 潘红英. 护理质量敏感指标体系的构建与实施. 中华护理杂志, 2013, 48 (9): 801-803.
[26] 张玉侠. 实用新生儿护理学. 北京: 人民卫生出版社, 2015.

第二章 新生儿用药安全评估及管理

导读与思考：

药物的理化特性、毒性作用及新生儿的自身因素使其在静脉注射时容易发生渗漏，护士应掌握新生儿用药特点，关注关键环节，用药过程中应采取防范措施，来减少用药对患儿带来的伤害，从而保证用药安全。

1. 新生儿的用药特点有哪些？为保证患儿安全，如何选择正确用药途径及用药剂量？
2. 新生儿容易发生渗漏的高风险药物有哪些？如何预防渗漏的发生？
3. 为减少渗漏带来的伤害，一旦发生渗漏应如何进行积极处理？
4. 新生儿静脉炎有哪些临床表现？如何预防及治疗新生儿静脉炎？

第一节 新生儿用药特点

一、新生儿用药途径选择

1. 静脉注射 包括静脉推注及静脉滴注，是新生儿最常用的给药方式，能保证药物快速有效地进入血液循环。但静脉注射速度过快容易出现不良反应，一旦发生渗漏可导致局部皮肤坏死或静脉炎。因此，静脉注射高风险药物时需谨慎选择静脉通路，尽量选用中心静脉给药（如 PICC），以减少外周静脉给药所带来的风险。

2. 肌内注射 只能用于某些小剂量药物的单次注射，如维生素 K_1、乙型肝炎疫苗、乙型肝炎免疫球蛋白等，其他血管收缩剂（如肾上腺素）及需要重复多次使用的抗生素等应尽量避免肌内注射。肌内注射及皮下注射药物的吸收主要取决于局部的血流灌注及药物沉积在肌肉中的面积。新生儿尤其是早产儿肌肉组织少，局部血流灌注不足，在缺氧、低体温、休克等疾病状态下，肌内注射药物更不能有效吸收，容易造成局部硬结或脓肿以及局部药物蓄积。早产儿肌内注射吸收缓慢可产生“储库效应”，机体血药浓度在较长一段时间缓慢升高而导致药物不良反应出现。

3. 口服给药 是新生儿常用的给药方式之一，但给药时新生儿肠道常因吸收不良可能达不到有效的血药浓度。新生儿常见的消化道问题如胃排空延迟、胃食管反流等均可影响药物的治疗效果；此外，合并支气管肺发育不良、充血性心力衰竭及腹泻时也会影响药物的吸收。因此，重症患儿的给药途径一般不首选口服给药。

4. 其他给药方式

（1）气管导管内给药：一般仅限于急救情况下

静脉通道尚未建立时使用,可通过气管导管途径给药的药物主要有肺表面活性物质、肾上腺素等,但该给药方式需要熟练掌握气管插管技术。

(2)皮肤给药:局部外用药物经皮肤吸收达到治疗效果。新生儿及早产儿体表面积大,皮肤角质层薄,药物经皮肤吸收较成人快。有些药物经皮肤吸收容易发生中毒,尤其是当皮肤完整性受损时,如酒精擦浴可导致酒精中毒,新生儿发热行物理降温时禁忌使用酒精擦浴。

二、药物在新生儿体内的代谢特点

药物进入新生儿体内会经历吸收、分布、代谢以及排泄四个过程。

1. 吸收 不同给药途径确定了药物在体内的吸收速度。静脉注射是将药物直接注射入血液循环,是药物吸收最快的方式。

2. 分布 药物的分布取决于局部组织或器官的血流量、体液的 pH、药物的理化特性以及药物与血浆蛋白的联结程度。新生儿脂肪含量低,脂溶性药物结合有限,在血浆中的游离药物浓度升高,容易出现药物中毒。早期新生儿及早产儿因血-脑屏障发育不完善,脑组织富含脂质,游离药物容易进入脑组织而出现神经系统不良反应。

3. 代谢 体内大多数药物经过代谢转化为水溶性及离子化的代谢产物排出体外,肝脏是药物代谢的重要器官,新生儿肝脏功能发育不完善,对药物的清除能力有限,在疾病状态下(如缺氧、黄疸、摄入不足等)更明显。

4. 排泄 肾脏是新生儿药物排泄的主要器官,少部分药物由肠道、胆道以及呼吸系统排出。新生儿肾脏排泄能力有限,尤其是缺氧及低血压造成肾小球血流量减少时更为明显,极易导致药物在体内蓄积而发生药物中毒。

由此可见,新生儿因器官功能发育不完善,尤其在疾病状态下,可影响药物的吸收、分布、代谢以及排泄,无论哪一个环节受影响,均易导致药物蓄积而发生中毒或不良反应。因此,新生儿用药具有高风险性。

要点荟萃

1. 新生儿用药途径 ①静脉注射(静脉推注、静脉滴注);②肌内注射;③口服给药;④其他途径给药:气管导管内给药、皮肤给药等。

2. 新生儿用药注意事项 ①需反复多次给药时一般选择静脉注射,尽量避免肌内注射,反复多次肌内注射药物容易发生“储库效应”,出现药物不良反应;②急救情况下使用肾上腺素时,在静脉通道尚未建立前可选用气管导管内给药;③新生儿皮肤给药吸收快,容易发生中毒,严禁使用酒精擦浴行物理降温。

3. 药物进入新生儿体内的过程 包括吸收、分布、代谢以及排泄四个过程。新生儿药物代谢的主要器官是肝脏,药物排泄的主要器官是肾脏,当肝肾功能不全时容易导致药物中毒。

(胡艳玲 苏绍玉)

第二节 新生儿用药风险评估及护理管理

一、药物不良事件概述

1. 药物不良事件(adverse drug events, ADE) 指因用药引起的所有损害,包括身体上的损害、精神上的损害或功能丧失。在住院患者经历的不良事件中,ADE 最多,约占所有损害的 19%。ADE 的发生会导致并发症的发生率和死亡率增加、延长住院时间、增加住院费用。用药差错与药品不良反应都属于药物不良事件，与用药差错相比，ADE 可更直接地衡量患者的损害。

2. 用药差错（medication errors） 又称用药错误，是指药品在临床管理及使用全过程中出现的、任何可以防范的用药疏失，这些疏失可导致对患者产生潜在或直接的伤害。用药差错为人为疏忽时，当事人或其管理机构需要承担一定的责任。

3. 可预防的 ADE 是指可避免的用药差错而引起的 ADE。据统计，全部药物相关损害中至少有 25% 是可预防的，包括临床医务人员的错误和系统性错误。

4. 药品不良反应（adverse drug reaction，ADR） 又称为不可预防 ADE，是指合格药品在正常用法用量下出现的与用药目的无关的有害反应，是药物药理特性引起的 ADE。一般不需要承担相关责任，但需用药者严格掌握用药指征，权衡利弊，密切监测其不良反应。

5. 潜在性 ADE 又称为近乎错失（near-miss errors）或侥幸脱险（close calls），是指构成显著风险的用药差错，但没有对患者造成损害，包括被患者或临床工作人员发现并及时阻止而未造成影响的差错。

ADE、用药差错、可预防的 ADE、不可预防 ADE（ADR）及潜在性 ADE 之间的关系见图 2-2-1。

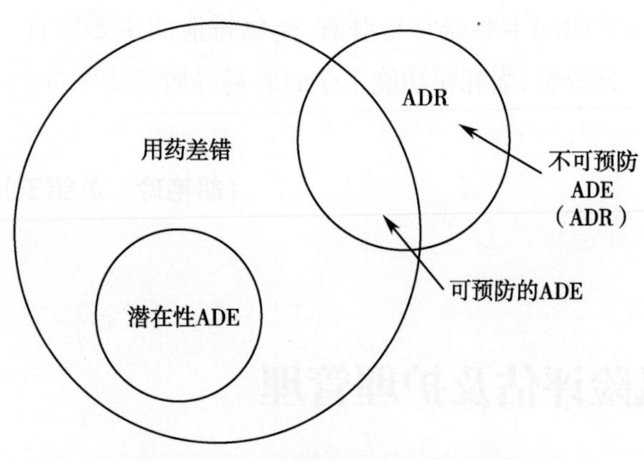

图 2-2-1 几种药物不良事件关系图

二、新生儿用药风险评估

（一）高危环境

医院的任何区域都可能发生 ADE，包括急诊科、病房和手术室，最常发生 ADE 的两种情况为重症监护室（intensive care unit，ICU）和下班时间（夜间和周末）。比起一般的内科和外科病房，ADE 更常见于 ICU 病房，尤其是 NICU，主要包括以下原因。

1. 比起一般的内科和外科病房，NICU 的患儿使用更多的药物。

2. NICU 的大多数药物均通过静脉给药，因药物剂量计算错误和给药速度错误导致用药差错的风险更大。

3. NICU 的大多数患儿患有多种严重疾病且通常处于镇静状态，因新生儿的特殊性导致其无法检查自己的药物或报告药物相关症状。

4. NICU 的患儿无意中停止慢性疾病治疗药物（如抗血小板药物、抗凝药物等）的风险增加，从长远来看可导致 ADE。

5. 在 NICU，夜间及周末的医务人员相对较少，因工作繁忙对患儿的监管也比白天少。

（二）高危人群

年龄较小的儿童、老年人和具有多种疾病的个体发生 ADE 的危险较高。新生儿是发生 ADE 的高风险人群，主要有以下原因：

1. 新生儿因各器官系统发育不完善，不能识别可能的用药错误，且用药剂量根据体重进行计算，更容易发生用药差错和 ADE。

2. NICU 中使用的药物大多缺乏新生儿临床试验，且相关指南及文献很少，超说明书用药常见。药物使用的各阶段都可能发生药物不良事件，包括可预防的和不可预防的，需要进行系统管理并建立用药安全文化。

为了努力减少小儿用药错误率，美国卫生系统药师协会（American Society of Health-System Pharmacists，ASHP）发布了《ASHP-预防院内用药错误指南》，该指南修改了联合委员会药物使用系统，并按照新系统的 11 个步骤详细介绍了医院用药错误的预防策略。我国政府也高度重视用药安全管理，2011 年，我国卫生部颁布了《医疗机构药事管理规定》；2014 年，合理用药国际网络

(International Network for Rational Use of Drugs, INRUD)中国中心组临床安全用药组、中国药理学会药源性疾病学专业委员会和中国药学会医院药学专业委员会联合颁布了《中国用药错误管理专家共识》,从技术和管理两方面介绍了用药错误的防范策略。

(三)风险环节

1. 处方环节用药错误 指药品在处方/医嘱开具与传递环节及相关管理流程中出现的任何可以防范的用药错误,这些错误可能导致患者发生潜在的或直接的损害。涉及处方和医嘱,是最易引起患者伤害的一类用药错误。国外早年数据表明,在综合性医院中2%~15%的医嘱存在错误;在我国,用药错误数据主要来自医院药师的主动上报,根据INRUD中国中心组临床安全用药组数据,在2016年全国的6 624例用药错误中,处方环节用药错误为3 743例,占56.5%。处方环节用药错误导致患者伤害的可能性较大,但比其他环节错误更容易被拦截。主要包括以下两个方面错误:

(1)处方/医嘱开具错误:常见类型包括患者身份识别错误、药物选择错误、遗漏错误、药物剂型选择错误、给药途径选择错误、药物剂量错误、给药时间错误、给药频次错误、给药速率错误、配伍溶媒选择错误、给药浓度错误、处方字迹难以辨认。据报道,医嘱处方缺陷占儿童医院不良事件的14%。NICU中最常见的用药错误也是用药剂量开具问题,常见的错误包括患儿体重记录不正确、药物剂量单位混淆、剂量单位换算错误、小数点错位、错误或不正规的缩写等。

(2)处方传递错误:常见类型包括处方转抄错误和口头医嘱传递错误。使用电子医嘱可以有效减少或消除因转抄医嘱导致的错误,但并非所有医院都是电子医嘱,转抄医嘱增加了在转录阶段发生错误的机会。有文献报道,在手写转录的过程中,转录错误占用药错误的18%。

2. 药物配制错误 指药物剂量配制/分配不正确,如静脉用药配制错误、口服药剂量分配错误。常见的原因包括医嘱录入错误而未能审核修正错误,药物溶媒选择不正确,未贴药物标签或标签粘贴错误,听似、看似或包装相像的标签不明显导致取药错误,剂量计算错误或抽吸错误,违反药物配伍禁忌,配制药物的过程被频繁干扰中断,配药环境光线不明、空间狭小等。

3. 药物使用错误 将药物应用到病人体内是执行药物治疗的最后一个环节,该环节发生错误常常是不可逆的,以上2个环节的问题若没有杜绝,均可在该环节产生用药错误。其中最严重的错误即为用药对象发生错误,此外,还可能发生输液管道连接错误、输入药物速度调节错误、输液泵故障导致的输入药量错误等。常见的原因包括:在用药过程中未严格执行查对制度,未正确识别病人身份或者身份识别错误;另外,护患比不足,人力资源短缺使护士超负荷工作,护理人员知识不足,未获得相关培训及知识陈旧未能及时更新,用药过程中沟通不畅、未及时交接班、使用药物时被打扰等也会导致用药错误发生。在给药过程中不熟悉或缺乏使用药物和输液设备的经验,不当的工作流程,也有可能造成失误。

4. 药物管理问题 在新生儿病房用药失误的相关因素中很多与药物管理问题有关。不正确的药物管理可影响病人安全用药,例如,不正确的药物管理方法或途径造成药物过期,需冷藏保存的药物在储存过程中出现冰箱故障(温度失控),药物冰箱清洁消毒不正确,药物储存混乱未分类,高警示药品未进行严格监管等,均可直接或间接造成用药错误。

三、新生儿用药错误管理策略

1. 管理策略

(1)建立用药安全相关法规:医院及科室应遵守国家卫生行政部门的相关法律法规,以此为依据再结合科室的具体情况制定相应的安全用药管理制度,如《高警示药品管理制度》《麻醉药品、精神药品处方管理规定》《急救药品管理制度》《冰箱药品管理制度》《超说明书用药管理制度》等。

(2)管理组织加强用药安全管理：医疗机构内应建立由医师、药师和护士组成的用药安全工作组，对儿科人群用药错误进行统一管理，提高医务人员对用药错误的认识。倡导健康的用药安全文化，倡导非惩罚性用药错误上报制度，鼓励临床医生、护士和药师等人员主动参与用药错误的监测报告，医疗机构应制定有效措施保障落实，保护当事人、报告人和患者的信息；定期统计差错，组织案件分享。

(3)人员培训：每一位医务人员都是安全用药的责任者，需要不断更新知识，熟悉各种药物的药理作用、正确使用方法以及药物可能出现的不良反应等。尤其掌握高警示药物以及看似、听似药物的相关知识，同时加强对药物设备的正确使用及维护。

(4)人员配备及环境：应按护患比配备足够的人力资源，减少或避免医务人员因工作负担过重引发疲倦、注意力不集中等人为因素造成的用药错误；环境设置应符合人体工程学，充分考虑空间、光线、温度、噪声对人体的影响；配备自动化设备，加强信息化建设，减少不必要的人工操作；设置合理的工作流程等，保证用药安全。

(5)对药物实施强制约束管理：药物管理及医嘱实施自动化及信息化；减少科室基数药储存，对高警示药品统一由药房进行管理且进行分类管理；根据医生职称以及患儿的病情对药物实施分级管理，实施计算机录入医嘱系统、电子处方、杜绝医嘱转抄、统一使用药品通用名，计算机系统限定药物的用法、用量、给药途径等。

2. 用药错误具体防范措施

(1)加强沟通交流：医生、药师、护士在用药环节应加强沟通，做好交接班。

(2)强制使用信息化手段：如计算机医嘱录入、减少医嘱转抄、实施条码扫描医嘱等，可有效减少用药差错。

(3)医嘱规范：医生在开具医嘱时须严格遵守医疗机构的药物“一品两规”规定(即同一通用名称的药品，其注射剂型和口服剂型各不能超过两种，同时处方组成类似的复方制剂可以有1至2种。通过限制同一药品的剂型和复方制剂的数量，避免了重复药物，确保药品的临床效果和质量，并减少患者的用药混淆，提高用药的安全性)，提交医嘱前，应仔细审核医嘱的正确性。

(4)护士用药前审核：熟悉病人病情及体重，审核医嘱、确认医嘱正确，确认药师发放的药物正确，包括病人身份，药品的名称、浓度、剂量、数量、使用说明以及给药途径和时间。在配制药物时掌握正确的配制方法，注意药物配伍禁忌，配制及使用药物时需双人查对确保药物的正确使用。

(5)护士用药过程查对：正确用药需遵守用药安全技术操作规范，如护士的“三查七对”以及使用高警示药品时双人查对。用药时遵守“5R原则”，即将正确的药物、正确的剂量、正确的用药途径以及正确的时间用于正确的患者。

(6)科室加强暂存药物监管：对于暂时储存在科室治疗室、急救车以及冰箱的药物实施专人管理，并定期检查药物存放点的温度、清洁卫生状况、药物的有效期以及是否分类存放、标签是否醒目等，发现问题及时纠正。

(7)形似/音似(look-alike/sound-alike，LASA)药品管理：LASA是指读音或名称极为相似，作用机制、适应证、用法用量、不良反应等却不尽相同的药品。LASA药品大约导致了临床约1/4的用药差错事件，给临床用药造成了极大的不便。科室应为每种药物提供足够的存储空间，确保标签面朝前，将每种剂型或不同给药途径的药品单独存放，将易混淆的药品、LASA药品分开存放。

(8)静脉用药调配中心(pharmacy intravenous admixture services，PIVAS)：2010年，原国家卫生部颁布了《静脉用药集中调配质量管理规范》，为PIVAS的建设和运行提供了法规依据和执行标准。随后，各省市的大型三甲医院相继建立了PIVAS。利用PIVAS防范用药错误的策略主要包括：①技术策略：强制和约束策略(如保持PIVAS洁净级别)，自动化和计算机化(如实行条码化管理)，标准化标识和流程(如规范标签管理)，审核项目清单和复核系统(如建立多环节复核和签字制度)。②管理策略：建立健全规章制度，倡导安全用药文化，合理安排人力资源及加强教育培训等。

四、新生儿科高警示药品使用安全管理

1. 高警示药品(high-alert medication) 指一旦使用不当发生用药错误，即会对患者造成严重伤害，甚至会危及生命的药品。此类药品引起的错误并不常见，但一旦发生会产生严重后果，造成患者严重伤害甚至死亡。因此 WHO 已将高警示药品管理列为医疗风险管理的重要内容，中国医药教育协会高警示药品管理专业委员会和中国药学会医院药学专业委员会也发布了《中国高警示药品临床使用与管理专家共识(2017)》和《中国高警示药品推荐目录(2019 版)》。

新生儿科常见的高警示药品包括：肠外营养制剂、血管活性药物、各种高浓度电解质液以及各种急救药物等。根据高警示药品的使用频率、发生用药差错时对患儿的危害程度将新生儿科使用的高警示药品分为Ⅰ类高警示药品和Ⅱ类高警示药品，具体见表 2-2-1 及表 2-2-2。

表 2-2-1 新生儿科常见的Ⅰ类高警示药品

类别	药品通用名	剂型	规格
静脉用肾上腺素受体激动药	重酒石酸去甲肾上腺素注射液	注射液	2mg/1ml
	盐酸肾上腺素注射液	注射液	1mg/1ml
	盐酸异丙肾上腺素注射液	注射液	1mg/2ml
	多巴胺注射液	注射液	20mg/2ml
	注射用甲磺酸酚妥拉明	冻干粉	10mg
高渗葡萄糖注射液(20% 或以上)	50% 葡萄糖注射液	注射液	20ml
胰岛素，皮下或静脉用	胰岛素注射液	注射液	400U/10ml
硫酸镁注射液	硫酸镁注射液	注射液	2.5g/10ml
10% 氯化钾注射液	10% 氯化钾注射液	注射液	1g/10ml
静脉用强心药	去乙酰毛花苷注射液	注射液	0.4mg/2ml
口服强心药	地高辛片	片剂	0.25mg
	地高辛口服溶液	口服液	10ml；30ml
静脉用抗心律失常药	盐酸利多卡因注射液	注射液	100mg/5ml 400mg；20ml
浓氯化钠注射液	10% 浓氯化钠注射液	注射液	1g/10ml
阿片类镇痛药，注射给药	盐酸吗啡注射液	注射液	10mg/1ml

表 2-2-2 新生儿科常见的Ⅱ类高警示药品

类别	药品通用名	剂型	规格
100ml 以上灭菌注射用水	注射用水	大容量注射液	500ml
静脉用中度镇静药	咪达唑仑注射液	注射液	10mg/2ml
	注射用苯巴比妥钠	冻干粉	100mg
	地西泮注射液	注射液	10mg/2ml
儿童口服用中度镇静药物	水合氯醛口服溶液	口服溶液	10%
凝血酶冻干粉	凝血酶冻干粉(外用)	冻干粉针	500IU
脂质体药物	注射用两性霉素 B 脂质体	冻干粉针	2mg/10mg/50mg

其他常见的高警示药品：①抗血栓剂，如华法林、肝素和低分子肝素钠；②肾上腺素拮抗剂，如普萘洛尔、美托洛尔、拉贝洛尔等；③神经肌肉阻断剂，如琥珀酰胆碱、罗库溴铵等。

2. 高警示药品安全管理规范

(1) 高警示药品的管理体系

1) 管理组织：在院内及科室内建立高警示药品质量管理组织，成员包括医学、药学、护理学专家及医疗管理人员，履行目录遴选、管理、监督、培训等职责。

2) 管理制度：根据中国高警示药品推荐目录(2019 版)制订高警示药品管理制度，规范高警示药品的储存、调配、使用等环节。

3) 技术规范：建立标准操作规程，确定管理要点和风险点等。

(2) 高警示药品的管理环节

1) 标识管理：科室根据高警示药品分级建立专用标识、药品标签及警示语。

2) 储存管理：根据高警示药品分级，对于风险程度较高的药品设专区存放，专人管理，制订适合的存储量，保证储存的环境要求。

3) 出入库管理：准确执行出入库登记，严格核对品名、剂型、规格、数量、批号、有效期等信息，做到药品出入数据可追溯。

4) 账目管理：专人负责账目管理，严格履行清点、交接规程，保证账物相符。

5) 高警示药品的信息化管理：医院层面逐步实现网络信息系统的规范化与数据共享，充分利用信息化管理手段对高警示药品进行标识、风险提示、实时监控、数据分析和信息交流。

6) 高警示药品管理的硬件设施配置：药品存储空间布局科学合理，转运设施满足条件要求，配置智能微量输液泵、自动摆药装置，使用防护用具、非聚氯乙烯输液器具及包装，设立静脉药物调配中心等。

7) 监督检查：高警示药品质量管理小组负责高警示药品全面管理的监督工作，定期检查、抽查制度和规程的落实情况，科室根据医院制度制订自身管理细则，进行监督管理和考评。

(3) 人员培训与考核：强化培训和继续教育制度，落实高警示药品安全使用和管理考核机制。护士须掌握高警示药品的药理作用、使用剂量、使用方法以及药物可能的不良反应等。

3. 高警示药品的使用

(1) 医师：医师在开具高警示药品时须严格按照规定的适应证、适用人群及用法用量开具。医院信息系统(hospital information system，HIS)内安装合理用药筛查系统，对处方错误进行实时筛查。

(2) 药师

1) 处方审核：药师应对处方进行审核，对不合理处方进行干预。

2) 调剂与复核：药师调配 / 配制高警示药品必须认真履行“四查十对”原则：①查处方，对科别、姓名、年龄；②查药品，对药名、规格、数量、标签；③查配伍禁忌，对药品性状、用法用量；④查用药合理性，对临床诊断。

3) 临床药师应关注高警示药品的临床应用，必要时进行药学监护和重点监测。

4) 落实高警示药品的专项处方点评工作，及时反馈不合理使用情况。

5) 重视个体化给药，开展治疗药物监测与精准药物治疗，根据药物在不同患者体内的药代动力学、药效动力学特点及不同患者基因特征提出用药建议，协助临床为患者提供最适宜的药物治疗。

(3) 护理及静脉药物配制人员：使用高警示药品时必须执行双人查对和“三查七对”(操作前、中、后查，查对床号、姓名、药名、剂量、时间、浓度、用法)，确认医嘱的准确性、病人身份识别正确、剂量计算及配制正确，有醒目标识以及医务人员之间的有效沟通(医生、护士以及药师核查，医护以及护士与护士之间的交接班等)。

(4) 建立高警示药物正确使用指引：可以将各种药物使用做成规范的流程图，放在医生工作站、护士工作站、药物配制中心或治疗室、治疗车、急救车以及病人床旁或护士工作手册上，供医务人员参考。

(5)用药教育：医疗、药学、护理多学科合作，为患儿及家属提供用药教育和咨询服务，让其了解用药后可能出现的不良反应和正确的处置方法，以及药品正确的保管储存方法，必要时应书面告知，避免患者滥用、误服而发生意外。

4. 观察与随访 根据患者的个体情况、疾病及用药情况，评估随访的必要性，通过随访保证用药安全合理，避免离院后不良事件的发生。

5. 持续质量改进 通过继续教育、各项管理措施和信息反馈系统，形成发现问题、解决问题、减少风险的管理机制，达到持续改进的目的。

五、新生儿超说明书用药及安全管理

1. 超说明书用药(off-label use of drugs)是指药物的应用超出了国家药品监督管理部门认可的生产厂家提供的药品说明书界定范围，包括超出了适用年龄、剂量、剂型、给药途径或适应证等。但是"超说明书用药"并不意味着不合理用药、违法用药或试验性用药，通常是经过广泛临床观察，并且有文献和循证医学证据支持的。在儿科及新生儿领域，超说明书用药普遍存在，国外研究表明儿科患者超说明书用药发生率达50%~90%。国内某儿童医院门诊超说明书用药情况调查显示，超说明书用药发生率为53.0%，用药类型主要包括无儿童用法用量信息(61.7%)、给药频次(12.8%)、剂量(11.1%)。儿童超说明书用药面临一定的风险和法律问题。

2. 超说明书用药存在的风险

(1)医生超说明书用药存在执业风险：我国《处方管理办法》第十四条规定："医师应当根据医疗、预防、保健需要，按照诊疗规范、药品说明书中的药品适应证、药理作用、用法、用量、禁忌、不良反应和注意事项等开具处方。"2021年8月20日，第十三届全国人民代表大会常务委员会第三十次会议通过的《中华人民共和国医师法》第二十九条指出："医师应当坚持安全有效、经济合理的用药原则，遵循药品临床应用指导原则、临床诊疗指南和药品说明书等合理用药。在尚无有效或者更好治疗手段等特殊情况下，医师取得患者明确知情同意后，可以采用药品说明书中未明确但具有循证医学证据的药品用法实施治疗。医疗机构应当建立管理制度，对医师处方、用药医嘱的适宜性进行审核，严格规范医师用药行为。"

(2)医疗机构存在法律风险：2015年4月颁布的《中华人民共和国药品管理法》第九十二条规定："药品的生产企业、经营企业、医疗机构违反本法规定，给药品使用者造成损害的，依法承担赔偿责任。"超说明书用药现象的存在使医疗机构也处于法律风险中。

(3)增加患儿用药不良事件的发生风险：在某些特殊情况下，医生会选择给患儿超说明书用药，目的是希望他们得到最适合的药物治疗，但不可避免地会导致不良事件的发生风险增高。

3. 超说明书用药原因分析

(1)药品说明书更新滞后：超说明书用药的最常见形式是说明书无儿童用药信息，而更新说明书需要药品生产企业大量投入进行临床试验，因此部分企业不愿主动更新或修改说明书。

(2)儿科医学实践的不断发展：临床医生在探索对患儿的治疗过程中不断积累临床经验，获得临床用药疗效证据，使得某些药物的超说明书用药成为普遍现象。

(3)儿科医生的无奈选择：对于某些疾病或儿科某些群体(如新生儿)，若均在说明书内用药则面临无药可医的局面。

(4)其他：个别儿科医生执业行为不规范、制药企业利益博弈、药监部门审批程序繁琐等。

4. 超说明书用药对策

(1)学术层面：儿科学术组织积极开展儿童的药物临床研究、为儿童用药提供循证医学证据，建立指南及共识，为临床合理用药提供依据。

(2)管理层面：超说明书用药应遵循六项原则(无替代、有证据、非试验、获批准、有知情、可监控)，即对"超说明书用药"的使用必须具备以下条件：①在影响患儿生活质量或危及生命的情况下，无合理的可替代药品；②用药目的不是试验研究；③有合理的医学实践证据；④经医院药事管理与药物治疗学委员会(或药事管理委员会)及伦理委员会批准；⑤保护患儿及其家属的知情权；⑥并对证据来源、药品种类、医师权限、用药人群进行分级管理。

(3)流程方面：医疗机构应具备完善的管理流程：①临床医生提出超说明书用药申请，同时提供超说明书用药证据；②超说明书用药评价专家组评定，经伦理委员会和/或药事管理委员会批准、备案；③获得患者知情同意；④药学部门处方审核及用药监控，建立超说明书用药数据库，组织专家进行评估并定期更新；⑤超说明书用药的开具有提示、有记录，超说明书用药的审核有证据，有结果统计，有用药相关信息反馈。

(4)临床医生方面：应规范自己的执业行为，避免不必要的超说明书用药；积极参与儿童药物临床研究，为积累更多的临床用药依据打下基础；积极检索追踪国际相关疾病治疗药物的最新文献，为超说明书用药提供科学的文献依据；必须遵循其所在医疗机构的超说明书用药管理流程。

(5)护士方面：临床护士在进行超说明书用药时，应严密观察患儿是否出现药物不良反应并及时汇报，及时采取相应措施，最大程度地减少对患儿的伤害。

要点荟萃

1. 用药差错 又称用药错误，是指药品在临床管理及使用全过程中出现的、任何可以防范的用药疏失，这些疏失可导致患者发生潜在或直接的伤害。如用药差错是人为疏忽，当事人或其管理机构均需承担一定的责任。

2. 用药高风险环节 ①处方环节用药错误(处方/医嘱开具错误，处方传递错误)；②药物配制错误；③药物使用错误；④药物管理问题。

3. 高警示药品 指一旦使用不当发生用药错误，会对患者造成严重伤害，甚至会危及生命的药品。使用时必须严格执行双人查对和“三查七对”，确认医嘱的准确性、病人身份识别正确、剂量计算及配制正确，有醒目标识以及医务人员之间的有效沟通。

4. 超说明书用药 是指药物的应用超出了国家药品监督管理部门认可的生产厂家提供的药品说明书界定范围，包括超出了适用年龄、剂量、剂型、给药途径或适应证等。但“超说明书用药”并不意味着不合理用药、违法用药或试验性用药，通常是经过广泛临床观察且有文献和循证医学证据支持的。

(胡艳玲　苏绍玉)

第三节　新生儿静脉注射药物渗出及外渗评估与安全管理

新生儿血管细、管腔小，缺乏皮下组织保护，加之药物本身的毒性作用，静脉注射过程中极易发生药物渗漏。新生儿表皮组织薄弱，一旦渗漏很容易扩散，从而引起组织损伤、皮肤坏死甚至留下瘢痕等。因此，医护人员在用药前需进行风险评估，用药期间需严密观察，预防药物渗漏或及早发现渗漏，并尽快给予干预措施将伤害降到最低。

一、静脉注射渗漏评估

(一)概述

1. 药物渗出(infiltration of drug) 指静脉输液过程中，非腐蚀性药液进入静脉管腔以外的周围组织。

2. 药物外渗(extravasation of drug) 指静脉输液过程中,腐蚀性药液进入静脉管腔以外的周围组织。

3. 高危因素

(1)自身因素:新生儿静脉细小、血管通透性高,因疾病原因存在不同程度的水肿、硬肿或组织缺氧,患儿感觉缺失或无法表达各种不舒适感觉等。

(2)药物因素:发疱性药物,强酸、强碱性药物,药物本身的毒性作用等。

(3)穿刺相关因素:反复静脉穿刺,静脉留置针的材质,导管固定不正确,患儿穿刺部位反复摩擦及头皮针穿刺输液等。

(4)用药途径:通过外周静脉输注高渗性药物、血管活性药物、发疱性药物等时均具有药物渗漏的风险。通过中心静脉(如脐静脉或PICC等)输注药物时,若导管尖端位置异位,过深或过浅均有可能造成药液渗漏,甚至发生胸腔积液或肝坏死等。

4. 临床表现及后果 穿刺部位出现红、肿、热,触摸患儿有痛苦表情,渗漏处的皮肤脱落、发疱、腐肉形成或组织坏死、肌腱关节损伤,严重者损伤区域内的感觉及运动功能缺失,甚至需要截肢,若发生严重感染可威胁生命。

(二)渗漏高风险药物分类

1. 血管收缩药物 多巴胺、去甲肾上腺素、肾上腺素等。

2. 高渗性药物 人血白蛋白、静注人免疫球蛋白(pH为4)、20%甘露醇、10%葡萄糖酸钙、10%氯化钾、10%葡萄糖、50%葡萄糖等。

3. 酸性药物 万古霉素(pH 2.5~4.5)、吗啡(pH 3~6)、静注人免疫球蛋白(pH为4)等。

4. 其他 刺激性及发疱性药物,抗病毒药物、抗生素、蛋白制剂、血液制品以及抗肿瘤药物等。

(三)临床渗漏案例

由于新生儿自身特点及药物本身的理化性质决定了新生儿静脉注射发生渗漏的高风险性,临床也常有输注高风险药物发生渗漏的案例。

1. 10%葡萄糖酸钙

(1)高风险原因:钙剂外渗引起组织坏死,损伤皮肤真皮层。

(2)案例1:1例患儿院外经腘窝段大隐静脉输注葡萄糖酸钙液体渗漏,局部皮肤损伤,入院时肿胀范围9cm×6cm,触摸有硬结,红肿处可见皮肤破溃,周围部分皮肤有脱皮,腿围较对侧增加1.2cm,经过小儿外科,整形美容科,伤口、造口及失禁治疗师(wound, ostomy, and continence nurse, WOCN)等多学科会诊处理及换药后,历经54天恢复,局部残留1cm×1.5cm瘢痕。

(3)案例2:1例ABO溶血患儿在换血过程中,通过肘正中静脉使用钙剂后无明显渗漏,仅穿刺点微红,拔针数小时后,肘窝处开始出现肿胀,呈进行性加重,弥散至上臂及前臂,触摸患儿有痛苦表情及哭闹,经处理后触痛缓解,至出院后随访20天时仍肿胀(图2-3-1),约3个月恢复。

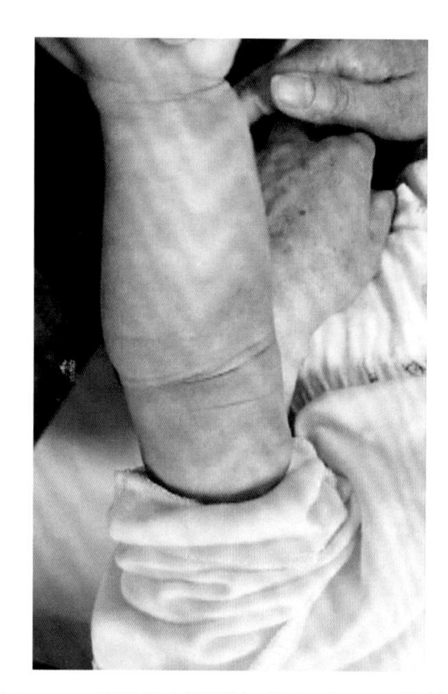

图2-3-1 输注钙剂肿胀经处理后20天的情况

(4)案例3:1例患儿在院外经头皮静脉注射钙剂,外渗后出现局部坏死,至我院门诊随访时查见头部约6cm×7cm组织改变,有钙化形成,局部无毛发生长。

2. 凝血酶原复合物

(1)高风险原因：影响局部血凝状态，具体原因不详。

(2)案例1：1例外院转入患儿，院外经下肢大隐静脉输注凝血酶原复合物，该侧肢体从下肢到大腿根部出现大面积坏死，皮肤颜色呈黑色且合并感染，预后极差，最后家属放弃治疗。

(3)案例2：1例患儿，输入凝血酶原复合物后轻微渗漏，局部少许发红，进而出现手背皮肤颜色进行性加重，变紫发黑，面积达到8cm×6cm，局部坏死。最后经处理后结痂，残留瘢痕约1cm×2cm，未影响关节活动(图2-3-2)。

3. 静注人免疫球蛋白

(1)高风险原因：pH为4，酸性，强腐蚀。

(2)案例：1例患儿经大隐静脉输入静注人免疫球蛋白后出现足踝处组织坏死，面积5cm×3.5cm，坏死组织脱落后可见内部组织，经外科会诊等处理，恢复近半年，残留瘢痕，后期康复1年，随访无功能活动障碍(图2-3-3)。

4. 盐酸多巴胺注射液

(1)高风险原因：收缩血管，影响局部供血。

(2)案例：1例外院患儿，经下肢大隐静脉注射多巴胺，整条小腿发白(图2-3-4)，转入笔者科室后给予酚妥拉明外敷，25天后局部皮肤颜色基本恢复，沿血管走向出现瘢痕组织挛缩样改变。

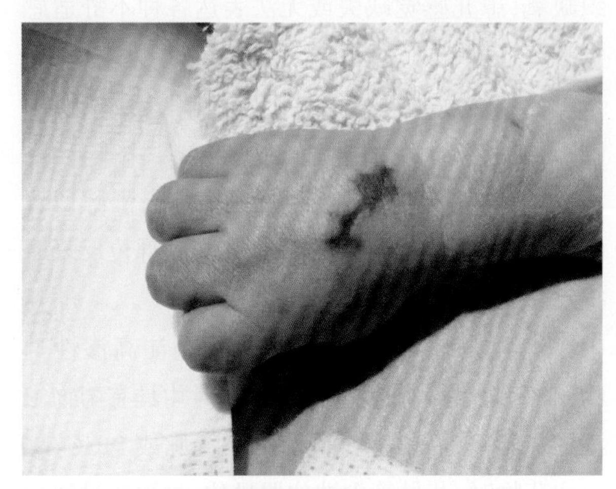

图2-3-2 凝血酶原复合物渗漏导致的皮肤损害处理后结痂情况

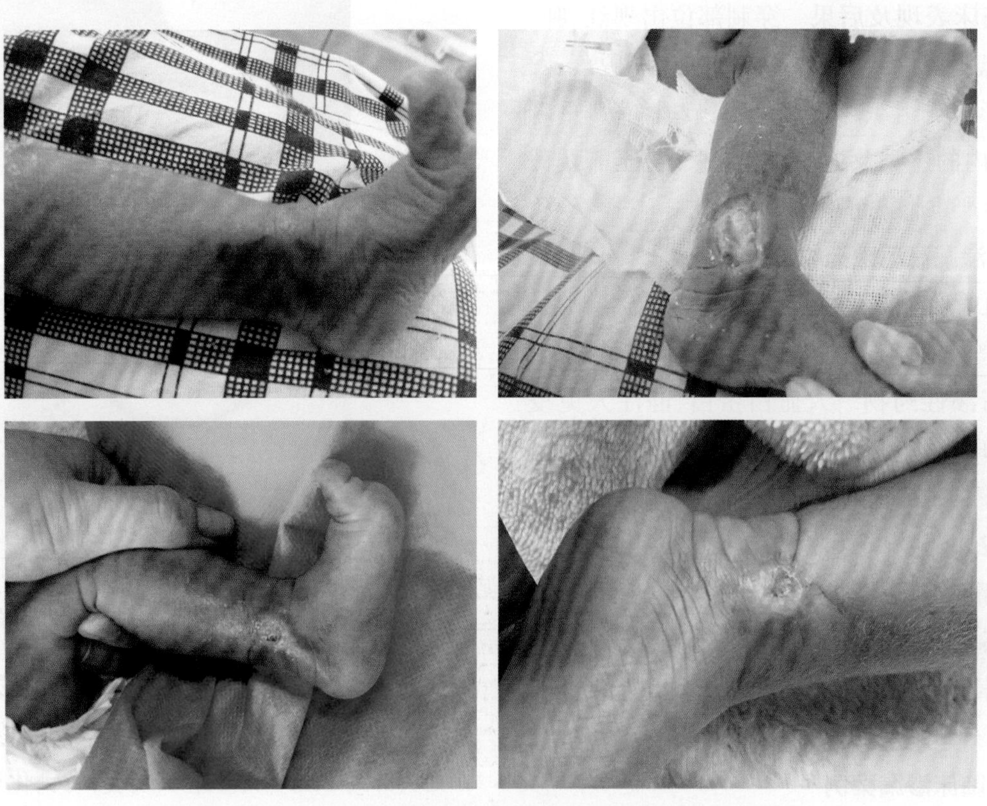

图2-3-3 静注人免疫球蛋白渗漏后皮肤损害及恢复过程

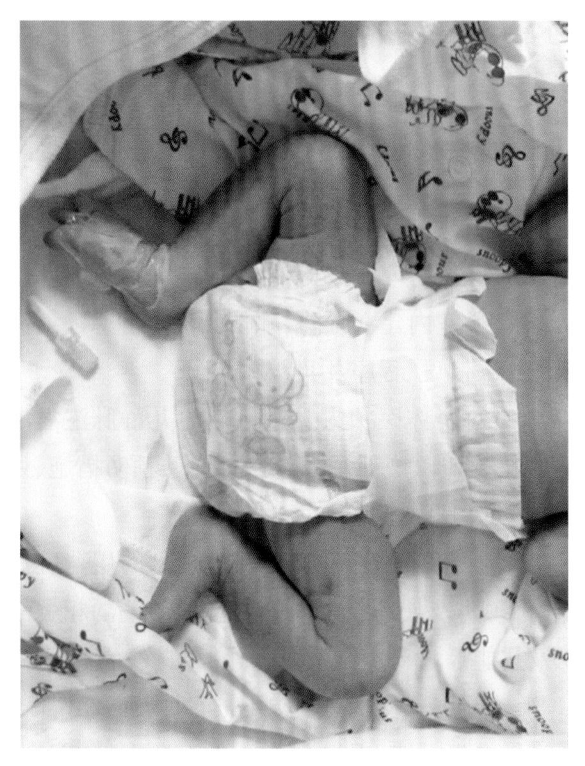

图 2-3-4 静脉注射多巴胺引起小腿发白

5. 全合一营养液

(1)高风险原因:高渗透压。

(2)案例:1 例外院患儿,给予头皮输注营养液后轻微渗漏,局部皮肤呈紫黑色,面积 3cm × 3cm,周围肿胀不明显(图 2-3-5),立即给予扩血管药物酚妥拉明外敷、生理盐水湿敷 + 多磺酸粘多糖乳膏外用,6 小时后基本恢复。

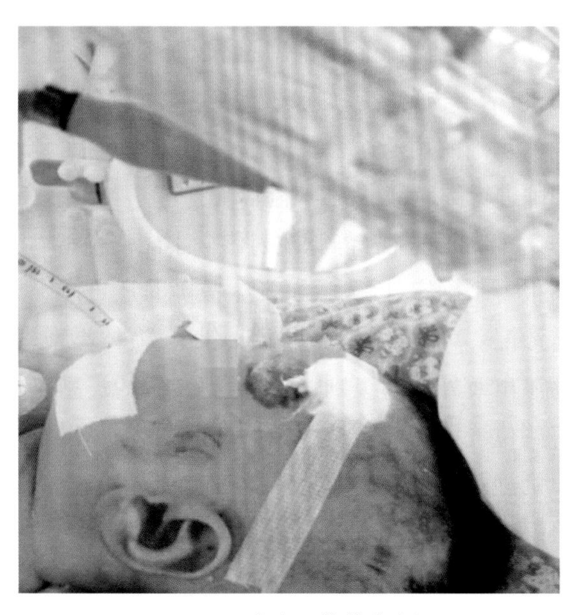

图 2-3-5 全合一营养液渗漏

6. 碳酸氢钠

(1)高风险原因:碱性高刺激药物。

(2)案例:1 例患儿经头皮静脉注射碳酸氢钠,局部皮肤呈紫黑色,面积 3cm × 4cm,局部肿胀明显,院外经处理(具体不详)后转入笔者科室,入院时局部仍发黑,面积 1cm × 2cm(图 2-3-6),至出院时仍未恢复,后失访。

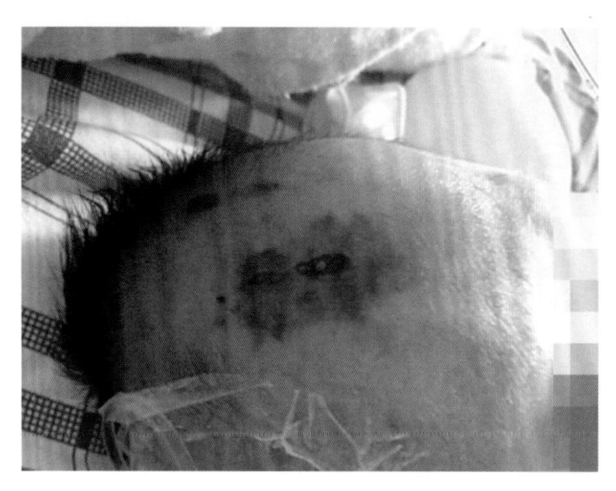

图 2-3-6 碳酸氢钠渗漏

7. 盐酸肾上腺素注射液

(1)高风险原因:强烈收缩血管。

(2)案例:该患儿经头皮静脉注射肾上腺素,出现头部皮肤发黑,入院时查见局部皮肤 4cm × 3cm 发黑,局部有脱皮,组织已坏死(图 2-3-7),出院时仍未恢复,后失访。

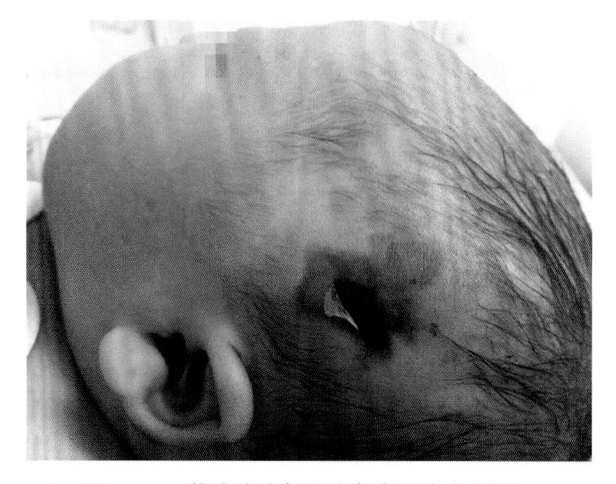

图 2-3-7 静脉滴注肾上腺素渗漏致头皮坏死

8. 夫西地酸

(1)高风险原因:强刺激性抗生素。

（2）案例：患儿经头部输注夫西地酸后无明显肿胀，出现皮肤变紫发黑，中心发白，约 7cm × 5cm，局部组织坏死，后有瘢痕形成（图 2-3-8）。

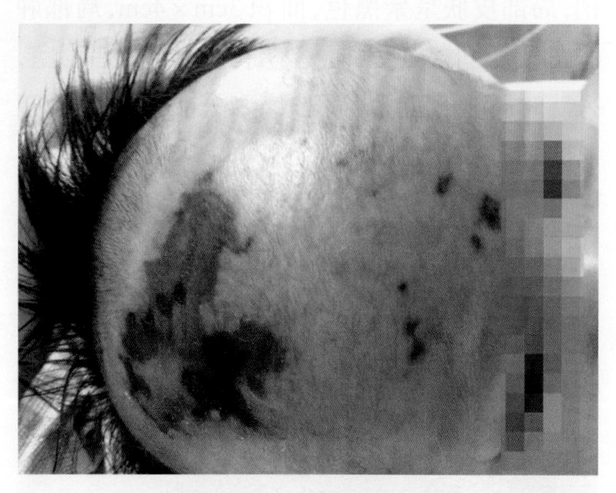

图 2-3-8　夫西地酸渗漏

9. 万古霉素

（1）高风险原因：强刺激性抗生素。

（2）案例：患儿经头皮静脉注射万古霉素后局部发红，肿胀不明显，转入笔者科室时局部皮肤发黑，约 1cm × 2cm，组织坏死处结痂脱落，局部无毛发生长（图 2-3-9）。

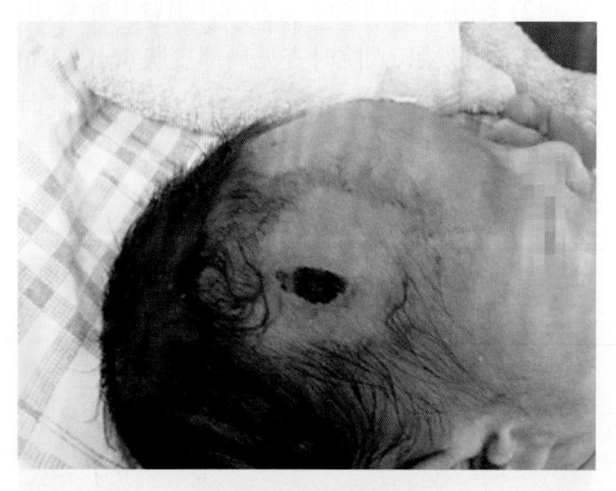

图 2-3-9　万古霉素渗漏

10. 静脉用造影剂

（1）高风险原因：超强刺激性。

（2）案例：经手背静脉推注造影剂，局部出现肿胀，拔针后局部肿胀进行性加重，手背及前臂约 2/3 部位发黑坏死，面临截肢风险，患儿家属签字放弃治疗，后失访。

二、静脉注射渗漏管理

（一）预防为主

1. 系统管理

（1）科室内建立预防、评估和治疗静脉注射渗漏的相关制度、程序及实践标准。

（2）对全体医护人员进行新生儿静脉注射渗漏的相关知识培训，包括发生因素、预防措施、评估方法及处理措施等。

（3）护士长在排班时需评估护士的用药胜任能力，预防及处理新生儿静脉注射渗漏的相关知识及技能等。

（4）建立及倡导安全文化，通过内部及外部不良事件上报系统、文献报道等途径学习特殊案例，并对特殊案例进行根因分析，采取有针对性的预防措施。

2. 预防措施

（1）加强责任心：每个医务人员都必须对高风险药物渗漏的危害性有充分的认识，认真学习相关知识，必须按操作流程进行管理。

（2）充分评估：注射前需充分评估患儿的病情、机体状况、血管条件，必要时与团队成员进行充分沟通，减少风险；评估药物毒副作用以及用药途径，特殊药物、新药品使用前必须查阅药物说明书，包括药物名、使用方法、注意事项以及禁忌证，确认正确的用药途径及方法，必要时需与医师及药师进行沟通，以规避风险。

（3）加强巡视：静脉注射渗漏不能依赖于输液泵报警来确定，因输液泵发生故障时还可能会加速渗漏。可根据患儿的病情、年龄、液体类型、药物渗出及外渗的级别、血管通路装置的类型以及解剖位置等决定输液开始后的巡视频率，以早期识别静脉注射渗出及外渗，从而控制渗漏至皮下组织的液体量，及早进行处理。

3. 预防注射渗漏的标准流程

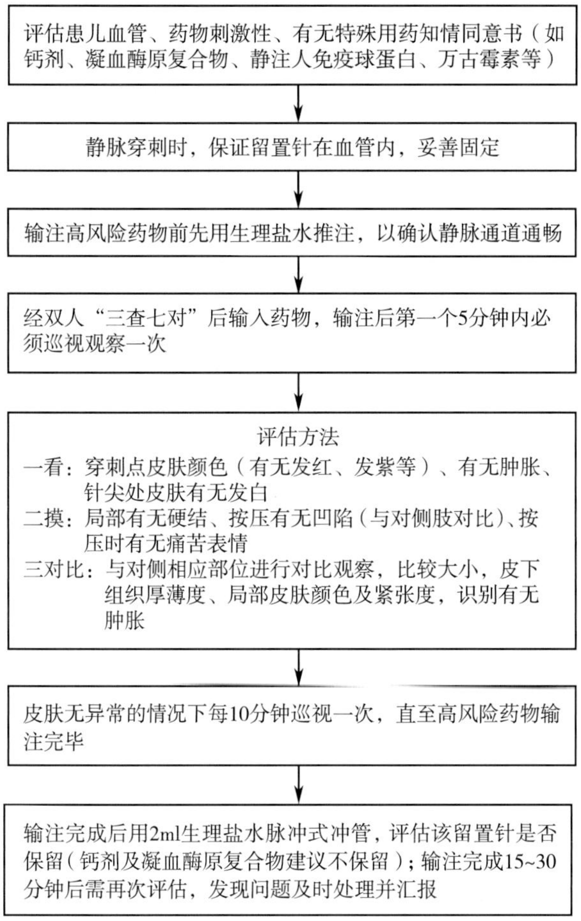

评估患儿血管、药物刺激性、有无特殊用药知情同意书（如钙剂、凝血酶原复合物、静注人免疫球蛋白、万古霉素等）

↓

静脉穿刺时，保证留置针在血管内，妥善固定

↓

输注高风险药物前先用生理盐水推注，以确认静脉通道通畅

↓

经双人“三查七对”后输入药物，输注后第一个5分钟内必须巡视观察一次

↓

评估方法

一看：穿刺点皮肤颜色（有无发红、发紫等）、有无肿胀、针尖处皮肤有无发白

二摸：局部有无硬结、按压有无凹陷（与对侧肢对比）、按压时有无痛苦表情

三对比：与对侧相应部位进行对比观察，比较大小，皮下组织厚薄度、局部皮肤颜色及紧张度，识别有无肿胀

↓

皮肤无异常的情况下每10分钟巡视一次，直至高风险药物输注完毕

↓

输注完成后用2ml生理盐水脉冲式冲管，评估该留置针是否保留（钙剂及凝血酶原复合物建议不保留）；输注完成15~30分钟后需再次评估，发现问题及时处理并汇报

（二）新生儿科常见静脉渗漏高风险药物的特点与管理

住院新生儿常因疾病治疗需要输注高风险药物，了解常见的高风险药物特点，有助于进行有针对性的预防。

1. 10% 葡萄糖酸钙注射液

（1）与许多药物有配伍禁忌。与含脂肪乳的全合一营养液不可配伍；静脉输注时不能原液输注，使用时至少需等倍稀释后缓慢注射。

（2）推注过快可导致心动过缓、低血压，甚至心搏骤停致死，输液泵静脉输注时须监测心率，当心率<100 次 /min 时须停止输注。

（3）最好选用 PICC 等中心静脉通道输入，静脉注射时需注意观察输液管道内有无沉淀。

（4）若发生渗漏可致注射部位皮肤发红、皮疹和疼痛，随后出现脱皮和组织坏死。

2. 人凝血酶原复合物

（1）需要严格掌握用药指征及用药剂量。

（2）2~8℃避光保存及运输，使用前将专用溶媒加温至 20~25℃后进行稀释，轻轻转动直至本品完全溶解（避免产生很多泡沫）。

（3）溶解后须用带有滤网的输液器进行静脉滴注，不能加入其他任何药物，开始输入的速度要慢，15 分钟后无不良反应时可逐渐增加滴速，一般在 30~60 分钟左右滴完。

（4）不宜通过 PICC（1.9Fr）通道输入该药物，应选择粗大的外周静脉血管输注，以免发生药液渗漏。

（5）一旦开瓶应立即使用，不得超过 3 小时，未用完部分不能保留再用。

（6）注意与凝血酶冻干粉（主要成分为凝血酶原）相区别。凝血酶是局部止血和消化道止血（直接与创面接触才能起止血作用），严禁静脉注射，如误入血管可导致血栓形成、局部坏死甚至危及生命。

（7）药物过量有引起弥散性血管内凝血或血栓的危险，一旦发现有弥散性血管内凝血或血栓的临床症状或体征，要立即终止使用，并使用肝素进行拮抗。

3. 静注人免疫球蛋白

（1）2~8℃避光保存及运输，本品只能静脉输注。

（2）该药既是刺激性药物、发疱性药物，又是 pH 为 4 的强酸性药物，对局部血管及皮肤刺激性大，输注开始时速度应慢，持续 15 分钟无不良反应后可逐渐加快速度。

（3）属血液制品，应使用专用输血器进行单独输注，不得与其他药物混用。

（4）新生儿 PICC 导管型号通常为 1.9Fr，不宜通过 PICC 通道输注该药物，建议选择外周粗大静脉通道输入。

（5）若发生渗漏，可引起局部组织肿胀，甚至坏死。

4. 盐酸多巴胺注射液

(1)静脉滴注时建议通过PICC通道，因该药为血管活性药物，静脉滴注时可因收缩外周血管而导致局部组织坏死。

(2)若无PICC通道，使用外周留置针时尽量选择粗大静脉，至少建立静脉双通道，常规每2小时更换输液部位一次，密切观察输注部位有无皮肤发白及渗漏。

(3)一般选用生理盐水或5%葡萄糖注射液稀释，输注完毕后再给予生理盐水冲管。

(4)静脉输注期间持续监测呼吸、心率、心律、血压、经皮血氧饱和度，必要时(休克时)监测中心静脉压，若心率>180次/min，有心律失常或血压过高须减慢输注速度或停药。

(5)一旦有皮肤发白或渗漏，可用酚妥拉明注射液局部湿敷或浸润封闭。

5. 盐酸肾上腺素注射液

(1)新生儿严禁皮下注射，否则会导致局部组织坏死。

(2)静脉推注可发生严重的高血压和颅内出血，用药时需持续监测心率及血压。

(3)静脉注射部位渗漏可导致局部组织缺血坏死，需密切观察注射部位的渗漏情况，出现渗漏可用酚妥拉明注射液湿敷或封闭治疗。

6. 全合一营养液

(1)营养液对机体局部皮肤的损害取决于营养液的成分及渗透压。

(2)静脉液体渗透压越高，渗漏风险越大。①渗透压<450mOsm/L为低渗漏风险，如生理盐水(308mOsm/L)；②渗透压450~600mOsm/L为中等渗漏风险，如5%葡萄糖氯化钠注射液(586mOsm/L)；③渗透压>600mOsm/L为高渗漏风险，如12.5%葡萄糖注射液(625mOsm/L)，完全静脉营养制剂(约1 400mOsm/L)。

(3)营养液渗透压>900mOsm/L时，建议采用中心静脉通道输注，若无中心静脉通道而必须使用外周静脉通道输注时需密切监测并评估有无渗漏的发生。

7. 注射用盐酸万古霉素

(1)与较多药物有配伍禁忌，可形成白色沉淀，常见的配伍禁忌药物有头孢吡肟、苯巴比妥、地塞米松、低分子量肝素钠、碳酸氢钠、氨曲南、氨茶碱、氨苄西林、苯唑西林、奥美拉唑等。

(2)该药只能静脉滴注，每次输注时间>60分钟；不能肌内注射，否则会导致局部疼痛及坏死；可配伍溶媒有5%葡萄糖溶液(glucose solution，GS)、10% GS、生理盐水。

(3)常见的副作用为休克、过敏样症状、急性肾功能不全、多种血细胞减少、无粒细胞血症、血小板减少、皮肤黏膜综合征、中毒性表皮坏死症、脱落性皮炎、第8脑神经损伤(眩晕、耳鸣、听力低下等)、伪膜性大肠炎、肝功能损害、黄疸等。

(4)为确保万古霉素的疗效并避免其毒性反应(尤其是当血药浓度达60μg/ml时，可能导致肾毒性和耳毒性)，需要在使用过程中严格监测其血药浓度。新生儿的给药时间应根据其胎龄和日龄进行调整。护士在给药时应严格遵循医嘱的间隔时间，以确保药物的安全性和有效性。

(5)对局部血管及皮肤刺激性大，可引起血栓性静脉炎，发生药液渗漏时可能会引起疼痛或组织坏死。

8. 甘露醇注射液

(1)20%甘露醇在低温环境下易结晶，使用前应仔细检查，如有结晶，可置于热水中或用力震荡待结晶完全溶解后再使用。

(2)若甘露醇结晶微粒进入血管，可引起血栓致局部血管堵塞和供血不足，引起组织缺氧而产生水肿和炎症。因此，甘露醇应使用精密输液器进行输注。

(3)本药为高渗药物，输注过程中应严密观察，防止漏出血管外。

(4)禁用于进行性肾衰竭、肺水肿、活动性脑出血等患者，以及心肺功能不全、高钾血症或低钠血症、低血容量、严重肾功能衰竭及对本品不能耐受者。

9. 前列地尔注射液(前列腺素E_1)

(1)舒张肺血管、全身小动脉，尤其是动脉导管，用于动脉导管依赖性先天性心脏病，保持动脉导管开放，用以缓解低氧血症，保持导管血流以等待时机手术治疗。

(2)需避光，0~5℃保存，避免冻结。

(3)药物约30分钟发挥峰效，迅速代谢，半衰期仅3分钟，因此需要持续输注药物。

(4)每2小时更换1次，本制剂输液混合后在2小时内使用，残液不能再使用。

(5)不良反应：①休克或血压降低；②注射部位疼痛、血管炎、发红等；③循环系统症状，如加重心力衰竭、肺水肿、血压下降等；④消化系统症状，如腹泻、腹胀、腹痛、呕吐等；⑤精神和神经系统症状，如头晕、头痛、发热等；⑥血液系统症状，如白细胞减少；⑦其他症状，如四肢疼痛、荨麻疹等。

（三）静脉注射渗漏后的干预

1. 渗漏评估　一旦发生新生儿静脉注射渗漏，应立即进行临床评估(表2-3-1)，并对渗入到组织的液体量进行估计，如果渗出液体量大于25~50ml，将增加组织损伤的风险。

表2-3-1　静脉注射渗出及外渗评估量表

等级	临床标准
0	没有症状
1	皮肤发白，水肿范围最大直径<2.5cm(1英寸)，皮肤发凉，伴有或不伴有疼痛
2	皮肤发白，水肿范围最大直径在2.5~15cm(1~6英寸之间)，皮肤发凉，伴有或不伴有疼痛
3	皮肤发白，水肿范围最小直径>15cm(6英寸)，皮肤发凉，轻到中等程度的疼痛，可能有麻木感
4	皮肤发白，半透明状，皮肤紧绷，有渗出，皮肤变色，有瘀斑、肿胀，水肿范围最小直径>15cm(6英寸)，呈可凹性水肿，循环障碍，轻到中等程度的疼痛，可为任何容量的血液制品、发疱性或刺激性的液体渗出

由于表2-3-1中的肿胀范围为绝对值，对于新生儿尤其是早产儿，可参考国外标准，采用肿胀占比进行分级(表2-3-2)。

表2-3-2　新生儿输液外渗的分级标准

级别	分级标准
Ⅰ级	皮肤伴有疼痛；没有红、肿
Ⅱ级	皮肤伴有疼痛；轻度水肿，直径范围在0~20%；无皮肤发白，渗漏部位以下脉搏搏动良好，毛细血管再充盈良好
Ⅲ级	皮肤伴有疼痛；中度水肿，直径范围在20%~50%；皮肤发白，循环受损，触之凉，渗漏部位以下脉搏搏动良好，毛细血管再充盈良好
Ⅳ级	皮肤伴有疼痛；重度水肿，直径范围>50%，皮肤苍白，伴皮肤紧绷，循环受损，触之凉，渗漏部位以下脉搏搏动消失或减弱，毛细血管充盈时间>4秒，皮肤损伤或坏死
Ⅴ级	除包含任何或所有Ⅳ级的表现特点外，Ⅴ级伤口范围很大(包括肢体的大部分)，伤口深度也很深

2. 渗漏处理　根据渗出的严重程度采取相应的措施。

(1)一般处理原则：立即停止输液，拔除留置针前回抽液体，减轻组织肿胀感，抬高患肢并制动。

(2)封闭疗法：根据不同的药物渗漏采用透明质酸酶或酚妥拉明进行封闭。

1)透明质酸酶(又名玻璃酸酶)封闭：①作用与用途：为一种能水解透明质酸的酶(透明质酸为组织基质中具有限制水分及其他细胞外物质扩散作用的成分)，用于人体能暂时降低细胞间质的黏性，可促使皮下输液、局部积贮的渗出液或血液加快扩散而利于吸收，为一种重要的药物扩散剂。②使用时机：当静脉滴注葡萄糖酸钙、全合一营养液等药液出现渗漏时，立即停止输液，在渗出部位给予透明质酸酶封闭。③操作方法：用生理盐水或灭菌注射用水将透明质酸酶1 500U/支稀释成15U/ml，一般抽吸1ml左右(根据渗出部位大小决定封闭量)做点状皮下注射或分四个象限，每次注射剂量为0.1~0.2ml，进针角度为15°~20°，注意避开血管。④渗出后越早行封闭越好，最好在2小时内，一般12小时内均有效。

2)酚妥拉明封闭：主要用于多巴胺及肾上腺素等缩血管药物渗出时的封闭治疗。方法：将酚妥拉明稀释成0.5mg/ml，抽吸1ml在局部点状皮下注射，每次注射剂量为 0.1~0.2ml，进针角度为 15°~20°。

(3) 外用药：多磺酸粘多糖乳膏涂擦，用生理盐水或硫酸镁湿热敷。

(4) 必要时请 WOCN 协助处理。

3. 不良事件上报 患儿发生一级输液渗漏时须及时发现、处理并报告科室护士长；一旦发生二级及以上静脉输液渗漏时须上报不良事件，并做根因分析，防范类似事件再次发生。

要点荟萃

1. 新生儿静脉注射渗漏分类 ①药物渗出：指在静脉输液过程中，非腐蚀性药液进入静脉管腔以外的周围组织；②药物外渗：指在静脉输液过程中，腐蚀性药液进入静脉管腔以外的周围组织。

2. 常见高风险药物分类 ①血管收缩药物，如多巴胺、去甲肾上腺素、肾上腺素等；②高渗性药物，如人血白蛋白、静注人免疫球蛋白、20% 甘露醇、10% 葡萄糖酸钙、10% 氯化钾、10% 葡萄糖、50% 葡萄糖等；③酸性药物，如万古霉素、吗啡等；④其他药物，如刺激性及发疱性药物、各种抗病毒药、抗生素、血液制品以及抗肿瘤药物等。

3. 输注高风险药物的注意事项 ①为预防严重后果，新生儿静脉滴注 10% 葡萄糖酸钙及多巴胺时应使用 PICC 通道；若无 PICC，外周静脉滴注多巴胺以及肾上腺素时建议每 2 小时更换一次输液部位；②不能使用 PICC 通道输注血液及血液制品，如凝血酶原复合物等，使用外周静脉滴注时需严密观察有无渗漏。

4. 处理措施

(1) 一般处理原则：立即停止输液；回抽液体后拔除留置针，以减轻组织肿胀感；抬高患肢并制动。

(2) 封闭疗法：根据渗漏药物不同而采用透明质酸酶或酚妥拉明封闭，越早越好，最好在 2 小时内，一般 12 小时内均有效。

(3) 外用药：多磺酸粘多糖乳膏涂擦，用生理盐水或硫酸镁湿热敷，必要时请伤口、造口及失禁治疗师处理。

（胡艳玲　苏绍玉）

第四节　新生儿静脉炎评估及安全管理

静脉注射常见并发症包括静脉炎、渗出和外渗、感染、空气栓塞、导管相关的静脉血栓及血流感染等。由于新生儿机体的特殊性，静脉注射极易发生静脉炎，若处理不及时，局部可进展为蜂窝织炎，甚至导致新生儿败血症，不仅延长住院日、增加医疗费用，还危害患儿健康。因此，本节将重点讨论与静脉炎相关的因素及安全管理措施。

一、新生儿静脉炎评估

（一）分类及相关因素评估

静脉炎可分为机械性、化学性、细菌性及血栓性四类。其中，以机械性静脉炎及血栓性静脉炎常见。其相关因素评估具体见表 2-4-1。

表 2-4-1 静脉炎的分类及相关原因评估

静脉炎分类	原因
机械性静脉炎	与静脉受到刺激有关，如导管相对血管腔过大、导管活动、反复静脉穿刺引起创伤、导管材质过硬等
化学性静脉炎	刺激性药物、高渗性药物会引起血管壁的化学刺激；消毒剂未待干也可对局部皮肤产生化学刺激
细菌性静脉炎	因紧急插入血管通路装置未采取最大化无菌屏障或不严格的无菌操作引起，局部敷贴污染未及时更换等造成静脉导管感染
血栓性静脉炎	反复静脉穿刺导致血管内膜损伤，某些特殊药物或红细胞增多症导致血液黏滞度增加等

（二）临床表现及评估

1. 症状及体征 穿刺部位及周围出现疼痛/触痛（新生儿可能出现哭闹及生理指标的改变）、红斑、发热、肿胀、硬化、化脓或可触及静脉条索或局部化脓的表现（图 2-4-1），严重者还可能进展为局部蜂窝织炎（图 2-4-2）。可使用静脉炎评估量表对静脉炎的严重程度进行评估，见表 2-4-2。

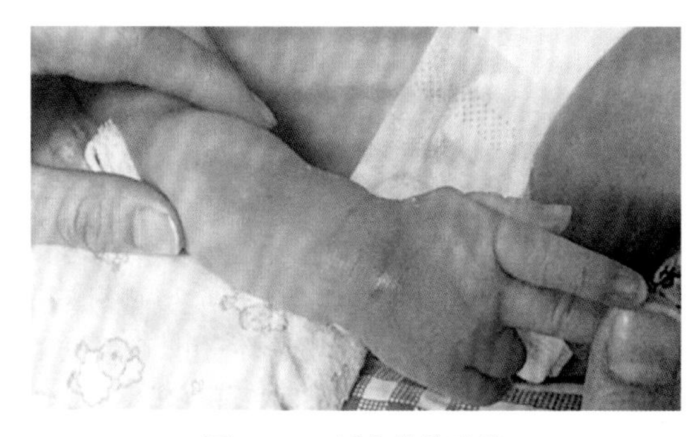

图 2-4-1 新生儿静脉炎

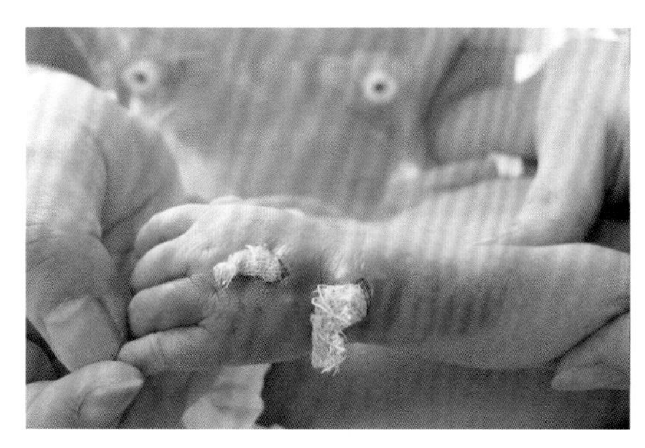

图 2-4-2 局部蜂窝织炎

表 2-4-2 静脉炎评估量表

静脉炎等级	临床标准
0	没有症状
1	穿刺部位发红，伴有或不伴有疼痛
2	穿刺部位疼痛伴有发红和/或水肿
3	穿刺部位疼痛伴有发红，条索状物形成，可触摸到条索状的静脉
4	穿刺部位疼痛伴有发红，条索状物形成，可触摸到条索状的静脉，其长度>2.5cm（1 英寸），有脓液流出

2. 静脉炎发生率 外周静脉炎发生率是指单位时间内外周静脉发生静脉炎的例数/留置外周静脉导管的总例数 ×100%。

3. 易导致静脉炎的药物

（1）发疱剂。

（2）肠外营养液（内含各种高浓度电解质）。

（3）强酸、强碱性药物，如 pH<5 或 pH>9 的药物。

（4）渗透压超过 600mOsm/L 的液体。

（5）腐蚀性药物。

（6）刺激性药物，如各种抗生素、各种抗病毒药物等。

二、新生儿静脉炎安全管理

1. 系统管理 ①科室应建立预防、评估和治疗静脉炎的相关制度、程序及实践标准；②对全体医护人员进行有关新生儿静脉炎发生因素、预防措施以及评估处理原则及措施的相关培训。

2. 预防措施

（1）静脉置管前充分评估患儿机体情况及血管状况，选择与血管相匹配的置管材料，避开有皮肤损伤或感染的部位，尽量选择粗大、直的血管。

（2）充分评估药物的毒性作用，选择合理的给药通道。

（3）穿刺时避开关节及容易发生摩擦的部位，妥善固定静脉导管，使用透明敷贴妥善固定，以便于观察。

（4）穿刺前及穿刺时做好消毒隔离措施。

(5) 静脉输液过程中加强对输液部位的评估，发现异常及时更换输液部位。

(6) 沐浴时防止浸湿输液部位，及时更换被污染的敷贴。

(7) 拔出留置针后的 48 小时内都应仔细评估穿刺部位情况，按静脉炎评估量表进行评估。

3. 静脉炎处理 新生儿静脉炎若不及时处理，可以从 1 级发展为 4 级。新生儿 4 级静脉炎若不及时处理可能会发展为新生儿败血症甚至危及患儿生命。一般 1~3 级静脉炎的处理原则为局部处理，可用生理盐水温热湿敷或局部涂擦多磺酸粘多糖乳膏，国内外多项研究显示疗效明显。4 级静脉炎可用生理盐水温湿敷、局部涂擦抗生素软膏及全身抗生素治疗，必要时可对局部脓肿行切开引流。

要点荟萃

1. 静脉炎分类 可分为机械性、化学性、细菌性及血栓性 4 类，其中，机械性静脉炎及血栓性静脉炎最常见。

2. 静脉炎等级 ① 0 级，没有症状；② 1 级，穿刺部位发红，伴有或不伴有疼痛；③ 2 级，穿刺部位疼痛伴有发红和 / 或水肿；④ 3 级，穿刺部位疼痛伴有发红，条索状物形成，可触摸到条索状的静脉；⑤ 4 级，穿刺部位疼痛伴有发红，条索状物形成，可触摸到条索状的静脉，其长度 >2.5cm（1 英寸），有脓液流出。

3. 容易导致静脉炎的药物 ①发疱剂；②肠外营养液（内含各种高浓度电解质）；③强酸、强碱性药物，如 pH<5 或 pH>9 的药物；④渗透压超过 600mOsm/L 的液体；⑤腐蚀性药物；⑥刺激性药物，如各种抗生素、各种抗病毒药物等。

4. 处理方法 抬高患肢、生理盐水温湿敷以及多磺酸粘多糖乳膏涂擦，4 级静脉炎需要辅以全身抗生素治疗或局部脓肿切开引流。

（胡艳玲　冯 艺）

参考文献

[1] 中华人民共和国卫生部. 卫医政发 [2011] 11 号——医疗机构药事管理规定. 2011.

[2] 合理用药国际网络中国中心组临床安全用药组, 中国药理学会药源性疾病学专业委员会, 中国药学会医院药学专业委员会, 等. 中国用药错误管理专家共识. 药物不良反应杂志, 2014, 16 (6): 321-326.

[3] Billstein-leber M, Carrillo C J, Cassano A T, et al. ASHP Guidelines on Preventing Medication Errors in Hospitals. Am J Health Syst Pharm, 2018, 75 (19): 1493-1517.

[4] 中国医药教育协会高警示药品管理专业委员会, 中国药学会医院药学专业委员会, 中国药理学会药源性疾病学专业委员会. 中国高警示药品临床使用与管理专家共识 (2017). 药物不良反应杂志, 2017, 19 (6): 409-413.

[5] 中国药学会医院药学专业委员会. 中国高警示药品推荐目录: 2019 版.(2019-05-27)[Accessed 2022-03-08].

[6] 合理用药国际网络中国中心组临床安全用药组, 中国药理学会药源性疾病学专业委员会, 中国药学会医院药学专业委员会, 等. 高警示药品用药错误防范技术指导原则. 药物不良反应杂志, 2017, 19 (6): 403-408.

[7] 合理用药国际网络中国中心组临床安全用药组, 中国药理学会药源性疾病学专业委员会, 中国药学会医院药学专业委员会, 等. 儿科人群用药错误防范指导原则. 药物不良反应杂志, 2018, 20 (5): 324-328.

[8] 合理用药国际网络中国中心组临床安全用药组, 中国药理学会药源性疾病学专业委员会, 中国药学会医院药学专业委员会, 等. 处方环节用药错误防范指导原则. 药物不良反应杂志, 2017, 19 (2): 84-88.

[9] 中华人民共和国卫生部. 中华人民共和国卫生部令(第 53 号)——处方管理办法. 2007.

[10] 全国人民代表大会. 第十三届全国人民代表大会常务委员会第三十次会议——中华人民共和国医师法. 2021.

[11] Zhu J, Weingart S N. Prevention of adverse drug events in hospitals [EB/OL].[2024-2-29]. https://www.uptodate. com/contents/prevention-of-adverse-drug-events-in-hospitals

[12] 中华医学会儿科学分会临床药理学组,《中华儿科杂志》编辑委员会. 中国儿科超说明书用药专家共识. 中华儿科杂志, 2016, 54 (2): 101-103.

[13] Gorski L A The 2016 Infusion Therapy Standards of Practice. Home Healthc Now, 2017, 35 (1): 10-18.
[14] 中华人民共和国国家卫生健康委员会. 静脉治疗护理技术操作标准, 2023.
[15] 张伶俐, 李幼平, 梁毅, 等. 全球住院儿童超说明书用药现状的系统评价. 中国循证医学杂志, 2012, 12 (2): 176-187.
[16] 吴婧, 许芳秀, 王春燕. 预防院内用药错误: 美国医院药师协会指南的解读. 实用药物与临床, 2021, 24 (10): 865-870.
[17] 章迟, 李潇潇, 管晓东, 等. 看似听似药品管理问题探讨和建议. 中国医院药学杂志, 2019, 39 (21): 2201-2204.

第三章 新生儿输血安全评估及管理

导读与思考:

贫血会危害新生儿健康,严重贫血者需要进行输血治疗。临床输血要严格掌握指征,评估风险因素,确保新生儿输血安全。

1. 新生儿贫血的诊断标准是什么?
2. 新生儿输血指征有哪些?如何保证输血安全?
3. 常见血液种类及输注要求是什么?

输血是新生儿贫血常用的干预措施之一,临床医师需评估输血的益处、不良后果及潜在风险,结合患儿病情权衡利弊后严格遵守输血相关法律法规及操作流程,从而确保新生儿输血安全。

一、新生儿贫血与输血评估

1. 新生儿贫血 临床上以血红蛋白(hemoglobin,Hb)浓度超常降低的程度来判断贫血的轻重。健康的足月新生儿出生时脐血Hb值正常范围在140~200g/L,平均Hb浓度约为170g/L;出生体重1 200~2 500g的早产儿在出生时脐血平均Hb浓度为164g/L(135~190g/L),<1 200g者为160g/L(130~180g/L),早产小于胎龄儿除外。7天内出现的贫血称为早期贫血,7天后出现的贫血称为晚期贫血。

2. 新生儿贫血的诊断标准

(1)足月儿:①足月儿第7天Hb浓度和血细胞比容(hematocrit,Hct)与出生时一致,出生7天内静脉血Hb<140g/L,可诊断为贫血;②出生后2周内静脉血Hb≤130g/L,毛细血管Hb≤145g/L,红细胞数<4.6×10^9/L,Hct<0.43,可诊断为贫血。

(2)早产儿:①出生2周内末梢血Hb≤145g/L,2周~1个月末梢血Hb≤110g/L,可诊断为贫血;②贫血程度与出生胎龄及体重、住院接受治疗的时间成反比,而与医源性失血等因素呈正相关。

3. 生理性贫血 足月儿出生后6~12周Hb下降至95~110g/L;早产儿(出生体重1 200~2 500g)出生后5~10周Hb下降至80~100g/L,或出生体重<1 200g者出生后4~8周Hb下降至65~90g/L。生理性Hb浓度下降并非真正意义上的贫血,而是氧容量超过组织需要的一种生理反应,不需要治疗。早产儿生理性贫血比足月儿发生更早、更为明显,出现临床症状的早产儿贫血则属于病理性的。

4. 足月新生儿输血指征 需对比同胎龄或出生体重、相同日龄的Hb正常值,目前公认的指征为:

(1)出生24小时内,静脉血Hb<130g/L(13.0g/dl)。

(2)急性失血,失血量≥总血容量的10%(血容量:足月儿50~100ml/kg,平均为85ml/kg;早产儿89~105ml/kg)。

(3) 静脉采血量约为血容量的 5%~10%。

(4) 当新生儿有肺部疾病时，应维持 Hb≥130g/L 或 Hct>40%，以确保氧容量，减轻组织缺氧。

(5) 先天性心脏病，如室间隔缺损有大量左向右分流者，需维持 Hb>130g/L 或 Hct>40%，可增加肺血管阻力，使左向右分流及肺血流量减少。肺血管阻力增加可促使开放的动脉导管关闭，但输血可加重心力衰竭，需警惕。

(6) 出现与贫血有关的症状，如气促、呼吸困难、呼吸暂停、心动过缓或过速、进食困难或神情淡漠等可考虑输血。

5. 早产儿输血指征 早产儿输血要有严格的临床指征，输血与否取决于临床表现，目前不主张对 Hct 低但无临床症状的患儿轻易输血，需根据 Hb 浓度、胎龄、日龄、医源性失血量及临床表现等因素决定是否输血及输血量。

(1) 早产儿的同种异体红细胞输注主要以 Hct 作为干预目标值：①合并严重心肺疾病者，需维持 Hct 0.35~0.45；②心肺功能中度异常或需进行外科手术者，需维持 Hct>0.30；③有临床症状的贫血者，需维持 Hct 0.20~0.25；④无症状的贫血者，需维持 Hct 0.20~0.25。

(2) 合并呼吸系统疾病的早产儿，输血指征可参考表 3-0-1。

6. 输血急救时间要求 ①异常紧急输血：发血时间 15 分钟内；②非常紧急输血：发血时间 1 小时内；③急诊输血：发血时间 3 小时内；④常规治疗输血：6~8 小时，稀有血型和疑难合血除外；⑤择期用血：24 小时，合血结果的有效期不超过 3 天。

7. 新生儿输血的特点

(1) 因心脏功能不全，输血量计算不当或速度过快时，可引起心衰。

(2) 当失血量>血容量的 10% 时，可出现明显症状，需要输血。

(3) 因体温调节功能差，心肺发育不成熟，输血时应使用输血加温仪。

(4) 因肾脏排钾、保钠及维持酸碱平衡功能差，输入库存血会导致高血钾、低血钙和酸中毒。

8. 输血量计算

(1) 所需全血量(ml)= 体重(kg)×［预期要达到的 Hb 浓度(g/L)－实际 Hb 浓度(g/L)］×0.6。

(2) 单次红细胞输注推荐剂量：足月儿 10~20ml/kg；早产儿，尤其是极低出生体重儿为 5~15ml/kg。

二、常见血液种类及输注要求

1. 不同成分血液贮存及管理 见表 3-0-2。

表 3-0-1 合并呼吸系统疾病早产儿输血指征

	生后第 1 周	生后第 2 周	生后第 3 周及以上
需呼吸支持的患儿	Hb≤115g/L，Hct≤0.35	Hb≤110g/L，Hct≤0.30	Hb≤85g/L，Hct≤0.25
不需要呼吸支持的患儿	Hb≤100g/L，Hct≤0.30	Hb≤85g/L，Hct≤0.25	Hb≤75g/L，Hct≤0.23

表 3-0-2 不同成分血液储存及管理

血液种类	储存环境	离开冰箱 / 血库到开始输入的时间	开始输血至输血结束所需的时间
红细胞	储血冰箱，2~6℃	<30 分钟	离开冰箱 4 小时以内
洗涤红细胞	储血冰箱，2~6℃	<30 分钟	离开冰箱 4 小时以内(若室温偏高则需在更短时间内结束)
血小板	保温箱，22±2℃ 持续振荡	立即	耐受情况下最好在 30 分钟内完成输注
新鲜冰冻血浆	冷藏室，≤-30℃	<30 分钟	补充凝血因子时，耐受情况下最好在 1 小时内完成输注
冷沉淀	冷藏室，≤-30℃	<30 分钟	补充凝血因子时，耐受情况下应在 15 分钟内完成输注

2. 红细胞

(1) 品种选择：一般选择去白细胞悬浮红细胞或辐照红细胞；若为ABO血型不合溶血可选择O型Rh(D)阳性的洗涤红细胞；异常紧急情况下可输未交叉合血的O型去白细胞悬浮红细胞。

(2) 输血量：20ml/kg，若为急性失血引起的休克应首先以10ml/kg快速扩容，余下部分根据患儿失血情况而定。

3. 血小板(platelets, PLT) 主要在止血过程早期起作用。血小板减少症（PLT<150×10^9/L）在NICU中较常见。

(1) 输注指征

1) PLT<30×10^9/L。

2) PLT计数为(30~49) $\times 10^9$/L：①出生体重≤1 000g，生后7天内；②Ⅲ级以上颅内出血(48~72小时)；③伴凝血障碍；④危重新生儿(脓毒症或血压不稳定者)；⑤接受侵袭性操作者。

3) PLT计数为(50~99) $\times 10^9$/L，伴出血性疾病。

(2) 品种选择：辐照机采血小板。

(3) 输注要求：10~20ml/kg，输注速度5~10ml/(kg·h)。

4. 新鲜冰冻血浆(fresh frozen plasma, FFP) 含各种凝血物质及接近正常水平的血浆蛋白(白蛋白及免疫蛋白)。

(1) 输注指征：各种凝血功能异常，如先天性凝血因子缺乏症、维生素K依赖因子缺乏、严重感染引发弥散性血管内凝血(disseminated intravascular coagulation, DIC)及脑室内出血的预防等。

(2) 注意事项：对于FFP的输注，应以补充凝血因子为主要目的，至少有明显出血倾向且凝血酶原时间(prothrombin time, PT)、凝血酶时间(thrombin time, TT)和活化部分凝血活酶时间(activated partial thromboplastin time, APTT)的检测作为FFP输注的参考值，根据需要进行输注。

(3) 品种选择：同型新鲜冰冻血浆。

(4) 推荐输注量：10~15ml/kg。

(5) 输注速度：以补充凝血因子为目的者，在能耐受情况下1小时内完成。

5. 冷沉淀(主要含Ⅷ因子)

(1) 输注指征：明显出血倾向且APTT明显延长者。

(2) 输注量：1U(总共约20ml)。

(3) 输注速度：以补充凝血因子为目的的者，能耐受情况下应在15分钟内完成。

三、临床输血安全管理

输血安全管理是指对血液标本的采集、合血、取血以及血液输入患儿体内的任何一个环节进行安全管理，均不能出现差错，否则将危及患儿生命。此外，输血反应及感染也会对患儿造成伤害。因此，医护人员需严格遵守国家相关法律法规并认真执行临床用血安全管理制度、查对制度以及身份识别制度等，确保输血患儿的生命安全。

1. 确保合血标本采集正确

(1) 医护人员评估患儿后由医生核对患儿身份，填写输血申请单。

(2) 医生、护士在患儿床旁执行双人查对：姓名、登记号、性别及条码联号，禁止通过床头卡核对患儿身份。

(3) 由医生采集合血标本(贴有患儿身份信息的紫头管2ml，采血后轻轻颠倒混匀8次)，采血后在输血申请单上标记采集者姓名、采集日期和时间，并在床旁完成输血标本标签的粘贴。

(4) 合血标本采集后应立即送检。

2. 输血前安全核查 医生、护士携交叉配血报告单及血袋至患儿床旁进行“三查八对”：“三查”是指检查血的有效期、血的质量、输血装置是否完好，“八对”是指核对姓名、住院号/登记号、床号、血袋号、血型、交叉配血试验结果、血液种类、血液剂量。查对完成后将血袋联号撕下贴于输血记录单上。

3. 输血过程安全管理

(1) 取回的血应尽快输注(30分钟内)，临床科室不得自行储血。全血、红细胞等需在离开储血冰箱30分钟内输注，4小时内完成输注；血小板离开保温箱后立即输注，30分钟内完成输注；新鲜冰冻血浆离开冷藏室30分钟内输注，补充凝血因子时，在耐受情况下最好在1小时内完成输注；冷沉淀在离开冷藏室30分钟内输注，补充凝血因子时，在耐受情况下应在15分钟内完成输注。

(2) 输血相关注意事项

1) 输血前将血袋轻轻混匀，避免剧烈振荡。

2) 血液内禁止加入其他药物，如需稀释只能用生理盐水。

3) 输血前、后需用生理盐水冲洗输血管道，连续输注不同供血者的血液时，前一袋血输完后需用生理盐水冲洗输血器(或重新更换新的输血器)，再输注另外一袋血。

4) 必须使用输血泵控制输血速度及输血量(严禁使用输液泵输血)，输血过程中应先慢后快，再根据病情和年龄 / 日龄调整输注速度。

(3) 2022年国家卫生健康委员会行业标准

1) 新生儿换血、大量输血时宜使用血液加温仪对输注血液进行加温，且使用血液加温仪时，需避免输注不畅引起的血液过度加热，防止发生物理溶血。

2) 所有血液成分输注时均应使用标准过滤器(170~260μm)。

3) 输血器的塑料管路为无效腔容量，在计算输血量时应包括该部分容量。

4) 当使用生理盐水冲洗输血管路时，宜在生理盐水进入患儿体内前即停止，以减少血液稀释。

5) 对于新生儿输血监测，宜在输血前、中、后监测其血糖水平，必要时给予葡萄糖输注，以防止低血糖的发生；宜监测血钙、血钾水平，防止低血钙、高血钾或低血钾的发生。

4. 输血反应的观察及处理

(1) 输血期间和输血后应密切观察有无发热、畏寒和寒战、皮疹、气促、红色 / 深色尿及低血压等反应。

(2) 输血期间需要持续监测呼吸、心率及经皮血氧饱和度，并在输血前、输血开始时、输血开始后15分钟、输血过程中每小时记录生命体征及有无输血不良反应。

(3) 一旦发生急性输血反应，应立即停止输血，做好观察和记录，同时报告主治医师及血库并给予相应处理。对致命的输血反应，血库应在第一时间通知市血液中心质管科。新生儿科输血反应应急预案流程见图3-0-1。

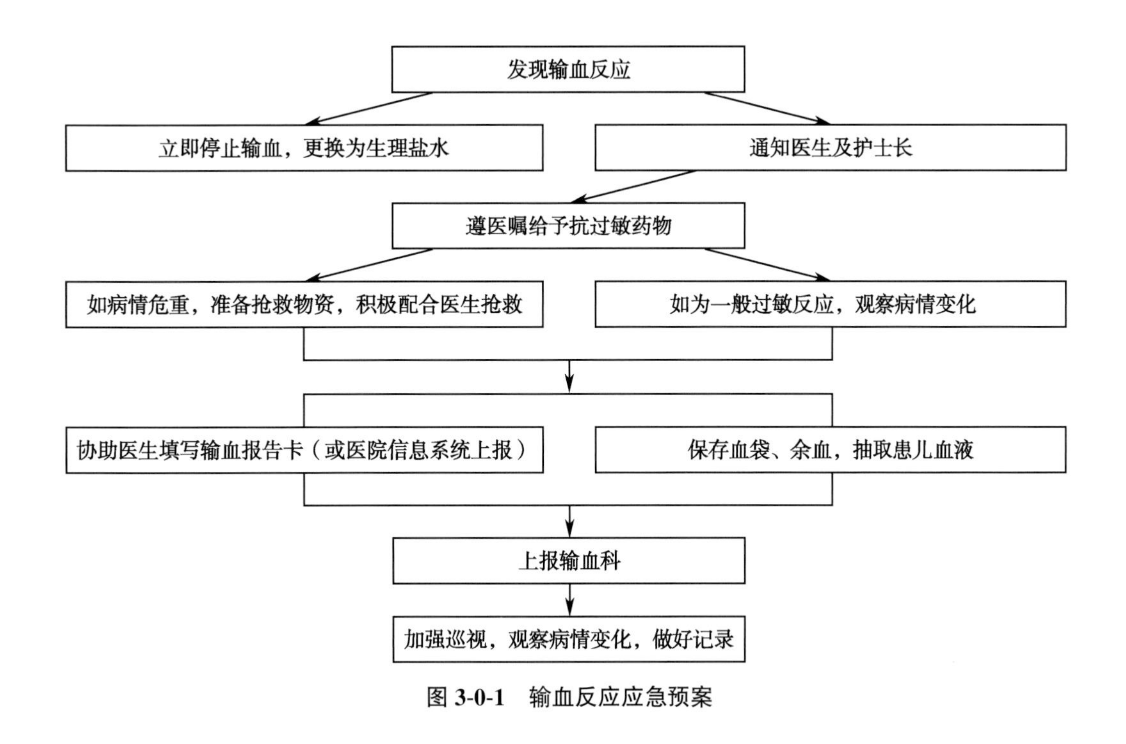

图3-0-1 输血反应应急预案

5. 输血结束处理 输血虽然结束，但仍需要继续监测生命体征，并在输血结束后及输血结束后4小时记录生命体征及有无输血不良反应。由运输人员将血袋送回血库至少保存1天。

6. 做好输血观察记录 输血护理记录单详见表3-0-3。

7. 输血安全质量评定 ①要素质量：医疗机构具有输血资质及相应的设施设备及规章制度、流程，医务人员接受过相关培训并具有输血安全胜任能力；②环节质量：血液标本采集、合血、取血以及用血等过程落实相关法律法规、制度及流程，认真查对，严格遵守无菌技术操作原则；③终末质量：无输血差错、不良反应及相关感染等并发症发生。

8. 其他 血小板、新鲜冰冻血浆、冷沉淀的输注流程与红细胞悬液一样。

表3-0-3 ×××医院新生儿科输血护理记录单

姓名____________ 登记号____________ 床号____________

输血前核对：两名医护人员一起

□核对交叉配血报告 □血袋标签 □血袋无破损渗漏 □血液颜色正常 □输血免疫结果

输血时核对：两名医护人员一起核对患儿：□姓名 □登记号 □床号 □性别 □血型

输血开始时间： 年 月 日 时 分

输血速度： ml/h

输入血型：(□A、□B、□AB、□O)型 Rh(□阳性，□阴性)(□新鲜冰冻血浆，□去白红细胞，□血小板 □其他：)

共计 ml

输血结束时间： 年 月 日 时 分

输血过程中患儿生命体征评估记录

日期/时间	体温	心率/(次·min^{-1})	呼吸/(次·min^{-1})	氧饱和度/%	血压/mmHg	有无输血反应		签名

注：输血开始时、开始15分钟记录1次，之后每1小时记录1次(据开始时间算)，输血结束时及输血结束后4小时评估记录1次。

输血过程中使用药物：□呋塞米 mg 静脉推注 时间： 签名：

□其他：

其他处理记录(需要时记录，记录格式按时间、患儿情况、处理及处理后评价进行)

签名：

年 月 日 时 分

要点荟萃

1. 新生儿贫血的诊断

(1)足月儿:①足月儿第7天Hb浓度和Hct与出生时一致,出生7天内静脉血Hb<140g/L,可诊断为贫血;②出生后2周内静脉血Hb≤130g/L,毛细血管Hb≤145g/L,红细胞数<4.6×10^9/L,Hct<0.43,可诊断为贫血。

(2)早产儿:①出生2周内末梢血Hb≤145g/L,2周~1个月末梢血≤110g/L,可诊断为贫血;②贫血程度与出生胎龄及体重、住院接受治疗的时间成反比,而与医源性失血等因素呈正相关。

2. 新生儿输血指征

(1)足月儿:①出生24小时内,静脉血Hb<130g/L;②急性失血≥10%血容量;③静脉采血量约为血容量的5%~10%;④新生儿肺部疾病时,应维持Hb≥130g/L或Hct>40%;⑤先天性心脏病如室间隔缺损有大量左向右分流者,需维持Hb>130g/L或Hct>40%;⑥出现与贫血有关的症状时可考虑输血。

(2)早产儿:早产儿输血要有严格的临床标准,需根据Hb浓度、胎龄、日龄、医源性失血量及临床表现等因素决定是否输血及输血量。

3. 保证输血安全需要医生、护士及检验技师共同完成 包括:①确保合血标本采集正确;②输血前做好安全核查;③输血过程中的安全管理;④观察输血反应;⑤做好输血用物处理及输血护理记录。

(胡艳玲 冯 艺)

参考文献

[1] 邵肖梅, 叶鸿瑁, 丘小汕. 实用新生儿学. 5版. 北京: 人民卫生出版社, 2019.

[2] 庄静文, 刘思征, 马廉. 新生儿贫血及输血. 中华实用儿科临床杂志, 2018, 33 (3): 176-180.

[3] 李茂军, 吴青, 阳倩, 等. 新生儿输血治疗的管理: 意大利新生儿输血循证建议简介. 中华实用儿科临床杂志, 2017, 32 (14): 1063-1066.

[4] Ohls R. Red blood cell (RBC) transfusions in the neonate [EB/OL].[2023-4-30]. https://www. uptodate.com/contents/red-blood-cell-rbc-transfusions-in-the-neonate.

[5] Girelli G, Antoncecchi S, Casadei A M, et al. Recommendations for transfusion therapy in neonatology. Blood Transfusion, 2015, 13 (3): 484-497.

[6] 中华人民共和国国家卫生健康委员会. 儿科输血指南, 2022.

第四章 新生儿医院感染管理及防控

导读与思考：

随着新生儿重症医学的快速发展，各种危重新生儿得到及时救治，抢救成功率大幅度提高，但医院感染一直是困扰临床医务工作者的难题，目前已成为延长患儿住院时间、增加医疗费用，甚至造成新生儿死亡的重要原因之一。因此，应加强新生儿院感防控，杜绝新生儿医院感染暴发事件以及因医院感染导致新生儿死亡事件的发生。

1. 医院感染、医院感染暴发、疑似医院感染暴发、医院感染监测、目标性监测、标准预防、保护性隔离、医务人员职业暴露的定义分别是什么？

2. 什么是新生儿医院感染？如何分类？新生儿医院感染的高危因素、常见病原菌、感染途径、感染部位及感染特点有哪些？

3. 如何实施新生儿医院感染管理及防控？

4. 什么是呼吸机相关肺炎？如何做好新生儿呼吸机相关肺炎的防控工作？

5. 什么是中心导管相关血流感染？如何做好防控工作？

6. 什么是多重耐药菌？常见细菌包括哪些？新生儿多重耐药菌感染的风险因素有哪些？如何做好防控措施？

据美国疾病预防控制中心（Centers for Disease Control and Prevention，CDC）估计，在美国每25例住院患者中，平均每天就有1例患者在医院照护过程中被感染。在医疗保健机构中获得的感染是住院病人死亡和病死率增高的主要原因，这给病人和公共卫生带来了沉重的负担。在发展中国家，新生儿尤其是早产儿，常在拥挤的NICU接受治疗和护理，侵入性操作多，感染风险大，可能会导致交叉感染，甚至造成医院感染暴发。中华人民共和国国家卫生健康委员会（简称卫健委）曾通报过国内几家医院发生的新生儿医院感染暴发事件，新生儿医院感染已成为医疗卫生机构不可忽视的问题，本章就新生儿医院感染管理及防控问题进行讨论。

第一节　新生儿医院感染及相关因素

一、医院感染相关概念

1. 医院感染(healthcare-associated infection,HAI)　又称医院获得性感染(hospital-acquired infection),是指住院患者在医院内获得的感染,包括在住院期间发生的感染和在医院内获得出院后发生的感染,但不包括入院前已开始或入院时已存在的感染;医院工作人员在医院内获得的感染也属医院感染。

2. 医院感染暴发　指在医疗机构或其科室的患者中,短时间内(1周内)发生3例及以上同种同源感染病例的现象。近年来,由于广谱抗生素的广泛使用,在全球范围内新生儿病房均出现了各种耐药细菌感染流行,甚至引起感染暴发,是目前新生儿病房医院感染防控面临的重要问题。

3. 疑似医院感染暴发　指在医疗机构或其科室的患者中,短时间内(1周内)出现3例以上临床症状相似、怀疑有共同感染源的感染病例;或者3例以上怀疑有共同感染源或感染途径的感染病例现象。

4. 医院感染监测　是指长期、系统、连续地观察、收集和分析医院感染在一定人群中的发生、分布及其影响因素,并将监测结果报送和反馈给有关部门和科室,为医院感染的预防控制和管理提供科学依据。

5. 目标性监测　是指根据医院感染管理的重点,对选定目标开展的医院感染监测,如重症监护室病人的监测、外科术后病人的监测、新生儿的监测、抗感染药物耐药性监测等。目前,国内大部分医院的新生儿科均开展了呼吸机相关肺炎以及导管相关血流感染(catheter related blood stream infection,CRBSI)的监测。

6. 标准预防　认定患者的血液、体液、分泌物、排泄物(不包括汗液)及破损的皮肤和黏膜均具有传染性,须进行隔离,无论是否有明显的血迹污染或是否接触非完整的皮肤与黏膜,接触上述物质者,必须采取防护措施。基本特点为:①既要防止血源性疾病的传播,也要防止非血源性疾病的传播;②强调双向防护,既防止疾病从病人传至医务人员,又防止疾病从医务人员传至病人;③根据疾病的主要传播途径采取相应的隔离措施,包括接触隔离、空气隔离和飞沫隔离。

7. 隔离　将处于传染期的病人、可疑传染病病人及病原携带者同其他人分开,或将感染者置于不能传染他人的条件下,即称为隔离。

8. 保护性隔离　是指为了预防高度易感病人受到来自其他病人、医务人员、探视者及病区环境中各种条件致病微生物的感染而采取的隔离措施。

9. 医务人员职业暴露　是指医务人员从事诊疗、护理等工作过程中,意外被乙型肝炎、丙型肝炎、梅毒、艾滋病等传染病病人的血液、体液(包括羊水、心包液、胸腔液、腹腔液、脑脊液、滑液、阴道分泌物等)污染皮肤或黏膜,或被含有HBV、HCV、梅毒螺旋体、HIV等病原物质的血液、体液污染了的针头及其他锐器刺破皮肤,有可能遭受感染的情况。

二、新生儿医院感染

1. 新生儿医院感染　新生儿在医院内,产时或产后获得的感染均为医院感染。美国CDC将分娩时、患儿住院期间及出院后48小时获得的感染作为院内感染(但需排除垂直传播感染如梅毒、弓形虫、风疹病毒、巨细胞病毒、乙型肝炎病毒、单纯疱疹病毒、HIV 感染等)。美国国家儿童健康与人类发育研究所(National Institute of Child Health and Human Development,NICHD)认为,新生儿院内感染是指新生儿生后 3 天在医院内获得并产生临床症状的感染。

2. 分类 通常根据感染途径分为外源性感染及内源性感染。

(1)外源性感染:又称可预防性感染或交叉感染,病原菌来源于患儿身体以外,如工作人员的手,不洁的环境、物品,仪器设备,器械,空气以及奶源或其他感染患儿等通过直接或间接接触造成的交叉感染。

(2)内源性感染:又称难预防性感染或自身感染,是患儿体内的正常菌通过移位或活动造成的感染,如呼吸道、皮肤、口腔、胃肠道、泌尿道的定植菌,在一定条件下(如免疫力低下时)发生移位或菌群数量改变而造成的自身感染。

3. 高危因素

(1)新生儿自身因素:新生儿尤其是早产儿、低出生体重儿等,由于免疫系统发育不完善,抵抗力低,易于感染。加上皮肤屏障保护功能弱,皮肤角质层发育差,易损伤,pH 较高,病原菌易于生长。因此,极低出生体重儿是医院感染的高危人群,病死率较高,而其自身的定植菌是医院感染的主要来源。

(2)侵入性操作:气管插管、呼吸机应用、吸痰、置胃管等侵入性操作,使黏膜屏障功能降低。静脉穿刺留置针、经外周置入中心静脉导管、脐动静脉插管等在早产儿中的普遍应用,增加了导管相关血流感染的发生率。

(3)手卫生:医务人员的手是院内感染的重要传播途径。在无菌技术操作时是否严格执行无菌技术操作原则,接触患儿前后是否认真洗手,均是院内感染的人为因素。医院的工勤人员在保洁过程中若不注意手卫生,也可能导致细菌“大搬家”。

(4)环境:病房布局不合理,通风条件差;病人密度高,床间距太近;流动人员较多,保洁导致的交叉污染;空调过滤网未定期清洗等都是新生儿医院感染的重要原因。

(5)物品设备:患儿使用的奶具是否清洗并消毒,毛巾、浴巾、衣服等是否清洁消毒,浴盆、操作台是否清洁消毒,奶源是否有污染等都与医院感染发生率密切相关。病室内医疗仪器及固定装置的污染是造成交叉感染的重要途径,如新生儿暖箱、呼吸机、心电监护仪、治疗车、婴儿磅秤、操作台(配奶台)、沐浴盆等。

(6)抗菌药物与激素的应用:抗菌药物及激素的不合理使用易导致菌群失调,各种条件致病菌(包括真菌)得以生长繁殖并致病,增加了细菌耐药性,同时易导致二重感染。

(7)住院时间:医院感染的发生与住院时间呈正相关。据报道,住院 10 天以上的新生儿感染率甚至可以达到 20% 以上,而降低平均住院日可降低医院感染发生率。

4. 常见病原菌 包括细菌、病毒、真菌等,其中 90% 以上为条件致病菌。

(1)细菌:各种细菌感染约占新生儿医院感染的 95%。发展中国家以革兰氏阴性杆菌为主,如假单胞菌、大肠埃希菌、大肠杆菌、克雷伯菌等。革兰氏阳性球菌较少,但近年来,耐甲氧西林金黄色葡萄球菌、凝固酶阴性葡萄球菌、肠球菌等革兰氏阳性菌有增多趋势。

(2)病毒:以呼吸道合胞病毒、流感病毒、副流感病毒、肺炎病毒及轮状病毒最为常见,其中轮状病毒肠炎容易引起新生儿医院感染暴发。

(3)真菌:真菌作为院内感染的第三大常见病原菌,近年来有不断升高趋势,可能与侵袭性操作增加、抗生素使用率增高有关。国外研究发现,极低出生体重儿真菌感染发生率可高达 9.0%,超低出生体重儿发病率可达 15%。此外,真菌感染还会增加极低出生体重儿的死亡率和导致神经发育障碍。

5. 感染途径

(1)空气传播:空气是新生儿感染的最重要的传播途径之一,病房空气的流通程度和温湿度都与院感有一定关系。由于新生儿抵抗力差，空气污染是造成新生儿院内感染的重要原因。

(2) 接触传播：医务人员的手是造成新生儿病房院内感染的直接途径。未严格执行手卫生就接触患儿的护理用品，治疗器械消毒灭菌不严或交叉混用均可造成院内感染。

(3) 血行传播：新生儿皮肤屏障功能发育不完善，防御功能差，抵抗力低下，加上皮肤娇嫩含水量多、易损伤、皮下血管丰富、pH 较高，细菌极易侵入并繁殖。

6. 常见感染部位及相关疾病

(1) 消化道：鹅口疮（口腔假丝酵母菌病）、感染性腹泻（如轮状病毒肠炎）等。

(2) 呼吸道：上呼吸道感染、下呼吸道感染（如呼吸机相关肺炎）等。

(3) 血源性感染：败血症（如导管相关血流感染）、化脓性脑膜炎、新生儿坏死性小肠结肠炎等。

(4) 皮肤黏膜感染：如结膜炎、皮肤感染（如新生儿脓疱疮）等。

7. 新生儿医院感染特点

(1) 感染来源广，易感因素多，病情进展迅速，死亡率高。

(2) 容易聚集、暴发流行：据相关文献报道，新生儿医院感染暴发占我国医院感染暴发事件的 60%。

(3) 社会影响及危害大：儿童是家庭和社会的希望，是祖国的未来，一旦发生与新生儿相关的公共卫生事件，将引起强烈的社会反响。

要点荟萃

1. 新生儿医院感染 指新生儿分娩时、患儿住院期间及出院后 48 小时内获得的感染均为院内感染，但需排除垂直传播感染。常见病原菌包括细菌、病毒、真菌等，其中 90% 以上为条件致病菌。

2. 医院感染暴发 指在医疗机构或其科室的病人中，短时间内（1 周内）发生 3 例及以上同种同源感染病例的现象。

3. 标准预防 即认定病人的血液、体液、分泌物、排泄物均具有传染性，须进行隔离，不论是否有明显的血迹污染或是否接触非完整的皮肤与黏膜，接触上述物质者，必须采取防护措施。

4. 新生儿医院感染高危因素 ①新生儿自身因素；②侵入性操作；③手卫生；④环境；⑤物品设备；⑥抗菌药物与激素的应用；⑦住院时间。

5. 感染途径 ①外源性感染，病原菌来源于患儿身体以外；②内源性感染，患儿体内的正常菌通过移位或活动造成的感染。

（陈 琼　李 敏）

第二节　新生儿科医院感染防控措施及相关监测

一、新生儿科医院感染管理架构

三级甲等医院新生儿科的医院感染管理为三级：第一级为医院层面的医院感染管理委员会；第二级为医院行政职能部门的医院感染管理科；第三级为科室医院感染管理小组，组长为医疗主任，副组长为医疗副主任及护士长，监控医师为查房医疗组长、呼吸治疗师小组长，监控护士为副护士长、质控护士及医院感染防控联络员，其他各级医生、各级护士、呼吸治疗师及清洁工人等作为院感防控的成员。

（一）组长职责

1. 全面负责本科室医院感染管理工作，根据本科室的特点及医院感染的风险等制订相应的感染管理规范，包括各种制度、规范以及操作流程等，并组织实施。

2. 监测本科室医院感染病例及感染环节，采取有效措施降低本科室医院感染发病率；发现有医院感染暴发趋势时，及时报告医院感染管理科并积极协助调查处理。

3. 指导本科室合理使用抗生素，监督检查使用情况；对疑似感染病例及时进行病原微生物送检和药敏试验。

4. 组织本科室进行预防和控制医院感染相关知识和技术的培训。

5. 督促本科室各级人员严格执行无菌技术操作，落实各项消毒隔离制度。

6. 定期召开感染管理小组会议，分析讨论感染病例、消毒隔离制度落实情况、医院感染预防及控制措施等问题，并持续改进。

(二) 副组长职责

1. 协助完善院感相关制度与流程规范 协助组长不断完善新生儿科消毒隔离制度，规范及流程等，负责指导、督促、检查新生儿科各级人员认真执行新生儿科消毒隔离制度。指导监控医师/护士培训进修生、实习生等轮转人员医院感染相关知识，如新生儿科入科着装要求、消毒隔离制度、手卫生规范、无菌技术操作规程、穿脱隔离衣流程等。

2. 落实新生儿科的目标性监测 指导完成新生儿病房日志，重点监控呼吸机相关肺炎以及导管相关血流感染的目标性监测，并根据临床情况选择对各病房的空气、物体表面、使用中的消毒液、医疗用品和仪器设备的细菌学采样，采样不合格者分析查找原因并及时进行整改。

3. 加强新生儿奶源管理 对新生儿的储奶设备、配奶用具、温奶设备等的消毒进行监管，对配奶方法及喂奶环节等进行监管，确保奶源使用安全。加强家属母乳喂养安全知识的健康教育(包括挤奶、储存、运送等环节)，加强配奶间环境温度的管理以及母乳库等冰箱温度的管理。

4. 加强医疗护理操作环节的管理 包括接触病人前后洗手等手卫生环节，无菌技术操作，使用中呼吸机、暖箱等医疗仪器的清洁、消毒、更换及终末消毒，床单、小毛巾、婴儿衣服等布类的更换等。

5. 协助召开感染管理小组会议 分析讨论感染病例、消毒隔离制度落实情况、医院感染预防及控制措施等问题，并持续改进。

(三) 监控医师职责

1. 掌握新生儿医院感染诊断标准，当出现医院感染散发病例时应及时向本科室医院感染管理小组负责人报告，并于24小时内填表报告医院感染管理科，并采取有效措施控制感染；当发现有医院感染暴发趋势时，立即向本科室医院感染管理小组负责人报告，采取有效隔离方式，积极控制感染，并积极协助医院感染管理科调查。

2. 发现医院感染病例按规定填表报告。

3. 负责督促检查本组各级医师(住院医师、进修医师、实习医师等)严格执行无菌技术操作规程及医院感染管理的各项规章制度。

4. 掌握新生儿抗菌药物合理应用原则，做到合理使用抗生素。

5. 呼吸治疗师重点加强机械通气患儿日常气道管理，呼吸机管路的消毒使用管理，落实呼吸机相关肺炎的感染防控措施，做好相关的病例统计及数据分析，将呼吸机相关肺炎的感染病例梳理情况提交到科室医院感染管理小组进行病例讨论及分析整改。

6. 培训本科室各级医师预防和控制医院感染的相关知识及技能。

7. 定期参加感染管理小组会议，分析讨论感染病例、消毒隔离制度落实情况、医院感染预防及控制措施等问题，并持续改进。

(四) 监控护士职责

1. 协助落实新生儿科消毒隔离制度。

2. 督促及检查各医疗护理环节中的新生儿科消毒隔离制度的执行情况。

3. 协助新生儿呼吸机相关肺炎及导管相关血流感染的目标性监测。

4. 重点加强留置导管的观察及置管部位的护理，如中心导管、脐血管导管、留置导尿管等。

5. 协助监控新生儿科各病房的空气、物体表面、医疗用品和使用中的消毒液的细菌采样，对细菌采样不合格者要分析查找原因并及时进行整改。

6. 当发生感染或疑似感染时，指导并协助正确采集标本并及时送检。

7. 定期参加感染管理小组会议，分析讨论感染病例、消毒隔离制度落实情况、医院感染预防及控制措施等问题，并持续改进。

二、制定新生儿科医院感染防控制度

科室应以国家颁布的《医院感染管理办法》《重症监护病房医院感染预防与控制规范》《医院感染暴发控制指南》《医疗机构消毒技术规范》(2015 年版)、《多重耐药菌医院感染预防与控制技术指南(试行)》《医院感染管理专业人员培训指南》《医院感染预防与控制评价规范》为准绳，结合《中国新生儿病房分级建设与管理指南(建议案)》(2013 年版)，同时应结合本机构及科室的规模、收治病人状况、开展具体的诊疗护理技术、科室人员配置等制定医院感染的相关制度及管理流程，从而保障制度的可执行性。制定医院感染防控措施时，也应针对本科室医院感染的特点和具体的危险因素，保证其可操作性和有效性。制度和措施一旦出台，重要的是提高执行力，每一位医护人员在临床实践中均应遵守，并应有相关的职能部门予以监督及反馈。

三、新生儿科医院感染防控具体措施

多中心研究显示，各地区各新生儿病房医院感染发生率存在明显差异，这说明各新生儿病房对院感的防控差异明显，因此，可通过改进临床实践来降低医院感染的发生率。可考虑从新生儿科的建筑布局、工作人员医院感染防控意识与理念、分区收治不同疾病病种、规范使用抗生素等方面进行防控。

(一) 建筑布局与医院感染防控

1. 建筑布局符合环境卫生学和医院感染防控原则 新生儿病房的建筑设计应做到布局合理、分区明确、人物分流、标志清晰，以最大限度减少各种干扰和交叉感染，同时满足医护人员方便接触和观察患儿的要求。病房入口处设手卫生设施和更衣室。新生儿病房的整体布局应使医疗区域、医疗辅助区域、污物处理区域和医务人员生活区域等有相对的独立性，以减少彼此之间的相互干扰并利于感染控制。

2. 床位设置 从医疗及医院感染防控安全角度考虑，新生儿病房每个管理单元以≤50 张床位为宜；床位使用率若超过 110%(国外超过 93%)则表明新生儿病房的床位数不能满足医院的临床需要，应增加新生儿病房单元数。新生儿病房床位空间应符合要求，即首先应满足患儿医疗救治的需要，无陪护病室抢救单元每床净使用面积不少于 $6m^2$，间距不小于 1m；其他床位每床净使用面积不少于 $3m^2$，间距不小于 0.8m；有条件的医疗机构可以设立单间或家庭式病房；有陪护病房每床净使用面积不低于 $12m^2$。新生儿病房建筑装饰必须遵循不产尘、不积尘、耐腐蚀、防潮防霉、防静电、易清洁并符合防火要求的原则。

3. 采光、通风 新生儿病房应具备良好的通风及采光条件。有条件者还应装配气流方向从上到下的空气净化系统，能独立控制室内温度和湿度，每个单间的空气调节系统应独立控制。

4. 清洁和消毒设施 病房内应配备足够的手卫生设施，洗手槽设计应保证洗手时不溅水、不积水，洗手槽的体积最小应为 61cm × 41cm × 25cm，洗手槽上应贴有关于洗手说明的指示图。水龙头旁不能有通风设备，与洗手装置相连的墙壁不得疏松多孔，洗手设施旁边应设置洗手液、纸巾及垃圾回收桶的空间，最好设置自动纸巾分发设备，以保证纸巾只在洗手过程中才与使用者接触。

（二）医院感染防控意识与理念

医院的工作人员，包括医生、护士、医技人员、进修人员、实习学生，甚至保洁人员，首先必须有医院感染防控的意识，每一位医护人员均应成为"医院感染的终结者"，让医院感染"零容忍"的理念深入人心；其次，秉承"洁净的护理即是安全的护理（clean care is safer care）"的医院感染防控理念，从手卫生、洁净的环境、物品和仪器到规范的操作对医院感染进行防控。

1. 手卫生（hand hygiene）

⑴定义：指医务人员在从事职业活动过程中的洗手、卫生手消毒和外科手消毒的总称。①洗手：是指医务人员用流动水和洗手液（肥皂）揉搓冲洗双手，去除手部皮肤污垢、碎屑和部分微生物的过程。②卫生手消毒：是指医务人员用手消毒剂揉搓双手，以减少手部暂居菌的过程。③外科手消毒：外科手术前医护人员用流动水和洗手液揉搓冲洗双手、前臂至上臂下1/3，再用手消毒剂清除或者杀灭手部、前臂至上臂下1/3暂居菌和减少常居菌的过程。

⑵影响手卫生执行的因素

1）医护人员的职业素养和意识：医务人员之间洗手行为会相互影响，一般情况下科主任、护士长是对洗手行为最有影响力的群体；其次，对手卫生的意义是否有充分的认识，部分医务人员对手卫生在医院感染控制中的必要性和重要性认识不够，从而忽略手卫生；再次，部分医务人员担心洗手液和手消毒剂会损伤皮肤，可能会导致手部皮肤皲裂、破损，从而影响洗手的积极性；最后，新入职的工作人员以及轮转人员等手卫生的意识相对较薄弱。

2）洗手设施的便捷性：新生儿科通道及房间内洗手池的位置，手卫生设施的便捷性，洗手液、擦手纸是否配备充足，快速手消毒剂以及干手设施是否齐全等均是影响医护人员手卫生执行的重要因素。

3）医务人员人力资源的配置及工作强度也是影响手卫生依从性的重要因素。

⑶改善洗手依从性的措施

1）定期培训：新生儿科应对手卫生以及医院感染相关知识展开定期培训，增强工作人员医院感染防控的意识，尤其是对于新入科的工作人员（如进修生、实习生等）更应强调洗手行为的重要性，提升意识。

2）完善洗手设施：进入新生儿科的通道以及各病房房间应具备完善的洗手设施，包括多套洗手池，感应式或脚踏式水龙头，对皮肤刺激性小的洗手液、擦手纸，张贴"七步洗手法"的海报，洗手提醒小贴士等；床旁配置对皮肤刺激性小的速干手消毒液，方便实施手卫生，提高工作人员的洗手依从性。

3）评估人力资源及工作强度，合理配备人员。

2. 环境管理 新生儿病房应做到环境舒适、安静、整洁，保证空气清新与流通，温湿度适宜。室内温度保持在22~24℃，湿度保持在55%~65%；普通病房每天上、下午开窗通风各1次，每次20~30分钟，每日使用动态杀菌机连续消毒房间3次，每次2小时；层流净化病房须定时更换初、中、高效过滤器，保证层流效果；新生儿病室每日清洁拖地不少于2次，拖布专室专用，若疑似污染则用500mg/L含氯消毒液擦拭；病室窗台、床头桌等物体表面每日擦拭2次；保持墙面和门窗清洁、干燥，无污迹、霉斑，有明显污染时使用清洁剂或消毒剂擦拭；治疗室、储藏室、病房、走廊、卫生间、污物间等的地面，每天使用清水或清洁剂湿式拖地1次，污染时随时擦拭；消防通道不加锁，严禁堆放物品，保证通道通畅安全。

3. 仪器设备、物品的清洁消毒及管理

⑴医疗器械及用品处理原则：接触完整皮肤黏膜的器具和用品必须一用一消毒；手术使用的医疗器械、器具及物品必须达到灭菌标准；重复使用的诊疗器械、器具、物品或布类，由消毒供应中心集中回收，遵循先清洗、后消毒/灭菌的处理程序；特殊管路严格消毒，如使用环氧乙烷为重复用呼吸机管道消毒，每3~7天更换管道1次，有污染

时及时更换，有条件的医院最好使用一次性呼吸机管路；一次性使用的医疗器械、器具应当符合国家规定，不得重复使用；新生儿病室的医疗废弃物管理应当按照《医疗废物管理条例》及有关规定进行分类、处理。

(2) 生活物品处理原则：①配奶用具或吸奶、储奶用具，奶瓶，奶嘴可采用高压灭菌消毒或使用一次性奶瓶、奶嘴；②毛巾、衣服、襁褓套等布类也应清洁消毒，每周更换不少于1次，污染后及时更换，患儿出院后床单位要进行终末消毒；③治疗室冰箱及奶制品存储箱要定时清洁与消毒；④新生儿暖箱的湿化液每日更换，使用中的暖箱湿化槽每周清洁并消毒1次，患儿出院后终末消毒。

4. 规范的操作 所有操作包括基础操作及专科操作均应按照相应的操作标准及规范进行，如无菌技术操作、标准预防等。

5. 隔离措施 应将感染、疑似感染与非感染患者分区安置；在标准预防的基础上，应根据疾病的传播途径(接触传播、飞沫传播、空气传播等)，采取相应的隔离与预防措施；护理多重耐药菌定植或感染患者时，宜分组进行，人员相对固定；多重耐药菌、泛耐药菌定植或感染患者，宜单间隔离，如隔离房间不足，可将同类耐药菌感染或定植患者集中安置，并设醒目的标识。

6. 重点人群管理 对早产儿、低出生体重儿、气管插管、各种外科术后安置引流管、中心静脉置管、免疫功能缺陷、多重耐药菌定植或感染的患儿应重点管理，加强隔离与消毒管理；严格掌握各种侵入性操作的适应证及禁忌证，如气管插管、中心静脉置管、换血治疗等，每天对保留导管的必要性进行评估，不需要时应当尽早拔除。

7. 及时识别感染病人，早期积极治疗

(1) 严密观察病情：密切观察患儿生命体征、病情、置管情况等，发现疑似感染或确诊感染时及时采取相应的消毒隔离措施。

(2) 早期识别发生医院感染的临床表现：警惕患儿出现医院感染的早期临床表现，如皮肤颜色青灰、反应变差、奶量减少或拒奶、发热、心率增快、呼吸暂停、腹胀、黄疸加重等。

(3) 积极处理：医院感染严重者可进展到感染性休克、多器官功能衰竭、DIC、化脓性脑膜炎、坏死性小肠结肠炎等，因此须早期识别感染征象，立即隔离，检查血常规、C-反应蛋白(C-reactive protein，CRP)、降钙素原(procalcitonin，PCT)，同时根据感染情况做病原学检查，如痰、分泌物、大便、血培养等，积极使用抗生素、对症支持治疗等。当患儿出现休克及出血倾向等情况时，常预示着预后不良。

8. 医院感染监测 定期进行医院感染目标性监测及环境卫生学监测，对存在问题及时整改。

9. 医疗废物管理

(1) 相关工作人员在医疗废物处理工作中必须做到标准防护。

(2) 工作人员在工作中发生被医疗废物刺伤、擦伤等伤害时，应当及时按流程上报职业暴露，同时采取相应的处理措施，并由医院感染管理科登记备案，处理后要分析总结经验，减少类似事件发生。

(3) 禁止转让、买卖医疗废物，禁止非收集、非暂存地倾倒、堆放医疗废物，禁止将医疗废物混入其他废物和生活垃圾中。

(4) 产生的医疗废物应当根据《医疗废物分类目录(2021年版)》对医疗废物实施分类管理，并按照要求及时分类处置医疗废物。

(5) 根据医疗废物的类别，将医疗废物分置于符合《医疗卫生机构医疗废物管理办法》的包装物或容器内。

(6) 在盛装医疗废物前，应当对医疗废物包装物或者容器进行认真检查，确保无破损、渗漏或其他缺陷。

(7) 感染性废物、病理性废物、损伤性废物、药物性废物及化学性废物不能混合收集；少量的药物性废物可以混入感染性废物，但应当在标签上注明；病理性废物采用冰箱低温、防腐暂存，后续按规范进行焚烧处理。

(8) 隔离的感染病人或者疑似感染病人产生

的医疗废物应当使用双层包装袋并及时密封，放入包装袋或者容器内的感染性废物、病理性废物、损伤性废物不得再取出。

(9) 盛装的医疗废物达到包装物或者容器的3/4时，应当使用有效的封口方式，使包装物或容器的封口紧实、严密。

(10) 包装物或者容器的外表面被感染性废物污染时，应当对被污染处进行消毒处理或者增加一层包装。

(11) 盛装医疗废物的每个包装物、容器外表面应当有警示标识。

(12) 科内医疗废物分类收集责任人为护士长。当保洁工人与专职废物收集运转人员移交医疗废物后，护士长及运转人员应及时填写医疗废物交接登记表，要求做到字迹清楚并签全名。

(13) 产生的医疗废物应有医疗废物登记表，登记内容包括医疗废物的来源、种类、重量或者数量、交接时间、去向以及经办人签名等项目，登记资料至少保存3年，每年及时更换新本。

10. 质量控制 新生儿科建立医院感染管理小组，明确职责，对本科室医院感染病例及感染环节进行监测，分析讨论感染病例，持续改进，保证临床安全。

11. 医院感染暴发处理 我国新生儿医院感染暴发特点：① NICU和新生儿病房是最常见的感染暴发地；②接触传播仍是最常见的感染途径；③早产儿、低出生体重儿、危重症患儿、接受有创操作的患儿等是易感人群；④感染菌多为致病菌，以革兰氏阴性菌和葡萄球菌为主，条件致病菌感染有增加趋势，多重耐药菌感染亦有增加趋势，需要警惕；⑤部分感染暴发事件中新生儿病死率高，败血症、感染性休克、多脏器功能衰竭和弥散性血管内凝血是常见死因。

新生儿医院感染暴发复杂、难以控制，可能造成巨大损失与后果，应引起高度警觉和极大重视。若能尽早发现感染暴发，及时上报，积极处理和控制，并得到院外专家的支援，及早予以合适的治疗和实施感染控制措施，则能控制感染蔓延，避免患儿死亡，减少损失。

【附】新生儿科医院感染暴发应急预案

一旦发生医院感染疑似暴发或暴发流行趋势，应立即做好以下工作：

(1) 隔离确诊患儿或疑似患儿，划定专门的区域进行监护及诊治。

(2) 加强医疗护理工作，确保患儿生命安全。安排有经验的医护人员专人管理，其他医护人员不得进入隔离区域。

(3) 积极寻找可能的感染途径，并收集病原学证据，按规范留取各种标本。

(4) 积极诊治并护理确诊或疑似患儿，必要时进行多学科会诊或邀请院外专家参与救治，以稳定患儿病情，并提供对症支持治疗。

(5) 科室的医院感染管理小组应及时组织人员查找发生医院感染的原因，寻找感染源和传播途径，以控制感染的蔓延。同时，对与感染患儿有密切接触的其他患儿及医院工作人员进行医学观察，直至该病的最长潜伏期结束或不再出现新的感染病例。

(6) 医护人员严格执行消毒隔离制度，加强空气、物体表面及生活用品、医疗物品的消毒，使用后的医疗物品应遵循先消毒，再清洁，再消毒的流程。床旁操作需穿隔离衣、戴手套。

(7) 在疑似医院感染暴发期间，应梳理其他无接触的非感染患儿情况，加强住院周转，控制住院患儿的总人数，并在必要时停止接收新病人。

(8) 立即向医院相关职能部门（医院感染管理科、医疗护理质量管理部门等）上报并服从医院及相关职能部门的统一调度及安排。

四、医院感染相关监测

医院感染监测是指长期、系统、连续地观察、收集和分析医院感染在一定人群中的发生、分布及其影响因素，并将监测结果报送和反馈给有关部门和科室，为医院感染的预防、控制和管理提供科学依据。新生儿医院感染监测主要包括环境卫生学监测及目标性监测。

（一）环境卫生学监测

1. 监测项目 包括空气消毒效果监测、手消毒效果监测、物体表面消毒效果监测、使用中消毒剂监测等方面。

2. 监测目标 细菌菌落数应达到标准：空气菌落数≤200cfu/m^3，手表面的菌落总数≤10cfu/cm^{2}及物体表面平均菌落数≤5cfu/cm^2。

3. 监测周期 空气消毒效果监测每月1次，手、物体表面消毒效果监测每季度1次，当怀疑医院感染与手或物体表面有关时，应随时进行监测；使用中的消毒剂应每月监测1次。

4. 采样要求 除空气采样及使用中的消毒液监测由科室医院感染管理小组的专业人员进行采样及监测外，其余采样均应由医院感染管理科专职人员负责。采样操作应规范，使采集的标本准确、无污染，培养结果准确。

（二）目标性监测

三级甲等医院的医院感染管理科和新生儿科除进行常规医院感染率监测外，还应开展重点人群、重点部位、重要环节的医院感染监测及定植菌主动筛查，及时发现并处理感染风险。尤其是针对有创机械通气患儿、动静脉留置导管的患儿、留置导尿管的患儿开展呼吸机相关肺炎、导管相关血流感染、导尿管相关尿路感染的监测，简称“三管监测”。

要点荟萃

1. 三甲医院新生儿科的三级管理架构 ①医院感染管理委员会；②医院行政职能部门的医院感染管理科；③科室应设置医院感染管理小组，职责明确。建议组长为医疗主任，副组长为医疗副主任及护士长，设立监控医师和监控护士。每位工作人员对新生儿医院感染的防控都有责任及义务。

2. 新生儿科医院感染防控具体措施

(1) 建筑布局与医院感染防控：①病房建筑布局应符合环境卫生学和医院感染预防与控制的原则；②床位设置从医院感染防控及安全角度考虑，首先应满足患儿医疗救治的需要；③病房应具备良好的通风及采光条件；④配备完善便捷的手卫生设施。

(2) 工作人员具备医院感染防控的意识及理念，从手卫生、洁净的环境、洁净的物品和仪器以及规范的操作等方面对医院感染进行防控。

(3) 分区收治不同疾病病种，加强重点人群管理，及时识别感染病人，采取有效的隔离措施，尽早进行治疗。

(4) 规范抗生素的使用。

(5) 定期进行医院感染目标性监测及环境卫生学监测，持续改进，保证临床安全。

3. 医院感染环境卫生学监测 ①监测项目：空气消毒效果监测、手消毒效果监测、物体表面消毒效果监测、使用中消毒剂监测等；②监测目标：细菌菌落数应达到标准：空气菌落数≤200cfu/m^3，手表面的菌落总数≤10cfu/cm^2、物体表面平均菌落数≤5cfu/cm^2；③监测周期：空气消毒监测每月1次，手及物体表面消毒监测每季度1次，当怀疑医院感染与手及物体表面有关时，随时进行监测；使用中消毒剂监测每月1次。

（陈 琼　李 敏）

第三节 新生儿呼吸机相关肺炎感染管理及防控

呼吸机相关肺炎(ventilator-associated pneumonia,VAP)指患儿经气管插管或气管切开行机械通气48小时后或撤机、拔出人工气道后48小时内发生的肺实质感染性炎症,患者在气管插管时不存在肺炎也无潜在肺炎,而在机械通气后才出现医源性感染,是机械通气过程中最常见也是较严重的并发症之一,是医院获得性肺炎的主要类型,具有极高的发病率和病死率。患儿一旦发生VAP则易出现脱机困难、呼吸功能受损、住院时间延长、医疗费用增加,甚至引发全身炎症反应、多脏器功能障碍,进而危及患儿生命。

一、VAP发生率

VAP是NICU排名第二的医院获得性感染,也是医院获得性感染的主要死因,与患儿死亡率、住院时间以及住院费用的增加密切相关。VAP发生率=(VAP例次/气管插管机械通气使用天数)×1 000个呼吸机使用日。有报道指出,VAP在NICU的发生率为(2.7~10.9)/1 000个呼吸机使用日。美国国家医疗保健安全网(National Healthcare Safety Network,NHSN)表明,新生儿VAP的发生率与NICU机构的水平有关,建议行机械通气治疗的危重新生儿尤其是极低出生体重儿应转运至Ⅲ级NICU进行治疗。

二、VAP的危险因素

VAP的危险因素涉及各个方面,主要分为宿主因素、医疗设备因素和人员相关因素三大类因素。

1. 宿主因素 主要指患儿的机体情况。研究显示,患儿胎龄、出生体重、出生时1分钟Apgar评分、原发病为呼吸系统疾病与VAP发生密切相关;其他宿主相关因素还包括患儿体位,研究显示,仰卧位患儿气管内分泌物的细菌污染高于半卧位患儿;此外,患儿的意识水平、插管次数、机械通气时间、NICU住院时间以及用药情况(如镇静剂、抗生素)等有关。据报道,机械通气时间每增加1天,患儿发生VAP的危险度就会增加1.0%~3.0%;新生儿因免疫力相对较低,在NICU停留的时间越长,则更容易受到细菌的入侵,进而发展为VAP。

2. 医疗设备因素 包括气管导管、呼吸机管路以及鼻胃管或口胃管等。分泌物可能会积聚在气管导管内,若未及时吸引或吸引方式不当,极易导致分泌物逆行至气道内引发肺部感染。而鼻胃管和口胃管因破坏胃食管括约肌的结构,容易导致反流误吸而增加VAP的风险,是否安置鼻胃管或口胃管至幽门远侧以降低反流误吸和VAP的风险尚存在一定的争议,需要进一步研究。

3. 人员相关因素 最大的风险因素是未严格执行手卫生而导致的患儿交叉感染。气管插管机械通气患儿常需要行气管内吸引等侵入性操作,若操作者未严格执行手卫生,护理感染患儿后未及时洗手并更换手套,护理耐药菌感染患儿时未正确穿戴个人防护设备等,均有可能增加交叉感染的风险,甚至增加VAP的发生率。

4. 其他 胃内容物反流误吸是VAP的另一潜在风险因素,正常情况下胃酸pH<2,胃腔内呈无菌状态。有研究显示,当pH>4时,微生物即在胃内大量繁殖。机械通气患儿多采用鼻胃管或口胃管行肠道喂养,因鼻胃管或口胃管破坏了胃食管括约肌功能,导致胃肠反流机会增加,为细菌移位进入口咽部并定植在上气道提供了一个良好的通道。因此,肠道喂养增加了胃的

pH 及胃容量，同时也增加了细菌定植和反流误吸的风险。

三、发病机制

病原体到达支气管远端和肺泡，突破宿主的防御机制，从而在肺部繁殖并引起侵袭性损害。

1. 新生儿免疫力低下 有研究显示，新生儿，尤其是低出生体重儿，VAP 发生率较高，相关因素可能包括：①新生儿气道狭窄，管壁易塌陷，毛细血管丰富且纤毛运动差，容易感染；②低出生体重儿皮肤薄嫩，有利于病原菌入侵；③新生儿特异性免疫功能不成熟，缺乏针对病原体的特异性抗体；④补体系统和吞噬功能不成熟，中性粒细胞功能低下。

2. 口腔定植菌误吸入肺 误吸为内源性致病微生物导致感染的主要途径。气管插管使原来相对无菌的下呼吸道直接暴露于外界，同时还增加了口腔清洁的困难，加上抗菌药物暴露、使用制酸剂或留置胃管等危险因素作用下，口咽部定植菌大量繁殖，含大量定植菌的口咽分泌物在各种因素（如气囊放气、压力不足或体位改变等）作用下通过会厌或气管导管壁之间的缝隙进入下呼吸道。

3. 气管导管对呼吸道防御功能的影响 气管导管的存在使患儿无法进行有效咳嗽，干扰了纤毛的清除功能，降低气道的保护能力，从而显著增加 VAP 的发生风险。同时，气管插管进行机械通气的患儿通常使用镇静镇痛药物，进一步抑制了咳嗽能力，增加了 VAP 的发生风险。

4. 气管导管内细菌生物被膜（biofilm，BF）的形成 研究表明，细菌可以在气管导管的内表面形成生物被膜。以 BF 的形式寄生于管腔内的细菌能够逃避机体免疫和抗生素的双重杀灭作用，成为病原菌的庇护所，并构成一个重要的发病来源。

5. 外源性细菌感染 医护人员无菌技术操作不严格、呼吸机管路污染等，均可导致外源性 VAP 的发生。

四、临床特征

大多数 VAP 患儿在气管插管超过 48 小时后逐渐或突然出现以下情况：

1. 症状 呼吸困难。

2. 体征 发热，呼吸急促，分泌物增加或呈脓性，干啰音、湿啰音、呼吸音减弱和支气管痉挛。

3. 呼吸力学改变 潮气量下降、吸气压增加。

4. 实验室检查结果 低氧血症加重、白细胞增多。

5. 影像学检查结果 胸片或 CT 显示新的或进展性浸润。

当这些特征孤立存在时，对诊断 VAP 不具敏感性或特异性，尤其是发热和呼吸窘迫在气管插管患者中常见，必须考虑多种其他病因的可能性。

五、诊断依据

VAP 是一种临床诊断，要求患者的机械通气时间≥48 小时，影像学检查示新发或进展性肺浸润，伴有浸润源于感染的临床证据（如发热、咳脓痰、白细胞增多和氧合下降等），并且呼吸道样本微生物学检查发现病原体阳性。在得到培养结果（一般需 2~3 日）之前，不能确诊或排除 VAP。因此，VAP 的诊断为回顾性诊断，在此期间应持续给予经验性治疗。

六、治疗措施

1. 经验性抗感染治疗 对于疑似 VAP 患者，在开始使用抗生素或改变抗生素（已接受抗生素治疗者）治疗之前，应进行下呼吸道取样及外周血培养送检。一旦已取得呼吸道样本，即应给予经验性抗生素治疗。经验性抗感染治疗是指已经临床诊断为 VAP，但致病菌还没有明确时进行的抗感染治疗，提倡在明确诊断后尽早应用抗菌药物进行治疗。

2. 病原治疗 明确感染病原菌后，根据药物敏感试验结果调整抗菌药物。

3. 抗菌治疗的疗程 VAP 抗感染疗程为 7

天或以上，具体疗程应根据初始治疗反应、病情严重程度、致病菌及耐药性、免疫状况等决定。对于初始抗感染治疗无效、病情危重、泛耐药细菌或全耐药菌感染者，可酌情延长疗程，但是应综合考虑流行病学、危险因素、宿主、病原学结果等，结合临床表现和实验室检查而确定个体化的疗程。

4. 辅助支持治疗 加强气道分泌物引流、合理氧疗、机械通气、体外膜肺氧合等呼吸支持技术，以及液体管理、血糖控制、营养支持、免疫治疗等。

七、预防 VAP 的集束化管理策略

1. 加强人员培训，提高工作人员的意识。

2. 严格执行消毒隔离制度，包括空气、物品等的消毒；控制人员流动，限制探视等。

3. 严格执行手卫生，接触患儿前后彻底洗手。

4. 加强体位管理，插管患儿尽量将床头抬高30°。

5. 每2小时翻身一次或根据病情情况进行翻身。

6. 加强呼吸道的管理，遵医嘱给予胸部物理治疗，及时清除口咽部、呼吸道的分泌物，保持呼吸道通畅，做好气道的温湿化管理。

7. 做好基础护理，口腔护理每日4~6次，可选用生理盐水或灭菌注射用水，以减少口咽部细菌定植。

8. 尽量减少呼吸机管路脱开，仅在管路发生污染或故障时更换；严格执行无菌技术操作，对气管插管患儿可采用密闭式吸痰管吸痰，每次使用后及时冲洗干净，密闭式吸痰管可根据情况1~7天更换一次；按需吸痰，根据插管深度预测吸痰深度，不可插入过深，以免损伤气道黏膜。

9. 保证呼吸机回路的位置低于气管导管水平，积水杯处于低位；及时将积水杯中冷凝水倾倒至专用消毒桶内，防止冷凝水倒流发生误吸。

10. 严格呼吸机管道的消毒，采用环氧乙烷消毒，有条件的医疗机构可采用一次性无菌管路和一次性无菌湿化罐，3~7天更换一次，有污染时及时更换；连接管道时严格执行无菌技术操作。

11. 保持患儿安静，减少烦躁引起的气管导管脱落，必要时遵医嘱使用镇静剂或肌肉松弛药，但应避免深度镇静。

12. 每日评估有无拔管指征，尽早撤机。对痰培养阳性的患儿使用过的呼吸机须在通风场所放置1周后才能再次使用，呼吸机盒需要高压灭菌处理。

13. 严格掌握气管插管、呼吸机治疗的适应证，尽量减少使用有创机械通气的时间；采取适应个体的保护性机械通气策略（小潮气量＋高水平PEEP），减少二次插管的概率；气管导管进行妥善固定，并定时评估导管是否移位，固定胶布浸湿后及时进行更换。

八、VAP 的监控

1. 监控高危人群 在使用气管插管有创机械通气的患儿中，发生VAP的高危人群包括早产、低出生体重、使用镇静剂、麻醉剂、安置口/鼻胃管，以及使用广谱抗生素、抗酸性药物以及H_2受体拮抗剂的患儿。

2. 识别感染征象 ①机械通气48小时后出现体温不稳定，不能用其他原因解释；②气道分泌物增加，性状或颜色改变（如痰液由白色转为淡黄色或黄色，性状由稀薄变得黏稠等）；③出现病情变化：如血氧饱和度不能维持，血压降低，心动过缓（心率<100次/min）或心动过速（心率>170次/min），皮肤颜色青灰、反应变差等；④肺部出现干啰音或湿啰音。若出现以上一系列症状或体征时，高度警惕VAP的发生。

3. 监控VAP集束化管理措施的执行情况 VAP发病率高，一旦发生不仅延长住院时间，增加费用，甚至威胁患儿生命，故采取必要的措施预防VAP的发生尤为重要。VAP的预防应从医疗与护理两方面进行防范。

（1）医疗方面：严格掌握气管插管及机械通气的指征，优先考虑无创通气；若必须采用有创通气，则尽量减少插管次数；及时评估是否可以拔管及撤机，减少机械通气时间；根据药敏结果合理选

用抗生素，并按照规范疗程使用抗生素。

(2)护理方面：护士是防止口咽部以及胃肠道细菌定植及移位的一线人员，故护理方面应采用全面的集束化护理措施，才能在很大程度上预防VAP的发生。

1)预防细菌定植：①保证NICU环境清洁：国内的NICU大多无陪护，这在一定程度上限制了人员流动；每日用多功能动态杀菌机行空气消毒3次，湿式拖地至少2次/d；有条件的医疗机构可建立层流病房。②保持器械、设备清洁，体温计、听诊器、吸痰设备、复苏球囊等一人一用，用后及时消毒处理；暖箱每日给予500mg/L的含氯消毒液擦拭外壁，内壁用清水擦拭，每周更换暖箱；保证床单元清洁干燥无污染，做好基础护理，防止皮肤感染。③重视手卫生：洗手是预防VAP最有效的方式，接触患儿前后严格按照“七步洗手法”洗手，在集中进行操作时或手无明显污染时可使用快速手消毒液消毒双手；当可能接触口腔或气管分泌物时应戴手套；在病房门上张贴洗手标识；当耐药菌感染或其他因素需要隔离时应穿隔离衣。④口腔护理：可通过减少患儿口腔细菌量来降低口咽部细菌定植，建议使用灭菌注射用水或生理盐水每4小时行口腔护理一次。⑤重视呼吸道管理，严格执行无菌技术操作：气道黏液可能会停滞在气道内作为细菌生长的媒介，行气管内吸引时应严格执行无菌操作，尽量使用密闭性吸痰装置。⑥呼吸机管路护理：做好重复用呼吸机管路的消毒，可使用一次性呼吸机管路和一次性无菌湿化罐，3~7天更换一次，湿化罐中加入灭菌用水，每24小时更换；冷凝杯保持低位，及时清除管路中的冷凝水并及时倾倒，以防逆流入患儿气道。

2)预防误吸：①体位管理：美国CDC推荐机械通气病人若无禁忌证，则最佳体位为半卧位并且抬高床头30°~45°，可防止反流以及从胃部到气道的细菌吸入；最好每2小时常规给患儿翻身一次，可增加肺部引流，减少VAP的发生风险。②胸部物理治疗：对痰液黏稠且量多的患儿可行胸部物理治疗，包括体位引流、拍背、震动排痰等。③气道灌洗：不建议常规使用0.9%氯化钠溶液行气道灌洗，仅在气道分泌物黏稠而常规治疗措施效果不佳时，才注入0.9%氯化钠溶液(0.1ml/kg，最大剂量0.5ml)以促进排痰。

3)加强护理，促进尽早撤机：VAP的发生与机械通气时间呈正相关。一旦患儿开始机械通气，就应为尽早撤机做好积极的医疗及护理干预。因此，加强消毒隔离制度的落实，做好气道管理，及时调整呼吸机参数是尽早撤机以降低VAP发生的关键。

要点荟萃

1. 呼吸机相关肺炎(VAP) 指患儿经气管插管或气管切开行机械通气48小时后或撤机、拔出人工气道后48小时内发生的肺实质感染性炎症，危险因素涉及宿主因素、医疗设备因素和人员相关因素三大类。

2. 临床特征 大多数VAP患儿在气管插管超过48小时后逐渐或突然出现发热、呼吸困难、呼吸急促、分泌物增加或呈脓性、干啰音、湿啰音、呼吸音减弱和支气管痉挛等。

3. 治疗措施 经验性抗感染治疗、病原治疗、辅助支持治疗。

4. 预防VAP的集束化管理策略 ①加强人员培训，提高人员意识；②严格执行消毒隔离制度，控制人员流动等；③严格执行手卫生；④体位管理，床头抬高30°；⑤每2小时翻身一次；⑥加强呼吸道管理；⑦做好口腔护理；⑧尽量减少呼吸机管路脱开，无菌技术操作，采用密闭式吸痰，按需吸痰；⑨及时倾倒冷凝水，防止因发生倒流而误吸；⑩采用一次性无菌管道和一次性无菌湿化罐；⑪保持患儿安静，必要时镇静；⑫促进尽早撤机；⑬严格掌握气管插管的指征。

(陈 琼 陈涛蓉)

第四节　新生儿中心导管相关血流感染管理及防控

中心导管相关血流感染（central line-associated bloodstream infections，CLABSI）是指患者在留置中央导管期间或拔出中央导管48小时内，发生的原发性、与其他部位存在的感染无关的血流感染。CLABSI是一个全球问题，是NICU血流感染的主要原因之一。新生儿尤其是低出生体重儿和危重新生儿，因自身免疫功能低下，更易发生CLABSI，不仅延长住院时间、增加住院费用，亦可增加患儿的死亡率，需要采取多种综合措施进行预防。

一、CLABSI的发生率

CLABSI发病率以千分率表示，即每1 000个导管日发生CLABSI的例次数，CLABSI发生率=（CLABSI发生例次数/同期患者中心导管留置总日数）×1 000‰。美国医院感染监测系统对2002—2004年多家NICU不同出生体重新生儿进行监测显示，CLABSI总平均感染率为（3.5~9.1）/1 000导管日，出生体重越低，CLABSI发生率越高。2010年，华盛顿大学路易斯儿童医院NICU，1 290例新生儿获得性血流感染175例次，其中CLABSI占所有血流感染的62.3%，居血流感染首位。由此可见，大部分血流感染与中心导管有关。中国新生儿重症监护室研究协作组调查了全国25家NICU显示，2015—2018年NICU的CLABSI发生率为2.4/1 000导管日，CLABSI相关病死率为6.7%。

二、CLABSI的病原学分布

新生儿病原菌分布各地区存在一定差异。有资料显示，院内血流感染致病菌以革兰氏阳性菌为主，占60%~70%，其中凝固酶阴性葡萄球菌、表皮葡萄球菌及金黄色葡萄球菌最常见。近年来，随着新型抗菌药物广泛应用于临床，G-菌感染率明显增加，以阴沟肠杆菌、鲍曼不动杆菌、肺炎克雷伯菌、铜绿假单胞菌及大肠埃希菌多见。另有报道，获得性真菌血流感染发生率总体呈上升趋势，尤其是假丝酵母菌所引发的血流感染，由于该菌具有很强的黏附能力，极易定植在中心导管表面，通过导管输入的静脉营养液促进其生长；同时，它还能在导管表面形成生物膜，逃避宿主的免疫反应及抗真菌药物作用，因此，假丝酵母菌在中心导管中的感染率愈来愈高。

三、CLABSI的风险因素

新生儿科常用的中心血管通路包括中心静脉导管（如经外周置入中心静脉导管、脐静脉导管、锁骨下静脉导管等）以及中心动脉导管（如脐动脉导管等）。其中，以经外周置入中心静脉导管（peripherally inserted central catheter，PICC）占比最高，其操作方法简单、能减少反复穿刺次数、留置时间长等，所具有的优势使其在NICU得到广泛应用，但也成为CLABSI占比最高的导管类型。本章节以PICC护理管理角度来讨论CLABSI，其余血管通路的管理参照该类型推理。

CLABSI的相关风险因素包括出生体重和胎龄、导管类型及材质、PICC留置时间、PICC置管部位、导管堵塞、抗生素使用时间等。

1. 出生体重和胎龄　两者是CLABSI发生的独立相关因素。研究显示，出生体重≤1 500g、胎龄≤32周与CLABSI的发生明显相关。

2. 导管材质及型号

（1）导管材质：导管材质可影响血栓的形成和微生物的附着，增加感染风险，目前使用的PICC

导管材质常见有聚氨酯、硅胶等。研究显示，硅胶导管在减少静脉血栓方面具有优势，比聚氨酯导管更耐化学腐蚀；而聚氨酯导管更坚韧，导管破裂的风险较低，但有增加血栓的风险；聚氨酯质PICC导管比硅胶材料导管的机械性静脉炎发生率高，而假丝酵母菌更易在硅胶材质的导管表面形成生物膜，对抗宿主的免疫反应，降低药物的敏感性。随着医学的发展，导管材质不断优化，临床应根据说明书和实际情况综合判断选择合适的导管。在选择后，应针对可能的并发症加强防范措施的落实和巡查，以尽量减少并发症的发生，并在早期识别并发症并进行干预。

⑵导管型号：新生儿常选用的PICC导管型号为1.9Fr，目前市面上也有其他适合新生儿的PICC型号。PICC导管有单腔和双腔，管腔越多，操作过程越复杂，感染机会也随之增加。《输液导管相关静脉血栓形成防治中国专家共识》、美国静脉输液护理学会（Infusion Nursing Society，INS）发布的《输液治疗实践标准》及《PICC临床实践指南（第三版）》均提出，临床应在满足治疗需要的前提下选择小管径的单腔导管，以降低并发症的发生率。

3. PICC留置时间 在置入导管24~48小时后便有纤维蛋白鞘包围，时间越长，导管周围细菌定植率越高。有多中心队列研究结果表明，置管2周后发生CLABSI的风险会明显增加。

4. PICC置管部位 研究显示，经下肢股静脉置入PICC发生的导管相关血流感染比其他部位的发生率高，股静脉置管为CLABSI的独立危险因素。在NICU置入PICC，综合考虑所有因素及并发症，建议选择下肢非股静脉（大、小隐静脉等）置入PICC。

5. 导管堵塞 在中心静脉导管相关并发症中发生率最高，有研究显示，长时间中心静脉置管相关的静脉血栓发生率为0.3%~28.3%，发生时间一般在置管后7.4天。脂肪乳剂作为肠外营养中的重要成分，极易沉积在导管中导致堵管；同时，导管原有的光滑性受到破坏，易导致细菌的停留和繁殖，使导管细菌定植和CLABSI发生率增加。

6. 抗生素使用时间 CLABSI通常发生在抗生素治疗后的14~21天，这可能与患儿的个体因素、治疗方案、抗生素的耐药等多方面有关。

四、发生机制

CLABSI的病原菌来源主要为皮肤和导管接头，主要由以下3个途径引起：

1. 腔外途径 穿刺部位皮肤表面的细菌在穿刺时或穿刺后，沿着导管的外表面向血管内迁移，黏附、定植导管，随后引起局部或全身感染，为短期导管最常见的感染源。

2. 腔内途径 导管接头或导管内腔由于接触手、污染的液体或物品直接被污染，引起管腔内细菌繁殖，从而导致CLABSI的发生。

3. 血源途径 其他部位感染病灶（如尿路感染）的微生物通过血液播散到导管，在导管上黏附定植，从而引起CLABSI。

五、临床表现

1. 局部感染症状 穿刺点周围皮肤出现红、肿、热、痛等炎性表现或化脓，特异性高，但敏感性差。

2. 全身感染症状

⑴发热（>38℃）：是最敏感的临床表现，但特异性差。

⑵其他：低体温，寒战或低血压，呼吸暂停或心动过缓，神志改变，导管功能障碍（管腔内有血凝块时），经导管输注液体后突然发生脓毒症的临床征象。

3. 与血流感染相关的并发症 如感染性心内膜炎、化脓性血栓性静脉炎、骨髓炎、其他迁徙性病灶等。

4. 当发生血流感染的患儿除血管内导管外无其他明确的感染来源时，应怀疑CLABSI；当血培养的结果为金黄色葡萄球菌、凝固酶阴性葡萄球菌或假丝酵母菌阳性，并且未发现其他可识别的感染源时，应增加对CLABSI的怀疑。

5. 拔管后24小时内临床症状明显改善时则提示CLABSI，但不足以确诊。

六、诊断标准

1. 首次满足以下标准之一时，即可诊断为CLABSI。

（1）标准1：至少1套或1套以上血培养中分离出公认的病原菌，且与其他部位的感染无关。

公认的病原菌，如金黄色葡萄球菌、肠球菌属、大肠埃希菌、假单胞菌属、克雷伯菌属、假丝酵母菌属等。

（2）标准2：以下条件必须满足：①不同时段抽血的2套或多套血培养所分离出的微生物为常见共生菌；②患者至少有以下几种症状或体征：发热（>38℃）、寒战、低血压；③症状和体征及阳性实验室结果与其他部位的感染无关。

（3）标准3：以下条件必须均满足：①≤1岁的婴儿不同时段抽的2套或多套血培养，所分离出的微生物为常见共生菌；②至少具有下列症状体征之一：发热（肛温>38℃）、低体温（肛温<36℃）、呼吸暂停，或者心动过缓；③症状和体征及阳性实验室结果与其他部位的感染无关。

2. 常见皮肤共生菌包括　类白喉杆菌（棒状杆菌属、白喉杆菌除外）、芽孢杆菌属（炭疽杆菌除外）、丙酸杆菌属、凝固酶阴性葡萄球菌属（包括表皮葡萄球菌）、草绿色链球菌、气球菌属、微球菌属。

七、标本采集及结果解释

基于上述临床表现而怀疑CLABSI时，考虑到新生儿建立血管通路比在成人中更困难，临床医生应权衡利弊后再决定导管是否有保留的必要，主要包括：导管的类型、患儿感染的程度和性质、导管对患儿的意义、再次置管的难度和并发症以及额外费用等问题，按导管保留与否分别采取不同的送检方法。

1. 保留导管　至少采集2套血培养，其中至少1套来自外周静脉，同时采集1套导管血，两个来源的采血时间必须接近（<5分钟），并分别做好标记。

2. 不保留导管　至少采集1套外周静脉血，无菌状态下拔出导管并剪下5cm导管尖端送微生物实验室进行培养。

3. 注意事项

（1）标本采集时间应选择在寒战或发热初期，且在抗菌药物使用之前采集最佳。

（2）严格执行无菌操作，血培养瓶的橡胶塞应给予75%的酒精消毒、待干，消毒皮肤并待干后行穿刺抽血，注入血培养瓶。

（3）常规情况下，严禁通过1.9Fr的PICC导管采血，仅在需要行CLABSI诊断时例外。对于3.0Fr及以上的中心静脉导管，应在保证患儿相关检查的基础上尽量减少通过中心静脉导管采血。采血前，应去除无针接头，采血完成后需更换新的无针接头，并充分冲管。

（4）采血后血培养瓶应尽快送检，不能及时送检者室温下放置不能超过2小时。

4. 结果解释

（1）保留导管结果解释，见表4-4-1。

（2）拔除导管结果解释，见表4-4-2。

表4-4-1　保留导管结果解释

导管血	外周静脉血	条件	结果判断
+	+	同种细菌	CLABSI可能
+	+	①同种细菌，且导管血检出细菌生长较外周细菌生长提前至少2小时 ②导管血菌落数≥3倍外周血菌落数（定量）；同种细菌，菌落数均>15CFU/ml（半定量）	提示为CLABSI
+	−	导管血培养为凝固酶阴性葡萄球菌或革兰氏阴性杆菌	导管细菌定植可能

表 4-4-2 拔除导管结果解释

导管尖端	外周静脉 1	外周静脉 2	结果判断
+	+	+	培养出相同微生物,CLABSI 可能
+	+	-	
-	+	-	培养为金黄色葡萄球菌或念珠菌,且缺乏其他感染的证据则提示可能为 CLABSI
-	+	+	
+	-	-	细菌生长>15CFU(半定量)或>10^2CFU(定量),提示导管定植菌

八、处理措施

1. **一般处理措施** 以下情况一般无需行全身抗生素治疗:①导管尖端培养呈阳性,而患者无感染的临床征象;②导管血培养阳性,而外周血培养阴性;③无感染的静脉炎。

2. **导管的处理**

(1)移除导管的时机:①当出现严重静脉炎或导管功能障碍时;②不再使用的血管内导管;③置入导管时无菌条件未达最佳标准时;④一旦诊断 CLABSI,当患儿有重度脓毒症、血流动力学不稳定、化脓性血栓性静脉炎、心内膜炎或采用敏感抗生素治疗 72 小时后菌血症仍持续存在,则应移除导管;⑤对于长期留置的导管(留置时间≥14 天),如果 CLABSI 是由金黄色葡萄球菌、铜绿假单胞菌、真菌或分枝杆菌引起的,也应移除导管。

(2)暂缓移除导管:因新生儿 PICC 的特殊性,临床怀疑有 CLABSI 但在插入部位无化脓或真菌血症,可暂缓拔管,但在保留导管期间需密切监测,当出现以下情况时应立即移除导管:①当临床状况恶化或 CLABSI 复发时;②出现真菌血症的情况时。

3. **抗生素治疗** 在获得微生物培养和药敏试验结果之前,必须开始经验性抗生素治疗,后续再根据微生物学检查结果按需进行调整。

九、CLABSI 的监控及防控措施

1. **监控高危人群** 行 PICC 置管、脐动/静脉置管者,尤其是胎龄<32 周,出生体重<1 500g 的早产儿或有严重基础疾病、免疫力低下、使用广谱抗菌药物、置管时间>15 天或置管部位出现局部感染灶(红、肿、热、痛或脓液形成)的新生儿需高度警惕 CLABSI 的发生。研究指出,胎龄越小、出生体重越低,导管留置时间越长,发生 CLABSI 的概率越高。

2. **识别早期症状** CLABSI 早期临床症状缺乏特异性,如反应低下、皮肤灰暗或花斑纹、呼吸暂停、呼吸急促、腹胀、体温不升或体温过高等,实验室检查对 CLABSI 临床诊断有一定的参考意义,如血小板进行性下降、白细胞升高或下降、CRP 升高及 PCT 升高等感染指标改变。因此,对于置管患儿,当出现上述不典型症状时,应警惕 CLABSI,同时观察相关实验室指标变化。

3. **监控 CLABSI 防范措施的执行**

(1)置管前及置管时防控措施

1)评估:评估中心静脉置管的适应证,减少不必要的置管。

2)人员培训:对医务人员进行 CLABSI 相关知识培训,包括中心静脉导管置管指征、置管及维护操作流程、防控感染的措施等,做好 PICC 置管护士严格考核后的资质准入。

3)严格遵守无菌技术操作规程:置管时应当遵守最大无菌屏障要求,置管人员及助手均应戴口罩和帽子、穿无菌手术衣、戴无菌手套,同时患儿全身覆盖无菌巾(同手术患者);置管使用的医疗器械、器具等医疗用品和各种敷料必须达到灭菌水平。

4)严格执行手卫生规范:提高手卫生的依从性、严格执行手卫生,可明显降低 CLABSI 的发

生，主要包括：①评估穿刺部位前应进行手卫生；②置管时，应在洗手或卫生手消毒后戴无菌手套；③在更换敷料前后、采血前后以及在准备操作用物前，均应进行手卫生；④在日常使用导管静脉用药前后、冲管封管前后均应进行手卫生；⑤拔管时应在洗手或卫生手消毒后戴清洁手套；⑥脱手套后应进行手卫生；⑦认真洗手并戴无菌手套后，尽量避免接触穿刺点皮肤，置管过程中手套污染或破损应当立即更换。

5）选择材质及类型合适的PICC导管：应根据治疗需要、血管条件、年龄、基础疾病、输液治疗史及患者意愿等情况，选择合适材质及类型的导管。新生儿推荐选用聚氨酯材质的PICC导管，以减少真菌性导管相关血流感染的发生；使用能满足患儿治疗需要的最少端口或管腔数量的PICC导管；避免使用胶布、缝合线固定中心静脉导管，可使用无缝线固定装置，以减少导管感染的风险。

6）选择合适的静脉置管穿刺点：CLABSI的发生与中心静脉导管穿刺部位的选择密切相关，在选择穿刺部位时，需综合考虑患儿的基础疾病、肥胖程度和置管目的等。新生儿行PICC置管时，首选下肢大隐静脉进行置管，应避开股静脉。

7）皮肤消毒：CLABSI病原体的主要来源是导管接头及穿刺点周围皮肤，①皮肤消毒剂的选择：穿刺及维护时宜选用有效碘浓度不低于0.5%的碘伏、2%的碘酊溶液和75%乙醇溶液；②消毒范围：皮肤消毒范围应大于敷料面积，消毒后须充分待干；③PICC置管时应以穿刺点为中心消毒皮肤，消毒直径≥20cm。

（2）置管后防控措施

1）日常维护及管理：①每班评估导管是否通畅；②每班记录导管外露部分长度，体外部分长度改变提示导管尖端异位，应在充分评估导管尖端位置、液体输注情况和其他影响因素的情况下，在现有位置上重新固定导管，禁止将脱出部分导管重新送入血管内；③每班评估穿刺点周围皮肤有无发红、触痛、肿胀、渗血、渗液等；④充分评估导管留置的必要性。

2）敷料的选择及使用：①使用无菌、透明的半透膜敷料或无菌纱布覆盖导管出口处（穿刺点）；②若患儿出汗多，或穿刺点有渗血时，应使用无菌纱布敷料覆盖直至不再渗血；③若敷料出现潮湿、松动或污染时，应立即在无菌操作下重新更换敷料；④无菌纱布敷料（包括透明敷料下放置纱布敷料），更换时间为每2天1次；⑤透明敷料，需5~7天更换1次；⑥每班或更换敷料时均需触诊导管出口处，若患儿出现无明显来源的发热、穿刺点皮肤红肿或局部血流感染征象时，需揭开敷料彻底检查导管出口处；⑦更换敷料前皮肤消毒剂应充分待干，碘伏至少待干1.5~2分钟。

3）冲、封管方法：①正确使用脉冲式冲管和正压封管技术；②给药前后均用0.9%的NaCl溶液（生理盐水）脉冲式冲管，使之在血管内形成涡流，将残留药物冲洗干净，输注完成后及时正压封管，减少回血产生；③首选单剂量药液或预充式冲洗装置进行冲、封管；④避免从整袋0.9% NaCl溶液中抽吸部分药液进行冲、封管，如必须使用则1个患儿抽吸1袋/瓶；⑤使用1U/ml的肝素液进行正压封管；⑥每6小时进行常规冲管1次，可预防导管内血栓形成，冲管过程中应根据无针输液接头的类型，使用“脉冲式冲管-关闭小夹子-断开”的方式进行操作，以防血液回流。

4）导管拔出时机：①每日评估导管留置的必要性，尽早拔出不必要的中心静脉导管；②拔出导管应根据是否有不能解决的并发症或是否需要继续进行输液治疗来决定，不能仅通过留置时间决定是否拔除导管；③单纯的体温升高不能作为拔除中心静脉导管的依据；④导管未出现异常时，不需要定期更换。

（3）输液装置的使用：包括无针输液接头、输液器和附加装置，使用过程中应做到以下几点。

1）无针输液接头：①每次连接输液器前均应对无针接头表面进行机械式强力擦拭消毒并待干，常用消毒剂为75%的乙醇溶液或碘伏，擦拭时间参照各消毒液说明书；②每5~7天更换1次，若发现接头中有血液等残留物，接头或其他附加装置可疑污染时，应立即更换；③输液间歇期无针接头端口应使用无菌保护装置(如无菌接头保护帽，见图4-4-1)保护，切勿将接头暴露在外，以免污染。

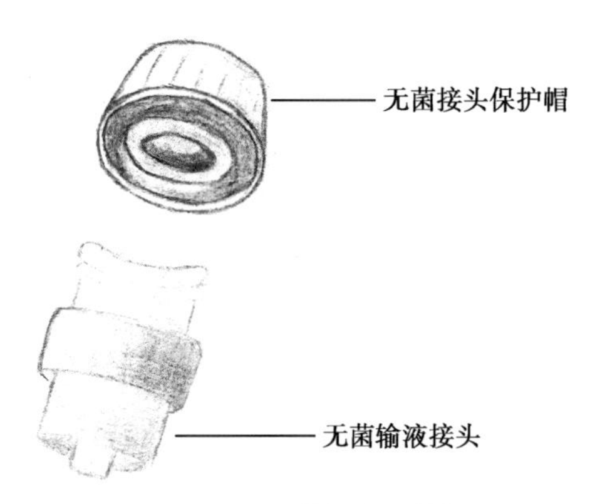

图 4-4-1 无菌接头保护帽

2)输液器/输血器：①每24小时更换输液器1次，可疑污染或完整性受到破坏时应立即更换；②用于输注全血、成分血或生物制剂的输血器宜每4小时更换1次。

3)附加装置(三通、延长管等)：①输液附加装置应和输液装置一起更换，在不使用时应保持密闭状态，任何部分的完整性受损都应及时更换；②三通与无针输液接头连接用于密闭式输液系统中，使用过程中应尽量减少接触，与输液系统一同更换。

(4)集束化干预措施：在临床实践中，通过一项措施并不能有效地降低CLABSI的发生率，需通过集束化护理方案进行干预。目前，公认的预防中心静脉导管相关血流感染的集束化措施(Bundle)主要包括以下五个方面：①手卫生；②置管过程中最大无菌屏障；③葡萄糖酸氯己定溶液(<2个月婴儿慎用)、有效碘浓度不低于0.5%的碘伏、2%的碘酊溶液和75%乙醇溶液作为皮肤消毒剂；④每日评估导管留置的必要性，及时拔出不必要的导管；⑤根据患儿特点选择最佳置管部位(非股静脉)。

(5)目标性监测：通过对CLABSI的目标性监测可以有效评价其趋势和防控效果，目前国际上公认的结局指标计算公式是以1 000个导管日CLABSI的发生事件数作为结局指标，计算公式为：1 000个导管日CLABSI发生事件数=CLABSI发生事件总数/导管总日数 ×1 000。不同地区CLABSI病原菌分布及耐药性存在一定差异，应用抗菌药时应结合本地区病原菌分布及患儿临床特点合理用药，根据培养结果尽早选用敏感抗菌药物。

要点荟萃

1. 中心导管相关血流感染(CLABSI) 是指患者在留置中央导管期间或拔出中央导管48小时内，发生的原发性、与其他部位存在的感染无关的血流感染。CLABSI发病率以千分率表示，即每1 000个导管日发生CLABSI的例次数，CLABSI发生率=(CLABSI发生例次数/同期患者中心导管留置总日数)×1 000‰。

2. CLABSI的相关风险因素(以PICC为例) 包括出生体重和胎龄、导管类型及材质、PICC留置时间、PICC置管部位、导管堵塞、抗生素使用时间等。

3. 临床表现

(1)局部感染症状：穿刺点周围皮肤出现红、肿、热、痛等炎性表现或化脓，特异性高，但敏感性差。

(2)全身感染症状：①发热(>38℃)；②其他，如低体温，寒战或低血压，呼吸暂停或心动过缓，神志改变，导管功能障碍(管腔内有血凝块时)，经导管输注液体后突然发生脓毒症的临床征象；③与血流感染相关的并发症，如感染性心内膜炎、化脓性血栓性静脉炎、骨髓炎、其他迁徙性病灶等。

4. CLABSI的监控及防控措施 主要包括以下五个方面：①手卫生；②置管过程中最大无菌屏障；③葡萄糖酸氯己定溶液(<2个月婴儿慎用)、有效碘浓度不低于0.5%的碘伏、2%的碘酊溶液和75%乙醇溶液作为皮肤消毒剂；④每日评估导管留置的必要性，及时拔出不必要的导管；⑤根据患儿特点选择最佳置管部位(非股静脉)。

(陈 琼 杨栗茗)

第五节　新生儿多重耐药菌感染管理及防控

多重耐药菌(multidrug-resistant bacteria，MDRO)主要是指对临床使用的三类或三类以上抗菌药物同时呈现耐药的细菌，包括泛耐药(extensive drug resistance，XDR)和全耐药(pan-drug resistance，PDR)。临床常见MDRO包括耐甲氧西林金黄色葡萄球菌(methicillin-resistant staphylococcus aureus，MRSA)、耐万古霉素肠球菌(vancomycin-resistant enterococcus，VRE)、产超广谱β-内酰胺酶(extended-spectrum β-lactamases，ESBLs)肠杆菌科细菌(如大肠埃希菌和肺炎克雷伯菌)、耐碳青霉烯类肠杆菌科细菌、多重耐药铜绿假单胞菌(multi-drug resistant pseudomonas aeruginosa，MDR-PA)、多重耐药鲍曼不动杆菌(multi-drug resistant acinetobacter baumannii，MDR-AB)等。

近年来，多重耐药菌已经成为医院感染的重要病原菌，由多重耐药菌引起的感染具有复杂性、难治性等特点，主要感染类型包括泌尿道感染、外科手术部位感染、医院获得性肺炎、导管相关血流感染等，对医疗质量和医疗安全有着极大的威胁，故采取有效的措施预防和控制多重耐药菌的感染对临床工作具有十分重要的意义。

一、MDRO的传播机制

医院内MDRO的传播源包括生物性和非生物性传播源。

1. 生物性传播源　主要为被MDRO感染的患者及携带者。

2. 非生物性传播源　主要为被MDRO污染的医疗器械、环境等。传播途径呈多种形式，其中接触(包括媒介)传播是MDRO医院内传播的最重要途径；咳嗽能使口咽部及呼吸道的MDRO通过飞沫传播；空调出风口被MDRO污染时可发生空气传播；其他产生飞沫或气溶胶的操作也可导致MDRO传播风险增加。

二、MDRO感染的危险因素

目前认为在新生儿重症监护病房中MDRO感染的危险因素主要包括：

1. 低胎龄、低出生体重儿，免疫功能低下者。
2. 接受中心静脉插管、气管插管机械通气、泌尿道插管等各种侵入性操作。
3. 近期接受3种及以上抗菌药物治疗。
4. 既往多次或长期住院的患儿。
5. 长期肠外营养的患儿。
6. 既往有MDRO定植或感染史等。

三、MDRO的监测

MDRO监测是MDRO医院感染防控措施的重要组成部分。通过病例监测，可及时发现MDRO感染/定植患者；通过环境卫生学监测，可了解环境MDRO污染状态；通过细菌耐药性监测，可以掌握MDRO现状及变化趋势，发现新的MDRO，评估针对MDRO医院感染干预措施的效果等。

1. 监测方法　常用的监测方法包括日常监测、主动筛查和暴发监测。

(1)日常监测：包括临床标本和环境MDRO监测。

(2)主动筛查：是通过对无感染症状患者的标本(如鼻拭子、咽拭子、肛拭子或大便)进行培养、检测，发现MDRO定植者。

(3)暴发监测：指重点关注短时间内一定区域患者分离的同种同源MDRO及其感染情况。

2. 监控高危人群　低胎龄、低出生体重、住院时间长(>10天)、使用机械通气、长时间使用肠外营养及抗菌药物等患儿是发生 MDRO 的高危人群，尤其长期住院行呼吸机治疗的患儿，是 MDRO 的重点监控对象。

3. 监控 MDRO 防控措施的执行

（1）加强多重耐药菌医院感染管理

1）重视多重耐药菌医院感染管理：高度重视多重耐药菌医院感染的预防和控制，针对多重耐药菌医院感染的诊断、监测、预防和控制等各个环节，制定并落实多重耐药菌感染管理的规章制度和防控措施。新生儿是 MDRO 的重点人群，应加强管理力度，落实各项防控措施，特别注意低出生体重儿、难产儿和早产儿的管理，需提高其免疫力，避免感染因素；减少不必要的机械通气和肠外营养等治疗方法，缩短住院时间。

2）加强培训：加强对医务人员医院感染预防与控制知识的教育和培训，提高医务人员对多重耐药菌医院感染预防与控制的认识，强化多重耐药菌感染危险因素、流行病学以及预防与控制措施等知识培训，确保医务人员掌握正确、有效的多重耐药菌感染预防和控制措施。

（2）强化预防与控制措施

1）加强医务人员手卫生：手卫生能有效切断主要接触传播途径之一的经手传播病原体，降低患者医院感染发病率。严格执行医务人员手卫生规范，加强手卫生和新生儿感染因素的目标监测，及时发现相关因素并给予干预。①实施手卫生的 5 个时刻："两前"——医务人员在接触患者前、实施清洁 / 无菌操作前；"三后"——接触患者后、接触患者血液 / 体液后以及接触患者环境后，均应进行手卫生。②手卫生方式包括洗手和手消毒，当手部有肉眼可见的污染物时，应立即使用洗手液和流动水洗手，无可见污染物时推荐使用含醇类的速干手消毒剂进行擦手。③洗手或擦手时应采用七步揉搓法，擦手时双手搓揉时间不少于 15 秒，腕部有污染时搓揉腕部，用洗手液和流动水洗手时间 40~60 秒。④戴手套不能替代手卫生，在戴手套前和脱手套后应进行手卫生。

2）严格实施隔离措施：对所有患儿实施标准预防措施，对确定或高度疑似多重耐药菌感染患儿或定植患儿，应当在标准预防的基础上实施接触隔离措施，预防多重耐药菌传播。①尽量选择单间隔离，也可以将同类多重耐药菌感染患儿或定植患儿安置在同一房间，不应将 MDRO 感染 / 定植患儿与留置各种管道、有开放伤口或免疫功能低下的患儿安置在同一房间，隔离房间应当有隔离标识，无条件实施单间隔离者应当进行床旁隔离。②与患儿直接接触的相关医疗器械、器具及物品如听诊器、血压计、体温计、输液架等要专人专用，并及时消毒处理；床旁心电图机等不能专人专用的医疗器械、器具及物品要在每次使用后擦拭消毒。③医务人员对患儿实施诊疗护理操作时，应当将高度疑似或确诊多重耐药菌感染患儿或定植患儿安排在最后进行。接触多重耐药菌感染患儿或定植患儿的伤口、溃烂面、黏膜、血液、体液、引流液、分泌物、排泄物时应当戴手套，必要时穿隔离衣，完成诊疗护理操作后要及时脱去手套和隔离衣，并进行手卫生。

3）遵守无菌技术操作规程：医务人员应当严格遵守无菌技术操作规程，尤其在实施各种侵入性操作时，应当严格执行无菌技术操作和标准操作规程，避免污染，有效预防多重耐药菌感染。

4）加强清洁和消毒工作：加强多重耐药菌感染患儿或定植患儿诊疗环境的清洁、消毒工作，使用专用的抹布等物品进行清洁和消毒。对医务人员和患儿频繁接触的物体表面采用适宜的消毒剂进行擦拭、消毒，被患儿血液、体液污染时应当立即消毒。出现多重耐药菌感染暴发或者疑似暴发时，应当增加清洁、消毒频次。在多重耐药菌感染患儿或定植患儿诊疗过程中产生的医疗废物，应当按照医疗废物有关规定进行处置和管理。患儿出院或转往其他科室后应执行终末消毒，环境表面检出 MDRO 时应增加清洁和消毒频率。

（3）严格执行抗菌药物临床使用原则：尽量在抗菌治疗前及时留取相应合格标本送病原学检测，尽早查明感染源，争取目标性抗菌治疗；在获知病原学检测结果前或无法获取标本时，可根据患儿个体情况、病情严重程度、抗菌药物用药史等分析可能的病原体,并结合当地细菌耐药性监测数据,及时开始经验性抗菌治疗;获知病原学检测结果后,结合临床情况和患儿治疗反应,调整给药方案,进行目标性治疗。

(4)建立和完善对多重耐药菌的监测:及时采集有关标本送检,提高感染标本送检率,必要时开展主动筛查;加强临床微生物实验室的能力建设,提高其对多重耐药菌检测及抗菌药物敏感性、耐药模式的监测水平。

四、常见多重耐药菌感染病人的隔离措施

详见表4-5-1。

表4-5-1 常见多重耐药菌感染病人的隔离措施

	耐甲氧西林/苯唑西林的金黄色葡萄球菌	耐万古霉素的金黄色葡萄球菌	其他多重耐药菌
患者安置	单间或同种病原同室隔离	单间隔离	单间或同种病原同室隔离
人员限制	限制,减少人员出入	严格限制,医务人员相对固定,专人诊疗护理	限制,减少人员出入
手部卫生	遵循WS/T313	严格遵循WS/T313	遵循WS/T313
眼、口、鼻防护	近距离操作如吸痰、插管等戴防护镜	近距离操作如吸痰、插管等戴防护镜	近距离操作吸痰、插管等戴防护镜
隔离衣	可能污染工作服时穿隔离衣	应穿一次性隔离衣	可能污染工作服时穿隔离衣
仪器设备	用后应清洁、消毒和/或灭菌	专用,用后应清洁与灭菌	用后应清洁、消毒和/或灭菌
物体表面	每天定时擦拭消毒,擦拭抹布用后消毒	每天定时擦拭消毒,擦拭抹布用后消毒	每天定时擦拭消毒,擦拭抹布用后消毒
终末消毒	床单位消毒	终末消毒	床单位消毒
标本运送	密闭容器运送	密闭容器运送	密闭容器运送
生活物品	无特殊处理	清洁、消毒后方可带出	无特殊处理
医疗废物	防渗漏密闭容器运送、利器放入利器盒	双层医疗废物袋,防渗漏密闭容器运送、利器放入利器盒	防渗漏密闭容器运送、利器放入利器盒
解除隔离	临床症状好转或治愈	临床症状好转或治愈;连续2次培养阴性	临床症状好转或治愈

要点荟萃

1. **多重耐药菌(MDRO)** 主要是指对临床使用的三类或三类以上抗菌药物同时呈现耐药的细菌,包括泛耐药和全耐药。临床常见MDRO包括耐甲氧西林金黄色葡萄球菌(MRSA)、耐万古霉素肠球菌(VRE)、产超广谱β-内酰胺酶(ESBLs)肠杆菌科细菌(如大肠埃希菌和肺炎克雷伯菌)、耐碳青霉烯类肠杆菌科细菌、多重耐药铜绿假单胞菌(MDR-PA)、多重耐药鲍曼不动杆菌(MDR-AB)等。

2. **MDRO的防控措施** ①加强多重耐药菌医院感染管理:重视多重耐药菌医院感染管理,加强对医务人员医院感染预防与控制知识的教育和培训;②强化预防与控制措施:加强医务人员手卫生,严格实施隔离措施,遵守无菌技术操作规程,加强清洁和消毒工作;③严格执行抗菌药物临床使用原则;④建立和完善对多重耐药菌的监测。

(陈 琼 罗 玲)

第六节　防护等级及隔离防护服穿脱流程

1. 医务人员的分级防护要求

详见表 4-6-1。

表 4-6-1　医务人员的分级防护要求

防护级别	使用情况	防护用品									
		外科口罩	医用防护口罩	防护面屏或护目镜	手卫生	乳胶手套	工作服	隔离衣	防护服	工作帽	鞋套
一般防护	普通门/急诊、普通病房医务人员	+	–	–	+	±	+	–	–	–	–
一级防护	发热门诊与感染科医务人员	+	–	–	+	+	+	+	–	+	–
二级防护	进入疑似或确诊经空气传播疾病患者安置地或为患者提供一般诊疗操作	–	+	±	+	+	+	±★	±★	+	+
三级防护	为疑似或确诊患者进行产生气溶胶操作时	–	+	+	+	+	+	–	+	+	+

注："+"，应穿戴的防护用品；"–"，不需穿戴的防护用品；"±"，根据工作需要穿戴的防护用品；"±★"，为在二级防护级别中，根据医疗机构的实际条件，选择穿隔离衣或防护服。

2. 感染防控防护服穿戴流程

（1）物资准备：N95 口罩、一次性帽子、一次性裤套、防护服、鞋套 2 双、护目镜、面屏、手套 3 双、一次性手术衣 2 件、对讲机 1 套（污染区用）、产房/手术室检验用咽拭子 6 根（须做好标识）、免洗手消毒剂，见图 4-6-1。

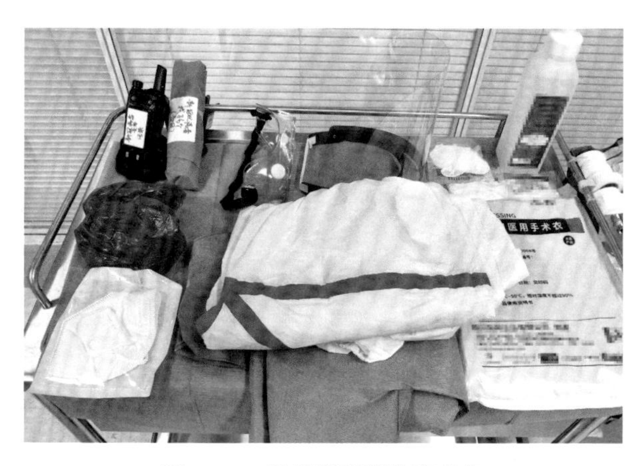

图 4-6-1　防护服穿戴物资准备

（2）感染防控防护服穿戴流程，见图 4-6-2A~L。

此时，防护装置已穿戴完毕，但因需要进入手术室处理新生儿，因此需要按无菌操作的要求着相应穿着，见图 4-6-2M~O。

准备完毕后进入手术间，按规范处理新生儿，准备转移新生儿；将新生儿抱至通道处，另一工作人员 B 协助打开暖箱门，在不接触暖箱外表面下放入新生儿，工作人员 B 关闭暖箱门，见图 4-6-2P~Q。

退出手术室，计划脱一次性手术衣、手套及外层鞋套（每一步必须喷手进行手卫生），见图 4-6-2R~T。

（3）脱感染防控防护服流程：下班脱防护装置，每脱一个物品均须喷手一次，见图 4-6-3A~N。

声明：所有图片均为四川大学华西第二医院新生儿科医务人员结合本科室临床实际情况进行拍摄，仅供广大医务工作者参考。

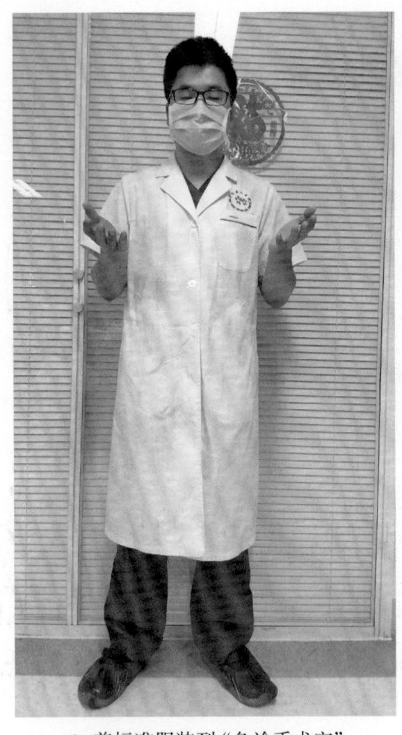

A. 着标准服装到“急诊手术室”

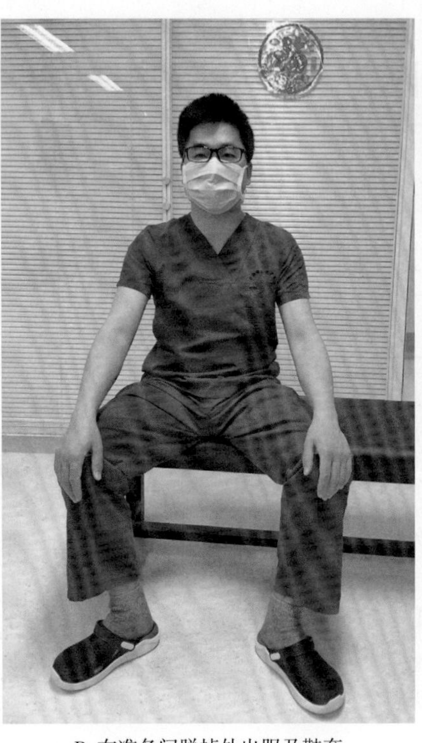

B. 在准备间脱掉外出服及鞋套

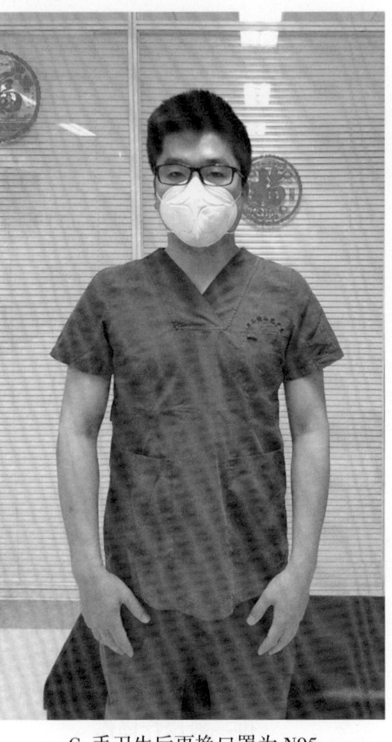

C. 手卫生后更换口罩为 N95

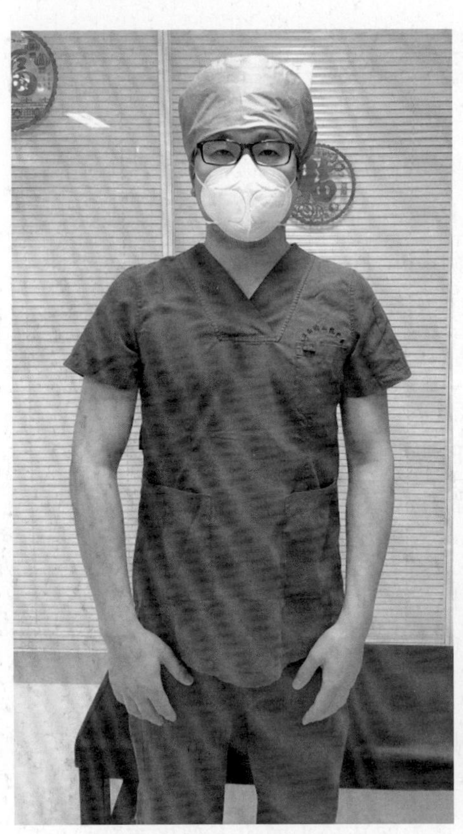

D. 戴一次性帽子

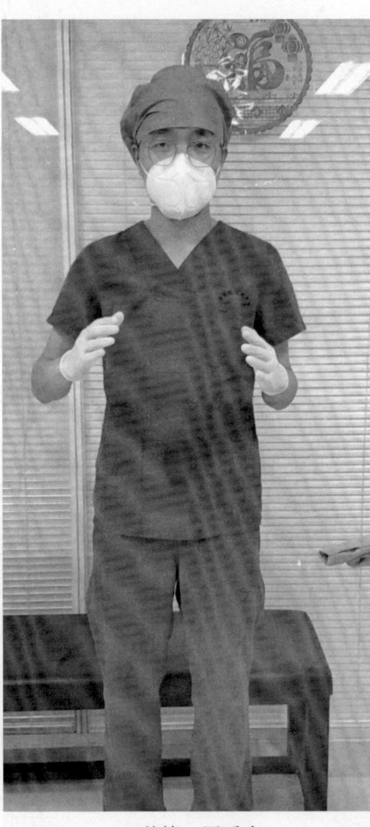

E. 戴第一层手套

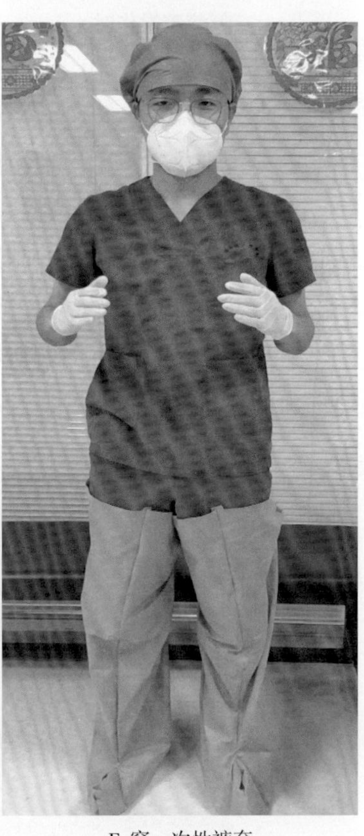

F. 穿一次性裤套

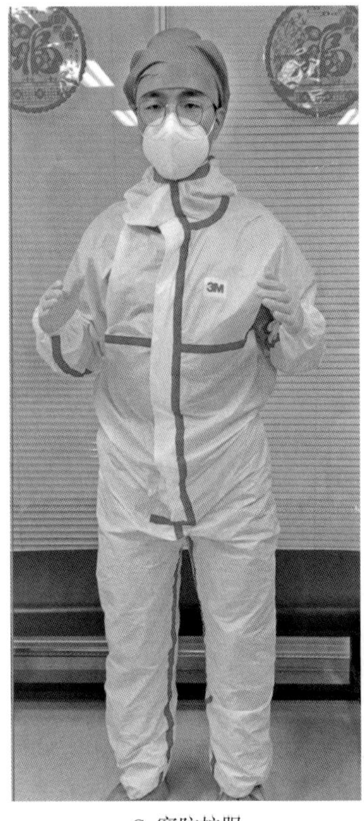

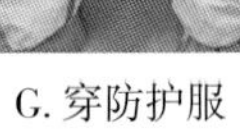
G. 穿防护服

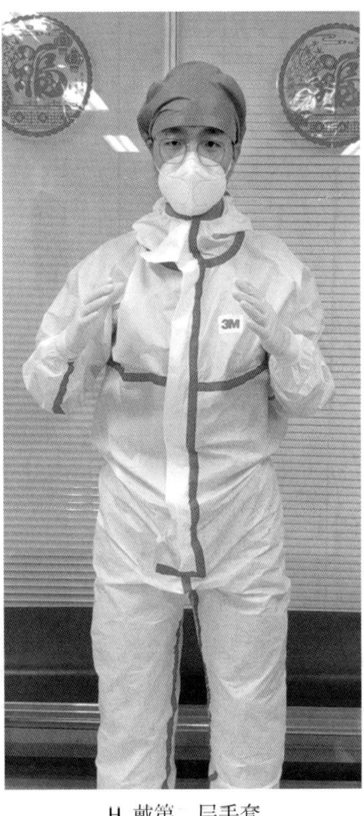

H. 戴第二层手套

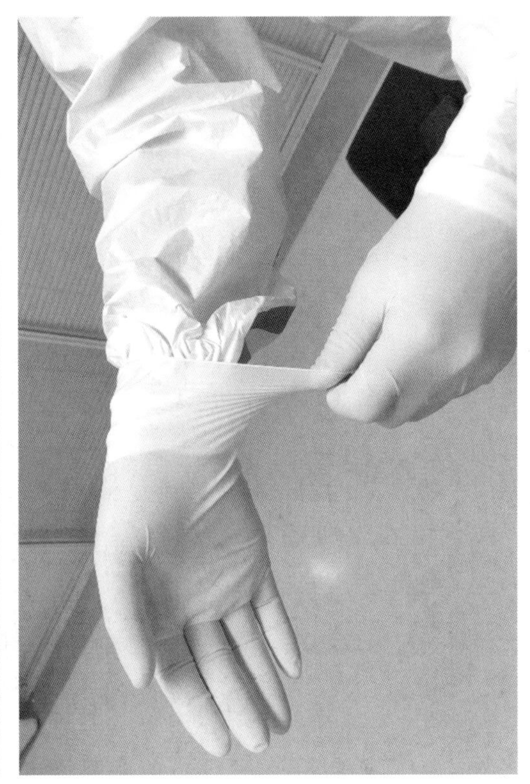

I. 第二层手套压住袖口

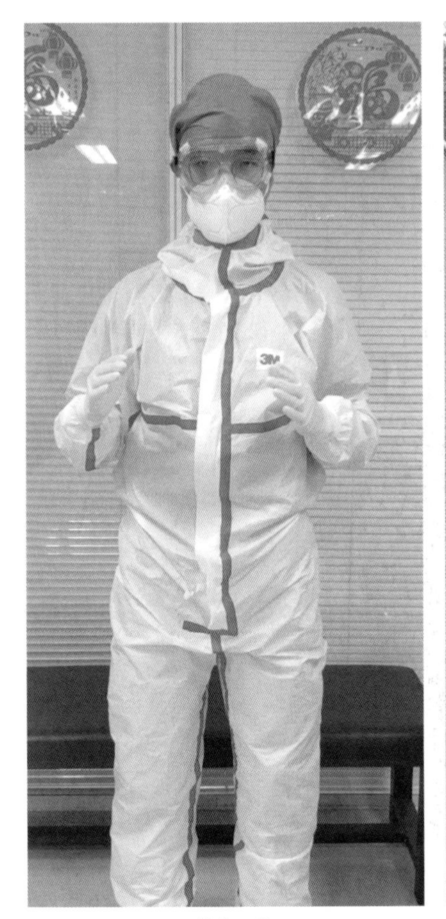

J. 戴护目镜

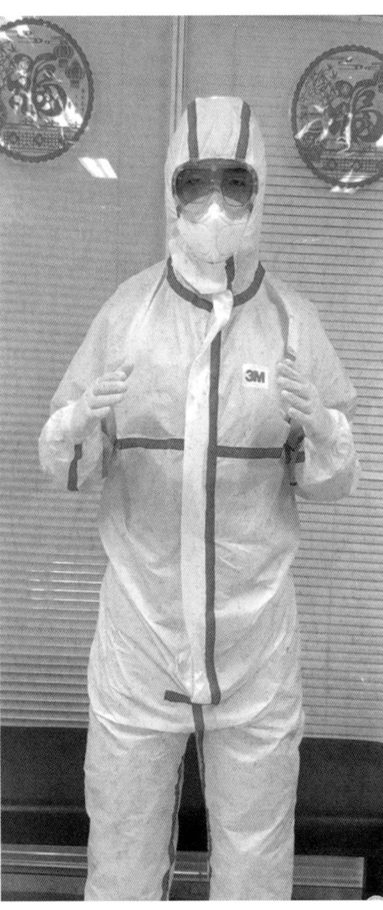

K. 将防护服帽子带上

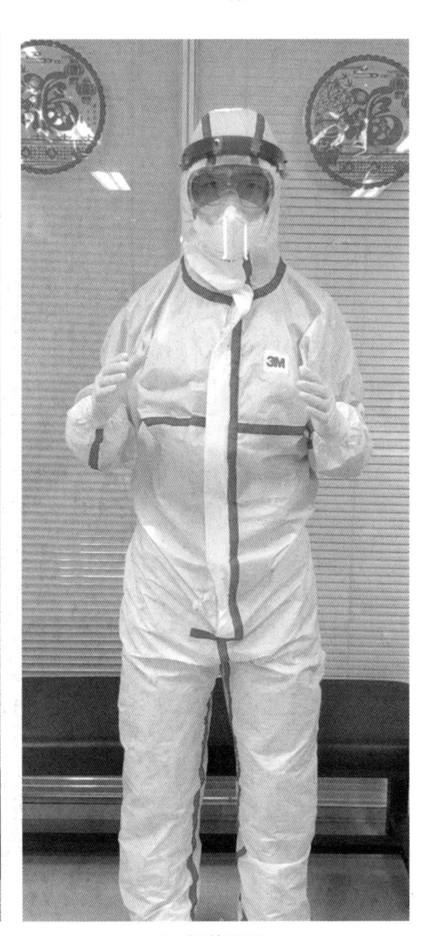

L. 佩戴面屏

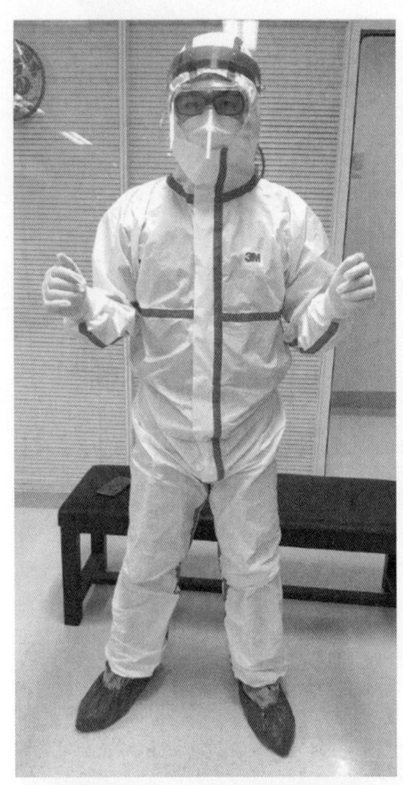

M. 穿鞋套 2 层（便于出手术室脱 1 层）

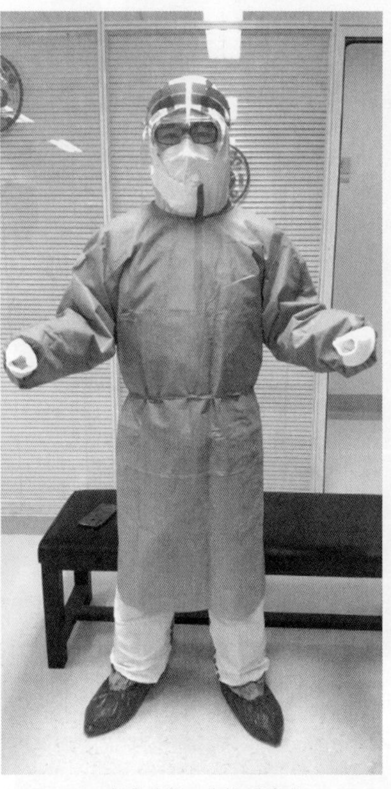

N. 喷手后穿一次性手术衣

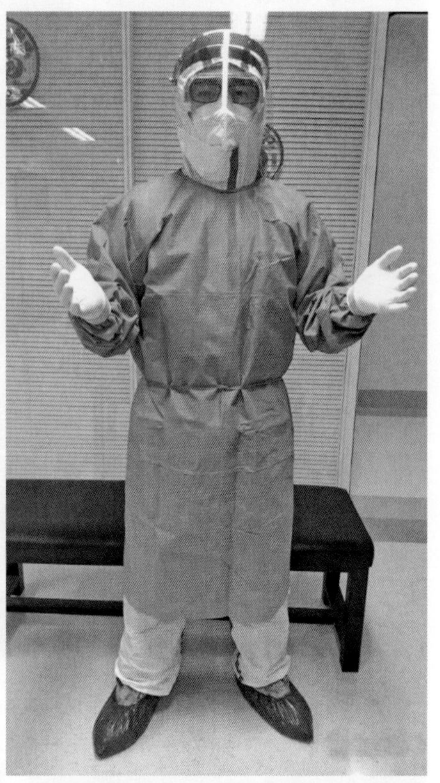

O. 无菌法戴第三层手套（套住手术衣袖口）

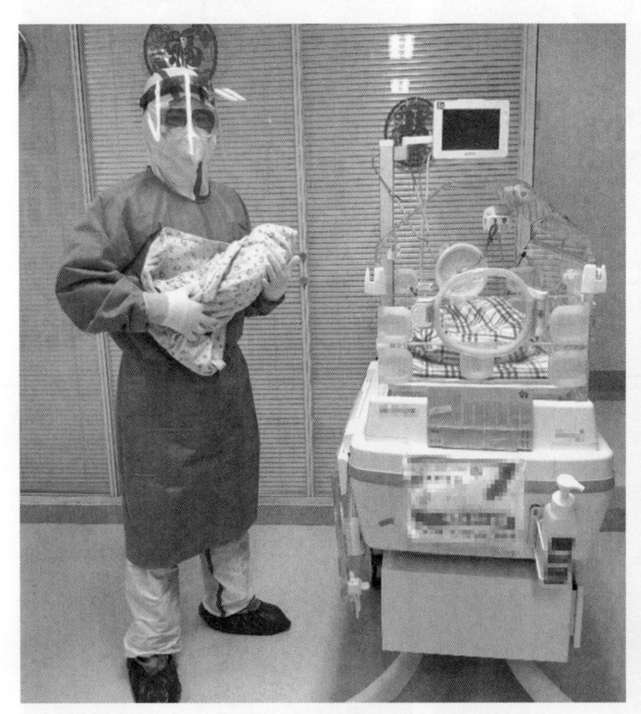

P. 准备转移新生儿

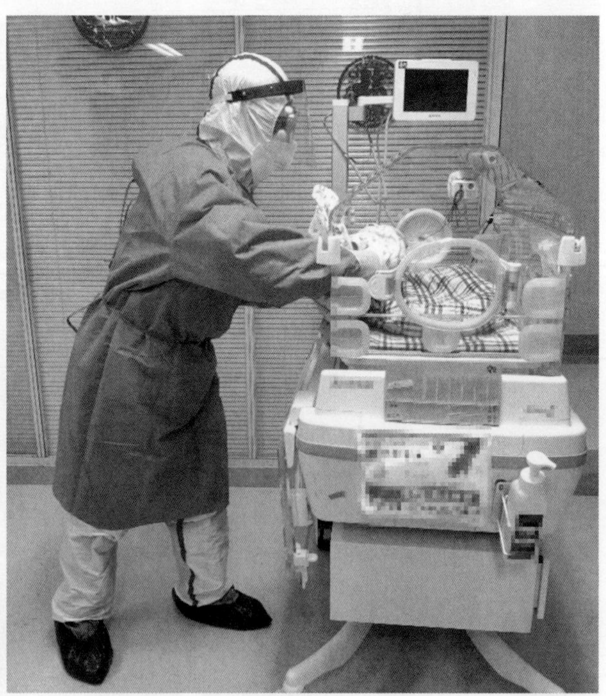

Q. 将新生儿放入暖箱

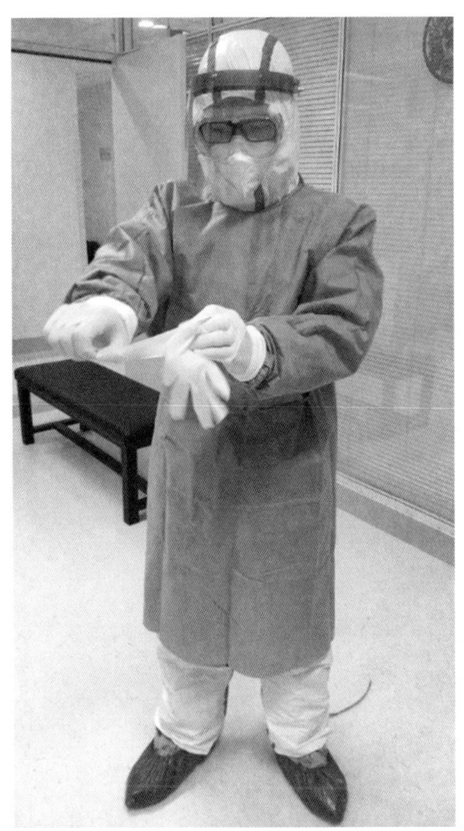
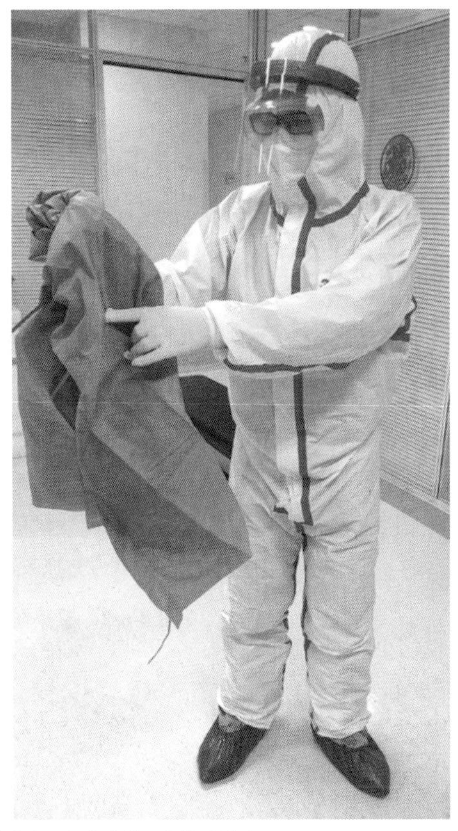

R. 脱外层鞋套，喷手后脱外层手套；喷手后脱一次性手术衣

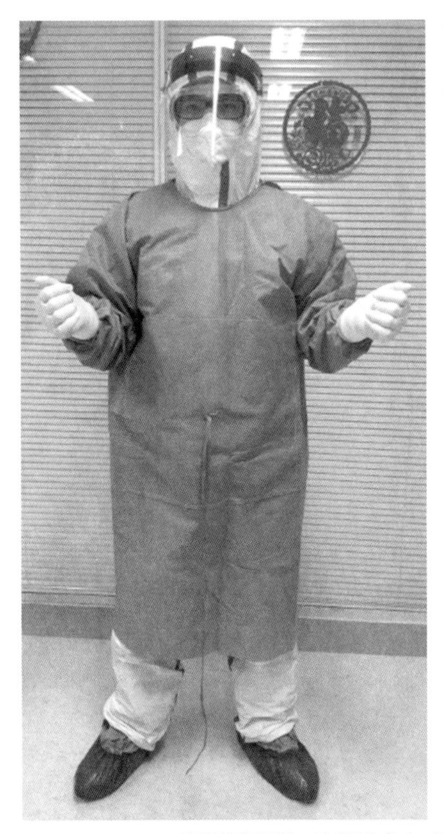
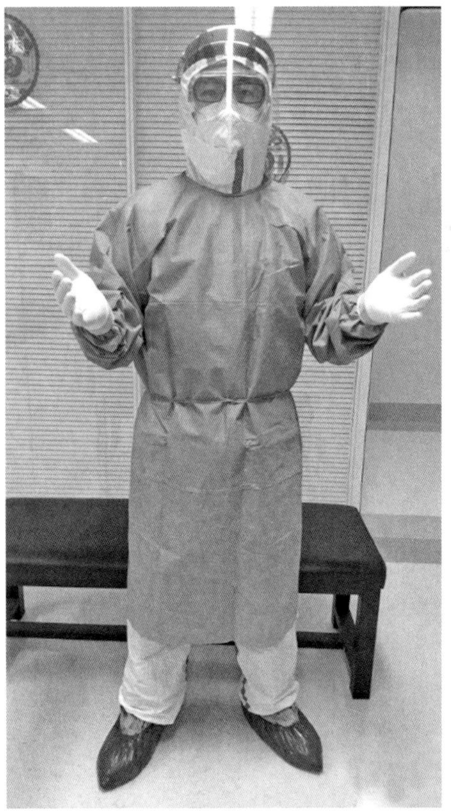

S. 喷手后重新穿一次性手术衣；重新戴第三层手套（套住手术衣袖口）

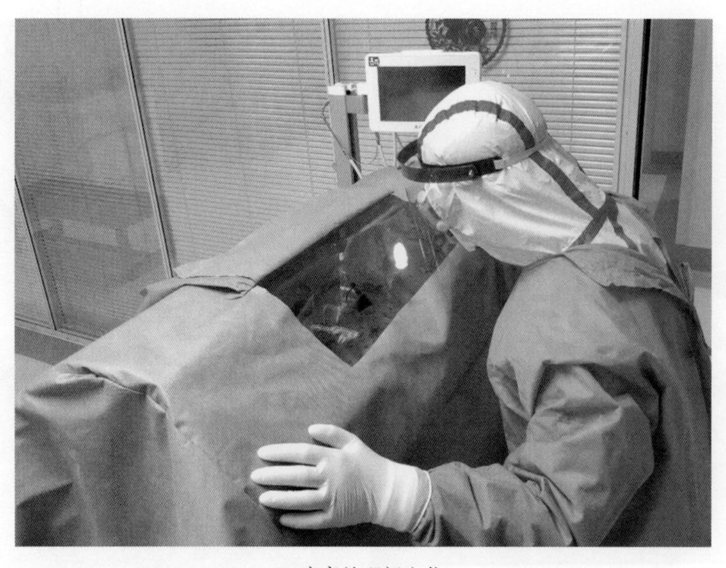

T. 床旁处理新生儿

图 4-6-2　感染防控防护服穿戴流程

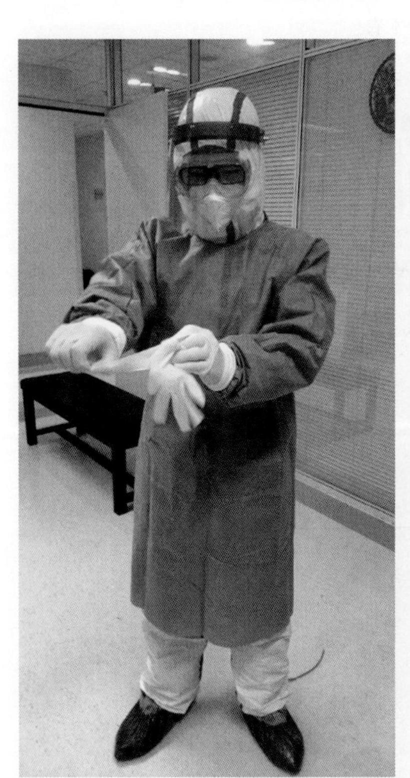

A. 脱去第三层手套

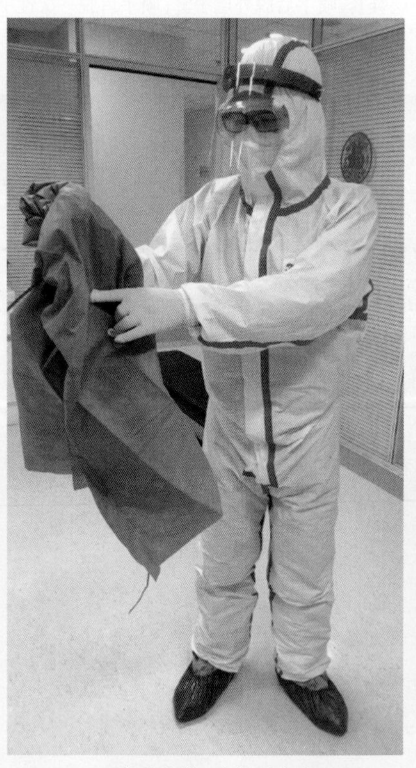

B. 喷手后脱一次性手术衣

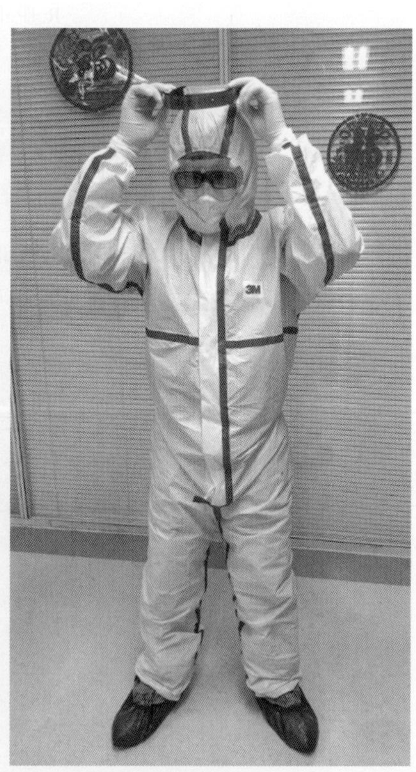

C. 喷手后脱面屏

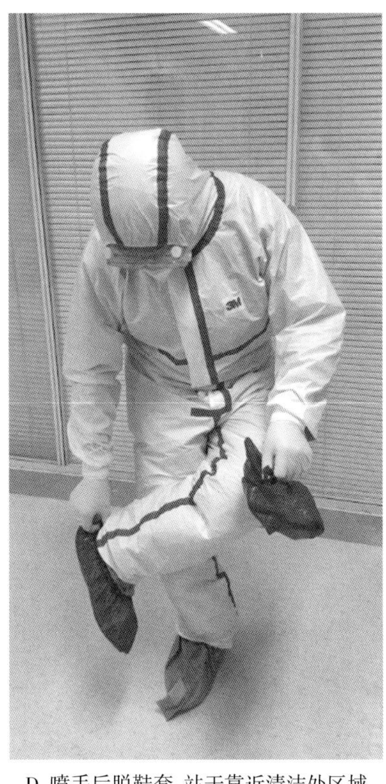

D. 喷手后脱鞋套，站于靠近清洁处区域

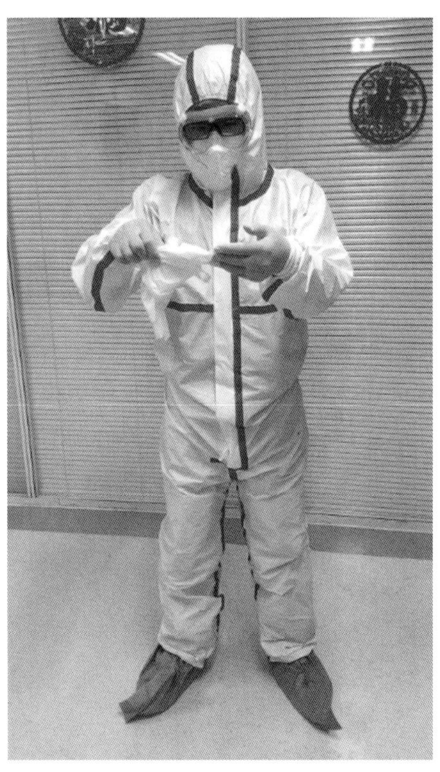

E. 喷手后脱下第二层手套

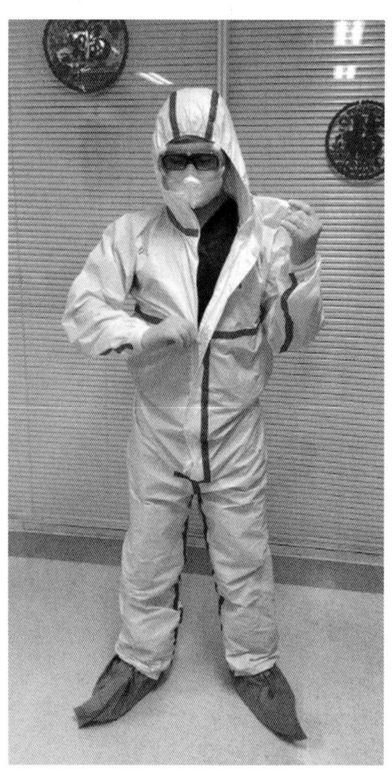

F. 喷手后打开防护服拉链

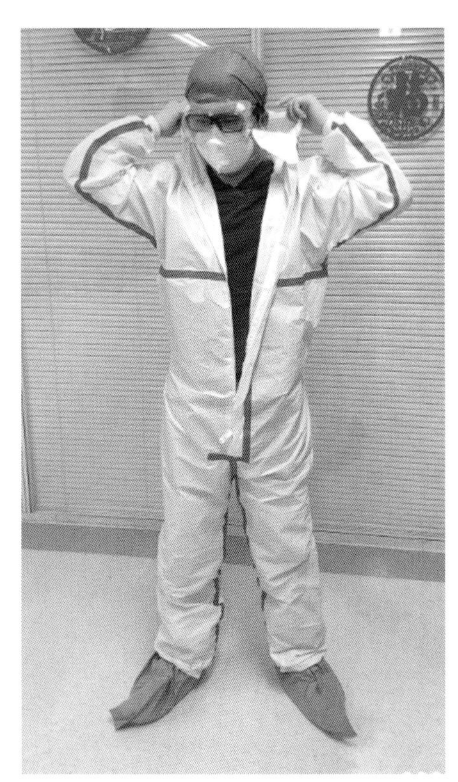

G. 喷手后取下防护服帽子

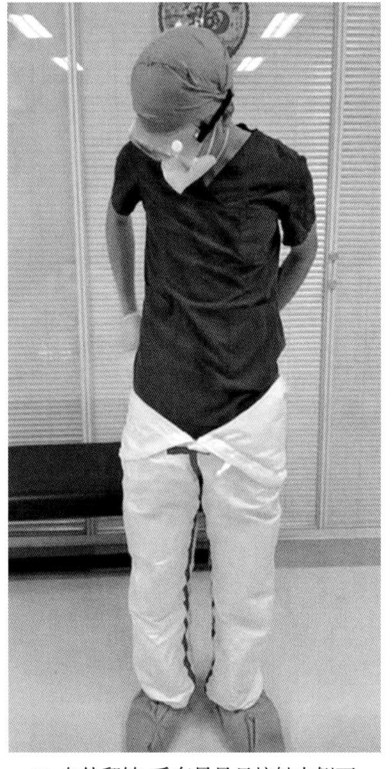

H. 向外翻转，手套尽量只接触内侧面

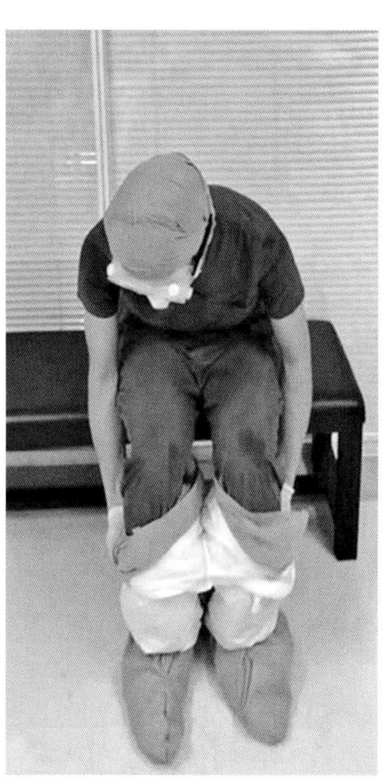

I. 顺着内侧面脱下裤套

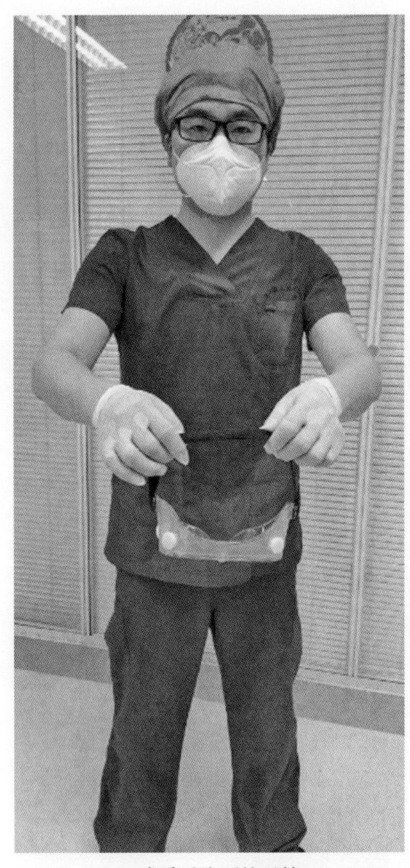

J. 喷手后取下护目镜

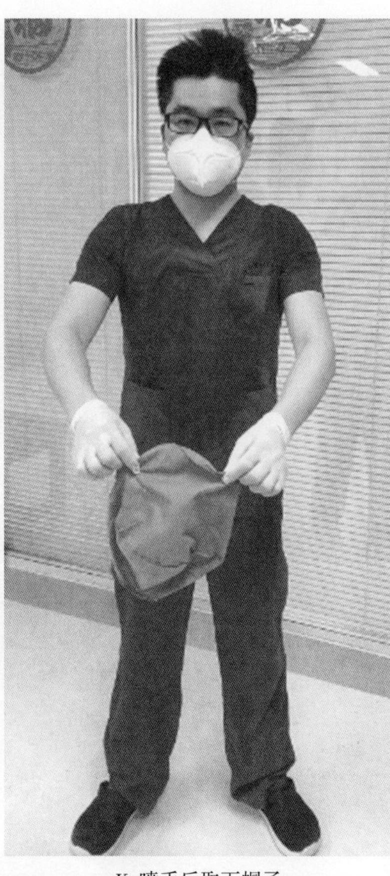

K. 喷手后取下帽子

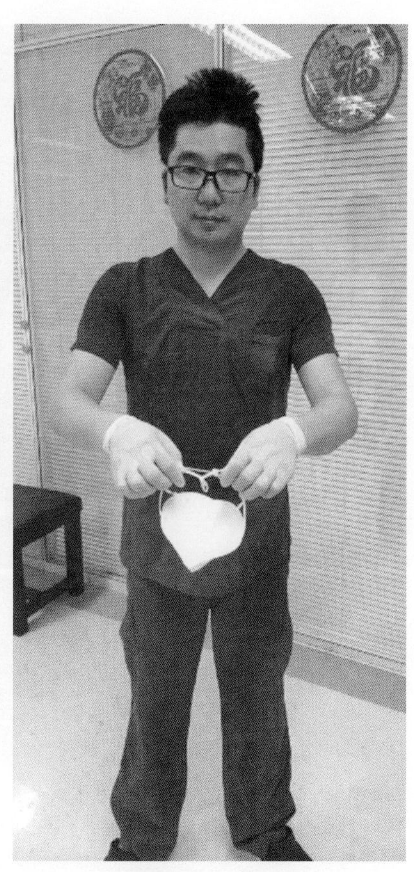

L. 喷手后取下 N95 口罩

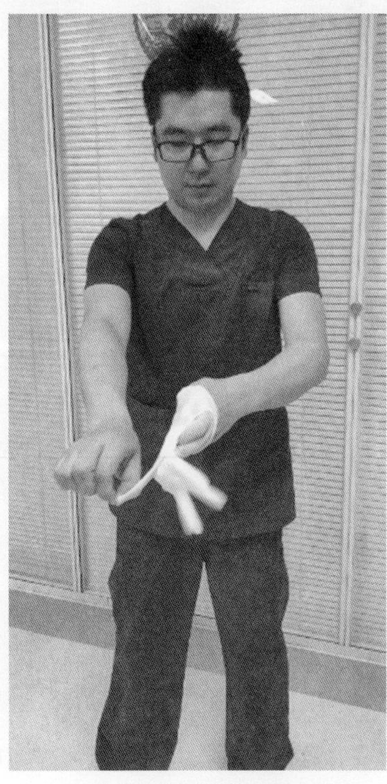

M. 喷手后取下最后一层手套

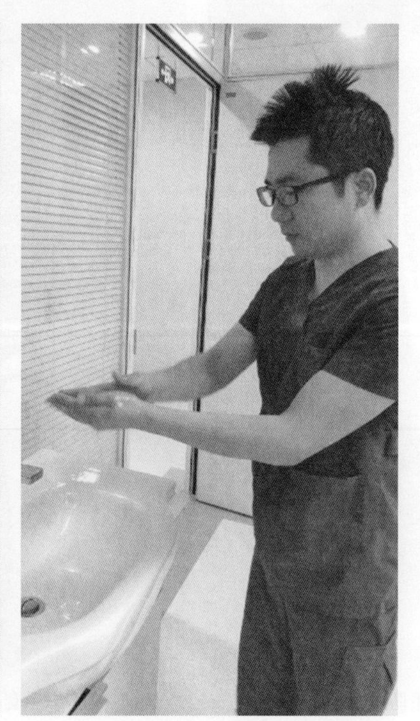

N. 流动水下洗手，根据情况淋浴后回归普通病房或回家

图 4-6-3　脱防护服流程

（陈 琼　程 红）

参考文献

[1] MCCARTHY M, 陈丽. 美国疾病预防和控制中心报告: 医院内获得性感染在减少. 英国医学杂志 (中文版), 2015, 18 (5): 249-250.

[2] 钟振锋, 荣丽娟, 侯铁英.《医院感染暴发控制指南》解读. 中华医院感染学杂志, 2017, 27 (16): 3616-3619, 3634.

[3] 王力红, 赵霞, 张京利. 中华医院感染学杂志《重症监护病房医院感染预防与控制规范》解读. 中华医院感染学杂志, 2017, 27 (15): 3361-3365, 3391.

[4] 黄勋, 邓子德, 倪语星, 等. 多重耐药菌医院感染预防与控制中国专家共识. 中国感染控制杂志, 2015, 14 (1): 1-9.

[5] 李淑涓, 蒋思远, 张羿, 等. 新生儿重症监护室出生胎龄<34 周早产儿呼吸机相关肺炎的多中心流行病学调查. 中华儿科杂志, 2017, 55 (3): 182-187.

[6] Kollef M H. Clinical presentation and diagnostic evaluation of ventilator-associated pneumonia [EB/OL]. [2023-11-13]. https://www. uptodate. com/contents/clinical-presentation-and-diagnostic-evaluation-of-ventilator-associated-pneumonia

[7] 于翠香, 王西艳.《中国成人医院获得性肺炎与呼吸机相关性肺炎诊断和治疗指南 (2018 年版)》解读. 中国医刊, 2021, 56 (9): 951-953.

[8] 中国医师协会新生儿科医师分会循证专业委员会, 中国医师协会新生儿科医师分会呼吸专业委员会. 2020 新生儿机械通气时气道内吸引操作指南. 中国当代儿科杂志, 2020, 22 (6): 533-542.

[9] 中国医师协会新生儿科医师分会循证专业委员会. 新生儿经外周置入中心静脉导管操作及管理指南 (2021). 中国当代儿科杂志, 2021, 23 (3): 201-212.

[10] 儿童静脉输液治疗临床实践循证指南工作组. 儿童静脉输液治疗临床实践循证指南. 中国循证儿科杂志, 2021, 16 (1): 1-42.

[11] 邵肖梅, 叶鸿瑁, 丘小汕. 实用新生儿学. 5 版. 北京: 人民卫生出版社, 2019.

[12] 洪涵涵, 彭飞. 中央导管相关血流感染防控最佳护理实践——《导管相关感染防控最佳护理实践专家共识》系列解读之二. 上海护理, 2019, 19 (12): 1-5.

[13] Gorski L A. The 2016 Infusion Therapy Standards of Practice. Home Healthcare Now, 2017, 35 (1): 10-18.

[14] Practice Guidelines for Central Venous Access 2020: An Updated Report by the American Society of Anesthesiologists Task Force on Central Venous Access. Anesthesiology, 2020, 132 (1): 8-43.

[15] 中国新生儿重症监护室协作性质量改进研究协作组. 2015 至 2018 年中国 25 家医院新生儿重症监护室早产儿中心导管相关性血流感染发生率的横断面调查. 中国循证儿科杂志, 2019, 14 (4): 241-246.

[16] Klapdor B, Ewig S. Ventilator-associated pneumonia. Dtsch Med Wochenschr, 2014, 139 (6): 251-254.

[17] Tan B, Zhang F, Zhang X, et al. Risk factors for ventilator-associated pneumonia in the neonatal intensive care unit: a meta-analysis of observational studies. Eur J Pediatr, 2014, 173 (4): 427-434.

[18] Giuffrè M, Geraci D M, Bonura C, et al. The increasing challenge of multidrug-resistant gram-negative bacilli: results of a 5-year active surveillance program in a neonatal intensive care unit. Medicine (Baltimore), 2016, 95 (10): e3016.

[19] 中华人民共和国医政医管局. 国卫医函〔2021〕238 号——关于印发医疗废物分类目录 (2021 年版) 的通知. 2021.

[20] 中华人民共和国法规司. 中华人民共和国卫生部令 (第 36 号)——医疗卫生机构医疗废物管理办法. 2003.

[21] Paioni P, Kuhn S, Strässle Y, et al. Risk factors for central line-associated bloodstream infections in children with tunneled central venous catheters. Am J Infect Control, 2020, 48 (1): 33-39.

[22] 中华人民共和国卫生部. 多重耐药菌医院感染预防与控制技术指南 (试行). 中国危重病急救医学, 2011, 23 (2): 65.

[23] WS/T 592—2018, 医院感染预防与控制评价规范. 中华人民共和国国家卫生健康委员会, 2018.

[24] WS/T 525—2016, 医院感染管理专业人员培训指南. 中华人民共和国国家卫生健康委员会, 2016.

[25] WS/T 313—2019, 医务人员手卫生规范. 中华人民共和国国家卫生健康委员会, 2019.

第五章
新生儿医源性皮肤损伤评估及管理

导读与思考：

皮肤是人体最大的器官，其屏障功能主要为对水分的调节平衡及防止外源物质的入侵，而临床的操作常可引起医源性皮肤损伤。因此，评估皮肤损伤的风险因素，有针对性地采取防范措施，使皮肤的屏障功能处于完整的最佳状态是降低医源性皮肤损伤的重要措施。

1. 新生儿的皮肤组织是如何构成的？有哪些特点？
2. 什么是医源性皮肤损伤？常见的医源性皮肤损伤有哪些类型，会造成什么后果？
3. 医源性皮肤损伤的风险因素包括哪些？如何进行防范？
4. 什么是湿性治疗？有哪些优点？如何应用于医源性皮肤损伤？
5. 常见新型功能性敷料包括哪些？如何选择？

在过去的50年中，新生儿重症监护的诊疗技术显著提高，新生儿的照护技术也越来越精细化，但医源性皮肤损伤仍然存在。早产或者疾病患儿入住NICU后，其皮肤就处于易损伤的高风险环境中。近年来，虽然新生儿尤其是早产儿的存活率大大提升，甚至胎龄22~26周的早产儿都得以存活，但需要在NICU住很长时间并接受较多有创性操作，因此，维持早产儿皮肤的完整性就显得尤为重要，需要高水平、精细化的护理措施来预防医源性皮肤损伤的发生。

第一节　新生儿的皮肤组织结构及生理功能

一、新生儿的皮肤生理结构

皮肤由表皮、真皮及皮下组织组成，并包含丰富的血管、神经和淋巴管，还有皮肤附属器，如皮脂腺、汗腺、毛发和指/趾甲。足月新生儿的皮肤面积约0.21m^2，厚度约1mm，皮肤重量约为体重的5%~6%，早产儿的皮肤重量约为体重的13%。

1. 表皮　由形状、大小不同的5层上皮细胞组成，在真皮上的一层称基底层，也叫母层，由此不断增殖，向上延伸，根据其形态不同，其余4层上皮细胞分别叫棘层、粒层、透明层和角质层。新生儿基底细胞增生很快，而粒层很薄，透明层不显著，角质层非常薄，容易脱落，形成生理性脱屑。新生儿角质层厚度比成人薄30%，表皮厚度约占皮肤总厚度的1/20，比成人薄20%，早产儿的表皮则更薄，角质层细胞小，皮肤的合水能力不完善。由于这些组织结构特点，导致新生儿表皮防护功能比成人差，极易损伤而成为病原菌入侵人体的门户；也因为表皮薄，新生儿的皮肤渗透和吸收作用较大，在使用外用药时需注意药物浓度，否则容易因吸收过量而致不良反应。

2. 真皮 真皮是由胶原纤维和弹性纤维组成，接近表皮部分称为乳头层，其下为网状层，两者之间无明显界限，纤维束的大小是逐渐变化的，而最终的纤维束大小比成人细；此外，弹力纤维较细，在结构上不太成熟；新生儿真皮结缔组织整体发育不成熟，真皮乳头较平，血管丰富，毛细血管充血，使新生儿皮肤呈红色；真皮因缺乏弹性，摩擦时容易导致损伤。

3. 皮下组织 位于真皮的下方，由疏松的纤维组织和脂肪细胞组成，脂肪含量多少因部位不同而有所差异。足月新生儿含棕色脂肪组织较多（胎龄26周时开始分化，占体重的2%~6%），每克棕色脂肪组织每分钟可释放热能105kJ（25kcal），因此，冬天寒冷时，与足月儿相比，早产儿更容易发生寒冷损伤。

二、新生儿皮肤组织的特点

1. 皮肤屏障功能不全 皮肤最重要的功能是对抗干燥和恶劣的外界环境，即皮肤的屏障功能主要体现为对水分的调节平衡能力和防止外源物质入侵的能力。新生儿皮肤结构不完善，角质层薄、角质细胞小以及致密的皮纹结构使皮肤表面积增加等特点，致使皮肤屏障功能也会较成人弱，加之新生儿体表面积与体重之比较成人大3~5倍，药物分子经屏障功能较弱的皮肤渗透得更直接，吸收也比成人多。早产儿的皮肤通透性更高，出生后2周才有正常的屏障功能。因此，当存在有害物质或过敏物质刺激时，皮肤反应也更加强烈。

2. 皮肤pH偏中性 皮肤pH的构成因素包括皮脂分泌、汗液、乳酸及氨基酸等。成人皮肤pH为弱酸性（4.5~6.7），酸性的皮肤环境非常重要，可防止某些病原体和其他微生物入侵，与屏障功能和修复密切相关。新生儿出生时皮肤pH接近中性（由于部位差异波动于6.6~7.5），这可能与刚从羊水环境（pH=7.4）中出来有关。从出生后第2天，皮肤pH就开始下降，出生后1个月内持续降低，直至出生后3个月保持相对稳定。总体来说，新生儿的皮肤pH仍然高于成人，尤其是在较为潮湿的尿布区域。因此，新生儿皮肤受刺激发炎的比例很高，而皮肤刺激的发生将进一步导致皮肤通透性增高，从而引起微生物的二次入侵。

要点荟萃

1. 新生儿皮肤生理结构特点 ①表皮：角质层薄、细胞小，皮肤的合水能力不完善，防护功能比成人差，易损伤而成为病原菌入侵的门户；皮肤渗透和吸收作用较大，外用药时容易导致吸收过量而致不良反应。②真皮：结缔组织发育不成熟，真皮乳头较平，血管丰富，毛细血管充血，使新生儿皮肤呈红色；真皮也缺乏弹性，容易摩擦受损。③皮下脂肪：足月儿含棕色脂肪较早产儿多，早产儿在环境温度明显下降时容易发生寒冷损伤综合征。

2. 新生儿皮肤组织的特点 ①皮肤屏障功能不全，体表面积与体重之比是成人的3~5倍，易造成药物分子经皮肤渗透入体内。早产儿皮肤通透性更高，出生后2周才有正常屏障功能，当存在有害物质和过敏物质刺激时，皮肤反应更加强烈。②皮肤pH偏中性，受刺激容易发炎，进一步增高皮肤通透性，从而引起微生物的二次入侵。

（陈 琼 闫地瑞）

第二节　新生儿医源性皮肤损伤防范与管理

一、医源性皮肤损伤概述

1. 定义　医源性皮肤损伤是由于医疗活动中操作不当或仪器故障所造成的与原发病无关的皮肤损伤，主要表现为皮肤发红、表皮破损、角质层缺失、压力性损伤等。新生儿住院期间由于有创性操作、药物输入和固定黏胶移除等，在诊断与治疗的同时可能伴随着与皮肤疾病无关的皮肤损伤风险。

2. 发生率　由于新生儿特殊的皮肤组织生理结构及特点，NICU 新生儿皮肤损伤发生率较高，尤其是≤32 周的早产儿，其皮肤角质层非常薄，发生皮肤损伤的概率更高。据报道，国内 NICU 患儿医源性皮肤损伤发生率为 15.10%，其中胎龄<29 周的早产儿发生率为 36.80%；国外 NICU 患儿医源性皮肤损伤发生率为 18.04%，其中胎龄 24~27 周的早产儿发生率高达 57.00%。国内学者肖晓玲等报告了 15 所医院新生儿护理不良事件构成，皮肤损伤占首位，达 42.51%；程红等的研究结果也表明，医源性皮肤损伤发生高风险的患儿在干预前的医源性皮肤损伤发生率为 34.5%。

3. 高危因素

(1) 皮肤发育不全：新生儿表皮角化层很薄，易于脱皮；表皮与真皮之间基底膜的结缔组织和弹力纤维发育不良，基底膜细嫩而疏松，皮肤屏障作用弱，皮肤娇嫩，受外界的不良刺激后易发生皮肤损伤。

(2) 侵袭性操作多：危重新生儿、早产儿尤其是极低、超低出生体重儿，因原发疾病重、体质虚弱或体重轻、生长发育差，在对其救治过程中由于侵袭性操作增加，极易发生医源性皮肤损伤。

4. 高危人群及高危环节

(1) 高危人群：①出生胎龄≤32 周；②出生体重≤1 500g 的早产儿；③所有接受无创辅助通气的患儿；④有创机械通气患儿；⑤实施造瘘术或其他外科术后的患儿；⑥禁食患儿；⑦体重过胖，皮肤皱褶较多的患儿；⑧昏迷患儿；⑨高度水肿或重度营养不良极度消瘦的患儿；⑩亚低温治疗、体外膜肺氧合（extracorporeal membrane oxygenation，ECMO）等危重患儿需限制体位；⑪其他使用仪器设备与皮肤有直接接触并产生压力的情况。符合任意一条即可确诊为医源性皮肤损伤的高危人群。

(2) 高危环节：①撕取透明敷贴时（如固定留置针、更换 PICC 敷料等）；②输注血液制品时；③进行头皮静脉穿刺需剃除头发时；④患儿接受侵入性操作时；⑤患儿接受光照疗法时；⑥更换血氧饱和度探头 / 肤温传感器探头时。

5. 对患儿的影响

(1) 延长住院日：严重的医源性皮肤损伤愈合较缓慢，可导致住院时间延长，增加家属经济负担，甚至导致新生儿发生感染或败血症。国外学者 Zsanett 等的一项回顾性调查研究显示，发生医源性皮肤损伤组的患儿住院时间为 32.2 天，未发生医源性皮肤损伤的患儿住院时间为 18.3 天，差异有统计学意义（P=0.001）。

(2) 增加感染风险：病原体聚集在损伤的皮肤表面，容易从角质层侵入体内引起败血症，加重患儿病情，不利于患儿疾病恢复。

(3) 患儿家属满意度下降：严重的皮肤损伤有可能导致永久性瘢痕和功能异常，甚至导致医疗纠纷。

二、常见医源性皮肤损伤类型及护理要点

1. 尿布皮炎 又称为尿布疹，指新生儿尿布或纸尿裤覆盖区域的刺激性接触性皮炎，通常发生于直接接触尿布或纸尿裤的皮肤表面，由尿液、粪便的长时间刺激或肥皂、清洗液的残留所致。

护理要点：①每次更换纸尿裤时均使用柔软的棉布或不含化学刺激的湿巾蘸清洁的温水清洁臀部皮肤；②在更换尿布/纸尿裤时，为确保婴儿的臀部皮肤保持干燥，建议每1~3小时更换一次，或根据需要随时更换，并选择具有良好吸水性的尿布/纸尿裤；③臀部表面若有难以清除的干燥粪便时，可用中性洁肤液清洗皮肤表面；④可选择使用液体敷料、润肤剂、鞣酸软膏等具有屏障作用的护肤产品；⑤腹泻增加了粪便、尿液和皮肤接触的频率和时间，在行病因治疗的同时按需更换纸尿裤，并进行臀部皮肤清洗，保持干爽。

2. 医用黏胶相关皮肤损伤（medical adhesive related skin injury，MARSI） 医用黏胶被移除后，皮肤出现持续>30分钟的红斑，伴或不伴水泡、糜烂或撕裂等皮肤异常。MARSI是NICU极低出生体重儿皮肤破损的首要因素，发生率为8%~17%。

（1）合理选择医用黏胶：根据预期用途、解剖位置和皮肤环境选择医用黏胶产品，如：血管通路固定选择透明的聚乙烯敷料；面部使用医用黏胶时，适宜选择含有硅酮的黏胶产品；水肿的皮肤环境选择延展性好的黏胶产品。避免使用黏附力过强的黏胶产品。

（2）医用黏胶使用前：保持皮肤清洁和干爽；选择不含酒精的皮肤隔离保护剂，在皮肤和敷贴之间形成一层保护面，减少MARSI的风险；固定各种导管和插管前使用水胶体敷料贴于固定部位；对于体重<1 500g的早产儿，在血管通路建立后，使用聚乙烯透明敷贴前，应在皮肤表面涂无菌皮肤保护膜。

（3）医用黏胶的粘贴原则：①无张力粘贴法；②顺着皮肤的纹理粘贴；③需要在关节附近粘贴时，关节屈伸不受限。

（4）去除医用黏胶的方法：采用180°平行去除敷贴、胶布、水胶体敷料，有条件者可考虑使用医用黏胶去除剂浸湿粘贴区域皮肤表面，最大限度地减轻患儿疼痛感，减少由移除黏胶所导致的皮肤损伤。

3. 医疗器械相关压力性损伤 由诊疗过程中有计划地使用医疗器械所导致。体外医疗器械在使用过程中产生的压力可能会对皮肤和/或皮下组织（包括黏膜）造成局部损伤。

（1）预防措施：①选择合适的器械尺寸和危害较小的材料；②定期评估器械下方和边缘的皮肤；③定期重新放置使用设备；④使用材料保护设备下方的皮肤等。

（2）胃管护理要点：①在不影响通气的情况下应尽量选择经鼻插入胃管，以利于经口喂养；②经鼻置入胃管时，应选择适合新生儿鼻孔大小的胃管，胃管与鼻孔内黏膜间留有间隙；③固定胃管时，使用水胶体敷料垫在胃管下，避免胶布直接固定于新生儿皮肤表面；④每次置入胃管时确保不对鼻或口周皮肤形成潜在的压迫风险；⑤普通胃管每3~5天更换1次，每次更换胃管时应更改胃管固定的位置。

（3）无创呼吸支持护理要点：①行无创通气时，选择与新生儿匹配的帽子、鼻塞或鼻罩型号；②鼻部、人中及面部两颊贴水胶体敷料；③帽子前沿盖在眉毛上方，并包住双耳及全部后脑勺，佩戴于正中位置，固定架位于头正中位；④发生器的2根细管正确卡在固定架内，固定架贴片扣在排气螺纹管上，固定松紧适宜；⑤鼻塞与鼻孔内黏膜留有间隙，避免将鼻塞的壶腹部全部塞入鼻腔；⑥根据患儿情况可选择鼻罩与鼻塞交替使用，尤其是出生体重<1 500g的早产儿；⑦每2~4小时取下鼻塞或鼻罩，用润肤油按摩鼻部皮肤。

（4）气管导管护理要点：①新生儿宜选择经口气管插管；②每4~6小时评估气管导管固定嘴角周围皮肤的完整性、皮肤颜色和皮肤张力；③固

定胶布粘贴前需在面部两颊贴水胶体敷料进行保护；④根据患儿情况选择每 3~5 天更换 1 次固定位置，左右嘴角交替进行。

(5) 引流管护理要点：①泡沫敷料使引流管不直接接触皮肤，并可吸收引流管分泌物的浸渍；②在泡沫敷料一边剪开至中心位置，沿中心点剪一小三角形 / 圆形，便于安置引流管，如图 5-2-1 所示；③引流管在皮肤的出口处周围用泡沫敷料进行皮肤的保护，再用弹性胶带将引流管固定于泡沫敷料上，如图 5-2-2 所示。

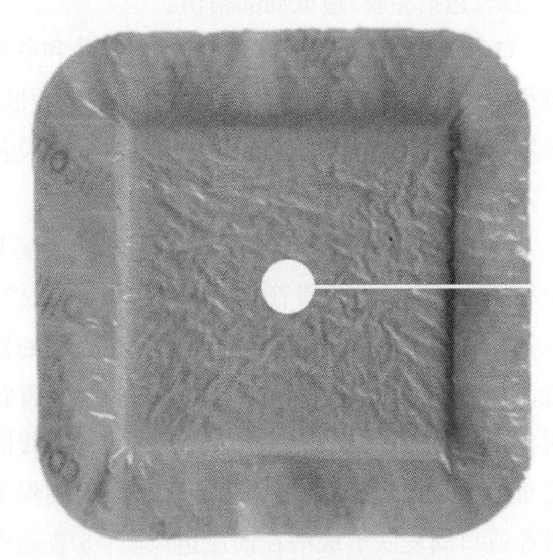

图 5-2-1　泡沫敷料裁剪方法

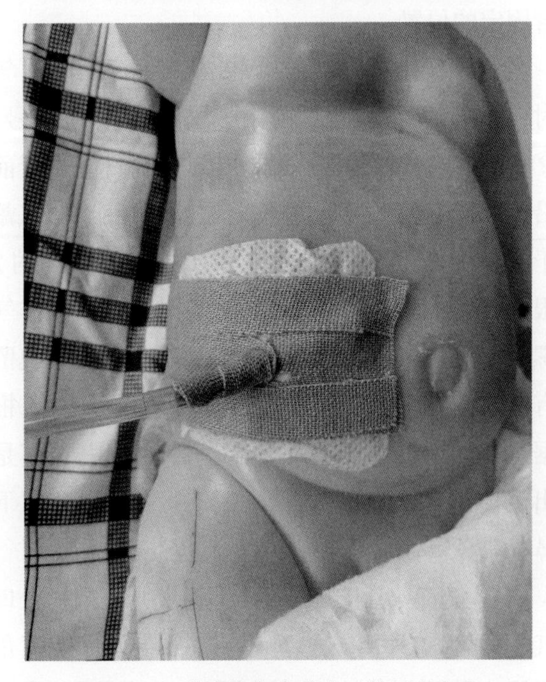

图 5-2-2　引流管在皮肤出口的固定方式

(6) 血管通路护理要点：①固定血管通路导管时，可先用无菌皮肤保护膜（如液体敷料）涂抹于皮肤表面进行保护，然后再采用无张力粘贴法行血管通路导管固定；②外周静脉留置针的肝素帽或无针输液接头处下方需垫水胶体敷料，以防止压力性损伤。

(7) 经皮血氧饱和度探头护理要点：①在手掌或脚掌粘贴一次性经皮血氧饱和度探头前，可先粘贴一圈人工皮 / 水胶体敷料保护皮肤，最后再粘贴血氧饱和度探头；②每 2~4 小时更换一次血氧饱和度探头位置；③当经皮血氧饱和度探头外露金属导丝或有损坏时应立即更换。

(8) 双面光疗箱护理要点：光疗时，患儿的足后跟、肘部等部位需要用泡沫敷料或者水胶体敷料进行保护，以防摩擦伤。

4. 药物渗漏　输液过程中由于多种原因致使输入的药液或液体渗出、外渗至正常血管通路以外的周围组织中。表现为肢体肿胀、发白，局部皮肤损伤、坏死，渗漏导致皮下组织钙化等。

(1) 外周静脉护理要点：①选择粗直的静脉进行穿刺置管；②血管位置：尽量避免将血管通路装置放置在难以固定的部位，如关节处；③药物理化性质：外周静脉血管通路应使用尽可能接近生理渗透浓度的药物，静脉营养液的糖浓度应 ≤12.5%，渗透浓度 <900mOsm/L，药物 pH 为 5~9；④留置时间：当出现滴速减慢或不滴、局部有渗出、穿刺点周围皮肤有发红等临床指征时需更换。

(2) 中心静脉护理要点

1) 静脉炎护理要点：①置管时动作要轻柔，缓慢送管，避免对血管壁造成过多刺激；②对于肢体部位的置管，应做好适当的固定和制动；③在中心静脉置管部位上方皮肤沿血管走向预防性贴水胶体敷料；④使用静脉输液过滤器（含脂肪乳的营养液使用孔径为 1.2μm 的静脉输液过滤器，不含脂肪乳的营养液使用孔径为 0.2μm 的静脉输液过滤器）。

2) 皮肤损伤敷料使用要点：①在粘贴敷料前，确保皮肤充分干燥，有条件时可使用无菌保护膜（如液体敷料）保护皮肤；②根据需要更换敷料，避免频繁更换，以防止对皮肤的进一步损伤；③更换敷料时，先用除胶剂浸湿敷料边缘，中央部分用生理盐水浸湿，然后由四周向中心缓慢且轻柔地揭开敷料。

5. 外科术后伤口类型及护理要点

(1) 清洁切口：无炎症，手术未进入消化道、呼吸道、泌尿生殖道，完全缝合的切口或只在需要时放置闭合式引流的切口。一般于术后 2~3 天打开敷料（可选择无菌纱布、水胶体敷料或泡沫敷料），消毒切口后更换敷料重新包扎，如无异常情况，至术后 7 天左右再更换敷料。

(2) 清洁污染切口：通过腔道与外界相通的组织或器官的择期手术切口，手术涉及消化道、呼吸道、泌尿生殖道，但无内容物溢出的切口。术后 2~3 天打开敷料，伤口分泌物多、敷料潮湿时需立即更换，此后每隔 2 天清洗切口并更换敷料重新包扎，直至伤口愈合。

(3) 污染切口：完全暴露或较长时间暴露于外界的组织或器官的手术切口，手术过程中有空腔器官内容物溢出污染的切口；手术时患儿为急性炎症期但无脓性分泌物的切口。术后第 1 天开始更换敷料，更换次数根据切口分泌物的量来决定，保证敷料不湿透为宜。

(4) 其他护理要点：①伤口评估与观察：术后 3~5 天内每 4~6 小时（换尿布和交接班时）观察伤口敷料有无渗血或血肿、渗液或异味；当伤口分泌物多或伤口有红肿时，需增加伤口观察的频次。②伤口护理：应严格遵循无菌操作原则；患儿术后苏醒后，上半身需抬高 15°~30°，尽可能给予侧卧位及屈曲位，可使用安抚奶嘴或鸟巢包裹进行安抚，以降低腹部张力，减轻疼痛。

6. 外科造口相关皮肤损伤护理要点

(1) 使用黏胶去除剂去除造口袋固定盘，然后轻柔地从上到下移去旧的造口袋。

(2) 使用温生理盐水清洁造口及其周围皮肤。

(3) 测量造口大小并裁剪底盘开口，底盘开口需比造口大 1~2mm。

(4) 将造口护肤粉均匀涂撒在造口周围皮肤上，除去多余的浮粉。

(5) 在造口周围皮肤上涂擦 / 喷上皮肤保护膜，注意遮挡造口。

(6) 待干后，可在造口周围涂抹防漏膏，防漏膏宽度不超过 0.5cm，避免防漏膏使用过多影响造口袋的粘贴。

(7) 以造口为中心由内向外粘贴造口袋，手指沿着底盘由内向外圈按压底盘，使之更加服帖皮肤。

(8) 粘贴后再次以空心手掌捂住温热底盘 1~3 分钟。

(9) 一件式造口袋原则上 3 天更换 1 次，造口袋有渗漏时需及时更换。

三、医源性皮肤损伤的防范

（一）管理层面预防

1. 加强人员培训 提高医务人员的防范意识是预防皮肤损伤的关键。

2. 规范使用方法 通过梳理与皮肤损伤相关的各项操作流程及仪器设备使用，规范其使用方法，减少医源性皮肤损伤的概率。

3. 高危人群监控 加强对临床医源性皮肤损伤发生高危人群的监控，并落实人员培训及追踪执行效果，有力控制医源性皮肤损伤的发生。

（二）临床操作层面预防

新生儿科医务人员有责任对每位入院患儿进行查体，同时评估并记录皮肤完整性情况，住院期间也应每日评估皮肤状况，杜绝医源性皮肤损伤的发生。

1. 新生儿皮肤状况每日评估 目前基于压力性损伤编制的新生儿皮肤评估工具主要包括新生儿皮肤风险评估量表（neonatal skin risk assessment scale，NSRAS）（表 5-2-1）、新生儿皮肤状况评估量表（neonatal skin condition score，NSCS）（表 5-2-2）和新生儿 / 婴幼儿 Braden Q 量表（neonatal/infant braden Q scale）（表 5-2-3），可用于每日皮肤状况评估。

表 5-2-1 新生儿皮肤风险评估量表(NSRAS)

临床状态参数	临床表现	得分 / 分
胎龄	胎龄 ≤ 28 周	4
	28 周 < 胎龄 ≤ 33 周	3
	33 周 < 胎龄 ≤ 38 周	2
	胎龄 > 38 周	1
意识状态		
完全受限	由于意识减弱或处于镇静状态,对疼痛反应迟钝(没有退缩、抓取、呻吟、血压升高或心率增快)	4
严重受限	只对疼痛刺激有反应(退缩、抓取、呻吟、血压升高或心率增快)	3
轻度受限	昏昏欲睡	2
不受限	神志清,反应灵敏	1
移动能力		
完全受限	没有辅助的情况下身体或肢体完全无法移动	4
严重受限	能偶尔轻微地改变身体或肢体位置,但不能独自频繁改变	3
轻度受限	能独自频繁但只能轻微地改变身体或肢体位置	2
不受限	没有辅助下能频繁地改变位置(如转头)	1
活动能力		
完全受限	在辐射保暖台上使用透明塑料薄膜	4
严重受限	在辐射保暖台上不使用透明塑料薄膜	3
轻度受限	在暖箱内	2
不受限	在开放的婴儿床上	1
营养		
完全受限	禁食,需要靠静脉补充营养维持	4
严重受限	少于满足生长需要的奶量(母乳或配方奶)	3
轻度受限	通过鼻饲喂养能够满足营养需求	2
不受限	每餐母乳或奶瓶喂养能够满足营养需求	1
潮湿		
完全受限	婴儿每次移动或者翻身时皮肤都是潮湿的	4
严重受限	皮肤经常是潮湿的,贴身衣服或床单至少每班换一次	3
轻度受限	皮肤偶尔是潮湿的,贴身衣物或床单每天需加换一次	2
不受限	皮肤通常是干燥的,贴身衣服 / 床单只需 24 小时换一次	1
总分:		

注:各临床参数条件下的数值,分值越高风险越高。

表 5-2-2　新生儿皮肤状况评估量表（NSCS）

分值	皮肤状况评价指标		
	皮肤干燥度	皮肤红疹	皮肤破裂
1	正常，无干燥皮肤	无皮肤红疹	无明显的皮肤破裂
2	皮肤干燥，可见脱皮	可见红疹，<50% 的皮肤表面积	皮肤破裂小，较局限
3	皮肤非常干燥，裂纹明显	可见红疹，≥ 50% 的皮肤表面积	大量的皮肤破裂

评价标准：每个评价指标得分 1~3 分，总分为 3~9 分。3 分表示皮肤状况良好，9 分为皮肤状况差。

表 5-2-3　新生儿 / 婴幼儿 Braden Q 量表

新生儿 / 婴幼儿 Braden Q 量表					
压力强度和持续时间					分数
胎龄	1. 胎龄 ≤ 28 周	2. 胎龄 28 周 $^{+1}$ ~ 33 周	3. 胎龄 33 周 $^{+1}$ ~ 38 周	4. 胎龄>38 周	
移动度：改变和控制身体位置的能力	1. 完全受限：因镇静或麻醉药物无法自行调整身体或肢体的位置，即使是轻微的改变也无法完成	2. 重度受限：偶尔能轻微地调整身体或肢体的位置	3. 轻度受限：能频繁调整身体或肢体的位置，转头，有限地伸展或弯曲四肢	4. 不受限：能经常改变体位，活动四肢，转头，主动的反射（伸手、抓握、生理性惊跳等）	
活动能力：身体的活动程度	1. 完全受限：活动范围被限制在床上，极少改变体位；或由于病情和使用医疗器械，采取被迫体位	2. 重度受限：偶尔改变体位，可抬起肢体但是不能离开床	3. 轻度受限：可以频繁地改变体位，可以被抱起和 / 或离开床，可进行袋鼠式护理	4. 不受限：能自由地改变体位或被抱起，离开床到垫子上、椅子上、摇椅上，有规律的玩乐时间	
感知觉：对于压力相关的不适做出相应胎龄的反应	1. 完全受限：因意识减退、麻醉或镇静药物，对环境或触觉刺激没有反应	2. 重度受限：无法忍受环境刺激，易激惹，难以平复（对声、光、触碰反应容易过激）	3. 轻度受限：容易激动但通过安抚措施可以平静下来，很少有自我安抚的行为，但偶尔可成功地自我安抚	4. 不受限：对普通的刺激、警报声有适龄的反应，可成功地自我安抚	
皮肤和支持结构的耐受性					
潮湿：皮肤暴露在潮湿环境中的程度	1. 一直潮湿：每次移动或翻动患儿时都看到皮肤被尿液、管道、疮口或造瘘口引流液等浸湿	2. 常常潮湿：皮肤经常是潮湿的，但并非一直潮湿，至少每 8 小时更换一次床单。排泄频率增加（腹泻或尿液增多）	3. 偶尔潮湿：皮肤偶有潮湿，每 12 小时更换一次床单	4. 很少潮湿：皮肤通常是干燥的，常规换尿布，24 小时只需更换一次床单	
摩擦力和剪切力：摩擦力，发生于皮肤在支持物表面移动时；剪切力，发生于皮肤及邻近骨表面从一侧划伤另一侧	1. 严重问题：易躁动，引起头部、膝关节、肢端与床面持续或剧烈的摩擦	2. 存在问题：患儿移动时可带动床单滑动；患儿皮肤脆弱，卧床时常会下滑，需频繁重新调整体位	3. 潜在问题：患儿移动时可带动床单滑动，但可自行调整姿势，减少摩擦力，多数时间能在床上维持相当好的姿势，偶有下滑	4. 没有明显问题：体位改变时可将患儿完全抬起，总是能在床上或椅子上维持良好的姿势	

续表

新生儿/婴幼儿 Braden Q 量表					
营养：常规食物摄入形式	1. 非常差：禁食，需完全全肠外营养（total parenteral nutrition，TPN），完全不能耐受肠内喂养，体重下降	2. 不足：鼻饲或部分 TPN，不能提供适合该年龄段所需热量及营养成分；耐受微量或部分经口喂养，有吐奶，体重不增或下降	3. 足够：鼻饲或部分 TPN，能提供该年龄段所需热量及营养成分；可耐受全量口服喂养，体重稳定或每日增长 20g/kg	4. 非常好：常规饮食可满足该年龄段所需热量，全经口喂养，体重持续增长（体重<2kg 或体重≥2kg，患儿每日增长 20g/kg）	
组织灌注和氧合	1. 非常危险：体位改变时出现低血压（平均动脉压：婴儿<50mmHg；新生儿<40mmHg），全身性水肿，高频通气/高通气需求	2. 危险：血压需用药维持；四肢凉，心脏缺陷，SpO_2<95%；或血色素<10mg/dl；或毛细血管再充盈时间>2 秒；血 pH<7.4，体温不稳定，有吸氧	3. 适当：血压正常或可自我代偿；SpO_2<95%；或血色素<10mg/dl；或毛细血管再充盈时间>2 秒，血 pH 正常，体温稳定，有吸氧	4. 非常好：血压正常，SpO_2>95%；血色素正常；毛细血管再充盈时间<2 秒，体温稳定，无需吸氧	

注：总分<20 分提示有皮肤破损的危险。

2. 医源性皮肤损伤的风险因素评估

（1）格拉摩根压力损伤风险评估：对患儿的皮肤状况进行每日评估的同时如果忽略对皮肤损伤风险因素的考虑，也可能导致不能及时识别患儿发生医源性皮肤损伤的可能。国外 Anthony 学者应用改良版的格拉摩根压力损伤风险评估（glamorgan pressure injury risk assessment，GS）表，对 7 个患儿自身相关的危险因素及 4 个仪器设备相关的危险因素进行评估，具体见表 5-2-4。

表 5-2-4 格拉摩根压力损伤风险评估表（改良版）

风险因素	风险评估	分值/分
确认并记录的风险因素 • 胎龄<32 周 • 血管受损或组织灌注不良（HIE、寒冷、正性肌力药） • 神经或感觉受损 • 因疾病、镇静、肌肉松弛等原因躯体不能活动 • 感染、脱水、水肿 • 机械通气（气管插管、CPAP） • 外科手术	1. 患儿非常难以移动，移动时可能会导致病情恶化或需要全身麻醉来避免移动时带来的疼痛和不适（如机械通气的患儿因体位改变或在特定的体位下会导致氧合下降）。周围循环灌注不良：肢端冷，毛细血管再充盈时间>2 秒，皮肤花斑	20
	2. 在无任何外力帮助的情况下患儿不能完成体位改变或不能控制躯体运动（新生儿本身没有能力移动躯体，但其照护者可以在不影响病情变化的情况下帮助其进行体位改变）	15
	3. 具备一些躯体移动能力，但与年龄并不相符（新生儿有一些躯体移动的能力，但也有些受限）（如 CPAP 通气患儿，有输液/输液夹板限制）	10
	4. 具备与年龄相称的躯体移动能力	0
	5. 对设备/物品/坚硬物体表面对皮肤的压迫或摩擦的风险评估，如心电监护、鼻塞式 CPAP、高频呼吸机、经皮血氧饱和度监测仪、脑电图电极、体温监测探头、各种管道的固定（静脉注射管路/夹板、胃管等）、光疗眼罩等对皮肤的压迫或床垫表面的摩擦 （选择"是"或"否"，一般都会选择"是"，则得分 15 分）	

评分要求：从以上第 1~4 条中选择评分，再加上第 5 条的评分，最高分为 35 分。若评分≥20 分，则表示患儿具有发生医源性皮肤损伤的异常高风险。

(2)其他相关因素评估：临床实践中发现医源性皮肤损伤的发生与患儿的胎龄、出生体重、疾病严重程度等有关。以色列学者 Srulovici E. 等通过回顾性调查分析研究发现，住院日延长与医源性皮肤损伤的发生密切相关。此外，国外学者 Baharestani 与 Schumacher 等通过研究发现，仪器设备造成的皮肤压力与患儿的活动限制度也是造成医源性皮肤损伤的高危因素。

(3)风险环节的评估

1)利器/锐器使用：使用剃刀、床单位遗留物损伤等。

2)仪器使用：鼻塞压伤、留置针管道压疮、无创辅助通气弹力帽压伤等。

3)粘贴伤：胶布/敷贴粘贴后撕伤，血氧饱和度传感器探头粘贴压迫伤等。

4)液体渗漏相关：输液外渗、造瘘口液体刺激等。

5)皮肤护理相关：皮肤皱褶处护理不当，翻身不及时导致压疮等。

6)患儿自身：抓伤、躁动不安摩擦伤、手套/脚套线头缠绕指/趾头缺血损伤等。

3. 医源性皮肤损伤风险因素评估后干预 格拉摩根压力损伤风险评估后干预推荐：根据不同的评分结果采取不同的预防干预措施，具体见5-2-5。

4. 其他防控措施

(1)严格交接班、落实责任制，班班交接，包括床旁口头交接班及书面交接记录。

(2)规范利器/锐器及仪器的正确使用方法。

1)剃刀使用：首选安全型剃刀，若无安全型剃刀而使用一次性剃刀剃除毛发时，需注意使用技巧，防止剃伤，用后及时移到安全范围，避免意外伤害。

2)无创辅助通气的使用：使用人工皮/水胶体敷料保护鼻中隔及鼻唇沟处鼻黏膜，固定方法妥当(鼻塞进入鼻腔即可，方向正确，不可加压，严禁将鼻塞壶腹部塞入鼻腔)，防止产生不恰当压力，随时巡视检查，定时松动鼻塞，每4小时用鱼肝油滋润鼻腔一次，防止鼻部损伤等。

3)管道固定处接触皮肤时，可用棉球/人工皮垫于其下，避免压疮形成。

4)保持床单位整洁，用后物品及时处置，以免遗留在床上导致皮肤损伤。

(3)保护新生儿皮肤，避免粘贴伤：尤其是早产和极低/超低出生体重儿，对水肿、胎龄≤32周，体重≤1 500g的患儿，可常规贴人工皮贴/水胶体敷料在双足背偏外侧，用于血氧饱和度传感器更换用；采血后需用棉球按压止血，切勿将胶布直接贴于皮肤，必要时可将胶布缠绕在展开后的棉球上；去除胶布时需使用黏胶去除剂浸湿后缓慢撕去。

(4)避免液体外渗导致皮肤损伤：对输液患儿加强巡查，观察有无静脉炎或药液外渗等，及早发现，视情况使用多磺酸粘多糖乳膏外涂或生理盐水湿敷等处理。

表 5-2-5 格拉摩根压力损伤风险评估后的推荐干预措施

风险评估分值	类别	推荐干预措施
0	无风险	持续每日评估，患儿状况有改变时需再次评估
10+	有风险	每天至少检查皮肤情况2次；至少每2~4小时更换体位一次，以减轻局部皮肤压力；必要的情况下可使用大小和重量均合适的压力舒缓器；至少每2~4小时更换仪器的监测部位
15+	高风险	每次更换体位时均应检查皮肤情况；至少每2~4小时更换一次体位及仪器监测部位；在皮肤出现颜色改变之前就应减轻皮肤压力；需使用大小和重量均合适的压力舒缓器
20+	异常高风险	如果患儿病情允许，应每小时检查皮肤状况；在皮肤出现颜色改变之前就应移动或变换患儿体位；确保监测的仪器或物体未对皮肤造成压迫；如果患儿病情允许，至少每2小时更换仪器监测部位；假如患儿病情不允许移动，可考虑使用特殊的减压装置

(5) 加强皮肤清洁护理，仔细查体，及时发现皮肤问题。

1) 沐浴 / 擦浴时：彻底清洁皮肤，特别注意皮肤皱褶处的清洁护理。

2) 对腹泻患儿或吃母乳大便次数较多的患儿，及时更换尿布，清洁臀部，及时评估有无红臀及尿布皮炎，积极暴露等处理。

3) 对皮肤非常薄或昏迷、使用镇静剂的患儿，勤翻身，检查骶尾部、耳后乳突处等易受压部位有无压疮发生，必要时可使用水枕、水垫等体位支撑工具。

4) 加强造瘘口周围皮肤护理，使用皮肤保护剂等，防止造瘘口周围皮肤损伤。

(6) 躁动患儿及时安抚，使用手套 / 脚套、鸟巢襁褓包裹等防护措施，必要时通知医生使用镇静剂，以防止抓伤及摩擦伤。

四、医源性皮肤损伤(非感染性)创面处理

(一) 湿性治疗概述

1. 定义 指以湿性愈合理论作指导，运用敷料 / 药液保持伤口湿润，给伤口提供一个湿性愈合的环境，以促进愈合的手段或方法。此种治疗方式不会形成结痂，有利于肉芽的生长，便于皮肤细胞的分裂，从而促使伤口的完整愈合。

2. 临床伤口处理中的误区 在临床伤口处理过程中常存在以下错误操作。

(1) 不管患者是否需要均每日洗浴，导致皮肤干燥，伤口愈合缓慢。

(2) 使用消毒液(碘伏、氯己定、双氧水、新洁尔灭等)消毒未感染的伤口，破坏愈合环境。

(3) 使用暴露、烤灯烤的方式使伤口保持干燥。

(4) 使用民间偏方。

(5) 在局部伤口内或全身使用抗生素。

(6) 感染或污染伤口未采用无菌操作。

3. 现代伤口处理理念 以湿性愈合理论为依据采取湿性疗法，但不造成过度潮湿，利于上皮组织移生和爬行，促进伤口无瘢痕化愈合，微创少痛。

4. 现代伤口处理新观念

(1) 营造一个利于组织生长的微环境(微酸、无氧或低氧、适度湿润)，营养在伤口愈合中起至关重要的作用。

(2) 不损害生长环境(消毒剂慎用、禁用抗生素)。

(3) 不过多干扰生长环境(不过度清洗、不频繁刺激、延长更换间期)。

(4) 预防皮肤功能衰竭。

(5) 每个伤口包括无菌切口都有细菌，存在极少量细菌称为"污染"，当细菌穿入伤口并繁殖，发生感染，绿脓杆菌达 $10^4/mm^3$ 或金黄色葡萄球菌达到 $10^5/mm^3$ 时即可引起感染。

(6) 没有任何一种敷料是适合所有伤口的，每一种敷料都有其各自的优缺点和适应证，伤口的不同时期需要使用不同的敷料。

(7) 循证医疗、循证护理。

5. 湿性愈合的优点

(1) 调节创面氧张力，促进毛细血管的形成。

(2) 有利于坏死组织和纤维蛋白的溶解。

(3) 促进多种生长因子释放，这些生长因子在创面愈合过程中起着非常重要的作用。

(4) 保持创面恒温，利于组织生长，无结痂形成，避免新生肉芽组织的再次机械性损伤。

(5) 保护创面神经末梢，减轻疼痛。

(二) 医源性皮肤损伤(非感染性)创面处理流程

1. 人员准备 洗净双手，戴口罩、帽子，穿无菌隔离衣，戴手套。

2. 物品准备 换药碗 1 个、无菌纱布若干、无菌剪刀、温生理盐水、棉签若干、油纱、人表皮生长因子凝胶、胶布、记号笔、小毛巾 / 纸尿裤。有条件的机构可以根据情况选择新型功能型敷料进行处理。

3. 处理流程(基于湿性愈合理论，在无特殊专用敷料的情况下) 详见图 5-2-3A~H。

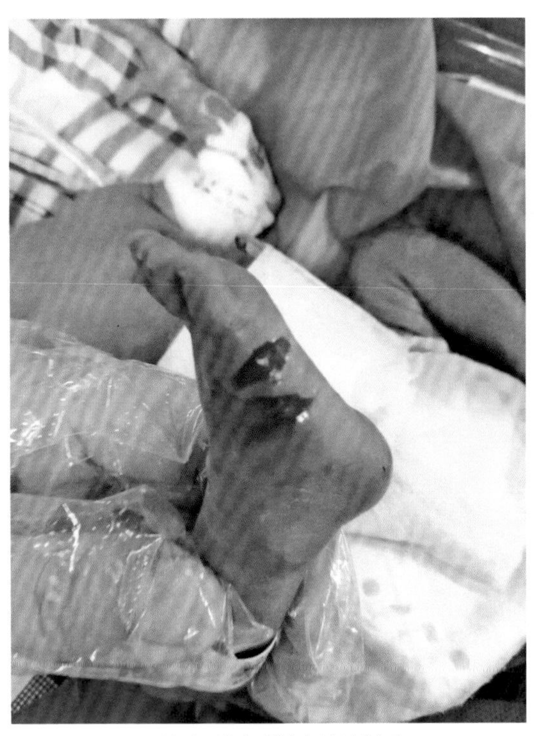

A. 清洗：温生理盐水清洗创面

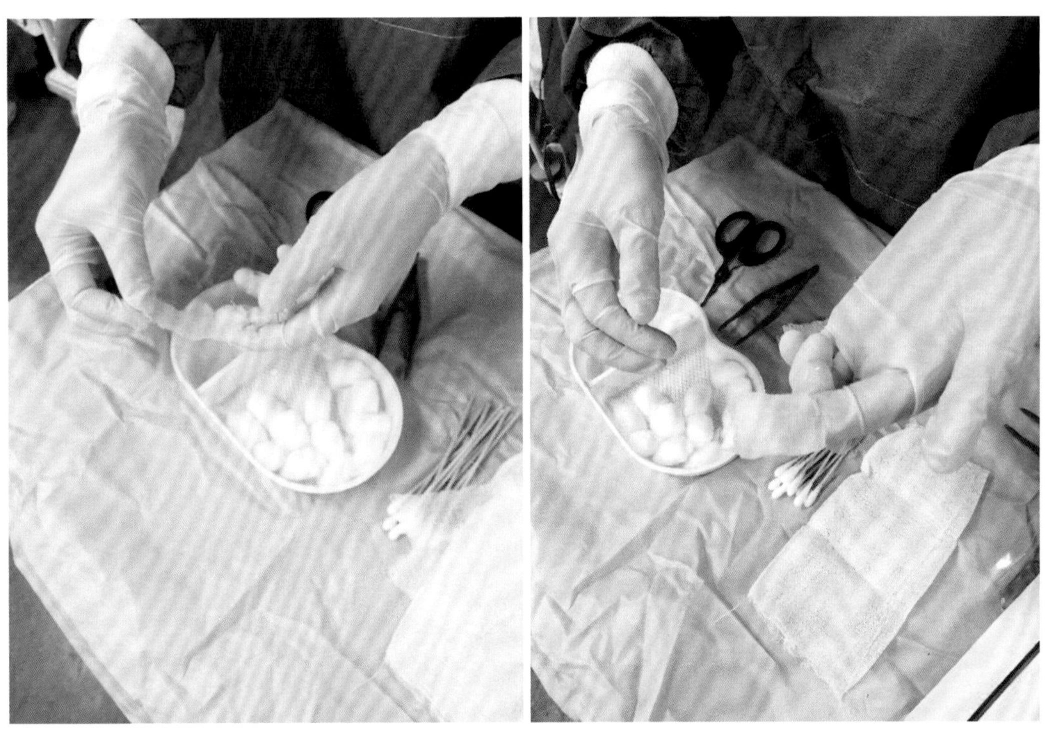

B. 准备两块小纱布：用无菌剪刀将两块无菌纱布（四层纱布）剪成合适大小，均用温生理盐水浸湿拧干

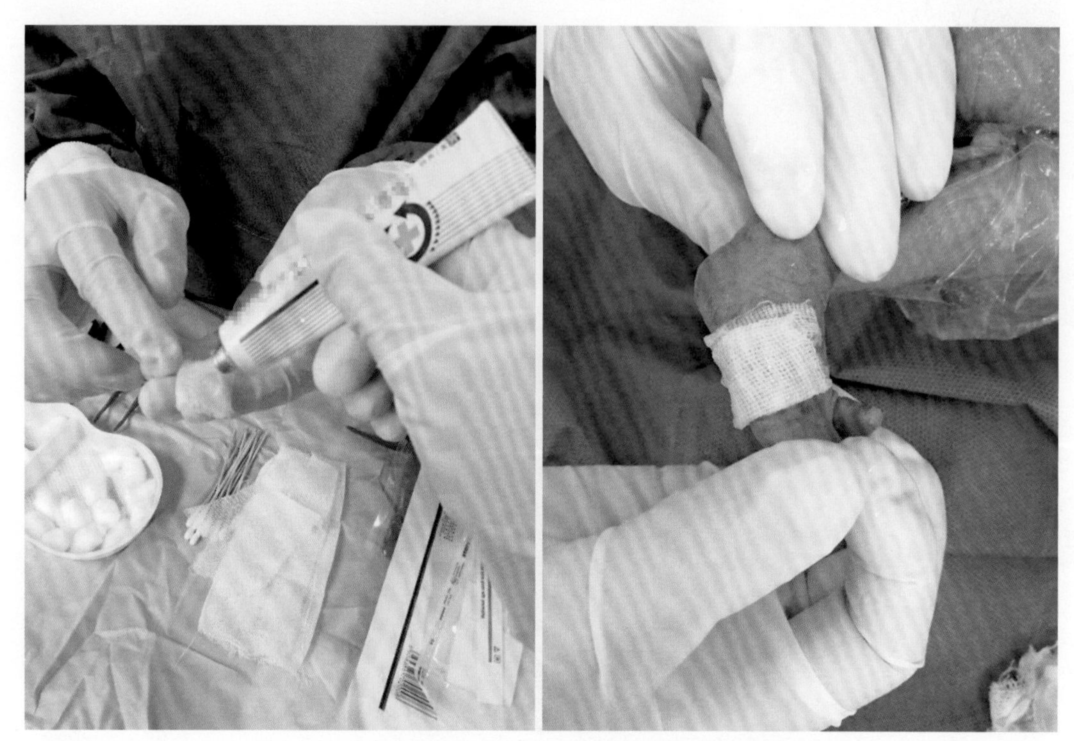

C. 覆盖创面：用表皮生长因子将其中一块小纱布制成浆糊状，覆盖创面

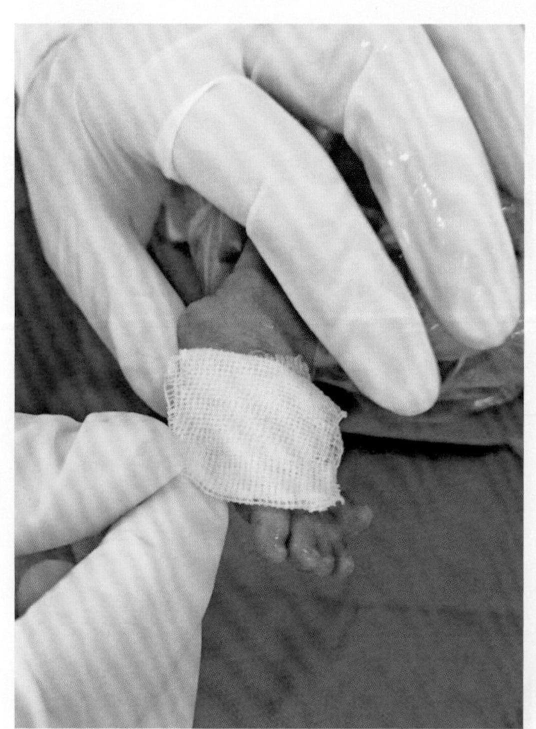

D. 保湿：将另一块无菌湿纱布盖在上面保湿

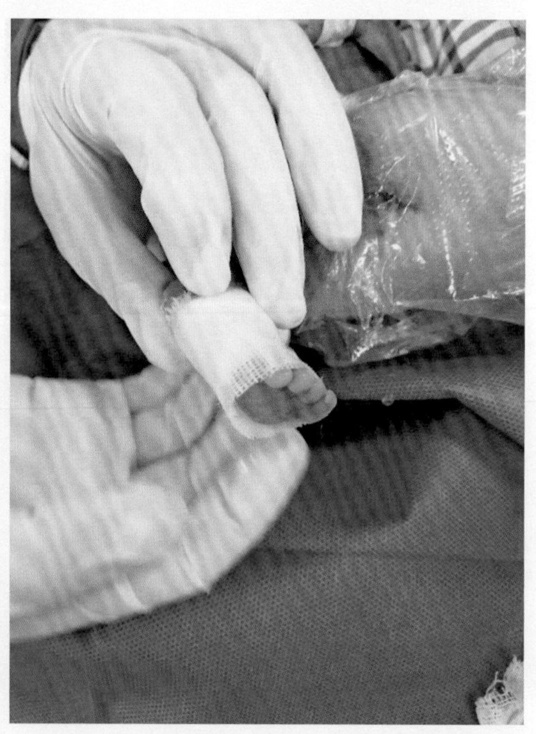

E. 包裹锁水：上面用油纱进行包裹，起到锁水保湿的作用

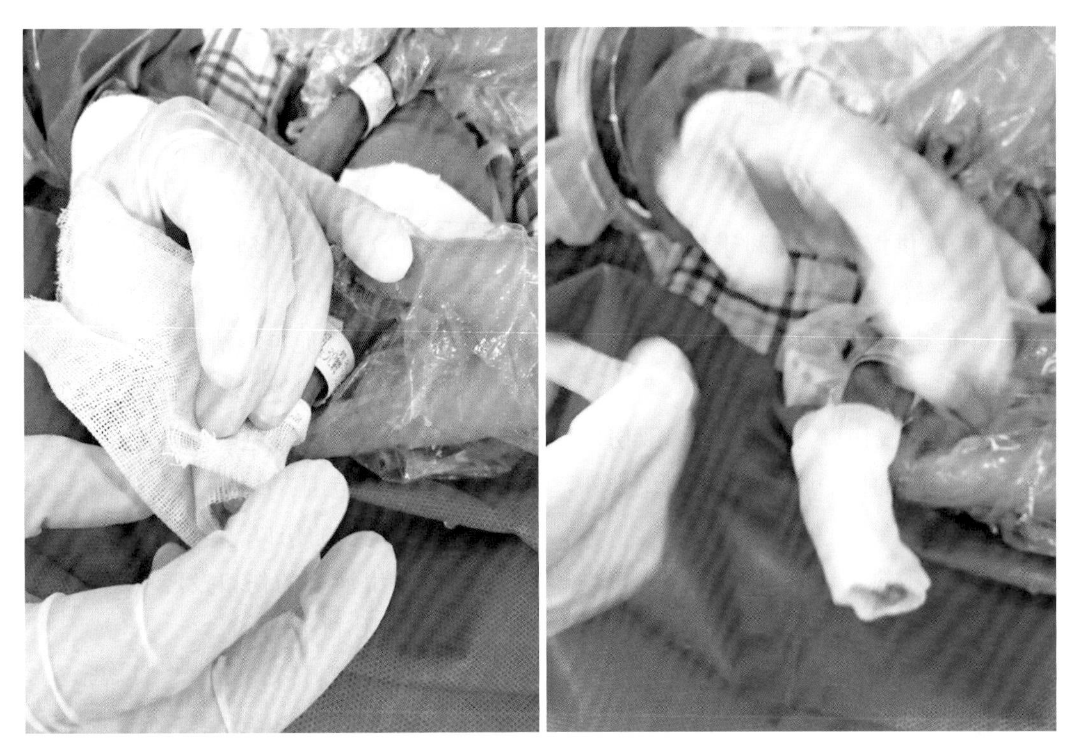

F. 包裹、固定：用两层干纱布进行包裹，胶布固定

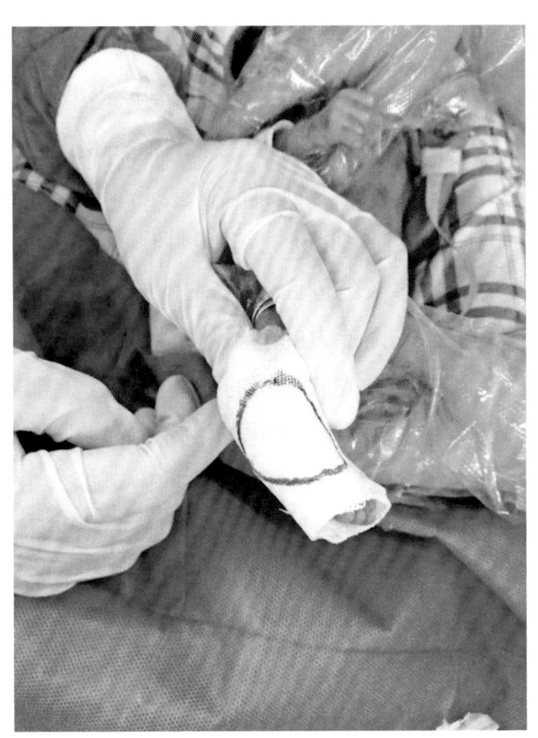

G. 标记：创面区域用记号笔进行标记，方便交接班时滴入生理盐水保湿

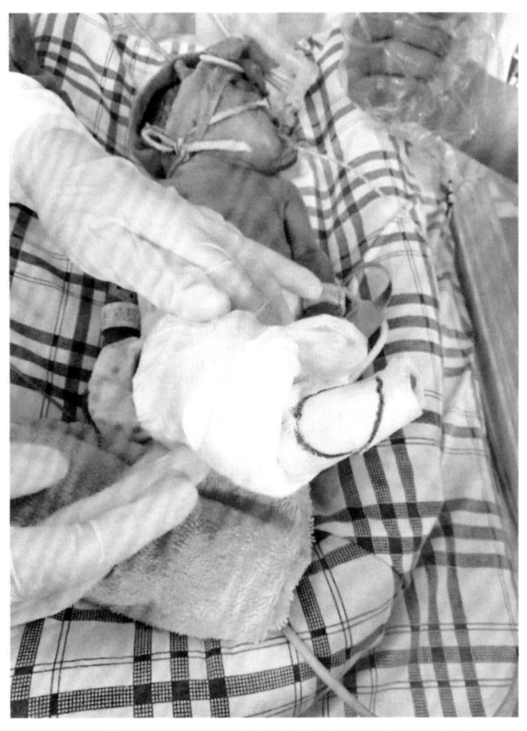

H. 固定并持续保湿：使用纸尿裤或小毛巾相对固定，每 4 小时在标记处滴入 4~5 滴温生理盐水保湿

图 5-2-3　医源性皮肤损伤（非感染性）创面处理流程

（三）医源性皮肤损伤的多元化治疗方案及敷料选择

治疗目标是促进伤口愈合、减少感染风险、并尽量减少患儿的不适。以下是几种常见的敷料类型和它们的应用场景：

1. 透明薄膜敷料

（1）优点：①提供湿润环境利于细胞移行；②可透气体和水蒸气，不透水和细菌；③自黏性，透明可观察；④促进肉芽形成和坏死组织分解；⑤不需要二级固定。

（2）适用范围：表浅伤口，无到少量渗液伤口或作为其它敷料外层的保护膜，保护伤口免受外界污染。

2. 片状水胶体敷料

（1）优点：①保持湿润，创造低氧、湿性环境，加速伤口愈合；②支持自溶性清创；③吸收少量至中量的渗液，减少换药次数；④片状自粘，不需要二层敷料，阻细菌、防水；⑤形成凝胶，保护暴露的神经末梢，减轻疼痛，避免二次损伤。

（2）适用范围：各类浅表外伤口，慢性伤口上皮形成期，烧伤、压疮及静脉炎的预防与治疗，整形供皮区的治疗等。

3. 水凝胶敷料

（1）优点：①水化，湿性、微酸的愈合环境；②高水分子溶解黑痂和坏死组织；③利于上皮移行及肉芽生长；④糊状凝胶填充窦道及腔隙；⑤不粘、更换时不损伤，保护外露骨膜、肌腱、内脏器官；⑥激活银离子释放；⑦片状持续快速向伤口释放水分，促进伤口上皮爬行，缩短伤口愈合时间；⑧透明方便观察；⑨透过毛孔直达可冷敷止痛，水分挥发可消肿。

（2）适用范围：①无定型水凝胶：黄、黑色干燥伤口；溶解坏死组织；结痂或渗出液少的伤口；窄小的死腔或肉眼可见肌肉、筋膜的伤口。②片状水凝胶：表浅型、上皮期伤口、浅Ⅱ度烧伤、静脉炎预防和治疗、敏感及疼痛创面，烧伤和电疗引起的损伤。

4. 藻酸盐敷料

（1）优点：①吸收渗液：可吸收相当于自身总量 15~20 倍的伤口液体；②成胶性：吸收渗液后形成凝胶，保湿，自溶性清创，促肉芽生长，不粘伤口，无创换药；③止血性：钙促进凝血酶原激活物形成；④填充腔隙、瘘管、窦道等。

（2）适用范围：开放性伤口、中 / 重度渗出液以及有感染的伤口；窦道和潜行；轻度出血的伤口。

5. 亲水性纤维敷料

（1）优点：①高吸收性，吸收率高达 15~22 倍（相当于 6 层纱布的 4~5 倍）；②吸收后形成胶状，软化坏死组织，促自溶清创；③垂直吸收，避免浸润；④凝胶紧密附着，避免无效腔，减少细菌滋生；⑤防止伤口粘连，避免换药疼痛。

（2）适用范围：①中到大量的伤口，裂开伤口，部分皮层烧伤的伤口，窦道；②深部伤口窦道、感染性且渗出液多的伤口及腔洞型伤口；③急性 / 慢性 / 术后伤口清创。

6. 泡沫敷料

（1）优点：①维持潮湿环境，支持愈合过程；②隔热保湿、缓冲外界压力；③表面半透明阻隔，外层蒸发过多的潮气，防止病毒、细菌穿过；④吸收渗液，不浸渍周围皮肤；⑤轻便、顺应性好；⑥促肉芽组织生长，防肉芽水肿、增生。

（2）适用范围：①压疮的治疗及预防；②渗液伤口，引流管周围吸收渗液；③部分皮层和全层皮肤缺损伤口，Ⅱ度烧伤、急性伤口；④肉芽生长期或肉芽过长的创面，上皮增生的伤口；⑤皮肤已经失去可粘贴能力的脆弱创面。

医源性皮肤损伤的处理需要综合考虑患儿的具体情况，采取个体化的治疗方案。根据伤口的特点和患儿的需要选择最合适的治疗方法和敷料是非常重要的，选择敷料时需要考虑伤口的深度、大小、位置、渗液量、是否存在感染等因素；治疗过程中，可能需要根据伤口愈合的进展和状况调整敷料类型。此外，良好的伤口清洁护理、合理的营养支持和适当的疼痛管理也是促进伤口愈合的重要因素。

（四）干性愈合案例

详见图 5-2-4。

（五）湿性愈合案例

详见图 5-2-5。

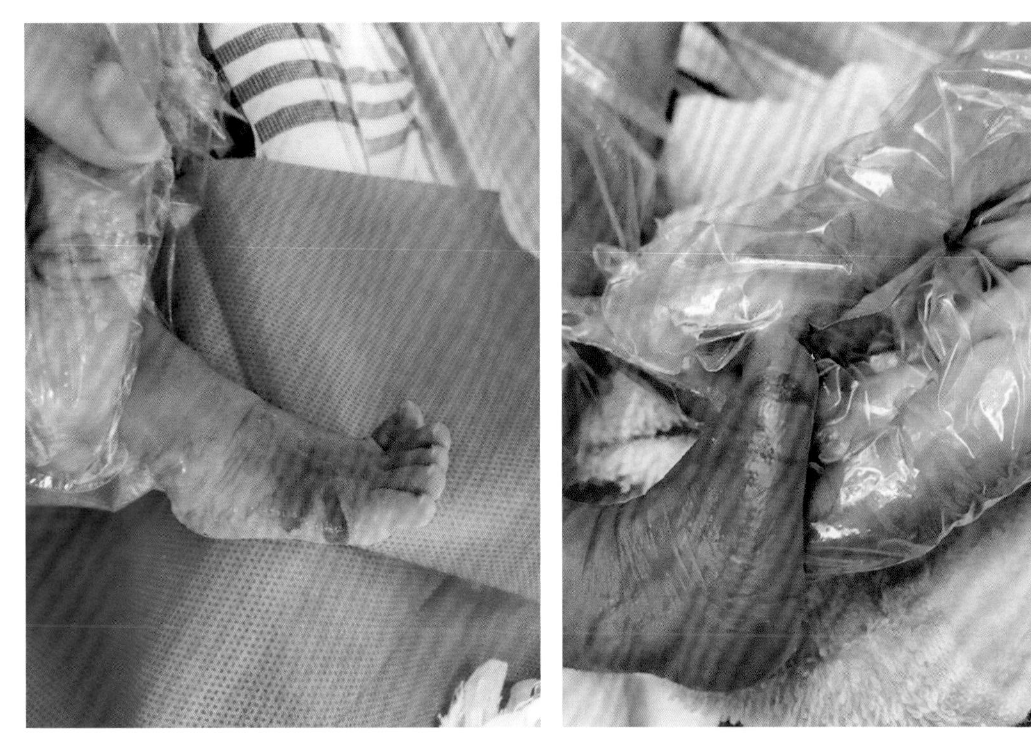

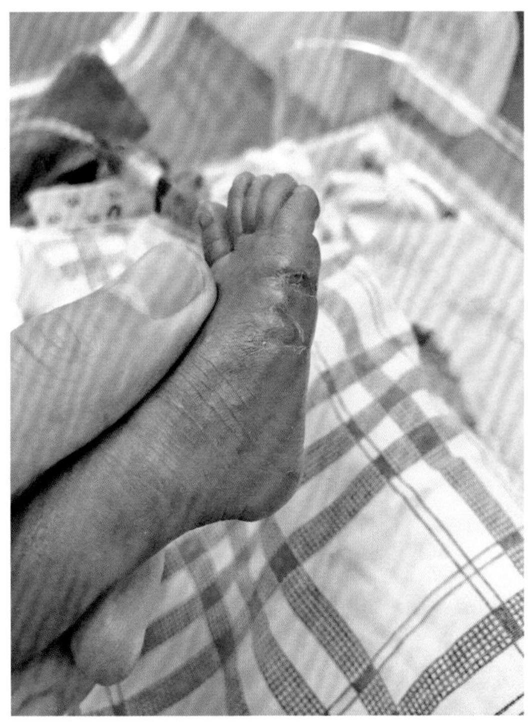

图 5-2-4　干性愈合案例图

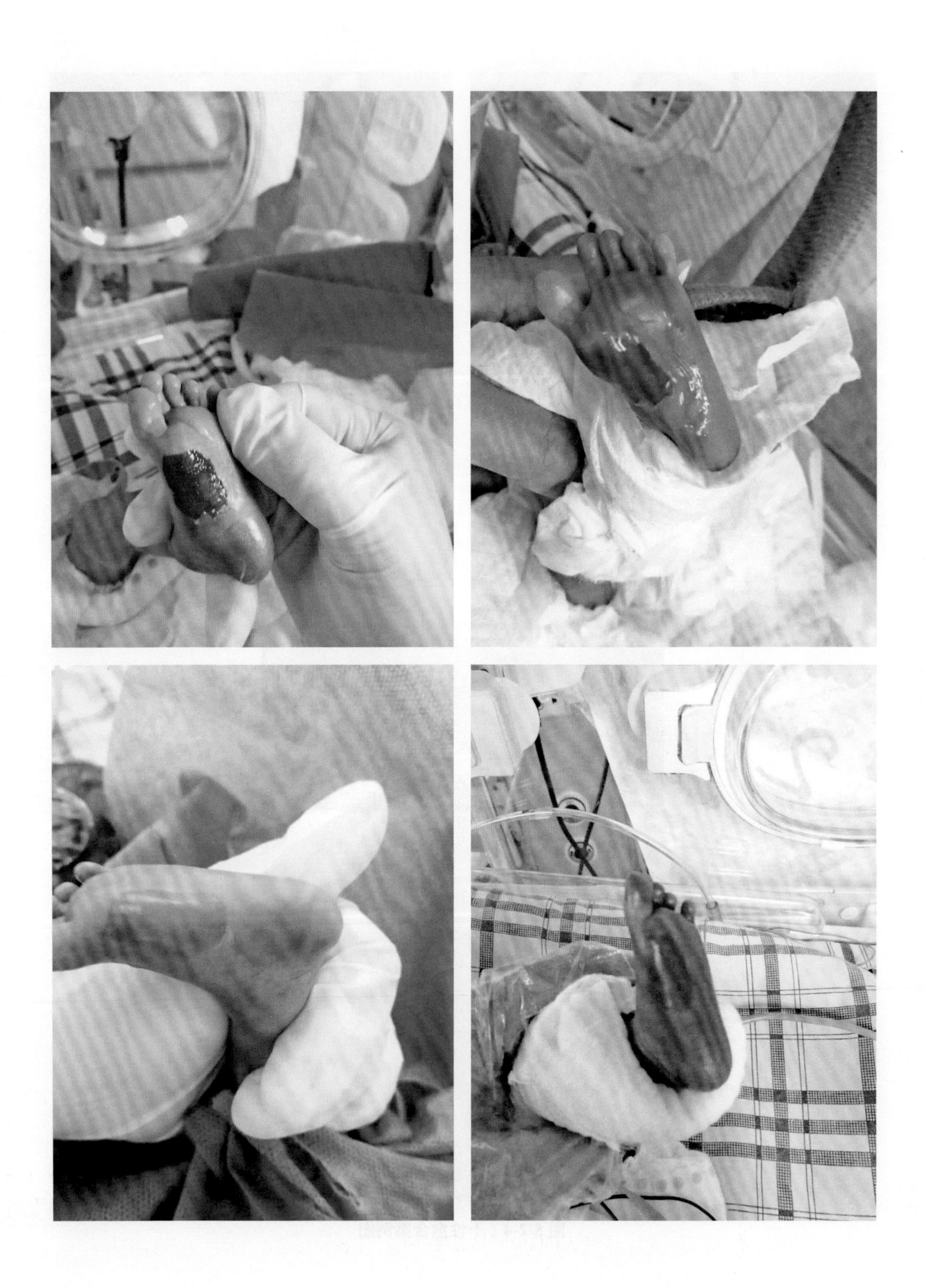

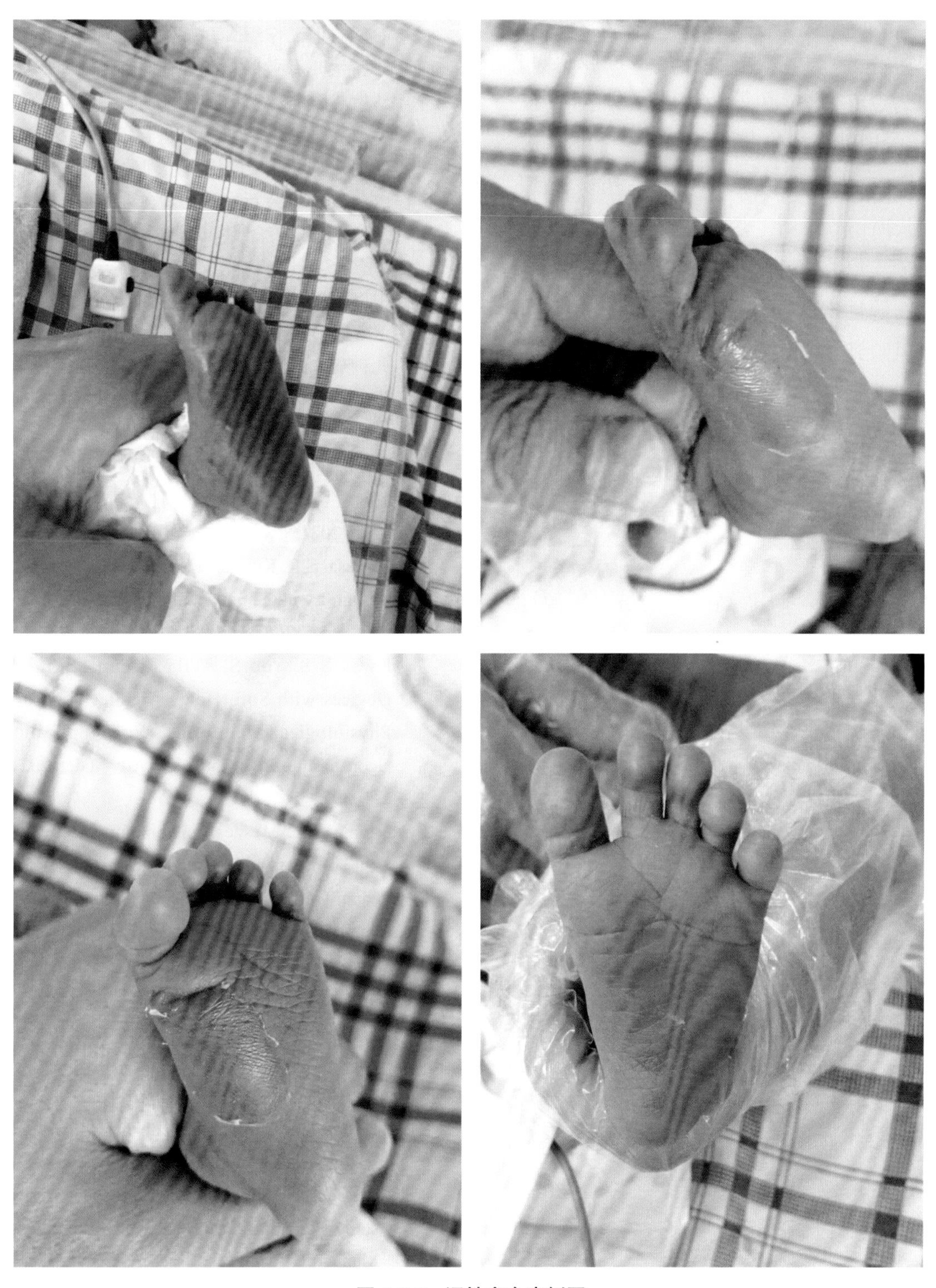

图 5-2-5　湿性愈合案例图

要点荟萃

1. 医源性皮肤损伤 是由于医疗活动中操作不当或仪器故障所造成的与原发病无关的皮肤损伤，主要表现为皮肤发红、表皮破损、角质层缺失、压力性损伤等。常见类型包括：尿布皮炎、医用黏胶相关皮肤损伤、医疗器械相关压力性损伤、药物外渗以及外科术后伤口、造口相关皮肤损伤等。新生儿是发生医源性皮肤损伤的高危人群，≤32 周的早产儿发生率更高。新生儿医源性皮肤损伤重在预防，可采用新生儿皮肤风险评估量表（NSRAS）、新生儿皮肤状况评估量表（NSCS）和新生儿 / 婴幼儿 Braden Q 量表每日评估皮肤状况，采用格拉摩根压力损伤风险评估表（改良版）对皮肤损伤的风险因素进行判断，从而采取有针对性的预防措施。

2. 预防措施 ①提高医务人员对医源性皮肤损伤的防范意识，严格交接班、落实责任制；②规范利器 / 锐器及仪器的正确使用方法；③保护新生儿皮肤，避免粘贴伤；④避免液体外渗导致皮肤损伤；⑤加强皮肤清洁护理，仔细查体，及时发现皮肤问题；⑥躁动患儿及时安抚，使用手、脚套等防护措施，必要时使用镇静剂等。

3. 湿性治疗 指以湿性愈合理论作指导，运用敷料 / 药液保持伤口湿润，给伤口提供一个湿性愈合的环境，以促进愈合的手段或方法。优点：①调节创面氧张力，促进毛细血管的形成；②有利于坏死组织和纤维蛋白的溶解；③促进多种生长因子释放；④保持创面恒温，利于组织生长，无结痂形成，避免新生肉芽组织的再次机械性损伤；⑤保护创面神经末梢，减轻疼痛。

（陈 琼 梅 娟）

参考文献

[1] 新生儿医源性皮肤损伤的评估要点和预见性护理的专家共识工作组，海峡两岸医药卫生交流协会第一届新生儿专业委员会新生儿护理与护理管理学组. 新生儿医源性皮肤损伤的评估要点和预见性护理的专家共识. 中国循证儿科杂志, 2020, 15 (3): 161-165.

[2] 新生儿医源性皮肤损伤处理的专家共识专家组中国医药教育协会新生儿护理分会. 新生儿医源性皮肤损伤处理的专家共识. 中国循证儿科杂志, 2021, 16 (4): 255-261.

[3] 中国医师协会新生儿科医师分会循证专业委员会. 重症监护病房新生儿皮肤管理指南 (2021). 中国当代儿科杂志, 2021, 23 (7): 659-670.

[4] 程红, 万兴丽, 苏绍玉. 新生儿医源性皮肤损伤高危人群及高危环节的皮肤损伤预警监控管理与效果观察. 中华妇幼临床医学杂志, 2016, 12 (2): 211-215.

[5] 牛晓宇. 患者安全不良事件精析. 北京: 人民卫生出版社, 2021.

[6] Sardesai S R, Kornacka M K, Walas W, et al. Iatrogenic skin injury in the neonatal intensive care unit. J Matern-Fetal Neo M, 2011, 24 (2): 197-203.

[7] Kwak S S, Yoo S, Avila R, et al. Skin-Integrated Devices with Soft, Holey Architectures for Wireless Physiological Monitoring, With Applications in the Neonatal Intensive Care Unit. Adv Mater. 2021, 33 (44): e2103974.

[8] Csoma Z R, Meszes A, Ábrahám R, et al. Iatrogenic Skin Disorders and Related Factors in Newborn Infants. Pediatr Dermatol. 2016, 33 (5): 543-548.

[9] Lanzillotti Lda S, De Seta M H, de Andrade C L, et al. Adverse events and other incidents in neonatal intensive care units. Cien Saude Colet. 2015, 20 (3): 937-946.

[10] 肖晓玲, 张东华, 王艳华, 等. 孝感市新生儿病区 2009 年—2012 年护理不良事件发生情况的调查分析. 护理研究, 2013, 27 (18): 1835-1837.

[11] Kugelman A, Inbar-Sanado E, Shinwell E S, et al. Iatrogenesis in neonatal intensive care units: observational and interventional, prospective, multicenter study. Pediatrics, 2008, 122 (3): 550-555.

[12] Mannan K, Chow P, Lissauer T, et al. Mistaken identity of skin cleansing solution leading to extensive chemical burns in an extremely preterm infant. Acta Paediatr, 2007, 96 (10): 1536-1537.

[13] Srulovici E, Ore L, Shinwell E S, et al. Factors associated with iatrogenesis in neonatal intensive care units: an observational multicenter study. Eur J Pediatr, 2012, 171 (12): 1753-1759.
[14] Schumacher B, Askew M, Otten K. Development of a pressure ulcer trigger tool for the neonatal population. J Wound Ostomy Continence Nurs. 2013, 40 (1): 46-50.
[15] Anthony D, Willock J, Baharestani M. A comparison of Braden Q, Garvin and Glamorgan risk assessment scales in paediatrics. J Tissue Viability. 2010, 19 (3): 98-105.
[16] 姚鸿, 陈立红. 伤口湿性愈合理论的临床应用进展. 中华护理杂志, 2008, 43 (11): 1050-1052.

第六章
新生儿转运安全及护理管理

导读与思考：

新生儿转运系统，即“流动的新生儿重症监护中心”，可以将医疗资源合理分配，通过有计划、有组织地到基层医院，对其高危新生儿进行抢救并转至上级医院的NICU进行诊治。这种区域性新生儿转院网络能降低新生儿的病死率和致残率，是促进母婴健康的重要保障。

1. 新生儿转运有哪些常见的类型？新生儿转运指征是什么？
2. 参与新生儿转运的团队人员需具备哪些急救技能？转运过程中应遵循什么原则？
3. 如何进行新生儿转运质量的评价与改进？

新生儿转运（neonatal transport，NT）是危重新生儿救治中心（newborn care center，NCC）的重要工作内容之一，目的是安全地将高危新生儿转运到NICU进行救治，充分发挥优质卫生资源的作用。新生儿转运经过多年的实践，已经转变为全过程、全方位服务的综合性主动转运服务模式，转运系统是独立于三级医院NICU的一个体系。然而，新生儿转运工作中可能存在患儿病情恶化和死亡的风险，要实现安全、快速地转运，必须规范和优化转运工作，充分评估与防范转运风险，以达到提高转运质量、降低新生儿死亡率的目的。

一、国内外新生儿转运的现状

1. 国外新生儿转运的发展进程 早在1900年，美国芝加哥Lying-In医院报道了首例用可移动暖箱转运病危早产儿的事件。1950年，美国成立了新生儿转运系统（neonatal emergency transport system，NETS），该系统是一种由患儿接收医院主动把NICU迅速送到危重新生儿身边的双程转运系统，在提高新生儿救治水平中起到了关键性作用。区域性新生儿转运网络（region neonatal transport network，RNTN）是由区域内不同等级的NCC和相关医疗保健机构组成，以NCC为中心，向周围辐射，集转运、救治、研究和培训于一体的特殊医疗系统。网络关系见图6-0-1。

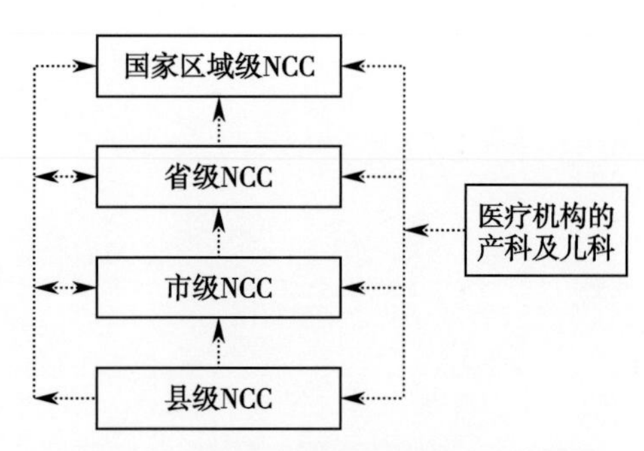

图6-0-1 区域性新生儿转运网络示意图

NCC 新生儿救治中心（newborn care center）

2. 国内新生儿转运的发展历程 我国的新生儿转运工作起步较晚，20世纪80年代后期和90年代初，随着国内NICU的建立，我国的新生儿转运才逐步开始开展。近年来,我国许多大中城市均开展了新生儿转运工作,且转运规模不断扩大,转运技术不断完善并提高,部分地区已建立区域性危重新生儿转运系统,针对有孕期合并症及高危分娩因素的孕妇所分娩的高危新生儿,转运至 NICU 进一步观察、治疗。

二、新生儿转运类型

根据转运双方医疗机构参与方式的不同,可分为以下几种常见的转运类型:

1. 新生儿院内转运 主要指在医疗机构内部进行的转运,如将新生儿从产房转运至 NICU。

2. 单向转运(one-way transport) 是指将危重新生儿由基层单位转运至具备危重新生儿救治能力的上级医疗机构的 NICU,主要包括两种方式:①由本单位的急诊医疗服务团队转运;②通过当地急救站急救车及医护人员转运。单向转运简单易行,但是很多急诊的医疗服务的救护车不具备新生儿复苏的设备,负责转运的医护人员一般也不具备新生儿急救技能,不能很好地处理转运途中突发的病情变化。

3. 双向转运(two-way transport) 是指由 NCC 的 NICU 转运团队到基层医院去接患儿。双向转运能有计划、有组织地将基层医院与 NCC 建立关系,并在 NICU 转运团队的指导及参与下就地抢救高危患儿,待其病情稳定后再转入 NICU,从而有效地降低病死率及致残率。

三、新生儿转运的实施

需转运的新生儿均为危重新生儿,在转运过程中随时可能会出现病情变化。因此,做好转运工作的安全风险防范和规范管理转运工作非常重要。

(一) 转运指征

以实现分级诊疗为原则,依据 NCC 技术能力制定各层级 NCC 的转运指征。指征过严或过宽均不利于患儿的救治,应尽量保证每一个患儿都得到适宜的医疗护理服务。

1. 鼓励实施宫内转运 将具有妊娠高危因素的孕妇转运至附近设有 NCC 及高危孕产妇抢救中心的医疗机构进行分娩。妊娠高危因素主要包括:①孕妇年龄<16 岁或>35 岁;②孕周<34 周可能发生早产者;③既往有异常妊娠史者;④各种妊娠并发症;⑤产前诊断胎儿先天畸形出生后需外科手术者;⑥可能发生分娩异常者;⑦胎盘功能不全;⑧妊娠期接触过大量放射线、化学毒物或服用过对胎儿有影响的药物者;⑨盆腔肿瘤或曾有过手术史者。

2. 国外新生儿转运指征 国外学者根据 Powell-Tippit(2005)指出新生儿的转运指征主要包括以下 14 条内容:①早产:胎龄<34 周或出生体重<2 000g;②呼吸窘迫:由肺表面活性物质缺乏、呼吸性酸中毒、胎粪吸入、肺炎、肺或气道发育不良引起的呼吸窘迫;③败血症 / 感染;④代谢性酸中毒;⑤先天性心脏病;⑥休克 / 低氧血症;⑦窒息;⑧惊厥;⑨代谢紊乱:低血糖、低血钙、先天性代谢性疾病;⑩电解质失衡;⑪高胆红素血症:有换血的必要性或溶血性疾病;⑫先天性发育畸形;⑬外科紧急手术;⑭孕母相关疾病:糖尿病、药物滥用、处方药物的使用、子痫前期 / 高血压、自身免疫性疾病、感染。

3. 国内新生儿转运指征 根据《实用新生儿学》(第 5 版)提出国内新生儿转运指征包括:①早产儿:出生体重<1 500g 或胎龄<32 周;②严重的出生窒息,复苏后仍处于危重状况;③严重呼吸窘迫、频发呼吸暂停需要辅助通气;④先天畸形需要立刻行外科手术治疗;⑤出生后发绀且氧疗不改善,休克或有先天性心脏病;⑥严重感染、神经行为异常、频繁惊厥、严重黄疸需要换血、急性贫血、频繁呕吐、腹泻、脱水等。

(二) 转运人员

1. 转运人员组成 NCC 应设立专门的新生儿转运队伍,由新生儿科医师、护士和司机组成转运小组。转运小组的数量以保证转运工作的及时和顺利完成为原则,依区域内转运工作量而确定。医师在转运小组中应起主导作用,是转运的组织者和决策者。转运医生和护士应接受专业化的培训,不但要有丰富的专业知识和技能,还应具备良好的团队组织、协调和沟通能力。

2. 转运人员需掌握的急救技术 参照《新生儿转运工作指南(2017版)》,转运医师和护士必须掌握的技术包括以下几方面:

(1)熟练掌握新生儿复苏技术。

(2)能识别潜在的呼吸衰竭,掌握气管插管和T-组合复苏器的使用技术。

(3)熟练掌握转运呼吸机的使用与管理。

(4)能熟练建立周围静脉通道。

(5)能识别早期休克征象,掌握纠酸、扩容等技术。

(6)能正确处理气胸、窒息、发绀、惊厥、低血糖、发热、冻伤、呕吐、腹泻、脱水、心律失常等常见问题。

(7)能熟练掌握儿科急救用药的剂量和方法。

(8)掌握转运所需监护、治疗仪器的应用和数据评估。

(三)转运装备

1. 交通工具 主要以转运救护车为主,每个NCC应配备1台以上装备完善的新生儿转运专用救护车。有条件的可开展航空转运,实现更快捷的长途转运。目前在上海、西安等城市已开展航空转运。

2. 转运仪器设备 转运设备均应配置在转运车上。危重新生儿转运设备实际上就是一个移动的NICU抢救单元,因此,所有设备所需的电源必须是同时可用蓄电池电源和交流电源。

(1)基本设备:转运暖箱、简易呼吸机、生命体征监护仪(或脉搏血氧饱和度仪)、氧气筒、便携氧气瓶、T-组合复苏器、负压吸引器、输液泵、血糖仪、急救箱、空氧混合仪。

(2)便携设备:喉镜及各型号舌片、各型号气管导管、喉罩、吸氧用物(氧气管、头罩、各型号面罩与复苏球囊)、吸痰管、胃管、输液用品(消毒液、无菌棉签、输液器、胶布、静脉留置针、各型号注射器)、胸腔闭式引流相关用物、听诊器、固定胶带、电筒、备用电池、体温计、无菌手套等。

3. 药品配制 应配制基本的急救药物,根据患儿的不同病情或转出医院的要求,还应配制特需的药物。葡萄糖注射液(5%、10%、50%)、0.9%生理盐水注射液、盐酸肾上腺素、5%碳酸氢钠、硫酸阿托品、多巴胺、利多卡因、苯巴比妥钠、呋塞米、甘露醇、肝素钠、无菌注射用水等。

(四)转运前准备

1. 转出医疗机构的准备工作 符合转运指征者,由转出医疗机构主管医师向拟转入NCC提出转运的请求,并负责完成以下工作:①保持与拟转入NCC联系畅通;②填写新生儿转运单;③告知家长转运的必要性,在转运途中患儿可能发生的危险,指导家长签署转运同意书;④指导家长做经费准备;⑤再次通知拟转入NCC,正式启动转运程序;⑥在转运队伍到达之前,对患儿进行初步复苏和急救,稳定病情。

2. 转入医疗机构的准备工作

(1)了解被转运患儿的情况:接到转运电话后,需尽快熟悉患儿的病情,包括胎龄、出生时间、出生体重、出生情况、目前生命体征及病情、转诊原因、转诊医院名称和地址、要求转诊医生的姓名和电话号码、转诊是否被家属知情同意等。

(2)转运风险评估:了解患儿情况后应做充分的转运风险评估,但原则上应创造条件积极转运。院内转运由主管医师决定,院间转运决策则需由转出医疗机构主管医师和接收NCC专科医师共同商议,并且最终应由接收NCC主管医师决定,包括最终做出取消转运的决定。

(3)确定转运:确定患儿需转运治疗后,填写转诊记录单诊断,同时通知转运小组,启动新生儿转运。

(五)现场评估转运

1. 了解病情,进行危重评分 转运团队到达转出医疗机构后,医护人员应尽快熟悉患儿的产前、产时情况及诊治过程,进行查体和询问,了解患儿目前的整体情况,可利用《新生儿危重病例评分法》或《新生儿危重病例单项指标》进行评分,并填写评分表格。

2. 转运前的急救处理 STABLE原则可有效指导转运人员实施转运前救护，有效稳定患儿病情。对于需要行新生儿复苏的患儿，ABC原则［气道（airway）、呼吸（breath）、循环（circulation）］优于STABLE原则。

（1）S（sugar）：需维持患儿血糖稳定在2.6~7.0mmol/L，可采足跟血，使用快速血糖仪检测。

（2）T（temperature）：无论健康还是患病新生儿，维持体温稳定都是最首要的目标，确保患儿的体温维持在36.5~37.2℃，在做各项操作及抢救时都应注意保暖，但也要防止过热。

（3）A（assisted breathing）：指保证呼吸道通畅。清除患儿呼吸道内的分泌物，视病情需要给氧，必要时行气管插管维持有效通气，此时应适当放宽气管插管的指征。并注意整个转运途中保持患儿的鼻吸气体位。

（4）B（blood pressure）：指维持循环保持血压稳定。监测患儿的血压、心率及血氧饱和度，血压偏低时可使用生理盐水扩容，也可应用多巴胺及多巴酚丁胺维持血压。

（5）L（lab works）：确保患儿各项实验室指标处于正常值范围，注意监测患儿血气指标，根据结果进行纠酸和补液，确保水、电解质及酸碱平衡；如果血常规提示感染应尽早给予抗生素。

（6）E（emotional support）：指情感支持。待患儿病情稳定后，由医师向患儿的法定监护人（父亲）讲明目前患儿的病情及转运途中可能会发生的各种意外情况，稳定患儿家属的情绪，使其主动配合，争取抢救时间。

四、转运途中的护理与风险防范

（一）转运途中的护理

1. 保暖 设定暖箱温度为患儿的适中温度，防止患儿出现低体温或保暖过度。

2. 体位和约束 患儿仰卧或侧卧位，颈部轻度仰伸到“鼻吸气”体位（可肩下垫一厚度为2~3cm小毛巾，使咽后壁、喉和气管成一直线），防止颈部过伸或过曲，保证呼吸道通畅；用小软枕固定头部，避免左右晃动，防止呕吐和误吸；同时用束缚安全带固定患儿体位，松紧适宜，以减少转运途中颠簸对患儿脑部血流的影响。

3. 呼吸道管理 保证氧气的有效供给，必要时使用T-组合复苏器或转运呼吸机辅助通气，注意妥善固定气管导管和呼吸机管道，防止转运过程中气管导管移位或脱出。

4. 保持静脉通道畅通 所有转运患儿均应建立并保持静脉通道（一般通过留置针建立外周静脉通道），以备转运途中急救用药。用输液泵控制输液速度，密切观察输液部位，防止渗漏、肿胀。

5. 保持各种引流管道的畅通 尤其是外科手术患儿，如肠闭锁、肠梗阻、食管闭锁、坏死性小肠结肠炎、先天性无肛、小肠旋转不良等外科术后，每个患儿身上均有不同的引流管道，如胃管、引流管、吸氧管、尿管等，护理难度相对较大。因此，管道需标记清楚，且保持管道通畅，固定妥善，防止管道堵塞、受压、移位和脱出。

6. 生命体征监护 严密监测患儿心率、呼吸、血压、经皮血氧饱和度，发现异常应及时处理。

7. 控制惊厥、纠正酸中毒、低血糖等，维持转运途中患儿内环境稳定。

8. 转运途中若患儿出现病情变化，应积极组织抢救，必要时将救护车停靠在路边进行气管插管、复苏囊正压通气等紧急处理，同时与NCC取得联络，通知NICU值班人员做好各方面的抢救与会诊准备，待病情相对稳定后继续转运。

9. 填写转运途中记录单 转运人员必须填写完整的转运记录单，内容包括转运途中患儿的一般情况、生命体征、监测指标、接受的治疗、突发事件及处理措施等。

（二）风险及防范

1. 救护车定期维护，仪器设备妥善固定 保证车内急救设备（如暖箱、监护仪、氧气罐等）的固定和安全保护；定期对救护车进行检修与维护，保证安全行车；转运路途颠簸可能会出现仪器装备振荡，注意妥善固定，保证安全；如将患儿置于转运暖箱中时，转运暖箱应与救护车的纵轴方向相同，锁定暖箱的箱轮，防止暖箱过度晃动，以减少转运途中颠簸对患儿头部血流的影响。

2. 保持车速，避免急刹车　转运车司机应具备丰富的驾驶经验，尽量保持车速平稳，避免颠簸，尽量避免和减少急启动、急加速、急刹车，防止或加重患儿颅内出血；避免疲劳驾驶和违章开车，特殊情况下需鸣笛超车或行驶应急车道。

3. 强化医护人员的安全意识，每次转运都应系好安全带。

五、转运后处理

患儿到达后，应从绿色通道直接送入NICU，NICU值班人员先妥善安置患儿，稳定患儿病情，进行必要的处置，包括危重评分；同时，转运人员需与NICU值班人员进行交接，将当地医院的所有资料交给NICU值班人员，详细介绍患儿转运全过程的情况。待患儿病情基本稳定后，协助患儿监护人办理入院手续，进一步详细询问病史，完成各种知情同意书的告知并签字。转运人员完善转运记录单，详细检查已使用过的转运设备，清点药品、物品，补充氧气及其他耗材，做好消毒处理，以备下一次使用。

六、转运质量的持续改进

（一）转运后评估

1. 转运时间　即转运所需的所有时间，主要包括：①准备时间，即转运队员接到转运通知到出发的时间；②稳定时间，即从抵达转出医疗机构到离开的时间，其受患儿病情严重程度和必须采取的医疗措施的影响；③运送时间，即医院间转运所需时间，主要取决于距离、交通状况。稳定时间和运送时间受患儿病情情况以及外界环境影响较大，不易控制。

2. 转运规范程度　转运各环节执行管理规范的情况和资料的完整准确性。

3. 转运有效性　通过转运前后的危重度评分以及转运途中的病死率做出评估。

4. 转运满意度　可通过对患儿家属的满意度调查及转出医疗机构接受反馈表后的反应作出评估。

（二）质量改进

1. RNTN应制定转运的质控标准以保证转运质量。

2. 转运督导　每月督导1次，定期检查转运记录，包括转运时间（尤其是准备时间）、转运前的处理、转运日志记录是否完整准确（包括新生儿转运单、转运途中记录单、新生儿危重评分表、转运患儿信息反馈单）及家属满意度等，并将结果进行通报，并分析原因及时整改；核查转运设备，评估和考核转运队员，重点考察转运队员独立实施重症患儿转运的能力和意识。

3. 建立转运患儿资料库　定期对转运资料进行回顾总结分析，尤其是对转运至NCC新生儿的数量、病死率以及对患儿预后有严重影响的主要并发症，包括Ⅲ级以上的颅内出血、中至重度的支气管肺发育不良、坏死性小肠结肠炎和Ⅲ期以上的视网膜病变，并做重点分析，以达到提高危重新生儿救治水平的目的。同时，进行年度总结，找出存在的问题和解决办法，不断优化RNTN的运行。

4. 定期对转运团队进行培训和考核　定期对转运团队进行STABLE原则和新生儿复苏的专业技能培训，可配合情景演练，训练转运人员的应急与处理能力。同时，对转运队员进行必要的评估和考核，重点考察转运队员独立实施重症患儿转运的能力和意识。

要点荟萃

1. 新生儿转运指征　①妊娠高危因素的孕妇实施宫内转运；②国外：包括早产、呼吸系统、循环系统、神经系统、代谢、感染、孕妇危重疾病状态等14个方面的临床危急重症状况；③国内：包括了除孕妇危重疾病状态外的临床危急情况，如早产、窒息、呼吸窘迫、先天畸形、不能改善的发绀、严重感染、频繁抽搐、休克等。

2. STABLE原则 即S(sugar)血糖、T(temperature)体温、A(assisted breathing)气道、B(blood pressure)血压、L(lab works)实验室检查、E(emotional support)情感支持。但对于需要行新生儿复苏的患儿,ABC原则优于STABLE原则。转运途中的护理包括保暖、体位和约束、呼吸道管理、保持静脉通道畅通、保持各种引流管道的畅通、生命体征监护、维持内环境稳定、积极抢救、填写转运记录单等。

(陈 琼 万兴丽)

参考文献

[1] 中国医师协会新生儿科医师分会. 新生儿转运工作指南(2017版). 中华实用儿科临床杂志, 2017, 32(20): 1543-1546.

[2] Karlsen K A. The S. T. A. B. L. E. Program Learner/Provider Manual: Post-Resuscitation/Pre-Transport Stabilization Care of Sick Infants. Guidelines for Neonatal Healthcare Providers. 6th ed. American Academy of Pediatrics, 2013.

[3] 曲雯雯, 吴珺, 黑明燕. 新生儿转运评分的应用进展. 中华新生儿科杂志, 2022, 37(2): 187-189.

[4] 刘真真, 张先红, 陶晓军, 等. 2111例危重新生儿转运处理及结局分析. 护理研究, 2021, 35(20): 3701-3704.

[5] 国家卫生和计划生育委员会. 危重新生儿救治中心建设与管理指南. 发育医学电子杂志, 2018, 6(1): 7-14.

[6] Teasdale D, Hamilton C. Baby on the move: issues in neonatal transport. Paediatr Nurs, 2008, 20(1): 20-25.

[7] 邵肖梅, 叶鸿瑁, 丘小汕. 实用新生儿学. 5版. 北京: 人民卫生出版社, 2019.

中　篇

新生儿评估与干预

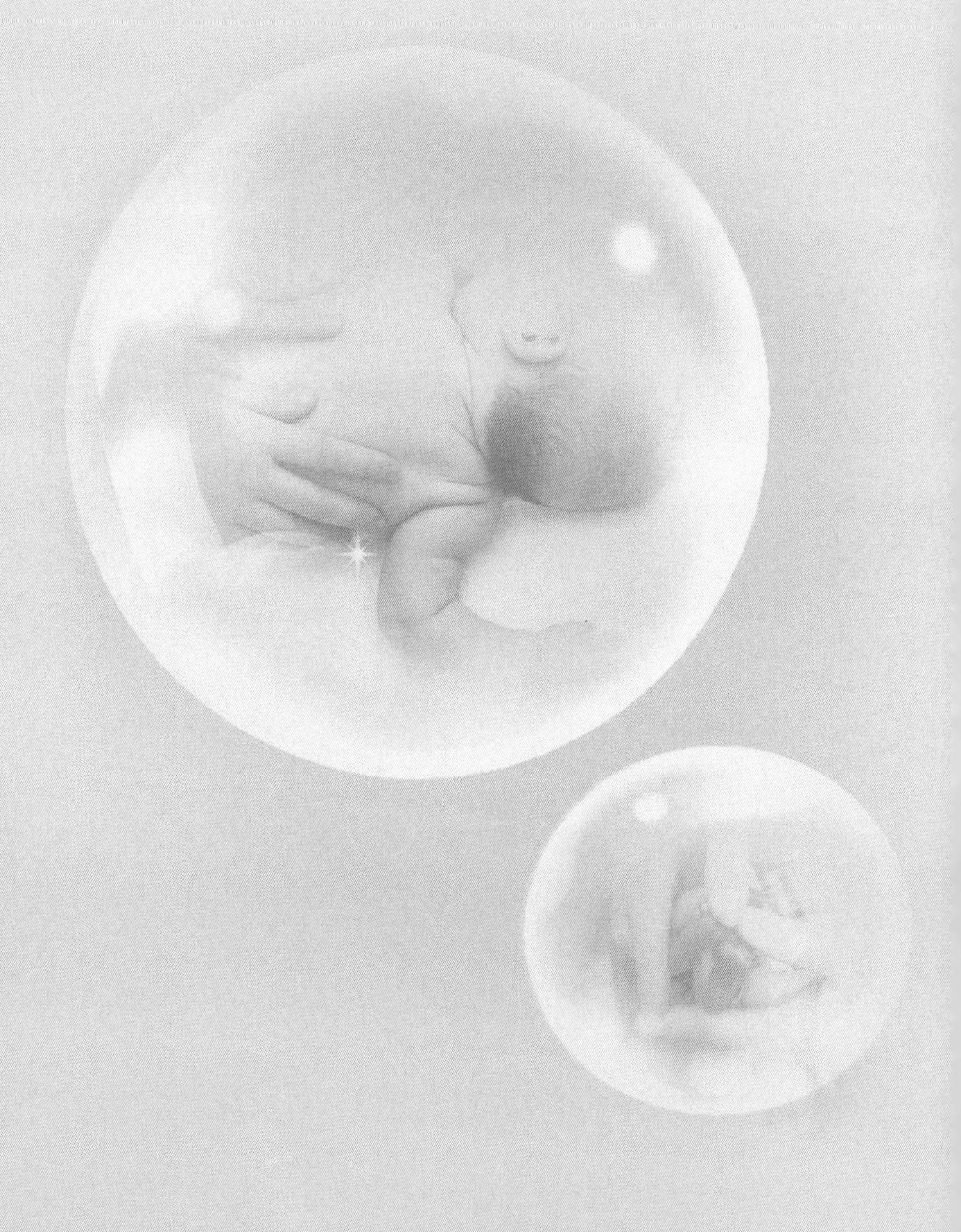

第七章
母亲与胎儿的评估与干预

导读与思考：

胎盘是孕期特有的结构，是联系母亲与胎儿的重要器官，胎盘的正常发育及良好的功能是保证胎儿正常发育的前提。母亲的健康状况、用药情况都将对胎儿和新生儿产生影响。

1. 胎盘有哪些重要功能？胎盘异常会对胎儿及新生儿产生哪些不良影响？
2. 糖尿病母亲、高血压母亲对胎儿及新生儿的不良影响有哪些？
3. 什么是药物滥用？药物滥用母亲所生新生儿该如何护理？
4. 什么是早期先天性梅毒？常见临床表现是什么？如何护理这类患儿？
5. 新生儿诊断艾滋病的标准是什么？艾滋病的母婴传播预防措施有哪些？如何进行喂养指导？
6. 乙型肝炎病毒(HBV)母婴传播的免疫预防方案包括哪些？如何对HBV感染孕妇所生新生儿进行喂养指导？

第一节　胎盘功能及异常胎盘

胎儿在子宫内的生长发育依赖于母体、胎盘以及胎儿间的相互协调及平衡。胎盘是联系母体与胎儿的重要器官，是胎儿进行气体交换、吸取营养及排泄废物的重要器官。胎盘合成的许多激素能调节母体功能。

一、胎盘的解剖生理及功能

1. 解剖生理　胎盘由羊膜、叶状绒毛膜和底蜕膜组成，是女性妊娠期特有的器官，是胎儿和母体共同形成的盘状结构，多为圆形或椭圆形，重430~650g，其中18%为血液。胎盘的胎儿部分由绒毛板、绒毛干及其分支、终末绒毛网组成，如图7-1-1所示。

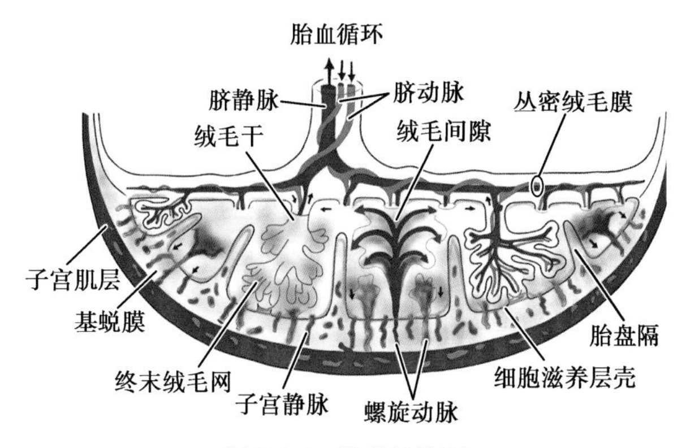

图7-1-1　胎盘结构图

胎盘血液循环：胎儿心脏将血液由脐动脉泵入胎盘，在绒毛间隙内胎儿血液与母体血液通过胎盘屏障进行物质交换，使来自脐动脉的静脉血变成动脉血经脐静脉回流至胎儿体内。胎盘屏障又称胎盘膜,是胎盘内最重要的结构,是胎血与母血之间进行物质交换的薄层组织,由三部分组成:合体滋养层、细胞滋养层及其基膜,绒毛内结缔组织,绒毛毛细血管基膜和内皮,如图 7-1-2 所示。

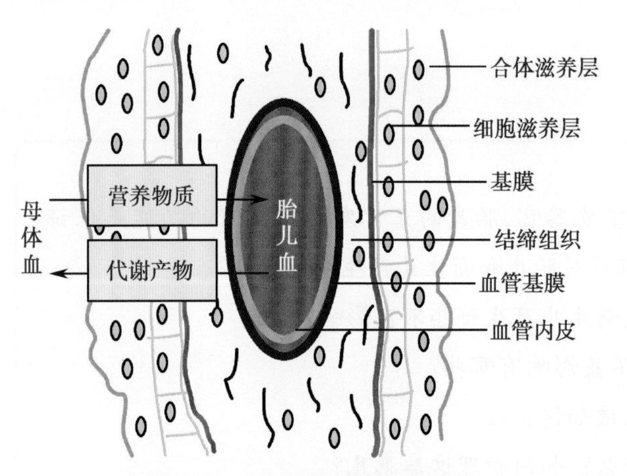

图 7-1-2 胎盘屏障结构示意图

2. 胎盘的功能 胎盘的三大主要功能:交换功能、免疫功能和合成功能,胎盘控制着胎儿与母体间的物质交换,同时在胎儿期暂代肺、肝、小肠和肾的功能。

(1)交换功能:是胎盘最基本也是最重要的功能。胎儿生长发育所需的所有营养物质(葡萄糖、氨基酸、游离脂肪酸、维生素、电解质等)和氧气都是通过胎盘屏障从母体血液中摄取的,胎儿代谢产物(尿酸、尿素、肌酐等)和二氧化碳等废物也经胎盘屏障从母体血液排出。胎儿与母体间的物质交换并非简单的物理弥散,而是有高度特异的选择性。

(2)免疫功能:胎盘是重要的免疫器官。母体血液中的大分子物质、多数细菌和其他致病微生物不能通过胎盘屏障进入胎儿血液,从而保护胎儿免受侵害。同时,母血中的抗体蛋白(IgG)可通过胎盘屏障进入胎儿体内,使胎儿出生后早期获得对某些疾病的被动免疫力。但胎盘的防御作用极为有限,某些药物、病毒(风疹病毒、巨细胞病毒等)、细菌和螺旋体等可通过胎盘屏障进入胎儿体内,影响胎儿正常发育,导致感染、畸形,甚至死亡。由于胎盘是含有双亲抗原的胚胎结构,胎儿在母体宫腔内能平安地生长发育,不发生排异反应,与胎盘的免疫功能是密不可分的,因而它在免疫学方面的作用具有重大意义。

(3)合成功能:胎盘具有活跃的合成物质的能力,主要合成激素和酶。胎盘形成后分泌大量蛋白质和类固醇激素,完全替代卵巢和垂体促性腺激素的作用,使胎盘成为妊娠期间一个重要的内分泌器官。胎盘合成的物质主要包括人绒毛膜促性腺激素、人胎盘催乳素、雌激素、孕激素和催产素酶等。

二、异常胎盘及对胎儿 / 新生儿的影响

1. 前置胎盘(placenta previa,PP)

(1)概述:胎盘正常的附着位置在子宫体的后壁、前壁或侧壁。妊娠 28 周后,胎盘附着于子宫下段,下缘毗邻或覆盖宫颈内口,位置低于胎先露部时称为前置胎盘。妊娠 28 周前,胎盘几乎占据子宫内壁面积的一半;28 周后子宫下段逐渐形成,原呈前置状态的胎盘可被动向上"移行"而成为正常位置的胎盘。前置胎盘是妊娠晚期出血和早产的重要原因,与围产期母儿并发症及死亡密切相关,国内报道前置胎盘的发生率为 0.24%~1.57%,国外报道为 0.5%~0.9%。前置胎盘的高危因素包括流产、宫腔操作、产褥感染,既往前置胎盘、既往剖宫产术等病史,多胎、多产、高龄、吸烟、摄入可卡因、辅助生殖技术等。

(2)前置胎盘对胎儿及新生儿的影响:对胎儿的影响主要与母亲阴道出血量的多少有关,因前置胎盘会减少从胎盘流向胎儿的血流量,从而导致胎儿贫血、低氧血症和窒息、胎儿生长受限、早产和感染的发生。有文献报道,前置胎盘早产的危险增加近 18 倍,且相比一般早产新生儿,前置胎盘早产儿呼吸窘迫综合征的发生率显著增加,孕 34 周之前分娩的早产儿呼吸窘迫发生风险增加 25 倍。

(3) 对母亲有前置胎盘的胎儿及新生儿的处理：评估胎儿生长发育情况，随时准备好与早产有关的护理。新生儿出生后监测血红蛋白、血细胞比容，评估贫血程度，监控有无酸中毒、多器官功能衰竭及感染，有针对性地进行处理。

2. 胎盘早剥(placental abruption)

(1) 概述：妊娠 20 周后或分娩期，正常位置的胎盘在胎儿娩出前，部分或全部从子宫壁剥离称为胎盘早剥，也是妊娠晚期严重并发症之一。国内报道发生率为 0.46%~2.1%，国外发生率在 0.5% 左右。胎盘早剥往往起病急，进展快，如不及时处理，可危及母儿生命。胎盘早剥可能与母亲妊娠高血压疾病、子宫肌瘤、外伤、吸食可卡因、吸烟、营养不良、绒毛膜羊膜炎等有很大关系。

(2) 胎盘早剥对胎儿 / 新生儿的影响：胎盘早剥会导致胎儿心动过速、新生儿缺氧和窒息、贫血、出血、血容量过低甚至死亡。

(3) 处理

1) 针对母亲：积极纠正休克；胎盘早剥危及母儿生命，一旦确诊，必须及时终止妊娠；积极处理并发症(产后出血、凝血功能障碍等)。

2) 针对新生儿：评估新生儿有无休克，必要时给予扩容或输血，监测有无酸中毒、窒息和多器官功能衰竭等并进行相应处理。

要点荟萃

1. 胎盘的三大主要功能 ①交换功能：是胎盘最基本也是最重要的功能；②免疫功能：极为有限，某些药物、病毒、细菌和螺旋体可通过胎盘屏障进入胎儿体内，影响正常发育，导致感染、畸形甚至死亡；③合成功能。

2. 前置胎盘 是妊娠晚期严重并发症之一，可导致妊娠晚期大出血，危及母儿生命。因前置胎盘会减少从胎盘流向胎儿的血流量，从而导致胎儿贫血、低氧血症和窒息、胎儿生长受限、早产和感染的发生。

3. 胎盘早剥 也是孕母妊娠晚期严重并发症之一，可危及母儿生命。胎盘早剥可能与母亲慢性高血压、重度妊娠高血压综合征、子宫肌瘤、外伤、可卡因史、吸烟史、营养不良、绒毛膜羊膜炎等有很大关系。对胎儿 / 新生儿的影响包括胎儿心动过速、新生儿缺氧和窒息、贫血、出血、血容量过低甚至死亡。

(陈 琼　何雪梅)

第二节　胎儿发育与环境

胎儿的生长发育与遗传、子宫内外环境因素有着密切的关系。胚胎 / 胎儿发育的宫内环境由母体因素决定，如母亲的健康或疾病状态、生活方式、药物应用、不良环境暴露及母亲遗传特征等。受精卵对致畸因素的敏感性最强，易导致各种先天畸形。神经系统致畸敏感期在受精后 15~25 天，心脏为 20~40 天，眼睛为 24~39 天，四肢为 24~46 天，外生殖器为 36~55 天，亦可同时出现多种畸形。

1. 环境与早期妊娠结局

(1) 早期妊娠(first trimester)：指末次月经第 1 天起至第 12 周末。在此期间，四肢和心脏开始发育直到第 8 周末，嘴、上腭、外生殖器开始发育直到第 12 周末。

(2) 不利的环境影响因素

1) 可卡因：胎盘形成后可影响胎盘功能，从而影响胎儿发育。可导致胎儿宫内生长迟缓、心血管异常、胆道闭锁等。

2）难以控制的高血糖：可以改变细胞分化和生长，导致先天畸形。

3）酒精：含有乙醇、致畸因子。母亲孕期过度饮酒可导致胎儿宫内生长迟缓和中枢神经系统损害，尤其是脑功能发育障碍。

2. 环境与中晚期妊娠结局

（1）中晚期妊娠（the second and third trimester）：中期妊娠指第13~27周末，晚期妊娠指第28周至分娩。在妊娠中期，胎儿的主要器官已发育成形，生长主要集中在体重增加和身体尺寸的增长上；脂肪组织开始形成，为新生儿提供必要的能量储备和帮助调节体温；神经系统和视觉系统的发育主要集中在妊娠前24周，但它们的成熟过程会持续到出生后，并在儿童早期继续发展。妊娠晚期，胎儿的生长速度加快，体重增加尤为显著，大脑发展也进入关键加速期，以适应出生后的环境。

同时，胎儿的生长发育还受营养物质供给和环境因素的显著影响。

（2）不利的环境影响因素

1）苯丙胺、毒麻药、阿片类药物滥用：将导致胎儿营养物质减少，或者导致胎盘血流量减少，从而影响胎盘的功能。

2）孕妇患妊娠糖尿病：将会影响胎盘血液循环，对胎儿的影响包括导致胎儿高血糖、胎儿过度发育（巨大儿）、胎儿肺发育成熟受累、胎儿生长受限。对新生儿的影响包括增加新生儿窒息、新生儿低血糖、新生儿红细胞增多症、新生儿高胆红素血症、新生儿肥厚型心肌病等的发生率。

3）胎盘问题（前置胎盘或胎盘早剥）或母亲患高血压：影响胎儿生长发育及健康，或导致早产。

要点荟萃

1. 妊娠早期主要影响胎儿心脏、四肢、嘴、上腭、外生殖器的发育，不利环境因素主要包括可卡因、高血糖和酒精，可以导致各种发育畸形及早产。

2. 妊娠中晚期主要影响神经系统、眼睛和体格的生长发育，不利环境影响因素主要包括苯丙胺、毒麻药、阿片类药物、孕妇患妊娠糖尿病和母亲胎盘问题，可以导致胎儿生长受限及早产。

（陈 琼　何雪梅）

第三节　高危妊娠对胎儿的影响

在妊娠期和分娩期，由于某种致病因素和并发症，对孕妇、胎儿、新生儿可能构成危险，增加孕产妇和围产儿的发病率、死亡率的都统称为高危妊娠。识别和系统管理高危妊娠、降低孕产妇和围产儿死亡率是衡量围产医学质量的指标之一。

一、糖尿病母亲与胎儿/新生儿

1. 妊娠合并糖尿病分类

（1）妊娠前糖尿病（pregestational diabetes mellitus，PGDM）：是指妊娠前诊断为1型或2型的糖尿病，患病率约1.8%。

（2）妊娠期糖尿病（gestational diabetes mellitus，GDM）：是指妊娠期间首次发现和诊断的糖尿病，患病率约7.5%，占糖尿病孕妇中的80%以上，GDM可导致孕妇和胎儿围产期死亡率增加、难产、感染、习惯性流产、新生儿先天畸形等。另外，GDM和宫内危险因素可增加母亲和后代肥胖、代谢综合征、心血管疾病及2型糖尿病（T2DM）的风险。

2. 妊娠合并糖尿病对新生儿的影响　与妊

娠期葡萄糖耐受不良的发作和持续时间及母亲糖尿病的严重程度有关。

(1)糖尿病母亲对新生儿的影响

1)先天异常:在糖尿病母亲所生婴儿的围产期死亡中,先天畸形相关死亡约占50%,在妊娠前和妊娠8周内严格控制血糖可降低该风险。3%~9%的糖尿病母亲所生婴儿发生心血管畸形,包括大动脉转位、右心室双出口、室间隔缺损、永存动脉干、三尖瓣闭锁和动脉导管未闭;糖尿病母亲所生婴儿的无脑畸形和脊柱裂发生率分别是非糖尿病母亲所生婴儿的13倍和20倍;其他畸形包括四肢屈曲挛缩、脊柱畸形、腭裂、肠道畸形(如左半小结肠综合征)。

2)早产:糖尿病妊娠比非糖尿病妊娠更常见自发早产和治疗性早产。

3)围产期窒息:由于巨大儿(滞产和肩难产)和心肌病(胎心率异常),糖尿病母亲的婴儿发生宫内窒息或围产期窒息的风险增加。

4)大于胎龄儿或巨大儿(出生体重>4 000g):在母体高血糖环境下,刺激胎儿反应性分泌胰岛素,将糖转化成脂肪。巨大儿比非巨大儿更容易出现高胆红素血症、低血糖、酸中毒、呼吸窘迫、肩难产和臂丛神经损伤。

5)呼吸窘迫:由于持续的高血糖导致肺泡表面活性物质产生减少,可以诱发新生儿呼吸窘迫综合征的发生。

6)低血糖症:胎儿在宫内为了应对母亲的高血糖水平反射性分泌较多胰岛素,出生后来自母亲的宫内葡萄糖供应中断,新生儿由于高胰岛素血症胰腺继续分泌胰岛素,使胰岛素分泌过多而致低血糖症。

7)低钙血症和低镁血症:因出生后甲状旁腺激素合成不能增加所致。

8)红细胞增多症与高黏滞综合征:与非糖尿病母亲的婴儿相比,糖尿病母亲的婴儿更常见血细胞比容升高(定义为中心静脉血细胞比容超过65%),包括红细胞增多症。

9)铁储备低:糖尿病母亲的婴儿体内红细胞结合铁及贮存铁水平较低。出生时铁储备降低程度与红细胞增多程度呈负相关,提示胎儿铁转移进入红细胞。目前认为,红细胞增多时,红细胞中过量的铁将随着过量红细胞的分解而重新循环。

10)高胆红素血症:高胆红素血症发生于11%~29%的糖尿病母亲所生婴儿,尤其是早产儿、母亲血糖控制不良、巨大儿及红细胞增多症者。

11)心肌病:糖尿病母亲的婴儿发生一过性肥厚型心肌病的风险增加,虽然婴儿常无症状,但5%~10%的婴儿可能出现呼吸窘迫、心输出量减少或心力衰竭的体征,心肌病为一过性并且随着血浆胰岛素浓度恢复正常而消退。目前认为心脏肥大由胎儿高胰岛素血症引起,因为高胰岛素血症可增加脂肪和糖原在心肌细胞中的合成和沉积,心脏肥大最可能出现于妊娠期血糖控制不良母亲的婴儿。

(2)新生儿管理

1)分娩前,根据孕龄、预期出生体重、先天畸形或临产并发症及分娩方式(如剖宫产)来评估新生儿是否需要复苏。

2)分娩后立即提供常规新生儿护理并快速评估婴儿的临床状况,根据初始评估结果判断是否需要进一步干预,若不需要额外的复苏,则转入母婴同室开始母乳喂养。

3)从产房转出后的进一步评估包括全面的体格检查,以及筛查低血糖和红细胞增多症等。

4)如果没有显著的并发症需要进一步干预,应提供常规新生儿护理。

二、高血压母亲与胎儿/新生儿

1. 妊娠期高血压疾病 是产科常见的并发症之一,严重威胁母儿健康和安全,也是孕产妇死亡的重要原因之一,尤其是子痫前期-子痫,是导致孕产妇及围产儿病死率升高的主要原因之一。妊娠相关高血压疾病可分为4类:①妊娠期高血压;②子痫前期-子痫;③妊娠合并慢性高血压;

④慢性高血压并发子痫前期。

2. 妊娠期高血压疾病对母亲的影响

(1)妊娠期高血压：妊娠20周后首次出现高血压，收缩压≥140mmHg和/或舒张压≥90mmHg；尿蛋白(-)。收缩压≥160mmHg和/或舒张压≥110mmHg为重度妊娠期高血压。妊娠期高血压于产后12周内恢复正常。

(2)子痫前期-子痫

1)子痫前期：妊娠20周后孕妇出现收缩压≥140mmHg和/或舒张压≥90mmHg，伴有下列任意1项：①尿蛋白定量≥0.3g/24h，或尿蛋白/肌酐≥0.3，或随机尿蛋白≥(+)(无条件进行蛋白定量时的检查方法)；②无蛋白尿但伴有以下任何1种器官或系统受累：心、肺、肝、肾等重要器官，或血液系统、消化系统、神经系统的异常改变，胎盘-胎儿受到累及等。

2)重度子痫前期：子痫前期孕妇符合下列任一表现即可诊断：①血压持续升高不可控制：收缩压≥160mmHg和/或舒张压≥110mmHg；②中枢神经系统异常表现(持续性头痛、视觉障碍等)；③持续性上腹部疼痛及肝包膜下血肿或肝破裂表现；④转氨酶升高；⑤肾功能受损：尿蛋白定量>2.0g/24h，少尿(24小时尿量<400ml或每小时尿量<17ml)，或血肌酐水平>106μmol/L；⑥低蛋白血症伴腹水、胸腔积液或心包积液；⑦血液系统异常：血小板计数呈持续性下降；⑧心力衰竭；⑨肺水肿；⑩胎儿生长受限或羊水过少、胎死宫内、胎盘早剥等。

3)子痫：子痫前期基础上发生不能用其他原因解释的强直性抽搐，可以发生在产前、产时或产后，也可发生在无临床子痫前期表现时。

(3)妊娠合并慢性高血压：既往存在高血压或在妊娠20周前发现收缩压≥140mmHg和/或舒张压≥90mmHg，妊娠期无明显加重或表现为急性严重高血压；或妊娠20周后首次发现高血压并持续到产后12周以后。

(4)慢性高血压并发子痫前期：慢性高血压孕妇，妊娠20周前无蛋白尿，妊娠20周后出现尿蛋白≥0.3g/24h或随机尿蛋白≥(+)；或妊娠20周前有蛋白尿，妊娠20周后尿蛋白定量明显增加；或出现血压进一步升高等重度子痫前期的任何一项表现。

3. 妊娠期高血压疾病对胎儿/新生儿的影响

(1)病理生理：母亲的肾脏疾病或高血压会导致胎盘灌注下降，引起胎盘提前老化或胎盘早剥，从而可能导致下列情况。

1)胎儿生长受限：长期胎盘灌注下降所致。

2)急慢性胎儿窘迫：长期胎盘灌注下降所致，严重者可导致死胎及新生儿窒息的发生率增加。

3)红细胞增多症：红细胞生成增加是胎儿对慢性缺氧做出的反应，常见症状包括皮肤发红、毛细血管再充盈时间>3秒、呼吸窘迫等。

4)血栓形成：红细胞增多，血液处于高黏状态，可能引起肾静脉血栓。

5)高胆红素血症：新生儿出生后，过多的红细胞被破坏或溶血使胆红素生成增多。

6)低氧血症：与胎盘血流量减少时胎儿供血减少有关。

7)早产、低体重：与胎盘提早老化和胎盘早剥有关，或因孕妇发生妊娠高血压疾病孕周早，最终因医源性因素(及时终止妊娠)导致新生儿早产和体重偏低。

(2)处理措施

妊娠高血压疾病的治疗目的是预防重度子痫前期和子痫的发生，降低母儿围产期并发症发生率和死亡率，改善围产结局。及时终止妊娠是治疗子痫前期-子痫的重要手段。

治疗基本原则：①正确评估母儿情况；②孕妇休息镇静，积极降压，预防抽搐及抽搐复发；③有指征地利尿、纠正低蛋白血症；④密切监测母儿情况以预防和及时治疗严重并发症，适时终止妊娠，治疗基础疾病，做好产后处置和管理。

对于胎儿/新生儿的处理措施主要包括以下几点：

1)评估胎儿生长发育迟缓程度。

2）监测胎儿有无宫内窘迫并给予相应干预。

3）提供与早产相关的护理。

4）出生后有红细胞增多症的患儿可进行部分换血。

5）监测肾静脉血栓，常见的症状包括血尿、贫血、少尿、血压不稳定、凝血因子异常、低钠血症、高钾血症等。

6）对高胆红素血症者给予光照疗法及其他相应治疗措施。

7）监测和处理新生儿酸中毒。

（3）母亲使用抗惊厥药、抗结核药和降压药对新生儿的影响

1）新生儿高镁血症：当临近分娩时使用硫酸镁（$MgSO_4$）可出现，应监测呼吸和神经肌肉抑制症状，如嗜睡、呼吸暂停、肌张力减低、吸吮力减弱等。

2）新生儿血小板减少：在一些使用肼屈嗪（肼苯哒嗪）的案例中有报道，母亲有使用该药物病史时应监测新生儿血小板计数。

3）新生儿低血压、心动过缓、低血糖：母亲使用盐酸拉贝洛尔过程中需监测新生儿心率、血压及血糖。

三、母亲药物滥用与新生儿戒断综合征

（一）药物滥用（物质滥用）

指非医疗目的反复、大量地使用具有依赖特性的药物（或物质），使用者对此类药物产生依赖（瘾癖），强迫和无止境地追求药物的特殊精神效应，由此带来严重的个人健康、公共卫生和社会问题。药物使用不当（使用时间过长、用药剂量过大）最终可演变成药物滥用。

（二）常见的滥用药物及对孕期的影响

1. 烟草 / 尼古丁

（1）病理生理：尼古丁滥用会引起胎盘血管痉挛，并增加胎儿生长受限的风险。吸烟过程中释放的一氧化碳会与血红蛋白结合形成碳氧血红蛋白，导致胎儿或新生儿出现组织缺氧，进一步增加畸形和新生儿猝死综合征的风险。此外，如果婴儿暴露于吸烟环境中，将面临一氧化碳吸入的风险。烟草烟雾中的有害化学物质，如多环芳烃、氰化氢、氯乙烯等，还可能对胎儿遗传物质造成直接损害。

（2）孕期影响：自然流产、死产或新生儿死亡、前置胎盘、胎盘早剥、足月前胎膜早破、早产、出生体重降低、异位妊娠、先天畸形、子痫前期、妊娠期糖尿病等。

2. 酒精

（1）病理生理：酒精能够穿透胎盘，孕妇饮酒后 2 小时，胎儿血液中的酒精浓度便接近母亲水平。此外，酒精还会干扰胎盘向胎儿输送营养的过程。酒精的致畸作用可能会干扰细胞生长，导致胎儿出现生长受限及胎儿酒精中毒综合征，包括面部畸形和中枢神经系统异常，有时甚至会在出生后的 12 小时内出现戒断症状。因此，妊娠期饮酒母亲所生的婴儿可能表现为胎儿酒精效应、酒精相关出生缺陷或胎儿酒精综合征，但也可能正常。

（2）孕期影响：自然流产、胎盘早剥等。

3. 可卡因

（1）病理生理：可卡因通过阻碍交感神经末梢对多巴胺和去甲肾上腺素这两种关键神经递质的重吸收，间接增加神经系统中这些神经递质的浓度。从而导致母亲、胎儿以及胎盘的血管收缩，进而引发高血压和心动过速。这些变化对胎儿的影响尤其严重，可能导致胎儿生长受限及低氧血症的发生。

（2）吸食可卡因可能会引发母亲出现神经性厌食症，这种情况会妨碍胎儿获取其生长所需的关键营养素。缺乏必要的营养素不仅会阻碍细胞的正常发育，还可能导致胎儿发生一系列先天性畸形，如泌尿生殖系统、四肢、心脏以及颅骨的发育不全等。

（3）孕期影响：自然流产、早产、胎盘早剥、妊娠期高血压等，分娩时胎儿窘迫可导致胎粪吸入及新生儿持续性肺动脉高压等。

4. 麻醉药品

(1)病理生理：麻醉剂滥用可引起胎盘血流减少，从而导致胎儿生长受限、胎儿窘迫(致羊水粪染)等。

(2)母亲面临着药物注射部位感染的风险，胎儿也面临着与毒品相关的感染风险，甚至在出生后第2天到第4周发生新生儿戒断综合征，表现为颤抖、不安、哭声异常及喂养困难等。

(3)孕期影响：①与药物使用相关的医学问题，如心脏病、贫血、厌食和血栓形成；②婴儿也是性传播疾病感染的高风险人群。

5. 苯丙胺

(1)病理生理：苯丙胺和甲基苯丙胺(俗称冰毒)的使用会引起母亲及其胎儿的血管收缩和血压升高。不仅会导致胎儿生长发育迟缓，还可引发长期的神经系统后遗症。

(2)孕期影响：早产、高血压、心肌梗死、胎盘早剥等。

6. 围产期其他药物滥用 有些妇女在孕期不止使用一种成瘾药物，如应用可卡因加海洛因或美沙酮，或加用苯丙胺类，或同时酗酒。有些孕妇还应用苯巴比妥和阿片类或中枢兴奋剂。使用多种药物比使用单一药物更普遍，对胎儿或新生儿的影响更严重，并且短期的结果不能反映长期的后果。

(三)新生儿戒断综合征

1. 定义 新生儿戒断综合征(neonatal abstinence syndrome，NAS)指妇女孕期因某种疾病需要或不良嗜好而长期或大量服用镇静剂、止痛剂、麻醉剂或致幻剂，以致对该药物产生成瘾或依赖时，药物通过胎盘屏障使胎儿也产生一定程度的依赖。胎儿出生后，由于其血中药物浓度逐渐下降，从而出现神经系统、呼吸系统、消化系统、循环系统和自主神经系统这5个方面的典型症状和体征。

2. 药物滥用与新生儿戒断综合征 成瘾药均是作用于中枢神经系统的药物，具有水溶性和脂溶性的双重特性，容易透过胎盘屏障，并易通过血-脑屏障进入胎儿脑组织。NAS的发病时间和持续期限与母亲所用药物的种类、剂量、用药时间的长短、末次用药距分娩的时间、分娩时是否使用了麻醉剂及使用剂量、出生体重和胎龄以及新生儿是否合并原发疾病等有关。孕期用药越早、剂量越大、用药时间越长，对胎儿的危害也越大，可导致新生儿宫内窘迫、胎粪吸入、窒息甚至猝死。据报道，围产期死亡率为正常对照组的2~3倍，存活儿可有智力及行为发育障碍。

3. 临床表现 NAS是一种涉及多个系统的疾病，该病发作初期可以是暂时的、间断的、轻型的，以后逐渐加重；也可以是严重的急性发作，以后逐渐减轻；还可以是双向的，在病情改善后转为亚急性的表现复发。戒断症状的持续时间可为2~3个月。

(1)神经系统：表现为颤抖、易激惹、警醒度增强、听觉过敏、睡眠困难、高音调哭声、惊厥、啃手指等兴奋症状，也可有肌张力增强、腱反射亢进、角弓反张、拥抱反射增强等表现。

(2)呼吸系统：表现为呼吸加快但无呼吸困难或呼吸暂停等表现。

(3)消化系统：常有呕吐、腹胀、腹泻、脱水等症状，还可表现为食欲缺乏或食欲亢进、反复不间断的吸吮和吞咽动作。

(4)循环系统：常有心动过速或过缓、血压升高等表现。

(5)自主神经系统：多表现为多汗、鼻塞、频繁打哈欠和打喷嚏、流涎、皮肤花斑或面色潮红、发热、体温不稳定、体重不增等表现。

(6)其他：胎儿生长受限(fetal growth restriction，FGR)、心脏先天缺陷等。

4. 护理干预措施

(1)一般护理

1)舒适护理：根据新生儿出生体重、日龄等提供中性环境温度。

2)发展性照顾：减少环境刺激，减弱光线和噪声，多抱或睡摇篮以缓解不安和激惹，集中护理，操作时动作轻柔等。

3）喂养支持：因药物可从乳汁分泌，应暂停母乳喂养，改用捐赠母乳或配方奶喂养；若呼吸频率持续>60次/min，应给予管饲喂养；因患儿有反复不间断的吸吮和吞咽动作，应予少量多次喂养，喂奶时可抬高患儿头部并支撑其脸颊，喂奶间期给予患儿充分的休息时间。

4）病情观察：对病情轻或中度的患儿，应密切观察，并保证充足的液体和热量摄入。该病通常具有自限性病程，但重度患儿可危及生命，需要特别注意。

⑵药物管理：药物的使用需在医生的严格监督下进行，以确保新生儿安全有效地缓解戒断症状。

1）口服药管理：口服吗啡和鸦片酊（含有较高的酒精成分）是用于治疗NAS的常用药物。口服吗啡用于减轻新生儿由于戒断所经历的疼痛和不适；鸦片酊可以帮助管理和减轻新生儿的戒断症状，然而，由于其酒精含量较高，使用时需谨慎，以避免引发其他问题。

2）其他药物管理：如美沙酮、可乐定（可迅速逆转症状）或苯巴比妥等非麻醉相关的戒断药物，这些药物被用于特定情况下的症状管理。

⑶制订出院计划

1）连续性照顾和儿童安全：出院计划应重视与社区服务和辅助服务的协调，确保家庭在患儿出院后可以介入必要的资源，以维持儿童的安全和福祉。

2）沟通与教育：通过有效沟通，明确家长对新生儿护理的期望，并针对家长的文化背景提供个性化的指导和教育，有助于加强家长的护理能力和自信心。

3）安抚技巧：教会家长如何安抚新生儿，以缓解其可能出现的不安和烦躁情绪。

4）喂养指导：对于使用尼古丁、酒精、可卡因、苯丙胺、大麻、海洛因或人类免疫缺陷病毒阳性的母亲，应避免母乳喂养；对于长期使用镇静催眠药物的母亲，母乳喂养会导致新生儿嗜睡和体重不增，应谨慎考虑母乳喂养。

要点荟萃

1. 妊娠期糖尿病（GDM） 是指妊娠期间首次发现和诊断的糖尿病。母亲高血糖对新生儿的影响包括：先天异常、早产、围产期窒息、大于胎龄儿或巨大儿、呼吸窘迫、低血糖症、低钙血症和低镁血症、红细胞增多症与高黏滞综合征、铁储备低、高胆红素血症、心肌病等。

2. 妊娠相关高血压疾病分类 ①妊娠期高血压；②子痫前期-子痫；③妊娠合并慢性高血压；④慢性高血压并发子痫前期。对胎儿/新生儿的影响主要包括：胎儿生长受限、急慢性胎儿窘迫、红细胞增多症、血栓形成、高胆红素血症、低氧血症、早产、低体重等。

3. 药物滥用（物质滥用） 指非医疗目的反复、大量地使用具有依赖特性的药物（或物质），使用者对此类药物产生依赖（瘾癖），强迫和无止境地追求药物的特殊精神效应，由此带来严重的个人健康、公共卫生和社会问题。药物使用不当（使用时间过长、用药剂量过大）最终可演变成药物滥用。孕母常见的药物滥用主要包括：尼古丁、酒精、可卡因、麻醉药品、苯丙胺。药物滥用的影响主要包括：胎盘功能异常、胎儿发育畸形、胎儿生长受限、母亲疾病、新生儿戒断综合征等。

4. 新生儿戒断综合征（NAS） 主要涉及5方面的异常，包括神经系统、呼吸系统、消化系统、循环系统和自主神经系统。护理干预主要包括：①一般护理，如提供适中温度、集中护理、减少刺激，给予喂养支持，提供液体及能量；②做好药物管理；③做好家属的健康教育，并与社区联系做好支持护理。

（陈 琼　黄瑷玲）

第四节　母亲“三病”（梅毒、艾滋病、乙型肝炎）对胎儿的影响及防范措施

预防艾滋病、梅毒和乙型肝炎母婴传播工作对降低孕产妇和5岁以下儿童死亡率、提高出生人口素质、保护妇女儿童健康具有重要意义。根据《中国妇女发展纲要（2021—2030年）》《中国儿童发展纲要（2021—2030年）》《中国遏制与防治艾滋病“十四五”行动计划》《中国预防与控制梅毒规划（2010—2020年）》《中国病毒性肝炎防治规划（2017—2020年）》《消除艾滋病、梅毒和乙肝母婴传播行动计划（2022—2025年）》，为孕产妇及所生儿童提供预防艾滋病、梅毒和乙型肝炎母婴传播综合干预服务，可最大程度地减少疾病的母婴传播，降低艾滋病、梅毒和乙型肝炎对妇女儿童的影响，从而进一步改善妇女儿童生活质量及健康水平。

一、母亲梅毒对胎儿/新生儿的影响及防范措施

1. 概述　新生儿梅毒（neonatal syphilis）又称先天性梅毒（congenital syphilis）、胎传梅毒，是梅毒螺旋体（treponema pallidum，TP）由母体经胎盘进入胎儿血液循环所致的感染。新生儿梅毒可引起胎儿宫内感染，受累胎儿约50%发生早产、流产、死胎或死产，存活婴儿发病年龄不一，可发生在胎儿期、新生儿期、婴儿期和儿童期。主要分为早期先天性梅毒（2岁前发病）和晚期先天性梅毒（2岁后发病）。先天性梅毒是重大的公共卫生问题，据估计全球每年有100万例妊娠合并先天性梅毒，先天性梅毒的发病率反映了育龄女性的梅毒感染率。大多数病例的发病原因是母亲没有接受产前检查或在妊娠前或妊娠期间没有对梅毒进行充分治疗，在未经治疗的感染早期梅毒的女性中，40%的妊娠最终会自然流产。

2. 发病机制

（1）妊娠的任何时期均可以通过母婴传播感染胎儿，但传播概率随妊娠进展而增加。发生先天性梅毒时，TP被直接释放进入胎儿的血液循环，导致螺旋体血症，并广泛传播至几乎所有器官。

（2）父亲的梅毒螺旋体不能随精子或精液直接传给胎儿。

（3）胎儿的感染与母亲感染梅毒的病程、抗体滴度、妊娠期是否治疗以及治疗的时机有关。

（4）妊娠期经规范治疗者可阻断99.1%的母婴传播。

3. 传播途径　人类是TP唯一的自然宿主，新生儿梅毒主要由母亲梅毒螺旋体经胎盘传播给胎儿引起，偶尔由分娩时直接接触感染灶引起。

4. 临床表现　先天性梅毒的临床表现由炎症反应引起，骨骼、肝脏、胰腺、肠道、肾脏和脾脏的受累最常见且最严重。临床表现的严重程度各不相同，可能仅有实验室检查或影像学检查结果异常，也可能为暴发性多器官系统损害。胎儿、新生儿或随后的儿童期（如果婴儿未接受治疗）都可能发生显性感染。

（1）早期先天性梅毒：即2岁前出现临床表现的先天性梅毒。未接受治疗的婴儿通常在出生后3个月内出现临床表现，最常为出生后5周内出现临床表现。60%~90%的感染先天性梅毒的新生儿在出生时没有症状，出生时是否存在体征取决于宫内感染的时间和治疗的时间。在有症状的婴儿中，最常见的表现详见表7-4-1。

表 7-4-1　早期先天性梅毒的常见临床表现

系统 / 器官	临床表现
胎盘和脐带	①胎盘通常较大、较厚且呈苍白色 ②脐带水肿，红色和浅蓝色的变色螺旋条纹与灰白色条纹相间排列（如同理发店的三色柱）
全身情况	多为早产、低出生体重或小于胎龄儿，营养不良，发热、贫血、易激惹
肝脏	肝大，伴或不伴脾大，可伴有黄疸、胆汁淤积及肝功能异常
鼻	①梅毒性鼻炎（鼻塞），鼻涕通常呈白色且可能为血性，鼻涕中含有梅毒螺旋体，具有传染性，可通过直接接触传染；鼻前庭湿疹样溃疡，马鞍鼻 ②通常在出生后 1 周内出现，3 个月后极少发生
皮肤	①皮疹，占 30%~60%，常在鼻炎后 1~2 周出现，为斑丘疹 ②皮疹为散发或多发性，呈多种形状，分布多见于口周、臀部、手掌、足趾，重者全身分布；口周放射状裂纹具有特征性，持续多年，愈合后遗留放射状瘢痕，有一定的诊断价值 ③皮疹最初表现为红色或粉红色的小斑点，1~3 周内进展，随后发生脱屑和结痂。皮疹消退后变为暗红色或赤褐色色素沉着，可持续存在 ④若出生时即有皮疹，则为广泛分布的大疱性皮疹（梅毒性天疱疮） ⑤溃疡性病损和大疱液中含有梅毒螺旋体，具有传染性，可直接接触传染
全身性淋巴结	全身性淋巴结肿大，无压痛，若婴儿存在可触及的肱骨内上髁淋巴结肿大，则高度提示先天性梅毒
骨	20%~95% 有骨损害，长骨对称性、多发性损害，表现为骨干骺炎、骨膜炎、骨髓炎，肢体剧烈疼痛可致假性瘫痪（因疼痛不能活动肢体）
其他	胎儿水肿（非免疫性）、发热、心肌炎、肺炎、脓毒症、眼部表现（秃眉、脉络膜视网膜炎等）、消化道表现（直肠出血、坏死性小肠结肠炎、吸收不良）、肾病综合征（免疫复合物介导，青霉素治疗有效）

（2）晚期先天性梅毒：出现在 2 岁以后，可发生结节性梅毒疹和梅毒瘤，楔状齿，马鞍鼻，骨膜增厚，膝关节肿痛、积液，单侧或双侧间质性角膜炎，视乳头萎缩，神经性耳聋，慢性脑膜炎所致的智力低下、惊厥、瘫痪等。

（3）隐性先天性梅毒：临床无症状和体征，仅血清学反应呈阳性。

5. 诊断依据　梅毒感染孕产妇所生婴儿符合下列任何一项，即可诊断为先天性梅毒：

（1）新生儿出现皮肤黏膜损害或组织标本检测到梅毒螺旋体（TP）。

（2）梅毒螺旋体 IgM 抗体检测阳性。

（3）出生时非梅毒螺旋体抗原血清学试验定量检测结果阳性，滴度 ≥ 母亲分娩前滴度的 4 倍，且梅毒螺旋体抗原血清学试验结果阳性。

（4）出生时不能诊断先天性梅毒的新生儿，在任何一次随访过程中非梅毒螺旋体抗原血清学试验由阴转阳或滴度上升且梅毒螺旋体抗原血清学试验阳性。

（5）18 月龄前不能诊断为先天性梅毒的儿童，18 月龄后梅毒螺旋体抗原血清学试验仍为阳性。

6. 实验室检查　见表 7-4-2。

7. 治疗要点

（1）切断传播途径：①对母亲及时进行干预治疗，应早期、规范地进行治疗，可使发病率大大降低；②隔离患儿，包括接触隔离及保护性隔离。

（2）药物治疗

1）脑脊液正常者：苄星青霉素 G，5 万 U/（kg·次），每天 1 次，肌内注射（分两侧臀肌）。

2）脑脊液异常者（神经梅毒）：①水剂青霉素 G，5 万 U/（kg·次），每 8 小时 1 次（<7 天的新生儿，每 12 小时 1 次），静脉注射，连续 10~14 天；②普鲁卡因青霉素 G，5 万 U/（kg·次），每天 1 次，肌内注射，连续 10~14 天。

治疗期间遗漏治疗 1 天或超过 1 天，则从再次治疗开始时间起重新计算治疗疗程。

3）如无条件检查脑脊液，按脑脊液异常者治疗。

表 7-4-2 血清学试验结果解读

非梅毒螺旋体抗原血清学试验（TRUST、RPR）结果	梅毒螺旋体抗原血清学试验（TPPA、ELISA）结果	提示	建议
+	-	血清试验假阳性	4 周后复查
+	+	现状梅毒；部分晚期梅毒	立即治疗，每月随访
-	+	极早期梅毒；既往感染；早期梅毒治愈后	立即治疗，连续 3 个月每月随访，等待结果并行进一步处理
-	-	排除梅毒感染；极早期梅毒（尚无任何抗体产生）；极晚期梅毒；艾滋病患者合并梅毒感染	高危孕妇孕早期、28 周及分娩前复查

8. 护理措施

（1）皮肤护理：①保持全身皮肤清洁干燥，皮肤溃破处垫治疗巾，在无菌技术操作下先以 0.5% 碘伏消毒，再涂擦抗生素软膏，然后用单层纱布覆盖创面，每日换药一次；②皮肤干裂处涂抹鱼肝油，防止皮肤裂伤；③躁动患儿及时给予安抚，用纱布包裹足跟和双手，必要时予镇静处理，防止医源性皮肤损伤；④静脉穿刺时避开皮疹部位，动作轻柔，防止损伤皮疹处皮肤。

（2）加强基础护理：①每日给予生理盐水清洗眼部，若分泌物较多，给予滴眼液滴眼；②每日给予生理盐水行口腔护理，观察口腔黏膜完整性；③使用 75% 酒精消毒脐部，保持脐部清洁干燥；④加强臀部护理，防止尿布皮炎和红臀发生；⑤因患儿常出现鼻部脓血样分泌物，故应加强鼻部护理，可给予生理盐水清洗鼻腔，再给予鱼肝油润湿鼻部。

（3）梅毒"假瘫"护理：在治疗、护理时动作轻柔，不采取强迫体位；治疗和护理集中进行，适时安抚患儿，尽量减少疼痛和不必要的刺激。

（4）用药观察：在应用青霉素治疗过程中，应注意观察有无青霉素过敏反应及赫氏反应，如使用青霉素以后 1~2 小时，突然出现发热、畏寒、头痛、腹痛、脉速、气促、颜面潮红、血压降低等表现时，应报告医师给予相应处理措施。

赫氏反应：是一种青霉属治疗后的加重反应，多在首剂青霉素治疗后 0.5~4 小时内发生，是由于大量螺旋体被青霉素杀灭后释放毒素所致，当青霉素剂量较大时容易发生。表现为患者突然出现寒战、高热、头痛、全身痛、心率和呼吸加快，原有症状加重，部分患者出现体温骤降，四肢厥冷，一般持续 30 分钟 ~1 小时。

（5）病情观察：加强对患儿的一般情况及生命体征的巡视和观察。因新生儿梅毒常累及皮肤黏膜、心、肝、脾、肺等器官以及神经系统、血液系统等，故在护理过程中应加强对以上器官和系统的观察，及时发现并处理。如加强全身查体，及时发现皮疹、红斑、水疱及脱皮现象或其他皮肤变化；观察患儿鼻腔脓血样分泌物情况，是否有鼻塞、张口呼吸、声嘶的症状出现；观察有无黄疸、贫血、"假瘫"、有无颈强直、惊厥、呕吐、前囟张力增高等神经系统症状；注意监测血糖变化等。

（6）消毒隔离：①环境消毒与通风：单间隔离，保持室内空气新鲜，温湿度适宜，做好环境消毒。②诊疗物品消毒：听诊器、暖箱、光疗箱、输液泵等用 1 000mg/L 的含氯消毒液擦拭；患儿出院后做好所有物品及床单元的终末消毒处理。③医疗废物的处理：患儿所使用的衣物、包被等非一次性物品放入黄色医疗垃圾袋，集中回收做消毒处理后再清洁消毒备用；其他一次性物品用后放入双层黄色垃圾袋，贴上感染性废物标签，每日定时清理，由专人带离病区，进行焚烧处理。

（7）健康教育：因新生儿梅毒的特殊性，绝大多数家属不能接受事实，甚至会产生恐惧、焦虑、悲观、自责等情绪，同时也担心治疗效果和预后，因此，护理人员应予以理解，并向患儿家属讲解新生儿梅毒的相关知识及注意事项。指导随访和定期复查，疗程完成后须分别在第2、4、6、9、12个月追踪观察血清学试验，以保证患儿得到正确、全程、彻底的治疗，若治疗较晚则应追踪更久，直至非螺旋体抗体滴度持续下降最终阴性。

二、母亲艾滋病对胎儿/新生儿的影响及防范措施

1. 概述 艾滋病，即获得性免疫缺陷综合征(acquired immune deficiency syndrome，AIDS)，其病原体是人类免疫缺陷病毒(human immunodeficiency virus，HIV)，亦称艾滋病病毒。截至2017年底，全球大约有110万HIV感染的孕产妇，在未经干预的情况下，垂直传播可达15%~45%。艾滋病是全球一个严重的公共卫生问题，做好HIV阳性孕产妇的管理工作，有助于减少新生儿感染HIV的风险，提高母亲和婴儿的健康水平。

2. 发病机制 HIV主要侵犯人体的免疫系统，包括$CD4^+$ T淋巴细胞、单核巨噬细胞和树突状细胞等，主要表现为$CD4^+$T淋巴细胞数量不断减少，最终导致人体免疫功能缺陷，引起各种机会性感染和肿瘤的发生。

3. 传染源 HIV感染者和AIDS患者。HIV主要存在于传染源的血液、精液、阴道分泌物、胸腹腔积液、脑脊液、羊水和乳汁等体液中。

4. 感染和传播途径

(1)性接触：包括不安全的同性、异性和双性性接触。

(2)血液及血制品：包括共用针具静脉注射毒品、不安全规范的介入性医疗操作、文身等。

(3)母婴传播：包括宫内感染、分娩时和哺乳传播。

5. 诊断标准 18月龄及以下儿童，符合下列一项者即可诊断HIV感染。

(1)为HIV感染母亲所生和两次HIV核酸检测结果均为阳性(第二次检测需在出生4周后采样进行)。

(2)有医源性暴露史，HIV分离试验结果阳性或两次HIV核酸检测结果均为阳性。

(3)为HIV感染母亲所生和HIV分离试验结果阳性。

6. 艾滋病母婴传播预防措施 预防艾滋病母婴传播应该综合考虑三个原则。

(1)降低HIV母婴传播率。

(2)提高婴儿健康水平和婴儿存活率。

(3)关注母亲及所生儿童的健康。

预防艾滋病母婴传播的有效措施为：尽早服用抗反转录病毒药物干预+安全助产+产后喂养指导。

7. 分娩方式 HIV感染不作为实施剖宫产的指征。

(1)对于临产前HIV病毒载量>1 000拷贝/ml的孕产妇，无论孕期是否接受过抗病毒治疗，建议在妊娠38周时进行择期剖宫产以尽量减少母婴传播。

(2)对于孕期接受抗病毒治疗且临产前HIV病毒载量≤1 000拷贝/ml的孕产妇，建议阴道分娩；若需要进行剖宫产或引产，应按照产科适应证的标准进行。

(3)HIV病毒载量>1 000拷贝/ml或病毒载量未知且产程自然发动或胎膜破裂的孕产妇，没有足够证据表明剖宫产会降低围产期HIV传播的风险。

8. 艾滋病母亲所生新生儿的抗病毒用药方案 新生儿应在出生后尽早(6~12小时内)开始服用抗病毒药物，可以选择以下两种方案中的任意一种(见表7-4-3、表7-4-4)。婴儿若接受母乳喂养，应首选奈韦拉平(nevirapine，NVP)方案。

9. 婴儿喂养咨询与指导

(1)提倡人工喂养，避免母乳喂养，杜绝混合喂养。

(2)医务人员应对艾滋病感染孕产妇及其家人进行婴儿喂养方式的可接受性、知识和技能、可负担性、可持续性等条件的综合评估，给予技术指导。

表 7-4-3　新生儿预防用药：奈韦拉平（NVP）

出生体重	用药剂量	用药时间
≥2 500g	NVP 15mg（即混悬液 1.5ml），每天 1 次	①母亲孕期即开始用药者，婴儿应服药至出生后 4~6 周；②母亲产时或者产后才开始用药者，婴儿应服用 6~12 周；③母亲哺乳期未应用抗病毒药物，则婴儿持续应用抗病毒药物至母乳喂养停止后 1 周
2 000~2 499g	NVP 10mg（即混悬液 1.0ml），每天 1 次	
<2 000g	NVP 2mg/kg（即混悬液 0.2ml/kg），每天 1 次	

表 7-4-4　新生儿预防用药：齐多夫定（zidovudine，AZT）

出生体重	用药剂量	用药时间
≥2 500g	AZT 15mg（即混悬液 1.5ml），每天 2 次	①母亲孕期即开始用药者，婴儿应服药至出生后 4~6 周；②母亲产时或者产后才开始用药者，婴儿应服用 6~12 周；③母亲哺乳期未应用抗病毒药物，则婴儿持续应用抗病毒药物至母乳喂养停止后 1 周
2 000~2 499g	AZT 10mg（即混悬液 1.0ml），每天 2 次	
<2 000g	AZT 2mg/kg（即混悬液 0.2ml/kg），每天 2 次	

（3）对选择人工喂养者，指导正确冲配、器具清洁消毒等。

（4）对选择母乳喂养者，要做好充分的咨询工作，强调喂养期间母亲或婴儿坚持服用抗病毒药物，指导正确的纯母乳喂养方式和乳房护理；告知母乳喂养时间最好不超过 6 个月，同时积极创造条件，尽早改为人工喂养。

（5）母乳喂养期间，HIV 感染产妇应坚持抗病毒治疗，产妇乳腺炎和婴儿鹅口疮会增加母乳喂养 HIV 传播的风险，应及时识别和治疗。

（6）在母乳喂养期间婴儿每 3 个月进行一次病原学检测，在停止母乳喂养后 4~6 周、3 个月和 6 个月分别进行随访检测。一旦发生 HIV 感染，迅速为婴儿启动抗病毒治疗。

10. 感染状况监测和随访

（1）各级医疗卫生机构应将艾滋病感染孕产妇所生儿童纳入高危管理，在儿童满 1、3、6、9、12 和 18 月龄时，分别进行随访和体格检查，观察有无感染症状出现。

（2）按照《婴儿艾滋病感染早期诊断工作方案》的相关技术和时间要求，对所生儿童于出生后 6 周和 3 个月时，分别采集血标本，进行婴儿感染早期诊断。

（3）未进行婴儿早期诊断检测或婴儿早期诊断检测结果为阴性的儿童，应于 12、18 月龄进行艾滋病抗体筛查及必要的补充试验，以明确艾滋病感染状态。

三、母亲乙型肝炎对胎儿 / 新生儿的影响及防范措施

1. 概述　乙型肝炎病毒（hepatitis B virus，HBV）母婴传播是我国慢性乙型肝炎的主要原因，预防 HBV 母婴传播是控制慢性乙型肝炎的关键。诊断 HBV 感染的主要依据是乙肝病毒表面抗原（HBsAg）阳性。所有孕妇均需在产前检测 HBsAg 和其他乙肝血清学指标，目前，我国育龄期妇女 HBsAg 的总体阳性率为 5%~6%。HBsAg 阳性孕妇的新生儿是 HBV 感染的高危人群，务必在出生后 12 小时内（越快越好）肌内注射乙型肝炎免疫球蛋白（hepatitis B immunoglobulin，HBIG）和乙肝疫苗，即联合免疫预防接种。而 HBsAg 阴性孕妇的新生儿通常仅需接种乙肝疫苗。

2. 乙肝血清学指标的临床意义　乙肝血清学指标包括 HBsAg 和乙肝表面抗体（抗 -HBs）、HBeAg 和乙肝 e 抗体（抗 -HBe）及乙肝核心抗体（抗 -HBc），俗称“乙肝两对半”，可判断有无 HBV 感染和有无免疫力，其诊断意义详见表 7-4-5。

（1）HBsAg 阳性和 / 或 HBeAg 阴性（俗称“小三阳”），病毒复制不活跃；HBsAg 和 HBeAg 双阳性（俗称“大三阳”），病毒复制活跃。

表 7-4-5　乙肝血清学指标检测及其诊断意义

乙肝血清学指标					诊断意义
HBsAg	抗 -HBs	HBeAg	抗 -HBe	抗 -HBc	
+	–	+	–	+/–	HBV 感染、传染性强
+	–	–	+/–	+	HBV 感染、有传染性
+	–	–	+	–	HBV 感染、有传染性
+	+	+/–	+/–	+/–	HBV 感染、有传染性、病毒可能变异
+	–	–	–	–	HBV 感染潜伏期、有传染性
–	+	–	+/–	+	既往感染已恢复、无传染性、有保护力
–	+	–	+	–	既往感染已恢复、无传染性、有保护力
–	+	–	–	–	接种疫苗或既往感染已恢复、无传染性、有保护力
–	–	–	+/–	+	既往感染已恢复、无传染性
–	–	–	+	–	既往感染已恢复、无传染性
–	–	–	–	–	既往无感染、易感人群

注：+ 表示阳性，– 表示阴性，+/– 表示阳性或阴性。

(2) HBeAg 阳性者传染性强，易发生母婴传播。

(3) 无条件行 HBV DNA 定量检测时，如 HBeAg 阳性，则可视为高病毒水平。

(4) 脐带血或新生儿检测：即使脐带血或新生儿外周血 HBsAg 阳性和 / 或 HBV DNA 阳性，仅能确定暴露于病毒，而不能确诊宫内感染或母婴传播，两者均阴性也不能排除母婴传播。因此，不建议检测脐带血或新生儿外周血乙肝血清学指标。

3. HBV 母婴传播　指母体病毒进入子代，且在其体内复制繁殖，造成慢性 HBV 感染。HBV 本身不直接致病，不引起胎盘损伤，通常不能通过胎盘，真正的宫内感染非常罕见，母婴传播预防失败并不说明是宫内感染。

(1) 母婴传播的主要危险因素：孕妇高病毒水平，即 HBV DNA 水平 $>2\times10^5$IU/ml 或 HBeAg 阳性。

(2) 母婴传播的时机：通常发生在分娩过程和产后，宫内感染非常罕见。①产程中(包括剖宫产术中)，胎儿或新生儿暴露于母体的血液和其他体液中，病毒可进入新生儿体内；②新生儿出生后与母亲密切接触，也可发生传播。

(3) HBsAg 阳性父亲的精液中可存在病毒，但精子细胞中无病毒，精液中的病毒也不能感染卵母细胞，HBV 不能感染受精卵而引起子代感染。

(4) 研究显示，行剖宫产术分娩和自然分娩的新生儿 HBV 感染率比较，差异无统计学意义。说明行剖宫产术并不降低 HBV 母婴传播率。因此，不推荐以预防 HBV 母婴传播为目的而选择剖宫产术。

4. HBV 母婴传播的免疫预防

(1) 足月新生儿的免疫预防

1) 孕妇 HBsAg 阴性时，其新生儿按“0、1、6 个月”方案接种 3 针疫苗即可，不必使用 HBIG。

2) 孕妇 HBsAg 阳性时，无论 HBeAg 是阳性还是阴性，其新生儿务必在出生后 12 小时内肌内注射 HBIG 100IU(越快越好，最好在数分钟内)；同时，在不同部位肌内注射第 1 针乙肝疫苗，越快越好，最好在数分钟内。注射剂量：重组乙型肝炎疫苗(酿酒酵母)10μg 或重组中国仓鼠卵巢细胞乙肝疫苗 20μg。并于 1 月和 6 月龄分别接种第 2 针和第 3 针疫苗。

(2) 足月新生儿出生状况不佳时的免疫预防

1) 新生儿身体状况不佳需要抢救时，如羊水吸入、窒息等，如果孕妇 HBsAg 阴性，暂缓接种疫苗，待病情恢复且稳定 1 周后再开始按“0、1、6 个月”方案接种。

2）若孕妇 HBsAg 阳性，暂缓接种疫苗，但务必在新生儿出生后 12 小时内（越快越好，最好在数分钟内）肌内注射 HBIG。HBIG 几乎无副作用，新生儿抢救不影响 HBIG 的应用。乙肝疫苗待病情恢复且稳定 1 周后再开始接种。如果第 1 针疫苗延迟接种 ≥4 周，第 2 针疫苗也将相应延迟，导致婴儿主动产生免疫力的时间也延迟，因此，建议新生儿 4 周龄左右注射第 2 针 HBIG。

（3）早产儿的免疫预防

1）孕妇 HBsAg 阴性：①早产儿生命体征稳定，出生体重 ≥2 000g 时，按“0、1、6 个月”方案接种；②早产儿生命体征不稳定，先处理相关疾病，待稳定 1 周后再按上述方案接种；③早产儿出生体重<2 000g，待体重 ≥2 000g 后接种第 1 针（出院前未达到 2 000g，在出院前接种第 1 针），间隔 1 个月接种第 2 针疫苗，再间隔 5 个月接种第 3 针疫苗。

2）孕妇 HBsAg 阳性：①早产儿无论身体状况如何，在 12 小时内（越快越好）必须肌内注射 HBIG；如果首针疫苗接种延迟 ≥4 周，间隔 4 周左右需再注射 1 次 HBIG；②如果早产儿生命体征稳定，无需考虑体重，尽快接种第 1 针乙肝疫苗；如果生命体征不稳定，待稳定 1 周左右，尽早接种第 1 针乙肝疫苗；③ 1 个月后或者体重 ≥2 000g 后，再重新按“0、1、6 个月”方案全程接种 3 针乙肝疫苗。新生儿的乙肝免疫预防方案见表 7-4-6。

5. 孕妇 HBsAg 阴性而家庭其他成员 HBsAg 阳性的子代预防 孕妇 HBsAg 阴性，但新生儿父亲或祖辈 HBsAg 阳性，因照料新生儿而密切接触时，需要注意预防 HBV 传播。

（1）孕妇抗 -HBs 阳性：新生儿出生时即有免疫力，无需特殊处理，正常接种乙肝疫苗即可。

（2）孕妇抗 -HBs 阴性：大部分新生儿在接种第 2 针乙肝疫苗后 1 周左右才产生抗体，在此之前对 HBV 易感。若家庭成员 HBsAg 阳性，尤其是 HBeAg 阳性者，需避免与新生儿密切接触；若必须与新生儿密切接触（如照料），新生儿最好注射 1 针 HBIG。

6. HBV 感染孕妇新生儿的喂养指导

（1）无论孕妇 HBeAg 阴性还是阳性，都应鼓励新生儿母乳喂养，且在预防接种前就可以开始哺乳。

表 7-4-6 新生儿的乙肝免疫预防方案

新生儿	HBIG（100IU/1ml）接种方案	乙肝疫苗（10μg/0.5ml、20μg/0.5ml）接种方案	乙肝随访
足月或早产（出生体重 ≥2 000g）			
母亲 HbsAg 阴性	不需要	3 针：0、1、6 个月方案	不需要
母亲 HbsAg 阳性	必须，生后 12 小时内（越快越好）接种；按时接种第 2 针疫苗者，无需重复使用；第 2 针疫苗延迟接种超过 1 个月者，重复使用 1 次	3 针：0、1、6 个月方案；首针出生后 12 小时内（越快越好）	需要，最后 1 针后 1~6 个月
早产（出生体重<2 000g）			
母亲 HbsAg 阴性	不需要	3 针：体重达到 2 000g，第 1 针（出院前体重未达到 2 000g，则出院前接种第 1 针）；间隔 1 个月第 2 针；再隔 5 个月第 3 针	不需要
母亲 HbsAg 阳性	必须，生后 12 小时内（越快越好）接种；极早 / 极低出生体重早产儿，1 月龄左右可重复 1 次	4 针：出生 12 小时内第 1 针、3~4 周第 2 针、再隔 1 个月第 3 针、再隔 5 个月第 4 针	需要，最后 1 针后 1~6 个月

(2)新生儿出生后12小时内已完成免疫预防，具有免疫力，乳头皲裂或损伤出血、婴儿口腔溃疡或舌系带剪开造成口腔损伤等，均可哺乳。无需检测乳汁HBV DNA水平。

(3)孕妇产后服用抗病毒药物，建议母乳喂养，同时观察对新生儿是否产生不良影响。

7. 新生儿随访 仅需随访HBsAg阳性孕妇的子代，7~12月龄时检测乙肝血清学指标。若HBsAg和抗-HBs都阴性，尽快再次按"0、1、6个月"方案接种3针乙肝疫苗。孕妇妊娠期或产后口服抗病毒药物者，需观察对婴儿有无不良影响。

要点荟萃

1. 新生儿梅毒 又称先天性梅毒、胎传梅毒，是TP由母体经胎盘进入胎儿血液循环所致的感染。可引起胎儿宫内感染，主要分为早期先天性梅毒(2岁前发病)和晚期先天性梅毒(2岁后发病)。早期先天性梅毒的常见临床表现包括：胎盘和脐带(胎盘较大、较厚且呈苍白色，脐带水肿)、肝大、鼻炎、皮疹、全身性淋巴结肿大。护理措施主要包括皮肤护理、加强基础护理、梅毒"假瘫"护理、用药观察、消毒隔离、健康教育等。

2. 艾滋病 即获得性免疫缺陷综合征(AIDS)，其病原体为人类免疫缺陷病毒(HIV)。HIV主要侵犯人体的免疫系统，最终导致人体细胞免疫功能缺陷，引起各种机会性感染和肿瘤的发生。传染源为HIV感染者和AIDS患者，HIV主要存在于传染源的血液、精液、阴道分泌物、胸腹腔积液、脑脊液、羊水和乳汁等体液中。感染和传播途径主要包括性接触、血液及血制品、母婴传播。艾滋病孕妇所生婴儿提倡人工喂养，避免母乳喂养，杜绝混合喂养。

3. 乙型肝炎病毒(HBV) 母婴传播是我国慢性乙型肝炎的主要原因，预防HBV母婴传播是控制慢性乙肝的关键。诊断HBV感染的主要依据是HBsAg阳性。所有孕妇均需在产前检测HBsAg和其他乙肝血清学指标，HBsAg阳性孕妇的新生儿是HBV感染的高危人群，务必在出生后12小时内(越快越好)肌内注射HBIG和乙肝疫苗，即联合免疫预防接种。而HBsAg阴性孕妇的新生儿通常仅需接种乙肝疫苗。

(陈 琼 周敬华)

参考文献

[1] 邵肖梅, 叶鸿瑁, 丘小汕. 实用新生儿学. 5版. 北京: 人民卫生出版社, 2019.

[2] 中华医学会妇产科学分会产科学组. 前置胎盘的诊断与处理指南(2020). 中华妇产科杂志, 2020, 55(1): 3-8.

[3] Riskin A, Garcia-Prats J A. Infants of women with diabetes (IMD)[EB/OL].[2023-5-4] https://www. uptodate. com/contents/infants-of-mothers-with-diabetes-imd

[4] 倪小清, 罗丹, 尹琪楠, 等. 2024年ADA"妊娠期的糖尿病管理指南"要点解读. 现代妇产科进展, 2024, 33(2): 142-145.

[5] 中华医学会妇产科学分会妊娠期高血压疾病学组. 妊娠期高血压疾病诊治指南(2020). 中华妇产科杂志, 2020, 55(4): 227-238.

[6] 王永萍, 王莉. 妊娠期高血压疾病的危险因素和母儿结局分析. 中国临床医生杂志, 2022, 50(5): 600-602.

[7] McGrath J, 褚梁梁. 新生儿戒断综合征管理研究进展. 中国护理管理, 2020, 20(11): 1666-1670.

[8] Verkan T, Walden M. Core curriculum for neonatal intensive care nursing. 3rd ed. Philadelphia: Elsevier, 2004.

[9] 徐志芳, 杨昱, 陈丽莉, 等. 妊娠期糖尿病发病机制及其对母婴的影响. 中国临床医生杂志, 2015, 43(8): 26-29.

[10] 汪志良, 寻知元, 范强. 浅谈精神药物的撤药反应与依赖综合征和戒断综合征. 中国药物依赖性杂志, 2016, 25(3): 320-322.

[11] 曹泽毅, 乔杰. 中华妇产科学. 4版. 北京: 人民卫生出版社, 2023.

[12] 国家卫生计生委办公厅. 国卫办妇幼发〔2015〕23号——国家卫生计生委办公厅关于全面开展预防艾滋病、梅毒和乙肝母婴传播工作的通知. 2015.

[13] 国家卫生和计划生育委员会妇幼健康服务司, 中国疾病预防控制中心妇幼保健中心.《预防艾滋病、梅毒和乙肝母婴传播工作实施方案 (2015 年版)》解读. 中国妇幼卫生杂志, 2015, 6 (6): 1-2.

[14] 孙丽君, 王爱玲, 张福杰, 等. HIV 阳性孕产妇全程管理专家共识. 中国艾滋病性病, 2020, 26 (3): 335-338.

[15] 中华医学会感染病学分会艾滋病丙型肝炎学组, 中国疾病预防控制中心. 中国艾滋病诊疗指南 (2021 年版). 协和医学杂志, 2022, 13 (2): 203-226.

[16] 中华医学会妇产科学分会产科学组, 中华医学会围产医学分会. 乙型肝炎病毒母婴传播预防临床指南 (2020). 中华围产医学杂志, 2020, 23 (5): 289-298.

[17] 中国肝炎防治基金会, 中华医学会感染病学分会, 中华医学会肝病学分会. 阻断乙型肝炎病毒母婴传播临床管理流程 (2021 年). 临床肝胆病杂志, 2021, 37 (3): 527-531.

[18] 国家卫生健康委员会. 国卫疾控发 [2021] 10 号, 国家卫生健康委关于印发国家免疫规划疫苗儿童免疫程序及说明 (2021 年版) 的通知, 2021.

第八章 新生儿出生时评估与干预

导读及思考：

新生儿出生后第一个24小时是生命最脆弱的时期，此期需要完成从母体宫内生活到宫外环境生活的过渡。若新生儿出生后不能顺利过渡，则需要外界给予各种干预协助。因此，对初生婴儿进行快速评估、及时有效的支持是保证患儿生命安全的重要举措。

1. 高危新生儿、危重新生儿包括哪些？
2. 新生儿复苏成功的关键措施是什么？正压通气的指征是什么？气管插管的指征包括哪些？胸外心脏按压指征包括哪些？
3. 新生儿体温调节的特点是什么？什么是中性温度？
4. 引起低体温的相关因素有哪些？临床表现是什么？如何处理？
5. 发热的相关因素有哪些？保暖过度与感染发热如何鉴别？

从脐带结扎那一刻起，新生儿就离开了安全、舒适的宫内环境，开始一种新的生命活动方式。它既是胎儿的延续，又是人类发育的基础阶段。新生儿的器官功能尚未发育完善、免疫系统不成熟、宫内外生存环境不同等因素，都使其需要完成多方面的生理调节来适应复杂多变的宫外环境，尤其是在早产或疾病影响状况下，新生儿的死亡率更高。因此，在新生儿出生时需进行全面系统的评估并给予相应的支持，新生儿出生后的产房内评估、复苏、体温调节及保持新生儿机体内环境的稳定就显得尤为重要。

第一节 新生儿出生后评估

一、新生儿出生后90分钟内的评估内容

1. 出生后1分钟内的评估要点及措施

(1) 新生儿娩出后，助产人员报告出生时间(时、分、秒)和性别，立即进行初步评估：是否足月？羊水是否清亮？肌张力怎么样？有无呼吸和哭声？如果有一项为“否”，则需要对新生儿立即进行初步复苏(详见本章第二节)；如果均为“是”，则应快速彻底擦干。

（2）立即将新生儿仰卧于母亲腹部的干毛巾上，在5秒内开始擦干新生儿，擦干顺序：眼睛、面部、头、躯干、四肢，侧卧位擦干背部，整个过程需在20~30秒内完成。

（3）擦干过程中需快速评估新生儿呼吸状况，若有呼吸或哭声则撤除湿毛巾，将新生儿置于俯卧位（头偏向一侧），开始母婴皮肤接触（skin to skin contact，SSC），注意保暖（预热的干毛巾遮盖身体，戴上帽子）；若期间出现喘息或无呼吸，则迅速移至预热的复苏区进行复苏（详见本章第二节）。

2. 出生后1~3分钟的评估要点及措施

（1）SSC：若新生儿状况良好，则持续SSC；若有严重胸廓凹陷、喘息或呼吸暂停、严重畸形等，则需紧急处理。

（2）脐带处理：严格执行无菌操作，待脐带搏动停止后（出生后1~3分钟）结扎脐带；脐带断端无需使用消毒剂，不必包扎脐带断端，但需保持清洁和干燥。

3. 出生后90分钟的评估要点及措施

（1）第1次母乳喂养：与母亲保持SSC至少90分钟，严密观察生命体征及泌乳征象，指导母亲开始母乳喂养。

（2）监测生命体征：开展SSC过程中每15分钟记录1次新生儿呼吸、肤色及其他生命体征等，若有异常则需停止SSC并进行相应处理。

二、新生儿出生后90分钟~24小时的评估内容

（一）新生儿体检

主要包括与母亲核实新生儿性别，测量身长、体重，确定健康状况等。

1. 呼吸系统评估

（1）正常情况

1）安静时呼吸不费力，呼吸频率（respiratory rate，RR）为40~60次/min。

2）正常情况下可出现周期性呼吸。

3）正常情况：呼吸音清晰且双侧对称。

（2）异常情况

1）呼吸急促：安静状态下呼吸频率持续>60次/min，提示新生儿可能有呼吸窘迫、充血性心力衰竭、败血症、低体温或高热、低血糖或红细胞增多症等。

2）呼吸暂停：呼吸停止时间>20秒伴发绀或面色苍白、心动过缓（心率<100次/min）、肌张力下降等，常见于健康无器质性疾病的早产儿；>80%的超低出生体重儿和25%的低出生体重儿都可能在新生儿期发生呼吸暂停。原发性呼吸暂停也见于生产过程中有窒息史的患儿，继发性呼吸暂停常见于低血压，低血糖，低体温，高热，败血症，呼吸系统、心血管系统或神经系统疾病，生产过程中长时间窒息，孕妇使用过麻醉剂等。

3）呼吸窘迫：出现三凹征、呻吟、鼻翼翕动、呼吸不规则等。

4）不对称胸廓运动：提示有先天性膈疝、膈神经损伤、气胸以及肺部病变的可能。

5）其他异常情况：①在胸部听到肠鸣音提示可能有先天性膈疝；②啰音提示可能有呼吸窘迫伴肺部有痰液；③干啰音提示可能有大气道阻塞；④胸部摩擦音提示可能有胸腔积液或炎症；⑤喘鸣音提示可能有上呼吸道部分阻塞；⑥哮鸣音提示可能有呼吸窘迫。

2. 心血管系统评估

（1）正常情况

1）安静时心率为120~160次/min。皮肤黏膜呈粉红色，生后48小时内肢端发绀较常见（多为保暖不足引起），毛细血管充盈时间小于3秒。

2）足月儿收缩压一般为50~80mmHg，舒张压一般为30~50mmHg，平均动脉压为40~60mmHg，但判断血压的高低还需要考虑新生儿的体重、日龄等因素。

3）早产儿的血压与出生体重和胎龄相关。当胎龄为26~32周时，平均动脉压在数值上近似等于胎龄值；当体重<800g时，平均动脉压值可能小于胎龄值。

4）血压的高低与生后日龄、体温、婴儿的行为状态和监测袖带的尺寸相关。

（2）异常情况

1）安静时心率持续<100次/min，常见于室

息、心肌损伤。

2）安静时心率持续>160~180 次 /min，常见于发热、贫血、缺氧等。

3）心律失常、阵发性室上性心动过速、心力衰竭、心房扑动或心房颤动、阵发性室性心动过速、心室扑动或心室颤动、房室传导阻滞、频发室性期前收缩等，常见于窒息缺氧、器质性心脏病、感染性疾病、电解质紊乱及药物因素等。

4）心音低钝、弱，可见于感染、心力衰竭、休克等。

5）毛细血管充盈时间大于 3 秒提示外周灌注差，脉搏减弱或消失提示休克、血栓或心排血量降低。

6）血压降低（足月儿：收缩压<50mmHg，舒张压<30mmHg；早产儿：收缩压<40mmHg，舒张压<20mmHg），提示有休克、心力衰竭或心排血量降低。

7）高血压（足月儿：收缩压>90mmHg，舒张压>60mmHg；早产儿：收缩压>80mmHg，舒张压>50mmHg），提示可能有器质性或功能性肾脏疾病。

8）（上肢血压－下肢血压）>20mmHg 提示有主动脉缩窄或动脉导管未闭。

3. 腹部评估

（1）正常情况

1）腹部柔软、圆润、对称，无腹胀，触诊无包块，皮肤颜色及腹壁张力正常。

2）腹部四个象限的肠鸣音都是活跃的。

（2）异常情况

1）腹部深紫色、先天性腹部肌肉组织缺失提示可能有神经系统功能紊乱；舟状腹提示有先天性膈疝；腹水提示可能与胎儿积水有关；腹胀提示可能有胃肠道阻塞或肾脏疾病；明显可见的肠型提示有消化道梗阻；腹壁缺损常见于腹裂或脐膨出；肝大与心脏病或感染有关；脾大与病毒感染有关。

2）肠鸣音消失提示肠梗阻或肠蠕动减弱，肠鸣音亢进提示胃肠道阻塞或肠蠕动过强。

4. 体温评估

（1）正常情况

新生儿（足月儿和早产儿）的正常核心温度（肛温）为 36.5~37.5℃，正常体表温度为 36~37℃。

（2）异常情况

1）低体温：WHO 将低体温定义为核心温度<36.5℃。分为 3 期：①轻度低体温：36.0~36.4℃；②中度低体温：32.0~35.9℃；③重度低体温：体温<32.0℃。低体温常伴随有呼吸暂停、心动过缓、呼吸窘迫、烦躁、低血糖、肌张力降低、血流灌注不足、胃残留量增加、体重增长不良、哭声小、吮吸差等。

2）体温升高：体温>37.5℃为发热，伴随症状可有易激惹、昏睡、心动过速、饮入量差、呼吸暂停、皮温高、皮肤潮红等。

（3）体温监测与调节：新生儿应每 6 小时测量 1 次体温，特殊情况下需增加测量频率（在蓝光治疗时）。暖箱 / 辐射台的肤温传感器探头应贴在下腹壁纸尿裤遮盖处，避免置于骨突出处（详见本章第三节）。

5. 哭声评估

（1）正常情况：足月儿是有节奏的大声啼哭，早产儿是单调的较弱的哭泣。

（2）异常情况：①持续不断的、易激发的哭闹可能是由母亲孕期用药或药物撤退引起；②哭声沙哑可能是因为声带麻痹；③猫叫综合征是猫叫样的哭声，可能是染色体异常的问题；④颅内出血的哭声为尖声且单调。

6. 皮肤评估

（1）正常情况：皮肤红润、温暖，出生 24 小时或 48 小时内可以有肢端发绀；皮肤光滑、富有弹性且温暖，没有皮损。

（2）异常情况：①中心性发绀可能有心脏病、低体温、低血糖、呼吸困难或败血症；②皮肤颜色呈灰青色可能有灌注不良或败血症；③黄疸说明有血型不合溶血病、肝脏疾病、母亲使用药物（如阿司匹林）或败血症等；④苍白或贫血可能伴随窒息、休克、败血症、低体温、双胎输血或心脏病；

⑤广泛性水肿，提示胎儿水肿、心力衰竭或肾衰竭；⑥皮肤灌注不良，提示胎儿生长受限或脱水。

7. 神经系统反射评估

(1)正常情况：有正常的吸吮反射、觅食反射、握持反射、紧张性颈反射、拥抱反射、踏步反射以及巴宾斯基反射。

(2)异常情况：异常原始反射(增强或减弱)可能提示早产或神经系统方面的问题。

8. 其他评估 干预措施与婴儿出生时的胎龄、Apgar评分、出生体重、身长等密切相关。

(二)高危儿评估

通过以上初步评估即可判断初生婴儿是否为高危儿，所有高危儿经产房初步处理后均应立即转入NICU进行诊疗及护理。

1. 高危儿 指在产前、产中、产后具有各种已知或潜在高危因素的新生儿。流行病学调查显示，我国每年有1 000万新生儿出生，10%~20%属于高危儿，其中以早产儿居多。

2. 高危儿类型 ①胎龄<32周或出生体重<1 500g的早产儿；②出生时1分钟Apgar评分<3分，5分钟Apgar评分<7分；③严重呼吸异常，如呼吸窘迫、呼吸节律不齐、反复呼吸暂停或呼吸衰竭者；④心率异常及低血压；⑤神志异常，如反应差、肌张力改变或惊厥；⑥体温不稳定；⑦常压给氧不能缓解的持续性发绀；⑧全身皮肤苍白及水肿；⑨有出血倾向；⑩严重畸形，如气管食管瘘、先天性膈疝等需要手术干预的患儿。

3. 新生儿危重病例单项指标 根据中华医学会儿科学分会新生儿学组专家共识，凡是符合下列单项指标之一的患儿均为危重新生儿，需立即干预并转入三级甲等医院的NICU进行诊疗及护理：

(1)需行气管插管机械辅助呼吸者或反复呼吸暂停且对刺激无反应者。

(2)严重心律失常，如阵发性室上性心动过速合并心力衰竭、心房扑动和心房颤动、阵发性室性心动过速、心室扑动和心室颤动、房室传导阻滞(二度Ⅱ型以上)、心室内传导阻滞(双束支以上)。

(3)弥散性血管内凝血者。

(4)反复抽搐，经处理抽搐仍持续24小时以上不能缓解者。

(5)昏迷患儿，弹足底5次无反应。

(6)体温≤30℃或>41℃。

(7)硬肿面积≥70%。

(8)血糖<1.1mmol/L(20mg/dl)。

(9)有换血指征的高胆红素血症。

(10)出生体重≤1 000g。

此外，对新生儿危重程度的评估还可进行综合评分。

要点荟萃

1. 体格检查 新生儿娩出后经快速常规处理，使用系统观点进行体格检查，先视诊，再听诊，最后触诊。首先评估和记录重要症状，一般从非侵入性到侵入性操作，从头到脚进行体格检查，对早产儿尽量减少侵入性操作。评估内容主要包括呼吸系统评估、心血管系统评估、腹部评估、体温评估、哭声评估、皮肤评估、神经系统反射评估等。

2. 高危儿 指在产前、产中、产后具有各种已知或潜在高危因素的新生儿。主要包括：①胎龄<32周或出生体重<1 500g者；②出生时发生窒息者；③严重呼吸异常，如呼吸窘迫或呼吸衰竭者；④心率异常及低血压；⑤神志异常；⑥体温不稳定；⑦常压给氧不能缓解的持续性发绀；⑧全身皮肤苍白及水肿；⑨有出血倾向；⑩严重畸形需要手术干预的患儿。

3. 新生儿危重病例单项指标 ①需行气管插管机械辅助呼吸者或反复呼吸暂停且对刺激无反应者；②严重心律失常；③弥散性血管内凝血者；④反复抽搐，经处理后仍持续24小时以上不能缓解者；⑤昏迷患儿，弹足底5次无反应；⑥体温≤30℃或>41℃；⑦硬肿面积≥70%；⑧血糖<1.1mmol/L；⑨有换血指征的高胆红素血症；⑩出生体重≤1 000g。

(赵 静 王 媛)

第二节　新生儿复苏

据统计，大约只有 10% 的新生儿出生后需要复苏支持，其中不到 1% 的新生儿需要完整的心肺复苏措施，大部分新生儿只需要基本支持，包括保暖和气道管理。需要进一步复苏支持的患儿通常有呼吸衰竭和呼吸窘迫。在 ABCD 复苏原则下，将新生儿复苏分为 4 个步骤：①快速评估（或有无活力评估）和初步复苏；②正压通气和脉搏血氧饱和度监测；③气管插管正压通气和胸外心脏按压；④药物和 / 或扩容。

一、复苏条件

（一）复苏团队

1. 每次分娩时至少有 1 名能够实施初步复苏并启动正压通气的医护人员在场，负责护理新生儿。

2. 若有高危因素，则需要多名医护人员在场，组建合格的、熟练掌握复苏技术的团队。

（二）仪器设备及物品准备

1. 保暖相关物品　预热的辐射保暖台及温度传感器、预热的毛巾或毛毯、婴儿帽子、塑料袋或保鲜膜（<32 周）、预热的床垫（<32 周）。

2. 清理气道相关物品　肩垫、吸引球、负压吸引器、10F 和 12F 吸痰管、胎粪吸引管。

3. 监测及评估相关物品　听诊器、心电监护仪和电极片、脉搏血氧饱和度仪及传感器、目标血氧饱和度参考值表格。

4. 正压通气相关物品　简易复苏气囊、T- 组合复苏器、足月儿和早产儿面罩、6F 和 8F 胃管、注射器。

5. 给氧相关物品　氧源、空氧混合仪、吸氧导管。

6. 气管插管相关物品　喉镜、舌片（00 号、0 号、1 号）、导管芯（金属导丝）、不含 cuff 的气管导管（2.5mm、3.0mm、3.5mm）、胶布、剪刀、喉罩。

7. 给药相关物品　生理盐水、1∶10 000（0.1mg/ml）的肾上腺素，注射器（1ml、2ml、5ml、10ml、20ml、50ml）等。

8. 脐静脉置管相关物品　脐静脉导管、三通管、脐静脉置管所需其他物品。

以上急救药品及设备需专人管理，分类存放，随时保持完好备用状态。

二、复苏步骤

复苏主要基于呼吸、心率及脉搏血氧饱和度 3 项指标，其中心率是最重要的指标。

（一）快速评估

出生后立即快速评估的主要指标包括 4 项：①足月吗？②羊水清吗？③有哭声或呼吸好吗？④肌张力好吗？若这 4 项指标均为“是”，说明新生儿出生情况良好，处理措施包括：快速彻底擦干新生儿，让新生儿与母亲皮肤接触，进行常规护理；若这 4 项中有 1 项为“否”，则需进行初步复苏；若羊水有胎粪污染，则进行有无活力的评估，并决定是否需要气管插管吸引胎粪。

（二）初步复苏

初步复苏主要包括做好保暖、摆好体位、必要时给予吸引、及时处理羊水有胎粪污染的新生儿、擦干和刺激新生儿产生自主呼吸、评估呼吸和心率。

1. 保暖　保持产房环境温度 24~26℃，维持新生儿体温（腋下温度）在 36.5~37.5℃。

（1）足月儿：预热辐射保暖台温度至 32~34℃，或保持足月儿腹部体表温度 36.5℃；足月儿用预热的毛巾包裹、擦干后放在辐射保暖台上。

(2)早产儿：根据其出生胎龄及体重，参照其所需的中性温度设置；对胎龄<32周或出生体重<1 500g的早产儿进行复苏时，可将其头部以下躯体和四肢包裹在清洁的聚乙烯袋内，或覆盖塑料薄膜并置于辐射保暖台上，摆好体位后继续初步复苏，但整个保暖过程中应避免高温对呼吸产生抑制。

2. 体位 维持新生儿头部轻度仰伸位，呈"鼻吸气"体位，即咽后壁、喉和气管呈一直线，以保持呼吸道通畅。

3. 吸引 不建议常规进行口鼻咽部及气道吸引，以免增加心动过缓和呼吸抑制的风险。必要时(气道分泌物量多且呼吸不畅)可用吸引球或负压吸引管(12F或14F)清理气道，先吸口咽部，后吸鼻腔。注意吸引的时间<10秒，吸引负压为80~100mmHg(1mmHg=0.133kPa)，以免导致喉痉挛、心动过缓和自主呼吸延迟等情况的发生。

4. 羊水胎粪污染时的处理 当羊水胎粪污染(羊水粪染)时，仍需首先评估新生儿有无活力。新生儿有活力时，继续初步复苏；新生儿无活力(肌张力低、无呼吸或喘息样呼吸、心率<100次/min)时，应在20秒内完成气管插管及用胎粪吸引管吸引胎粪；若不具备气管插管条件而新生儿无活力时，应快速清理口鼻腔羊水胎粪后立即开始正压通气。

5. 擦干和刺激 快速彻底擦干头部、躯干和四肢，拿掉湿毛巾。彻底擦干也是为了刺激新生儿以诱发其自主呼吸。此过程若不能诱发自主呼吸，还可用手轻拍或手指弹新生儿足底或摩擦背部2次来诱发自主呼吸。若这些措施无效，表明新生儿已处于继发性呼吸暂停状态，再进行刺激将会延误宝贵的急救时间，需立即正压通气以协助新生儿建立呼吸。

6. 评估呼吸和心率 初步复苏后，应观察新生儿的呼吸状况并评估心率。首选心前区听诊，听诊6秒，心率数值乘以10即为每分钟心率。

(三)正压通气

新生儿复苏成功的关键是建立有效的通气。

1. 指征 新生儿出现以下指征时须立即实施有效的正压通气：①呼吸暂停或喘息样呼吸；②心率<100次/min。若新生儿有呼吸、心率>100次/min，但存在呼吸困难或持续发绀，应监测经皮血氧饱和度，根据呼吸困难及缺氧程度采用常压给氧或持续气道正压通气。

2. 气囊面罩正压通气

(1)压力：一般将初调通气压力(吸气峰压)设置为20~25cmH_2O(1cmH_2O=0.098kPa)，病情严重的患儿可给予2~3次30~40cmH_2O压力的通气。国内使用的新生儿复苏囊为自动充气式气囊(250ml)，最好配备压力表，检查减压阀功能是否良好，防止因压力过高造成气压伤。早产儿最好使用T-组合复苏器(T-Piece)，使用前需预设吸气峰压20~25cmH_2O、呼气末正压5cmH_2O、最大气道压40cmH_2O。

(2)通气频率：40~60次/min。

(3)给氧浓度：无论足月儿或早产儿，正压通气均需在脉搏血氧饱和度仪的监测指导下进行。①足月儿和胎龄≥35周的早产儿，复苏开始时可使用21%氧气；②胎龄<35周的早产儿，应给予21%~30%氧气，再根据血氧饱和度情况，用空氧混合仪调整给氧浓度；③对于濒死儿，应使用100%的浓度氧气供给。早产儿复苏时要防止给氧浓度过高造成氧中毒，维持经皮血氧饱和度在90%~95%即可；当给予胸外心脏按压时给氧浓度需提高到100%。脉搏血氧饱和度仪的传感器粘贴位置以新生儿右上肢手腕或手掌的中间表面(即新生儿动脉导管前位置)为宜，为快速测得脉搏血氧饱和度值，在传感器与仪器连接前，先将传感器与婴儿连接有助于最迅速地获得信号。

(4)通气效果判断：开始正压通气时即刻连接脉搏血氧饱和度仪，并观察胸廓是否起伏，有效的正压通气表现为胸廓起伏良好、心率迅速增快。如达不到有效通气，需使用矫正通气步骤(MRSOPA)：①M(mask)，调整面罩，检查面罩和面部之间是否密闭；②R(reposition airway)，通畅气道，可调整体位为"鼻吸气"体位；③S (suction),清理气道分泌物;④ O(open mouth),使新生儿的口张开;⑤ P(increase pressure),适当增加通气压力;⑥ A(airway),气管插管或喉罩气道。在新生儿复苏的全过程以及每一步复苏过程中,均需要及时评估复苏是否达到所期望的效果,以便确定下一步需要采取的措施,评估的主要项目包括呼吸、心率以及经皮血氧饱和度。如果有良好的自主呼吸且呼吸频率在 40~60 次 /min、心率>100 次 /min、经皮血氧饱和度达到目标值,说明通气有效。为了不耽误急救时间,需要快速评估心率,其方法为触摸新生儿的脐带搏动或用听诊器听诊新生儿心跳,计数 6 秒,乘 10,即得出每分钟心率的快速估计值;或用生命体征监测仪测量心率和血氧饱和度。矫正通气后如心率仍<100 次 /min,可进行气管插管或使用喉罩气道。

(5)评估及处理:经 30 秒有效正压通气后,如有自主呼吸且心率 ≥100 次 /min,可逐步减少并停止正压通气,根据经皮血氧饱和度值决定是否常压给氧;如心率在 60~99 次 /min,再次评估通气的有效性,必要时再做 MRSOPA,可考虑气管插管正压通气;如心率<60 次 /min,再次评估通气的有效性,必要时再做 MRSOPA,给予气管插管,氧浓度增至 100%,连接 3- 导联心电监测,开始胸外心脏按压。

(6)防治胃胀气:持续气囊面罩正压通气(>2 分钟)可造成胃胀气,应常规经口插入 8F 胃管,用注射器抽气并保持胃管远端处于开放状态,以减轻腹胀。

3. T- 组合复苏器(T-Piece) 是一种由气流控制、有压力限制的机械装置,能提供恒定的吸气峰压及呼气末正压。使用方法:接上压缩气源,气体经 T- 组合复苏器的气体出口端连接一个管道输送到新生儿端,与面罩或气管导管相连后进行正压通气。可先设定吸气峰压 20~25cmH_2O、呼气末正压 5cmH_2O(一般最大气道压不超过 40cmH_2O)。操作者用拇指或示指关闭或打开 T 形管的开口,控制呼吸频率及吸气时间,使气体直接进入新生儿气道。由于提供恒定一致的呼气末正压及吸气峰压,维持功能残气量,更适合早产儿复苏时正压通气的需要。

(四) 气管插管

1. 指征 ①气管内吸引胎粪;②气囊面罩正压通气或 T- 组合复苏器通气无效或需长时间正压通气;③需要胸外心脏按压;④需要经气管注入药物(如肺表面活性物质、肾上腺素);⑤特殊复苏情况,如先天性膈疝等。一般采用喉镜下经口气管插管,不同胎龄、体重新生儿气管导管型号选择,详见表 8-2-1。

表 8-2-1 不同胎龄、体重新生儿气管导管型号选择

胎龄 / 周	新生儿体重 /g	导管内径 /mm
<28	<1 000	2.5
28~34	1 000~2 000	3.0
>34	>2 000	3.5

2. 方法 关键在于暴露声门,将新生儿置于轻度仰伸位,在喉镜直视下,若暴露良好能见到两个口,即食管口和气管口,气管口位置在食管口上方。

(1)插入喉镜:左手持喉镜(足月儿用 1 号喉镜片,早产儿用 0 号,超低出生体重儿可根据情况选择 00 号),经口气管插管。将喉镜柄夹在拇指与示指、中指、环指 3 个手指间,镜片朝前,小指靠在新生儿颏部提供稳定性,喉镜镜片应沿着舌面右侧滑入,将舌推至口腔左侧,推进镜片直至其顶端达会厌软骨谷,超过舌根。

(2)暴露声门:采用一抬一压手法。轻轻抬起镜片,上抬时需将整个镜片平行于镜柄方向移动,使会厌软骨抬起即可暴露声门和声带。若未完全暴露,操作者用自己的小指或由助手用示指向下稍用力压环状软骨使气管下移,有助于暴露声门。

(3)插管:插入气管导管(导管过细或较软时可以使用金属管芯增加硬度),将管端置于声门与气管隆突之间,接近气管中点。插管完毕,右手稳定导管,小心地退出喉镜。

(4)操作技巧:整个操作需在 20~30 秒内完

成，以防低氧血症的发生。

（5）判断插管成功的方法：①胸廓起伏对称；②听诊双肺呼吸音一致，尤其是腋下，且胃部无呼吸音；③无胃部扩张；④呼气时导管内有雾气；⑤心率、血氧饱和度上升。

（6）插管深度（唇端距离）：①公式法：出生体重（kg）+（5.5~6.0）cm；②胎龄和体重法：见表8-2-2。

表8-2-2 不同胎龄、体重新生儿气管导管插入深度

胎龄/周	新生儿体重/g	插入深度/cm
23~24	500~600	5.5
25~26	700~800	6.0
27~29	900~1 000	6.5
30~32	1 100~1 400	7.0
33~34	1 500~1 800	7.5
35~37	1 900~2 400	8.0
38~40	2 500~3 100	8.5
41~43	3 200~4 200	9.0

（7）胎粪吸引管的使用：气管内吸引胎粪时，将胎粪吸引管直接连接气管导管进行吸引。吸引时操作者用右手示指将气管导管固定在新生儿的上腭，左手示指按住胎粪吸引管的手控口使其产生负压，边吸引边退出气管导管，3~5秒内完成，将气管导管撤出气管外时随手快速吸净口腔内分泌物。

在某些特殊情况下气管插管失败或不可行时，如皮埃尔·罗班综合征（Pierre Robin syndrome）和唐氏综合征有小下颌或相对大舌时，如果气囊面罩通气无效，可使用喉罩气道进行替代。喉罩气道是一种用于正压通气的气道装置，多用于体重≥2 000g的新生儿，可连接复苏囊或呼吸器进行正压通气。

（五）胸外心脏按压

当有效的正压通气以及气管插管复苏措施实施后仍不能使患儿心率上升时，需要采取胸外心脏按压进行复苏。

1. 指征 有效正压通气30秒后，心率<60次/min，在正压通气的同时须进行胸外心脏按压。

2. 方法及注意事项

（1）此时应采用气管插管正压通气配合胸外心脏按压，以使通气更有效。

（2）胸外心脏按压时给氧浓度增加至100%。

（3）按压部位为胸骨下1/3（两乳头连线中点下方）段，避开剑突，深度约为胸廓前后径的1/3，按压和放松的比例为按压时间稍短于放松时间，放松时拇指或其他手指不应离开胸壁。

（4）按压方法为拇指法，即双手拇指的指端按压胸骨，根据新生儿体型不同可采取双拇指重叠或并列，双手环抱胸廓支撑背部。拇指法能产生更高的血压和冠状动脉灌注压，且操作者不易疲劳。

3. 胸外心脏按压和正压通气的配合

（1）胸外心脏按压应与正压通气同时进行，胸外心脏按压与正压通气的比例应为3∶1，即90次/min的按压和30次/min的通气，达到每分钟约120个动作。每个动作约0.5秒，2秒内3次胸外心脏按压加1次正压通气。

（2）60秒后重新评估心率，若心率≥60次/min，则停止胸外心脏按压，以40~60次/min的频率继续正压通气；若心率<60次/min，则检查正压通气和胸外心脏按压操作是否正确，以及是否给予100%氧，若通气和按压操作都正确，应做紧急脐静脉置管，给予肾上腺素。为便于脐静脉置管操作，胸外心脏按压者移位至新生儿头侧继续胸外心脏按压。

（六）药物

复苏时需要用药的新生儿很少，因为新生儿心动过缓常是由于肺部通气不足或严重缺氧导致，纠正心动过缓的最重要步骤是有效的正压通气。

1. 肾上腺素

（1）用药指征：60秒的有效正压通气和胸外心脏按压后，心率持续<60次/min。

（2）用药剂量及途径：应使用1∶10 000的

肾上腺素,静脉(首选脐静脉给药)用量 0.1~0.3ml/kg,气管内用量 0.5~1ml/kg。必要时 3~5 分钟重复 1 次,若需重复给药,则应选择静脉途径。

(3)如果在血管通路建立之前给予气管内肾上腺素无反应,则一旦建立静脉通路,无需考虑间隔时间,即刻静脉给予肾上腺素。

2. 扩容剂

(1)指征:根据病史和体格检查,怀疑有低血容量的新生儿,尽管给予正压通气、胸外心脏按压和肾上腺素,心率仍然<60 次 /min 时,应使用扩容剂;低血容量新生儿可表现为皮肤苍白、毛细血管充盈时间延长(>3 秒)、心音低钝和大动脉搏动微弱,如无低血容量表现或急性失血史,不常规扩容。

(2)扩容剂:生理盐水。

(3)方法:首次剂量为 10ml/kg,经脐静脉或骨髓腔在 5~10 分钟内缓慢推入。必要时可重复使用,不推荐采用外周静脉进行扩容治疗。

3. 其他 产房新生儿复苏时一般不推荐使用碳酸氢钠。

新生儿复苏流程的示意图见图 8-2-1。

(七)复苏注意事项

1. 若按复苏流程规范复苏,新生儿的心率、血氧饱和度和肌张力状况绝大部分都有改善。

2. 若患儿无良好的胸廓运动、未闻及呼吸音、持续发绀,可能存在以下特殊情况:①气道梗阻,如后鼻孔闭锁、口咽部气道畸形(皮埃尔·罗班综合征);②肺部病变,如气胸、胸腔积液、先天性膈疝等。

3. 若新生儿持续发绀或心动过缓,可能为先天性心脏病。无法成功复苏的原因绝大部分都是通气问题。

三、复苏后监护

接受长时间正压通气或高级复苏(如气管插管、胸外心脏按压或给予肾上腺素)的新生儿可能有病情变化的风险,稳定后应在 NICU 接受密切监护和治疗。

(1)对于胎龄 ≥36 周的新生儿,若接受了高级复苏,应评估有无新生儿缺氧缺血性脑病,必要时行亚低温治疗。

(2)及时检测脐动脉血气,尽快监测血糖水平,并给予相应的治疗;同时应进行各器官系统功能监测,并对症处理。

(3)新生儿稳定后,若体温<36℃(无计划进行亚低温治疗),应立即进行复温,避免低体温相关并发症的发生(如死亡率增加、脑损伤、低血糖和呼吸窘迫);快速(0.5℃ /h)或慢速(<0.5℃ /h)复温均可。

四、早产儿复苏需关注的问题

1. 加强体温管理 对胎龄<32 周的早产儿,复苏时可将其颈部以下装入聚乙烯塑料袋中或使用聚乙烯塑料薄膜包裹保温,同时头部佩戴帽子进行保暖,整个过程需监测新生儿体温,不可过热,保持新生儿的腋下温度在 36.5~37.5℃;复苏结束后将患儿置于中性温度的暖箱内,转移至温暖和湿润的暖箱前应一直包裹在塑料薄膜内。

2. 控制通气压力 早产儿由于肺发育不成熟,通气阻力大,不稳定的间歇正压给氧易使其受伤害。推荐使用 T- 组合复苏器进行正压通气,可提供恒定的吸气峰压及呼气末正压。

3. 避免肺泡萎陷 胎龄<30 周、有自主呼吸或呼吸困难的早产儿,产房内尽早使用持续气道正压通气及肺表面活性物质。

4. 维持血流动力学稳定 由于早产儿大脑生发层基质的存在,易出现室管膜下 - 脑室内出血,复苏时要特别注意操作轻柔、避免使患儿处于头低脚高位、避免使用高渗药物、扩容时要慢(5~10 分钟以上)、维持颅内压稳定等。

5. 缺氧后器官功能监测 围产期窒息的早产儿因缺氧缺血易发生坏死性小肠结肠炎,早期应根据情况谨慎进行肠内营养,可以延迟开奶或微量喂养,首选母乳。注意监测心率、心律和尿量。

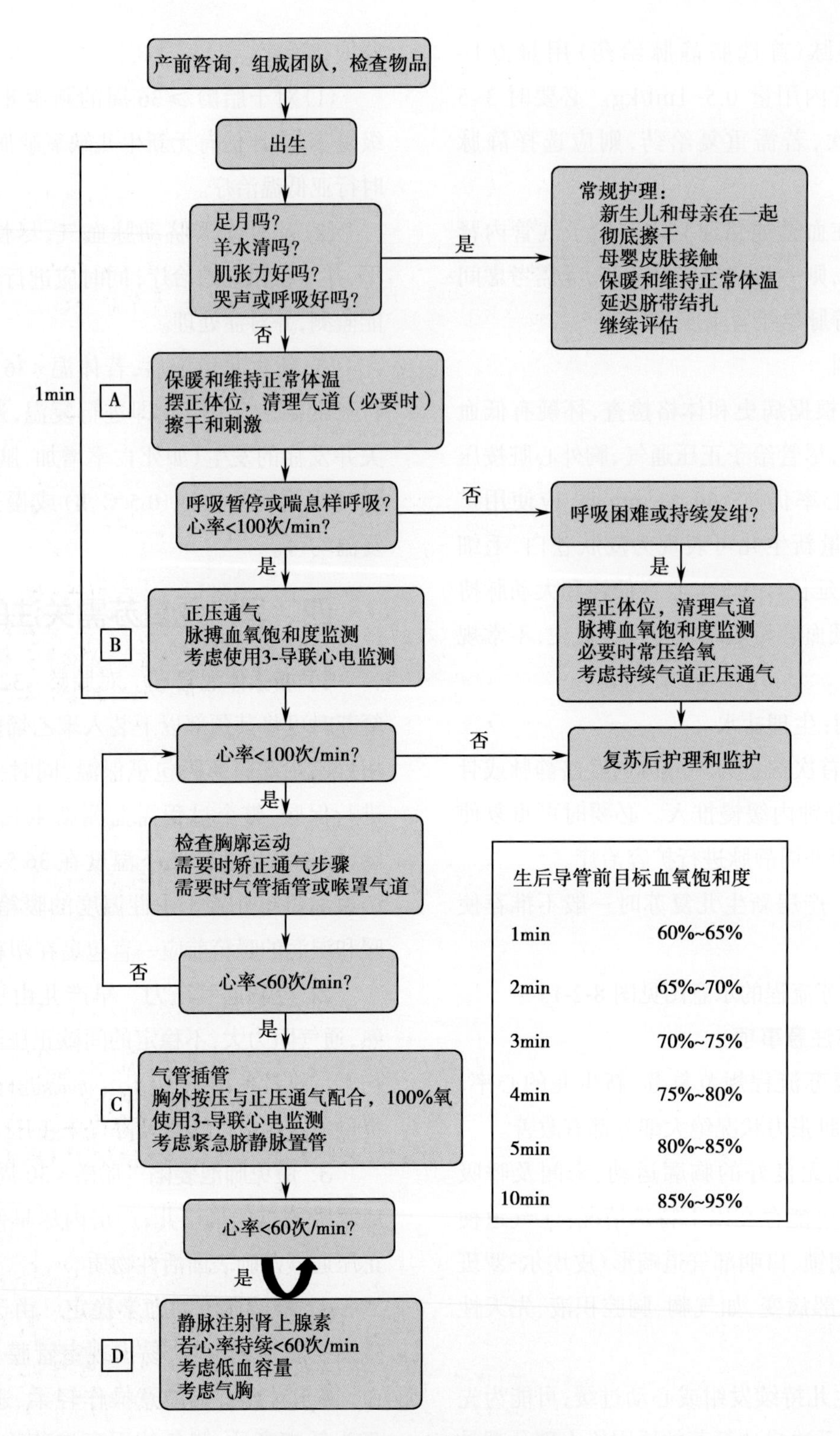

图 8-2-1 新生儿复苏流程示意图

6. 减少氧损伤 早产儿对高动脉氧分压非常敏感，易发生氧损害，需要规范用氧，胎龄≥35周的早产儿复苏开始时用21%的氧浓度，胎龄<35周的早产儿复苏开始时给氧浓度为21%~30%，并进行脉搏血氧饱和度或血气的动态监测，使血氧饱和度维持在目标值，复苏后应使血氧饱和度维持在90%~95%。并按规范进行眼底视网膜病检查随访。

五、关于复苏与 Apgar 评分

新生儿出生时需要快速评估，往往在 1 分钟内就需要做出判断，是否需要进行初步复苏并干预，所以国外有学者将其称为“黄金 1 分钟”。而新生儿 Apgar 评分是在出生后 1 分钟、5 分钟甚至 10 分钟、15 分钟直到 20 分钟采取的评分。因此，Apgar 评分不能作为是否需要复苏的标准，复苏常常发生在 Apgar 评分之前，但 Apgar 评分可以用来判断复苏效果以及推断复苏后可能出现的并发症与预后，为后期干预提供依据。

Apgar 评分项目（表 8-2-3）由 5 项体征组成，每项评分分为 0 分、1 分或 2 分，然后通过将 5 项评分相加后得到的总分进行判断。1 分钟 Apgar 评分 0~3 分为重度窒息，4~7 分为轻度窒息。

表 8-2-3　Apgar 评分表　　胎龄:______周

体征	0	1	2	1 分钟	5 分钟	10 分钟	15 分钟	20 分钟
肤色	青紫或苍白	四肢青紫	全身红润					
心率	无	<100 次 /min	≥100 次 /min					
呼吸	无	微弱，不规则	良好，哭					
肌张力	松软	有些弯曲	动作灵活					
对刺激反应	无反应	反应及哭声弱	哭声响，反应灵敏					
总分								

备注:	复苏					
	项目	1 分钟	5 分钟	10 分钟	15 分钟	20 分钟
	给氧					
	PPV/NCPAP					
	气管插管					
	胸外心脏按压					
	肾上腺素					

注：PPV，正压通气（positive pressure ventilation）；NCPAP，鼻塞持续气道正压（nasal continuous positive airway pressure）。

要点荟萃

1. 新生儿复苏步骤　①快速评估（或有无活力评估）和初步复苏；②正压通气和脉搏血氧饱和度监测；③气管插管正压通气和胸外心脏按压；④药物和 / 或扩容。初步复苏主要包括：做好保暖、摆好体位、必要时给予吸引、及时处理羊水有胎粪污染的新生儿、擦干和刺激新生儿产生自主呼吸、评估呼吸和心率。

2.“鼻吸气”体位　指使咽后壁、喉和气管成一直线，以保持呼吸道通畅。

3. 有活力　是指新生儿有强有力的呼吸、肌张力好、心率>100 次 /min。

4. 新生儿复苏成功的关键　是建立有效的通气。

（1）正压通气的指征：①呼吸暂停或喘息样呼吸；②心率<100 次 /min。

（2）通气压力：即吸气峰压，20~25cmH_2O。

（3）通气频率：40~60 次 /min。

（4）给氧浓度：①足月儿和胎龄≥35 周的早产儿复苏开始时可使用 21% 氧气；②胎

龄<35周的早产儿给予21%~30%氧气，再根据血氧饱和度情况，用空氧混合仪调整给氧浓度。

(5)通气效果判断：胸廓起伏良好、心率迅速增快。

(6)评估要点：呼吸、心率、经皮血氧饱和度。

(7)通气有效的指征：①呼吸频率40~60次/min；②心率>100次/min；③经皮血氧饱和度达到目标值。

5. 气管插管指征 ①气管内吸引胎粪；②气囊面罩正压通气或T-组合复苏器通气无效或需长时间正压通气；③需要胸外心脏按压；④需要经气管注入药物(如肺表面活性物质、肾上腺素)；⑤特殊复苏情况，如先天性膈疝等。

6. 胸外心脏按压指征 在有效正压通气30秒后心率仍<60次/min，需在正压通气的同时行胸外心脏按压。

7. 肾上腺素用药指征 60秒的有效正压通气和胸外心脏按压后，心率持续<60次/min。

(赵静　梅娟)

第三节　新生儿体温调节与护理干预

一、新生儿体温调节与中性温度

人体在体温调节中枢的调控下，会在一定的环境温度变化范围内通过产热和散热的动态调节，维持体温在正常范围内。新生儿体温调节中枢发育不完善，体温调节容易受外界环境温度影响，且因本身发育特点，产热少于散热，容易发生体温异常。研究表明，新生儿生后1小时内体温可降低2.5℃，在中性温度下需要6~8小时才能恢复正常，且其后2天内体温仍不稳定。因此，做好新生儿的体温管理非常重要。

(一)新生儿体温调节特点

1. 产热少 机体的产热由基础代谢、食物的特殊动力作用、活动以及对寒冷刺激的反应4方面组成。前两项产热方式对体温无调节作用，活动对体温的调节作用也非常小，因此，新生儿常见的产热方式是对寒冷刺激的反应，包括非寒战产热(化学产热)及寒战产热。

(1)非寒战产热：通过分解棕色脂肪组织产热的过程称为非寒战性产热，也叫化学产热，是新生儿产热最重要的方式。刚娩出的新生儿会依靠糖原和脂肪代谢产热，若未及时进食，糖原将很快被耗竭，则依赖脂肪代谢产热。棕色脂肪组织在孕26~28周开始形成，占胎儿体重的2%~6%，主要分布在肩胛间区、颈部、腋窝、胸腹部大血管、肾上腺周围神经末梢及血流供应丰富处。新生儿储存的棕色脂肪组织非常有限，胎龄越小，储存量越少，产热和耐寒的能力越差，一旦耗尽就不能补充，因此，新生儿通过分解棕色脂肪组织产生的热量也相对较少。

(2)寒战产热：是指在寒冷环境中骨骼肌发生的不随意节律性收缩所产生的热量，是成人在寒冷应激时最主要的产热方式。但新生儿的肌肉较薄弱，收缩能力不强，在寒冷应激时很少出现寒战产热。

2. 散热多 新生儿因体表面积相对较大、皮下脂肪相对较薄、表皮角化差等，散热相对较多。主要的散热方式包括辐射、对流、传导、蒸发。

(1)辐射散热：指体热以热射线的形式传给温度较低的周围环境，散热量的多少取决于皮肤与环境的温度差。辐射散热是胎龄>28周的早产儿和暖箱内裸体婴儿热量丢失的主要方式。

(2) 对流散热：指体热凭借空气流动交换热量，是传导散热的一种特殊形式，散热量的多少主要取决于气温和风速。常见于将早产儿从产床转移到辐射台的过程中，头罩吸氧时可通过头部丢失大量热量。

(3) 传导散热：指体热直接传给与机体相接触的低温物体，散热量的多少取决于皮肤和物体的温度差、皮肤和物体的接触面积、接触物体的导热性。新生儿因棕色脂肪储备少，隔热能力不足，皮肤接触未预热的包被、床单时容易散热。

(4) 蒸发散热：指体液的水分在皮肤和黏膜表面由液态转化为气态，同时带走大量热量的散热方式。蒸发散热是胎龄25~27周的早产儿生后10天处于干燥环境下热量丢失的主要形式，机体每丧失1g水分即可带走0.6kcal的热量。

极低出生体重儿出生1周后皮肤开始成熟，不显性失水量逐渐减少，到2~4周时皮肤达到成熟。超低出生体重儿可能需要更长时间达到成熟，1周后持续高湿化将减慢皮肤成熟的进程，此外，湿化过高也有利于细菌生长，因此，需做好消毒隔离措施，逐步降低湿度防止感染的发生。

当环境温度低于体温时，可通过辐射、对流、传导和不显性蒸发散热，散热量占总量的70%；环境温度高于或等于体温时，蒸发是唯一的散热途径。

3. 体温调节功能不完善 下丘脑体温调节中枢发育不完善，体温调节功能差，容易受环境温度影响。

(二) 中性温度

中性温度，又称适中温度(neutral temperature)，是指在这一环境温度下机体耗氧、代谢率最低，蒸发散热量也最少，但能保持正常体温时的环境温度。一般情况下，胎龄越小、出生体重越低的新生儿所需中性温度越高。中性温度应根据出生体重和日龄进行调节，详见表8-3-1。

表8-3-1中列出了中性温度的初始调节参数值。后续需根据患儿的体温监测结果等动态调整中性温度。

表8-3-1 不同出生体重新生儿的中性温度

出生体重/g	中性温度			
	35℃	34℃	33℃	32℃
1 000~1 499	出生10天内	10天以后	3周以后	5周以后
1 500~1 999	—	出生10天内	10天以后	4周以后
2 000~2 499	—	出生2天内	2天以后	3周以后
≥2 500	—	—	出生2天内	2天以后

二、新生儿护理过程中的日常保暖

(一) 减少辐射引起的热量散失

1. 凡是有入暖箱指征的新生儿均置于双壁暖箱内，减少辐射散热。暖箱应提前预热，并根据出生体重初调箱温(详见表8-3-1)，日常严密监测体温，使其维持在正常范围。早产儿出生后还应注意产房及NICU房间的环境温度。

2. 收治早产儿时或冬天环境温度过低时，可在暖箱外面覆盖暖箱套来防止箱内热量散失。

3. 对于日龄适宜且病情稳定者，可着单衣住在暖箱内。

4. 给新生儿戴上绒布帽子。

(二) 减少对流散热

1. 头部面积占全身体表面积的20.8%，生后尽可能戴绒布帽子以减少对流散热，可使氧耗减少约14.5%。

2. 吸氧患儿，提供温湿化的氧气吸入。使用头罩吸氧时尽量给新生儿戴上绒布帽子，以防散热过多。

（三）减少传导散热

1. 母婴同室时，新生儿尽可能与母亲进行皮肤接触。

2. 避免冰凉物体接触患儿身体，减少传导散热。方法包括：①接触患儿的听诊器、查体的双手都应预先温热；②称体重时，用一次性的治疗巾垫在体重秤上面；③收治新生儿时，提前开启辐射台，预热床垫；④输血/换血时使用血液加温仪；⑤出生后包裹早产儿的襁褓、衣服和包被最好先使用温热器进行预热，防止传导散热。

（四）减少蒸发引起的热量散失

1. 在生后及转运过程中注意保暖并彻底擦干皮肤（早产儿可延迟胎脂擦拭）。

2. 体温不稳定前暂缓沐浴，可用床旁暖箱内擦浴代替。

3. 给予温湿化的氧气吸入。

4. 超低出生体重儿可用保鲜膜包裹放在辐射保暖台上。

5. 建议出生体重<1 500g 的极低出生体重儿生后 1 周内的暖箱湿度应设置为 70% 或更高，但要避免产生冷凝水；1 周后开始逐渐下调，到生后 28 天或矫正胎龄达 30~32 周时，逐渐降至 50%。

三、新生儿体温异常（低体温、发热）的评估及干预

（一）低体温的评估及干预

1. 新生儿体温调节中枢发育不完善，容易随环境温度变化而变化，低体温可导致新生儿硬肿症和心、肺、肝、肾等重要器官损伤，甚至死亡。

2. 引起低体温的相关因素评估

（1）寒冷：秋冬寒冷季节环境温度低，低体温发生率高。

（2）早产、低出生体重儿：能源储备少、棕色脂肪少、吸吮力弱、摄入少、体温调节功能差等因素；胎龄越小、体重越低，低体温发生率越高，并发硬肿症及多器官功能受损更严重。

（3）疾病影响：热量摄入不足，疾病消耗增加。

（4）热量摄入不足：母乳不足或补液不足。

3. 临床表现 皮肤温度常因末梢血管的收缩而首先下降，患儿全身发凉，体温常低于 35℃。一般情况与低体温的严重程度及潜在的疾病或并发症有关，患儿常表现为嗜睡、反应差甚至昏迷、拒乳、少哭、少动，部分患儿可见皮肤硬肿（始于四肢、大腿、臀部，严重时遍及全身），严重者可有多脏器损伤。

（1）呼吸系统：呼吸慢、肺水肿、肺出血、呼吸暂停。

（2）心血管系统：心率减慢或心动过速、血压下降，严重者心室颤动，甚至死亡。

（3）神经系统：反应差、严重者昏迷或反应消失。

（4）肾功能：少尿、无尿、肾衰竭。

（5）血液系统：血液黏稠度增加、微循环障碍、DIC。

（6）电解质代谢与酸碱平衡：酸中毒（代谢性、呼吸性、混合性酸中毒），高钾、高磷、低钠、低钙血症。

（7）免疫功能：免疫功能下降，合并感染，如败血症、化脓性脑膜炎和肺炎等。

4. 处理原则 复温、控制感染、供给热量、纠正酸中毒和水电解质紊乱、纠正器官功能障碍等措施同时进行。

（1）常用暖箱复温，复温速度为每小时提高暖箱温度 1℃，于 12~24 小时内恢复正常体温。

（2）对于体重<1 200g，胎龄<28 周或体温<32℃的新生儿，复温速度以每小时不超过 0.6℃为宜。

（3）复温过程中，体表温度与肛温的差值不应超过 1℃。

（二）发热的评估及干预

1. **新生儿发热的机制** 尚不完全清楚，是由各种原因导致产热和散热之间动态平衡关系失调造成的。新生儿对发热耐受性差，体温过高可引起心动过速、呼吸急促、呼吸暂停，严重者引起惊厥、脑损伤甚至死亡。正常情况下肛温比皮肤温度高 1~2℃，足部温度比皮肤温度低 2~3℃，但保暖过度和感染发热需要鉴别，详见表 8-3-2。

表 8-3-2 保暖过度与感染发热的鉴别

保暖过度*	感染发热
肛温升高	肛温升高
手、足热	手、足较凉(外周血管收缩所致)
腹壁皮肤温度低于足部皮肤温度(<2℃)	腹壁皮肤温度超过足部皮肤温度(>3℃)
皮肤红润	皮肤较苍白
姿势伸展	精神萎靡
外观健康	一般状态欠佳

注:* 不适用于因保暖过度引起的超高热者。

2. 发热的相关因素评估

(1)环境因素引起的发热:室温过高、包裹过多、暖箱温度湿度过高、光疗箱温度过高、暖箱或光疗箱的肤温传感线脱落造成仪器异常加热等,均可引起新生儿的核心温度迅速升高。

(2)新生儿脱水热:常见于生后 3~4 天母乳喂养的婴儿,多为摄入量不足所致,表现为体温突然升高至 39~40℃,患儿烦躁不安、哭闹、面色潮红、呼吸增快,严重者口唇干燥、尿量减少或无尿。心肺听诊正常,无感染中毒症状,血象正常,抗生素治疗无效。

(3)感染引起发热:感染是引起新生儿发热的常见原因,如败血症、肺炎、上呼吸道感染、脑膜炎、肠炎等,表现为高热、反应差、有感染病灶、末梢循环差、外周皮肤血管收缩、肢端发凉、核心温度与外周温度差增大等。

(4)其他:骨骼肌强直和癫痫持续状态;先天性外胚叶发育不良,汗腺缺乏,散热障碍;新生儿颅内出血可导致中枢性发热;母亲硬膜外麻醉等均可引起新生儿发热。

3. 发热的处理

(1)鉴别发热的原因:①首先鉴别发热是环境温度引起的还是内源性物质产生过多所致(如感染);②若为环境温度过高,需查找肤温传感线是否脱落、暖箱湿度是否过高、肢端温度与身体其他地方温度是否一致,及时降低环境温度;③若是感染性疾病导致的发热,除了处理发热外还需积极抗感染治疗,并加强隔离,积极寻找感染源。

(2)发热的处理:①新生儿发热以物理降温为主,立即降低箱温、暖箱湿度,减少包裹、温水浴/温水擦浴(禁忌酒精擦浴),擦浴部位为前额、枕部、颈部、四肢、腋下、腹股沟等,必要时(体温>38.5℃)遵医嘱使用对乙酰氨基酚(每次 5~10mg/kg)口服或灌肠,每 4 小时 1 次,24 小时内不超过 4 次。②对因处理:若为脱水热,需尽快补充水分;若为感染引起,应明确感染源,积极控制感染。

要点荟萃

1. 新生儿体温调节特点 产热少、散热多、体温调节功能不完善。

2. 中性温度 是指机体能维持正常的新陈代谢且耗氧量和能量消耗都最少时的环境温度。胎龄越小、出生体重越低的新生儿所需中性温度越高,中性温度应根据出生体重和日龄进行调节。

3. 低体温 新生儿体温调节中枢发育不完善,易随环境温度变化而变化,低体温可致新生儿硬肿症和心、肺、肝、肾等重要器官损伤,甚至死亡。引起低体温的因素:寒冷,早产、低出生体重儿,疾病影响,热量摄入不足等。处理原则:复温、控制感染、供给热量、纠正酸中毒和水电解质紊乱、纠正器官功能障碍等。

4. 体温过高 新生儿对发热耐受性差,体温过高可引起心动过速、呼吸急促、呼吸暂停,严重者引起惊厥、脑损伤甚至死亡。相关因素:环境因素引起的发热、新生儿脱水热、感染引起发热等。处理原则:以物理降温为主,禁忌酒精擦浴,必要时(体温>38.5℃)时应用对乙酰氨基酚口服或灌肠;对因处理等。

(赵 静 唐小丽)

参考文献

[1] 邵肖梅,叶鸿瑁,丘小汕. 实用新生儿学. 5 版. 北京:人民卫生出版社,2019.

[2] 中华医学会围产医学分会, 中华医学会妇产科学分会产科学组, 中华护理学会产科护理专业委员会, 等. 中国新生儿早期基本保健技术专家共识 (2020). 中华围产医学杂志, 2020, 23 (7): 433-440.
[3] 中华医学会围产医学分会, 中华护理学会妇产科专业委员会, 中国疾病预防控制中心妇幼保健中心. 新生儿早期基本保健技术的临床实施建议 (2017 年, 北京). 中国综合临床, 2018, 34 (1): 5-8.
[4] 中国新生儿复苏项目专家组, 中华医学会围产医学分会新生儿复苏学组. 中国新生儿复苏指南 (2021 年修订). 中华围产医学杂志, 2022, 25 (1): 4-12.
[5] 中国新生儿复苏项目专家组. 国际新生儿复苏教程更新及中国实施意见. 中华围产医学杂志, 2018, 21 (2): 73-80.
[6] McKee-Garrett T M. Assessment of the newborn infant [EB/OL].[2023-4-12]. https://www. uptodate. com/contents/zh-Hans/assessment-of-the-newborn-infant.
[7] Smith V C, Stewart J. Discharge planning for high-risk newborns [EB/OL].[2023-4-10]. https://www. uptodate. com/contents/discharge-planning-for-high-risk-newborns.
[8] 中华医学会急诊学分会儿科学组, 中华医学会儿科学分会急诊学组, 新生儿学组. 新生儿危重病例评分法 (草案). 中华儿科杂志, 2001, 39 (1): 42-43.
[9] Weiner G M. Textbook of Neonatal Resuscitation. 8th ed. Itasca, American: Academy of Pediatrics, 2021.
[10] Oatley H K, Blencowe H, Lawn J E. The effect of coverings, including plastic bags and wraps, on mortality and morbidity in preterm and full-term neonates. J Perinatol 36 (Suppl 1), 2016: S82-S88.

第九章 新生儿评估

导读与思考：

新生儿从宫内生活成功过渡到宫外生活的第一个12~18小时，应该运用系统理论对其进行体格检查，可防止查体遗漏，并可提供一个详细的可以用于解释解剖生理及功能变化的描述。

1. 新生儿出生后如何对其进行体格评估，具体要求有哪些？

2. 如何区别正常与异常新生儿的体表特征？

3. 新生儿的疼痛表现有哪些？疼痛对新生儿有哪些不良影响？如何进行疼痛管理？新生儿常用疼痛评估工具有哪些？

4. 什么是发育支持护理？具体包括哪些措施？

第一节 新生儿体格评估

一、新生儿体格检查要求

1. 环境控制

(1) 房间温暖、安静且光线良好，但要保护婴儿的眼睛，避免阳光直射双眼。

(2) 将噪声控制到最低，不要叩击暖箱或猛关箱门，不要把其他物品放在暖箱上。

(3) 观察有无过度刺激的征象。

2. 促进舒适的措施

(1) 婴儿身体周围放置"鸟巢形"襁褓，提供体位支持。

(2) 检查者温暖双手，从暖箱袖孔伸入检查，减少暖箱热量散失。

(3) 给予患儿安抚，必要时使用安抚奶嘴。

(4) 提供发展性照顾，尤其是早产儿，尽可能减少侵入性操作。

3. 查体时机选择

(1) 常规体格检查应与喂奶时间保持一致，在喂奶前进行，检查前需先观察患儿有无喂养线索。

(2) 计划性安排各种检查，尽可能和其他检查同时进行，以免频繁打扰患儿，减少刺激，检查过程中严密观察患儿的反应。

(3) 根据新生儿当时的情况调整检查内容，如早产儿呼吸急促，有三凹征，最好先暂停查体，给予吸氧等对症处理，待生命体征平稳后再行检查。

4. 查体原则

(1) 使用系统观点进行体格检查，一般采用观察法。

(2) 首先评估和记录重要症状，如气道(airway)、呼吸(breathing)和循环(circulation)，即"ABC原则"。

(3) 对重要症状进行优先排序，如气道问题、低血压、呼吸暂停和惊厥应在眼部检查和测量之前进行处理。

(4) 先视诊，再听诊，最后触诊。

(5) 情况允许时，从非侵入性操作到侵入性操作。

(6) 根据情况从头到脚进行体格检查。

(7) 整个检查过程中保持患儿舒适。

二、生长发育及成熟度评估

(一) 一般情况

在触摸新生儿前，通过观察处于静息未受刺激状态下的新生儿便可获得大量信息，视诊一般应包括以下内容：

1. 确定性别。

2. 整体外观：头大、躯干长，头部与全身的比例为 1∶4；胸部多呈圆柱形，腹部呈桶状；四肢短，常呈屈曲状。新生儿出生后采取的姿势通常反映其在宫内的位置。

3. 识别有无任何异常或畸形(如唇腭裂)。

4. 通过观察大腿前侧和臀区的皮下脂肪量来判断新生儿的营养状况。

5. 评估呼吸用力情况　新生儿出现反常呼吸运动(吸气时腹部外凸而胸壁内陷)是正常的，而呼吸窘迫的体征则为异常，提示有肺部疾病。由于新生儿呼吸节律不规则，所以呼吸计数时应测量完整的 1 分钟。

6. 评估体位和运动　新生儿静息时的姿势通常反映其胎儿时期在宫内的体位，正常新生儿四肢活动对称，姿势不正或运动异常可能提示产伤、子宫内体位导致的变形或其他可能。

7. 评估皮肤颜色　正常新生儿皮肤呈粉红色。

(1) 淡蓝色：①肢端发绀：在娩出后的早期很常见，表现为手、足和口周区域呈淡蓝色；②中心性发绀：提示低氧血症；③瘀斑也可能呈淡蓝色。

(2) 苍白：可能提示贫血，贫血可由娩出时或即将娩出时的急性失血或子宫内慢性病变过程所致。

(3) 发红或充血：可能有红细胞增多症，红细胞增多症的新生儿即使有充分的氧合也仍可能出现发绀，因其不饱和血红蛋白的量相对较高。

(4) 黄疸：高胆红素血症可引起黄疸，出生后 24 小时内出现的黄疸考虑是病理性黄疸，通常由溶血引起，需要进一步评估。

(5) 淡绿色：如果新生儿皮肤在宫内被胎粪染色，则可呈淡绿色。

(二) 测量

1. 身长　指新生儿腿部完全伸直时头顶至足底的长度，应由两名检查者采用身长测量板进行测量(一人负责固定新生儿，另一人负责测量)。

2. 额 - 枕头围　随着新生儿头形变化和头皮水肿的消退，该测量值可能会在出生后的最初数日发生改变。

3. 胸围　一般比头围小，差值不超过 2cm。

4. 生命体征　在过渡期(出生后的 4~6 小时)，应每 30~60 分钟记录 1 次生命体征，随后每 8~12 小时记录 1 次。

新生儿正常的常规生命体征包括：①体温：36.5~37.5℃；②呼吸频率：35~60 次 /min，应监测完整的 1 分钟；③心率：120~160 次 /min；④血压：对于疑似有心血管或肾脏异常的新生儿，可采用新生儿型号的血压计袖带测量血压。

(三) 皮肤

应视诊皮肤有无潜在疾病，例如异常的色素沉着、先天性痣、色斑或血管瘤等。

1. 粟丘疹　在鼻尖、鼻翼、颊、面部等处，是毛皮脂腺囊中角蛋白和皮脂滞留引起的白色丘疹，在出生后最初几周内消退。

2. 新生儿毒性红斑　表现为直径 1~2mm 的白色丘疹，基底发红。通常出现在出生后第 2~3 日，相比面部更好发于躯干，不累及手掌和足底。

3. 蒙古斑(先天性真皮黑素细胞增多症)　通常表现为边界不清的蓝 - 灰色、蓝 - 绿色或褐色斑疹，直径可能达到 10cm 或以上，是真皮黑素细胞延迟消退的结果，可出现在身体的任何部位，最常见于臀部和骶尾部。

4. 新生儿红斑（macular stain） 也称单纯痣、"鹳啄斑"或"天使之吻"，是一种粉红色-红色毛细血管畸形，可能出现在上眼睑、上唇、前额中央或项背部。

5. 焰色痣 又称葡萄酒色斑，它是一种低血流毛细血管畸形，可出现在身体任何部位，可能是一种良性表现，也可能不是。

（四）头部

头部视诊包括：观察头部大小和形状，有无异常毛发、头皮缺损、不寻常的病变或突起、撕裂伤以及擦伤或挫伤。

1. 头部的大小

（1）正常情况：头围在第10~90百分位之间，比胸围大2cm、对称圆形，正常头围一般为33~34cm。测量方法：将尺子从患儿的眉弓上方通过颅骨后方的枕外隆突环绕1周。头部重量约占身体重量的25%。

（2）异常情况：由于颅缝早闭或骨折导致形状不对称。小头畸形的头围在第10百分位以下。先天性无脑畸形、脑膨出是由神经管缺陷所致。

2. 颅骨骨缝和囟门

（1）正常情况：颅骨软，骨缝未闭，具有前囟及后囟。应触诊主要颅缝，包括矢状缝、冠状缝、人字缝和额缝，颅骨骨缝稍重叠或分开，可活动。前囟柔软、平坦，位于额缝、矢状缝和冠状缝的交界处，大小可变，婴儿哭闹时可扪及搏动；后囟柔软、平坦，位于矢状缝和人字缝的交界处，其通常未闭，直径<1cm，可能较难触诊。

（2）异常情况：出生后2~3日的颅骨不对称或沿颅缝线有持续可触及的骨嵴，可能提示颅缝早闭；颅缝大开、囟门过度暴露则可能提示脑积水引起颅内压增高；新生儿在没有哭闹时出现囟门紧张和膨出，则可能提示颅内压增高，这可见于硬脑膜下血肿或细菌性脑膜炎患者。

3. 头皮

（1）正常情况：头皮无肿块，头发均匀分布。

（2）异常情况：①产瘤：胎头先露部位的一块水肿区域，出生时出现，水肿跨过颅缝线，数日内消退；②头颅血肿：骨膜下血液积聚，发生率为1%~2%，触诊为波动性肿块，不超过颅缝，出生后肿块可能会增大，数周至数月消退；③帽状腱膜下血肿：是帽状腱膜（覆盖头皮）和骨膜间积血，为跨越骨缝的质硬或波动感肿块，为游走性出血，血肿较弥散，可随体位变动，不受骨膜限制，视出血量多少而定，通常在急性期1~2周后恢复。

（五）面部

1. 面瘫 常见于使用产钳助产的新生儿，特点是患侧鼻唇沟变浅或消失、眼不能完全闭合，不能收缩下半部面肌，从而引起口角下垂貌。哭闹时口角向健侧歪斜，面瘫可于数日至数周内完全消退。持续性面瘫可能提示中枢性病变。

2. 不对称性哭啼面容 是降口角肌先天性缺失或发育不全所致。与面瘫相似，本病中控制一侧嘴角运动的肌肉受累，从而导致新生儿哭闹时面部不对称。但本病中控制上半部分面部运动的肌肉正常，因此患儿的鼻唇沟正常，哭闹时前额有皱纹，双眼能正常闭合。是一种良性疾病，随着患儿年龄增长而变得不太明显。

3. 眼部

（1）正常情况：眼部位置正常，巩膜呈白色，瞳孔等大等圆，对光反射有反应、眼球运动对称。

（2）异常情况：①内眦间距>2.5cm提示可能有遗传性疾病；②瞳孔不等大，无对光反射或瞳孔固定表明神经损伤；③持续性脓性分泌物可能是新生儿眼炎、衣原体结膜炎或泪管阻塞；④眼睛的溃疡可能是由于产伤或宫内感染所致；⑤蓝巩膜可能是成骨发育不全症，黄色巩膜提示黄疸。

4. 耳朵

（1）正常情况：双耳对称，耳郭有软骨支撑，曲线清晰且有弹性（足月儿）。

（2）异常情况：异常的耳朵大小、形状及不对称可能与家族遗传性或者先天异常有关；听力情况可采用耳声发射或自动听性脑干反应进行评估。

5. 鼻部

（1）正常情况：对称、位于脸部正中，鼻中隔位于鼻孔正中，两鼻孔可见。

(2) 异常情况：①鼻梁低平与唐氏综合征有关；②鼻孔阻塞可能是由于后鼻孔闭锁；③鼻翼扇动表示呼吸窘迫；④鼻塞和稀薄的水样分泌物提示可能为新生儿药物戒断综合征；⑤鼻塞、张口呼吸，鼻前庭皮肤湿疹样溃疡可能为先天性梅毒。

6. 口腔

(1) 正常情况：上颌骨和下颌骨应当对位良好，开口时双侧角度相等；嘴唇是粉红色的。口腔评估还包括检查牙龈、舌、腭和悬雍垂，牙龈上可见由上皮细胞堆集或黏液包裹的黄白色小颗粒，俗称“板牙”或“马牙”，可存在较长时间，切勿挑破以免感染；上腭中线可见大小不等(2~4mm)的黄色小结节(彭氏珠)，是上皮细胞堆集而成，数周后消退；两侧颊部各有一个隆起的脂肪垫，俗称“螳螂嘴”，有利于吸吮乳汁，不可挑破；出生时在嘴唇或牙龈上面出现的水疱可能是由于宫内吸吮所致。

(2) 异常情况：①小颌(小颌畸形)可见于Robin序列征；②口周发绀提示有呼吸窘迫，黏膜发绀表示缺氧；③胎生牙通常是下颌乳切牙，常为孤立性表现，也可伴发于多种综合征，若牙齿不稳可能有误吸风险或影响喂养，则应考虑拔牙；④巨舌症(大舌头)与贝-维综合征(Beckwith-Wiedemann syndrome)、甲状腺功能减退或遗传性疾病有关；⑤悬雍垂分叉可能与遗传有关；⑥唇裂或腭裂可能是由于致畸原、基因突变、多基因遗传或与唐氏综合征有关。

(六) 颈部和锁骨

1. 正常情况 颈部短，颈部皱褶深而潮湿，易糜烂。脖子和锁骨柔软、没有包块，双侧锁骨对称。

2. 异常情况

(1) 颈部肿块：可能是囊性淋巴瘤、胸锁乳突肌血肿或唐氏综合征。

(2) 锁骨骨折：患儿因疼痛而表现为易激惹和患侧活动减少，体征包括压痛、骨擦音、骨骼肿胀和拥抱反射不对称。

(3) 斜颈：表现为头斜向一侧，而颏部转向对侧。通常是产伤或子宫内胎位不正引起的胸锁乳突肌创伤所致，这种损伤会导致肌肉内血肿或肿胀；颈椎发育异常也可能会引起斜颈。

(4) 多余皮肤：颈部出现多余皮肤可能是遗传性综合征的表现，如特纳综合征(Turner syndrome)(多余的皮肤沿着后外侧线分布而表现为颈蹼，图 9-1-1)。

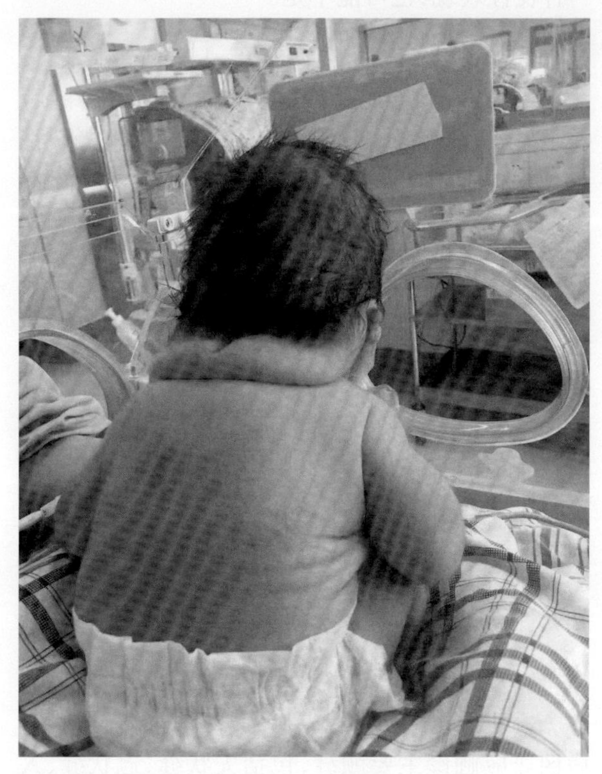

图 9-1-1 颈蹼

(七) 胸部

1. 胸部大小、对称性和结构

(1) 正常情况：多呈圆柱形，剑突尖有时上翘，在肋软骨交接处可触及串珠。

(2) 异常情况：较小或畸形的胸廓可能由肺发育不全或神经肌肉疾病所致；胸部不对称可能由一侧胸肌缺失[波伦综合征(Poland syndrome)]或者由肿块或脓肿所致；漏斗胸或鸽胸可能是孤立性表现，或者是先天性综合征的一部分。

2. 胸壁运动

(1) 正常情况：新生儿呈膈肌型呼吸，有时可见潮式呼吸。因新生儿的肋骨和胸骨尚未完全骨化，从而使得胸壁有很高的顺应性，正常新生儿可能出现反常呼吸运动，表现为吸气时胸廓内陷而腹部外凸。

(2)异常情况：呼吸系统疾病时，为使顺应性不佳的肺膨胀而产生的高胸膜腔内压可能会引起肋间、肋下和剑突下（胸骨下）区域凹陷。

3. 乳腺

(1)正常情况：应注意观察乳腺大小和乳头位置。男婴和女婴均可因暴露于母亲的激素影响而表现为乳腺增大，如蚕豆或核桃大小，可能不对称；部分新生儿会持续数日至数周分泌一种稀薄的乳状液体，称为新生儿乳，2~3 周可自行消退，切不可挤压以防感染。

(2)异常情况：乳头间距过宽（乳头间距>胸围的 25% 为过宽）可见于一些遗传综合征（如特纳综合征）。

4. 肺

(1)正常情况：应观察新生儿的呼吸频率和呼吸模式。呼吸频率应测量完整的 1 分钟，正常呼吸频率为 40~60 次 /min。听诊应在新生儿尽可能安静的状态下进行，最好在评估早期进行，先于腹部、头部和颈部触诊实施。

(2)异常情况：呼吸系统疾病的新生儿常有呼吸过速和三凹征；呼吸窘迫还表现为鼻翼扇动和呼噜音。

5. 心脏

(1)正常情况：新生儿正常心率为 120~160 次 /min，但部分足月儿在睡眠时可能降至 85~90 次 /min。心音通常在胸骨左缘最明显，听诊过程包括：注意心率和心律，仔细听诊第一心音和第二心音以及是否有杂音。评估脉搏应在新生儿安静时触诊股动脉搏动。

(2)异常情况：在右胸听到显著的心音可能提示右位心；若出生 24 小时后（此时大部分动脉导管都已关闭）心脏杂音仍持续存在，则可能是肺动脉分支狭窄所致。股动脉搏动减弱可能提示主动脉缩窄，而脉压增加可见于动脉导管未闭；如果股动脉搏动异常，则应触诊肱动脉、桡动脉和足背动脉搏动。

（八）腹部

1. 腹部大小和整体观

(1)正常情况：腹部检查应在新生儿安静时进行，应评估腹部的大小和整体外观。正常新生儿腹部是轻微隆起的，早产儿因腹壁薄弱可见肠型；腹部触诊应由浅入深，保持轻柔，以免引起新生儿不适而哭闹，肝脏质软，在锁骨中线肋缘下 2cm，脾有时可触及。

(2)异常情况：腹部膨隆可能提示肠梗阻、器官巨大症或腹水等疾病；膈疝患儿可能出现舟状腹。新生儿中大多数腹部肿块是肾积水或囊性肾病所致的肾脏肿大，肿块也可能由肿瘤所致，如神经母细胞瘤或畸胎瘤。

2. 脐带　视诊脐带的大体外观、脐带胶质的量和脐血管。

(1)正常情况：共有 1 根脐静脉，2 根脐动脉，脐静脉一般在 12 点钟方向，脐动脉一般在 4 点和 7 点方向。脐带经无菌结扎后多数 7~14 天脱落，脱落前应检查有无渗血，脱落后脐部应保持干燥，有时可见脐疝。

(2)异常情况：脐带细小可能提示母亲营养不良或胎儿生长受限；脐带残端周围发红和 / 或有臭味的分泌物可能提示脐炎。

（九）会阴部

1. 大小便

(1)正常情况：肛门可见，生后一般于 10~12 小时开始排胎便；第一次小便在生后 24 小时内（早产儿生后 48 小时内）排出。

(2)异常情况：①肛门闭锁是指正常肛门缺失；②外阴性别不明与遗传缺陷有关；③尿量减少或者第一个 24 小时无尿可考虑肾盂积水、肾衰竭、Potter 综合征、多囊肾、尿道口狭窄、尿路感染或尿道堵塞；④超过 24 小时还未排胎便，应仔细检查是否有肛门闭锁或其他消化道畸形。

2. 生殖器

(1)女婴正常情况：应评估阴唇、阴蒂、尿道口和阴道口的大小和位置。阴唇和阴蒂是分开的，阴道口可见，可有处女膜脱出；生后阴阜常有不同程度的水肿，数日后消退；部分女婴在生后 5~7 天可有灰白色黏液分泌物从阴道流出，可持续 2 周，有时为血性，俗称“假月经”，为母亲雌激素水平中断所致。

(2) 女婴异常情况：阴唇膨出可能提示腹股沟疝；直肠阴道瘘是直肠与阴道之间有开口，使排泄物从阴道流出。

(3) 男婴正常情况：应评估睾丸是否存在、阴茎大小、阴囊外观和尿道口位置。阴茎是直的，尿道外口居中，两边睾丸平均分布；生后阴囊常有不同程度的水肿，数日后消退。

(4) 男婴异常情况：阴茎下弯是阴茎向下弯曲成弧形；尿道上裂是指开放的尿道在阴茎背侧表面，与泌尿生殖器异常有关；尿道下裂是指阴茎腹侧的尿道开放，与阴茎下弯、腹股沟疝和睾丸未降有关；阴囊变色或出现酒窝可能提示睾丸扭转；不透光的阴囊肿块可能提示腹股沟疝；透光的阴囊肿大可能为鞘膜积液，一般可自行恢复，需监测是否需要外科干预。

(十) 躯干和脊柱

1. 四肢

(1) 正常情况：手指、脚趾数目正确，形状正常；活动范围、对称性一致。

(2) 异常情况：手指短、第 5 根手指内弯并且起皱可能是唐氏综合征；多指畸形是显性基因遗传；手指数目或骨头缺失是由于胚胎发育问题或接触致畸剂引起；手臂运动受限，出现捻发音，或者患侧拥抱反射消失可能是由锁骨骨折所致；手臂延长、手内旋或拥抱反射消失可能是臂丛神经损伤；马蹄足内翻可能是基因问题或因为胎儿在宫内缺乏运动。

2. 髋关节

(1) 正常情况：髋关节外展和内收没有声音。

(2) 异常情况：外观形状、长度和臀纹不对称，髋部活动时发出声音可能是先天性髋关节发育不良的表现。

3. 背部与脊柱

(1) 正常情况：正常的背部有匀称的肩胛运动曲线。

(2) 异常情况：脊柱侧凸可能与遗传缺陷有关；脊柱裂是神经管畸形。

4. 姿势

(1) 正常情况：足月儿四肢屈曲，双手轻轻握拳，能顺利进行自主运动；早产儿有同样的姿势但张力相对较低。

(2) 异常情况：肌张力降低可为低血糖、休克、母亲用药、败血症或脑损伤；肌张力过高可能与孕母吸毒、药物戒断综合征或脑损伤有关；活动受限、运动不对称或缺失可能是由于产伤、窒息、发育异常等引起。

要点荟萃

1. 新生儿体格检查时机 ①观察有无喂养线索，在喂奶前进行体格检查；②有计划地安排各项检查，尽量集中进行，以减少对患儿的刺激，并严密观察新生儿的反应；③根据新生儿当时的情况调整检查内容，若有异常情况，先暂停查体，给予对症处理后再行检查。

2. 查体原则 ①使用系统观点查体，一般采用观察法；②首先评估和记录重要症状如气道、呼吸和循环；③对重要症状进行优先排序；④先视诊，再听诊，最后触诊；⑤情况允许时，从非侵入性操作到侵入性操作；⑥根据情况从头到脚进行体格检查；⑦整个检查过程中保持患儿舒适。

3. 常见异常情况 出生时新生儿眼部持续性脓性分泌物可能提示新生儿眼炎、衣原体结膜炎，或泪管阻塞。生后一般于 10~12 小时开始排胎便，超过 24 小时未排胎便，应检查有无肛门闭锁或其他消化道畸形。第一次小便在生后 24 小时内(早产儿生后 48 小时内)排出。手臂运动受限或拥抱反射消失可能是锁骨骨折所致；手臂延长、手内旋或拥抱反射消失可能是臂丛神经损伤。

(陈 琼　王碧华)

第二节　新生儿疼痛评估

由于新生儿没有语言表达能力，过去人们普遍认为新生儿的神经系统发育尚未成熟，因此不会感受痛苦，并认为新生儿无法回忆出生后的早期经历，不会对今后的行为和生长发育产生影响。但近年研究不断证实，妊娠中期胎儿即已具备疼痛感知能力，新生儿（尤其早产儿）疼痛阈值低于成人和年长儿童，更易受到疼痛刺激的影响，对各种操作刺激产生强大的生理、行为、激素和代谢反应，由此带来一系列近期或远期效应，尤其是出生后早期反复接受疼痛刺激会影响神经系统发育，进而导致行为变化及大脑感觉区域面积缩小。目前，国内对新生儿疼痛的认识及控制均不够，调查发现，NICU 新生儿平均每天接受疼痛性操作次数高达 16 次，其中绝大多数操作未采取止痛措施。

一、概述

1. 疼痛对新生儿的影响　疼痛是机体受到损伤或潜在损伤时所引起的不愉快的情感体验，是一种复杂的生理、心理活动，是一种主观感受。能对成人产生疼痛的刺激同样对新生儿也能产生疼痛。许多研究表明，痛觉相关通路在孕中晚期已经形成，且由于抑制系统发育不完善，其感知疼痛较成人更强烈，尤其是入住 NICU 的新生儿，持久频繁的操作性刺激特别容易触发疼痛的高敏感性，给新生儿带来一系列短期及长期不良影响。国际上已将疼痛定义为继体温、脉搏、呼吸、血压四大生命体征之后的第五生命体征。

⑴短期影响：主要是疼痛引起的急性应激反应，包括生理参数的改变、高代谢状态、电解质失衡和免疫紊乱。如心率增加、血压升高、呼吸改变、耗氧量增加；神经内分泌的改变、睡眠改变及喂养困难；侵入性操作导致颅内压波动，引起脑室内出血和脑室周围白质软化。

⑵长期影响：新生儿期的反复、持续疼痛刺激可改变中枢神经系统结构和疼痛传导路径结构，增加对疼痛的敏感性，并影响大脑的发育；疼痛对海马结构有神经毒作用，会对认知、记忆、运动发育有影响，导致青少年时期出现多动症、注意力不集中、学习困难，甚至出现心理障碍。

2. 新生儿疼痛的类型

⑴急性或生理性疼痛：诊断性或治疗性干预所致的皮肤破坏性操作或组织损伤。由于平均每日 12~16 次的侵入性操作，收入 NICU 的婴儿会反复经历急性疼痛。

⑵已明确的疼痛：发生于手术、局部炎症性疾病（如脓肿、血栓性静脉炎等）或生产相关创伤后。

⑶长期或慢性疼痛：见于严重疾病或罕见疾病，如坏死性小肠结肠炎、脑膜炎、新生儿剥脱性皮炎（葡萄球菌性烫伤样皮肤综合征）等。

3. NICU 常见致痛性操作　足跟 / 动脉 / 静脉采血、留置针穿刺、经外周静脉穿刺的中心静脉导管置管、脐静脉置管、静脉 / 肌内 / 皮内 / 皮下注射、气管插管、经口鼻腔吸痰、（鼻）胃管置入、灌肠、胸腔引流管放置和拔除、腰椎穿刺、视网膜病变筛查和激光治疗等。

4. 新生儿疼痛的表现　新生儿无法通过主诉表达痛苦，其疼痛反应主要有行为表现、生理学表现和生化反应。

⑴行为表现：主要包括面部表情、哭声和身体运动。

1）面部表情：痛苦面容、皱眉或眉头紧锁、紧闭双眼、嘴唇水平张开、鼻唇沟加深和下颌震颤等。

2) 哭声：突然尖叫，相对饥饿、愤怒和恐惧时的哭声，其频率和振幅都有所不同。

3) 身体运动：上肢、下肢甚至整个身体的活动增加，手指展开或握拳，四肢屈曲等；极低出生体重儿和重症新生儿则表现为四肢肌张力低下、肌肉松弛和反应迟缓等。

(2) 生理学表现：①心率、呼吸频率、血压、颅内压升高；②掌心出汗；③经皮血氧饱和度及外周血流量下降；④自主神经反应包括皮肤颜色改变、恶心、呕吐、干咳、瞳孔放大等。

(3) 生化反应，主要包括激素和代谢的变化：①儿茶酚胺、肾上腺素、胰高血糖素和皮质类固醇或皮质醇的增加；②催乳素、胰岛素和免疫力的下降；③分解代谢紊乱。

二、新生儿常用疼痛评估工具

1. 早产儿疼痛量表（premature infant pain profile，PIPP） 用于评估早产儿的急性疼痛，为多维疼痛评估工具。先记录胎龄得分，操作前后记录经皮血氧饱和度、心率等生理数值和面部表情。PIPP包括7个条目，其中行为3项（面部动作：皱眉、挤眼、鼻唇沟加深），生理2项（心率和经皮血氧饱和度），情境2项（胎龄和行为状态）。总分为7项之和，最低分为0分，最高分为21分，>6分表示存在疼痛，7~12分为中度疼痛，>12分为重度疼痛，得分越高，疼痛越显著，其中≥7分应给予镇痛治疗。

2. 新生儿疼痛/激惹与镇静量表（neonatal pain，agitation and sedation scale，N-PASS） 为多维疼痛评估工具，包括哭闹、行为状态、面部表情、四肢肌张力、生命体征5项，用于新生儿（足月儿和早产儿）的急性疼痛、持续性疼痛、术后疼痛、机械通气性疼痛和镇静水平评估。疼痛/激惹评分是在没有任何干预的情况下通过观察进行的，每项评分0~2分，总分0~10分；镇静评分通常用于使用镇静药物的患儿，每项标准为-2~0分，总分-10~0分。疼痛总分>2分和镇静评分<-2分均需干预治疗。N-PASS的缺点是很难对疼痛和激惹进行区分；另外，用于早产儿需要根据胎龄纠正评分（胎龄<28周加3分；28~31周加2分；32~35周加1分）。

3. 新生儿疼痛量表（neonatal infant pain scale，NIPS） 为多维疼痛评估工具，用于评估早产儿（<37周）和足月儿（生后6周内）的操作性疼痛，如静脉穿刺、肌内注射等。NIPS包括面部表情、哭闹、呼吸形态、上肢、腿部和觉醒状态6项。最低分为0分，最高分为7分，分值愈高表示疼痛愈严重。其中哭闹项，对于气管插管患儿，无哭闹声音但有明显的嘴部活动也记录为大哭。该量表较为简单，医护人员容易掌握，便于临床操作，不需要额外的评估技能或工具。但该评估工具用于使用肌肉松弛药、接受麻醉（镇静）治疗的患儿和病情严重以至反应太差的患儿时可能获得假象的低评分。

4. 新生儿术后疼痛评估量表（crying，requires increased oxygen administration，increased vital signs，expression，and sleeplessness，CRIES） 为多维疼痛评估工具，CRIES为5个条目英文首字母的缩写，即哭闹、氧浓度、生命体征、面部表情和睡眠5个方面，用于评估胎龄32周至矫正胎龄60周新生儿的术后疼痛，也可监测患儿对治疗的反应或恢复情况。总分为10分，>3分为轻度疼痛，即应进行镇痛治疗；4~6分为中度疼痛；7~10分为重度疼痛。生命体征应在最后测量，以免惊醒患儿，干扰结果。

5. 新生儿面部编码系统（neonatal facial coding system，NFCS） 根据新生儿面部动作变化评估疼痛，为单维疼痛评估工具，包括皱眉、挤眼、鼻唇沟加深、张口、嘴垂直伸展、嘴水平伸展、舌绷紧（呈杯状）、下颌颤动、缩唇（发“O”音）、伸舌（仅用于评估早产儿）10项，若患儿有以上1项表现则计为1分，总分为10项得分之和，最低分为0分，分值越高表示疼痛越严重。早产儿最高10分，足月儿最高9分。NFCS用于评估足月新生儿的急性操作性疼痛时比多维疼痛评估工具

PIPP 更敏感，此评分不适用于有面部表情破坏操作的患儿，如气管插管、早产儿视网膜病变筛查等。

6. 新生儿急性疼痛评估量表（neonatal infant acute pain assessment scale，NIAPAS） 为多维疼痛评估量表，用于评估足月儿和早产儿的急性操作性疼痛。包括 5 个行为指标（警觉性、面部表情、哭闹、肌张力和对操作的反应）、3 个生理指标（心率、呼吸和血氧饱和度）和 1 个情境指标（胎龄）。胎龄和哭闹为 0~3 分，警觉性、面部表情、对操作的反应、心率、氧饱和度为 0~2 分，肌张力和呼吸 0~1 分，总分 0~18 分。0~5 分表示没有疼痛或轻度疼痛，可根据情况考虑非药物干预；6~9 分为中度疼痛，需进行非药物干预，并考虑药物干预；≥ 10 分为重度疼痛，需要非药物和药物的共同干预。NIAPAS 是基于 NICU 医务人员的临床经验制定而成，评价指标全面，信度、效度高，包含决策制定的建议，实用性和可行性较强。

7. 新生儿疼痛与不适量表（neonatal pain and discomfort scale，NPDS） 为单维评估量表，包括面部表情、肢体活动、睡眠质量、与护士接触的反应、可安慰性 5 项，大于 5 分表示存在疼痛，分值越高表示疼痛越严重。用于早产儿和足月儿持续性（慢性）疼痛的评估，如机械通气过程中疼痛的评估。该量表排除所有生理性指标和一些公认的疼痛影响因素，如行为状态、疾病严重程度等，信度、效度高，具有较高的临床实用性。

8. 新生儿常用疼痛评估工具汇总，见表 9-2-1。

表 9-2-1 新生儿常用疼痛评估工具

量表	评估指标	得分	应用范围
早产儿疼痛量表（PIPP）	胎龄得分；操作前后记录经皮血氧饱和度、心率等生理数值和面部表情	总分 0~21 分，>6 分表示存在疼痛，分值越高疼痛越显著	早产儿，急性疼痛
新生儿疼痛 / 激惹与镇静量表（N-PASS）	哭闹、行为状态、面部表情、肌张力、生命体征	疼痛评分总分 0~10 分，镇静评分总分 -10~0 分；疼痛评分>2 分，镇静评分<-2 分均需要干预	足月儿、早产儿，急性疼痛、持续性疼痛、镇静水平
新生儿疼痛量表（NIPS）	面部表情、哭闹、呼吸形态、上肢、腿部和觉醒状态	总分 0~7 分，分值越高疼痛越严重	早产儿、足月儿（生后 6 周内），操作性疼痛
新生儿术后疼痛评估量表（CRIES）	哭闹、氧浓度、生命体征、面部表情、睡眠	总分 0~10 分，分值越高疼痛越严重	胎龄 32 周至矫正胎龄 60 周新生儿的术后疼痛，监测患儿对治疗的反应或恢复情况
新生儿面部编码系统（NFCS）	皱眉、挤眼、鼻唇沟加深、张口、嘴垂直伸展、嘴水平伸展、舌绷紧（呈杯状）、下颌颤动、嘴呈“O”形、伸舌（早产儿评估）	早产儿为 0~10 分，足月儿为 0~9 分，分值越高表示疼痛越严重	急性疼痛、持续性疼痛、术后疼痛；不适宜于气管插管、早产儿视网膜病变筛查
新生儿急性疼痛评估量表（NIAPAS）	警觉性、面部表情、哭闹、肌张力和对操作的反应，心率、呼吸和血氧饱和度，胎龄	总分 0~18 分，0~5 分没有疼痛或轻度疼痛，分值越高疼痛越严重	足月儿、早产儿的急性操作性疼痛
新生儿疼痛与不适量表（NPDS）	面部表情、肢体活动、睡眠质量、与护士接触的反应、可安慰性	>5 分表示存在疼痛，分值越高疼痛越严重	早产儿和足月儿持续性（慢性）疼痛

以上7种评估工具都是针对特定人群和临床情况而研发和验证的，因此，没有哪一种评估工具可以解决所有新生儿的需求，疼痛评估工具的选择取决于需要评估的新生儿人群及疼痛类型。

三、疼痛管理

（一）轻度疼痛管理

轻度疼痛主要包括手指血及足跟血采样。主要以环境措施为主（温柔抚触、母亲亲喂），辅以非药物措施（舒缓音乐疗法、非营养性吸吮联合蔗糖水喂养）。

1. 环境措施

⑴ 可采用抚触、轻声安慰等方法分散新生儿的注意力，以阻止疼痛向大脑皮质传导，达到良好的安慰效果。

⑵ 尽可能让婴儿母亲参与采血过程，可采取母亲抱喂或母婴间亲密接触。

⑶ 选用自动针刺装置，而非手动采血针。

⑷ 不要挤压灌注良好的足跟，因挤压本身也会产生不必要的疼痛。

2. 非药物性措施

⑴ 应用24%蔗糖水（0.2~0.5ml/kg）或25%葡萄糖液（0.5ml/kg）、非营养性吸吮或母亲抱喂、宁握安抚（即轻柔地将新生儿的手臂和双腿保持在屈曲位）、襁褓包裹、皮肤接触（袋鼠式护理）、感觉饱和刺激（指在疼痛操作过程中进行多种感觉模式输入，如抚摸、按摩、味道、声音和气味）。在疼痛操作前2分钟给予蔗糖水，可最大程度地降低生理性和行为性疼痛指标，效果可持续4分钟。

⑵ 音乐疗法对足跟采血亦有良好的镇痛效果，可采用父母亲的轻柔话语声、舒缓的歌曲声，声音强度应<75dBA，选择在离患儿合适的距离播放。

⑶ 非营养性吸吮联合口服蔗糖水/母乳有协同镇痛效应，对足跟采血镇痛效果好，可在操作不同阶段（如足跟采血前2分钟、采血时及采血后2分钟）给予非药物性措施，比单次应用更有效。

（二）中度疼痛管理

中度疼痛主要包括外周动静脉穿刺、肌内及皮下注射。除轻度疼痛所用措施外，选用合适套管针（24~26G）、精准穿刺是减少疼痛的重要前提；另外，穿刺部位应用局部麻醉类药物（如EMLA霜、利多卡因霜），不推荐静脉用药。

1. 静脉穿刺、动脉穿刺

⑴ 环境措施：尽可能选择24~26G的较小型套管针，其余同足跟采血方法。

⑵ 非药物性措施：采用24%蔗糖水、穿刺前母亲抱喂安抚和非营养性吸吮。

⑶ 局部药物性措施：①穿刺前60分钟，在局部涂抹EMLA霜（2.5%利多卡因和2.5%丙胺卡因的低共熔混合物），然后再用咬合绷带代替医用胶布覆盖穿刺针，因其黏性较低，可避免撕脱时产生疼痛；②穿刺前可在局部涂抹起效更快（30分钟内）的麻醉剂（如40g/L利多卡因脂质体霜）。

2. 肌内及皮下注射

⑴ 环境措施：①尽可能优先选用静脉给药，疼痛程度较小；②尽可能选择较小型号针头进行注射；③其余同足跟采血方法。

⑵ 非药物性措施：可采用抚触、皮肤接触护理（skin to skin）、蔗糖水和非营养性吸吮。

⑶ 局部药物性措施：操作前60分钟应用0.5~1.0g EMLA霜涂抹，对肌内及皮下注射等操作均有良好的镇痛作用。

（三）中-重度疼痛管理

中-重度疼痛主要包括各种穿刺（腰椎、胸腔、腹腔、侧脑室穿刺）、各种置管（气管插管、胸腔引流管、导尿管、经皮中心静脉置管）、早产儿视网膜病变筛查等。除轻度疼痛所用措施外，操作前需摆好体位，做到精准穿刺，操作前可局部应用麻醉药物，短暂应用静脉镇静及麻醉药物。

1. 腰椎、胸腔、腹腔、侧脑室穿刺

⑴ 环境措施：良好的体位可缓解及预防疼痛，尽可能选用小号穿刺针。

⑵ 非药物性措施：联合应用24%蔗糖水、非营养性吸吮或母乳。

⑶ 局部药物性措施：操作前60分钟穿刺部位涂抹EMLA霜；慎用局麻药（如0.5%~1%利多

卡因皮下浸润),新生儿由于α1-酸性糖蛋白、白蛋白浓度较低,药物血清游离浓度相对较高,此外,由于肝酶系统发育尚不成熟,导致局麻药的半衰期延长。

(4)全身性药物性措施:对于已插管、烦躁的患儿,可应用镇痛镇静类药物,如阿片类药物;对于未插管、烦躁的足月儿,可使用咪达唑仑类镇静药,注意监测生命体征。

2. 气管插管

(1)环境措施:良好的体位、温和的环境、充分的术前准备是十分必要的。

(2)非药物性措施:气管插管前30~60分钟联合应用24%蔗糖水(0.2~0.5ml/kg,切勿过晚或过多给予,以免插管时发生误吸)、非营养性吸吮及音乐疗法。

(3)局部药物性措施:气管插管时应用适当的镇痛或镇静药物可使操作变得容易(减少操作次数和缩短时间),减少潜在的、有害的应激反应生理波动和疼痛。

(4)全身性药物性措施:可采用阿片类药或阿片类药物联合肌肉松弛药,如吗啡0.05~0.1mg/kg肌内注射或静脉推注、芬太尼(1~3μg/kg)联合咪达唑仑(0.05~0.1mg/kg)。

3. 胸腔引流管、导尿管置入和经外周静脉穿刺中心静脉置管

(1)非药物性措施:选择合适的行为性疼痛控制措施,如良好的体位、术前抚触、非营养性吸吮。

(2)局部药物性措施:非紧急状态下,可在穿刺点涂EMLA霜,或联用非药物措施及局部药物措施;紧急情况下,可直接行0.5%~1%利多卡因(2~4mg/kg)皮下浸润。

(3)全身性药物性措施:对于非气管插管机械通气患儿,前述非药物措施及局部药物措施多可满足镇痛需要;对于气管插管机械通气患儿,可使用阿片类药物,如吗啡0.05~0.1mg/kg静脉推注,然后继续使用静脉注射或持续静脉滴注阿片类药物。

4. 早产儿视网膜病变筛查

(1)环境和非药物性措施:检查时间应与喂养时间有一定间隔,最好间隔30分钟以上。采取适宜的环境性疼痛控制措施如音乐疗法,以及24%蔗糖水联合非营养性吸吮或母亲抱喂。

(2)药物性措施:临床较常用,可满足早产儿视网膜病变筛查时的镇痛需要。于筛查前30分钟选择4g/L奥布卡因或10g/L丁卡因或5g/L盐酸丙美卡因1~2滴滴眼局麻。

(四)重度疼痛管理

重度疼痛主要包括切开式中心静脉置管、围手术期疼痛等。临床经验表明,重度疼痛时多需要使用局部及静脉联合镇静、镇痛、肌松药物,如EMLA霜、咪达唑仑、芬太尼、对乙酰氨基酚、吗啡等。

围手术期镇痛:指手术前(原发病)、手术中(组织器官创伤)、手术后(痊愈期)引起的疼痛,而术后后遗症期及并发症引起的疼痛多为慢性疼痛。

1. 非药物性措施 在准备阶段,尽可能安抚,无肠道喂养禁忌证者可于术前4~6小时应用24%蔗糖水联合非营养性吸吮或母乳,4~6小时后禁食禁饮。

2. 局部药物性措施 手术患儿多不采用。

3. 全身性药物性措施 ①方案一:缓慢静脉注射芬太尼和咪达唑仑;②方案二:术后通过口服或直肠应用对乙酰氨基酚可以减少联合使用吗啡的用量,其剂量和用法依据出生胎龄/日龄而定。

(五)长期慢性疼痛的管理

长期慢性疼痛主要包括长期机械通气、各种深静脉置管、动脉导管、引流管、导尿管置管、手术切口、术后组织损伤、术后并发症(如坏死性小肠结肠炎术后造瘘)等引起的慢性疼痛。可以应用中-强效镇静镇痛药物,如吗啡、芬太尼、咪达唑仑,但有一定的成瘾性,长期使用镇痛镇静药物,应注意药物不良反应的产生。

1. 非药物性措施 应用袋鼠式护理、24%蔗糖水联合非营养性吸吮及母亲抱喂。

2. 局部药物性措施 针对慢性疼痛多无用。

3. **全身性药物性措施** 机械通气镇痛类药物因可能延长机械通气时间，不常规使用，相关镇痛可使用吗啡（早产儿禁用）口服、肌内注射或静脉推注吗啡、持续静脉输注；也可使用芬太尼镇痛，其负荷量为 1~2μg/kg，随后 0.5~1μg/(kg·h) 维持，效果良好。

要点荟萃

1. **疼痛** 是机体受到损伤或潜在损伤时所引起的不愉快的情感体验，是一种复杂的生理、心理活动，是一种主观感受。国际上已将疼痛定义为继体温、脉搏、呼吸、血压四大生命体征之后的第五生命体征。对新生儿的影响包括：①短期影响：主要是疼痛引起的急性应激反应；②长期影响：影响大脑的发育。导致新生儿疼痛的常见临床操作有足跟部采血、静脉穿刺采血、静脉穿刺置管、气管插管等。

2. **新生儿疼痛的表现** ①行为表现，主要包括面部表情、哭声和身体运动；②生理学表现，主要包括心率、呼吸频率、血压、经皮血氧饱和度、皮肤颜色等；③生化反应，主要包括激素和代谢的变化。

3. **新生儿常用疼痛评估工具** 早产儿疼痛量表（PIPP）、新生儿疼痛 / 激惹与镇静量表（N-PASS）、新生儿疼痛量表（NIPS）、新生儿术后疼痛评估量表（CRIES）、新生儿面部编码系统（NFCS）、新生儿急性疼痛评估量表（NIAPAS）、新生儿疼痛与不适量表（NPDS）。

4. **轻度疼痛** 主要包括手指血及足跟血采样，主要以环境措施为主（温柔抚触、母亲亲喂），辅以非药物措施（舒缓音乐疗法、非营养性吸吮联合蔗糖水喂养）。

5. **中度疼痛** 主要包括外周动静脉穿刺、肌内及皮下注射。除轻度疼痛所用措施外，选用合适套管针（24~26G）、精准穿刺是减少疼痛的重要前提；另外，穿刺部位应用局麻类药物（如 EMLA 霜、利多卡因霜），不推荐静脉用药。

6. **中 - 重度疼痛** 主要包括各种穿刺（腰椎、胸腔、腹腔、侧脑室穿刺）、各种置管（气管插管、胸腔引流管、导尿管、经皮中心静脉置管）、早产儿视网膜病变筛查等。除轻度疼痛所用措施外，操作前需摆好体位，做到精准穿刺，操作前可局部应用麻醉药物，短暂应用静脉镇静及麻醉药物。

7. **重度疼痛** 主要包括切开式中心静脉置管、围手术期疼痛等。临床经验表明，重度疼痛时多需要使用局部及静脉联合镇静、镇痛、肌松药物，如 EMLA 霜、咪达唑仑、芬太尼、对乙酰氨基酚、吗啡等。

8. **长期慢性疼痛** 主要包括长期机械通气、各种深静脉置管、动脉导管、引流管、导尿管置管、手术切口、术后组织损伤、术后并发症（如坏死性小肠结肠炎术后造瘘）等引起的慢性疼痛。可以应用中 - 强效镇静镇痛药物，如吗啡、芬太尼、咪达唑仑，但有一定的成瘾性，长期使用镇痛镇静药物，应注意药物不良反应的产生。

（陈 琼 侯树林）

第三节 早产儿发育支持护理与家庭参与式护理

全世界每年大约有 1 500 万早产儿出生，随着医疗技术的发展，早产儿存活率不断提高，而存活下来的早产儿面临着坏死性小肠结肠炎、迟发性败血症等短期并发症和神经认知功能受损、生长发育迟缓等长期不良健康问题的影响。早产儿在生后早期关键发育时期受到 NICU 环境（噪声、光线、不良嗅觉刺激）、医疗护理操作（皮肤刺激、不适当的体位、睡眠打扰、频繁触摸、反复操作性疼痛）和母婴分离等外部刺激，急慢性累积的疼痛和压力对早产儿神经行为发育和长期健康有着显著影响。

一、概述

1. **发育支持护理**（development supportive care，DSC） 是以患儿和家长为中心，由专业医师、护理人员、营养师、物理治疗师等共同参与的医护行为，旨在通过减少 NICU 医疗环境因素对神经系统发育的不利影响，促进患儿疾病恢复、生长发育、自我协调能力，从而改善患儿的最终预后而实施的干预策略。这种干预可能是单一措施或多种措施的综合，包括控制 NICU 光线、减少噪声刺激、为患儿提供舒适和正确的体位、减少疼痛刺激、合理安排操作和护理、鼓励父母参与照顾患儿、协助建立亲子关系等。DSC 短期内有助于改善早产儿喂养，促进体格发育，减少呼吸暂停，缩短住院时间，降低住院费用，促进早产儿神经行为发育等。

2. **家庭参与式护理**（family integrated care，FIC） 是由加拿大新生儿专家 Lee 博士提出，是鼓励家长作为照护早产儿的核心力量，经过新生儿专科护士对其进行有效的教育和指导后，在住院期间进入 NICU 参与早产儿的生活护理。一方面有利于改善早产儿的临床结局，另一方面让家长直接参与早产儿照护，有利于减轻母亲的焦虑和压力，可更好地了解临床知识，增强父母自我效能，提高父母满意度。

3. **新生儿个体化发育支持护理和评估程序**（newborn individualized development care and assessment programs，NIDCAP） 最早由美国哈佛大学 Als 教授提出，该项目以神经发育和心理发育为基础，强调对患儿的行为反应进行观察评估，采用个体化干预方案。该方案由经专业培训的人员进行，从 5 个方面评估患儿：生理活动、运动功能、状态、注意力、自我调节能力。包括以下内容：呼吸、皮肤颜色、内脏反应（如恶心、打嗝）、肌张力、姿势、面部表情等。同时观察患儿对外部感觉刺激的行为反应，判断其行为能力和对所处环境的承受能力，结合患儿所处的发育阶段提出个体化的干预方案进行干预，以减少 NICU 环境对患儿的不良影响。

二、发育支持护理的作用

1. DSC 可改善早产儿矫正胎龄 24 月龄时的神经发展结局。

2. 可在短期内促进患儿的生长。

3. 可减少呼吸支持。

4. 可减轻中 / 重度慢性肺疾病的发生率。

5. 可减少住院时间、降低住院费用。

三、发育支持护理的内容

1. **入院阶段** 主要包括讨论病情、促进家庭探视等。

（1）讨论病情及环境应激：①医护人员与早产儿父母共同讨论患儿病情；②评估早产儿父母育儿的信心与能力、心理健康和社会支持情况；③为早产儿父母介绍 NICU 的环境；④告知患儿家属环境中的噪声、强光、高浓度气味刺激可能对早产儿造成的影响。

（2）向早产儿父母解释 NICU 的仪器设备。

（3）促进家庭探视：主要包括直接探视、远程探视系统、通过音频视频等，以满足早产儿父母的探视需求。也可给父母一张早产儿的照片，增强父母和早产儿之间的联系感。

2. **稳定阶段** DSC 主要包括环境设计、体位支持、睡眠保护、疼痛控制、皮肤保护、优化营养、家庭参与式护理七大核心措施。

3. **出院阶段** 主要包括出院评估、出院计划。

发育支持理念应贯穿整个新生儿入院 - 出院 - 随访，贯穿所有治疗和护理操作。

四、NICU 发育支持护理的措施

1. NICU 环境设计 危重新生儿在复杂的NICU环境中需进行监护、反复检查操作，噪声、疼痛、过多搬动等不良刺激及母子分离等增加了对新生儿的不良刺激，使患儿产生应激。环境评估主要包括光线强弱、噪声大小、睡眠中断与否及光疗时是否遮盖眼睛。

(1) 光线：强光刺激可影响视觉发育，导致弱视、斜视的发生。

1) 提供周期性的灯光照明：区分白天和黑夜，在新生儿睡眠时应给予黑暗幽静的环境，警觉期或被抱起时应提供柔和的非直接的光线，白天可使用窗帘遮光。

2) 床单位灯光应个体化：根据特殊操作要求调整明暗度，光线应为非直接的，确保所有光线不直接照到婴儿脸上。

3) 光疗时使用保护性眼罩：进行照护活动时确保先关闭治疗灯。

4) 确保光线强度可调节：常规护理区域周围环境光线强度应控制在10~600Lux之间。

5) 常规护理区域配备可调节操作灯：光线强度2 000Lux左右，操作灯宜使用灯罩包裹，使照明区域局限。

6) 渐进式照明：使光线逐渐变暗，减少环境照明突然变化给早产儿带来的应激。

7) 早产儿出院前可采取昼夜变化的光线设计。

(2) 声音：NICU噪声可损害听觉系统发育，噪声还可使机体产生应激反应，出现心率和呼吸加快，氧饱和度下降等。

1) NICU应配置测音设备，进行环境及暖箱内噪声监测。

2) 墙壁、天花板和地板应使用高吸音建筑材料，控制音量在适宜水平。

3) 有条件的NICU可设立单人病房，避免早产儿暴露在整体噪声水平中。

4) 采用多种降噪策略，除患儿监护仪器报警声外，电话铃声、打印机等仪器发出的声音等应当降到最低水平，有条件的机构可选择使用视觉和振动报警。

5) 可为早产儿提供床边能够听到父母亲声音或音乐的机会。

6) 工作人员保持安静，始终采用最低音量说话和走路，为新生儿创造和保持一种安静祥和的环境。

7) 原则上，白天噪声不要超过45dBA，傍晚不超过40dBA，夜间不超过20dBA。

(3) 触觉、嗅觉和视觉刺激

1) 袋鼠式护理(kangaroo mother care，KMC)：指新生儿出生后将其放置于母亲/父亲胸前，使母子进行皮肤接触的一种护理方法，因类似于袋鼠行为而得名。研究表明，通过触觉刺激可促进新生儿体温调节，减少呼吸暂停的发生和对氧的依赖，缩短住院天数，促进神经和认知行为的发育，增进亲子关系。

2) 抚触：研究表明，早产儿对抚触的敏感性较高，因其中枢神经系统处于迅速生长和发育阶段，极易受环境因素的影响。因此，对早产儿进行抚触应遵循以下原则：①根据患儿的行为反应进行调整，并与患儿的睡眠-觉醒周期保持一致；②干预时需密切监测患儿的反应；③制订个体化方案；④避免对所有的早产儿进行抚触；⑤鼓励患儿父母参与抚触，并协助其找到最适宜的方法。

3) 其他感觉刺激：如手部抓握，宁握，积极的嗅觉刺激、视觉刺激等。

2. 体位支持 早产儿由于发育不成熟，缺乏肌张力控制身体运动，倾向于四肢伸直，长时间处于此种体位可导致早产儿肌肉运动发育障碍，严重时可致畸形。因此，及时纠正早产儿的不良体位，提供合适支撑，保证正确的体位对早产儿生长发育支持至关重要。体位管理是新生儿发育护理的重要组成部分，它对早产儿的生长发育有重要影响，恰当的姿势可以保持肌肉的张力和生理的屈曲。研究表明，应用婴儿体位评估工具(infant position assessment tool，IPAT)指导早产儿体位摆放，有助于改善早产儿动脉血氧饱和度，改善肺和胸壁呼吸同步，减少有呼吸暂停病史婴儿的呼吸暂停发生率，促进睡眠，减少胃食管反流，缩短早产儿的胃管留置时间和全肠内营养时间，促进生长发育。

(1)婴儿体位评估工具：IPAT包含肩部、手、髋部、下肢、头部和颈部6个指标，每个指标有3个等级，根据患儿的体位情况对每个指标进行评分，总分0~12分，12分为理想体位，≥9分为可取体位，≤8分则需要调整体位。提供的理想体位是：肩部伸展；手碰触到脸颊；髋部对齐，柔韧地弯曲；膝盖、脚踝及脚部对齐，自然柔软地弯曲；头部居中；颈部中立，头略向前弯曲10°。详见图9-3-1。

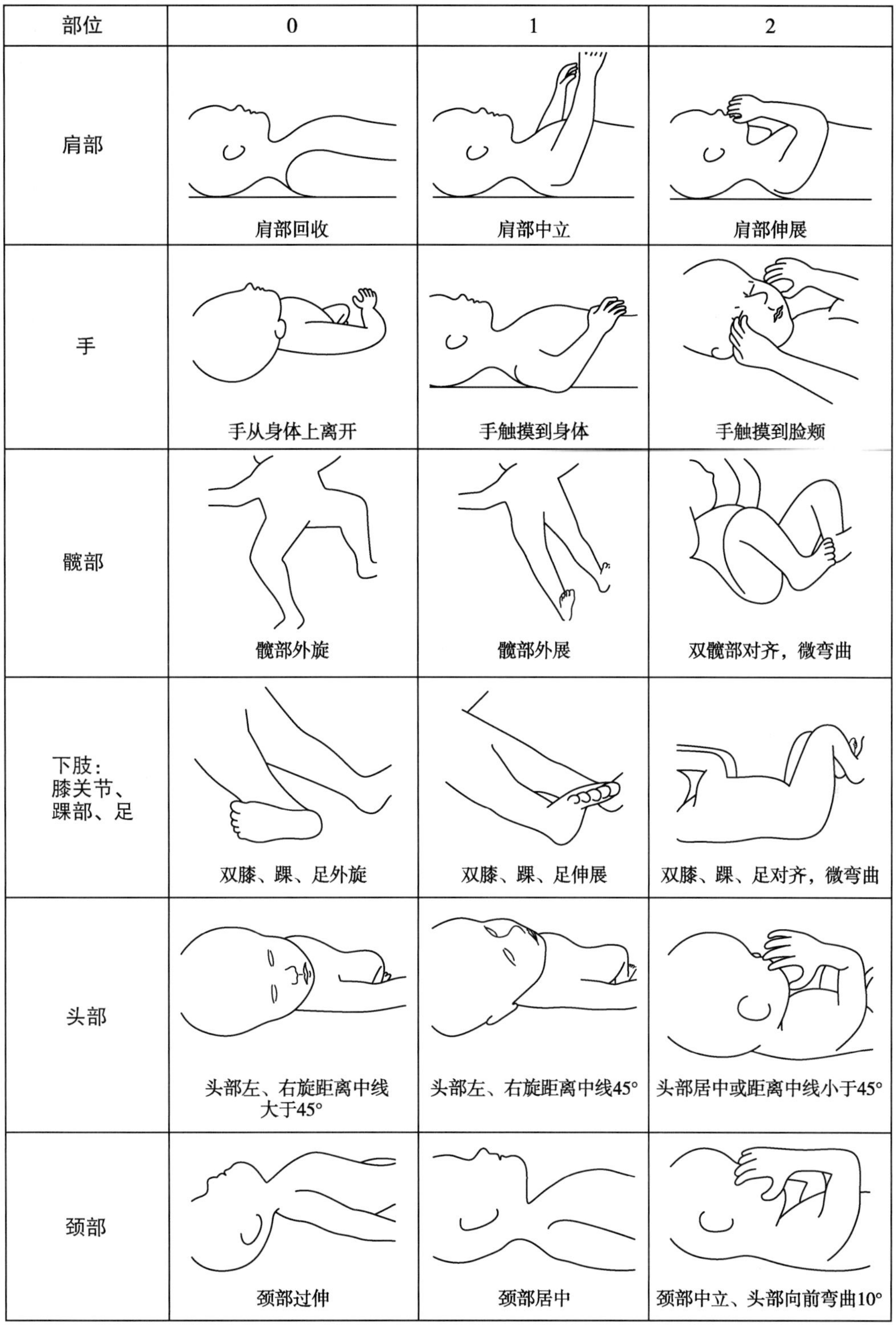

部位	0	1	2
肩部	肩部回收	肩部中立	肩部伸展
手	手从身体上离开	手触摸到身体	手触摸到脸颊
髋部	髋部外旋	髋部外展	双髋部对齐，微弯曲
下肢：膝关节、踝部、足	双膝、踝、足外旋	双膝、踝、足伸展	双膝、踝、足对齐，微弯曲
头部	头部左、右旋距离中线大于45°	头部左、右旋距离中线45°	头部居中或距离中线小于45°
颈部	颈部过伸	颈部居中	颈部中立、头部向前弯曲10°

图9-3-1 婴儿体位评估工具

(2) 常见的体位摆放：主要包括仰卧位、侧卧位及俯卧位，详见表 9-3-1。

表 9-3-1 常见的体位摆放

仰卧位	①应将头部的固定装置做成一个凹陷，使早产儿稳定在理想的位置，保持四肢松弛、屈曲靠近身体中线部位； ②应将支撑物塑型成一个高于早产儿的轮廓边界，头部向左、右或中线交替
侧卧位	①可将早产儿向后放置的位置稍多，支撑物高于背部； ②可将支撑物塑造成给早产儿"拥抱"的形状，保持身体重心向前
俯卧位	①应持续监测心肺和血氧饱和度； ②应肩部前倾、手臂收紧靠近身体，头部应左右相互交替； ③可用毛巾卷或"鸟巢形"襁褓为早产儿脚和手臂提供边界； ④可在髋部下面放一个柔软的小卷轴，双腿及膝关节呈中线对齐，脚尖向下，不要向外张开，使髋关节屈曲； ⑤当需要长时间处于俯卧位时，宜通过 45° 半俯卧位来进行体位变换

(3) 日常护理：摆放体位前应评估受压区域情况，评估皮肤完整性变化；应观察并记录具体体位、摆位时间、皮肤情况、皮损部位及已采取或计划采取的治疗及保护措施；摆放体位时尽可能接近其在子宫内的体位，保持屈曲的中线体位，无头颈过伸；变换体位时应动作缓慢而稳定，用手掌抓握而非指尖按压。

3. 睡眠保护

(1) 在非特殊情况及没有监护的情况下，早产儿每次入睡体位应为仰卧位。

(2) 去除口鼻周围的柔软物品，避免早产儿过热或头部被罩住引起窒息。

(3) 鼓励母乳喂养，以减少早产儿发生婴儿猝死综合征（sudden infant death syndrome，SIDS）的风险。

(4) 减少麻醉剂或其他药物对早产儿睡眠可能造成的干扰。

(5) 矫正胎龄<32 周的早产儿尽量维持在昏暗环境中，矫正胎龄≥32 周者可使用循环环境光（例如：7：00~19：00 去除暖箱罩，19：00~7：00 使用暖箱罩）。

(6) 使用舒缓的听觉刺激，例如音乐、母亲的说话声音或心跳声及其他舒缓的声音。

(7) 使用抚触、按摩、非营养性吸吮、袋鼠式护理。

4. 疼痛控制 详见本章第二节。

5. 皮肤保护

(1) 应至少每天或每班从头到脚全面评估皮肤。

(2) 评估危险因素：疾病状态（水肿、手术伤口或胃肠造口、感染等），治疗护理过程（血氧饱和度探头、去除黏性物质、局部温度高、亚低温冰毯、使用各种导管等），其他（皮肤环境、长时间体位固定、尿布接触、摩擦等）。

(3) 使用皮肤风险评估工具，如新生儿 / 婴儿 Braden Q 量表，详见第五章第二节。

(4) 沐浴：①应确保早产儿处于放松状态并有足够能量，沐浴环境安静、温暖、光线柔和；②沐浴前可用浴巾包裹早产儿，轻轻抱在手中。沐浴后继续轻抱，使早产儿感觉到舒适和放松；③有条件者可采用襁褓式沐浴。

(5) 更换尿布：①更换尿布前应准备好用物，并确保房间温暖；②应按需更换尿布，使用材质柔软舒适、大小形状合适的尿布，动作轻柔；③操作前应观察早产儿的状态，置于适宜体位；④清洁臀部皮肤时，应让早产儿的双足靠近床面，轻轻抬起大腿并保持双腿收拢；⑤避免仰卧时抓住早产儿脚踝将双腿抬离床面，影响头部血流动力学状态。

6. 优化营养

(1) 喂养评估应包括对喂养前技能、经口喂养准备及衔接乳房或奶瓶的能力进行评估。

(2) 根据早产儿喂养能力选择适宜的喂养方式。

(3) 应每日监测体重，每周测量头围和身长。早产儿体重增加量应达到 15g/(kg·d)。

(4) 应每日记录摄入奶量，评估是否达到能量摄入目标。

(5)喂养支持:①环境支持:提供抚育性喂养环境,安静、温暖、灯光柔和;②体位:保持良好的支撑和舒适的姿势,身体稍微屈曲,处于中线位;③管饲:可将婴儿的手放在嘴边,另一只自由手给予抓握的机会;④促进喂养成熟度:非营养性吸吮、口腔刺激、袋鼠护理、初乳口腔护理;⑤基于线索的喂养:确保每次进食是积极的、愉快的,线索包括觅食、吸吮安抚奶嘴、衔接乳头、面部表情及姿态放松、维持清醒状态、循环-呼吸状态稳定等;⑥喂养结束:继续提供必要的支持,帮助早产儿舒适地进入睡眠。

7. 家庭参与式护理

(1)成立FIC小组,成员可包括医生、护士、营养师、心理专家、卫生保健人员等专业人员及有类似早产儿养育陪护经验的父母。

(2)提供多样化健康教育路径,满足照护者个性化需求,如家长课堂、艺术治疗等。

(3)为早产儿家属提供便利的生活设施,包括哺乳间、洗手消毒设备、更衣室等。

(4)鼓励父母与医护人员协同照护早产儿。

五、出院阶段

照护一个慢性疾病的婴儿是一项非常艰巨的任务,而且还可能会打破一个家庭原本的稳定状态。住院期间直到出院后让家庭参与婴儿的照护计划和治疗是非常必要的,照护慢性疾病的婴儿会涉及很多技能,如胃造瘘口管道护理、回肠造口护理、结肠造口护理或者其他特殊的管路护理等。

1. 出院评估

(1)对父母的评估:父母的语言、文化习俗、家庭目标,父母对婴儿的病情、行为线索以及发育支持的了解情况。

(2)提供支持护理:①祝贺父母初为人父/母,而不是旁观者;若父母是外籍人士,有条件的医院可提供翻译或使用语言翻译器;②持续为父母提供婴儿病情的进展情况,必要时还可以为父母提供家庭会议;③教会父母如何解读婴儿的行为线索,如何评估患儿的反应以及如何安抚患儿;④病情稳定者,教会家属如何进行袋鼠式护理;⑤协助父母建立并跟进家庭目标,并提供及时反馈;⑥写下家庭和婴儿需要达到的目标,并持续跟进;⑦尊重及包容文化信仰。

2. 喂养与营养支持

(1)帮助家属学习喂养技巧,患儿可能有胃食管反流、便秘、疝气等,必要时还应进行胃造瘘口的护理指导。

(2)反复演示口服药物的使用方法,在出院前填好药物处方,必要时可让家属返回医院再次学习药物服用的相关注意事项。

3. 出院计划

(1)早产儿入院后尽快由多学科团队共同制订和实施出院计划,制订儿科门诊的常规随访计划,并重点关注婴儿的生长发育情况。

(2)出院计划的内容应综合考虑对患儿父母的健康教育、后续随访及家庭护理计划。随访项目应包括体格检查、语言治疗评估及康复治疗,旨在帮助家庭实施早期干预措施。随访时间应从患儿出院后持续至5岁,以确保患儿得到持续的关注和适当的干预。需要特别注意的是,根据患儿具体的疾病情况(如脑室内出血、缺氧缺血性脑病、支气管肺发育不良等),出院计划的具体要求可能会有所调整,以满足个体化的治疗和护理需求。

(3)制订健康教育计划,内容包括常规和特殊健康教育。

(4)制订随访计划,实施专案管理。

(5)告知父母哪些期望目标是生长发育的里程碑,教会父母如何计算婴儿的矫正胎龄。向家长解释在婴儿出生后的第一年,对生长发育的评估应该是基于婴儿最初的月龄(矫正月龄),而不是出生后的实际月龄。

(6)教会家属识别缺氧窒息或奶汁反流窒息等表现,学会识别家庭监护设备报警及处理,以及窒息后紧急处理方法或心肺复苏。

(7)假如婴儿出院时仍需氧气支持,则指导家属在家中或外出旅游时使用氧气的安全注意事项，以及吸氧鼻导管的护理，降低对氧气的依赖，做好随访。

(8)指导居家发育支持护理的方法与技巧，包括：适宜的家庭环境、安全睡眠、袋鼠式护理、亲子连接及喂养方法等。

(9)对早产儿父母进行心理支持。

要点荟萃

1. 发育支持护理(DSC) 是以患儿和家长为中心，由专业医师、护理人员、营养师、物理治疗师等共同参与的医护行为，旨在通过减少NICU医疗环境因素对神经系统发育的不利影响，促进患儿疾病恢复、生长发育、自我协调能力，从而改善患儿的最终预后而实施的干预策略。主要包括入院阶段(讨论病情、促进家庭探视等)，稳定阶段(环境设计、体位支持、睡眠保护、疼痛控制、皮肤保护、优化营养、家庭参与式护理七大核心措施)，出院阶段(出院评估、出院计划)。发育支持理念应贯穿整个新生儿入院-出院-随访，贯穿所有治疗和护理操作。

2. 出院阶段的护理 ①对父母的评估，包括评估父母的语言、文化习俗、家庭目标，父母对宝宝的病情、行为线索以及发育支持的了解情况，并提供支持护理；②提供喂养与营养支持，帮助家属学习喂养技巧，指导家属学习药物服用的相关注意事项；③出院计划，制订儿科门诊的常规随访计划，并教会家长如何正确评估宝宝状态等。

(李小文　廖　宇)

参考文献

[1] McKee-Garrett T M. Assessment of the newborn infant [EB/OL].[2023-4-12]. https://www.uptodate.com/contents/assessment-of-the-newborn-infant

[2] 中国医师协会新生儿科医师分会，中国当代儿科杂志编辑委员会. 新生儿疼痛评估与镇痛管理专家共识(2020版). 中国当代儿科杂志，2020，22(9): 923-930.

[3] 国家儿童健康与疾病临床医学研究中心，儿童发育疾病研究教育部重点实验室，儿科学重庆市重点实验室，等. 中国新生儿疼痛管理循证指南(2023年). 中国当代儿科杂志，2023，25(2): 109-127.

[4] Roué J-M. Management and prevention of pain in neonates [EB/OL].[2024-4-2]. https://www.uptodate.com/contents/management-and-prevention-of-pain-in-neonates

[5] Hay W W, Levin M J, Deterding R R. Current diagnosis and treatment in pediatrics. 21st ed. New York: McGraw-Hill, 2012.

[6] Giordano V, Edobor J, Deindl P, et al. Pain and Sedation Scales for Neonatal and Pediatric Patients in a Preverbal Stage of Development: A Systematic Review. JAMA Pediatr, 2019, 173 (12): 1186-1197.

[7] Stevens B J, Gibbins S, Yamada J, et al. The premature infant pain profile-revised (PIPP-R): initial validation and feasibility. Clin J Pain, 2014, 30 (3): 238-243.

[8] 邵肖梅，叶鸿瑁，丘小汕. 实用新生儿学. 5版. 北京：人民卫生出版社，2019.

[9] 陈妍君. 母亲声音缓解新生儿重症监护病房患儿操作性疼痛的干预效果研究. 北京协和医学院，2019.

[10] Walani S R. Global burden of preterm birth. Int J Gynaecol Obstet, 2020, 150 (1): 31-33.

[11] Khosravan S, Khoshahang M, Heidarzadeh M, et al. Effect of NIDCAP home care follow-up program of preterm newborns on maternal anxiety and stress. Ann Ig, 2020, 32 (6): 627-634.

[12] 中国医师协会新生儿专业委员会. 中国新生儿病房分级建设与管理指南(建议案). 中华实用儿科临床杂志，2013，28(3): 231-237.

[13] 杨茹，陈琼，李颖馨，等. 我国医院早产儿发育支持护理实施现状调查. 中华现代护理杂志，2022，28(17): 2360-2364.

[14] 李蕊，王晶，韩志英，等. IPAT在NICU低出生体重早产儿发育支持中的应用效果. 护理研究，2020，34(5): 875-877.

[15] Moody C, Callahan T J, Aldrich H, et al. Early Initiation of Newborn Individualized Developmental Care and Assessment Program (NIDCAP) Reduces Length of Stay: A Quality Improvement Project. J Pediatr Nurs, 2017, 32: 59-63.

[16] 岳少婷，张军，马登慧. 新生儿重症监护室环境压力对早产儿神经发育的影响及其表观遗传学研究进展. 中国当代儿科杂志，2019，21(11): 1144-1147.

[17] Fumagalli M, Provenzi L, De Carli P, et al. From early stress to 12-month development in very preterm

infants: preliminary findings on epigenetic mechanisms and brain growth. PLoS One, 2018, 13 (1): e0190602.
[18] Filippa M, Poisbeau P, Mairesse J, et al. Pain, parental involvement, and oxytocin in the neonatal intensive care unit. Front Psychol, 2019, 10: 715.
[19] Provenzi L, Fumagalli M, Sirgiovanni I, et al. Pain-related stress during the neonatal intensive care unit stay and SLC6A4 methylation in very preterm infants. Front Behav Neurosci, 2015, 9: 99.

第十章 不同类型新生儿的特点及护理

导读与思考：

不同类型的新生儿有其各自的特点，在临床中应实施个体化的评估及护理措施。目前我国的早产儿数居全球第二位，护理早产儿尤其是极低及超低出生体重儿极具挑战性。

1. 新生儿的常见分类有哪些？各类型新生儿有何特点？
2. 早产儿管理包括哪几个方面？
3. 极低及超低出生体重儿有何特点？如何管理？

第一节 新生儿分类与护理

一、新生儿分类

（一）根据出生时胎龄分类

根据出生时胎龄（gestational age，GA）可分为足月儿、早产儿和过期产儿。

1. 足月儿（term infant） 出生时胎龄为37~41周$^{+6}$（259~293天）。

2. 早产儿（preterm infant） 出生时胎龄小于37周（<259天）。

（1）极早产儿（very preterm infant）：出生时胎龄为28~31周$^{+6}$（196~223天）。

（2）超早产儿（extremely preterm infant）：出生时胎龄<28周（<196天）。

3. 过期产儿（post-term infant） 出生时胎龄≥42周（≥294天）。

（二）根据出生体重分类

出生体重（birth weight，BW）是指出生后1小时内的体重。

1. 正常出生体重儿（normal birth weight） 出生时体重为2 500~3 999g。

2. 低出生体重儿（low birth weight） 出生时体重<2 500g。

（1）极低出生体重儿（very low birth weight，VLBW）：指出生时体重为1 000~1 499g的新生儿。

（2）超低出生体重儿（extremely low birth weight，ELBW）：指出生时体重<1 000g的新生儿。

3. 巨大儿（fetal macrosomia） 出生时体重≥4 000g。

（三）根据出生体重与胎龄的关系分类

1. 适于胎龄儿（appropriate for gestational age，AGA） 出生体重在同胎龄儿平均体重的第10~90百分位（图10-1-1）。

2. **小于胎龄儿**(small for gestational age, SGA) 出生体重在同胎龄儿平均体重的第10百分位以下(图10-1-1),最常见于足月小样儿,即胎龄≥37周,出生体重<2 500g的新生儿。

3. **大于胎龄儿**(large for gestational age, LGA) 出生体重在同胎龄儿平均体重的第90百分位以上(图10-1-1)。

(四)根据出生后周龄分类

1. **早期新生儿**(early newborn) 指出生后≤7天的新生儿,也属于围产儿,其发病率和死亡率在整个新生儿期最高,需加强监护和护理。

2. **晚期新生儿**(late newborn) 指出生后8~28天的新生儿。

(五)高危儿

高危儿(high risk infant)指已发生或可能发生危重疾病而需要密切观察和监护的新生儿,常见于以下情况:

1. **孕母因素**

(1)母亲疾病史:①各种急、慢性疾病;②吸烟、吸毒、性传播疾病或酗酒史等。

(2)孕产史:①母亲年龄>40岁或<16岁;②孕期羊水过多或过少、阴道流血、高血压、先兆子痫、子痫、胎膜早破、胎盘早剥、前置胎盘等;③过去有死胎或死产史。

2. **分娩过程中因素** ①早产或过期产;②难产、手术产、急产或滞产、胎儿胎位不正、臀位产、羊水胎粪污染、脐带过长(>70cm)或过短(<30cm)或被压迫等;③分娩过程中使用镇静和止痛药物等。

3. **新生儿因素** ①早产儿、小于胎龄儿、巨大儿、多胞胎等;②窒息、宫内感染、先天畸形等;③心率或心律异常、面色苍白或青紫、呼吸异常、低血压、出血等。

二、新生儿的特点及护理

(一)正常足月儿

指胎龄满37周(259天)以上,出生体重≥2 500g,无任何疾病的新生儿。从脐带结扎至生后28天的一段时间为新生儿期。

1. **正常新生儿的外观特点** 详见第九章第一节。

2. **正常新生儿的生理特点**

(1)体温调节:体温调节中枢发育不完善,皮下脂肪较薄,体表面积相对较大,易散热;寒冷时无颤抖反应,由棕色脂肪产热;环境温度过高易引起"脱水热",环境温度过低可发生寒冷损伤综合征。

(2)呼吸系统:呼吸运动较表浅,节律不规则,频率较快(每分钟40~60次);肋间肌薄弱,呼吸主要依靠膈肌升降,以腹式呼吸为主。

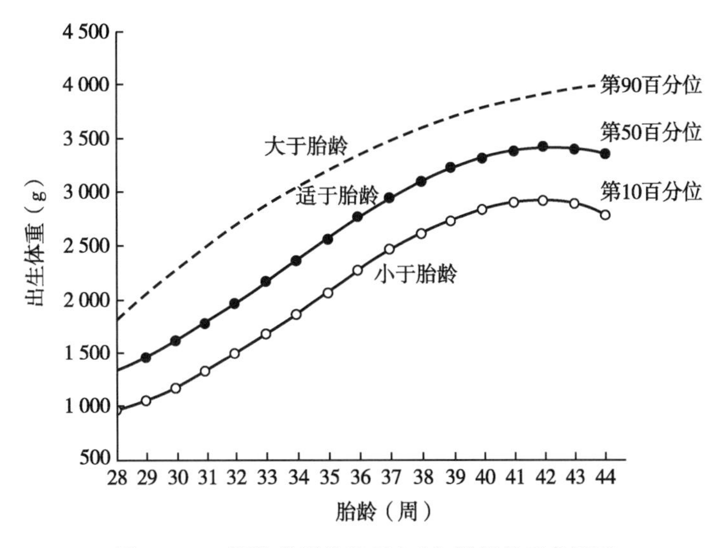

图10-1-1 新生儿出生体重(g)与胎龄关系曲线图

(3) 消化系统：易发生溢乳和呕吐，生后12小时内开始排出墨绿色胎便，3~4天转为过渡便，若生后24小时未见胎便排出，应检查以排除先天性畸形（肛门闭锁、巨结肠等）。

(4) 循环系统：胎儿循环终止；肺循环阻力降低，肺血流增加；卵圆孔功能性关闭；心率120~160次/min，血压50/30~80/50mmHg。

(5) 神经系统：脑相对较大，300~400g，占体重的10%~12%（成人为2%），但脑沟、脑回未完全形成；脊髓相对较长，睡眠时间长；出生后即有的原始反射包括觅食、吸吮、伸舌、吞咽、恶心、拥抱及握持反射等；巴宾斯基征、凯尔尼格征呈阳性；腹壁反射、提睾反射生后前几个月不稳定。

(6) 血液系统：血容量的多少与脐带结扎的早晚有关，平均为80ml/kg；由于凝血功能不完善，生后需常规注射维生素K_1。

(7) 泌尿生殖系统：生后24小时内排尿（早产儿生后48小时内排尿），平均尿量为40~60ml/(kg·d)；生后阴囊或阴阜常有不同程度的水肿，数日后自行消退。

(8) 酶代谢：肝内葡萄糖醛酸转移酶不足，生后2~3天开始出现生理性黄疸，2周内消退。

(9) 免疫系统：有来自母体的大量IgG，出生时已达成人水平，可保护新生儿，减少感染机会。

(10) 代谢：代谢较成人高；糖原储备不足，易出现低血糖（尤其是足月小样儿）；因丢失较多细胞外液水分，可导致体重下降4%~7%（生理性体重下降），但不超过出生体重的10%；血钾较高，但无症状。

(11) 内分泌：出生时腺垂体已具有功能，神经垂体分泌稍不足，甲状腺功能良好，甲状旁腺常有暂时性功能不足。

3. 护理干预

(1) 维持体温稳定：新生儿离开母体温暖的子宫后体温会明显降低，体温过低将影响循环及代谢，娩出后立即将新生儿仰卧于母亲腹部的干毛巾上，在5秒内开始擦干新生儿，在20~30秒内完成擦干，撤除湿毛巾，再将新生儿置于俯卧位（头偏向一侧），开始母婴皮肤接触（skin-to-skin contact，SSC），注意保暖（预热的干毛巾遮盖身体，戴上帽子）。

(2) 呼吸管理：婴儿娩出开始第一口呼吸之前应迅速清除口鼻腔黏液，同时，吸引对刺激呼吸也是有利的。

(3) 营养管理：提倡"三早"，即早接触、早吸吮、早开奶。新生儿在出生后与母亲保持SSC至少90分钟，严密观察生命体征及泌乳征象，指导母亲开始第1次母乳喂养。

(4) 新生儿体检：与母亲核实新生儿性别后测量新生儿身长、体重；确定新生儿健康状况是否良好，检查内容包括呼吸情况（包括有无呻吟、胸廓凹陷、呼吸急促或缓慢等呼吸困难）、活动和肌张力、皮肤颜色、脐带外观、有无产伤和畸形等。检查结束后，给新生儿手腕或脚踝戴上有身份标识的腕带。

(5) 测量体温：正常腋下体温是36.5~37.5℃，每6小时测量1次体温，若发现体温异常，应及时处理。

(6) 眼部护理：常规使用红霉素眼膏预防眼部感染，使用红霉素眼膏时，将长约0.5cm眼膏从下眼睑鼻侧一端开始涂抹至眼睑的另一端。眼部护理1次即可，若眼睑发红、肿胀或分泌物过多，需由专科医师诊疗。

(7) 脐部护理：若脐带断端无感染迹象，无需在脐带断端外敷任何药物或消毒剂；无需在脐带断端缠绕绷带、覆盖纸尿裤或包裹其他物体；脐带断端应暴露在空气中，并保持清洁、干燥，以促进脐带断端脱落。

(8) 维生素K_1：1mg（<1 500g的早产儿用0.5mg）肌内注射，以预防新生儿出血症，推荐注射部位为新生儿大腿中部正面靠外侧。

(9) 预防接种：新生儿出生后24小时内完成第1剂乙型肝炎疫苗和卡介苗的接种。常见注射部位见图10-1-2。

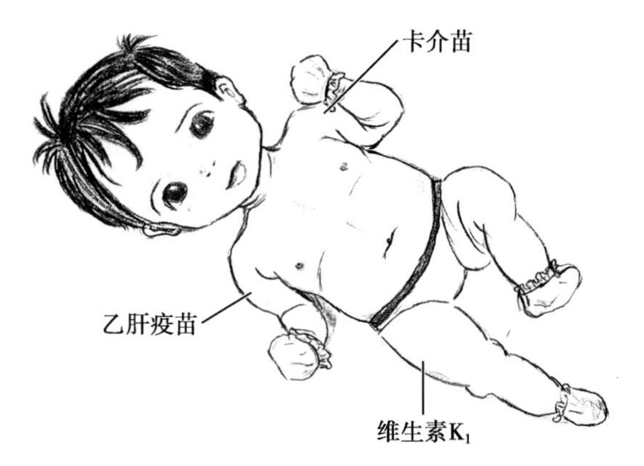

图 10-1-2　新生儿疫苗接种注射部位

(10) 沐浴：生后不宜立即给新生儿洗澡，容易造成低体温，可用润肤油擦拭耳后、面部、颈部及皮肤皱褶处胎脂，一般 24 小时后新生儿体温稳定后再行沐浴。

(二) 小于胎龄儿(SGA)

SGA 又称小样儿，是指出生体重低于同胎龄儿平均体重的第 10 个百分位或低于体重平均值 2 个标准差的新生儿。SGA 包括早产小样儿、足月小样儿、过期小样儿，一般以足月小样儿最多见。

1. 病因　正常胎儿的生长发育需以母体、胎盘和胎儿三者之间的稳定协调为基础，任何一方发生缺陷均会造成胎儿宫内营养不良或胎儿生长受限(fetal growth restriction，FGR)，从而导致 SGA 的发生。SGA 多与各种原因导致的胎盘功能不全有关。

(1) 母亲因素：是最常见的原因，母亲患有任何影响胎盘和胎儿氧供及血供的慢性疾病均可影响胎儿的生长发育。包括：①孕母年龄过大或过小、身材矮小或消瘦；②母亲居住在高原地区、居住地社会经济条件低下、所在地文化水平低、孕母精神压力大等；③孕期营养不良、体重增加不足或严重贫血；④孕母患慢性疾病，如慢性高血压、妊娠高血压疾病、糖尿病等；⑤双胎或多胎妊娠；⑥孕母吸烟、酗酒、吸毒或孕期使用对胎儿有影响的药物等。

(2) 胎盘和脐带因素：①胎盘结构异常，如胎盘炎症、纤维化、血管瘤、梗死；②胎盘功能不全，如绒毛膜羊膜炎、胎盘早剥、胎盘多灶梗死、小胎盘等；③双胎输血，供血儿发生营养不良；④脐带异常，如单根脐动脉。

(3) 胎儿因素，常见的原因包括：①染色体异常，如 13、18、21- 三体综合征；②先天性畸形；③慢性宫内感染；④先天性代谢异常，如苯丙酮尿症、胰腺发育不全、先天胰岛缺乏等。

2. 临床特点

(1) 临床分型：根据重量指数(ponderal index，PI)［出生体重(g)×100/ 身长 ^{3}(cm^3)］和身长头围之比分为匀称型、非匀称型和混合型。

1) 匀称型 SGA：由染色体异常、遗传代谢性疾病、先天性感染所致。影响因素多发生在妊娠早期，出生时头围、体重、身长成比例减少，体型匀称，因发生时间早，常影响脑细胞数目的增多，预后较差。重量指数 ≥2.00(胎龄 ≤37 周)或 ≥2.20(胎龄>37 周)；身长：头围 ≥1.36。

2) 非匀称型 SGA：常由孕母血管性疾病导致胎儿生长发育必需物质(如氧气、营养物质)供给缺乏，如母亲营养不良、高血压、先兆子痫、胎盘功能低下等。影响因素多发生在妊娠晚期，胎儿已成形，出生时头围和身长均正常，但皮下脂肪消失，呈营养不良貌，出生后若营养充足可加速生长，预后良好。重量指数<2.00(胎龄 ≤37 周)或<2.20(胎龄>37 周)；身长：头围<1.36。

3) 混合型 SGA：体重指数和身长头围之比不符合以上规律，较少见。病因复杂，各脏器细胞体积、细胞数量均缩小，以脑和肝脾为甚，先天畸形多见，预后最差。匀称型与非匀称型 SGA 的鉴别见表 10-1-1。

(2) 产前情况：妊娠期子宫高度增长小于预期值。

(3) 出生后表现

1) 整体情况：胎脂少，全身消瘦，四肢皮下脂肪少，皮肤松弛，皱纹多，易脱屑。

2) 头部情况：头大、颅骨骨缝较宽或重叠、前囟较大、头发稀疏无光泽、面容似“小老头”样。

3) 腹部情况：腹部凹陷呈舟状腹、脐带干枯较细或呈黄色。

表 10-1-1　SGA 的分型与鉴别

项目	匀称型(发育不全型)SGA	非匀称型(营养不良型)SGA
病因	孕早期发生,常见于染色体异常、宫内感染、特殊基因缺陷等	孕晚期发生,常见于母亲营养不良、双胎、妊娠高血压综合征等
重量指数	≤37 周,PI≥2.00 >37 周,PI≥2.20	≤37 周,PI<2.00 >37 周,PI<2.20
身长 / 头围	≥1.36	<1.36
营养不良	无营养不良	呈营养不良状态
病理生理	各器官细胞大小正常,但数目减少	各器官细胞体积变小,数目正常或略微减少,胸腺、肝脾、肾上腺均变小
胎盘	小,无病理变化	大小正常,退行性变,功能减退
先天畸形	常见,常见 TORCH 感染	不常见
眼底	脉络膜视网膜炎	正常
低血糖	不常见	常见
低白蛋白血症	不常见	常见
预后	较差,常有神经系统发育障碍	较好,常有缺氧窒息,神经创伤

4)其他:肝脏较小,易出现葡萄糖、蛋白质和胆红素代谢异常,易发生低血糖。

(4)常见并发症

1)围产期窒息:SGA 在宫内常处于慢性缺氧状态,故易并发围产期窒息,且多留有神经系统后遗症。

2)先天性畸形:染色体畸变和慢性宫内感染可引起各种先天畸形。

3)胎粪吸入综合征(meconium aspiration syndrome, MAS):由于宫内窘迫、肠蠕动增加、肛门括约肌松弛致使胎便排出污染羊水,在产前或产时吸入胎粪污染的羊水所致。

4)低血糖:肝糖原储备减少,胰岛素水平相对较高。非匀称型 SGA 脑与肝之比相对较大,与同体重早产儿相比更易发生低血糖,常见于生后前 3 天。

5)红细胞增多症:胎儿宫内慢性缺氧,引起红细胞生成增多。红细胞增多可引起血液黏稠度增高而影响组织正常灌注,导致全身各器官受累,临床上出现一系列症状体征,如呼吸窘迫、皮肤青紫、低血糖、心脏扩大、肝大、惊厥、黄疸等。

6)低体温:这类新生儿体表面积较大且皮下脂肪层薄,热量丢失明显;低血糖、低氧也可影响产热。

3. 护理措施

(1)同新生儿护理常规。

(2)严密观察病情变化:密切观察呼吸节律和频率,有围产期窒息者生后立即进行复苏抢救。

(3)维持体温:低血糖和低氧状态均影响产热,导致体重不稳,置于中性环境温度,维持体温在正常范围,减少能量消耗。理想的适中温度应能防止热量的过度丢失和促进体重的增长。

(4)维持血糖稳定:尽早开奶,预防低血糖;严密监测血糖,及时发现低血糖,并给予相应的处理(详见第二十一章第一节),相比同体重早产儿,小样儿对能量需求更大,能量不足者给予静脉营养支持。

(5)换血治疗:红细胞增多症者,如静脉血细胞比容>0.7 可行部分换血治疗,以降低血液黏滞度,从而改善组织器官的灌注。

(6)支持治疗:SGA 常有不同程度的免疫功能低下,并可持续至儿童期,给予病因治疗、减少感染。

(三)大于胎龄儿(LGA)

LGA 是指出生体重大于同胎龄儿平均体重

的第 90 百分位以上，或高于平均体重 2 个标准差的新生儿，可以是早产儿、足月儿和过期产儿。其中，体重≥4 000g 者为巨大儿。

1. 病因

(1) 遗传因素：父母体格高大。

(2) 孕期饮食因素：母亲孕期饮食过量，摄入大量蛋白质，母亲孕期体重增加过多。

(3) 病理性因素：孕妇为糖尿病患者（胰岛素分泌量增加，可促进胎儿生长发育）；胎儿患 Rh 溶血病、大血管错位及贝克威思 - 威德曼综合征者。

2. 临床表现

LGA 发生异常者多为足月 LGA 和巨大儿，由于体积过大，在分娩过程中容易发生第二产程延长，难产、窒息、产伤等风险随体重的增大而增加。

(1) 产伤：由于体格较大，易发生难产而致窒息、颅内出血或各种产伤。产伤可见锁骨、肱骨骨折，颅骨骨折；臂丛神经、面神经损伤；颅内出血、帽状腱膜下出血，肾上腺出血；产钳助产所致软组织损伤，如角膜损伤。

(2) 原发疾病的临床表现：① Rh 血型不合者有重度高胆红素血症、贫血、水肿、肝脾大；②大血管错位者有气促、发绀及低氧血症；③糖尿病母亲的婴儿常有早产史，易发生低血糖症、呼吸窘迫综合征、高胆红素血症、红细胞增多症等；④胰岛细胞增生症有顽固性低血糖；⑤贝克威思 - 威德曼综合征患儿除体型大外，还有突眼、大舌、脐疝，先天性畸形和低血糖症等。

3. 治疗

(1) 预计为 LGA 的新生儿，需要在产房做好复苏的准备，预防难产和窒息，一旦出生时发生窒息应及时积极抢救。

(2) 出生后即刻检查有无产伤。①锁骨、颅骨骨折无需特殊处理，局部制动即可；②肱骨骨折采用 T-shirt 悬吊式制动，谨慎搬动；③损伤范围过大涉及神经损伤者可能需手术治疗。

(3) 治疗各种原发疾病及其并发症，如低血糖、低血钙、高胆红素血症等。

(四) 巨大儿

巨大儿（fetal macrosomia）指出生体重≥4 000g 的新生儿。

1. 高危因素 母亲糖尿病和肥胖是导致巨大儿的最重要的危险因素。

(1) 母亲因素

1) 妊娠合并糖尿病：糖尿病孕妇巨大儿的发生率比正常孕妇高 5 倍，尤其是血糖水平控制不佳者；对糖尿病孕妇进行饮食控制或胰岛素治疗，使血糖控制在正常范围，可使巨大儿的发生率下降。

2) 营养与孕妇体重：孕妇孕前超重或肥胖、孕期营养过剩、体重增长过多等均与巨大儿的发生有关。

3) 其他因素：母亲高龄、母亲体型过大，羊水过多、过期妊娠、经产妇、曾分娩过巨大儿者、母亲自身为 LGA 者、母亲孕育男性婴儿等。

(2) 遗传因素：巨大儿的发生与遗传密切相关。

2. 临床特点

(1) 分娩期并发症

1) 头盆不称：分娩时头盆不称、产程延长、增加剖宫产率。

2) 肩难产：巨大儿的主要危险是肩难产和由此导致的损伤，包括窒息、胎粪吸入、胎头血肿、颅内出血、锁骨骨折、肱骨骨折、臂丛神经损伤、面神经麻痹及膈神经瘫痪。

3) 产妇并发症：严重阴道裂伤或会阴撕裂伤、产后出血。

(2) 临床分型

1) 匀称型（体质型）：由营养因素或宫内营养过度所致，胎儿体重大，但无任何畸形或发育异常，主要问题是难产。

2) 非匀称型（代谢型）：主要见于母亲未控制或难以控制的糖尿病，特征为内脏器官增大，胸围、腹围大于头围。

(3) 临床表现：糖尿病母亲所生的巨大儿可出现下列临床表现。

1）窒息或颅内出血：因胎儿较大导致难产和产伤。

2）低血糖：因胰岛素增加所致，发生率为58%~75%，多为暂时性的。

3）呼吸困难：主要为呼吸窘迫综合征。

4）低钙血症：可能与甲状旁腺功能减退有关，发生率约为60%左右。

5）红细胞增多症：血液黏稠度高，易形成静脉血栓。

6）高胆红素血症：生后2~3天可出现，<36周者更常见。

7）先天异常：LGA常出现轻微的先天性异常，如髋关节半脱位、脑积水及合并的血管瘤病、非棕色色素痣等。

8）其他：① Rh血型不合溶血病巨大儿，易发生低血糖；②贝克威思 - 威德曼综合征巨大儿表现为突眼、大舌、体型大、脐疝，约50%可发生暂时性低血糖，死亡率高；③大动脉转位巨大儿，表现为气促发绀、心脏扩大，在生后早期即可发生心力衰竭。

3. 治疗及护理

（1）同新生儿护理常规。

（2）积极抢救：在分娩前，应根据胎龄、预期出生体重、是否存在先天性异常或临产并发症、分娩方式（如剖宫产）和母亲病史等，评估是否需要进行新生儿复苏。有窒息或产伤者，积极抢救。

（3）维持血糖稳定：尽早开奶，预防低血糖。严密监测血糖，及时发现低血糖，并给予相应的处理；静脉注射葡萄糖速度不宜过快，以免刺激胰岛素分泌，导致反射性低血糖。

（4）完善相关检查：积极完善相关检查，如血清胆红素和血钙等，给予对症处理。红细胞增多症者，可给予生理盐水或血浆进行部分交换输血。

（5）并发症处理：巨大儿虽大，但各器官功能不一定成熟，需加强监护，积极处理并发症。

（五）过期产儿

过期产儿（post-term infant）是指出生时胎龄≥42周（294天）的新生儿，大多数过期产儿胎盘功能正常，不影响生长发育。少部分胎盘功能减退，致使胎儿营养吸收受阻，产生一系列症状，称为过期产儿综合征或胎盘功能不全综合征。

1. 病因　原因尚不明，可能与下列因素相关。

（1）孕妇为高龄初产妇。

（2）孕妇肥胖和遗传因素。

（3）既往有过期产史。

（4）预产期预测不准确。

（5）胎儿异常，如无脑儿、肾上腺发育不全等。

（6）孕妇内分泌异常。

2. 临床特征　过期产儿的临床表现主要基于胎儿的生长情况，根据胎盘功能情况分为三期。

（1）第1期：胎盘功能尚可，氧供充分，但营养物质供应不足。临床主要呈现营养不良状态，主要表现为皮下脂肪少、胎脂消失、四肢瘦长、皮肤松弛多皱纹、干燥脱皮，体重落后于身长，常睁眼，神态“老练”，一般预后较好。

（2）第2期：胎盘功能显著减退，但胎儿无呼吸窘迫和缺氧。除1期体征外，胎心先增速后变慢，最后呈不规则。因胎儿缺氧，胎粪排出污染羊水，可见胎盘、胎膜、脐带、胎儿皮肤和指 / 趾甲均有胎粪附着，极易发生胎粪吸入综合征。

（3）第3期：胎盘老化、变性，除上述两期体征外，胎儿出生时均呈呼吸窘迫，有呼吸道和中枢神经系统症状，由于胎粪排出已久，可致表皮脱落。胎盘、胎膜、脐带、胎儿皮肤和指 / 趾甲均染成黄绿色，皮肤呈不均匀发黄。

3. 治疗及护理

（1）补充能量：轻者不需要处理，置于母婴同室，尽早开奶。重者送入新生儿特护观察病房，积极静脉补液预防低血糖；提供的能量及营养供应高于同体重的正常婴儿。

（2）积极复苏：过期妊娠者因胎盘老化、脐带血流减少等原因窒息发生率较高，生产前应积极做好复苏的准备。头部娩出后应立即清理口、鼻、咽内的污染羊水，以防发生胎粪吸入。

（3）常见并发症的治疗与护理

1）窒息、胎粪吸入综合征：过期产儿胎粪吸入综合征的发生率是正常儿的8倍。详见第十一章第四节。

2）气胸/持续性肺动脉高压：由胎粪吸入综合征引起。详见第十一章第四节。

3）颅内出血、产伤等：与生产过程有关。详见第十七章第一节。

4）其他：巨大儿、胎儿窘迫、小于胎龄儿、先天畸形、低血糖、宫内发育迟缓、颅内病变等。

要点荟萃

1. 新生儿分类

（1）根据胎龄分类：①足月儿，出生时胎龄为37~41周$^{+6}$；②早产儿，出生时胎龄<37周；极早产儿，出生时胎龄为28~31周$^{+6}$；超早产儿，出生时胎龄<28周；③过期产儿，出生时胎龄≥42周。

（2）根据出生体重分类：①正常出生体重儿，体重为2 500~3 999g；②低出生体重儿，体重<2 500g；极低出生体重儿，出生时体重为1 000~1 499g；超低出生体重儿，体重<1 000g；③巨大儿，出生体重≥4 000g。

2. 足月新生儿的特点 ①体温调节中枢发育不完善；②呼吸表浅、节律不规则、频率较快，以腹式呼吸为主；③消化系统易发生溢乳和呕吐；④循环系统，胎儿循环终止、肺循环阻力降低、肺血流增加，卵圆孔功能性关闭；⑤神经系统，脑相对较大，睡眠时间长；⑥血液系统，血容量平均为80ml/kg；⑦泌尿生殖系统，生后24小时内排尿；⑧酶代谢，肝内葡萄糖醛酸转移酶不足，易出现黄疸；⑨免疫系统，有来自母体的IgG，减少了感染机会；⑩代谢较成人高，糖原储备不足，易出现低血糖（尤其是足月小样儿）；⑪内分泌系统，甲状腺功能良好，甲状旁腺常有暂时性功能不足。

3. 小于胎龄儿（SGA） 是指出生体重低于同胎龄儿平均体重的第10个百分位或低于体重平均值2个标准差的新生儿。包括早产小样儿、足月小样儿、过期小样儿，一般以足月小样儿最多见。

4. 巨大儿 指出生体重≥4 000g的新生儿。高危因素与母亲因素及遗传因素相关，临床分为匀称型（体质型）和非匀称型（代谢型），临床表现：窒息或颅内出血、低血糖、呼吸困难、低钙血症、红细胞增多症、高胆红素血症、先天畸形等。

（黄 希 曾靓妮）

第二节 早产儿的评估及护理

2012年WHO发布的《早产儿全球报告》显示，全世界每年有超过1 500万早产儿出生，占所有新生儿的10%，且发生率还在持续增加。我国为早产儿大国，居世界第二位（仅次于印度，尚未包括胎龄<28周者）。由于其特殊的解剖生理特点以及极不成熟的器官发育系统，早产儿更容易发生各种严重并发症，增加救治难度，其死亡率占所有新生儿的36.5%，死亡风险为足月儿的3倍。护理早产儿，尤其是极早/超早产儿，极具挑战性。

一、概述

随着对胎儿生长受限（FGR）的认识加深，国内外学者均意识到胎儿的成熟度与胎龄有着密切的关系。因此,美国儿科学会和WHO将早产儿(preterm infant)定义为“自末次月经第一天开始计算,到出生时胎龄<37周(<259天)的新生儿”,而出生时体重<2 500g的所有婴儿统称为低出生体重儿。全世界范围内,早产儿的发生率约为11%(欧洲5%、非洲18%),其中84%的早产儿为出生胎龄32~36周,10%为28~31周$^{+6}$,5%为<28周。

二、病因

(一)感染

感染为早产的主要原因,约占40%。尤其是胎龄<30周的早产,80%以上是由感染引起的,常见感染部位如下:

1. 羊膜腔感染 包括胎盘、胎膜、羊水,或产前、产时发生的子宫内感染,微生物培养出病原菌为诊断金标准。

(1)感染途径:①最常见于阴道、宫颈上行感染;②其次为经胎盘血行传播;③腹腔感染后经输卵管逆行感染;④侵入性操作导致的感染。

(2)临床表现:①绒毛膜羊膜炎,约占12.5%;②亚临床感染,无明显表现。

(3)病原菌:常见病原体感染依次为大肠杆菌、B族溶血性链球菌、解脲脲原体、李斯特菌、人形支原体等。

2. 胎膜早破

(1)早产胎膜早破(preterm premature rupture of membrane,PPROM):占早产因素的30%~40%。

1)启动途径:①病原菌产生的蛋白水解酶,使胎膜韧性降低或感染;②内毒素刺激前列腺素释放增加,引起宫缩。

2)启动机制:①细菌毒素和细胞外基质降解酶破坏绒毛膜和羊膜结构,导致功能下降,促使胎膜破裂;②维生素和微量元素缺乏也可导致PPROM。

3)主要危害:PPROM可导致宫腔感染、胎儿窘迫、脐带脱垂、胎儿肺发育不良等。

4)处理措施:早产已不可避免,及早发现,尽快终止妊娠。

(2)足月胎膜早破:≥37周的胎膜早破发生率约为8%,其中95%在产科破膜24小时内就发动分娩。但如果破膜时间过长会导致上行感染、羊水过少、脐带受压等,因此,对足月胎膜的患儿应综合评估监测有无感染的发生等。

3. 细菌性阴道炎 正常情况下阴道正常菌群为乳酸杆菌,当正常菌群被支原体或厌氧菌取代时,发生逆行感染而致早产。16周以前患细菌性阴道炎者早产的概率为正常孕妇的7倍,20周以前的为4倍。临床无症状者不需要治疗,否则会导致阴道菌群失调,发生早产。

4. 泌尿系统感染 解脲脲原体是常见病原体,一旦感染会导致流产、胎死宫内、胎儿生长受限、早产、新生儿感染或孕妇产褥感染。

5. 牙周病 是早产的独立危险因素,占早产因素的18%,主要为革兰阴性厌氧菌感染。中重度牙周病可使自发性早产率增加2倍。

(二)医源性早产

医源性早产指因为医学原因而必须提前终止妊娠,从而导致早产的情况。孕妇通常合并内外科疾病、妊娠合并症(如前置胎盘、胎盘早剥、子痫前期、子痫)或其他可能对母体或胎儿健康构成重大风险的情况(如胎儿窘迫、胎儿生长受限、胎儿畸形等),为保护母体和胎儿的健康必须立即终止妊娠。医源性早产占早产总数的18.7%~35.2%。

(三)子宫因素

1. 宫颈功能不全 ①先天性宫颈发育不良;②宫颈内口松弛:经产妇、多产妇、人工流产手术清宫等导致宫颈损伤。

2. 子宫畸形 先天发育不全,如双角子宫、单角子宫、子宫纵隔、双子宫等。

3. 其他 如子宫内膜异位症,正常妊娠者如多胎妊娠、羊水过多等因素可致子宫内压增高而引起早产。

(四)母亲因素

1. 生活习惯和社会因素 ①孕妇年龄<18岁或>40岁;②身材矮小、营养不良或体型消瘦

(<45kg)；③孕妇处于社会经济底层，卫生保健知识缺乏；④孕妇本身也是早产儿出生；⑤孕期体重增加过少；⑥不良生活习惯：如孕期吸烟、酗酒、滥用药物，孕期精神压力过大；⑦其他：过度疲劳、外伤、孕期性生活过多等也易导致早产。

2. 孕产史 既往有过早产史、低出生体重儿史或流产史。

三、解剖生理特点

早产儿与足月儿外观特点对比，见表10-2-1。

四、早产儿评估

1. 体温调节 ①体温调节中枢发育不成熟，体温调节功能更差；②体表面积大，皮下脂肪少，易散热；③基础代谢低、肌肉运动少，产热少；④汗腺发育不良，包裹过多，因散热困难可发热。体温易随环境温度的变化而变化，常因寒冷导致硬肿症的发生。

2. 呼吸系统 ①呼吸中枢发育不成熟，呼吸动力弱，呼吸浅快不规则，常出现间歇性呼吸暂停和喂奶后暂时性发绀的现象，胎龄越小发生率越高；②因缺乏肺泡表面活性物质，容易发生新生儿呼吸窘迫综合征；③肺泡数量少，呼吸肌发育不全，肋骨活动差，易引起肺膨胀不全；④咳嗽反射弱，黏液在气管内不易咳出，易引起呼吸道梗阻和吸入性肺炎；⑤易因炎症反应、呼吸机相关肺炎的肺损伤导致支气管肺发育不良。

3. 消化系统 ①胎龄越小，吸吮及吞咽反射越不健全，吸吮力越差，易发生呛奶；②贲门括约肌松弛，幽门括约肌相对紧张，胃容量小，排空时间长，易发生胃食管反流和呕吐；③胎龄越小，吸吮-吞咽-呼吸功能越不协调，常需要管饲喂养；④胃肠分泌及消化能力弱，易导致消化功能紊乱、喂养不耐受及营养障碍等；⑤脂肪消化能力差，尤其是脂溶性维生素吸收不良；⑥胃肠蠕动功能弱，胎便排出常延迟。

表10-2-1 早产儿与足月儿外观特点对比

体征及表现	早产儿	足月儿
体重、身长	大多数体重<2 500g，身长<47cm	体重≥2 500g，身长≥47cm
哭声	哭声轻微，单一	哭声响亮
肌张力	颈肌软，四肢肌张力低下	肌张力好
皮肤	水肿发亮，鲜红薄嫩，胎毛多(胎龄越小毛越多)，胎脂丰富，皮下脂肪少	红润、皮下脂肪丰满、毳毛少
头部	头大，占身长的1/3；囟门宽大，颅缝可分开；头发呈短绒样	头大(占1/4)，头发分条清楚
耳壳	耳壳软、缺少软骨、耳舟不清楚	软骨发育好、耳舟成形
胸部	胸廓呈圆筒形，肋骨软，肋间肌无力，吸气时胸壁易凹陷	多呈圆柱形
乳腺	不易触及，>36周者可触及<3mm的乳腺结节	乳晕清楚，乳头突起，乳腺结节>4mm，平均7mm
腹部	腹壁薄弱，易有脐疝	腹部呈桶状
指/趾甲	指/趾甲软、未达指/趾端	指/趾甲达到/超过指/趾端
足底纹	足前端可见1~2条足纹，足跟光滑	足纹遍及整个足底
生殖器		
男婴	睾丸未降或未完全下降	睾丸已降至阴囊内
女婴	大阴唇不能遮盖小阴唇	大阴唇遮盖小阴唇

4. 循环系统 ①心率快，血压较足月儿低；②动脉导管关闭常延迟，易导致充血性心力衰竭和新生儿坏死性小肠结肠炎；③心肌收缩力弱、心排出量少，易发生低血压；④胎龄为26~32周时，平均动脉压在数值上近似等于胎龄。亦可根据Vorsmold提供的下列三个回归方程式计算血压［X代表体重(kg)］：

收缩压(mmHg)=7.13X+40.45

舒张压(mmHg)=4.81X+22.18

平均血压(mmHg)=5.16X+29.80

5. 血液系统 ①胎龄越小、体重越低，促红细胞生成素(erythropoietin，EPO)生成越少，骨髓对EPO的反应越迟钝；红细胞寿命短，体内贮存铁的利用和消耗增加；加之医源性失血等，红细胞及血红蛋白降低越早，贫血出现早且重。②血小板数量低于成熟儿，血管脆弱，易破裂出血。③常因缺乏维生素E而引起溶血。④凝血、抗凝和纤溶功能发育不成熟，易导致出血及血栓性疾病。

6. 泌尿生殖系统 生后48小时内排尿。①肾脏发育不成熟，肾小球滤过率(glomerular filtration rate，GFR)低，限制了水、钠、钾的排泄，易导致水肿和少尿；②肾小管对电解质和葡萄糖的回吸收能力差，抗利尿激素缺乏，易导致电解质紊乱和糖尿，低钠/高钠血症常见；③早产儿需水量较足月儿多，肾脏酸碱调节能力差，易发生代谢性酸中毒；④肾排泄能力差，经肾脏排泄的药物给药间隔时间应延长。

7. 水、电解质和酸碱调节功能 ①机体含液量相对比足月儿多；②因体表面积相对较大，皮肤不成熟，呼吸浅快，体重、胎龄越小不显性失水越多，易引起高渗性脱水而致高钠血症；③输入液量过多又可能会增加坏死性小肠结肠炎、支气管肺发育不良及动脉导管未闭的发生率。因此，补液量应根据不同情况进行调整。

8. 肝功能 ①肝脏不成熟，葡萄糖醛酸转移酶不足，生理性黄疸持续时间长且较重；②肝脏贮存的维生素K较少，凝血因子缺乏，易出血；③维生素A、D存储较少，易患佝偻病；④肝糖原转变为血糖的功能低，易发生低血糖；⑤合成蛋白质的功能不足，血浆蛋白低下，易导致水肿。

9. 神经系统 ①胎龄越小，各种反射越差，如吸吮、吞咽、觅食、对光、眨眼反射等均不敏感，觉醒程度低，嗜睡，拥抱反射不完全，肌张力低；②室管膜下胚胎生发层基质对脑血流波动、缺氧、高碳酸血症及酸中毒极为敏感，易发生脑室周-脑室内出血；③大脑大动脉分支发育不全，脑白质的少突胶质细胞对缺血性损伤极为敏感，易发生脑室周围白质软化。

10. 免疫系统 免疫系统不成熟，缺乏来自母体的抗体，IgG含量少，皮肤屏障功能弱，易感染导致败血症；频繁侵入性操作，增加感染机会。

11. 早产儿视网膜病 早产儿由于发育不成熟，氧疗时间过长或浓度过高，常可严重影响视网膜的血管形成，从而引起早产儿视网膜病变。

五、早产儿的“五关”管理

（一）体温管理

1. 散热特点 详见第八章第三节。

2. 体温测量方法

(1) 测量工具：包括水银体温计、耳道式体温计、红外线体温测量仪以及肤温传感器等。

1) 水银体温计：由于水银的存在，安全性差，读数受诸多因素影响，临床应用存在很大缺陷。

2) 红外线体温测量仪：靠捕捉皮肤表面的热辐射来感应温度，实际测量时，温度受环境温度影响较大，需经常校正，故不推荐应用于早产儿。

3) 耳道式体温计：测量快速、结果较准确，与核心温度接近。

4) 肤温传感器：远红外线辐射台或暖箱自带的肤温传感器具有持续监测、免打扰等优点，是目前较为推荐的早产儿体温测量方法。

(2) 测量部位：肛门(直肠内)、腋下、腹部皮肤及耳道。

1) 直肠温度：与核心温度接近，可准确反映机体体温。但肛温测量存在诸多缺点，包括损伤直肠黏膜、引起排便反射(早产儿更易发生)、增加护士工作难度，故此部位不适用于早产儿的日常体温监测。

2）腋下温度：腋下温度测量通常会低于核心温度（如直肠温度或耳温），且为了获取稳定的读数需要较长的时间，同时还易受周围环境温度的影响。尤其是对于早产儿来说，由于皮下脂肪较少，体温计与皮肤接触欠佳，且不易固定，因此在临床上很少采用腋温测量。

3）腹壁温度：腹壁温度的正常范围为36.0~37.5℃。研究表明，过渡期的超低出生体重儿的腹壁温度保持在36.8~36.9℃为最佳，腹壁中心温度与周围温度差为0.5~1℃，若>2℃则提示有周围血管收缩所导致的寒冷应激。暖箱内患儿腹部裸露，且腹部表面积相对较大，导致体温测量不准确。腹壁温度测量适用条件：暖箱内患儿使用肤温传感器时，粘贴选择在肚脐周围且纸尿裤遮盖部位为宜。

4）耳温：耳温测量既快又方便，但是耳温计探头对于早产儿相对过大，测量时若不能将探头充分放入耳道，测量的温度只能代表皮肤温度而不是核心温度。

5）其他：研究显示，早产儿的体温测量也可选择肩胛、背部、颈部以及腘窝等部位。

3. 早产儿暖箱温度调节参考范围见表10-2-2。

表10-2-2 早产儿暖箱温度调节表

日龄	体重			
	<1 200g	1 200~1 500g	1 501~2 500g	>2 500g
0~6小时	34~35.4℃	33.9~34.4℃	32.8~33.8℃	32~33.8℃
6~12小时	34~35.4℃	33.5~34.4℃	32.2~33.8℃	31.4~33.8℃
12~24小时	34~35.4℃	33.3~34.3℃	31.8~33.8℃	31~33.7℃
24~36小时	34~35℃	33.1~34.2℃	31.6~33.6℃	30.7~33.5℃
36~48小时	34~35℃	33~34.1℃	31.4~33.5℃	30.5~33.3℃
48~72小时	34~35℃	33~34℃	31.2~33.4℃	30.1~33.2℃
72~96小时	34~35℃	33~34℃	31.1~33.2℃	29.8~32.8℃

日龄	体重		
	<1 500g	1 501~2 500g	>2 500g
4~12天	33~34℃	31~33.2℃	29~32.6℃
12~14天	32.6~34℃	31~33.2℃	29~30.8℃
2~3周	32.2~34℃	30.5~33℃	
3~4周	31.6~33.6℃	30~32.7℃	
4~5周	31.2~33℃	29.5~32.2℃	
5~6周	30.6~32.3℃	29~31.8℃	

4. 低体温的预防

（1）保暖措施：提供中性温度，包括出生时、转运过程中、入NICU后三个环节。

1）出生时：产房环境温度24~26℃、湿度50%，生后立即置于预热辐射保暖台上进行操作，小早产儿转入NICU前用塑料薄膜或保鲜袋包裹头部以下身体，头戴毛绒帽保暖。无异常的近足月儿则转运至母亲身旁实施SSC。

2）转运过程中：采用转运暖箱或加温转运床垫进行转运。

3）入NICU后：体温监测及保暖、控制感染、供给热量、纠正酸中毒和水电解质紊乱、纠正器官功能障碍等措施同时进行。

(2)体温监测：新生儿(足月儿和早产儿)的正常核心温度(肛温)为36.5~37.5℃，正常体表温度为36~37℃。美国儿科学会(AAP)和WHO将低体温定义为核心温度<36.5℃，分为三种类型：①轻度低体温，36.0~36.4℃，需要查找原因；②中度低体温，32.0~35.9℃，应立即保暖；③重度低体温，<32℃，予以紧急、高效的保暖措施。

5. 低体温的处理

(1)处理流程：包括复温、供给热量、纠正酸中毒和水电解质紊乱、纠正器官功能障碍、控制感染等。

(2)复温方式

1)单纯低体温：对于低体温的复温速度，国内外尚无统一标准。国外的一项回顾性调查研究表明，快速复温(复温速度≥0.5℃/h)和缓慢复温(复温速度<0.5℃/h)对早产儿的预后并无明显差异，但快速复温可明显降低呼吸窘迫综合征的发生率。临床应根据患儿的实际情况选择采用快速复温或缓慢复温。

2)寒冷损伤综合征：应采用逐步复温的方式。①直肠温度>30℃：用暖箱复温，将患儿置于预热至30℃的暖箱内，在6~12小时内恢复正常体温；②直肠温度<30℃：将患儿置于高于患儿体温1~2℃的暖箱内开始复温，于12~24小时内恢复正常体温。箱温调节以每小时升高暖箱温度0.5~1℃为宜，直至达到适中温度(一般不超过34℃)，以维持患儿体温每小时升高0.5℃为宜，复温期间每30分钟测量1次体温，直至恢复至36℃。

(二)呼吸管理

早产儿呼吸系统容易出现的近期并发症是呼吸窘迫综合征、呼吸暂停、肺炎、呼吸衰竭，远期并发症是支气管肺发育不良。应针对这些并发症进行观察及预防。

1. 呼吸监测 密切观察生命体征、面色、神志、胸廓运动并监测血气分析结果等。安置生命体征监护仪或脉搏血氧饱和度仪，设置呼吸机报警上下限值，记录呼吸机参数等。

2. 气道管理 主要为胸部物理治疗。

(1)禁忌证：超低出生体重儿、颅内出血、肺出血、胸廓畸形、局部皮肤缺损者禁止胸部物理治疗。

(2)方式：主要包括拍背、震颤排痰、体位疗法、雾化及吸痰等。

1)拍背、震颤排痰：痰液位于小支气管不易清除时，可给予小号面罩或机械排痰机震颤叩击排痰。

2)体位疗法：体位支持对早产儿肺功能具有积极的影响，头高脚低俯卧位可改善通气并减少呼吸暂停的发生；头低脚高俯卧位可排出气道过多的分泌物，但有颅内出血的患儿慎用此方法。

3)雾化治疗：痰多且黏稠者，可给予超声雾化吸入或氧气雾化治疗，氧气雾化时注意控制吸入的氧浓度。

4)吸痰：按需吸痰，保持呼吸道通畅。吸痰注意事项：①气道吸痰时注意选择合适的吸痰管型号、吸痰压力、插管深度及吸痰时间；②吸痰负压为80~100mmHg，吸引时间为10~15秒，实施负压的时间不超过5秒，连续吸引次数不超过3次；③不宜负压旋转退出吸痰管，有创机械通气患儿推荐采用密闭式吸痰管以保证呼吸支持的连续性。

3. 呼吸支持

(1)氧疗指征：临床上有呼吸窘迫的表现，或在吸入空气时动脉血氧分压(PaO_2)<50mmHg。

(2)氧疗目标：理想目标是PaO_2在50~80mmHg(早产儿50~70mmHg)。

1)建议早产儿在生后早期(4周以内)目标SpO_2维持在90%~95%，后期(4周后)维持在93%~95%，同时应避免缺氧和高氧的频繁发生。

2)支气管肺发育不良(bronchopulmonary dysplasia，BPD)患儿建议在矫正胎龄32周前的目标SpO_2以90%~94%为宜，重度BPD(severe BPD，sBPD)患儿(矫正胎龄36周或出院时FiO_2≥0.30或需要正压通气及机械通气)建议目标SpO_2维持在92%~95%。

3）怀疑新生儿持续性肺动脉高压（PPHN）的患儿建议目标 SpO_2 维持在>93%，确诊者目标 SpO_2 维持在>95%，为避免高氧损害，也可将目标 SpO_2 维持在92%~94%。

（3）常见持续气道正压呼吸，主要包括3种无创通气模式：①高流量湿化鼻导管氧疗（humidified high flow nasal cannula oxygen therapy，HHFNC）；②经鼻持续正压通气（nasal continuous positive airway pressure ventilation，nCPAP）；③双水平气道正压通气（bilevel positive airway pressure ventilation，BiPAP）。常见无创通气模式及注意事项详见第十一章第三节。

（4）常频机械通气应用指征：①频繁发生呼吸暂停，经药物治疗或无创辅助通气干预后病情无明显改善；②呼吸窘迫综合征患儿需使用肺泡表面活性物质（PS）治疗时；③ FiO_2>0.6，PaO_2<60mmHg 或 $TcSO_2$<85%（青紫型先天性心脏病除外）；④ $PaCO_2$>60mmHg，伴有持续性酸中毒（pH<7.20）；⑤全身麻醉的新生儿。通常根据患儿的病情特点及自主呼吸情况选择合适的通气模式，常用通气模式有同步间歇指令通气（synchronized intermittent mandatory ventilation，SIMV）、辅助-控制通气（assist/controlled ventilation，A/C）、压力支持（pressure support，PSV）等。

（三）营养管理

1. 早产儿的营养目标

（1）提供“积极的、个体化的”营养支持，即基于不同的出生体重和年龄阶段，使生长速率和营养储备速度达到同胎龄儿在宫内的水平，满足生长发育的需求。

（2）促进各器官系统的成熟，保证神经系统的发育，有利于远期健康，防止因营养缺乏或过剩引起的近期和远期不良影响。

1）近期影响：早期营养不仅影响大脑发育、身体构成（包括肌肉、脂肪沉积和骨、无机盐的密度），还影响代谢过程（胆固醇、脂质、蛋白质、基因、受体、激素等）。

2）远期影响：早期营养还可影响与饮食相关的成人慢性疾病（如糖尿病、肥胖、心血管疾病、高血压、卒中、癌症、衰老等）、免疫力、体力和认知学习能力。

3）宫外生长发育迟缓（extrauterine growth restriction，EUGR）：指早产儿生后矫正胎龄40周内的生长速率低于宫内孕晚期的生长速率，小于宫内生长速率期望值的第10百分位，可影响头围和身长。

4）营养程序化：即在发育的关键期或敏感期的营养状况将对机体或各器官功能产生长期乃至终生的影响。

（3）营养支持目标要基于“两个体重标准”和“三个年龄阶段”。

1）两个体重标准：国外是指出生体重<1 000g和≥1 000g，我国则以1 500g为界，即<1 500g和≥1 500g。

2）三个年龄阶段：包括转变期、稳定-生长期和出院后时期，见表10-2-3。

表10-2-3　早产儿营养治疗的三个年龄阶段

分期	年龄阶段	目标
转变期	生后7~10天内，以新生儿疾病和生理学不稳定为特征	“基础的”营养支持，预防过度分解，维持营养和代谢平衡
稳定-生长期	临床平稳至出院，生理病理状态基本稳定、体重增长	“积极的”营养支持，提供充足的营养支持，达到正常胎儿在宫内的生长速率，平均15g/(kg·d)，极低出生体重儿的理想速率应达到18~20g/(kg·d)
出院后时期	出院至矫正胎龄1岁，家庭喂养完成追赶性生长	“适度的”全肠内营养，提供合理喂养方案，帮助其完成追赶性生长

2. 肠内营养　只要肠道有功能就要利用它。早期肠内营养对维持早产儿消化道结构和功能的完整性是必需的，兼有直接的营养作用和间接的促进胃肠功能成熟的作用。

（1）肠内营养的指征：无先天性消化道畸形及严重疾病、能耐受胃肠道喂养的所有早产儿。

(2)喂养禁忌证

1)绝对禁忌证:先天性消化道畸形等原因所致消化道梗阻、消化道出血、怀疑或明确诊断为坏死性小肠结肠炎。

2)相对禁忌证:血流动力学不稳定[休克需液体复苏或血管活性药物多巴胺>5μg/(kg·min)、动脉导管未闭需药物或手术关闭],各种原因所致多脏器功能障碍。

(3)开始喂养时间:①无先天性消化道畸形及严重疾病,能耐受胃肠道喂养者,应尽早开始喂养;②出生体重>1 000g、病情相对稳定者可于生后12小时内开始喂养;③有严重围产期窒息(Apgar评分5分钟≤4分)、脐动脉插管或超低出生体重儿,可适当延迟至生后24~48小时开奶;④消化道梗阻、怀疑或诊断坏死性小肠结肠炎、血流动力学不稳定、多器官功能障碍者在病情缓解之前不宜喂养。

(4)奶源选择:首选亲母母乳喂养,如无法获得母乳则以捐赠母乳替代,最后选择早产儿专用院内配方乳喂养。

(5)早期微量喂养(early minimal feeding,EMF):指最小喂养量为10~15ml/(kg·d),适用于胃肠道发育不成熟的早产儿。EMF为非营养性喂养,目的在于促进胃肠道功能成熟,改善喂养耐受性。

(6)营养性喂养:出生体重<1 000g者,按15~20ml/(kg·d)开始喂养,每日加奶速度15~20ml/kg;出生体重≥1 000g者,以30ml/(kg·d)开始营养性喂养,每日加奶速度30ml/kg。

(7)母乳强化剂:当肠内营养达100ml/(kg·d)时添加母乳强化剂。

(8)营养目标:<1 000g者,14天内达完全肠内喂养[150~180ml/(kg·d)];1 000~1 500g者,7天内达完全肠内喂养。具体应结合每个患儿的实际情况制订个性化喂养目标。

(9)喂养方式选择:取决于"吸吮-吞咽-呼吸"三者之间的协调发育成熟度。

1)经口喂养:包括母乳喂养和奶瓶喂养,适用于吸吮、吞咽功能较好者。

2)鼻饲喂养:为一种非生理性的喂养方法,使早产儿吸吮机会受限,故应配合非营养性吸吮逐步向经口喂养过渡。

鼻饲喂养适应证包括:①出生体重≤1 800g(胎龄≤32周)的早产儿;②吸吮、吞咽功能不协调,不能耐受经口喂养者;③因疾病本身或治疗因素不能经口喂养者;④作为奶瓶喂养不足的补充。

3)口腔支持:采用非营养性吸吮、口腔按摩、吞咽功能训练等促进吸吮-吞咽-呼吸功能成熟。喂奶前先进行经口喂养评估,喂奶时予以体位支持、下颌支持及根据患儿呼吸情况调整节律。

3. 胃肠喂养中的问题及对策

(1)喂养不耐受(feeding intolerance,FI):喂养不耐受是由多个不同胃肠症状组成的症状性诊断,至今仍缺乏统一的定义,普遍认为若出现下列情况之一,即可考虑喂养不耐受:①喂奶后发生反流或频繁呕吐(≥3次/d);②奶量减少或>3天奶量不增加;③胃内有咖啡色样物;④大便隐血试验阳性;⑤鼻饲喂养时,潴留量>5ml/kg或大于上次喂养量的1/2;⑥体重不增,10天后体重增长速度仍<15g/d。目前最新研究证明,喂养不耐受的症状没有特异性,因人而异,大多根据以下临床症状来判断:

1)呕吐。

2)腹部检查:腹部膨隆或压痛、肠鸣音增强或消失。

3)胃残余量(gastric residual volume,GRV):残余量增加或颜色变为绿色(胆汁)或红色(血液)。无需常规检查GRV,仅当患儿出现腹部膨隆或呕吐需评估FI症状时,测定GRV可能有一定的作用;GRV呈绿色(胆汁性)可能提示肠梗阻,但更可能提示胃过度扩张及胆汁逆流入胃;胃液带血可能提示有炎性病变,也有可能是留置胃管对黏膜的轻微刺激所致。

4)排便:排便频率的任何改变及便中带血。排便能反映肠道动力;血便通常是FI的征象,还应考虑坏死性小肠结肠炎,尤其是合并其他症状时,如腹部膨隆、体温不稳定或呼吸暂停次数增加。肉眼血便需排除以下情况：①咽下了来自分娩、吸痰、插管、胃管及母亲乳头皲裂母乳中含的血液；②肛周皮肤黏膜破损或肛裂；③感染（如巨细胞病毒）或对奶中蛋白质过敏引起的结肠炎；④凝血病或血小板减少；⑤胃肠道异常，很少见，如小肠重复畸形、血管瘤、淋巴管瘤、胃和十二指肠溃疡、肠狭窄、肠扭转及肠套叠等。

5）其他：呼吸暂停和心动过缓的发作次数增加、血氧饱和度下降及嗜睡。

（2）坏死性小肠结肠炎（necrotizing enterocolitis，NEC）：临床表现差异较大，或以全身非特异性感染为主，或表现为典型胃肠道症状，如腹胀、呕吐、便血三联征，X线片呈非典型或典型表现。处理措施包括禁食、胃肠减压、积极抗感染、肠外营养和支持治疗，肠穿孔者需手术治疗。详见第十四章第五节。

4. 肠外营养

（1）适应证：在肠内营养尚未建立前或因疾病影响不能或不能完全耐受肠内喂养时，可完全或部分给予肠外营养，提供足够的葡萄糖、氨基酸、脂肪乳、电解质、维生素和微量元素等，以满足机体代谢及生长发育的需要，营养的目标是达到宫内生长的速度，即15~20g/（kg·d）。

（2）输注途径：包括周围静脉营养和中心静脉营养。周围静脉营养主要通过外周静脉输入部分营养液，中心静脉营养可经PICC输入，适合需要静脉营养2周以上的早产儿，能量摄入从30~50kcal/（kg·d）开始，以后每天增加10kcal/kg，直至达到110~130kcal/（kg·d），葡萄糖、脂肪、蛋白质按比例分配，同时补充维生素和微量元素，奶量达120ml/kg时可停止静脉营养。

（四）黄疸管理

黄疸治疗要充分考虑胆红素值、出生体重、日龄以及有无胆红素脑病的高危因素四个方面，重点在于防止胆红素脑病的发生。

1. 光疗 是治疗黄疸的主要手段。

（1）胎龄<30周的极低出生体重儿可实施预防性光疗。

（2）生后7天内（尤其是≤3天时），胆红素值接近但尚未达到干预标准者，应严密监测胆红素水平。

（3）“考虑光疗”是指对该日龄的血清胆红素水平，根据临床病史、病程和体检做出判断，权衡利弊之后选择光疗或严密监测胆红素值。

（4）光疗设备有光疗箱、光疗毯、LED光疗仪，分蓝光、绿光、白光，以蓝光最好。分连续光疗和间隙光疗，前者为24小时连续照射，后者为照10~12小时，间歇10~12小时，具体照射时间依病情而定。

（5）光疗失败是指光疗4~6小时后，血清胆红素仍上升0.5mg/（dl·h），应积极准备换血。

2. 换血疗法 是治疗新生儿重度黄疸非常有效的方法。

3. 药物治疗 对高胆红素血症的药物治疗包括肝酶诱导剂、白蛋白、免疫球蛋白、熊去氧胆酸等，也可给予微生态制剂以减少肠肝循环。

4. 护理措施 ①密切观察黄疸变化情况、有无神经系统症状；②维持体液平衡，光疗时增加15%~20%的水分摄入量，通过体重判断经皮水分丢失量；③做好皮肤护理，戴手套/袜子、勤翻身，防止指甲抓伤皮肤或背部、足跟皮肤擦伤；④用不透光的眼罩和纸尿裤保护眼睛和会阴部，纸尿裤不宜过大，尽量使更多的皮肤裸露；⑤皮肤暴露部分禁止涂抹婴儿油和爽身粉等；⑥密切监测体温变化，体温过高时给予暂停光疗，对症处理；⑦尽早开始肠道喂养并给予灌肠促使胎便排出，减少肠肝循环；⑧观察有无腹泻、青铜综合征、皮疹、低钙血症等光疗常见副作用，给予对症处理。详见第十五章第五节。

（五）感染管理

1. 感染监测 密切观察感染征象，必要时行相关实验室检查，如白细胞计数和分类、血小板、血培养、C反应蛋白（CRP）、降钙素原（procalcitonin，PCT）等。

2. 用药特点 对可疑感染者尽早获得病原学资料，根据病原学特点和药敏结果选择敏感抗生素进行治疗。

3. 减少医源性感染 ①尽量减少皮肤穿刺等侵入性操作，保持皮肤的完整性；②加强手卫生管理，接触患儿前后均应洗手；③进行侵入性操作时严格执行无菌技术；④做好静脉导管维护，加强肠内营养管理，尽量缩短静脉置管天数。

4. 护理措施 ①以预防为主，严格执行消毒隔离制度；②做好病室空气、物品及设备的清洁消毒工作，定期进行环境检测；③加强皮肤护理、口腔护理、脐部护理等个人清洁卫生；④做好机械通气患儿的气道护理等。详见第四章。

要点荟萃

1. 早产常见病因 ①感染：为早产的主要原因，约占40%。尤其是胎龄<30周的早产，80%以上是由感染引起的。常见感染来源为羊膜腔感染、胎膜早破、细菌性阴道炎、泌尿系统感染、牙周病等。②医源性早产：指孕妇孕期合并内外科疾病或其他产科并发症，必须立即终止妊娠而导致的早产。③子宫因素：宫颈功能不全、子宫畸形等。④母亲因素：生活习惯和社会因素；孕产史等。

2. 早产儿的"五关"管理

(1) 体温管理。①保暖措施：提供中性温度，包括出生时、转运过程中、入NICU后三个环节；②低体温的处理流程：包括复温、供给热量、纠正酸中毒和水电解质紊乱、纠正器官功能障碍、控制感染等。

(2) 呼吸管理。主要包括呼吸监测、气道管理和呼吸支持。

(3) 营养管理。提供"积极的、个体化的"营养支持，促进各器官系统的成熟，保证神经系统的发育。营养方式包括肠内营养和肠外营养。

(4) 黄疸管理。主要包括光疗、换血疗法、药物治疗、做好监测等。

(5) 感染管理。①感染监测，密切观察感染征象，必要时行相关实验室检查；②用药特点：根据病原学特点和药敏结果选择敏感抗生素治疗；③减少医源性感染；④做好清洁消毒及隔离措施。

（黄 希 周定琼）

第三节 极低及超低出生体重儿的评估及护理

VLBW和ELBW多见于32周以下的早产儿，由于各器官脏器发育极不成熟，生活能力极为低下，容易发生各种严重并发症。近年来随着围产医学、新生儿医学和护理技术的发展，VLBW和ELBW的存活率明显提高，据调查，发达国家此类患儿的存活率达80%以上，其中最低体重为243g，且70%不伴有严重并发症。我国部分发达地区对VLBW和ELBW的救治水平已赶超发达国家水平。影响此类患儿出生的主要危险因素包括多胎妊娠、妊娠高血压综合征、孕期感染、胎盘早剥、胎膜早破、早产等，因此加强围产期保健和高危因素管理尤其重要。

一、围产期管理

1. 宫内转运 在医疗条件较差的基层医院预计有VLBW和ELBW出生时，应在产前通过宫内转运至有NICU的医院进行分娩。研究表明，宫内转运的早产儿比分娩后转运者存活率更高，且远期并发症的发生率更低。

2. 多学科合作 由产科和新生儿科医生共

同讨论决定最佳的分娩时间和分娩方式，以保证母亲和胎儿受到的伤害最小。

3. 患儿父母共同参与决策 产前向父母提供关于VLBW和ELBW即将面临的挑战和未知情况，包括存活率、出生后面临的一系列问题、远期并发症和预后等问题，让父母参与决策。

(1) 存活率：存活率的统计大多是根据出生体重来的，而产前只能通过胎龄估计体重，两者之间大致的关系为：24周≈600g，25周≈750g，26周≈850g，27周≈1 000g。

(2) 出生后面临的问题：低体温、低血糖、呼吸暂停和呼吸窘迫综合征需呼吸支持治疗，肠内营养尚未建立或喂养不耐受需静脉营养支持和脐动静脉置管，心律失常、低血压或动脉导管未闭、感染、颅内出血、黄疸、电解质紊乱等。

(3) 远期并发症及预后：支气管肺发育不良、慢性肺疾病、医院感染、早产儿视网膜病变、贫血、听力及神经系统后遗症等。

(4) 父母的需求及愿望：充分征求患儿父母的意见决定是否积极治疗。

二、出生时管理

(一) 分娩准备

1. 人员准备 VLBW和ELBW分娩时，产房至少应有2名熟练掌握新生儿复苏的儿科医生和1名NICU护理人员在场，有条件者配备呼吸治疗师，产前进行明确分工，以确保抢救工作的有序进行。

2. 环境准备 分娩间提前预热至26~28℃，湿度55%~65%。

3. 物品准备 预热辐射台和包被，准备聚乙烯保鲜膜/保鲜袋、毛绒帽，喉镜、舌片(0号、00号)、气管导管(2.5mm、3.0mm)、T-组合复苏器、早产儿面罩、空氧混合仪、脉搏血氧饱和度仪、脐静脉置管套件等。

4. 药品准备 生理盐水、1∶10 000(0.1mg/ml)肾上腺素等急救药物。

(二) 分娩处理

1. 保暖 研究表明出生体重<1 500g或胎龄<30周的早产儿生后1分钟内无需擦干，立即用聚乙烯保鲜膜/塑料袋包裹头部以下躯体和四肢，头戴毛绒帽，可明显减少散热和氧耗。同时应密切监测体表温度和核心温度之差，以早期识别寒冷应激、低体温等。

2. 复苏

(1) 条件允许的情况下尽量等待脐带搏动停止后(生后1~3分钟)结扎脐带，并将患儿置于母亲低位，以便进行母婴输血。

(2) 选用T-组合复苏器和空氧混合仪进行复苏。

(3) 提倡早期给予肺表面活性物质(pulmonary surfactant，PS)治疗，从产房开始密切观察早产儿呼吸变化，如出现呻吟、呼吸困难，未吸氧时经皮血氧饱和度(transcutaneous oxygen saturation，$TcSO_2$)<0.90，可先使用nCPAP，若nCPAP压力≥6cmH_2O，FiO_2>0.30，则立即给予PS治疗。

(4) 对病情进展快、需要机械通气的严重呼吸窘迫综合征患儿，应立即给予PS治疗。

3. 血压 呼吸稳定后及时监测血压，若平均动脉压在数值上低于胎龄即为低血压，需用生理盐水进行扩容，首剂10ml/kg，在5~10分钟内缓慢静脉注射。

4. 外周静脉穿刺和脐动静脉置管 呼吸稳定后应立即行外周静脉置管，给予静脉输液，以免发生低血糖。危重患儿可行脐动静脉置管用于动脉血压监测和静脉输液。

5. 体位 保持呼吸道通畅，将患儿置于"鼻吸气"体位、四肢屈曲、头部和躯干保持在中线位置，更换纸尿裤时避免过高地抬起双下肢，以免引起血流动力学改变，增加颅内出血风险。

6. 其他 严密监测血糖和血气，发现低血糖或酸中毒时，给予相应的处理。出生情况较好者可转入NICU完成静脉穿刺、脐动静脉置管、PS应用等操作。

三、NICU 管理

(一) 体温管理

1. 按照早产儿体温管理常规进行。

2. 维持适中温度　极低 / 超低出生体重儿暖箱温度调节参考标准可参考本章第二节表 10-2-2 早产儿暖箱温度调节表进行。湿度高虽可减少蒸发散热,但同时也增加细菌滋生的可能,增加感染的风险,因此,临床应加以关注,可根据实际情况及患儿体温情况进行调整,极低 / 超低出生体重儿暖箱湿度调节可参考表 10-3-1。

表 10-3-1　早产儿(胎龄<30 周)暖箱湿度调节表

胎龄 / 周	日龄	暖箱湿度
≤27^{+6}	1~7 天	80%
	≥8 天	每日下调 5%,直至 40% 停止
28~29^{+6}	1 天	80%
	≥2 天	每日下调 5%,直至 40% 停止

3. 护理措施

(1) 袋鼠式护理(KMC):又名"皮肤 - 皮肤"接触护理(skin-to-skin care,SSC),适用于病情相对稳定的早产儿,生后可立即送入母亲怀里进行接触,以减少辐射和传导散热。但是胎龄<28 周者应至少延迟 2 周实施袋鼠式护理,过早进行反而会增加热量散失。

(2) 水床式"鸟巢"护理:在传统"鸟巢"的基础上增加水垫,婴儿四肢靠近身体中线呈屈曲状,活动范围局限在"鸟巢"内,能量消耗减少,水垫温暖而柔软,运动时水垫产生类似母亲子宫内的羊水声,使患儿感觉温暖而舒适,更好地维持中性体温。

(3) 控制呼吸机温湿度:呼吸道吸入干冷的氧气会降低机体的核心温度,机械通气时保证湿化水温度在 37℃时,可有效减少蒸发散热和不显性失水。

(4) 静脉加温输液:是指用输血输液加温装置将输入液体持续加温,使其达到 36~37℃的一种输液方法。实施加温输液不仅可以避免常温输液给机体带来的不良刺激,还能改善血液循环,预防低体温,且不会引起包装袋和液体成分改变。

(5) 日常保暖:所有操作集中在暖箱内完成,能在小窗口完成的尽量不要打开箱门,对于极低和超低出生体重儿采用床旁擦浴,对于体重<750g 的早产儿可在皮肤表面涂抹乳化膏以减少经皮水分散失。

(二) 呼吸管理

1. 按照早产儿护理管理常规进行。

2. 新生儿呼吸窘迫综合征(neonatal respiratory distress syndrome,NRDS)的护理采用联合预防的方法(产前孕母地塞米松肌内注射 + 产后早期使用 PS),可有效降低 NRDS 的发生风险。

(1) 对有 NRDS 高危因素或已有 NRDS 者,应尽快使用 PS 制剂。

(2) 治疗常采用猪肺磷脂注射液,剂量为 200mg/kg。根据临床情况,必要时使用第二剂或第三剂。

(3) 经气管插管注入:INSURE 模式(intubation-surfactant-extubation),即气管内插管 - 注入 PS- 拔管后应用 nCPAP,是 PS 传统给药方法,采用带侧孔的气管插管接口将 PS 经气管插管侧孔注入肺内,无需临时断开机械通气,可避免在呼气相时 PS 液体反流。对使用无创通气者,使用 PS 后拔除气管插管,继续使用无创通气。

(4) 微创给药技术:微创表面活性物质注射(less invasive surfactant administration,LISA)或微创表面活性物质治疗(minimally invasive surfactant therapy,MIST),对存在自主呼吸且不需要气管插管和机械通气的患者,在应用无创通气条件下,通过直接或在可视喉镜下,将细导管插入声门下进入气管,将 PS 注入肺内,可以避免气管插管,详见第十一章第四节。多中心随机对照研究和荟萃分析显示,LISA 或 MIST 可减少机械通气、死亡或支气管肺发育不良复合结局,主要适用于出生胎龄 25~32 周、使用无创通气的呼吸窘迫综合征(respiratory distress syndrome,RDS)早产儿。

3. 肺保护性通气策略

(1)尽早使用 PS。

(2)尽可能给予无创呼吸支持，如双水平正压通气和经鼻间歇正压通气。

(3)尽可能给予同步呼吸：是指最大限度地利用患儿的自主呼吸潜能，采用自主或部分通气模式，如病人触发通气、辅助 / 控制通气、同步间隙指令通气、低压力支持通气等。

(4)给予较小的潮气量，减少容量伤。

(5)容量保证或压力调节容量控制通气，小潮气量 4~6ml/kg。

(6)允许性高碳酸血症：在维持 pH>7.2 的情况下，允许 $PaCO_2$ 在 45~65mmHg，但<7 天的早产儿(可导致颅内出血)除外。

(7)合适的呼气末正压通气(positive end expiratory pressure，PEEP)，设定范围 3~8cmH_2O，大多数为 5cmH_2O。

(三) 循环管理

1. 动脉导管未闭(patent ductus arteriosus，PDA) 正常情况下，动脉导管在生后 24~48 小时功能性关闭，早产儿由于导管收缩机制不成熟，导致动脉导管常不能关闭或功能性关闭后又重新开放。胎龄越小，PDA 发生率越高，VLBW 发生率为 40%~50%，ELBW 高达 70%。PDA 的存在使血流动力学明显改变，从而导致肺出血、充血性心力衰竭等。

(1)限制液量及输液速度：有症状的 PDA 应早期处理，限制液量在 80~100ml/kg 可有效降低 PDA 和 BPD 的发生。

(2)药物治疗：可以选择口服吲哚美辛、布洛芬以及对乙酰氨基酚。

(3)手术治疗：是否给予外科手术结扎 PDA 应根据临床表现仔细评估，详见第十二章第二节。

2. 低血压 由于 VLBW/ELBW 心肌收缩力弱，代偿能力有限，由 PDA 引起的左向右分流容易导致低血压或血压波动过大。胎龄越小，低血压和需要干预的低血压发生率越高，低血压可能导致重要脏器灌注不足，尤其是脑灌注不足导致脑损伤。

(1)评估：理论上 VLBW/ELBW 的平均动脉压值应大于胎龄值，但临床上应以临床表现为主，综合评估心率、心律、肢端循环、尿量以及毛细血管充盈时间等。

(2)处理：存在以下情况时可进行干预：①平均动脉压持续低于胎龄值时；②存在低血压且伴有体循环灌注不良症状和体征时；③纠正导致低血压的病因，如低血糖、低血钙、低钠血症、心律失常等疾病后仍有低血压者。对于无明显低血容量表现的 VLBW/ELBW，不主张积极扩容，短期内血容量增加会导致急性心力衰竭和颅内出血，可使用多巴胺和多巴酚丁胺等血管活性药物；对于难治性低血压者可使用糖皮质激素治疗。

3. 新生儿持续性肺动脉高压(persistent pulmonary hypertension of the newborn，PPHN) 由于极低 / 超低出生体重儿容易发生低氧血症、高碳酸血症、代谢性酸中毒、心功能不全、循环血量减少以及低体温，使肺动脉痉挛而发生 PPHN。对于体重>1 000g 者，在严密监测其凝血功能、血小板和高铁血红蛋白的情况下可给予一氧化氮(NO)吸入治疗。

(四) 皮肤管理

VLBW/ELBW 皮肤非常不成熟，极易受到破坏引发严重的问题，如感染、液体丢失等，因此，皮肤管理相当重要，详见第五章第二节。

(五) 感染管理

1. 感染特点

(1)抗体缺乏：由于 VLBW/ELBW 缺乏来自母体的抗体，细胞免疫和体液免疫均不成熟，在子宫内、出生时及出生后均可感染。

(2)皮肤屏障功能弱：胎龄 32~34 周时皮肤屏障功能逐渐成熟，VLBW/ELBW 缺乏分泌型 IgA 提供的保护层，角质层薄，屏障功能差，生后 2~3 天皮肤即可出现细菌定植。

(3)医院感染发生率高：以接触感染和各种导管相关血流感染为主，主要由耐药菌和条件致病菌所致。血行感染发生率可达 50%，早发型败血症发生率为 1.5%~2.4%，且增加神经系统并发症及死亡风险。迟发型败血症发生率>11%，且胎龄越小、体重越轻，发生率越高。

2. 治疗及护理　详见第四章。

（六）营养管理

1. 参照早产儿营养管理常规。

2. 喂养目标　根据加拿大版的《极低出生体重儿喂养指南》推荐，ELBW 生后 2 周内达到全肠道喂养，150~180ml/（kg·d）；VLBW 生后 1 周内达到全肠道喂养。对于不能耐受大量肠内喂养者［如 180ml/（kg·d）］或者更多的 ELBW 需要个体化评估，并提供个体化营养方案。

3. 非营养性喂养开始的时间、喂养量、禁忌证

（1）开始时间：生后 24 小时内开始非营养性喂养，对某些 VLBW/ELBW 可适当谨慎处理，若生后 24~48 小时仍无母乳（包括捐赠母乳），可考虑配方奶喂养。

（2）喂养量：10~15ml/（kg·d）。

（3）禁忌证：肠梗阻或可能出现肠梗阻时应停止喂养。窒息、呼吸窘迫、败血症、低血压、血糖代谢紊乱、机械通气、脐血管置管均不是非营养性喂养的禁忌证，但需谨慎喂养及做好评估。

4. 营养性喂养的喂养量、增加速度

（1）ELBW：从 15~20ml/（kg·d）开始，每天增加 15~20ml/kg，观察 2~3 天，如耐受良好，可提高加奶速度。

（2）VLBW：从 30ml/（kg·d）开始，每天加奶 30ml/kg。

5. 喂养耐受性的评估

（1）不需要常规检查胃内潴留物，只在每餐最小喂养量时检查餐前潴留量。加拿大《极低出生体重儿喂养指南》建议的每餐最小喂养量在出生体重<500g、500~749g、750~1 000g、>1 000g 时分别为 2ml、3ml、4ml、5ml。

（2）不必常规测量腹围。单纯的绿色或黄色胃内容物无临床意义，呕吐胆汁样物提示可能存在肠梗阻，有血性胃内容物时则需要禁食。

（3）胃潴留的处理：①如潴留量<5ml/kg 或小于上次喂养量的 50%，可将潴留物注回胃内；若下次喂养前仍有潴留，则喂养量需减去潴留量；②如潴留量>5ml/kg 或大于上次喂养量的 50%，则回注前次喂养量的 50%，并暂禁食一次；若下一次喂养仍有潴留，则根据临床情况减慢喂奶速度或禁食；若减慢喂奶速度后仍存在胃潴留，则减少奶量为可耐受量；③回抽胃内容物时使用最小号注射器，抽吸时应缓慢轻柔操作；④喂奶后把新生儿置于俯卧位半小时，有助于缓解胃潴留。

6. 特殊情况下的喂养建议

（1）无创辅助通气患儿：应谨慎加奶，不能把腹胀作为喂养不耐受的唯一征象。

（2）胃食管反流（gastroesophageal reflux，GER）患儿

1）喂养建议：①喂奶后应左侧卧位，半小时后改为俯卧位，头部抬高 30°（在家庭护理中，婴儿睡觉时应采取仰卧位）；②不建议使用多潘立酮、质子泵抑制剂、H_2 受体拮抗剂作为治疗药物；③考虑为 GER 时避免使用增稠剂喂养。

2）喂奶时间：疑诊为 GER 且体位治疗无效时，可延长每次喂奶时间到 30~90min，症状改善后尽快缩短喂奶时间。

3）喂养途径：GER 的最后治疗手段是持续喂奶或幽门喂养，应尽量避免使用此方法。目前使用红霉素预防和治疗喂养不耐受的证据不足。

7. 母乳强化剂　当肠内喂养量达到 100ml/（kg·d）时开始添加母乳强化剂。初始时可采取半量强化（即每次进行母乳喂养时加入的母乳强化剂为标准强化量的一半），再根据耐受情况增加至全量强化。

8. 甘油灌肠　不建议使用每日甘油灌肠的方法来快速达到全肠道喂养，个别患儿在使用甘油灌肠前，应充分考虑其排便规律和奶量消化情况再做决定。

（七）贫血管理

1. 极低 / 超低出生体重儿贫血的特点

（1）出生体重越低，贫血出现时间越早、持续时间越长且临床表现更严重，VLBW/ELBW 的血红蛋白在生后 4~8 周可达最低值。有研究表明，VLBW/ELBW 中有超过 60% 的患儿在住院期间

有过输血治疗。

(2)胎龄越小、体重越轻者体内红细胞生成素(erythropoietin,EPO)水平越低,出生早期即有贫血(非失血性);因病情需要,采血检验导致的医源性贫血也较常见。

(3)由于追赶性生长,体重增长 10% 以上可发生稀释性贫血。

2. 治疗及护理

(1)减少医源性失血:尽量延迟结扎脐带 60 秒以增加母婴输血,有检查需要时,尽量采用末梢血,计划性采血,并记录每日采血量。

(2)药物治疗:可尽早补充 EPO,减少输血次数和输血量,但不能避免输血;同时注意补充铁剂、维生素 E 和维生素 B_{12}。

(3)输血:对于急性失血的早产儿,失血量超过 10% 即可给予输血;成分输血;贫血出现以下症状时可给予输血治疗,如呼吸急促、心率增快、喂养不耐受、呼吸暂停、体重增长缓慢等。详见第二十章第二节。

(八)黄疸管理

1. 参照早产儿黄疸管理。

2. VLBW/ELBW 因肝功能不成熟,蛋白质合成功能低下,血清蛋白含量低(30~45g/L),对胆红素代谢不完全,生理性黄疸持续时间长且重;血-脑屏障功能发育不完善,易出现酸中毒、缺氧等发生胆红素脑病的高危因素。因此,应密切监测、尽早干预,详见第十五章。

3. 胆汁淤积综合征　因早产、肠道外营养、感染等因素,VLBW 和 ELBW 极易发生胆汁淤积综合征,常在生后 3~4 周开始出现直接胆红素升高。防治措施:①尽可能早期开始肠内喂养,减少肠外营养的时间;②防治感染;③治疗可补充脂溶性维生素,熊去氧胆酸口服等。

(九)血糖管理

1. VLBW/ELBW 糖代谢特点

(1)低血糖症

1)肝糖原储备不足:肝糖原储备发生在胎儿期的最后 4~8 周。

2)脑对糖原需求量大:脑细胞能量代谢快,神经系统发育不完善,对肾上腺素反应不敏感,极易发生低血糖症。

(2)高血糖症

1)血糖调节功能不成熟且对糖耐受力低:胰岛 β 细胞功能不完善、糖原分解酶不成熟导致胰岛素抵抗,因此葡萄糖清除率较低,当输液量过多时,糖负荷增加;血糖增高多为暂时性,胎龄、体重、日龄越小,此特点越明显,生后第 1 天葡萄糖清除率最低;对于 ELBW,如果输液速度超过 4~5mg/(kg·min),可能会导致高血糖。据报道,VLBW 高血糖的发生率为 25%~75%,ELBW 高血糖发生率为 45%~80%。

2)疾病影响:有出生窒息史、感染或低体温者,更容易发生高血糖,需进行严格的血糖监测与管理。

3)医源性高血糖:某些药物(如糖皮质激素、咖啡因等)通过类儿茶酚胺作用或介导糖原分解及糖异生并抑制胰岛素作用导致血糖升高。

2. 治疗及护理

(1)严密监测血糖:每天 3~4 次,必要时增加监测频率,直到血糖稳定后可减少监测频率。

(2)低血糖处理:①早期喂养;②静脉注射,葡萄糖起始速度为 4~6mg/(kg·min);③ 2.2mmol/L 血糖<2.6mmol/L 但无症状者,给予 10% 葡萄糖注射液 6~8mg/(kg·min);血糖<1.7mmol/L 时,立即静脉推注 10% 葡萄糖 2ml/kg(1ml/min),然后再给予 10% 葡萄糖注射液 8~10mg/(kg·min);④反复低血糖者给予病因治疗(详见第二十一章第一节)。

(3)高血糖处理:①根据血糖水平调整输液速度和量,起始速度为 2~3mg/(kg·min);②输注抗生素等药物时采用 5% 葡萄糖注射液;③当血糖持续>14mmol/L 时可使用胰岛素,开始剂量为 0.1U/(kg·h),根据血糖结果进行调整(详见第二十一章第一节)。

(十)筛查

1. 早产儿视网膜病变(retinopathy of prematurity,ROP)筛查

(1)高危因素:早产、低出生体重、高浓度氧疗，早产视网膜发育不成熟是根本原因。

(2) 发病机制：在高危因素作用下视网膜血管收缩、阻塞，视网膜血管发育停止，导致视网膜缺氧，继发大量生长因子产生，刺激新生血管形成，从而导致ROP。

(3) ROP特点：①胎龄越小，体重越低，发生率越高；②氧浓度越高、氧疗时间越长、动脉血氧分压越高，ROP病情越重、发生率越高。

(4) 筛查制度：①筛查对象：胎龄<34周或出生体重<2 000g早产儿；或早产儿出生体重>2 000g，但病情危重曾经接受机械通气或CPAP辅助通气，吸氧时间较长者；②首次筛查时间：生后4~6周或矫正胎龄31~32周；③筛查频率：每1~2周1次，详见第二十三章第四节。

2. 听力筛查 VLBW/ELBW的大脑受许多围产期不良因素影响，听力障碍发生率可高达11%。筛查时机：①出院前给予自动听性脑干反应进行听力初筛，通过者随访至3岁；②未通过者，生后42天时进行复筛，对听力障碍者或有家族史者采用耳聋基因筛查进行早期诊断，并尽早干预。详见第二十三章第二节。

(十一) 发育支持护理

详见第九章第三节。

四、出院后干预

1. 出院指征 体重≥2 000g、生命体征稳定、可经口足量喂养、体重持续增长、室温下能维持正常体温、疾病已愈或可进行家庭序贯治疗。

2. 指导

(1) 喂养：早产儿出院前由新生儿科医生进行喂养和生长评估，给予出院后喂养的初步建议。

(2) 护理：指导家庭护理方法与技巧，紧急情况的处理，如呛奶、窒息、呼吸暂停等。

(3) 观察：包括精神状况、体温、喂养、大小便、体重增长、呼吸、黄疸、视听能力、肢体活动等，若发现异常，及时就诊。

(4) 营养素补充：出院后继续补充维生素D、铁剂，酌情补充钙、磷、维生素A等营养素。

(5) 随访计划：告知早产儿随访的重要性和相关内容，以及首次随访的时间及地点等。

3. 门诊随访

(1) 随访频率

1) 低危早产儿：即胎龄≥34周且出生体重≥2 000g，无早期严重合并症、并发症及出生后早期体重增长良好的早产儿。①出院后第一年的前半年（矫正6月龄），每1~2个月1次；②后半年（矫正7~12月龄），每2~3个月1次；③1年以后（矫正12月龄后），至少每半年随访1次；④根据随访结果酌情增减随访次数。

2) 高危早产儿：即胎龄<34周或出生体重<2 000g，存在早期严重合并症或并发症、生后早期喂养困难及体重增长缓慢等任何一种情况异常的早产儿。①出院后至矫正1月龄，2周1次；②矫正1至6月龄，每月1次；③矫正7至12月龄，每2个月1次；④矫正13至24月龄，每3个月1次；⑤矫正24月龄之后，每半年1次；⑥根据随访结果酌情增减随访次数。矫正12月龄后，对于连续2次生长发育评估结果正常者，可转为低危早产儿，后期随访管理。

(2) 随访方式：门诊、家庭访视、电话随访等。

(3) 随访重点：神经系统发育情况、智力发育情况、生长发育、疫苗接种、营养评估、喂养指导、行为测试、视力筛查、听力筛查、头颅B超或CT、脑电图检查、心血管检查等。

要点荟萃

VLBW和ELBW的管理

(1) 围产期管理：①宫内转运；②多学科合作；③患儿父母共同参与决策。

(2) 出生时管理：①分娩准备包括：人员准备、环境准备、物品准备、药品准备；②分娩处理：保暖、复苏、血压、外周静脉穿刺和脐动静脉置管、体位等。

(3) NICU管理

1) 体温管理：护理措施包括袋鼠式护理、

水床式“鸟巢”护理、控制呼吸机温湿度、静脉加温输液和日常保暖等。

2) 呼吸管理：① NRDS 的护理：采用联合预防的方法（产前孕母地塞米松肌内注射＋产后早期使用 PS）；②保护性通气策略。

3) 循环管理：主要包括动脉导管未闭（PDA）、低血压、新生儿持续性肺动脉高压（PPHN）等。

4) 皮肤管理。

5) 感染管理。

6) 营养管理：① ELBW：从 15~20ml/(kg·d) 开始，每天增加 15~20ml/kg，观察 2~3 天，如耐受良好，可提高加奶速度；② VLBW：从 30ml/(kg·d) 开始，每天加奶 30ml/kg；③母乳强化剂：当肠内喂养量达到 100ml/(kg·d) 时开始添加母乳强化剂。

7) 贫血管理：①减少医源性失血；②药物治疗；③成分输血。

8) 黄疸管理。

9) 血糖管理：主要包括低血糖症和高血糖症。

10) 筛查：主要包括早产儿视网膜病变筛查和听力筛查。

11) 发育支持护理：通过减少 NICU 医疗环境因素对神经系统发育的不利影响，促进患儿疾病恢复、生长发育、自我协调能力，从而改善患儿的最终预后而实施的干预策略。

(4) 出院后干预。

（黄 希 吴小红）

参考文献

[1] 邵肖梅, 叶鸿瑁, 丘小汕. 实用新生儿学. 5 版. 北京: 人民卫生出版社, 2019.

[2] 中华医学会围产医学分会, 中华医学会妇产科学分会产科学组, 中华护理学会产科护理专业委员会, 等. 中国新生儿早期基本保健技术专家共识 (2020). 中华围产医学杂志, 2020, 23 (7): 433-440.

[3] 中华医学会围产医学分会, 中华护理学会妇产科专业委员会, 中国疾病预防控制中心妇幼保健中心. 新生儿早期基本保健技术的临床实施建议 (2017 年, 北京). 中国综合临床, 2018, 34 (1): 5-8.

[4] Balest A L. Hypothermia in Neonates. MSD Manual Consumer Version. University of Pittsburgh, School of Medicine. Revised Nov 2023.

[5] Mandy G T. Fetal growth restriction (FGR) and small for gestational age (SGA) newborns [EB/OL].[2024-2-5]. https://www. uptodate. com/contents/fetal-growth-restriction-fgr-and-small-for-gestational-age-sga-newborns

[6] Mandy G T. Large for gestational age (LGA) newborn [EB/OL].[2024-1-29]. https://www. uptodate. com/contents/large-for-gestational-age-lga-newborn

[7] Ringer S. Postterm infant [EB/OL].[2023-4-10]. https://www. uptodate. com/contents/postterm-infant

[8] 中国医师协会新生儿科医师分会循证专业委员会, 中国医师协会新生儿科医师分会呼吸专业委员会. 2020 新生儿机械通气时气道内吸引操作指南. 中国当代儿科杂志, 2020, 22 (6): 533-542.

[9]《中华儿科杂志》编辑委员会, 中华医学会儿科学分会新生儿学组. 新生儿机械通气常规. 中华儿科杂志, 2015, 53 (5): 327-330.

[10] 中华医学会儿科学分会新生儿学组. 早产儿无创呼吸支持临床应用建议. 中华儿科杂志, 2018, 56 (9): 643-647.

[11] 黄希, 杨栗茗. 新生儿常见疾病护理及管理手册. 成都: 四川科学技术出版社, 2022.

[12] 黑明燕, William W H. 早产儿营养的最优化. 中国当代儿科杂志, 2017, 19 (1): 1-21.

[13] 黄希, 陈琼, 彭文涛. 早产儿喂养不耐受的临床特征及其危险因素. 中南大学学报 (医学版), 2018, 43 (7): 797-804.

[14] Dutta S, Singh B, Chessell L, et al. Guidelines for feeding very low birth weight infants. Nutrients, 2015, 7 (1): 423-442.

[15] Hair A B. Approach to enteral nutrition in the premature infant [EB/OL].[2024-5-31]. https://www. uptodate. com/contents/approach-to-enteral-nutrition-in-the-premature-infant

[16] Howson C P, Kinney M V, McDougall L, et al. Born too soon: preterm birth matters. Reprod Health, 2013, 10Suppl 1 (Suppl 1): S1.

[17] 李杨, 彭文涛, 张欣. 实用早产儿护理学. 北京: 人民卫生出版社, 2015.

[18] 中国医师协会新生儿科医师分会. 早产儿治疗用氧和视网膜病变防治指南(修订版). 中华实用儿科临床杂志, 2013, 28(23): 1835-1836.
[19] Rech M F, Cavallin F, Zaramella P, et al. Association of Rewarming Rate on Neonatal Outcomes in Extremely Low Birth Weight Infants with Hypothermia. J Pediatr, 2015, 167(3): 557-561, e612.
[20] 中华医学会眼科学分会眼底病学组. 中国早产儿视网膜病变筛查指南(2014年). 中华眼科杂志, 2014, 50(12): 933-935.
[21] 中国医师协会儿童健康专业委员会第一届儿童早期健康发展专业委员会, 中国医师协会第一届儿童早期健康发展专业委员会、西安医学会新生儿学分会. 早产儿出院后随访及管理建议. 中国妇幼健康研究, 2019, 30(9): 1048-1052.

第十一章
新生儿呼吸系统疾病护理评估与干预

导读与思考:

新生儿由于呼吸系统的解剖生理特点决定了其容易出现呼吸系统相关疾病,临床呼吸道管理的护理干预效果在疾病恢复中起着非常重要的作用。

1. 促进肺成熟的因素有哪些?
2. 新生儿的呼吸受哪些因素的调节?什么是低氧血症和高碳酸血症?
3. 如何评估新生儿的呼吸状态?
4. 什么是呼吸暂停?如何处理?
5. 新生儿氧疗的常见方式有哪些?如何护理机械通气的患儿?
6. 常见的新生儿呼吸系统疾病有哪些?分别有什么特点?如何处理?

第一节　新生儿呼吸系统发育及生理特点

一、呼吸系统的发育

(一)胎儿呼吸系统的发育

出生后胎儿-胎盘循环中断,新生儿必须建立自主呼吸才能进行有效的气体交换,胎儿呼吸系统须经历充分的发育才能满足出生后的气体交换。

1. 胎儿肺发育　胎儿肺发育须经历5个阶段:

(1)胚胎期(0~7周):肺芽形成,血管与心脏相连。

(2)假腺体期形成阶段(7~17周):前腺泡、气道与血管发育,在假腺体阶段晚期,气道、动脉和静脉发育程度在大体结构上已与成人相似。

(3)小管形成阶段(17~25周):呼吸性(腺泡)气道发育,外周上皮与间质变薄,Ⅰ型和Ⅱ型肺泡上皮细胞出现。此期三个重要变化是:①腺泡出现;②血气屏障发育;③气道上皮细胞出现分化,Ⅱ型肺泡上皮细胞内开始产生肺表面活性物质(PS)。

(4)囊泡和肺泡发育阶段(25周~足月):肺泡及其前期形态——囊泡,开始形成并发育。在此阶段,尤其是从孕32周至足月出生以及生后第1个月,是肺泡数量的快速增长期,在此关键时期,无论是宫内还是出生后的营养不良,都会阻碍肺泡化进程,从而影响肺的发育。新生儿出生时,其肺部已经形成了约0.5亿~1.5亿个肺泡,这些肺泡为新生儿的呼吸功能提供了基础。

(5) 出生后发育阶段（出生至生后 2~8 岁）：肺泡和小血管成倍增加，所有结构体积增大。肺泡的发育主要在出生后，肺泡数目持续增长至 2~8 岁停止，成年人约有 5 亿个肺泡。肺的体积也继续扩大，表面积增加。

2. 肺表面活性物质与肺发育 PS 是一种磷脂蛋白复合物，覆盖在肺泡表面，能降低肺泡表面张力，防止肺泡萎缩，稳定细胞内压。PS 的半衰期为 10~14 小时，为了确保肺发挥正常的生理功能，其合成与消耗需要保持平衡。PS 的合成需要充足的脂肪酸、胆碱供应以及适当的葡萄糖水平来支持整体的能量代谢，此外，血流灌注、pH、体温以及特定的酶和激素的活性也对 PS 的合成过程起着重要的调节作用。

(1) PS 的主要功能：①降低肺泡表面张力，防止肺泡萎陷；②调节肺泡表面张力，稳定不同大小的肺泡内压力；③维持肺顺应性；④维持肺泡 - 毛细血管间液体平衡，防止肺水肿；⑤参与呼吸道免疫调节及防御机制；⑥其他：PS 还能促进肺液清除，保护肺泡上皮细胞等作用。

(2) 延迟肺发育的因素：羊水过少、胎儿水肿、缺氧、酸中毒、低体温、低血容量、低血压、肺部损伤以及母亲患有糖尿病等因素均会抑制 PS 的分泌，延迟肺的发育成熟。

(3) 促进肺成熟的因素：①使用糖皮质激素能加速 PS 的分泌；②一些不利因素如妊娠期高血压、胎盘异常以及胎膜早破等都可间接通过激素促进 PS 的分泌，从而促进胎儿肺成熟。

3. 肺液 胎儿肺泡内充满了肺组织分泌产生的液体，即肺液，肺液并非羊水吸入所致，近足月时，肺液量约为 40ml/kg。肺液的清除始于产前分娩发动时，儿茶酚胺分泌剧增，促进肺内液体吸收，因此，孕周越小的选择性剖宫产，新生儿湿肺发生率越高，越容易出现重症新生儿湿肺。未经自然临产而进行剖宫产的婴儿，更容易发生新生儿呼吸窘迫综合征，因为自然临产时，产生的激素和生理过程导致子宫的收缩和挤压，进而刺激Ⅱ型肺泡上皮细胞合成 PS。

在子宫内，胎肺的发育主要取决于肺液产生和清除的动态平衡。各种因素导致的肺液过多或过少都会对肺发育造成不良影响，也对生后肺功能的正常发挥产生不利影响。

（二）新生儿呼吸系统解剖生理特点

1. 鼻腔 出生后新生儿鼻腔发育仍不完善，鼻道狭窄，几乎没有下鼻道，鼻腔黏膜富有丰富的血管和淋巴管，轻微的炎症充血就可导致狭窄的鼻腔更为狭窄，导致以鼻呼吸为主的新生儿出现呼吸困难甚至死亡。

2. 鼻咽部和咽部 鼻咽部和咽部之间由软腭分隔，新生儿的鼻咽腔相对狭小，当有炎症时鼻咽腔出血水肿会变得更加狭窄。

3. 舌 位于咽的前部，舌体相对较大，充满整个口腔。当新生儿处于卧位时，舌根部靠后，喉部较高，容易发生呼吸道阻塞。

4. 喉 喉由关节软骨、声带、喉部肌肉及韧带组成。新生儿的喉部呈漏斗状，喉门狭窄，关节软骨相对较软，声带及喉黏膜薄弱且富含血管及淋巴管，这种解剖生理学特征使新生儿喉部对炎症反应极为敏感，即使是轻度炎症也可迅速导致喉梗阻。

5. 气管及支气管 足月新生儿气管的长度约为成人的 1/3，大约长 4cm。气管分叉位于第 3~4 胸椎水平。右侧主支气管较左侧支气管直，气管插管过深时导管容易滑入右支气管。新生儿的气管及支气管相对狭窄，软管柔软，弹力纤维及肌肉组织发育不完善，管壁容易变形，产生的气道阻力较大，且血管丰富，黏膜柔嫩纤细，血管丰富，纤毛运动差，容易发生感染，导致呼吸道阻塞及呼吸困难。

6. 肺 新生儿肺泡数量少，肺泡表面积及体表面积相对较少，肺的储备功能明显不足，容易发生呼吸衰竭。新生儿肺血管丰富，弹力组织发育差，肺内含气量少、含血量多，容易发生肺部感染、间质性肺炎、肺不张等。

7. 呼吸肌 膈肌是最重要的呼吸肌。新生儿的膈肌只有 25% 的肌纤维耐疲劳，所以新生儿的呼吸肌容易疲劳。新生儿的肋间肌薄弱，容易发生胸廓凹陷，限制肺的扩张。此外，腹肌也是新生儿重要的呼吸肌。

二、新生儿呼吸系统生理特点

（一）呼吸生理

1. 气体交换与血液氧合

（1）呼吸系统包括通气和换气两个部分，通气是指空气通过呼吸道进入肺泡，换气则是进入肺泡内的空气与肺毛细血管之间的气体交换。通过气体交换为机体提供氧气并排出二氧化碳。

（2）静脉血通过上腔静脉和下腔静脉进入右心房，经右心房 - 右心室 - 肺动脉通道进入肺内进行气体交换。氧气（oxygen，O_2）由肺泡进入肺毛细血管，二氧化碳（carbon dioxide，CO_2）由肺毛细血管进入肺泡并被排出。氧合后的动脉血经肺静脉 - 左心房 - 左心室 - 主动脉通道参与体循环，将富含氧气的血液送达机体各组织器官参与代谢。

2. 新生儿呼吸 新生儿呼吸由呼吸中枢（受中枢神经系统的成熟度及睡眠状态影响）、反射（迷走神经反射调节）和化学因素（血液中 CO_2 和 O_2 的水平）等调节和控制。呼吸的效果取决于通气 / 血流比值（ventilation/perfusion ratio，V/Q 比值）和肺顺应性。

（1）通气 / 血流比值（V/Q 比值）：是指肺通气（充气肺泡）与肺血流（流向肺泡的血液）的关系。机体有效的气体交换需要通气与血流灌注在数量上保持一定的比值。出生 24 小时以后通气 / 血流比值为 0.7~0.8，比值上升表明血流相对不足，见于肺动脉狭窄、三尖瓣闭锁及肺栓塞等；比值下降则表明通气相对不足，可见于呼吸窘迫综合征、气胸和肺不张等。

（2）肺顺应性：是指单位压力改变时引起的肺容积改变，也就是每增加单位外部压力时肺容积增加的程度，包括静态顺应性和动态顺应性。

1）静态顺应性：指在呼吸周期中，气流暂时阻断时测得的单位压力变化引起呼吸末容积的变化。

2）动态顺应性：是连续呼吸周期中未阻断气流时测得的肺顺应性，受气道阻力影响。

肺顺应性的大小受肺组织的弹性和 PS 多少的影响，PS 可降低肺泡表面张力，使其免受肺液影响而维持开放状态。新生儿出生时肺顺应性小，随着自主呼吸的建立、肺液的清除，肺的顺应性会随着功能残气量的增加而改善，但一些肺部疾病如肺炎、肺水肿以及气道梗阻会导致肺的顺应性降低。

（二）氧离曲线

（1）氧离曲线：是指血氧饱和度与动脉血氧分压（partial pressure of arterial oxygen，PaO_2）关系的曲线，该曲线基于 PaO_2 和血氧饱和度的比较，描述了 O_2 和血红蛋白的相互作用，见图 11-1-1。

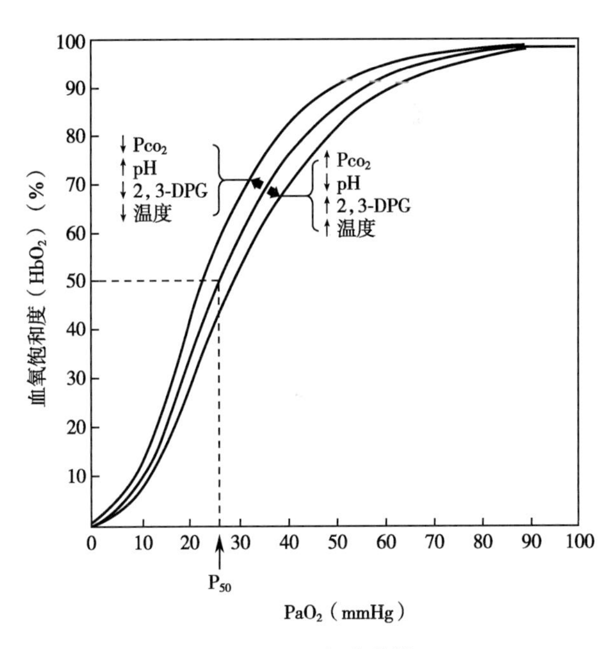

图 11-1-1　氧离曲线

（2）氧离曲线的意义：PaO_2 下降时，血氧饱和度随之下降，但关系非线性，更趋近于“S”形。当 PaO_2 下降至 60mmHg（8kPa）时，血氧饱和度仍可能维持在 90% 以上；当 PaO_2 降至 60mmHg 以下时，血氧饱和度急剧下降。

引起氧离曲线左移或右移的常见因素如下：

1）氧离曲线右移表示维持血氧饱和度需要更高 PaO_2，曲线左移表示在相同的 PaO_2 情况下有更高的血氧饱和度。

2）当 pH 降低、CO_2 积聚、2,3- 二磷酸甘油酸（2,3-DPG）升高、体温过高时，曲线右移；反之则左移。

3）新生儿出生时，体内的血红蛋白中大约有 70%~90% 为胎儿血红蛋白，这种血红蛋白与 O_2 的亲和力较高，胎儿血红蛋白比成人血红蛋白更能有效地与氧气结合，使氧离曲线左移。因此，新生儿维持相同的血氧饱和度所需的 PaO_2 相对较低，缺氧时发绀症状相对于成人不明显。

（三）低氧血症与缺氧及高碳酸血症

1. 低氧血症与缺氧 低氧血症是指动脉血氧分压及氧含量降低，足月儿 PaO_2<60mmHg，早产儿 PaO_2<50mmHg。引起低氧血症的因素：①肺不张、呼吸窘迫综合征、肺炎、通气不足等通气 / 灌注不匹配导致的肺内分流；②先天性心脏病及肺动脉高压等原因致使血液未进入肺内进行氧合而造成的肺外分流。

缺氧是指机体组织供氧不足，轻度低氧血症可因机体的代偿作用不发生组织缺氧。引起组织缺氧的原因有很多，低氧血症只是引起组织缺氧的其中一个原因。引起缺氧的其他原因还包括贫血、异常的血红蛋白、心力衰竭及休克等。当缺氧达到一定程度，血氧饱和度下降至 75%~80% 以下时，在口腔和黏膜等处会出现肉眼可见的青紫，但贫血患儿发绀往往不明显。

2. 高碳酸血症 正常情况下，动脉血二氧化碳分压（partial pressure of arterial carbon dioxide，$PaCO_2$）应维持在 35~45mmHg。高碳酸血症，是指血液中的 CO_2 含量增加，$PaCO_2$ 超过 45mmHg，通常由气道阻塞等引起；另一方面，CO_2 水平降低可引起大脑血管舒张，增加脑血流及颅内压，对早产儿极为不利，也需要予以关注。

三、呼吸生理相关概念

1. 潮气量（tidal volume，V_T） 指平静呼吸时每次吸入或呼出的气量，足月儿约 4~6ml/kg。新生儿患肺部疾病时潮气量常降低，导致呼吸增快，呼吸功增加。

2. 功能残气量（functional residual capacity，FRC） 指平静呼吸末残留在肺内的气体量，包含残气量和补呼气量两个部分，足月儿为 25~35ml/kg。功能残气量的作用是在呼气时保持气道开放，防止肺泡塌陷萎缩，并在气体交换过程中缓冲肺泡气体分压变化。

3. 气道阻力 指气体进出呼吸道的摩擦力，大小取决于气道的长度和半径，气道阻塞、分泌物增多及胎粪吸入等状态下气道阻力增加。

4. 生理无效腔 包括解剖无效腔和肺泡无效腔两个部分。解剖无效腔是指呼吸时留在上呼吸道至终末支气管内的气体，肺泡无效腔是指进入肺泡但未参与气体交换的气体。新生儿解剖无效腔量约 1.5~2.5ml/kg，肺泡无效腔量约 0~0.5ml/kg。而机械无效腔量则是指机械通气时呼吸机回路中的气体量。

要点荟萃

1. 延迟肺发育的因素 主要包括羊水过少、缺氧、酸中毒、低体温、低血容量、低血压、肺部损伤、母亲糖尿病等。

2. 促进肺成熟的因素 ①使用糖皮质激素；②一些不利因素，如妊娠期高血压综合征、胎盘异常以及胎膜早破等，可通过激素间接促进 PS 的分泌，从而促进胎儿肺成熟。

3. 新生儿呼吸由呼吸中枢、反射和化学因素调节和控制，呼吸的效果取决于通气 / 血流比值和肺顺应性。

（1）低氧血症：指动脉血氧分压及氧含量降低，足月儿 PaO_2<60mmHg，早产儿 PaO_2<50mmHg。引起低氧血症的因素：①肺不张、呼吸窘迫综合征、肺炎、通气不足等；②先天性心脏病、肺动脉高压等。

（2）高碳酸血症：指血液中 CO_2 增多，$PaCO_2$>45mmHg，可能由气道阻塞等原因引起。

（黄 希 朱友菊）

第二节　新生儿常见呼吸状态的护理评估与干预

一、正常、异常的呼吸状态

1. 正常呼吸　正常呼吸不费力，安静状态下呼吸频率（RR）为40~60次/min。新生儿呼吸系统发育不完善，正常情况下可出现周期性呼吸（指呼吸停止时间小于20秒且无肤色的改变，常在睡眠时出现），因未影响气体交换，不需要进行特殊处理，但需要引起重视。新生儿正常呼吸以腹式呼吸为主。

2. 异常呼吸

(1) 气促：是指安静状态下呼吸频率持续超过60次/min，见于呼吸窘迫、充血性心力衰竭、败血症、体温过低或体温过高、低血糖及红细胞增多症等。

(2) 呼吸困难：是由多种原因引起的新生儿呼吸形态异常，呼吸频率、深度、强度及节律发生改变，吸气与呼气比例失调，临床表现为气促、呻吟、鼻翼扇动、三凹征（胸骨上窝、剑突下窝及肋间隙的吸气性凹陷）、点头样呼吸或张口呼吸等。呼吸系统、循环系统及中枢神经系统疾病等都可能有呼吸困难的表现，其中最常见的为呼吸系统疾病。

3. 呼吸运动异常　双侧胸廓起伏不对称，见于气胸或肺部病变。

4. 呼吸音　正常呼吸音应清晰且双侧对称，异常的呼吸音包括：①湿啰音，类似于噼啪声，多见于肺内出现液体；②干啰音，类似于打鼾声，多见于大气道阻塞；③摩擦音，见于胸腔积液或炎症；④喘鸣音，类似于嘶哑声，见于部分上呼吸道阻塞。

5. 桶状胸　正常情况下胸廓的形状呈圆筒状且双侧对称，胸围稍小于头围。当胸廓前后径接近于左右径时，称为桶状胸，常见于过度充气或胎粪吸入。

二、新生儿呼吸暂停

（一）护理评估

1. 概述　呼吸暂停是指呼吸停止时间超过20秒，或虽不到20秒，但伴有心率<100次/min、发绀、血氧饱和度降低及肌张力降低。呼吸暂停是早产儿最常见的症状，可导致严重的低氧血症，引起脑损伤甚至猝死，需要密切监护及积极处理。

2. 分类及病因

(1) 原发性呼吸暂停：多见于早产儿，尤其是VLBW及ELBW，多无原发疾病，与早产儿呼吸中枢发育不成熟有关。胎龄越小，呼吸中枢发育越不成熟，呼吸暂停发生率越高。研究报道，胎龄$33\sim34^{+6}$周的早产儿呼吸暂停的发生率约为50%，胎龄30周的约为85%，而几乎所有胎龄<28周的早产儿都会发生呼吸暂停。

(2) 继发性呼吸暂停：早产儿及足月儿均可发生。中枢神经系统、呼吸系统、心血管系统、消化系统等方面的疾病，及感染、代谢紊乱等多方面的原因均可导致继发性呼吸暂停的发生。

1) 神经系统疾病及功能紊乱：如缺氧缺血性脑病、颅内出血、颅内感染、脑积水、新生儿惊厥等。

2) 呼吸系统疾病：呼吸系统的感染、气道阻塞（如后鼻孔阻塞、气道异物或分泌物阻塞）、气胸等。

3) 心血管系统疾病：各种严重先天性心脏病、心力衰竭、血容量不足以及低血压等。

4) 消化系统疾病：喂养不耐受、胃食管反流、新生儿坏死性小肠结肠炎以及腹膜炎等。

5) 感染：新生儿肺炎、败血症、脑膜炎等。

6）代谢及电解质紊乱：低血糖、低钙血症、低钠血症、高钠血症及高钾血症等。

7）其他：贫血、红细胞增多症，母亲使用镇静剂，产时窒息，体位不佳或呼吸道有分泌物等导致的呼吸道不畅通等。

（二）护理干预

1. 病情评估

（1）鉴别周期性呼吸与呼吸暂停：首先应识别短暂的呼吸停止是周期性呼吸还是呼吸暂停发作。两者重要的区别在于，周期性呼吸虽然有短暂的呼吸停止，但没有影响机体的气体交换，临床表现心率无下降，也无发绀及经皮血氧饱和度的下降及肌张力的改变，因此不需要处理。而呼吸暂停一旦发生，就已经影响机体的气体交换，具体表现为心率及血氧饱和度下降、发绀、肌张力降低。因此，密切监测住院高危新生儿有无呼吸暂停的发生并及时处理是提高高危新生儿成活率、减少并发症的最重要措施之一。

（2）监测生命体征，正确设置监护仪参数及报警界限：可采用生命体征监护仪，持续监测患儿的呼吸、心率、经皮血氧饱和度。同时正确设置报警界限，一旦患儿心率低于100次/min、经皮血氧饱和度低于85%，需立即评估患儿是否有呼吸暂停的发生。除了仪器设备监测外，责任护士还需密切评估及监测患儿皮肤颜色、肌张力等。

2. 呼吸暂停的处理

（1）清理呼吸道：评估患儿呼吸道有无分泌物，气道是否畅通，调整体位为"鼻吸气"体位，必要时进行吸引。考虑为奶汁反流者可根据情况选择喉镜直视下吸引或气管插管后吸引。

（2）物理刺激：给予物理刺激，如刺激足底、托背呼吸、摇床、抚摸腹部等，必要时给予常压吸氧或复苏囊正压通气，协助患儿快速恢复有效通气。

（3）用药护理：对于反复发作的呼吸暂停应给予兴奋呼吸中枢的药物，常用甲基黄嘌呤类药物（氨茶碱、茶碱、咖啡因），口服或静脉滴注，通过兴奋呼吸中枢，刺激中枢化学感受器对CO_2的敏感性等机制改善呼吸。首选咖啡因，负荷剂量20mg/kg（30分钟，静脉滴注），24小时后改为5~10mg/kg，每24小时1次（10分钟，静脉滴注）维持，疗程为5~7天；其次为氨茶碱，负荷剂量5~6mg/kg（30分钟，静脉滴注），12小时后以2~3mg/kg，每8~12小时1次，静脉滴注，疗程为5~7天，该药有较多不良反应，需要准确抽吸药物剂量，密切观察用药后的反应。

（4）提供持续气道正压：对频繁发作的呼吸暂停，可给予鼻塞式CPAP，功能残气量的增加能稳定上呼吸道和胸廓，兴奋肺泡牵张感受器，改善肺的顺应性和氧合，减少呼吸暂停的发作。但需注意气漏的风险，使用药物和CPAP通气后呼吸暂停仍反复发作者，可考虑气管插管与机械通气。

（5）对因处理：对于原发性呼吸暂停，随着日龄的增加，患儿逐步成熟后发生率逐渐降低，只需要积极对症处理及给予呼吸支持即可。但若是继发性呼吸暂停，除上述处理外，还需要积极寻找导致呼吸暂停的病因并进行有针对性地治疗，如做好保暖、维持体温正常、控制感染、纠正低血糖和电解质紊乱等。

3. 呼吸暂停的预防

（1）尽量减少不良刺激：置胃管、吸痰、经口喂养等动作可兴奋迷走神经诱发呼吸暂停，因此，在进行吸痰、鼻饲管置管等操作时应注意动作尽量轻柔且集中操作，并给予疼痛评估和干预。

（2）患儿体位：保持患儿处于"鼻吸气"体位，维持呼吸道通畅是预防呼吸道堵塞而诱发呼吸暂停的重要措施。可在患儿肩颈下方放置小毛巾保持颈部自然伸直的状态，不要过屈或过伸。频发呼吸暂停的患儿可尝试俯卧位，俯卧位可改善氧合，促进胃排空，减少对膈肌的压迫，但需密切观察，防止窒息。

（3）对出生胎龄≤30周或出生体重≤1 500g的早产儿，为降低支气管肺发育不良（bronchopulmonary dysplasia，BPD）等呼吸系统不良预后的发生，生后应尽早开始咖啡因治疗；对出生胎龄>30周且出生体重>1 500g的早产儿，应在出现呼吸暂停后开始咖啡因治疗。

三、呼吸衰竭

（一）护理评估

1. 概述 呼吸衰竭（respiratory failure）是由于各种原因引起中枢性和/或外周性呼吸生理功能障碍，不能进行有效通气和换气，使 PaO_2 降低和 $PaCO_2$ 增加，以急性呼吸衰竭多见，是临床重要的危急重症，是导致新生儿死亡的重要原因。

2. 病因和发病机制

（1）呼吸道阻塞：呼吸道存在液体、血液及胎粪吸入，限制空气到达肺泡引起呼吸中断；各种呼吸道畸形，如鼻后孔闭锁、皮埃尔-罗宾综合征、囊肿等导致呼吸道梗阻引起肺通气障碍。

（2）肺部疾病：NRDS、新生儿胎粪吸入综合征、新生儿肺部感染、肺出血以及气漏综合征等而导致呼吸衰竭发生。肺动脉高压时肺血管收缩或解剖异常等原因也可限制 O_2 由肺泡进入毛细血管，引起肺换气障碍。

（3）神经系统疾病：如严重的颅内感染、颅内出血、新生儿惊厥、早产儿原发性呼吸暂停、药物中毒等可引起中枢性呼吸功能障碍。

（4）循环系统疾病：先天性心脏病、心力衰竭、新生儿持续性肺动脉高压等心脏异常及新生儿红细胞增多症、贫血等都可以影响血液的正常流动。

（5）其他：张力性气胸、先天性膈疝使肺部受压或扩张受限以及代谢紊乱等原因引起的呼吸中断限制了 CO_2 排出。

3. 临床表现 差异很大，可表现为明显的呼吸窘迫，伴或不伴有动脉血气指标显著异常；也可表现为动脉血气指标明显异常而呼吸困难表现不明显。

（1）原发疾病表现：后鼻孔狭窄者，闭嘴后不能有效呼吸；早产儿 RDS，早期出现气促、呻吟、发绀等；胎粪吸入性肺炎，表现为羊水粪染及出生时的窒息表现；膈疝患儿，表现为舟状腹体征等。

（2）呼吸衰竭早期表现：明显的呼吸窘迫表现（如气促、三凹征阳性、鼻翼扇动、发绀等），吸气性凹陷特别明显（提示肺容量明显减少），呼气时出现呻吟（呼气时会厌关闭以增加呼气末正压）。中枢性呼吸衰竭早期无明显呼吸窘迫表现，可能表现为呼吸浅表或呼吸频率异常减慢等，临床上需仔细观察。

（3）重要脏器的功能异常：低氧血症、高碳酸血症、酸中毒等可导致重要脏器功能异常，如心率和心排出量增加、心排出量降低、肺血管阻力增加，反应低下、嗜睡、激惹、肌张力低下，水、钠潴留等。

4. 诊断指标 判断新生儿呼吸衰竭的指标包括临床表现及实验室指标。

（1）临床表现：气促、呻吟、吸气性凹陷、中心性发绀、难治性呼吸暂停、活动减少和呼吸频率>60次/min等。

（2）实验室指标：①吸入氧浓度为100%时，PaO_2<50mmHg或血氧饱和度<80%；②$PaCO_2$>60mmHg；③动脉血pH<7.20。

（二）护理干预

护理干预的主要目标是尽快恢复正常的气体交换，并将并发症降到最低程度。

1. 氧疗 低氧血症比高碳酸血症危害更大，因此，在呼吸衰竭的早期即可吸氧，常用鼻导管或头罩吸氧纠正低氧血症；若常压给氧不能及时纠正低氧血症，则需采取正压给氧的呼吸支持技术纠正低氧血症。

2. 呼吸支持 一般常压给氧不能纠正低氧血症时，应立即采取无创正压呼吸支持。而严重的呼吸衰竭则需要通过气管插管行机械通气治疗纠正低氧血症及高碳酸血症，包括常频呼吸机或高频呼吸机。

3. 病因治疗 对于呼吸道梗阻患儿，应及时清理呼吸道分泌物，解除梗阻，必要时尽快建立人工气道或手术治疗；针对 RDS，必要时使用 PS 治疗；对于肺部感染患儿应给予积极抗感染治疗等。

4. 一般护理 保持舒适体位，可于俯卧位、侧卧位及仰卧位交替进行，保持气道畅通，各种操作集中进行，减少刺激，维持正常体温，给予营养支持等。

5. **病情观察及评估** 观察患儿有无气促、鼻翼扇动、呻吟、发绀等呼吸困难表现，观察氧疗后呼吸困难的改善情况，如有异常及时通知医生积极处理。

四、青紫

（一）护理评估

1. **概述** 新生儿青紫（cyanosis）是因毛细血管血液中还原血红蛋白增多超过一定水平所致，肉眼可见的青紫程度取决于还原血红蛋白的浓度和低氧血症的严重程度，当新生儿动脉血还原血红蛋白>30g/L时，口腔和黏膜即可见青紫；当还原血红蛋白>50g/L时，皮肤及肢端也出现青紫。

2. **影响因素** 影响青紫的因素包括总血红蛋白量、含氧血红蛋白量、胎儿血红蛋白量与成人血红蛋白量的比值等。红细胞增多时，即使PaO_2较高也可出现青紫；相反，贫血时，因血红蛋白量较低，即使PaO_2降低，也可能不出现青紫。胎儿血红蛋白与氧的亲和力高，故新生儿出现青紫往往意味着更低的血氧饱和度水平，需要注意。

3. **分类及病因** 新生儿青紫有生理性青紫及病理性青紫之分。生理性青紫多见于初生新生儿，因在宫内到宫外的过渡期间，从胎儿循环过渡到新生儿循环需要一段时间；另外，出生后新生儿的肺未完全扩张、肺的换气功能还不完善，皮肤血流灌注不良也会导致生理性青紫的发生，随着日龄的增长，青紫消失。而病理性青紫则由各种新生儿疾病所致。

（1）中心性青紫：常见于全身疾病导致的动脉血PaO_2和血氧饱和度下降。多见于呼吸系统疾病如窒息、RDS、肺部感染、气胸、胎粪吸入综合征等以及心血管系统疾病如各种先天性心脏病等。

（2）周围性青紫：PaO_2和血氧饱和度正常，血液集中于心肺等重要器官，四肢等周围毛细血管血液减少，流速减慢，局部耗氧增加，还原血红蛋白增多。多见于保暖不当所致的低体温、心力衰竭、休克、局部血流障碍等。

（3）其他原因所致的青紫：高铁血红蛋白占血红蛋白总量的10%以上、红细胞增多症及中枢性呼吸衰竭等因素也可引起青紫。

（二）护理干预

1. **评估青紫类型** 发生青紫时，应注意首先评估其类型。生理性青紫不需要特殊治疗，病理性青紫需要查明原因进行有针对性地治疗。若为周围性青紫，需评估环境温度及患儿体温，加强保暖及改善微循环。若为中心性青紫，则应通过病史采集、体格检查、辅助检查等进一步寻找病因，判断是心脏原因还是肺部原因导致的青紫（具体详见表11-2-1），并采取相应的措施治疗。由呼吸系统疾病引起，应及时治疗肺部疾病；新生儿持续性肺动脉高压可使用高频振荡通气或NO吸入性治疗，也可应用血管扩张剂；先天性心脏病应根据患儿PaO_2情况，及时纠正缺氧状态，做好生命体征监测，选择时机积极稳定状态并辅助外科治疗。

表11-2-1 肺部原因和心脏原因导致的青紫的鉴别

评估	肺部原因导致的青紫	心脏原因导致的青紫
哭闹时	减轻	加重
呼吸	气促，三凹征	气促或减慢
吸氧	通常有效	改善不明显
二氧化碳水平	升高	正常或下降
心脏检查	正常	可能有杂音、脉搏减弱
心电图	正常	可能有异常
超声心动图	正常	异常
胸部X线片	肺部疾病的表现	心脏大小、形状、位置等病理改变

2. 临床表现

(1)外周性青紫:青紫发生仅限于四肢末端、耳郭、鼻尖等身体体温较低的部位,可完全消失,患儿全程可无 PaO_2 异常表现。

(2)中心性青紫:可发生在全身皮肤、眼结膜、口腔黏膜以及广泛舌部,经过妥善保暖及改善微循环后仍不消退,患儿需及时纠正机体氧合不足的情况。

3. 上下肢经皮血氧饱和度监测 在临床护理工作中,对新入患儿可使用脉搏血氧饱和度监测仪测量右上肢和任一下肢的血氧饱和度,初步筛查有无先天性心脏病。若监测结果显示上下肢血氧饱和度监测读数绝对差异 ≥3% 时,提示可疑的先天性心脏病,可进一步行超声心动图检查明确诊断,详见第二十三章第三节。

4. 新生儿氧疗支持 针对病理性青紫,应根据患儿 PaO_2 以及经皮血氧饱和度监测结果及时进行氧疗,轻度低氧血症可通过代偿机制,一般不发生组织缺氧,不需要给予氧疗;当新生儿吸入空气时,PaO_2<60mmHg 或者经皮血氧饱和度<90%,应考虑及时给予氧疗,但需排除动脉导管依赖性疾病,如肺动脉狭窄或闭锁伴随的动脉导管开放等,首先予以鼻导管、头罩等常压给氧,病情严重者可给予机械通气,维持 PaO_2 在 50~80mmHg。氧疗支持时,新生儿需维持的最佳血氧饱和度取决于胎龄及病情严重程度,但应防止氧中毒导致早产儿视网膜病变以及支气管肺发育不良的发生。

5. 严密观察病情

(1)监测青紫颜色及范围变化:根据病因监测及对症处理结果,及时监测青紫变化,警惕微循环障碍导致局部皮肤组织发生严重的缺血缺氧。

(2)监测生命体征:观察患儿意识、反应、肌张力、呼吸情况有无变化,警惕呼吸衰竭、心力衰竭、休克或 DIC 的发生。

要点荟萃

1. 呼吸暂停 指呼吸停止时间超过 20 秒,或虽不到 20 秒,但伴有心率<100 次 /min、发绀、血氧饱和度降低及肌张力降低。原发性呼吸暂停:与早产儿呼吸中枢发育不成熟有关;继发性呼吸暂停:中枢神经系统、呼吸系统、心血管系统、消化系统等方面的疾病,感染、代谢紊乱等多方面的原因均可导致。

处理:①确保呼吸道通畅,"鼻吸气"体位,必要时进行吸引;②物理刺激:刺激足底、托背呼吸、摇床、抚摸腹部等,必要时常压吸氧或复苏囊正压通气;③用药护理:氨茶碱、枸橼酸咖啡因等,口服或静脉滴注;④提供持续气道正压;⑤对因处理。

2. 呼吸衰竭 指各种原因引起中枢性和 / 或外周性呼吸生理功能障碍,不能进行有效通气和换气,PaO_2 降低和 $PaCO_2$ 增加。临床表现:气促、呻吟、吸气性凹陷、中心性发绀、难治性呼吸暂停、活动减少和呼吸频率>60 次 /min 等。实验室指标:吸入氧浓度为 100% 时,PaO_2<50mmHg 或血氧饱和度<80%;$PaCO_2$>60mmHg;动脉血 pH<7.20。

护理干预:尽快恢复正常气体交换,将并发症降到最低。①氧疗;②呼吸支持;③病因治疗;④保持舒适体位;⑤病情观察及评估。

3. 新生儿青紫 是因毛细血管血液中还原血红蛋白增多超过一定水平所致。生理性青紫多见于初生新生儿,病理性青紫主要包括中心性青紫、周围性青紫、红细胞增多症等。

(黄希 苏昕)

第三节　新生儿氧疗和机械通气

新生儿出生后，通过建立自主呼吸从自然界吸入 O_2、排出 CO_2 维持平衡。若氧气供给中断，体内储备的氧气将在 6 分钟内耗尽而导致机体死亡。无论是呼吸系统还是机体其他器官系统原因导致的通气和 / 或换气任何环节障碍，都会引起低氧血症的发生。严重的低氧血症导致机体组织缺氧，发生细胞代谢及器官功能的异常。脑组织对缺氧非常敏感，严重缺氧会导致不可逆的脑损伤发生。因此，积极纠正低氧血症是降低并发症、改善预后的重要措施。氧气疗法是纠正低氧血症的常用方法，但使用不当也可发生不良反应，尤其是对发育不成熟的早产儿，更容易发生用氧相关并发症。因此，应严格掌握用氧指征及方法。

一、新生儿氧疗指征

1. 轻度低氧血症时机体通过代偿一般不会发生组织缺氧，不需要氧疗。

2. 临床上有呼吸窘迫的表现，或吸入空气时动脉血氧分压（PaO_2）<50mmHg 时，要考虑吸氧，但需排除动脉导管依赖性疾病。

3. 氧疗时，新生儿需维持的最佳血氧饱和度取决于胎龄、日龄和病情等，一般保持在 90% 以上。早产儿为防止氧中毒导致视网膜病变以及支气管肺发育不良的发生，维持血氧饱和度在 90%~95% 较为适宜，原则上不超过 95%。

二、氧疗方法

分为常压给氧及正压给氧。常压给氧方式包括鼻导管给氧、面罩给氧、头罩给氧。正压给氧方式包括球囊面罩正压给氧、无创辅助通气及有创呼吸机机械通气给氧。

（一）常压给氧方式

1. 鼻导管法　为常用的低流速给氧方式。

（1）方法：氧流量 0.3~0.6L/min，使用橡胶管或者硅胶管置于鼻前庭，可短期或长期使用，适用于病情较轻的新生儿。

（2）优点：对活动和操作影响较小，对鼻部黏膜刺激相对较小。

（3）缺点：①可造成鼻腔黏膜的损伤；②易被鼻腔分泌物堵塞；③鼻导管扭曲或患儿张口、哭闹均可使氧供应量减少；④流量过高可引起鼻咽部的刺激，使患儿不适。

（4）注意事项：①使用空氧混合装置可避免吸入的氧浓度过高；②使用过程中需注意定时更换鼻导管的位置，以免造成鼻腔黏膜的损伤；③注意清理鼻腔分泌物，以免鼻导管堵塞。

2. 面罩给氧

（1）方法：氧流量为 1~1.5L/min，可与雾化吸入同时进行。

（2）注意事项：使用时需使面罩对准口鼻，以免影响效果；定时检查面罩压迫部位的皮肤情况，防止鼻梁部及面部压伤。

3. 头罩给氧

（1）方法：常用氧流量为 5~8L/min，通过空氧混合装置将氧气和空气混合，将混合后的气体通过输氧管送入头罩内，用于呼吸困难、缺氧和发绀的患儿。

（2）优点：可输送设定浓度的氧气，临床使用较多。

（3）缺点：①流量不足时，头罩内可有 CO_2 积聚；②气流可导致散热增加，导致患儿头部温度降低。

（4）注意事项：①需注意监测血气，注意有无

CO_2 潴留；②输送气体经过加热湿化可减少患儿热量的损失；③注意头部的保暖，可用小毛巾或毛绒帽遮盖。

（二）常压给氧护理干预

1. 氧疗原则 新生儿氧疗的理想目标是维持患儿的 PaO_2 在 50~80mmHg（早产儿 50~70mmHg）。需注意吸入氧浓度过高导致的氧毒性，包括肺泡损伤、毛细血管渗漏、水肿、炎症、纤维化，可能引起早产儿视网膜病变及支气管肺发育不良，氧疗的原则是使用最低的氧浓度及流量维持适宜的经皮血氧饱和度。

2. 血氧饱和度的监测 脉搏血氧饱和度监测仪通过识别血红蛋白结合氧的情况来读取血氧饱和度，足够的血红蛋白和灌注是精确读数的关键。此外，氧疗时还需正确设置脉搏血氧饱和度监测仪的报警界限，并按时更换传感器位置，防止皮肤损伤。

3. 影响氧疗效果的因素 鼻导管氧疗时可刺激鼻腔黏膜，增加分泌物，影响氧疗效果，需注意保持呼吸道通畅，及时清理鼻腔分泌物。

4. 氧疗效果的监测 通过对患儿的呼吸、循环状态以及血气分析结果可判断氧疗的效果。如果吸氧后呼吸困难得到改善、皮肤颜色转红润、皮肤温暖干燥、毛细血管充盈时间正常以及经皮血氧饱和度和/或 PaO_2 上升，则说明氧疗效果良好。

5. 当新生儿氧分压和血氧饱和度下降时，除氧疗外，还可以通过维持中性温度、识别和处理疼痛，减少活动和刺激等措施来减少机体的氧耗来降低缺氧的程度。

（三）无创辅助通气

1. 定义 无创正压通气是指通过鼻塞、鼻罩等无创手段连接患儿与呼吸机进行通气的方式，常见的无创辅助通气包括持续气道正压通气、经鼻高流量加温湿化氧疗、双水平气道正压通气等。

2. 工作原理 在自主呼吸条件下，经鼻塞或鼻罩等方式提供一定的压力水平，呼吸机通过一定的吸气压力，在吸气相产生持续的正压气流；呼气相时，呼气的活瓣系统对呼出气也给予一定的阻力，使呼吸气相的气道压均高于大气压，整个呼吸周期内气道压力持续维持高于大气压的通气方式。

作用原理：①增加功能残气量，改善氧合；②维持上气道开放，降低气道阻力；③减少呼吸做功，稳定胸壁，改善膈肌功能；④防治呼气末肺泡萎陷等。

3. 适应证 基本条件：有自主呼吸，气道结构完整通畅，生命体征相对稳定。

（1）有自主呼吸的极早产儿，产房早期预防性应用。

（2）可能发生呼吸窘迫综合征（respiratory distress syndrome，RDS）的高危新生儿。

（3）RDS 患儿应用 PS 拔除气管插管后的呼吸支持。

（4）鼻导管、面罩或头罩吸氧时，当 $FiO_2>0.30$ 时，$PaO_2<50mmHg$ 或 $TcSO_2<0.90$。

（5）早产儿呼吸暂停。

（6）在常频或高频机械通气撤机后，出现明显的三凹征和/或呼吸窘迫。

4. 禁忌证

（1）无自主呼吸者。

（2）呼吸困难进行性加重，不能维持氧合；$FiO_2>0.40$，$PaO_2<50mmHg$，$PaCO_2>60mmHg$，$pH<7.25$。

（3）先天畸形：先天性膈疝、气管食管瘘、后鼻孔阻塞、腭裂等。

（4）心血管系统不稳定：如低血压、心功能不全、组织低灌注等。

（5）中枢性呼吸暂停。

（6）肺气肿、气胸，上气道损伤或阻塞。

（7）消化道大出血、严重腹胀。

（8）鼻黏膜、口腔、面部受损。

5. 常见无创通气模式

（1）高流量湿化鼻导管氧疗（humidified high flow nasal cannula oxygen therapy，HHFNC）：通过无需密闭的双侧鼻塞导管输入经过加温湿化的空氧混合气体。

1）优点：①高流速的气流冲刷解剖无效腔，使进入肺泡内的O_2浓度接近设定值；②加温湿化可将吸入气体维持在最佳湿度；③高流量气体提供部分气道正压的作用，增加功能残气量；④鼻塞导管无须完全密封，可减少鼻腔黏膜损伤；⑤降低上呼吸道阻力和呼吸功。

2）缺点：气道压力不能调节和监测，易引起肺损伤。

3）主要参数设置：气体流量为2~8L/min，FiO_2 21%~50%。

4）撤离指标：流量降至2L/min，FiO_2<25%时可考虑撤离。

5）注意事项：①提供的气体应接近或达到正常气管内湿化后的效果（37℃，湿度100%）；②鼻导管插入端外径为鼻孔大小的50%，外径过大存在产生过高压力的风险；③不推荐应用于极早产儿RDS的初始治疗。

（2）经鼻持续正压通气（nasal continuous positive airway pressure ventilation，nCPAP）：在自主呼吸条件下，提供一定的压力水平，使整个呼吸周期气道均保持正压的通气方式。吸气时提供气流支持，呼气时则气体留存增加，维持呼气末正压，防止肺泡萎陷，适用于有自主呼吸、肺顺应性降低、肺泡功能残气量减少的患儿，如肺不张、呼吸暂停、呼吸窘迫综合征和肺水肿等。

1）主要参数设置：呼气末正压（positive end expiratory pressure，PEEP）通常为3~8cmH_2O，一般不超过8cmH_2O；FiO_2初始设为21%~40%。

2）撤离指标：①FiO_2<30%，PEEP<4~5cmH_2O；②FiO_2≤0.25时，临床稳定、无呼吸暂停和心动过缓、无$TcSO_2$降低，呼吸做功未增加可考虑撤离。

（3）双水平气道正压通气（bilevel positive airway pressure ventilation，BiPAP）：是一种无创通气条件下的流量触发型压力支持通气模式，吸气相提供高压水平，相当于压力支持通气（pressure support ventilation，PSV），呼气相提供低压水平，相当于呼吸末正压。优点：①无需建立人工气道，保留上呼吸道的加温、湿化功能；②可设定额外的压力支持使潮气量或每分通气量增加，通气效果优于nCPAP；③可用于呼吸机撤离时的过渡，减少再次插管的发生率。

1）主要参数设置：吸气峰压（peak inspiratory pressure，PIP）为8~10cmH_2O，高压水平维持时间为0.5~1.0秒，压力转换频率为10~30次/min；PEEP 4~6cmH_2O；高、低压差距≤4cmH_2O；FiO_2设为21%~40%；吸气时间0.3~0.5秒；呼吸频率25~40次/min。

2）撤离指标：当病情稳定后，PIP降至6cmH_2O、PEEP降至4cmH_2O、压力转换频率15次/min、FiO_2<0.30时，患儿无呼吸暂停及心动过缓，无$TcSO_2$下降时可考虑撤离。

3）nCPAP、BiPAP注意事项：①通气期间注意监测呼吸管路的密闭性，保证压力达到预设值，并保持稳定。②无创通气期间患儿可吞入较多空气，导致胃扩张，可留置胃管定时抽出残留气体，必要时可保持胃管持续开放。③双侧鼻塞通气效果要优于单侧鼻导管，一般推荐双侧鼻塞，应根据患儿体重选择合适的鼻塞。④使用时需注意预防鼻黏膜、鼻中隔损伤。⑤由于BiPAP比nCPAP多了一个高压，发生腹胀、气漏的风险增加，因此需要根据患儿病情及时调整高压水平，并密切监测胃肠道及肺部情况，避免患儿剧烈哭闹。

4）nCPAP、BiPAP并发症：鼻中隔损伤、腹胀、肺过度扩张、心排出量降低、CO_2潴留、气漏综合征等。

6. 无创辅助通气的护理干预

（1）呼吸机管路护理：①确保参数设置正确；②湿化罐内湿化水量维持在上下限之间，湿化器温度设置合适；③及时处理冷凝水，若有积水杯，应处于最低位置（低于湿化器和患者气道口水平）；④双水平正压通气的排气管置于病床单元外；⑤管路未牵拉患儿的面部和鼻部，管路无打折/挤压，呼吸机管路低于患儿鼻部；⑥尽量减少管道的移动，以防止污染的冷凝水反流至患者的肺部；⑦在给患儿翻身前，首先处理管道积水，翻身后重新将管路放置妥当。

(2)鼻部保护:①鼻塞或面罩尺寸合适,安置正确(三边牵拉力量均衡);②依据患儿头围大小选择尺寸合适的帽子,帽子佩戴牢固,松紧适宜,不压迫头面部;③鼻中隔使用水胶体敷料保护,若有潮湿或分泌物应每天或8小时更换一次;④每班评估鼻部皮肤的完整性,有无发红、肿、瘀伤、破损等;⑤评估耳部、枕后皮肤的完整性,预防压伤。

(3)体位管理:①仰卧(或侧卧):头部处于“鼻吸气位”(即鼻和肚脐在一条线上,若颈部扭曲则表示不是“鼻吸气”体位);②俯卧位:将婴儿正确放置在枕头上,适当的膝盖对齐,预防体位性关节损伤。

(4)评估/气道管理:①评估呼吸情况:呼吸困难有无缓解,查看 SpO_2、HR、RR、FiO_2;②听诊和评估呼吸音:双肺呼吸音是否一致,有无湿啰音、痰鸣音;③经口鼻吸痰:按需吸痰,必要时可增加频次,鼻腔使用6号吸痰管,口咽部使用8号吸痰管;④每日更换鼻贴并用温盐水清洗鼻腔,同时评估鼻部皮肤情况,有红、肿等皮损时可用鱼肝油外涂;有皮肤破损溃烂时可加用生长因子促进恢复;⑤口腔护理:温盐水做好深部口腔护理,可预防阻塞性呼吸异常的发生。

(5)预防并发症

1)防止胃扩张:使用CPAP后可能会有较多的气体进入胃内导致胃扩张。需观察患儿的腹胀情况,但无需停止喂养,需根据情况及时抽吸胃内空气以减轻腹胀,或放置胃管排气,必要时可保持胃管持续开放。

2)防止鼻部压伤:若病情允许,每隔4~6小时或按需松动鼻塞休息15~20分钟,观察鼻中隔区域有无损伤,避免局部黏膜受压或变形。

3)气胸:表现为病情突然恶化,持续呼吸困难,叩诊呈清音,心尖搏动最强点发生移动,患侧呼吸音降低,提示可能有气漏的发生,应注意复查胸部X线并根据情况处理。

(四)常频机械通气

1. 定义 常频机械通气(conventional mechanical ventilation,CMV)是指经口腔或鼻腔插管连接呼吸机提供呼吸支持,改善通气和换气功能,纠正低氧血症和高碳酸血症,为治疗导致呼吸功能衰竭的原发性疾病创造条件。适用于呼吸衰竭、严重的RDS、严重的呼吸暂停或呼吸过慢、中枢神经系统问题等情况。

2. 工作原理 压力限制-时间转换-持续气流为CMV的主导模式。

3. 应用指征

(1)频繁的呼吸暂停,经药物或CPAP干预无效。

(2)NRDS患儿需使用PS治疗时。

(3)$FiO_2>0.6$,$PaO_2<60mmHg$ 或 $TcSO_2<85\%$(青紫型先天性心脏病除外)。

(4)$PaCO_2>60mmHg$,伴有持续性酸中毒(pH<7.20)。

(5)全身麻醉的新生儿。

4. 常用模式

(1)间歇指令通气(intermittent mandatory ventilation,IMV),又称间歇正压通气(IPPV),指以预设频率、压力和吸气时间对患儿施以正压通气,两次正压通气之间允许患儿在PEEP的水平上进行自主呼吸。

(2)同步间歇指令通气(synchronized intermittent mandatory ventilation,SIMV):通过预设正压和吸气时间支持病人的自主呼吸。患儿吸气时,触发呼吸机以预设参数进行通气,两次呼吸机通气之间允许自主呼吸,可减少人机对抗和气漏的发生,SIMV相对于IMV解决了人机不同步现象,从而避免了不良反应的发生。

(3)辅助-控制通气(assist/control ventilation,A/C):是辅助通气和控制通气相结合的通气模式,也称同步间歇正压通气。患儿无自主呼吸时,将完全依赖控制通气;有自主呼吸时,机械通气辅助频率与自主呼吸的频率相同。使用A/C模式时,若患儿自主呼吸较强,则有过度通气的风险,应及时调整参数或更改模式。

(4)压力支持通气(pressure support ventilation,

PSV)：是一种压力限制、流量切换、患儿自主呼吸触发的通气模式，患儿自主呼吸时给予压力辅助，当吸气流量降至25%时，吸气终止转为呼气。PSV常和SIMV联合使用。

5. 主要参数

（1）吸气峰压（PIP）：呼吸周期中的最大压力，是决定潮气量的主要因素，影响 PaO_2。理想的状态是用尽可能低的PIP维持充足的通气，上调PIP会降低 CO_2 水平并提高 PaO_2。但PIP过高会增加呼吸道的压力性损伤、导致气漏的风险，也可阻碍静脉血的回流导致心排血量下降。

（2）呼气末正压（PEEP）：一定水平的呼气末正压可防止肺泡萎陷，有利于稳定肺不张区域进行气体交换，改善肺的顺应性，改善通气/血流失调，上调PEEP会提高 PaO_2。但过高的PEEP值可出现一系列并发症，包括气漏、二氧化碳潴留、静脉血回流受阻致心排血量降低以及心脏功能受抑制等。

（3）呼吸频率（RR）：呼吸频率通过改变肺泡每分通气量影响排出 CO_2 的能力，在一定范围内，增加呼吸频率会增加每分通气量从而降低 $PaCO_2$，因此，可根据患儿情况调节呼吸机呼吸频率使 $PaCO_2$ 维持在理想范围。

（4）吸气时间（inspiratory time，Ti）：吸气时间根据时间常数、患儿的疾病和氧合情况及呼吸机频率等调整，时间常数为气道开口处和肺泡达到压力平衡所需的时间，吸气时间一般为0.3~0.6秒。

（5）平均气道压（mean airway pressure，MAP）：是吸气和呼气整个周期中气道内的平均压力，取决于呼吸频率、流速、PIP、PEEP和吸气时间，为可监测的数据，由呼吸机自动计算得出，不需要直接调节，提高MAP可减少肺不张和肺内分流的发生率。

（6）吸入氧浓度（FiO_2）：根据病人情况调节吸入氧浓度，上调 FiO_2 会提高 PaO_2，过高的 FiO_2 会增加肺损伤的风险。一般而言，吸入氧浓度低于40%相对安全，若处于疾病的急性期且有严重的低氧血症者，可短时间内提高氧浓度（超过60%），一旦患儿的低氧血症得到纠正就应该逐步调低氧浓度至安全范围（建议每次调低5%）。

参数调节尚无统一的标准，动脉血气分析是评价参数是否适宜的金标准。常见疾病机械通气初调参数可参考表11-3-1。

表11-3-1　常见疾病机械通气呼吸机参数初调范围

疾病种类	PIP/cmH_2O	PEEP/cmH_2O	呼吸频率/(次·min^{-1})	吸气时间/秒	潮气量/(ml·kg^{-1})
呼吸暂停	10~18	3~4	15~20	0.4~0.5	4~6
NRDS	20~25	4~6	25~30	0.3~0.4	4~6
MAS	20~25	3~6	20~25	0.4~0.5	4~6
肺炎	20~25	2~4	20~40	<0.5	4~6
PPHN	20~30	2~4	50~70	<0.5	5~8
肺出血	25~30	6~8	35~45	<0.5	4~6
BPD	10~20	4~5	20~40	0.4~0.7	4~6

6. 撤离指标

（1）原发疾病好转，感染基本控制，一般状况较好，血气分析正常时，先降低 FiO_2 和PIP，然后再降低呼吸频率，观察胸廓起伏、监测动脉血氧饱和度及动脉血气结果。

（2）PIP≤18cmH_2O，PEEP 2~4cmH_2O，呼吸频率≤10次/min，FiO_2≤0.4时，动脉血气结果正常，可考虑撤机。

7. 注意事项

（1）尽量缩短CMV时间，以减少并发症及减轻肺损伤的发生。

（2）使用目标潮气量通气，可缩短CMV时间。

(3) RDS 早产儿，尤其是极低出生体重儿，拔管后会发生肺萎陷，撤离呼吸机后给予鼻塞 CPAP 可减少撤机后的再插管率。

（五）高频机械通气

1. 工作原理 高频机械通气（high-frequency ventilation，HFV）工作原理为高频率主动送气，小潮气量（<解剖无效腔）快速叠加，提供持续张力维持肺容积增加。

2. 应用指征 尚无统一标准，常用于 CMV 失败后的补救性治疗。

(1) 肺气漏综合征：如气胸、间质性肺气肿、支气管胸膜瘘等。

(2) 先天性疾病：如膈疝、肺发育不良、严重胸廓畸形。

(3) 持续性肺动脉高压：特别是需联合吸入 NO 者。

(4) 严重的非均匀性改变的肺部疾病，如胎粪吸入综合征、重症肺炎。

(5) 足月儿严重肺疾病应用体外膜肺氧合（ECMO）前的最后尝试。

(6) 早产儿 RDS 在 CMV 失败后可作为选择性应用，也可作为首选。

3. 常用模式

(1) 高频喷射通气（high frequency jet ventilation，HFJV）：是高压气源通过小孔射气管，以高频率提供潮气量而实现，所提供的潮气量可大于或小于解剖无效腔，呼气模式是被动的。HFJV 可与 CMV 模式同时使用。

(2) 高频气流阻断通气（high frequency flow interrupter ventilation，HFFIV）：是通过间歇阻断高压气源，以高频率提供较小潮气量而实现，所提供的潮气量大于或小于解剖无效腔，呼气模式也是被动的。

(3) 高频振荡通气（high frequency oscillation ventilation，HFOV）：在新生儿科中是最常见的高频通气模式，与其他模式不同的是，HFOV 通过小潮气量、高频率进行通气，潮气量一般小于解剖无效腔，HFOV 呼气模式是主动的。

4. 主要参数 根据疾病种类、呼吸机类型、患儿体重等初调参数。

(1) 平均气道压（mean airway pressure，MAP）：是影响氧合的主要参数，MAP 增加会提高肺泡表面面积和肺容积，氧合得到改善。初调 6~8cmH_2O，当 FiO_2>0.4 时，缓慢增加（每次 1~2cmH_2O）以达到持续肺扩张、$TcSO_2$>95% 时所需压力；若从 CMV 过渡到 HFV，MAP 应增加 2~3cmH_2O。肺顺应性改善以后，应及时下调 MAP，避免肺过度膨胀发生气漏综合征和影响循环系统功能。

(2) 频率：10~15Hz，体重越小，设置频率越高。足月儿一般设定 8~10Hz，早产儿常设定 10~15Hz。

(3) 吸气时间百分比：一般设定在 33%。

(4) 振幅：为振荡波峰压力减去振荡波谷压力的差值，根据胸廓起伏及 $PaCO_2$ 而调定，初调值常为 MAP 数值的 2 倍。

(5) 通过 FiO_2、MAP 调控氧合，通过振幅及频率调控 $PaCO_2$。

5. 撤离指标 尚无统一撤离标准。

(1) 极低出生体重儿，当 MAP<6cmH_2O，FiO_2<0.25，即可考虑撤机；体重较大儿，参数高于此数值也可撤机。

(2) 可直接拔管或改为 CPAP，也可过渡到 CMV。撤离前先下调 FiO_2，然后降低 MAP，振幅根据 $PaCO_2$ 调节，呼吸频率不需调节。

6. 注意事项

(1) 理想振幅是以达到胸部振动为宜，胸片示：右横膈顶位于第 8 肋下缘，不超过第 9、10 肋之间。

(2) 允许患儿自主呼吸存在。

7. 有创机械通气的护理管理

(1) 气道管理

1) 体位：抬高床头，头部稍后仰，不能过度仰伸或屈曲，翻身时保持患儿头、颈和躯干在一条直线上，保持呼吸道通畅。

2) 位置确认：确认气管导管插入深度、导管尖端在胸片上的位置（T2~T3）。

3）固定：气管导管用胶布固定稳妥。

4）胸部物理治疗：必要时给予胸部物理治疗。拍背时从外周向肺门处依次叩击，速度约100次/min，使胸部产生相应的震动，促进分泌物排出，颅内出血的患儿和早产儿应慎用。

5）吸痰：严格掌握吸痰指征，按需吸痰。当闻及或见到呼吸道分泌物、血氧饱和度下降至90%、患儿出现烦躁、发绀等情况时，需考虑有无呼吸道分泌物堵塞，及时吸痰。

注意事项：①气道吸痰时注意选择合适的吸痰管型号、吸痰压力、插入深度及吸痰时间；②吸痰负压为80~100mmHg，吸引时间为10~15秒，实施负压的时间不超过5秒，连续吸引次数不超过3次；③不宜负压旋转退出吸痰管，有创机械通气患儿推荐采用密闭式吸痰管以保证呼吸支持的连续性；④注意观察分泌物的量、颜色、性状及黏稠度等情况；⑤吸引时注意观察患儿有无发绀、心率下降、呼吸暂停等，若出现上述情况，应立即停止吸引，给予正压通气。

6）气道温湿化：保持气道温湿化，避免过度湿化或湿化不足，湿化器出现报警时应及时处理。

7）观察胸廓振动情况：高频机械通气患儿应观察胸廓的振动情况，理想的振动状态是达到从颈部到下腹部的整体振动。因其振动情况反映了肺的顺应性、气道的开放程度及呼吸机设定是否有效。

（2）对气管导管的管理

1）防止非计划拔管：当闻及患儿哭声、病情突然恶化、腹胀、激惹、发绀、心动过缓、呼吸音或胸廓动度降低时，应考虑脱管可能。非计划拔管与导管固定不妥、患儿烦躁或护理操作时过度牵拉导管等有关。需做好预防工作：①气管导管插入后用胶布妥善固定；②X线胸片定位确定导管尖端位置，床旁标注气管导管插入的刻度，并记录；③保持患儿安静，必要时可使用镇静剂；④每班监测导管长度，有异常及时调整；⑤每班监测胶布固定情况，有浸湿、污染、松动时应立即更换；⑥每班核查各管路连接是否正确，更换体位时避免牵拉导管。

2）观察有无堵管的发生：气道分泌物多或肺出血患儿可能出现堵管，当出现呼吸机高压报警/低潮气量报警或患儿烦躁、青紫、经皮血氧饱和度下降等表现时需警惕堵管的发生。

（3）严密观察病情

1）生命体征的观察：因高频通气胸廓振动会干扰生命体征监护仪监测心率和呼吸，可使用脉搏血氧饱和度监测仪或动脉测压装置监测心率及血氧饱和度。根据患儿情况和血气结果调节呼吸机参数，尽可能减少或避免低氧血症。

2）加强病情巡视：每4~6分钟巡视患儿一次，观察患儿意识、反应、肌张力以及有无惊厥、呼吸暂停等情况的发生，减少刺激患儿。对机械通气耐受良好的患儿表现为安静、无人机对抗，生命体征平稳，无发绀，经皮血氧饱和度及血气分析正常，血液灌注良好，皮肤及肢端颜色正常、温暖。当患儿烦躁及疼痛时予以处理，避免人机对抗；对于早产儿，尽量通过避免噪声、降低周围环境光线亮度和减少刺激等非药物方式安抚。

3）观察有无气漏的发生：观察胸廓运动的起伏，是否对称，双侧呼吸音是否清晰等。若患儿有青紫、经皮血氧饱和度下降，同时伴有胸廓运动不对称，呼吸音听不清等现象，需要警惕气漏的发生。

（4）呼吸机相关肺炎（VAP）的集束化管理：机械通气患儿住院时间长、病情危重、抵抗力差、侵入性操作多，容易出现院内感染尤其是VAP，可参照集束化管理核查单，详见表11-3-2。

（5）加强基础护理：做好皮肤护理、脐部护理、臀部护理、适时改变体位，预防压疮的发生。做好保暖，维持体温正常，加强营养支持等。

8. 使用中的呼吸机管理

（1）呼吸机参数的设置：护士应熟悉呼吸机参数设置的意义，尤其是对报警线的设置。一般会对PIP、PEEP、FiO_2等设置报警线。

（2）呼吸机管路的管理：按进气-出气的顺序连接管路，防止污染管路，使用过程中避免挤压折

表 11-3-2 机械通气患儿 VAP 集束化管理核查单

措施	具体核查项目
手卫生	进行各项操作前必须严格执行手卫生
呼吸机回路	①核查呼吸机回路使用时间，定期更换消毒 ②检查回路是否清洁无污染，及时更换 ③排出管路中的冷凝水，将集水杯置于回路最低处 ④湿化器温度合适（36~38℃），湿化罐内无菌注射用水处于水位线内
气管导管和口腔	①每 2~4 小时进行 1 次口腔护理 ②及时清理气管导管和口腔内的分泌物，必要时进行气管内灌洗 ③使用无菌技术吸痰，记录痰液的性质和量 ④检查固定气管导管的胶带是否被分泌物浸湿，及时更换
体位	①床头抬高 30°，防止胃食管反流 ②有肺不张或痰液黏稠的患儿采用体位疗法，加强拍背吸痰
病情评估	①每日对患儿进行撤机评估，尽早拔管撤机 ②尽量减少镇静剂的使用，严禁使用肌肉松弛药，使用镇静剂的患儿每日评估镇静状态，尽早停用镇静剂 ③尽早开始肠内营养

叠，及时倾倒沉积的冷凝水，防止冷凝水逆流入气道，每周更换管路一次，污染时及时更换。

（3）呼吸机的清洁与消毒：呼吸机表面和操作面板给予湿抹布清洁；压力传感线和温度传感线等原件可使用 75% 乙醇溶液擦拭，避免损坏精密电子元件；呼吸机过滤网每日清洗一次可减少污染。

要点荟萃

1. 新生儿氧疗指征 临床上有呼吸窘迫的表现，或吸入空气时动脉血氧分压（PaO_2）<50mmHg 时，要考虑给予吸氧，但需排除动脉导管依赖性疾病。氧疗方法分为：①常压给氧：鼻导管给氧、面罩给氧、头罩给氧；②正压给氧：球囊面罩正压给氧、无创及有创呼吸机机械通气给氧。

2. 无创辅助通气

（1）高流量湿化鼻导管氧疗（HHFNC）：通过无需密闭的双侧鼻塞导管输入经过加温湿化的空氧混合气体，气体流量为 2~8L/min，FiO_2 21%~50%。

（2）经鼻持续正压通气（nCPAP）：在自主呼吸条件下提供一定的压力水平，使整个呼吸周期气道均保持正压的通气方式，PEEP 通常为 3~8cmH_2O，FiO_2 初始设为 21%~40%。

（3）双水平气道正压通气（BiPAP）：是一种无创通气条件下的流量触发型压力支持通气模式，吸气相提供一个吸气峰压，减少呼吸肌做功，相当于压力支持通气（PSV）；呼吸相提供一个呼气末压，防止肺泡萎陷。吸气相和呼气相都允许自主呼吸存在。

3. 有创机械通气

（1）常频机械通气：常用模式主要包括间歇指令通气（IMV）、同步间歇指令通气（SIMV）、辅助 - 控制通气（A/C）、压力支持通气（PSV）等。

（2）高频机械通气：适用于常频通气无效的严重肺部问题，如气胸、间质性肺气肿、CO_2 排出障碍、肺发育不全或持续性肺动脉高压等情况。高频振荡通气（HFOV）是最常见的高频通气模式。

（3）有创机械通气的护理：①气道管理：体位、胸部物理治疗、吸痰、气道温湿化管理、观察胸廓振动情况等；②对气管导管的管理：防止非计划性拔管，观察有无堵管的发生等；③严密观察病情：生命体征、加强病情巡视、观察有无气漏的发生、预防 VAP、加强基础护理等。

（黄 希 万兴丽）

第四节　呼吸系统疾病护理评估与干预

一、新生儿呼吸窘迫综合征护理评估与干预

（一）护理评估

1. 概述　新生儿呼吸窘迫综合征（neonatal respiratory distress syndrome，NRDS）是由于肺表面活性物质（PS）缺乏所致的双肺广泛肺泡萎陷损伤渗出的急性呼吸衰竭，多见于早产儿和剖宫产儿，出生后数小时出现进行性呼吸困难、青紫和呼吸衰竭，由于病理上出现肺透明膜，又被叫作肺透明膜病（hyaline membrane disease，HMD）。早产儿NRDS的发病率约5%~10%，且胎龄越小发病率越高。

2. 病因

（1）早产：PS由Ⅱ型肺泡上皮细胞产生，PS的重要成分磷脂酰胆碱于孕24~25周时开始合成，35周时迅速增多，因此，胎龄小于35周的新生儿容易出现RDS，且胎龄越小发生率越高。

（2）剖宫产：正常分娩时的宫缩和应激反应可促进儿茶酚胺和糖皮质激素大量释放，从而促进Ⅱ型肺泡上皮细胞合成PS，剖宫产没有经历正常分娩的宫缩和应激反应，因此儿茶酚胺和糖皮质激素释放不足，PS分泌和释放不足。

（3）糖尿病母亲：母亲糖尿病时，胎儿血糖增高，胰岛素分泌增加，抑制糖皮质激素（糖皮质激素能刺激PS合成），因此，PS合成及分泌受影响。

（4）围产期窒息：缺氧、酸中毒、低灌注可导致急性肺损伤，从而抑制Ⅱ型肺泡上皮细胞产生PS。

（5）PS蛋白功能缺陷：PS蛋白中SP-A、SP-B、SP-C的基因突变或缺陷，不能表达蛋白，导致PS功能缺陷不能发挥作用。

（6）重度Rh溶血病：Rh溶血病患儿胰岛细胞代偿性增生，胰岛素分泌过多抑制PS分泌。

（7）其他：合并前置胎盘、胎盘早剥时，新生儿RDS发病率也较高。

3. 病理生理改变　PS的主要功能是降低肺泡表面张力，缺乏时，肺泡表面张力增加，肺泡渐渐萎缩（图11-4-1），肺顺应性下降，呼吸功增加；肺的通气和换气功能受到影响，V/Q比值下降，气体在肺泡和肺毛细血管之间的弥散发生障碍，出现缺氧和酸中毒；肺毛细血管通透性增高，血浆纤

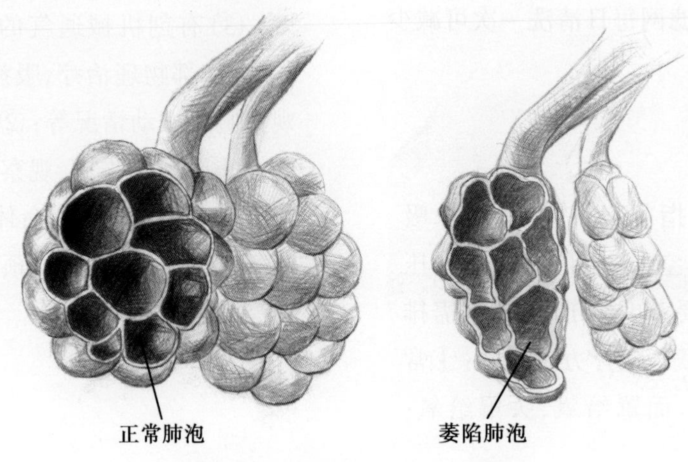

图11-4-1　缺乏PS时肺泡的改变

维蛋白渗出沉积于肺泡表面形成肺透明膜；液体漏出使肺间质水肿，气体弥散进一步受到影响，缺氧和酸中毒加剧，形成恶性循环。

4. 临床表现

（1）生后不久出现进行性加重的呼吸困难，气促（>60 次 /min）、呼吸不规则、鼻翼扇动、呼气性呻吟、三凹征、发绀，症状呈进行性加重，至生后 6 小时已非常明显，严重者出现呼吸暂停、呼吸衰竭。

（2）随病情进展双肺可闻及细湿啰音和呼吸音降低。

（3）X 线检查可见由于肺充气减少导致的透光度降低（图 11-4-2），按病情逐渐加重分别表现为“毛玻璃样改变”、支气管充气征、“白肺”。

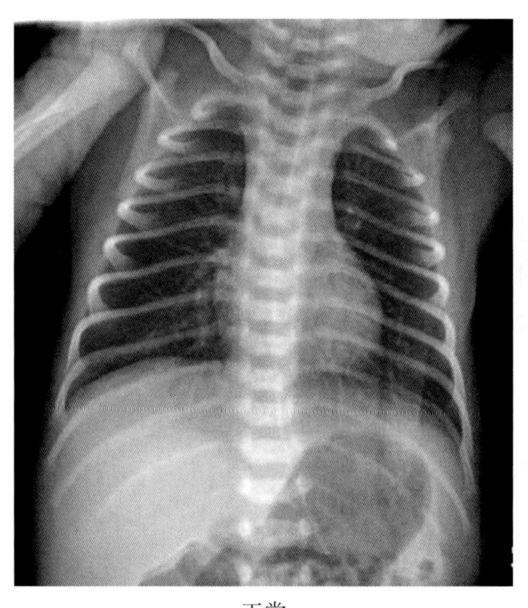

正常

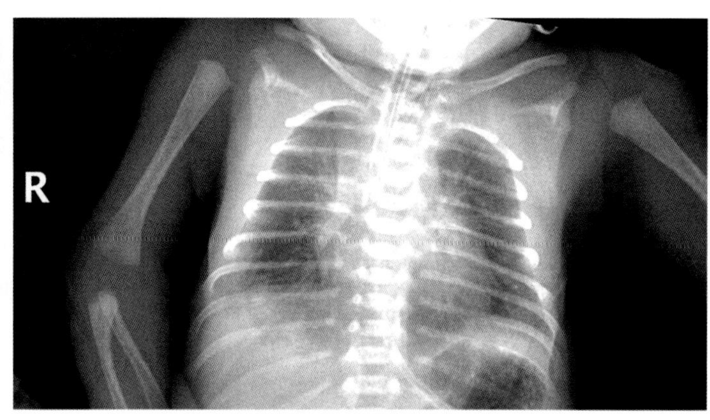

NRDS

图 11-4-2 正常新生儿肺部 X 线与 NRDS 患儿肺部 X 线变化

（4）血气分析示 $PaCO_2$ 升高、PaO_2 下降，BE 负值增加。

（5）本病一般生后 6 小时内出现，24~48 小时病情最严重，病死率较高，72 小时后随着肺成熟度的增加逐渐好转。

（6）合并症：动脉导管开放、持续性肺动脉高压、肺出血、支气管肺发育不良等。

5. 诊断依据

（1）病史：早产儿、剖宫产儿、糖尿病母亲所生婴儿、围产期窒息史等。

（2）临床表现：生后出现进行性加重的呼吸困难，严重低氧性呼吸衰竭等。

（3）肺部 X 线片变化：双肺透光度降低、毛玻璃样改变，严重者双肺呈“白肺”，可见支气管充气征等。

（二）治疗要点

1. 产前预防 对于可能早产的孕妇，分娩前 24 小时至 7 天肌内或静脉注射皮质类固醇以促进胎儿肺部成熟。

2. 产房内稳定

（1）尽可能延迟脐带结扎至少 60 秒，促进胎盘 - 胎儿输血。

（2）应使用 T 组合复苏器而不是复苏囊和面罩。

（3）有自主呼吸的新生儿，可使用面罩或鼻塞 CPAP，压力至少 $6cmH_2O$；若患儿持续出现呼吸暂停或心动过缓，需使用 $20\sim25cmH_2O$ 吸气峰压进行温和的正压通气。

（4）复苏时应使用空氧混合仪控制 FiO_2，生后初始 FiO_2：胎龄<28 周早产儿为 0.30，胎龄

28~31 周早产儿为 0.21~0.30，胎龄>32 周早产儿为 0.21，根据 SpO_2 调整 FiO_2。生后 5 分钟内 $SpO_2 \geq 80\%$（同时心率>100 次 /min）。

（5）经面罩或鼻塞正压通气无效者可给予气管插管。

（6）胎龄<32 周早产儿应置于辐射保暖台，使用塑料袋或塑料膜严密包裹，使用的气体需加湿，以减少低体温风险，同时也应避免体温过高。

3. PS 治疗

（1）如果胎龄<30 周的早产儿需要气管插管维持稳定，应给予 PS 治疗。

（2）常用 PS 种类包括天然制剂 Curosurf（猪肺提取）、Survanta（牛肺提取）和人工合成型制剂。RDS 的新生儿在疾病早期尽早使用治疗性 PS，推荐使用天然 PS 制剂。

（3）RDS 治疗时，首剂 200mg/kg 猪肺磷脂注射液气管内注入。对有自主呼吸并接受 CPAP 治疗的患儿优先选用 LISA 方法给予 PS，经喉罩给予 PS 可用于体重>1 000g、相对成熟的婴儿。

（4）根据病情进展情况，必要时可给予第 2 剂甚至第 3 剂 PS 治疗。

4. 氧疗支持

（1）接受氧疗的早产儿，目标 SpO_2 应在 90%~94%，报警值设置为 89% 和 95%。

（2）PS 治疗后根据患儿情况选择无创呼吸支持或有创机械通气。

（3）所有需要机械通气的患儿，在使用无创呼吸支持时应早期使用枸橼酸咖啡因。

（4）对机械通气 1~2 周后仍不能拔管撤机的患儿，可进行短疗程低剂量或极低剂量并逐渐减量的地塞米松治疗，以促进拔管。

（5）有支气管肺发育不良风险的患儿可考虑吸入布地奈德治疗。

5. 支持治疗

（1）维持酸碱平衡：代谢性酸中毒者予以 5% 碳酸氢钠纠正。

（2）维持血压及灌注：监测血压，预防低血压，补液量不宜过多，生后 48 小时内液体量控制在 60~80ml/kg，避免造成肺水肿，根据血清钠水平、尿量和体重下降情况调整液体量。

（3）谨慎使用抗生素，并在排除败血症后尽早停用。

6. 预防并发症 包括气漏、动脉导管未闭、慢性肺损伤、脑室内出血及视网膜病变。

7. 处理动脉导管未闭 对有血流动力学意义的动脉导管未闭进行药物关闭时，可选用吲哚美辛、布洛芬或对乙酰氨基酚。当有血小板减少症或肾功能问题时，首选对乙酰氨基酚。对于药物治疗无效，血流动力学明显变化影响心肺功能时可行手术结扎。

（三）护理干预

1. 按新生儿 / 早产儿护理常规进行护理。

2. 正确使用 PS PS 替代疗法已成为 RDS 的常规治疗手段，早期用药是治疗的关键。

（1）PS 药物适应证：①早产儿 RDS；②其他 PS 缺乏所致 RDS，如剖宫产儿、糖尿病母亲新生儿、新生儿窒息、重症感染性肺炎、重症胎粪吸入综合征、肺出血、PS 蛋白缺陷导致的 PS 功能障碍等，严重低氧性呼吸衰竭，都可使用 PS 治疗缓解病情、改善缺氧。

（2）PS 使用的目的：预防或治疗 RDS。PS 可增加肺顺应性，改善肺通气及换气功能，降低 RDS 的发病率及病死率。

（3）使用时机

1）早产儿 RDS：强调早期治疗，从产房开始密切观察早产儿呼吸变化，如出现呻吟、呼吸困难，未吸氧时经皮血氧饱和度（transcutaneous oxygen saturation，$TcSO_2$）<0.90，可先使用 nCPAP，如 nCPAP 压力 $\geq 6cmH_2O$，FiO_2>0.30，建议给予 PS 治疗；病情进展快，需要机械通气的严重 RDS，应立即给予 PS 治疗。

2）对剖宫产尤其是择期剖宫产出生的新生儿和糖尿病母亲所生新生儿，生后密切观察呼吸变化，如呼吸困难进行性加重，应及时气管插管机械通气，同时行胸部 X 线和 / 或肺部超声检查，如显示 RDS 变化，立即给予 PS 治疗。

3）对重症感染性肺炎、胎粪吸入综合征和肺出血，如肺部影像检查显示双肺渗出明显，氧合指数≥8，建议使用PS治疗。

（4）PS使用剂量及用药次数：根据药物推荐剂量和病情严重程度选择PS剂量，对重症病例建议使用较大剂量，使用后应根据临床表现、氧合情况和肺部影像检查对病情进行重新评估，若病情仍比较严重或改善后又加重，可重复使用。预防剂量为每次100mg/kg；治疗剂量为每次200mg/kg，可间隔时间6~12小时重复使用。

（5）使用方法及注意事项

1）使用方法：PS只能通过气道给药。常用的方法包括：①经气管插管注入：采用INSURE模式（intubation-surfactant-extubation），即通过气管内插管-注入PS-拔管的模式，采用带侧孔的气管插管接口，将PS经气管插管侧孔注入肺内（无需临时断开机械通气，可避免在呼气相PS液体反流），取仰卧位给药，PS可以均匀分布于两肺。②微创给药技术：主要包括微创表面活性物质注射（less invasive surfactant administration，LISA）和微创表面活性物质治疗（minimally invasive surfactant therapy，MIST），针对有自主呼吸、无需气管插管和机械通气的患儿，可在无创通气条件下，通过直接或可视喉镜下，将细导管（如5F婴儿胃管、16G血管导管等）插入声门下进入气管，将PS注入肺内，从而可避免气管插管引起的气道损伤。

2）使用注意事项：①使用PS前，需彻底清理呼吸道分泌物。②预热PS至37℃。③使用气管插管注入PS者，需先确定气管导管的位置，再将预热后的PS制剂缓慢注入，并使用复苏气囊加压使其均匀分散至双肺，PS使用后肺的顺应性显著改善，应及时下调呼吸机参数，以免发生过度通气、高氧血症、气漏和肺出血等风险。④PS使用后6小时内暂停气道内吸引。⑤密切监护病情变化，必要时复查床旁胸部X线或肺超声检查。

3. 做好无创辅助通气和有创机械通气的护理

（1）密切观察病情：密切观察患儿的反应、面色、血氧饱和度，评价呼吸窘迫的改善情况，根据血气分析结果和呼吸力学变化，随访床旁胸部X线和/或肺超声检查，反复评估PS疗效和病情变化。如病情改善，$TcSO_2$稳定在0.90~0.95，应适时下调FiO_2和呼吸机参数。

（2）其他护理措施详见本章第三节。

4. 体温管理　暖箱保暖，避免低体温，核心温度应始终维持在36.5~37.5℃，以减少热量散失和水分损耗。

5. 营养支持管理

（1）肠外营养：出生后即应开始肠外营养。生后第1天开始补充氨基酸，起始量1.5~2g/（kg·d），快速增加至2.5~3.5g/（kg·d）。生后第1天开始补充脂肪乳，起始量1~2g/（kg·d），如果可耐受，快速增加至4.0g/（kg·d）。详见第十三章第四节。

（2）肠内营养：如果血流动力学稳定，应在生后第1天以亲母母乳开始肠内喂养。详见第十三章第三节。

6. 疼痛管理　详见第九章第二节。

二、新生儿肺炎护理评估与干预

（一）护理评估

1. 概述　新生儿肺炎（neonatal pneumonia）是新生儿期的常见疾病，可由胎粪或羊水吸入引起，也可由产前、产时或出生以后感染引起。其中吸入性肺炎症状较轻，预后良好；感染性肺炎可由细菌、病毒、真菌、原虫、支原体等病原体引起，是新生儿死亡的常见病因。

2. 病因及分类

（1）吸入性肺炎：宫内或产时吸入较多羊水，出生后奶汁反流所致。

（2）感染性肺炎（infectious pneumonia）：可发生于宫内、分娩过程中或出生后，细菌、病毒、原虫、支原体等均可引起。

1）宫内感染性肺炎：通过吸入污染羊水或血行传播至肺而引起的严重感染性疾病，为全身感染的一部分。

2）分娩过程中感染性肺炎：分娩过程中吸入孕母阴道内被病原体污染的分泌物，或因断脐不洁而发生血行感染。致病微生物与宫内吸入污染羊水所致肺炎类似。

3）出生后感染性肺炎：通过接触（接触呼吸道感染患者）、血源性（脐炎、皮肤感染和败血症）或医源性（医用器械及用品）等途径传播，发生率最高。医源性感染高危因素：①体重<1 500g；②住院时间长；③病房拥挤，消毒不严；④护士过少；⑤医务人员手卫生执行不到位；⑥滥用抗生素；⑦呼吸机交叉感染；⑧侵入性操作；⑨机械通气时间>72 小时，反复多次插管。

4）呼吸机相关肺炎（VAP）：是 NICU 患儿机械通气 48 小时后获得的感染，是 NICU 的主要获得性感染。与 NICU 患儿病情重、免疫力低、侵入性操作多，气管插管破坏防御功能、口咽部定植菌吸入，胃内容物反流，病室拥挤，消毒不严，手卫生不规范，呼吸机及器械污染，机械通气时间长有关。详见第四章第三节。

3. 临床表现

⑴吸入性肺炎：症状与吸入的羊水量有关，吸入少者可无症状；量多者可出现气促、发绀、呼吸困难等症状，听诊可闻及粗湿啰音，胸部 X 线检查可见肺纹理增多或斑片状影。

⑵宫内感染性肺炎：出生时常有窒息，给予复苏后可见气促、呻吟、呼吸暂停、体温不稳等，严重者可出现呼吸衰竭和心力衰竭、惊厥或昏迷，听诊可有呼吸音粗糙、减低或者啰音。出生后第一天 X 线检查可无明显改变，随访时显示支气管肺炎表现，多为细菌感染所致，病毒感染时多为间质性肺炎表现。

⑶分娩过程中感染性肺炎：根据病原体不同有一段时间的潜伏期，一般出生后数日至数周后发病，临床表现可见气促、呼吸暂停或发绀，听诊可闻及啰音等，严重者出现呼吸衰竭，细菌感染者可伴有败血症。

⑷出生后感染性肺炎：可发生不同程度的缺氧和感染中毒症状，如低体温、反应差、昏迷、抽搐及呼吸、循环衰竭。可具有一般感染的症状，如饮入差、少动、反应低下、体温不升或发热、黄疸加重等，可见气促、发绀、鼻翼扇动、三凹征、咳嗽、饮入时呛咳；重症肺炎可出现呼吸衰竭、心衰、休克、DIC。X 线检查显示两肺弥散性模糊影，点片状浸润影多为细菌性感染，病毒性肺炎以间质性病变或肺气肿多见。

⑸呼吸机相关肺炎（VAP）：①体温不稳；②呼吸道分泌物增加或吸痰次数增加，出现脓痰或痰液性状改变；③呼吸暂停，呼吸急促，鼻翼扇动伴胸壁凹陷 / 呻吟；④喘鸣音，湿啰音、干啰音；⑤咳嗽；⑥心动过缓（<100 次 /min）或心动过速（>170 次 /min）。满足以上 3 点，结合患儿气体交换越来越差（如血氧饱和度下降，用氧需求增加，呼吸机参数上调等）和影像学指标即可诊断 VAP。

（二）治疗要点

1. 预防为主　①育龄妇女婚前注射风疹疫苗等；②孕 35~37 周开展 B 群链球菌（group B Streptococcus，GBS）筛查；③分娩过程中避免过多阴道指诊；④母婴同室、婴儿室、新生儿病房及 NICU，均严格执行消毒隔离制度和手卫生，防止交叉感染。

2. 加强护理及重症监护。

3. 氧疗及加强呼吸管理　保持呼吸道通畅，纠正缺氧，必要时给予雾化吸入。

4. 胸部物理治疗　体位引流、胸部叩击 / 震动。

5. 抗病原体治疗　感染性肺炎注意控制感染。

6. 供给足够的营养及液体。

7. 对症支持疗法。

（三）护理干预

1. 监测体温　根据患儿的孕周、体重、日龄调节暖箱温度为适中温度，针对体温不升、四肢厥冷者注意保暖，体温过高者予以物理降温，密切监测体温变化。

2. 氧疗支持　发绀或低氧血症时予以鼻导管、头罩等方式给氧，呼吸困难出现呼吸衰竭时可给予 CPAP，病情严重者可给予机械通气，维持 PaO_2 在 50~80mmHg（早产儿 50~70mmHg）；保持室内空气新鲜，注意通风，维持温湿度适宜。详见本章第三节。

3. 呼吸道管理　加强翻身拍背，及时清理分泌物，分泌物黏稠者可雾化吸入湿化气道，稀释痰液后，再通过体位引流、叩击/震动、吸痰等胸部物理治疗方式促进分泌物排出，保持呼吸道通畅。

(1) 体位引流：指根据重力作用的原理，通过改变体位的方法促使肺部分泌物从小支气管向大支气管方向引流。适用于呼吸道分泌物多及肺不张的患儿，每 2 小时更换体位一次。俯卧位有利于肺复张及分泌物引流，从而改善氧合。

(2) 叩击/震动禁忌证：①机械通气的前 48~72 小时内；②超低出生体重儿；③应用呼吸机高氧、高通气时，此操作会影响通气效果；④鼻饲喂养后 30 分钟内。

(3) 叩击/震动注意事项：①应在喂养或吸痰前 30~45 分钟改变体位后进行，操作时可适当提高 FiO_2 10%~15%，持续时间不超过 10 分钟；②叩击器边缘均要接触胸壁，以免漏气；③叩击速度为 100~120 次/min，每次提起叩击器 2.5~5cm，每次叩击 1~2 分钟，每部位反复 6~7 次；④叩击/震动过程中应严密观察病情，若出现呼吸困难、发绀、呼吸暂停、心动过缓时应停止叩击，给予吸痰、吸氧等处理，症状缓解后再给予叩击/震动。

4. 遵医嘱用药　根据患儿病情和病原体选择合适抗生素，注意配伍禁忌，细菌感染以早期、静脉使用为宜；病毒性肺炎可使用干扰素或利巴韦林等治疗，观察用药后反应。

5. 密切观察病情　监测生命体征，观察患儿的意识、反应、肌张力等有无变化，警惕呼吸衰竭、心力衰竭、休克及 DIC 等并发症，做好抢救的准备。

6. 监测电解质、血糖和液体出入情况　供给足够的营养及液体，经口喂养不足者给予静脉补充；纠正水、电解质紊乱和循环障碍。

7. 对症支持护理，喂养护理及加强基础护理。

三、新生儿胎粪吸入综合征护理评估与干预

（一）护理评估

1. 概述　胎粪吸入综合征（meconium aspiration syndrome，MAS）是由于宫内窘迫或产时窒息导致胎儿排出胎粪污染羊水，宫内或产时吸入污染的羊水导致呼吸道出现机械性阻塞和化学性炎症，出现以呼吸困难为主要临床表现的综合征，足月儿和过期产儿多见，是引起呼吸衰竭的重要原因。

2. 病因　胎儿窘迫或产时窒息刺激肠蠕动，肛门括约肌松弛使胎粪排出，羊水被污染，缺氧时胎儿产生喘息或娩出建立呼吸后，将胎粪吸入气道及肺内。通过观察羊水被胎粪污染的颜色可以推测宫内胎粪排出或窘迫发生的大致时间，黄色提示为较陈旧胎粪，绿色提示为新近排出的胎粪。

3. 病理生理改变

(1) 当胎粪不完全阻塞小气道时，可产生活瓣性效应，气体可进入肺泡而不能呼出，从而导致肺气肿，进一步可发展为纵隔气肿或气胸等；完全阻塞小气道时产生肺不张。

(2) 吸入的胎粪可对小气道产生刺激，引起化学性炎症和肺间质水肿，从而利于细菌生长、灭活 PS 等，加剧肺泡萎陷，降低 V/Q 比值，影响肺的通气和换气功能，加重低氧血症和混合型酸中毒。

(3) 低氧和混合型酸中毒时，肺小动脉痉挛，肺血管阻力增加，右心室和右心房压力升高，肺循环压力升高超过体循环，动脉导管和卵圆孔开放，出现右向左分流，也就是新生儿持续性肺动脉高压（persistent pulmonary hypertension of the newborn，PPHN）。详见图 11-4-3。

4. 临床表现

(1) MAS 多为足月儿或过期产儿，有宫内窘迫或产时窒息的病史。

(2) 出生时皮肤、指/趾甲、脐带等部位可见粪染，从口鼻腔或气道内可吸引出胎粪颗粒，合并发绀、气促、呻吟、鼻翼扇动及三凹征等呼吸困难的表现。

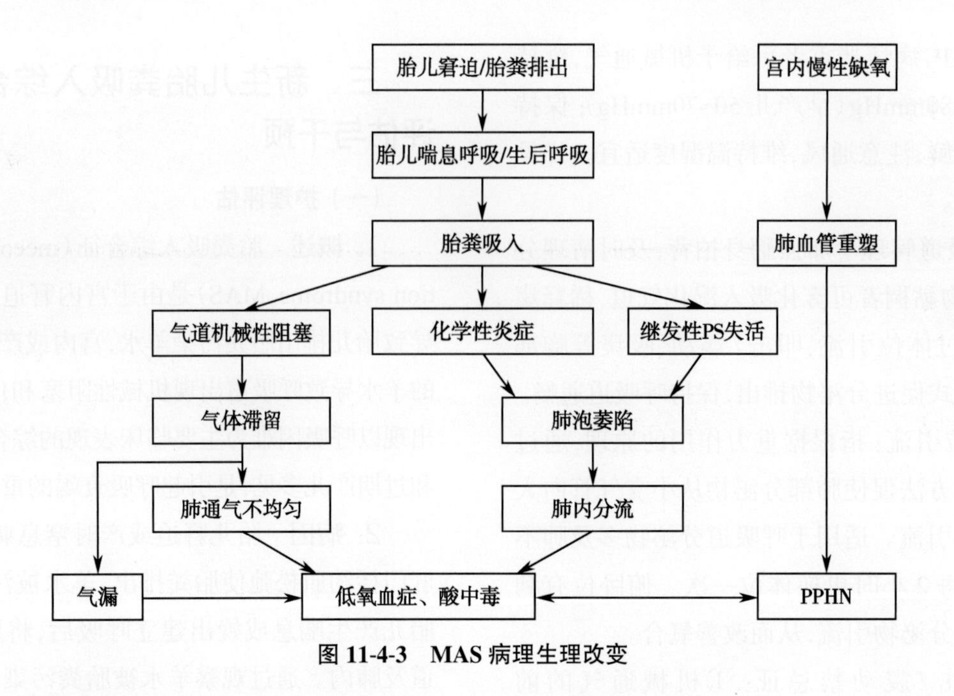

图 11-4-3　MAS 病理生理改变

(3)胸部由于过度充气可呈桶状胸的表现。

(4)听诊可闻及啰音。

(5)X 线检查可见肺部广泛分布斑片影伴有肺气肿,重症者可见肺不张和炎症所致的大片状阴影,可并发纵隔气肿和气胸等。部分患儿 X 线检查和疾病严重程度不太一致,胸片改变严重者症状可能较轻,症状严重者胸片可能没有明显异常。

(二)治疗要点

1. 尽早清除吸入物,促进气道内胎粪排出。

2. 对症处理　保暖;给氧,必要时给予机械通气治疗;纠正酸中毒和维持正常循环等。

3. PS 的应用　PS 应用后将降低患儿发生气胸及使用体外膜肺氧合(ECMO)的机会。

4. 使用抗生素　可先选用广谱抗生素,再根据血液培养或气道分泌物培养结果选择合适药物和疗程。

5. 预防和处理 PPHN　可使用一氧化氮吸入疗法(inhaled nitric oxide,iNO)。严重 MAS 并发 PPHN 可使用 ECMO 作为备选的方案,效果较好。

(三)护理干预

1. 清理呼吸道

(1)分娩过程中见羊水已被胎粪污染,在头部已娩出但肩部尚未娩出之前,可用洗耳球或较粗直径吸引管吸引口鼻腔内胎粪。

(2)出生后评估,如患儿有窒息,呈现无呼吸或喘息样呼吸、肌张力低下、心率<100 次 /min 的"无活力"状态,则在 20 秒内完成气管插管,吸引气道内胎粪颗粒。

(3)若胎粪黏稠,可向气管内注入少量生理盐水灌洗稀释后再吸引,还可以采用叩击和震动胸部、体位引流等方式促进胎粪排出。

2. 维持有效呼吸　积极改善通气,予以鼻导管、头罩、CPAP 等给氧方式,维持血氧饱和度在 90%~95% 或维持 PaO_2 在 50~80mmHg;符合有创机械通气指征时,应尽早上机,上机时使用较高的 PIP 可促使萎陷的肺泡开放,设置较长的呼气时间可减少气体潴留,对于常频机械通气无法纠正的呼吸衰竭可予以高频机械通气。MAS 患儿本身的 PS 被胎粪灭活,可给予外源性 PS 气管内注入,改善肺的顺应性,改善通气、换气功能及氧合状态,减少气胸等并发症的发生。

3. 改善循环　有低血压和灌注不足等休克表现时可给予生理盐水扩容,并给予多巴胺维持血压和改善循环。

4. 监测电解质、血糖和液体出入等情况　监测血糖、血钙等情况,如有异常及时处理;限制液体入量，避免脑水肿和肺水肿；积极纠正呼吸性酸中毒和代谢性酸中毒，改善内环境；减少刺激，使用镇静剂等减少患儿氧耗。

5. 预防并发症 密切观察病情，监测生命体征，如患儿呼吸困难突然加重，出现青紫，双侧胸廓起伏不一致，呼吸音降低，应警惕气胸的可能，做好胸腔穿刺和胸腔闭式引流的准备。

四、气漏综合征护理评估与干预

（一）护理评估

1. 概述 新生儿气漏综合征（air leak syndrome）是指气体由肺泡破裂处外逸至一个或多个区域形成的综合征。根据气体外逸的区域不同，包括间质性肺气肿、纵隔气肿、气胸、纵隔积气、心包积气、皮下气肿，极少数情况可见气腹及血管内积气。1%~2%的新生儿可能会出现气漏的情况，其中以气胸最为常见。

2. 病因及发病机制 吸入造成的气道阻塞，PS缺乏造成的肺顺应性降低，使用复苏气囊或机械通气时过高的压力支持等原因均可导致肺泡通气不均匀及气体潴留使肺泡过度扩张而导致破裂，气体从破裂的肺泡漏出进入肺间质引起肺间质气肿，可进展为纵隔积气和气胸，肺间质气肿和纵隔积气可进入心包和心脏之间，造成心包积气。

3. 临床表现

（1）呼吸系统症状恶化：患儿的病情突然恶化，胸廓饱满，持续呼吸困难，面色苍白、气促、呻吟、三凹征、费力呼吸、血压降低、发绀，叩诊呈清音，听诊心率加快或减慢、心音低钝、心尖搏动最强点发生移动、患侧呼吸音降低，可能提示有气漏的发生。

（2）循环系统症状：因大静脉受压而出现心排出量的降低，患儿可出现休克。

（3）症状不明显者：部分气漏患儿临床症状不明显，可能仅在X线检查时发现；纵隔气胸临床表现较隐匿，不伴有气胸时常不易被发现，在胸部X线检查时较易识别。

4. X线检查

（1）胸部X线检查：高度怀疑发生气漏时，应立即行胸部X线检查。胸部X线检查结果是确诊气漏综合征的必要条件，可显示肺部、纵隔、肺压缩程度等情况。透亮度增加的区域提示气体积聚，肺间质气肿可见单叶或多叶囊泡状透亮区，气胸时可见肺组织被压缩，纵隔积气时胸腺被抬高呈“帆状影”，心包积气时可见心脏被气体环绕如晕影状。

（2）胸部透光试验：暗视野下使用高强度纤维冷光源透照胸壁，当光线接近皮肤时呈现红光，透亮度增加提示本侧气胸，而对侧由于受压，透光范围很小。该方法可在进行胸部X线摄影前做出气胸的诊断并进行治疗。

（二）治疗要点

1. 预防为主 适当的PEEP可以维持更多肺泡的开放状态，从而促进肺部气体更均匀分布。使用PS改善肺顺应性，以小潮气量和允许性高碳酸血症为特点的肺保护性通气策略等，均可减少气胸发生的风险。

2. 紧急处理 怀疑气胸时，可进行胸腔诊断性穿刺，确诊的同时也可以缓解症状；因正压通气治疗而出现的气胸，气体持续漏出会引起血流动力学不稳定，常需要安置胸腔闭式引流管进行持续引流。

3. 保守疗法 呼吸困难和其他临床症状均不明显的气漏患儿若无持续性进展的表现，可暂不给予特殊处理，先行密切观察。如无持续性气漏，漏出气体多在24~48小时吸收。

4. 机械通气策略 机械通气时选择低气道压力和小潮气量的高频通气模式效果较好。

（三）护理干预

1. 协助医生行胸腔穿刺 患儿病情恶化怀疑气胸时，可做紧急胸腔穿刺。用蝴蝶套管留置针在患侧锁骨中线第2~3肋间（第3肋的上缘）进针至胸膜腔抽吸排气，气体排出后患儿情况可迅速好转。

2. 胸腔闭式引流的护理 有持续气漏者需

在患侧腋前线胸膜腔放置引流管连接水封瓶或负压吸引装置引流。

(1)正确连接并妥善固定引流管/引流瓶：①引流瓶连接正确、密闭、固定稳妥，引流瓶液面应低于胸腔出口平面60~100cm；②引流瓶长管应没入灭菌注射用水中3~4cm，并保持直立，正常情况下水柱波动范围是4~6cm，咳嗽时无气泡逸出。

(2)引流瓶/引流管的护理：①观察引流液的颜色及性质，根据引流液量的多少决定引流瓶更换频率(每周至少更换一次)；②引流管应有明确标识，妥善固定引流管防止滑脱，定期由近心端向远心端挤捏管道，以保持引流通畅，切勿从远心端向近心端挤捏，以免引流瓶中液体倒吸；③保持胸壁引流口处敷料清洁干燥，渗出液多时应及时通知医生进行更换，更换引流瓶及敷料时均应严格执行无菌操作。

(3)紧急情况的处理：床旁常备卵圆钳两把、凡士林纱布两块，需要时夹闭管道。①当发生引流瓶接头脱落时，立即夹闭或反折近胸端引流管；②当引流管自胸壁伤口脱出时，立即用棉纱多层加压后再用无菌透明敷贴封闭伤口(切勿用手直接接触伤口)，再通知医生做进一步处理；③外出检查时必须夹闭引流管，但漏气明显的患儿不可夹闭引流管。

(4)一般护理：每2小时为患儿翻身拍背一次，以免发生坠积性肺炎，促进肺尽早复张；做好口腔护理及皮肤护理，防止感染及压疮发生。

(5)拔管护理：密切观察水柱波动及气泡逸出情况，必要时复查胸部X线检查监测进展，待X线检查结果显示好转，且未见气泡逸出时，可试夹闭引流管。夹闭引流管24小时后患儿呼吸平稳，双侧呼吸音对称，皮肤无青紫，饮入好、无呛吐，胸片显示无异常者可拔除引流管，拔管后做好伤口护理，防止感染。拔管后仍需密切观察患儿呼吸，有无憋气、皮下气肿、伤口渗出及出血等情况，若有异常应及时通知医生进行处理。

3. 密切观察病情变化　观察患儿面色、神志、反应等，观察呼吸的频率、节律及深浅度等变化，注意观察胸廓形状及双侧呼吸运动是否对称，集中操作，减少刺激，烦躁或疼痛时予以安抚，必要时可给予镇静。

4. 预防感染　严格无菌操作，注意手卫生洗手，严格执行消毒隔离制度。

5. 用药护理　遵医嘱使用抗生素，防止继发感染。

6. 喂养护理及加强基础护理。

五、新生儿持续性肺动脉高压护理评估与干预

(一)护理评估

1. 概述　新生儿持续性肺动脉高压(persistent pulmonary hypertension of the newborn，PPHN)，又称持续性胎儿循环(persistent fetal circulation，PFC)。新生儿出生后肺循环压力应该下降，但由于各种原因导致新生儿出生后肺血管阻力维持在较高状态，肺循环压力持续性增高，超过体循环压力，致使血液经过动脉导管和卵圆孔时发生右向左分流，而不能由胎儿循环顺利过渡至新生儿循环。因肺动脉压力持续升高致使肺血流减少，静脉血不能进行充分的氧合，临床出现持续性发绀和低氧血症。

2. 病因　正常情况下，肺血管阻力在生后24小时内下降80%左右，如生后肺循环阻力持续维持在较高状态，新生儿向宫外生活的过渡就会受到影响，一旦肺血管收缩存在，即使去除病因，仍可能持续收缩。引起肺血管阻力持续增高的因素是多方面的，最常见的原因是从胎儿期到新生儿期的适应不良或肺毛细血管及组织的发育迟缓或异常。下列因素与PPHN的进展有关。

(1)孕期药物使用：母亲孕期使用非甾体抗炎药可引起胎儿动脉导管提前关闭，迫使心脏排出血液至肺部，造成不正常发育。

(2)围产期疾病影响：胎粪吸入综合征(MAS)、RDS、肺炎和败血症等可导致肺血管痉挛、低氧血症和酸中毒，引起肺血管持续收缩。

(3)肺血管发育异常：宫内慢性缺氧等因素致

肺血管重塑及肺血管排列异常，而肺实质正常，为肺血管发育不良，又称为特发性肺动脉高压；由于羊水过少、先天性膈疝、肺动脉阻塞等所致的肺发育不全。

(4)心功能不全伴肺动脉高压：宫内动脉导管提前关闭导致血流动力学改变，出生后出现肺动脉高压和右心衰竭；左心功能不全引起肺静脉高压，继发肺动脉高压。

3. 临床表现

(1)常见于足月儿、过期产儿、近足月儿，可有羊水胎粪污染、胎粪吸入、围产期窒息、RDS 等病史。

(2)生后短期有呼吸窘迫，24 小时内可有发绀，吸氧后不能缓解；若有肺部原发性疾病，患儿可出现气促、鼻翼扇动、呻吟、三凹征等呼吸窘迫的症状和体征，合并皮肤及黏膜青紫。合并严重的低氧血症和酸中毒时，即使氧疗时提高 FiO_2，低氧血症仍改善不明显，且机械通气需要给予较高的气道压力和 FiO_2。

(3)右上肢(动脉导管前)和双下肢(动脉导管后)动脉血氧分压相差 10~20mmHg，两处的血氧饱和度相差 5%~10% 或以上(下肢低于右上肢)，提示 PPHN 存在动脉导管水平的右向左分流；当患儿仅有卵圆孔水平的右向左分流时，不出现以上差异，也不能排除 PPHN。

(4)听诊心前区可闻及三尖瓣反流所致的收缩期杂音。

4. 辅助检查

(1)X 线检查：肺野清晰无异常充气征象者多为原发性和先天性 PPHN，其他疾病所致 PPHN 的 X 线检查呈现相应疾病的特点。

(2)超声心动图检查：为确诊 PPHN，监测不同干预方法治疗效果的“金标准”。结果显示动脉导管及卵圆孔水平的右向左分流和三尖瓣反流时，表明肺循环的高阻力状态和胎儿循环的持续存在。

(二) 治疗要点

1. 治疗目的 降低肺血管阻力、维持体循环血压、纠正右向左分流和改善氧合，除治疗原发疾病外，应给予支持治疗。

2. 治疗原则 保持最佳肺容量、用温和的通气；维持正常心功能；纠正严重酸中毒；肺血管扩张剂的应用；ECMO 的应用。

(1)降低氧耗，改善氧合：O_2 是非常有效的血管扩张剂，可通过纠正低氧和酸中毒来扩张肺血管降低肺循环压力，常压氧疗和常频通气难以纠正低氧血症时，可给予 HFOV。

(2)一氧化氮吸入(iNO)：一氧化氮(NO)是选择性肺血管扩张剂，应用后不显著影响体循环血压，iNO 为足月儿或近足月儿 PPHN 的标准治疗手段；对早产儿应用 iNO 后需密切观察有无出血倾向。

(3)使用血管扩张剂：米力农(磷酸二酯酶 -3 抑制剂)、吸入用前列环素、西地那非(磷酸二酯酶 -5 抑制剂)等药物可扩张肺血管，但对体循环压力也有影响，使用时需注意有无低血压的表现。

(4)改善循环，维持体循环压力：维持正常体循环血压可减少 PPHN 时的右向左分流，建议收缩压维持在 50~70mmHg，平均压 45~55mmHg。

(5)ECMO 的应用：对于严重低氧性呼吸衰竭和肺动脉高压，伴或不伴心力衰竭时，体外膜肺氧合(ECMO)可作为最后的支持手段。

(三) 护理干预

1. 清理呼吸道 尤其是针对 MAS 引发 PPHN 的患儿，应彻底清理气道，保持呼吸道通畅，减少气道阻力，防止肺不张的发生。

2. 一氧化氮吸入疗法(iNO)的护理

(1)iNO 的指征：①存在 PPHN 的低氧性呼吸衰竭新生儿，氧合指数(oxygenationindex，OI)≥16 时，应考虑 iNO；②特发性 PPHN；③继发于 MAS 的 PPHN；④继发于 RDS 的 PPHN；⑤继发于新生儿脓毒症的 PPHN；⑥继发于出生窒息的 PPHN；⑦继发于先天性肺炎的 PPHN 等。

(2)iNO 的禁忌证：①严重的左心发育不良，或动脉导管依赖的 CHD；②致命性的先天性缺陷和充血性心力衰竭；③先天性高铁血红蛋白血症；④严重出血，如颅内出血、脑室内出血、肺出血等。

(3) 用法用量

1) 初始剂量：对于足月儿和晚期早产儿，iNO的起始治疗浓度一般为20ppm（$1ppm=10^{-6}$），并根据治疗效果进行调整，最大剂量不超过20ppm。若起效，患儿的PaO_2或SpO_2将在15~20分钟内改善。使用iNO前先复张肺至关重要，以便气体能到达作用部位。

2) 减停：临床应尽可能用较小的剂量达到治疗目的，当$FiO_2 \leqslant 0.6$，即开始减停iNO。①最初根据患儿耐受情况每2~4小时降低5ppm，直到降至5ppm；②若能耐受，则进一步降低剂量，每2~4小时降低1ppm，直到降至1ppm；③若使用1ppm时情况稳定，则停用iNO并监测有无反跳性低氧血症；④若患儿停用iNO后缺氧和/或血流动力学不稳定加重，则以5ppm的剂量重新开始使用iNO，直至患儿情况稳定，随后更缓慢地减停。

(4) 撤离指征：在PPHN血氧改善，右向左分流消失，吸入氧浓度<60%，氧分压>60mmHg（$SpO_2 \geqslant 0.90$）持续超过60分钟，或OI<10时，可考虑开始撤离NO，在撤离前将浓度逐渐降至1ppm或更低，可减少反跳现象的发生。

(5) 常规监测及护理：①NO吸入治疗后每30分钟监测及记录1次NO浓度、NO_2浓度、心率、血压、血氧饱和度、呼吸机参数等，根据血氧饱和度、血气分析及患儿病情情况及时调整呼吸机参数。②护士每日校零1次，每月由呼吸治疗师定标1次，以保证监测仪的灵敏度。③持续监测呼吸机管道送气口靠近患儿的NO和NO_2浓度，使用前需用标准NO/NO_2气体校正仪器。④检查并记录NO气瓶量表上的读数，监测气瓶的剩余气量，计划更换气瓶的最佳时间。⑤监测环境中NO和NO_2浓度。⑥由于NO吸入时半衰期极短，仅数秒钟，因此使用时应保证持续吸入，整个管路需保持密闭状态，尽量采用密闭式吸痰管吸痰，防止NO外泄。

(6) 观察毒副作用：PPHN治疗剂量范围内使用iNO通常安全，潜在毒性包括以下几种：

1) NO_2的产生：NO可以和O_2结合生成NO_2，超过20ppm会增加毒性，过多的NO_2会与水反应生成硝酸，对机体造成损害。因此，在NO治疗过程中要实时监测吸入NO和呼出NO_2浓度，避免产生过多的NO_2；避免长时间同时使用高浓度的NO和高浓度的O_2，应将NO的气体输入管路接口连接于呼吸机病人端；在吸入NO治疗过程中，NO_2的浓度应尽可能低，吸入前NO_2应<1ppm；应加强房间的通风，以减少对其他患儿及医护人员的损伤。

2) 高铁血红蛋白血症：由于NO吸入肺血管内可与血红蛋白作用形成高铁血红蛋白，从而影响血红蛋白的携氧能力，造成组织缺氧，表现为皮肤黏膜发绀，呈现灰蓝色，应注意监测其浓度。高铁血红蛋白的产生取决于患儿血红蛋白的浓度及氧化程度、高铁血红蛋白还原酶的活性以及NO吸入量。在治疗期间应监测高铁血红蛋白水平，将其控制在安全范围（一般应低于2%~5%），同时密切观察患儿有无临床无法解释的发绀加重等。如果考虑高铁血红蛋白血症时，应减少NO吸入量或停止吸入，同时使用亚甲蓝、维生素C治疗。使用20ppm的最大iNO浓度时，不用常规监测，因为毒性风险很低。

3) 影响凝血功能：NO可抑制血小板功能致出血时间延长，因此在治疗过程中对有出血倾向或血小板计数减少的患儿应评估其应用的风险。对于早产儿，应严格掌握iNO的使用指征，应用iNO后应密切观察有无呼吸道、消化道及皮肤黏膜等出血倾向，观察有无前囟饱满、肌张力改变等颅内出血的表现，监测凝血功能，必要时停止iNO。

3. 保持患儿安静 刺激、哭叫、采血和测量生命体征等动作会降低PaO_2导致低氧血症，应减少刺激，操作和治疗时可遵医嘱镇静和止痛，人机对抗时可考虑应用肌肉松弛药。

六、新生儿肺出血护理评估与干预

（一）护理评估

1. 概述 新生儿肺出血（pulmonary hemorrhage）是指肺的大量出血，至少累及2个肺叶，常出现在严重疾病晚期，早期不易发现，漏诊率较高，尤其是ELBW，肺出血的发生率及病死率都比较高。大量出血者，预后不良；如果出血量小或局限，患儿恢复可能性大，但预后取决于患儿的原发疾病治疗情况。

2. 病因 严重的原发疾病合并早产、严重缺氧、寒冷损伤、感染等高危因素时容易出现肺出血。

3. 临床表现

（1）呼吸系统症状

1）呼吸困难突然加重，出现气促、呻吟、三凹征以及呼吸暂停等表现。

2）发绀，经皮血氧饱和度突然下降。

3）听诊呼吸音减低或湿啰音增多。

（2）全身症状：出现面色苍白、青紫、皮肤湿冷，反应差，肌张力低下，毛细血管充盈时间延长，呈休克状态。

（3）口鼻腔流出或从气道内吸出大量血性液体，常发生多部位出血，皮肤出血点或瘀斑、注射部位出血等。

（4）X线检查可见广泛均匀的密度增高的斑片影，肺野透光度降低，出血量大时呈"白肺"征，肺门血管影增多，病情严重者左心室增大明显，心胸比>0.6。

（二）治疗要点

1. 预防为主 加强对新生儿缺氧和感染的防治，以免发展至严重阶段。积极治疗原发疾病，感染是肺出血的主要原因，应加强抗生素治疗，同时辅以免疫治疗。

2. 一般治疗 保暖、纠正酸中毒、改善循环、控制液量。

3. 机械通气 正压通气和呼气末正压是治疗肺出血的关键措施，应尽早气管插管行机械通气，及时使用较高水平的气道正压非常关键，必要时选用高频机械通气。

4. PS治疗 严重肺出血双肺呈"白肺"者，给予PS治疗可改善血氧饱和度。

5. 止血治疗 静脉滴注或气管插管内注入血凝酶等止血药物控制出血，纠正凝血功能障碍。

6. 对症支持 改善微循环、纠正凝血功能障碍、维持正常心功能、补充血容量等。

（三）护理干预

1. 机械通气的护理 有肺出血的高危因素且原发疾病严重者，肺出血之前尽早应用呼吸机机械通气，已经发生广泛性肺出血再给予机械通气效果不甚理想，PIP维持在20~25mmHg，PEEP维持在6~8mmHg，呼吸频率40~50次/min；不常规拍背、吸痰，如气道分泌物较多影响氧合需要吸引时，负压不宜过大，一般在75~100mmHg；参数调整和撤机时机选择应谨慎。

2. 补充血容量，改善微循环 监测患儿毛细血管充盈时间及血压等；对出血量较大致贫血的患儿，补充血容量纠正贫血；休克时给予生理盐水扩容，使用多巴胺和/或多巴酚丁胺等维持血压在正常范围；保持出入液量平衡，每天入量不超过80ml/kg；凝血功能障碍容易形成微血栓的患儿可给予低分子量肝素钙皮下注射或小剂量肝素静脉滴注改善微循环。

3. 对症支持护理 遵医嘱使用抗生素控制感染；必要时静脉注射人免疫球蛋白等增强免疫能力，静脉注射人免疫球蛋白应单独输注，不能与其他药物混合使用，输注过程中应注意观察有无不良反应。

4. 用药护理 针对气管内有血性分泌物的患儿，使用血凝酶等止血药物气管内滴入前应清理呼吸道，然后使用简易呼吸器加压给氧30秒，使用止血药后不宜频繁吸痰；使用镇静镇痛药物，以保证机械通气效果，减轻患儿痛苦。

5. 一般护理 新生儿硬肿症或低体温患儿复温应缓慢，逐步复温，循序渐进；各项护理操作应集中进行，减少刺激，保持患儿安静状态。

6. 病情观察 密切观察患儿有无新的出血、肺出血的量及性质，观察患儿的神志、瞳孔、肌张力等有无变化，病情变化时及时通知医生，做好抢救准备。

七、支气管肺发育不良护理评估与干预

（一）护理评估

1. 概述 支气管肺发育不良（bronchopulmonary dysplasia，BPD）是一种由于早产儿肺发育受损和损伤而导致的慢性肺疾病，是指任何氧依赖（FiO_2>21%）超过 28 天的新生儿，是早产儿尤其是 VLBW 或 ELBW 呼吸系统常见疾病，具有独特的临床、影像学及组织学特征，可导致很高的并发症发病率和死亡率。

（1）若胎龄<32 周，根据矫正胎龄 36 周或出院时需 FiO_2 分为：①轻度 BPD：未吸氧；②中度 BPD：FiO_2<30%；③重度 BPD（severe BPD，sBPD）：FiO_2 ≥ 30% 或需要正压通气及机械通气。

（2）若胎龄 ≥ 32 周，根据生后 56 天或出院时 FiO_2 分为以上轻、中、重三度。

（3）日龄 14 天至矫正胎龄 36 周之间因呼吸衰竭死亡者也属于 sBPD。

2. 发病机制及危险因素 BPD 的病因并不完全清楚，涉及产前（胎儿生长受限和母亲吸烟）和/或产后因素（机械通气、氧中毒和感染等）引起的肺发育受损和损伤，这些因素可在高度易损的早产儿肺中造成炎症和损害。肺发育不成熟、急性肺损伤和损伤后的异常修复是发生 BPD 的三个关键环节，而引起急性肺损伤的炎症反应过程以及损伤后的修复过程均受基因遗传易感性调控。

3. 病理改变 以肺泡和肺微血管发育受阻或停滞为主要特征，表现为肺泡均匀膨胀、数目减少、体积增大、结构简单化，肺泡隔和肺微血管发育显著异常，而肺泡和气道损伤较轻，肺气肿和纤维化较轻。

4. 临床表现

（1）患儿母亲常有绒毛膜炎、胎盘早剥、吲哚美辛使用史，胎儿常合并宫内感染、未使用糖皮质激素、低 Apgar 评分、NRDS、胎儿生长受限等，也可见于 MAS、PPHN、败血症等需正压通气及高浓度吸氧的少数足月儿。

（2）主要见于胎龄<28 周、出生体重<1 000g 的早产儿，胎龄越小、体重越轻，发病率越高，临床症状和体征随疾病严重性而明显不同。临床表现多样，患儿最初无或仅有轻微呼吸系统症状，仅需低浓度氧或无需用氧，但生后数天或几周后对氧气和机械通气的需求增加，出现进行性呼吸困难、三凹征等，存在低氧血症和呼吸性酸中毒，呼吸机参数不能下调，并持续超过 28 天或矫正胎龄 36 周。

（3）气道分泌物增多，支气管痉挛，可闻及肺部干湿啰音及哮鸣音。

（4）由于慢性缺氧和能量消耗增加，进食困难，患儿体重增加缓慢，可能有营养不良，或出现神经发育迟缓及脑瘫。

（5）病程与疾病严重程度有关，大部分可逐渐撤机或停氧，常因反复呼吸道感染、症状性 PDA、PPHN 致心力衰竭使病情加重或死亡；严重者可遗留慢性呼吸和心血管系统后遗症。

5. 辅助检查 肺部 X 线片表现往往不典型，某些患儿仅可见肺过度充气和肺纹理轮廓模糊，轻症 X 线片无明显改变或仅见磨玻璃样改变。胸部 CT 被更多用于诊断，可发现早期或各种间质性病变，评估疾病严重程度。

（二）治疗要点

1. 重在预防

（1）做好围产期保健：预防早产，难免早产时在新生儿出生前给孕母使用糖皮质激素促进肺成熟。

（2）出生后尽早建立并维持功能残气量：对于有自主呼吸的早产儿，产房内应尽早开始呼气末正压或持续气道正压支持，以帮助早产儿尽快建立稳定的功能残气量，可避免气管插管、降低 BPD 的发生率。

（3）合理用氧：氧疗时尽可能予以较低的 FiO_2 维持目标 SpO_2，机械通气时采用肺保护性通气策略。在矫正胎龄 32 周前的目标氧饱和度以 90%~94% 为宜。

（4）RDS 阶段的呼吸管理：主要目的为治疗

RDS,尽可能避免气管插管或缩短机械通气时间,避免各种原因所致的肺损伤。

(5)BPD 发展阶段的呼吸管理:目的主要为维持正常气体交换,减少呼吸做功,促进肺的生长和愈合,同时避免进一步肺损伤。

(6)早期感染的防治:宫内感染和生后感染均与 BPD 密切相关,母亲绒毛膜炎使早产儿早发败血症、BPD 的发生率和病死率增加,及时诊断与治疗早发败血症意义重大,但应注意合理应用抗菌药物,避免不必要的广谱抗菌药物长时间暴露。

2. 确诊后管理

(1)评估:病史回顾、BPD 严重程度及病理改变、营养及生长发育等。

(2)呼吸管理:不同程度的 BPD 肺部病理生理和呼吸力学差异显著,sBPD 常伴有生长迟缓、肺动脉高压、气管-支气管软化、胃食管反流和反复微吸入、气道高反应性等,使呼吸支持和氧需求难以降低,因此需要个体化管理方案。

(3)药物治疗:①咖啡因:首剂枸橼酸咖啡因 20mg/kg,24 小时后开始维持 5mg/(kg·d),静脉输注或口服,每 24 小时 1 次,一般持续至矫正胎龄 33~34 周。②糖皮质激素:常用短疗程低剂量的地塞米松方案,起始剂量 0.15mg/(kg·d)静脉推注,持续 3 天,减量至 0.10mg/(kg·d)持续 3 天,再减量至 0.05mg/(kg·d)持续 2 天,最后减量至 0.02mg/(kg·d)持续 2 天,整个疗程持续 10 天,累积剂量 0.89mg/kg。③利尿剂:包括呋塞米、氢氯噻嗪和螺内酯,呋塞米常用剂量为每次 0.5~1.0mg/kg,静脉推注;氢氯噻嗪和螺内酯的剂量均为 1~2mg/(kg·d),分 2 次口服。④支气管扩张剂:支气管扩张剂并不能预防 BPD 或缩短 BPD 机械通气时间、降低病死率或再入院率,不建议长期使用。

(4)循环管理:限制液体,严格控制液体量和钠摄入,有症状的 PDA 尽早关闭。

(5)营养支持:早期尽量采用肠内营养结合静脉营养供给充足的能量和蛋白质,以增加机体抗感染、抗氧化应激损伤能力及促进正常肺组织生长、成熟和修复;维生素 A 可调节并促进多种细胞的生长和分化,生后预防性补充可轻度降低 BPD 发病风险;贫血者可输血和应用重组人促红细胞生成素维持血红蛋白水平。

3. 出院计划和出院后随访 BPD 患儿出院后面临再次入院的高风险,远期神经发育不良结局也显著高于非 BPD 早产儿。随访中应重点关注:①监测体重、头围、身高等生长指标,监测血液生化代谢指标;②接受家庭氧疗的患儿,通常需要监测 SpO_2,SpO_2 应维持在 92% 左右;③每 2~4 个月行心脏超声检查,若出院前已经诊断肺动脉高压者可适当增加检查频次;④定期进行神经发育评估;⑤各种营养补充剂和药物剂量的调整。

(三)护理干预

1. 合理的氧疗 选择合适的给氧方式,保持呼吸道通畅,改善呼吸功能。氧疗和机械通气时,使用空氧混合仪控制用氧浓度,监测患儿的血氧饱和度和血气分析。以较低的 FiO_2 维持 $PaCO_2$ 和血氧饱和度,以小潮气量通气,降低气道压力水平。维持患儿安静状态,减少刺激,减少氧耗。

2. 合理喂养 提供充足的营养,供给足够的热卡。BPD 患儿呼吸做功增加,氧耗量大,能量消耗也增多,而肺的抗损伤以及修复过程也需要充足的营养支持,因此必须保证能量的供给。能吸吮者可经口喂养,观察有无腹胀或呕吐等喂养不耐受的表现,吸吮无力经口摄入困难时采用鼻饲喂养,肠道内营养不足时静脉补充。

3. 呼吸管理 BPD 的发生与肺部感染及呼吸机使用密切相关,可采用合适的体位和恰当的吸痰来保持呼吸道通畅。如采用俯卧位可改善通气血流情况,有利于分泌物引流;听诊肺部有痰鸣音时应给予拍背排痰,详见本节本章第三节。

4. 出入量管理 记录液体入量和尿量,预防液体过量。早产儿处理水和电解质的能力较差,摄入液体过多时容易出现肺间质和肺泡水肿,应严格控制每天的液体量及输液速度。限液时可考虑给予高热卡配方奶满足增多的能量需求,患儿有液体潴留或 BPD 的早期表现时可予以利尿剂,常静脉注射呋塞米，剂量为每次0.5~1mg/kg，每天2~3次，同时，需注意监测电解质情况；也可给予氢氯噻嗪和螺内酯联合口服，减少副作用。

5. 预防感染 加强消毒隔离制度，严格遵守无菌原则。选择有效的抗生素抗感染治疗，保持抗菌药物有效进入体内。

6. 健康宣教 BPD患儿住院时间长，易出现喂养困难及各种并发症，家属承担着经济及精神的双重压力，应评估患儿家庭功能状况，给予照护者心理支持。帮助家属熟悉出院后的治疗和护理计划，指导家属用氧和使用监护仪，若条件允许，回家后可继续使用监护仪。指导其学会出现异常情况的处理技巧并能及时就医。喂养困难、溢奶和胃食管反流的患儿，指导家属学习喂养的技巧。

要点荟萃

1. 新生儿呼吸窘迫综合征 是由于PS缺乏所致的双肺广泛肺泡萎陷损伤渗出的急性呼吸衰竭，多见于早产儿和剖宫产儿，出生后数小时出现进行性呼吸困难、青紫和呼吸衰竭，是新生儿常见的危重症。

(1)临床特点：①生后不久出现进行性加重的呼吸困难；②随病情进展双肺可闻及细湿啰音和呼吸音降低；③X线片可见肺透光度降低，严重者呈“白肺”；④生后6小时内出现，24~48小时病情严重，72小时后逐渐好转。

(2)治疗要点：①产前预防；②产房内稳定；③PS治疗；④氧疗支持；⑤维持水电解质和酸碱平衡；⑥预防并发症；⑦处理动脉导管未闭。

(3)PS使用方法：预防剂量100mg/kg，治疗剂量200mg/kg，间隔6~12小时可重复使用。

2. 新生儿肺炎 分为吸入性肺炎和感染性肺炎。吸入性肺炎由宫内或产时吸入较多羊水所致，出生后奶汁反流所致，症状较轻，预后良好。感染性肺炎由细菌、病毒、真菌、原虫等病原体引起，可为宫内感染、分娩过程中感染和出生以后感染，根据病情和病原体选择合适抗生素。治疗以预防为主，加强护理及重症监护，氧疗及加强呼吸管理，胸部物理治疗，抗病原体治疗，供给足够的营养及液体，对症支持疗法等。

3. 新生儿呼吸系统常见疾病

(1)胎粪吸入综合征：是由于宫内窘迫或产时窒息导致胎儿排出胎粪污染羊水，宫内或产时吸入污染的羊水导致呼吸道出现机械性阻塞和化学性炎症，出现以呼吸困难为主要临床表现的综合征，足月儿和过期产儿多见，是引起呼吸衰竭的重要原因。

(2)新生儿气漏综合征：是指气体由肺泡破裂处外逸至一个或多个区域形成的综合征。包括间质性肺气肿、纵隔气肿、气胸、纵隔积气、心包积气、皮下气肿等，以气胸最为常见。

(3)持续性肺动脉高压：又称持续性胎儿循环，是指新生儿出生后由于各种原因导致肺血管阻力维持在较高状态，肺循环压力持续性增高，超过体循环压力，致使血液经过动脉导管和卵圆孔时发生右向左分流，而不能由胎儿循环顺利过渡至新生儿循环。因肺动脉压力持续升高致使肺血流减少，静脉血不能进行充分的氧合，临床出现持续性发绀和低氧血症。

(4)新生儿肺出血：是指肺的大量出血，至少累及2个肺叶，常出现在严重疾病晚期，早期不易发现，漏诊率较高，尤其是ELBW，肺出血的发生率及病死率都比较高。大量出血者，预后不良；如果出血量小或局限，患儿恢复可能性大，但预后取决于患儿的原发疾病治疗情况。

(5)支气管肺发育不良：是一种由于早产儿肺发育受损和损伤而导致的慢性肺疾病，是指任何氧依赖(FiO_2>21%)超过28天的新生儿，是早产儿尤其是VLBW或ELBW呼吸系统常见疾病，具有独特的临床、影像学及组织学特征，可导致很高的并发症发病率和死亡率。

(黄 希 苏绍玉 袁 静)

参考文献

[1] 邵肖梅, 叶鸿瑁, 丘小汕. 实用新生儿学. 5 版. 北京: 人民卫生出版社, 2019.

[2] 张玉侠. 实用新生儿护理学. 北京: 人民卫生出版社, 2015.

[3] 中华医学会儿科学分会新生儿学组,《中华儿科杂志》编辑委员会. 早产儿呼吸暂停诊治专家共识 (2022 版). 中华儿科杂志, 2022, 60 (7): 627-632.

[4]《中华儿科杂志》编辑委员会, 中华医学会儿科学分会新生儿学组. 新生儿机械通气常规. 中华儿科杂志, 2015, 53 (5): 327-330.

[5] 中华医学会儿科学分会新生儿学组. 早产儿无创呼吸支持临床应用建议. 中华儿科杂志, 2018, 56 (9): 643-647.

[6] 中华医学会儿科学分会新生儿学组,《中华儿科杂志》编辑委员会. 中国新生儿肺表面活性物质临床应用专家共识 (2021 版). 中华儿科杂志, 2021, 59 (8): 627-632.

[7] 亚太卫生健康协会儿科医学分会, 亚太卫生健康协会儿科医学分会重症超声医学专业委员会, 世界重症超声联盟中国联盟, 等. 新生儿呼吸窘迫综合征超声诊断与分度专家共识. 中国小儿急救医学, 2021, 28 (7): 545-551.

[8] 马娟, 唐仕芳, 陈龙, 等. 2019 版欧洲呼吸窘迫综合征管理指南更新要点解读. 重庆医学, 2020, 49 (1): 1-6.

[9] 茹喜芳, 冯琪. 新生儿呼吸窘迫综合征的防治——欧洲共识指南 2019 版. 中华新生儿科杂志 (中英文), 2019, 34 (3): 239-240.

[10] 茹喜芳, 冯琪. 新生儿呼吸窘迫综合征的防治——欧洲共识指南 2022 版. 中华新生儿科杂志 (中英文), 2023, 38 (3): 191-192.

[11] 中国医师协会新生儿科医师分会. 一氧化氮吸入治疗在新生儿重症监护病房的应用指南 (2019 版). 发育医学电子杂志, 2019, 7 (4): 241-248.

[12] 中华医学会儿科学分会新生儿学组,《中华儿科杂志》编辑委员会. 新生儿肺动脉高压诊治专家共识. 中华儿科杂志, 2017, 55 (3): 163-168.

[13] Stark A R, Eichenwald E C. Persistent pulmonary hypertension of the newborn (PPHN): Management and outcome [EB/OL].[2023-5-8]. https://www. uptodate. com/contents/persistent-pulmonary-hypertension-of-the-newborn-pphn-management-and-outcome

[14] 中华医学会儿科学分会新生儿学组,《中华儿科杂志》编辑委员会. 早产儿支气管肺发育不良临床管理专家共识. 中华儿科杂志, 2020, 58 (5): 358-365.

[15] Bernhard W. Lung surfactant: Function and composition in the context of development and respiratory physiology. Ann Anat, 2016, 208: 146-150.

第十二章 新生儿循环系统疾病护理评估与干预

导读和思考：

心脏是胎儿发育最早的器官之一，心脏的正常发育对胎儿及新生儿均非常重要。先天性心脏病（简称先心病）是最常见的先天畸形，占活产新生儿的6‰~10‰，根据血流动力学变化及临床表现有无发绀可分为非青紫型（包括潜在青紫型）和青紫型。充分了解先天性心脏病，早期识别并及时处理先天性心脏病的严重并发症，提供有针对性的护理，对于患儿及医务人员均非常重要。

1. 新生儿出生后，胎儿循环如何过渡到新生儿循环？过渡不良将导致哪些异常？
2. 不同类型的先天性心脏病临床表现有何不同？如何护理？
3. 新生儿休克可分为哪些类型？如何对新生儿休克进行评分？如何护理休克患儿？
4. 新生儿心力衰竭的常见病因有哪些？新生儿洋地黄中毒有哪些表现？如何处理？

第一节　胎儿循环与新生儿循环

一、心脏的胚胎发育

从生命第18天至第12周是胎儿心脏的发育时期。胚胎早期约3周时，心管形成，为原始的心脏结构；胎龄22~24天时，心管伸长发育出收缩环和膨大部分，由头至尾形成动脉干、心球、心室、心房及静脉窦等室腔和管路结构；动脉干在随后的发育中分隔为主动脉和肺动脉，心球形成心室的流出道，静脉窦则形成上腔、下腔静脉和冠状窦。

出自心球的动脉总干和静脉窦随着心管的扭曲旋转和心室的扩张伸展向腹面突出位于心脏前端，心脏流入及排出通道并列一端，四组瓣膜环则连在一起，组成纤维支架。这一阶段的异常发育，可导致矫正型转位和右位心等。

心脏外形在胚胎29天基本形成，接着心房和心室形成。心内膜垫形成房室间隔，是心房和心室的最早划分，随后长出的第一房间隔和第二房间隔逐渐接近并黏合。在心房内分隔形成时，心室也分成左右两半，肌膈、心内膜垫、动脉总干及心球分化成主动脉和肺动脉时形成的中隔等三个部分生长延伸形成心室间隔，至第8周时房室间隔完全长成，心脏的结构形成。这个阶段的异常发育可导致室间隔缺损，房间隔缺损，心内膜垫缺损，三尖瓣及二尖瓣的狭窄、闭锁、缺乏以及变形。

原始心脏出口在胚胎发育的前8周内形成，它由一条动脉总干构成，这条总干分化为包括主动脉及其分支和肺动脉在内的大血管，同时也形成了主动脉瓣和肺动脉瓣。在这一阶段的发育异常可导致多种心血管疾病，如动脉干的异常、法洛四联症、肺动脉或主动脉瓣狭窄和闭锁、大血管转位等。

二、胎儿循环

胎儿循环（fetal circulation）包括两条通路，胎儿通过胎盘与母体相连，完成营养物质和氧气的交换（图 12-1-1）。

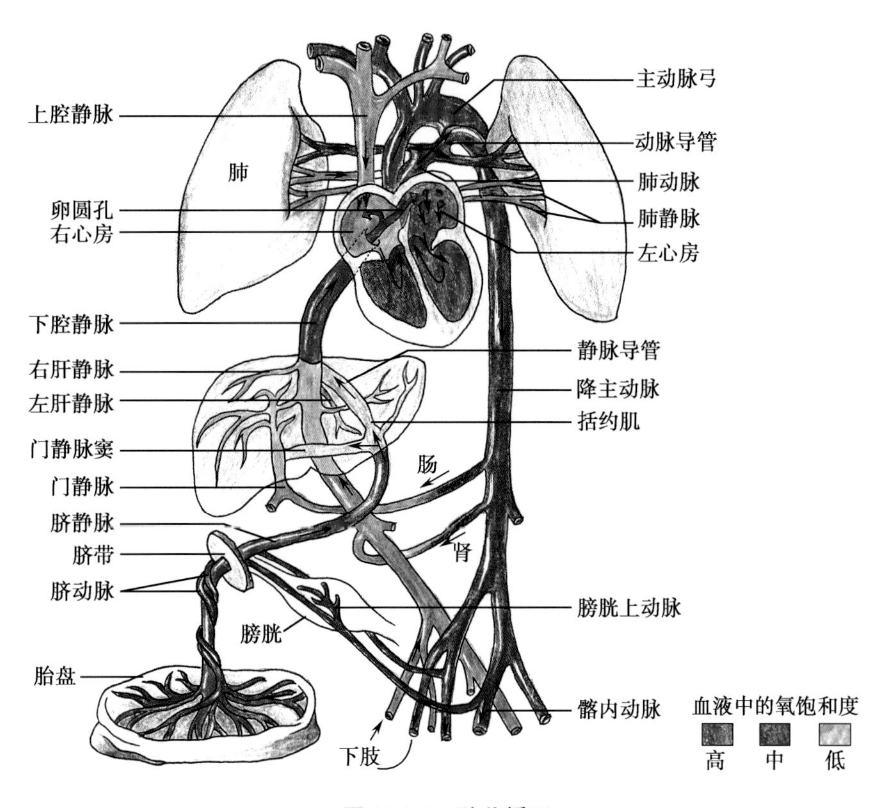

图 12-1-1 胎儿循环

1. **第一条通路** 由胎盘来的氧合血经脐静脉进入胎儿体内，约 50% 的血流进入肝脏与门静脉血流汇合，另一部分血流经静脉导管流入下腔静脉，与来自下半身的静脉血混合流入右心房；右心房内约 1/3 血液经卵圆孔流入左心房，经左心室流入升主动脉，主要供应心脏、脑、上肢，其余流入右心室。

2. **第二条通路** 来自上半身的静脉血经上腔静脉流入右心房，大部分直接注入右心室，与下腔静脉回流的部分血汇合流入肺动脉。由于胎儿肺脏处于压缩状态，肺血管阻力高，只有少部分血流入肺，通过肺静脉流入左心房、左心室，而约 80% 的血液经动脉导管流向降主动脉，与来自升主动脉的部分血流汇合，供应腹腔内脏器官及下肢，最后由脐动脉回流到胎盘，与母体进行气体及营养物质交换，再由脐静脉流入胎儿体内。

通过胎儿循环路径可以看出，胎儿肝脏血液含量最高，其次是心、脑、上肢，下半身供血含量最低。胎儿期肺处于压缩状态，肺循环阻力高于体循环，右心室的负荷远超左心室，卵圆孔、动脉导管及静脉导管为胎儿血液循环中的特殊通道。

三、新生儿循环

出生后随着脐带结扎，胎盘血液循环终止，新生儿开始呼吸，肺泡和肺血管扩张，肺循环阻力下降，经肺动脉进入肺部的血流增加，经肺静脉回流至左心房的血液也增多，左心房压力增高并超过右心房，使卵圆孔功能性关闭，右心房血流不再通过卵圆孔进入左心房。出生后1年以内卵圆孔发生解剖性闭合，形成卵圆窝。

动脉血氧含量的增高刺激动脉导管壁平滑肌收缩，体循环压力上升超过肺循环，生后24小时动脉导管功能性关闭，出生后6~8周内动脉导管闭锁，形成动脉韧带。约80%的足月儿在出生后10~15小时动脉导管形成功能性关闭；约80%的婴儿在生后3个月内、95%的婴儿在生后1年内形成解剖上关闭。

脐带结扎后，脐动、静脉退化，6~8周后完全闭锁，逐渐形成韧带。静脉导管逐渐闭锁，形成静脉导管索。

正常新生儿循环路径为下腔静脉和上腔静脉携带含氧量低的静脉血进入右心房至右心室，右心室的血液通过肺动脉到达肺，在肺泡内进行气体交换，氧合后的动脉血从肺经肺静脉流至左心房再到左心室，经主动脉灌注全身器官组织。胎儿心脏与新生儿心脏见图12-1-2。

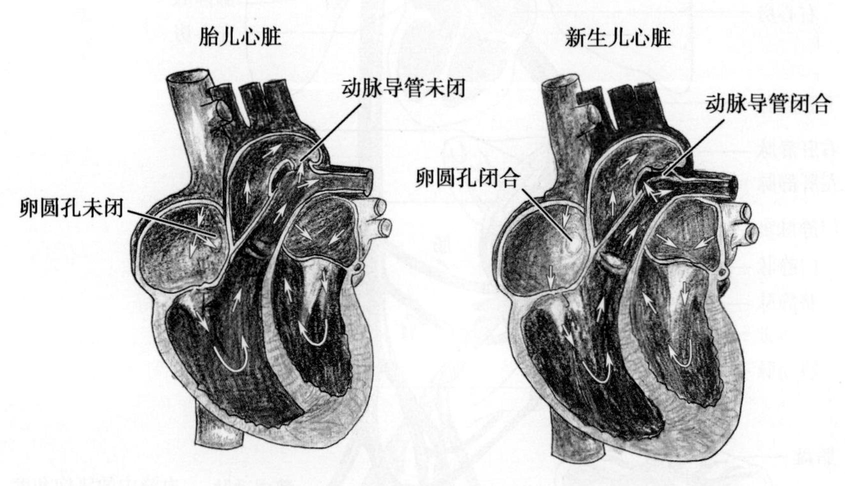

图12-1-2 胎儿心脏和新生儿心脏

要点荟萃

1. 胎儿循环 在三个位置发生分流。①静脉导管，是脐静脉与上下腔静脉之间的通道；②卵圆孔，是左心房与右心房之间的通道；③动脉导管，是主动脉与肺动脉之间的通道。灌注肝、心、脑等重要器官的血液含氧量明显高于灌注腹腔器官和下肢的血液。胎儿期肺循环阻力高于体循环，右心室的负荷远超左心室。出生后卵圆孔、动脉导管及静脉导管未及时关闭，新生儿持续性胎儿循环，将导致新生儿持续性肺动脉高压（PPHN）。

2. 新生儿循环 出生后脐带结扎，脐血管被阻断，新生儿肺循环阻力下降，卵圆孔和动脉导管功能性关闭，体循环压力超过肺循环，新生儿正常循环建立。①卵圆孔在出生后1年内解剖性关闭；②动脉导管，出生后24小时功能性关闭，95%于生后1年内解剖性关闭；③脐血管血流停止后6~8周完全闭合形成韧带。

（苏绍玉 万兴丽）

第二节　先天性心脏病护理评估与干预

先天性心脏病(congenital heart disease,CHD),简称先心病,是胎儿时期心脏及大血管发育异常所导致的畸形,发病率约为1%,其中重症约占1/4,是导致婴儿和新生儿死亡的主要原因。先天性心脏病的病因并不完全明确,多由遗传因素、环境因素及母体因素等共同作用引起,孕龄第16~28周时进行胎儿心脏检查可以避免部分严重先天性心脏病患儿的出生。根据血流动力学变化及临床表现有无发绀,先心病可分为非青紫型(包括潜在青紫型)和青紫型。非青紫型先心病最多见,占75%~80%。

一、动脉导管未闭

(一)护理评估

1. 概述　动脉导管(ductus arteriosus,DA)是连接肺动脉和主动脉的重要通道。在胎儿循环中,DA将血液从肺动脉转运到主动脉,从而使血液能不经过肺而到达全身。DA于出生后24小时功能性关闭,1年以内以逐渐机化成动脉韧带的方式解剖性关闭。如果出生后动脉导管持续开放,即为动脉导管未闭(patent ductus arteriosus,PDA)(图12-2-1),出生后作为主动脉和肺动脉之间的异常通道,导管分流可能导致肺循环充血,增加肺出血、肺动脉高压、BPD的风险;同时,分流可能会导致全身性灌注不足,增加坏死性小肠结肠炎、脑室内出血、肾衰竭和死亡的风险。PDA是常见的先天性心脏病之一,占所有先心病的5%~10%(不包括早产儿PDA);也是早产儿常见疾病之一,在VLBW和NRDS的早产儿中发病率尤其高。

促进DA收缩的因素:呼吸建立、肺动脉压力和阻力迅速下降、流经DA的动脉血氧含量急剧上升和前列腺素E分泌减少。

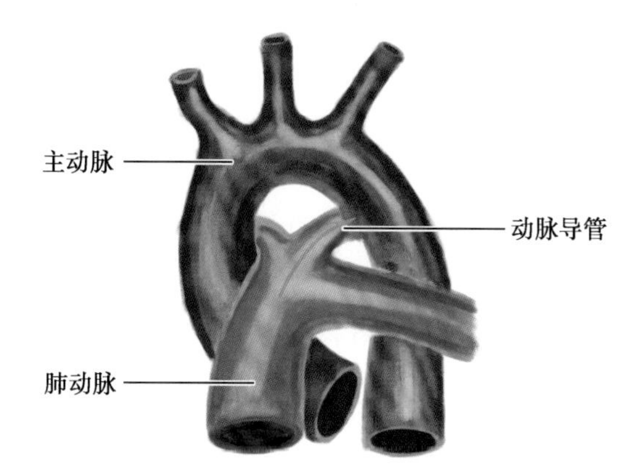

肺动脉血经动脉导管逆向分流

图12-2-1　动脉导管未闭

2. 病理生理

(1)经过DA的分流量大小与DA的直径、主动脉与肺动脉的压力差等因素有关。由于体循环压力高于肺循环,血液从左向右分流,进入肺血管,增加肺的血流量。

(2)肺循环血流量增加,回流至左心房和左心室的血流量也增多,左心容量负荷加重,左心房和左心室增大。

(3)由于长期左向右分流,肺动脉压力逐渐增高,当超过主动脉压时,左向右分流明显减少或停止,进而产生肺动脉血流逆向分流入降主动脉的情况,产生双向或右向左分流,患儿出现差异性发绀。因分流部位在降主动脉左锁骨下动脉远侧,因此表现为右上肢正常,左上肢轻度青紫,下半身青紫,呈现双下肢重于双上肢,左上肢重于右上肢,称为差异性青紫。

3. 临床表现　PDA的症状主要取决于分流量的大小。

(1)分流量小者可无症状。

(2)导管粗大致分流量大者,可有气促、呛咳、多汗、体重不增,甚至发生心力衰竭。

(3)有血流动力学意义的PDA(hemodynamically significant PDA,hsPDA):指血流动力学改变显著,出现相应的临床表现,并且可能发生一系列并发症的PDA。hsPDA诊断标准为符合以下6项临床表现中的3项以及3项超声心动图诊断标准。

6项临床表现包括:①胸骨左缘闻及收缩期或连续性杂音;②心前区搏动增强;③水冲脉;④安静时心率>180次/min;⑤无法解释的呼吸状况恶化;⑥胸部X线检查显示肺血管影增多及心脏扩大,或肺水肿征象。

3项超声心动图诊断标准:①左心房内径/主动脉内径>1.4;②肺动脉瓣舒张期反流;③PDA导管内径≥1.5mm。

(4)体征及检查

1)典型体征为听诊胸骨左缘第2肋间可有响亮粗糙的连续性"机器"样杂音。

2)肺动脉压力增高时,舒张期分流不明显,杂音减弱或消失,仅收缩期闻及杂音。

3)左向右分流量大者脉压增宽明显,可有水冲脉等周围血管征。

4)并发肺动脉高压产生右向左分流者,可见差异性青紫。

4. 诊断 PDA常因其特征性的临床表现而疑诊,并经超声心动图确诊。

(二) 治疗要点

1. 保守治疗 早产儿PDA的保守治疗主要是对症治疗,主要包括:①限制液体入量,同时提供足够的营养;②中性温度;③以最低程度的呼吸支持来确保充分氧合(SpO_2 90%~95%);④使用利尿剂以减少心脏容量负荷或肺间质液体过多的情况;⑤将血细胞比容保持在35%以上。

2. 药物干预法 使用吲哚美辛、布洛芬等环氧合酶(cyclooxygenase,COX)抑制剂或对乙酰氨基酚。

(1)若患儿出生1周后仍需机械通气,且超声心动图证实持续存在hsPDA,则应给予一个疗程的COX抑制剂。

(2)若复查超声心动图显示DA尚未关闭,且患儿仍然依赖机械通气,则再给予一个疗程的COX抑制剂。

(3)对于存在非选择性COX抑制剂禁忌证的患者,可使用对乙酰氨基酚,每次15mg/kg,每6小时1次。

3. 手术结扎 很少实施。仅用于药物治疗无效,且需最大通气支持的大型PDA。最大通气支持指吸气正压>25mmHg和/或吸入氧浓度(fractional inspired oxygen,FiO_2)>70%。

因许多患儿DA会自行关闭,因此首先采取保守治疗。若患儿在出生一周后仍持续存在PDA并依赖机械通气,后续则给予针对性药物治疗以关闭DA。手术结扎仅用于药物治疗无效且需要最大通气支持的患儿。

(三) 护理干预

1. 记录出入量 PDA患儿需监测液体平衡情况,限制入量,必要时使用利尿剂。

2. 观察要点

(1)全身情况:生命体征,尤其是呼吸、面色、血氧饱和度。

(2)血流灌注指数(perfusion index,PI):严重PDA存在左向右分流,流向下肢的血流减少,下肢灌注较上肢差,发生上下肢SpO_2和PI的差异。动脉导管前(右上肢)、动脉导管后(下肢)PI值的差异用"ΔPI"表示,"ΔPI"可作为一种发现PDA的有效方法,推荐将连续监测PI作为识别早产儿PDA的床旁测量方法。

3. 监测有无心力衰竭表现 保持患儿安静,监测心率、呼吸、面色、经皮血氧饱和度、肝脏大小、小便量,早期识别心力衰竭,积极配合医生处理。

4. 药物使用 遵医嘱给予COX抑制剂,可抑制前列腺素的合成,从而促进DA关闭。如果患儿为坏死性小肠结肠炎或疑似病例、出血性疾病(颅内出血或胃肠道出血)、血小板减少 / 凝血功能障碍、肾功能显著受损、动脉导管依赖性先天性心脏病(重症法洛四联症、主动脉缩窄)等情况时禁用 COX 抑制剂,可选择对乙酰氨基酚。副作用可能有一过性少尿、暂时性肾功能不全和胃肠道出血等,用药时需要观察有无副作用。

5. 围手术期护理 药物关闭失败的患儿根据情况选择手术结扎或介入封堵治疗,配合医生做好术前准备、术中配合及手术后观察护理。

6. 合理喂养及加强基础护理。

二、室间隔缺损

(一) 护理评估

1. 概述 正常的心脏左右心室之间无缺损及通道,室间隔缺损(ventricular septal defect, VSD)是指左右心室间隔部分肌肉或膜部因发育不良导致缺损出现的异常通道(图 12-2-2),可出现在间隔的任何部位,分为室上嵴上型(流出道型)、室上嵴下型(膜周型)、隔瓣后型和肌部型,是最常见的先天性心脏病类型,可以单独存在,也可以与其他畸形同时存在。

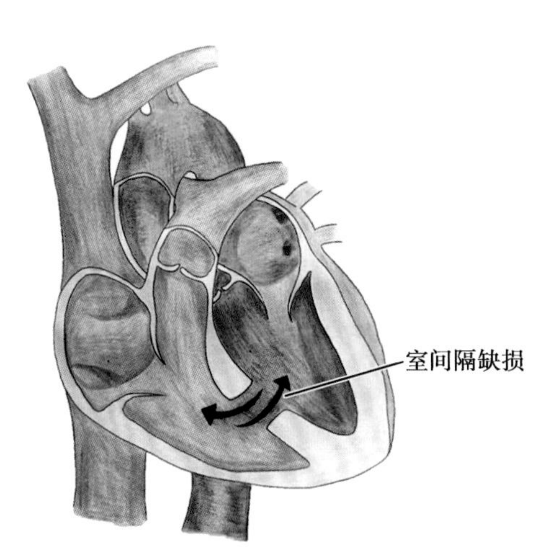

图 12-2-2 室间隔缺损

2. 病理生理

(1) 其血流动力学改变取决于缺损的大小和肺血管状况,与缺损部位无明显关系。

(2) 由于左心室压力大于右心室,左向右分流,一般无青紫。

(3) 当左向右分流增多,肺循环血流量增加,将导致左心房、左心室容量负荷增加。

(4) 严重的 VSD 由于持续高压力冲击肺循环,肺小动脉痉挛,出现肺动脉高压,形成动力性肺动脉高压,随之继发小动脉内膜增厚和硬化,形成阻力性肺动脉高压,左向右分流转变为双向分流甚至反向分流,患儿出现青紫。

3. 临床表现及体征 取决于缺损的大小、分流量多少和肺血管阻力的高低。

(1) 小型 VSD:临床症状不明显,多在体检时闻及胸骨左缘第 2~4 肋间收缩期吹风样杂音。

(2) 中型至大型 VSD:分流量大时可在心尖部听到舒张中期隆隆样杂音。患儿表现为青紫、呼吸过速、心动过速、多汗、体重不增(长期重度心力衰竭还可能影响身长和头围)、喂养困难(可能表现出饥饿但喂养时易疲劳和出汗)、肝大、肺部啰音、呻吟、三凹征(当心力衰竭明显时)及反复的肺部感染、苍白(外周血管收缩所致)等症状,如合并其他心血管畸形,可发生心力衰竭。症状严重程度随左向右分流程度增加而加重。

4. 辅助检查

(1) 心电图:小型 VSD 心电图正常;大型 VSD 心电图表现为左心室肥大,或表现为左右心室均肥大。

(2) 胸部 X 线检查:小型缺损患者通常正常;中型至大型 VSD 伴左向右分流增加者,肺血管纹理增多,左心房、左心室可能增大,肺动脉增粗。

(3) 超声心动图:可明确 VSD 的诊断。可探查到缺损的部位及大小,叠加彩色多普勒可显像血流方向,明确诊断。

(4) 心导管检查和造影:合并其他心脏畸形而超声心动图不能明确诊断时可考虑行心导管检查和造影。

(二) 治疗要点

治疗方案取决于患儿有无症状、症状的严重程度、缺损自行闭合的可能性,以及通过早期干预来降低未来可能出现的长期健康问题和并发症的风险。

1. 预防和监测心力衰竭,以减少心力衰竭的症状和并发症。

2. 小型缺损通常无需干预,这类患儿一般无症状,且缺损很有可能自发闭合或缩小,可门诊随访,但有发生细菌性心内膜炎的可能,应注意控制感染。

3. 有心力衰竭症状的患者需要药物治疗,以缓解心衰症状,恢复正常生长。

4. 若心力衰竭不能控制,生长延迟不能改善,应在生后 3~6 个月内行手术治疗。

(三)护理干预

1. 喂养护理　合并心衰的婴儿喂养时易疲劳,故摄入量有限,可通过提高能量密度的方法减少每日总进食量,从而更便于患儿摄入。对于无法耐受经口喂养的新生儿,可选择分次或连续鼻胃管喂养的方法来建立有效的肠内营养途径,目标摄入量为 150kcal/(kg·d)。

2. 用氧护理　慎用吸氧,因为氧会扩张肺血管,可能降低肺血管阻力,增加左向右分流,从而加重心力衰竭。

3. 记录出入量　VSD 患儿使用利尿剂治疗以减轻容量超负荷,需密切监测液体平衡情况。

4. 观察要点　①全身情况:生命体征,血压及末梢循环情况、体重增长情况、皮肤颜色等;②喂养情况;③严格控制输液速度:避免短期内大量液体输入而产生心衰;④并发症的观察:心力衰竭、肺动脉高压、肺动脉高压危象、心内膜炎、其他心脏问题(如心律失常)。

5. 监测有无心力衰竭表现　保持患儿安静,监测心率、呼吸、面色、经皮血氧饱和度、肝脏大小、小便量,早期识别心力衰竭,积极配合医生处理。

6. 围手术期护理　在最大限度的内科治疗下(包括利尿剂和营养支持)仍有症状者,中 - 大型 VSD 伴肺动脉高压者,持续的左向右分流伴左心室扩张者等需行 VSD 封闭术,配合医生做好术前准备、术中配合及手术后观察护理。

7. 肺动脉高压的监测及护理　大型 VSD 分流在早期会发生肺血管阻力性改变,部分患儿术后早期会发生肺动脉高压危象。①按医嘱使用药物,保持患儿完全镇静;②维持机械通气,保证通气量,监测动脉血气;③使用扩血管药物时应监测血压的变化情况;④使用一氧化氮(NO)吸入治疗肺动脉高压者,应实时监测吸入 NO 的浓度、动脉血压及肺动脉压力。

8. 加强基础护理。

三、房间隔缺损

(一)护理评估

1. 概述　房间隔缺损(atrial septal defect, ASD)是常见的先天性心脏病,占先天性心脏病的 10%~15%,据报道,活产儿中 ASD 的出生患病率为 1‰~2‰。发育正常的心脏,左心房及右心房之间没有缺损及通道(胎儿时期的卵圆孔出生后关闭),心脏发育不良导致心房之间有缺损(图 12-2-3),根据缺损部位可分为继发孔型(中央型)、静脉窦型(上、下腔型)、冠状静脉窦型、原发孔型,其中继发孔型为最常见的类型。

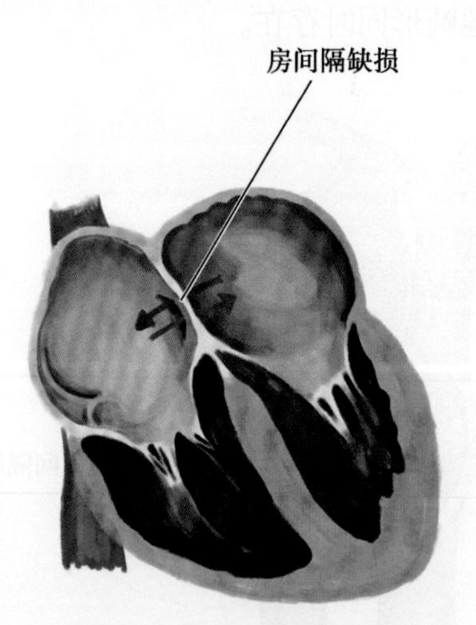

图 12-2-3　房间隔缺损

2. 病理生理

(1)ASD 的分流量主要取决于左右心室的顺应性、缺损大小以及肺 / 体循环的相对阻力。

(2)出生时及新生儿早期,右心房压力略高于左心房,分流自右向左,可出现暂时性青紫,尤其是哭闹或伴有肺部疾病时更为明显。

(3) 随着肺循环阻力下降，体循环阻力升高，右心室顺应性改善，分流变为左向右分流，左心室和体循环血量减少，右心室的容量负荷增加，肺循环血量增加，肺部淤血。

(4) 缺损面积大者，分流量增大，可出现肺动脉高压，当肺循环阻力超过体循环阻力时出现右向左分流的反向分流，引起青紫。

3. 临床表现及体征

(1) 分流量小者：症状不明显，多于体格检查时发现杂音，或在因其他情况进行超声心动图时偶然发现病变。

(2) 分流量大者：可能有气促、多汗、体重不增、喂养困难等。

(3) 重症可发生反复的肺部感染及心力衰竭。

(4) 心力衰竭的征象：大型 ASD 患者可能出现心力衰竭的征象，如呼吸过速、啰音、生长迟缓和肝大。

4. 辅助检查

(1) 心电图：分流量小的单纯性 ASD 患儿，心电图可能正常；在中至大型分流患者中，QRS 波群通常轻度延长。

(2) 胸部 X 线检查：ASD 的检查结果取决于分流程度。小型 ASD 患者的检查结果一般正常；左向右分流量大的单纯性继发孔型 ASD 患者中，表现为心脏增大和肺血供增多，可见“肺门舞蹈”征。

(3) 超声心动图：超声心动图是确诊 ASD 的首选检查，采用多普勒血流超声心动图可以测定分流量、分流比和肺动脉压。

(4) 心导管检查和造影：只有当怀疑合并其他心脏畸形而超声心动图又不能确诊时才考虑心导管检查和造影。

(二) 治疗要点

1. 单纯性 ASD（主要为继发孔型 ASD） 自然病程不一，小缺损常在婴儿期（1 岁以内）自行闭合，且很少有症状，通常不需要手术修补。而中至大型缺损往往持续存在，并随时间推移引起症状。

2. 静脉窦型和原发孔型 ASD 不会自然闭合，一般 2~5 岁时行手术治疗。

3. 手术治疗 同 VSD 一样，若有充血性心力衰竭或肺部感染发生时，给予强心、利尿、扩血管及抗感染等药物治疗；若药物治疗效果不佳，不适合封堵器治疗者应尽早施行外科手术。

(三) 护理干预

同室间隔缺损护理干预。

四、主动脉缩窄

(一) 护理评估

1. 概述 主动脉缩窄（coarctation of aorta, CoA）是降主动脉的缩小或狭窄，通常位于动脉导管与主动脉的连接处，恰好为左锁骨下动脉发出部位的远端（图 12-2-4）。CoA 占所有先天性心脏缺陷的 4%~6%，据报道，活产儿中 CoA 的患病率约为 4/10 000，男性比女性更常见（59% *vs.* 41%），大多数为散发病例。该缺陷往往导致左心室压力超负荷，CoA 可能是原发病变，也可能继发于动脉导管狭窄。主动脉峡部及周围是最常见的缩窄部位，CoA 的病因可能主要与胚胎期血液循环有关。

根据缩窄段占据主动脉和降主动脉之间的部位分为导管前型、导管后型和正对导管型（图 12-2-5）。

2. 病理生理 CoA 的严重程度取决于缩窄的部位、程度和合并心内畸形的情况。

(1) CoA 引起左心室射血阻力增加，使左心室壁代偿性肥厚。

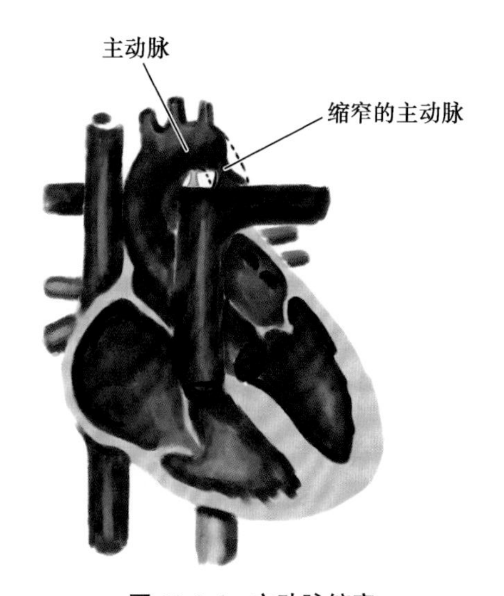

图 12-2-4 主动脉缩窄

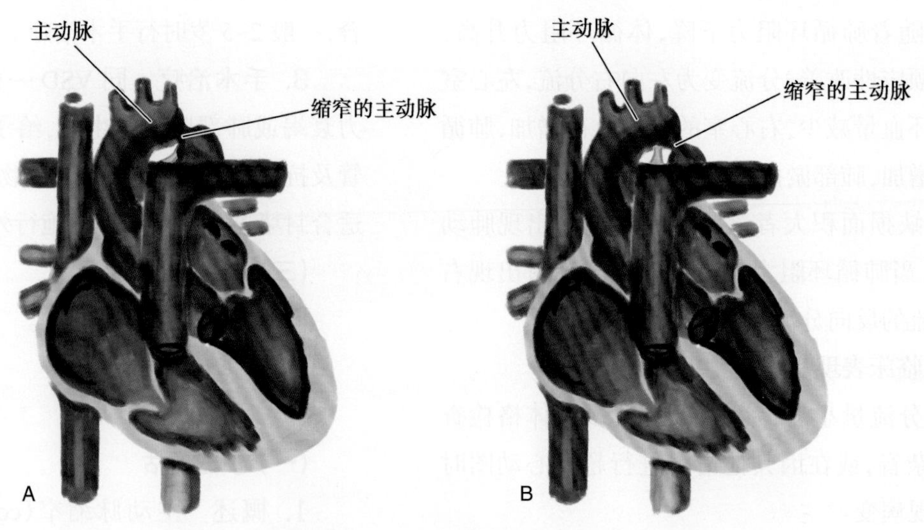

图 12-2-5　主动脉缩窄分型

A. 导管前型；B. 导管后型。

（2）狭窄段近端动脉压力增高，血管扩张，上肢及头颈部血供增多，远端降主动脉血流减少，下肢血供减少。

（3）导管前型伴有 PDA 或 VSD 者，CoA 会增加左心室的负荷，但由于存在 VSD 或 PDA，部分血液会从高压区（左心室或主动脉）流向低压区（右心室或肺动脉），增加了右心室的负荷，从而导致了右心室的肥厚。由于 DA 的存在，经 DA 的右向左分流使体循环中的血氧含量降低，但由于肺血流量多，血液氧交换较充分，因此，发绀症状通常不明显。

（4）导管后型伴有 PDA 或 VSD 者，因缩窄段近端的主动脉压显著大于肺动脉，产生大量左向右分流，易导致心功能不全和肺动脉高压。

3. 临床表现及体征

（1）CoA 的特征：主要是上下肢血压存在差异，上肢血压高于下肢（收缩压差 ≥ 20mmHg），桡动脉搏动增强，股动脉搏动弱、延迟（肱 - 股延迟），甚至摸不到；少数患儿股动脉搏动正常，表明合并大型 VSD 或 PDA，缩窄段以下的血供来自右心室，此时可观察到下肢青紫。

（2）导管前型：生后 6 周内出现症状，新生儿期常有心功能不全和 / 或低心排血量表现，病情急剧恶化。

（3）单纯导管后型：幼年时少有症状，常因体检时发现上肢血压高而考虑本病。严重者可因颈部及上肢血压高而出现头痛、头晕、耳鸣、失眠、鼻出血等症状；因下肢血供不足而出现下肢无力、发凉、酸痛、麻木等，身体下部发育差。心脏向左下扩大，胸骨左缘第 2、3 肋间可闻及收缩期杂音，传导广泛，在背部也可闻及。

（4）合并其他畸形时常见心力衰竭的表现。

4. 辅助检查

（1）心电图：因患者年龄和病变严重程度不同而异。在有重度缺陷的新生儿和小婴儿中，心电图可能正常，也可能显示出与年龄相符的右心室肥厚或双侧心室肥厚。

（2）胸部 X 线检查：检查结果因年龄和缩窄严重程度不同而异。在心力衰竭婴儿中，结果显示心脏广泛扩大和由肺静脉淤血导致的肺血管纹理增多。

（3）超声心动图：可显示缩窄段的部位、范围及形态，有助于诊断和手术。

（4）磁共振成像：血管造影和三维重建可清晰显示缩窄的部位、形态、范围等。

（5）心血管造影：可显示缩窄段的部位、程度、范围及与锁骨下动脉和动脉导管之间的关系。

（二）治疗要点

1. 维持血流动力学的稳定，纠正休克，遵医嘱使用正性肌力药物，预防和治疗充血性心力衰竭。

2. 适当供氧，气道管理及机械通气。

3. 手术前可使用镇静药、肌肉松弛药、正性肌力药物（米力农、多巴胺或多巴酚丁胺）及前列腺素 E_1（前列地尔）维持动脉导管的开放状态。

4. 无严重症状，有上肢高血压的 CoA 患者或上、下肢收缩压差 ≥20mmHg 者，可在 2~4 岁时行介入或手术治疗。

5. 有症状的病人在病情稳定后根据缩窄的部位、长度及程度而选择不同的手术方案，通过切除缩窄段来重建主动脉正常血流通道并恢复正常循环功能。

治疗干预指征：①重症 CoA；②静息 CoA 压差>20mmHg；③影像学显示有临床意义的侧支循环；④CoA 导致的体循环高血压；⑤CoA 导致的心衰。符合任意一项情况，均应进行矫正干预即外科手术或导管介入。

（三）护理要点

1. 观察要点　①全身情况，生命体征；②监测四肢血压，上下肢收缩压相差 20mmHg 有助于诊断；③并发症观察：心功能不全及心力衰竭，坏死性小肠结肠炎（下肢及腹腔脏器血流灌注不足所致）。

2. 用药护理　镇静药、肌肉松弛药、正性肌力药物、前列腺素 E_1 等。

3. 围手术期护理。

4. 合理喂养及加强基础护理。

五、完全型大动脉转位

（一）护理评估

1. 概述　完全型大动脉转位（complete transposition of the great arteries，TGA）是心室大动脉错位的病变，表现为主动脉起自右心室，肺动脉起自左心室。TGA 最常见的类型是右袢型（称为 D-TGA），右心室位于左心室的右侧，主动脉起点在肺动脉起点的前右侧（图 12-2-6），是新生儿期最常见的青紫型先天性心脏病。D-TGA 的这种解剖异常使体循环和肺循环成为两套并行的循环，导致青紫型心脏病。第 1 套循环将去氧合的体静脉血输送到右心房，然后经右心室和主动脉回到体循环，第 2 套循环将氧合的肺静脉血输送到左心房，经左心室和肺动脉重新回到肺。TGA 约占所有 CHD 的 3%，占所有青紫型 CHD 的近 20%。

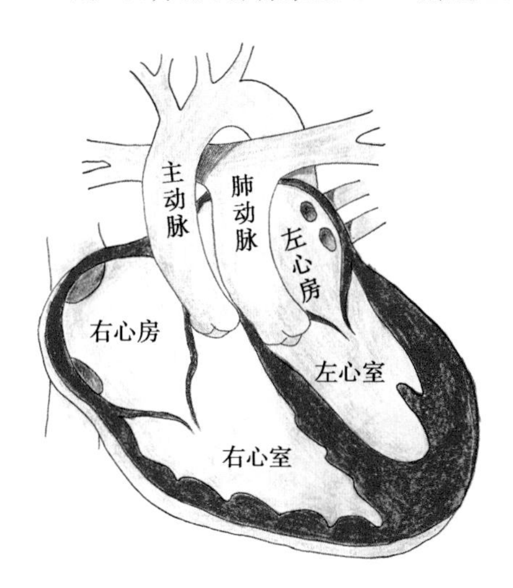

图 12-2-6　完全型大动脉转位

2. 病理生理

（1）TGA 的血液循环特点：体循环为右心房→右心室→主动脉→全身→体循环→右心房，肺循环为左心房→左心室→肺动脉→肺→肺静脉→左心房，两大循环为并行循环，必须伴有两大循环间的分流交通才能维持生命。

（2）交通部位可在心房（卵圆孔未闭、房间隔缺损）、心室（室间隔缺损）、大动脉（动脉导管未闭）等。

（3）新生儿出生后，其稳定程度主要取决于两套平行循环之间血液混合的程度。为了生存，一定量的含氧肺静脉回流血液必须流入体循环毛细血管床（有效体循环血流量），而类似量的体循环静脉回流血必须进入肺毛细血管系统（有效肺循环血流量）。

（4）血氧饱和度和低氧血症程度主要取决于通过心内和心外交通产生的循环间混合量，平衡有效肺循环和体循环血流量可以让循环间混合量达到最大。如果血液分流偏向体循环，或偏向肺循环，则会导致临床病情恶化。

3. 临床表现及体征　TGA 患儿出生后的临

床表现取决于两套平行循环之间的混合程度和是否合并其他心脏异常，患者常于新生儿期即出现症状。

(1) TGA 出生后即表现为中重度发绀，发绀程度取决于体、肺循环的混合情况，有无 ASD 及其大小的影响尤其明显（VSD 可改善心内混合，减轻发绀）。发绀不受活动（哭闹或喂养）的影响，吸氧后亦不能改善，且吸氧可造成 DA 关闭，威胁生命。

(2) 合并大型 VSD 分流量较大者，发绀程度较轻或不明显，但合并充血性心力衰竭的症状明显。

(3) 合并小型 VSD 分流量小者，会有严重的发绀、酸中毒及呼吸困难的表现。

(4) 反向差异性发绀：左心室血液经肺动脉通过开放的动脉导管可进入降主动脉灌注躯干和下肢，故下肢的青紫程度往往较上肢轻，表现为反向差异性发绀。

(5) 呼吸过速：大多数患儿呼吸频率>60 次 /min，但无三凹征、呼噜音或鼻翼扇动等呼吸窘迫的其他征象。合并大型 VSD 的婴儿可能会在出生后 3~4 周内因心力衰竭而出现更重的呼吸窘迫。

(6) 心脏杂音：除非有小至中型 VSD 或左心室流出道梗阻，否则杂音并不明显。听诊胸骨左缘可闻及Ⅱ~Ⅲ级收缩期杂音，分流量大者心尖区可闻及隆隆样杂音。

4. 辅助检查

(1) 心电图：TGA 患儿出生后最初几天的心电图常无特异性改变。电轴右偏和右心室肥厚是出生后头几日的正常现象，可能是新生儿心电图唯一的发现。

(2) 胸部 X 线检查：出生后前几日的检查结果正常。典型的检查结果显示心影为“悬吊的蛋形心”，可能是由于大动脉在转位时形成了狭窄的血管蒂。尽管 TGA 患儿的低氧血症明显，但其肺血管纹理通常正常或增多。

(3) 超声心动图：可确诊，还可显示合并畸形及血液分流方向。

(4) 心血管造影：典型表现为右心室注入造影剂后主动脉迅速显影，主动脉位于肺动脉的右前方。

（二）治疗要点

1. 对于严重缺氧的 TGA 患儿，氧合依赖于开放的动脉导管，需静脉持续滴注前列腺素 E_1（prostaglandin E_1，PGE_1）维持 DA 开放。

2. 积极纠正酸中毒、低血糖、低血钙等。

3. 两循环之间分流量较小、缺氧严重而暂时不能行根治术的患儿，可行球囊房间隔造口术，待病情稳定后再行根治手术。

4. 一旦诊断明确，应当争取早期实施根治术。根据患儿是否合并其他心脏异常及其性质，尤其是 VSD 和左室流出道梗阻情况，选择合适的外科手术方案。

（三）护理干预

1. 低氧血症观察及用氧护理　因高浓度吸氧将导致开放的 DA 关闭，从而威胁生命，因此，此类患儿不给予吸氧或遵医嘱低流量吸氧（$FiO_2 \leqslant 30\%$）。用氧后严密观察发绀有无加重、有无呼吸暂停或呼吸困难等情况，持续监测血氧饱和度。

2. 用药护理　输注 PGE_1 的严重不良反应主要包括呼吸暂停、低血压和心动过速、坏死性小肠结肠炎。

(1) 呼吸暂停：输注期间随时会发生呼吸暂停，因此需准备好气管插管设备以供使用。随着 PGE_1 剂量的增加，呼吸暂停的风险也增加。

(2) 低血压和心动过速：必须单独建立一条可靠的静脉通路，用于复苏补液。

(3) 坏死性小肠结肠炎：输注 PGE_1 会增加导管依赖型青紫型 CHD 患儿发生坏死性小肠结肠炎（NEC）的风险，NEC 很可能是发绀和低舒张压共同导致肠系膜灌注减少的结果。因此，NEC 并非 PGE_1 的不良反应，而是维持动脉导管开放的结果。输注 PGE_1 期间需监测 NEC 的临床征象，如腹胀、呕吐胆汁、血便等。足月儿在输注 PGE_1 期间，无需常规停止肠内营养。

3. 心律失常的观察及护理　研究发现，术后48小时内心律失常的发生率为3%，应严密观察心电图变化，及时发现异常进行处理。

4. 围手术期护理。

5. 合理喂养及加强基础护理。

六、法洛四联症

（一）护理评估

1. 概述　法洛四联症（tetralogy of Fallot，TOF）是最常见的青紫型先天性心脏病（约占70%），占先天性心脏病的7%~10%，也是在1岁以内需要干预的最常见先天性心脏病之一，男女发病率相当。TOF包括四种畸形：①室间隔缺损；②肺动脉狭窄；③主动脉骑跨；④右心室肥厚（图12-2-7）。

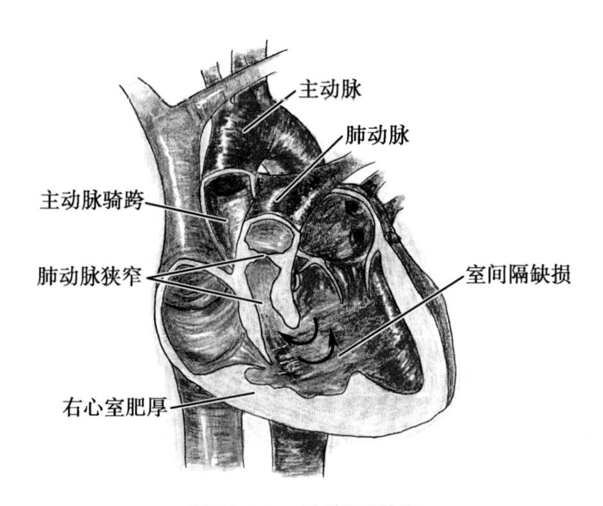

图12-2-7　法洛四联症

2. 病理生理

（1）肺动脉口狭窄：血液进入肺循环受阻，导致右心室代偿性肥厚，右心室压力增高。

（2）肺动脉狭窄严重者，右心室压力与左心室压力相仿，血流经过室间隔缺损发生双向分流，右心室血液大部分进入主动脉，肺的血供依靠动脉导管。

（3）主动脉骑跨：骑跨于左、右心室之上，同时接受左、右心室的血液，引起青紫；此外，因肺动脉狭窄，在肺循环进行气体交换的血流减少，更加重了青紫。但由于新生儿动脉导管未闭，增加了肺循环血流量，青紫可不明显或较轻。

3. 临床表现及体征

（1）TOF的主要临床症状是青紫，程度取决于肺动脉口狭窄及室间隔缺损大小的情况。

（2）患儿哭闹或烦躁时可有缺氧发作，表现为突然呼吸困难、青紫加重，严重者可有抽搐、昏厥。原因可能是右心室流出道痉挛使右心室流向肺动脉的血流突然减少或终止所致。

（3）听诊胸骨左缘第2~3肋间可闻及Ⅱ~Ⅲ级收缩期粗糙喷射样杂音，是血液经过狭窄的肺动脉口产生的声音，狭窄越重杂音越轻，严重狭窄或肺动脉闭锁者可能听不到杂音，但常可听到合并动脉导管未闭的连续性杂音。

4. 辅助检查

（1）心电图：常显示电轴右偏、右心室肥厚。

（2）胸部X线检查：心脏大小正常，右心室肥厚使心尖圆钝并上翘，肺动脉段则凹陷，心影呈典型的“靴形”。

（3）超声心动图：二维超声心动图和多普勒检查能评估TOF的所有重要特征，对诊断和术前评估有重要意义。显示主动脉增宽且其前壁与室间隔不连续，主动脉骑跨于室间隔之上，与左右心室相通，右心室血液直接注入主动脉，肺动脉口狭窄，右心室肥厚，室间隔缺损处可见分流。

（4）心导管检查和造影：导管可由右心室直接插入主动脉或左心室，表明有主动脉骑跨和室间隔缺损。右心室造影可见肺动脉和主动脉同时显影，主动脉骑跨于室间隔上，造影剂从右心室通过缺损进入左心室，使左心室显影；造影还可显示肺动脉狭窄的解剖类型、肺动脉及其分支发育情况等。

（二）治疗要点

1. 缺氧发作的治疗　保持患儿安静，减少阵发性缺氧发作。缺氧发作时立即吸氧（促使肺血管扩张、体循环血管收缩）、镇静，膝胸卧位（膝胸卧位可增加体循环血管阻力，促进血流从右心室流向肺循环，而不是主动脉），并给予5%碳酸氢钠3~5ml/kg和普萘洛尔0.1~0.2mg/kg，静脉推注。对于缺氧发作频繁者，可遵医嘱给予普萘洛尔口服，以解除右心流出道肌痉挛，预防缺氧发作。

2. 心力衰竭的治疗 部分轻度梗阻、肺血流增加的患者可出现心力衰竭症状，需要给予药物治疗，包括地高辛和袢利尿剂（如呋塞米）。

3. 预防性使用抗生素 根据美国心脏协会（American Heart Association，AHA）指南，所有未经修补的青紫型 CHD 患者，都应预防性使用抗生素以防止发生细菌性心内膜炎，直到进行外科矫治。

4. 外科手术 是根本的治疗方法，大多数 TOF 患儿在 1 岁前（通常是在 6 月龄以前）接受完全修补手术。对于严重右心室流出道梗阻或相对少见的药物难治性缺氧发作（发绀发作），可早期先行姑息性分流术（体 - 肺动脉分流术），以增加肺血流量，改善缺氧，促进肺血管发育，然后在 3~6 个月行根治手术。

（三）护理干预

姑息性手术治疗（体 - 肺动脉分流术）后的护理。

1. 血压监测 防止血压过低而使通过体 - 肺动脉分流管的分流减少，遵医嘱输入白蛋白、血浆等来维持一定的胶体渗透压，保持血压稳定。

2. 体 - 肺动脉分流管功能监测 尤其是术后第一个 24 小时内，常因体 - 肺动脉分流管血流不稳定而出现分流入肺循环血量的波动。因此，应持续监测血压、SpO_2，听诊并记录连续性杂音。若杂音改变或突然消失，则可能提示分流管通道不畅或闭塞，肺血流量可能会急剧减少，表现为急性缺氧及心功能不全。

3. 机械通气的管理 适当让患儿处于过度通气状态并保持镇静，可降低肺循环阻力，增加体 - 肺动脉分流管的分流。若因分流过大而出现肺水肿时，应上调呼吸机参数，同时做好呼吸道管理，保证呼吸道通畅，保证通气。

4. 循环监测

（1）血压监测：血压应维持在正常偏低的水平，以防止吻合口出血，同时又要防止血压过低而导致体 - 肺动脉分流管的分流减少。

（2）持续监测末梢 SpO_2：体 - 肺动脉分流术后 SpO_2 维持在 80%~90%，若 SpO_2 突然降低，应警惕是否发生了体 - 肺动脉分流管阻塞。

（3）胸腔引流液的观察：此类患儿凝血功能低下，加之术后抗凝药物的使用，增加了术后出血的风险，应密切观察引流液的颜色、性质、量，保持引流管通畅，发现活动性出血立即通知医生准备二次开胸止血。

5. 抗凝药物使用的护理 抗凝药物使用期间应密切观察患儿有无出血征象，如皮肤 / 黏膜出血点、口腔牙龈出血、颅内出血等，创伤性穿刺或拔出各种引流管时应延长按压时间，密切观察有无晚期出血。

七、先天性心脏病的护理

（一）术前护理

1. 评估患儿的全身情况和心脏功能，术前禁食 4~6 小时，完善相关检查。

2. 加强与父母的沟通和交流，与医生一起详细介绍疾病相关知识、治疗手段、手术方式、术后并发症等，以获得父母的理解与支持。

3. 遵医嘱合理使用抗生素，以预防细菌性心内膜炎的发生。

4. 动脉导管依赖性先天性心脏病患儿需依赖动脉导管的分流供血，高浓度氧气吸入可引起动脉导管肌肉收缩，严重时可导致动脉导管关闭威胁患儿生命，因此，先心病患儿在明确诊断前切忌高浓度氧疗。

（二）术后护理

1. 监测心率 术后 24 小时是发生心律失常的高峰期。心动过速见于血容量不足、疼痛、发热及烦躁等；心动过缓见于术后低体温，房室传导阻滞及周围传导系统水肿等。

2. 监测呼吸及血氧饱和度

（1）血氧饱和度轻微降低可能是肺动脉高压的早期症状，提示可能有心排血量减少或右向左分流增加。

(2)体外循环术后可能出现全身毛细血管渗漏综合征，其特征为皮肤及黏膜进行性水肿，胸腔和腹腔渗液，不同程度的肺内渗出和血氧饱和度降低、血压降低和尿量减少等，而其早期主要的影响就是肺内渗出影响气体交换导致的低氧血症，可根据血气分析情况调节呼吸机参数。患儿出现气促、鼻翼扇动、三凹征及呻吟等呼吸困难的表现时需及时处理，必要时使用高频通气及一氧化氮吸入治疗。

3. 监测血压和周围循环

(1)观察患儿的皮肤温度及下肢搏动情况等，严格控制液体出入量。

(2)安静时出现气促、心率加快、心律失常、肝脏增大、湿啰音、出汗增多、肢体出现花斑纹等可能提示充血性心力衰竭；而哭声微弱、肌张力降低、皮肤黏膜青紫或花斑，肢端凉、水肿、毛细血管充盈时间>3秒、心动过速及呼吸困难等是休克的表现。

(3)条件允许时留置动脉导管行有创动脉血压持续监测，必要时同时测量四肢血压进行对比，可使用血管活性药物维持循环功能。

(4)尿量是反映周围循环和组织灌注的重要指标，应维持在1~2ml/(kg·h)。使用镇静药物时可能会有尿潴留，需注意观察及处理。

4. 预防出血 手术后24小时严密观察手术伤口有无出血及血肿，敷料有无流血及渗血，按医嘱对手术部位予以按压和包扎，监测凝血功能，必要时输注血小板、血浆及凝血因子等。

5. 保持安静 减少刺激，评估患儿疼痛程度，观察患儿有无烦躁，对患儿予以安抚，必要时使用镇静药物。

6. 监测血气及电解质情况 评估是否有低血糖、低血钙、低血钾及酸中毒等，并积极纠正。

(三)用药护理

1. 严格控制液体入量和速度 使用输液泵或注射泵输液，避免输入液体过多或过快导致心功能不全及肺水肿。

2. 掌握药物使用指征及不良反应 如前列腺素E_1(PGE_1)，使用时需注意避光并给予单独静脉通道输注，现配现用。其不良反应有呼吸暂停、心动过缓、低血压、皮肤潮红、发热及四肢抖动等，应严密观察生命体征，注意患儿体温及血压等情况。

(四)呼吸道管理

患儿抵抗力低下，术后可能长时间使用呼吸机机械通气，容易出现肺部感染、肺不张等并发症。因此，良好的呼吸机管理和气道管理可促进心肺血液灌注和气体分布，缩短机械通气时间。包括操作时应严格执行无菌操作，按规范更换呼吸机管道，及时倾倒管道中冷凝水，注意更换体位，抬高患儿床头，给予翻身拍背，加强胸部物理治疗等。

(五)营养支持

先天性心脏病患儿摄入不足，代谢处于高分解状态，常存在营养不良及生长发育落后。消化功能正常者应尽早给予肠内营养，对于喂养不耐受者应注意静脉营养的补充，保证营养及热卡的供给。

要点荟萃

1. 动脉导管未闭(PDA) 是肺动脉和主动脉之间的重要通道，出生后24小时功能性关闭，1年以内解剖性关闭，若导管持续开放，即为动脉导管未闭。

2. 室间隔缺损(VSD) 在心脏左右心室间存在缺损及异常通道，临床表现取决于缺损的大小、分流量多少和肺血管阻力的高低。

3. 房间隔缺损(ASD) 心脏发育不良导致心房之间有缺损，分流量主要取决于左右心室的顺应性、缺损大小以及肺/体循环的相对阻力。

4. 主动脉缩窄(CoA) 是主动脉的缩小或狭窄，严重程度取决于缩窄的部位、程度和合并心内畸形的情况。

5. 完全型大动脉转位(TGA) 是心室大

动脉错位的病变，表现为主动脉起自右心室而肺动脉起自左心室。TGA患儿出生后的临床表现取决于两套平行循环之间的混合程度和是否合并其他心脏异常，患者常于新生儿期即出现症状。

6. 法洛四联症（TOF） 包括4种畸形：①室间隔缺损；②肺动脉口狭窄；③主动脉骑跨；④右心室肥厚。TOF的主要临床症状是青紫，程度取决于肺动脉口狭窄及室间隔缺损大小的情况。

7. 先天性心脏病的护理 应给患儿提供足够的营养，保持呼吸道通畅，药物和液体输入也应精准控制，手术前应评估全身情况和身体功能，术后应严密监测生命体征，预防出血，减少刺激，维持内环境的稳定。

（苏绍玉 万兴丽）

第三节 新生儿休克护理评估与干预

新生儿休克（shock），即循环衰竭，是指机体受到任何急重症损害导致全身器官的微循环灌流量不足，组织中氧和营养物质供应不足，代谢产物积聚，细胞结构及功能损害，最终导致各脏器功能不全。休克是新生儿常见的危重临床综合征，其病因复杂，进展迅速，初期临床表现不典型，一旦有明显的血压下降时，通常是晚期表现，病情往往已较重并难以逆转。早期发现和及时干预可有效挽救患儿生命，减少并发症的发生。

一、护理评估

（一）病因

1. 低血容量性休克 循环血容量不足会引起心输出量减少和氧输送减少，从而导致低血容量性休克。常见于宫内、产时或出生以后急性及亚急性失血和水、电解质丢失，如胎-母输血、胎-胎输血、前置胎盘、胎盘早剥、颅内出血、肺出血、内脏出血、外科术后急慢性失血等；水、电解质丢失见于摄入不足、液体丢失过多、腹泻、使用利尿剂等。

2. 心源性休克 特征为心室功能不全或心律失常导致的心输出量减少，合并肺血流量不足时常会出现发绀和低氧血症。主要见于产时窒息、全身性细菌感染和慢性胎儿低氧血症引起的心肌损伤和功能障碍；心肌功能不全，窒息性心脏综合征与心肌病；张力性气胸致心功能不全；某些先天性心脏病，严重心律失常，先天性心肌病，心肌炎等。

3. 分布性休克 又称为体液再分配性休克，特征为体循环血管阻力严重降低和血管张力异常，后者导致微循环内血流分布不均以及局部和全身灌注不足。感染为常见原因，常见于脓毒症、播散性单纯疱疹病毒感染、肾上腺皮质功能减退症、胎儿水肿等，也可见于NEC、窒息、大量的腹腔或胸腔积液等。

4. 不明原因休克 新生儿休克可能由不止一种过程导致（多因素休克），当潜在机制不明或未知时，称为“不明原因休克”。

（二）分类

1. 代偿性和失代偿性 见表12-3-1。

2. 低动力性和高动力性

（1）低动力性：低排高阻型，又称冷休克，新生儿多为此型。血管反应以收缩为主，皮肤苍白、湿冷，甚至发绀、尿少或无尿等。

表 12-3-1　代偿性休克与失代偿性休克的比较

休克类型	周围循环	心率	呼吸	意识 / 肌张力	血压	尿量
代偿性（休克早期、微循环痉挛期）	皮肤苍白、肢端发凉，毛细血管再充盈时间>3 秒	增快	增快	正常	正常	正常
失代偿性（微循环淤血期）	发绀、花纹、肢端发凉超过膝肘以上	减慢（<120 次 /min）、心音低钝	减慢、暂停，节律不齐，呼吸衰竭	意识障碍、昏睡、昏迷	下降	减少，连续 8 小时<1ml/（kg·h）

（2）高动力性：高排低阻型，又称暖休克。血管反应以扩张为主，皮肤温暖、干燥、色红，尿量不减。

（三）临床表现

常缺乏典型性，主要有微循环障碍、组织及器官灌注不足及心排血量减少的表现，但并非所有休克都具备这些表现。血压降低往往提示晚期重度休克。另外，心源性休克和充血性心力衰竭往往较难以区分。

1. 微循环障碍的表现

（1）皮肤颜色苍白或青灰，可见花斑纹。

（2）肢端发凉，上肢达肘部，下肢达膝部。

（3）毛细血管再充盈时间延长，前臂内侧>3 秒，足跟部>5 秒。

2. 组织及器官灌注不足的表现

（1）体温过低，皮肤硬肿。

（2）反应差、嗜睡或昏睡、肌张力降低，也可能表现为先激惹后抑制。

（3）心率>160 次 /min 或<100 次 /min，心音低钝。

（4）气促、三凹征、肺部闻及啰音。

（5）尿少，连续 8 小时尿量<1ml/（kg·h）。

3. 心排血量减少的表现

（1）血压降低，早产儿收缩压<40mmHg（5.33kPa），足月儿收缩压<50mmHg（6.67kPa），脉压差缩小。

（2）股动脉搏动减弱，严重者无法扪及。

（四）新生儿休克评分

用于判断休克严重程度，≤5 分为轻度，中度为 6~8 分，重度为 9~10 分，改变最早、最明显的是皮肤颜色和毛细血管再充盈时间，其次为四肢温度，而收缩压和股动脉搏动的改变则提示病情危重，具体见表 12-3-2。

表 12-3-2　新生儿休克评分表

评分	皮肤颜色	前臂内侧毛细血管再充盈时间 /s	四肢温度	股动脉搏动	收缩压 /mmHg
0	正常	<3	温暖	正常	>60（8.0kPa）
1	苍白	3~4	凉至膝、肘以下或肛 - 指温差 6~8℃	减弱	45~60（6.0~8.0kPa）
2	花纹	>4	凉至膝、肘以上或肛 - 指温差 ≥ 9℃	无法扪及	<45（6.0kPa）

（五）辅助检查

1. 实验室检查　①血气分析：常提示代谢性酸中毒，难以纠正的酸中毒是休克时微循环障碍的重要证据；②血清电解质和乳酸测定，了解有无电解质紊乱和组织缺氧；③血糖、尿素氮、肌酐、肝功能；④全血细胞计数及白细胞分类、CRP、血培养等；⑤DIC 筛查及确诊试验等。

2. 心电图　有无心肌损害、心律失常和心室肥大。

3. 超声心动图　对判断心源性休克有重要意义。

4. 中心静脉压（central venous pressure，CVP）　CVP 的测定可作为鉴别休克类型的参考，对决定输液的量、是否使用强心剂或利尿剂也有一定的指导意义。CVP 反映右心房充盈压，新生儿正常范围为 6~8mmHg，<5mmHg 多

提示低血容量性休克或液体量不足，可继续扩容；>8mmHg 则可能是心源性休克或血容量已足够，继续扩容则可能会增加心脏负荷，使休克恶化。

二、治疗

（一）治疗原则

1. 改善循环 扩充血容量、使用血管活性药物，改善心排血量并维持血压。

2. 对症支持 纠正酸中毒、呼吸支持、改善组织缺氧症状、防治 DIC 等。

3. 病因治疗 积极治疗原发病，感染性休克选择敏感抗生素治疗，心源性休克增强心肌收缩力并减轻心脏负荷。

（二）治疗方案

1. 初始稳定阶段

（1）呼吸支持：应评估并稳定婴儿气道和呼吸状态，包括给氧和 / 或机械通气。

（2）血管通路：建立血管通路，并采集血样进行初步检测。必要时可行中心静脉置管、动脉置管行有创血压监测。

（3）持续诊断性评估：包括病史回顾、针对性体格检查、基本实验室检查、床旁胸部 X 线检查等。

（4）液体复苏：经静脉给予等张晶体液，常用生理盐水。

（5）经验性抗微生物治疗：抗生素治疗、抗病毒治疗等。

（6）其他措施：纠正高血糖或低血糖、低体温、电解质紊乱、血小板减少、凝血障碍、张力性气胸等。

2. 持续目标导向治疗

（1）持续评估液体状态，必要时进一步补液。

（2）给予血管活性药物（如多巴胺、肾上腺素、多巴酚丁胺和米力农），以维持心输出量和 / 或改善血管张力。

（3）对于难治性休克和 / 或疑似肾上腺皮质功能减退症的新生儿，给予氢化可的松治疗。

（4）病因治疗：低血容量性休克应积极纠正血容量；感染性休克要积极抗感染；心源性休克要治疗原发病，增强心肌收缩力，减少心脏前后负荷。

三、护理干预

1. 抗休克治疗的护理

（1）扩容：一旦诊断休克，应立即扩容。通过输注生理盐水、低分子右旋糖酐、白蛋白或血浆等补充血容量来改善微循环，首选生理盐水。有效扩容的表现包括血压回升、皮肤灌注改善以及尿量增加等。

不同类型的休克扩容策略有所区别：①低血容量性休克、创伤和术后休克：应根据 CVP 和血压的情况调整扩容量，可先给予生理盐水 10~20ml/kg，30 分钟内输入，目标是达到 CVP>5mmHg 或血压恢复正常，生理盐水输入最多不超过 60ml/kg；②急性失血性休克：全血扩容，20ml/kg，30 分钟输完，如为活动性出血，还应积极控制出血；③其他类型的休克，尤其伴有心功能不全者，则应控制输液总量和速度，避免加重心脏负荷。

（2）纠正酸中毒：包括乳酸中毒、酮症酸中毒、肾性酸中毒。通过扩容和改善循环往往能改善代谢性酸中毒的表现，如血气分析提示代谢性酸中毒仍存在，可给予 5% 的碳酸氢钠 2mmol/kg（3~4ml/kg）纠正酸中毒，但需注意避免过度纠酸出现代谢性碱中毒，pH>7.25 则不需要补碱。

（3）使用血管活性药物：在扩容和纠正酸中毒以后可应用血管活性药物改善血流动力学状态，逆转器官功能损害。常用的血管活性药物包括多巴胺、肾上腺素、多巴酚丁胺和米力农。

1）多巴胺：是分布性休克及心源性休克常用的一线药物，不同剂量药理作用也有差异。①低剂量［<5μg/（kg·min）］：具有较弱的增加外周血管阻力的作用，但可扩张肾血管，使尿量增加。②中剂量［5~10μg/（kg·min）］：正性肌力作用，可兴奋肾上腺素能 β 受体和多巴胺受体，增加心肌收缩力，心排血量增加，选择性地扩张脑、心、肾等

重要脏器的血管，增加其血流量，增加尿量，心率增加不明显。③大剂量[10~20μg/(kg·min)]时，主要兴奋肾上腺素能α受体，收缩外周血管，可升高血压，但会提高外周阻力，增加心脏压力负荷，心率增快。

2）肾上腺素：是一种强效的正性肌力药，较高剂量时可增加体循环血管阻力。该药为分布性休克的二线药物，或重度心源性休克的一线正性肌力药。起始速率为0.05μg/(kg·min)，可根据患儿的临床反应以0.01μg/(kg·min)的幅度逐步增加，最大速率1μg/(kg·min)。

3）多巴酚丁胺：是一种正性肌力药，正性肌力作用强于多巴胺，主要作用于肾上腺素能β_1受体，可通过改善心肌收缩力及增加心率而提高心输出量，该药可作为心源性休克的一线用药。多巴酚丁胺对新生儿血压的影响差异很大，可能升高血压、降低血压或几乎不影响血压。输注的起始速率为5μg/(kg·min)，根据患儿的临床反应逐渐上调，最大速率20μg/(kg·min)。

4）米力农：是一种磷酸二酯酶抑制剂，有正性肌力作用及血管舒张作用（增加心输出量和降低体循环血管阻力）。该药治疗新生儿休克一般仅限于确诊有心脏疾病的新生儿，并且仅在超声心动图检查之后，与小儿心脏科医生会诊后使用。关于新生儿米力农给药的资料有限，新生儿对此药的反应难以预测，此药常引起低血压。

（4）氢化可的松：对于液体复苏和血管加压药难治的分布性或心源性休克新生儿，可使用氢化可的松治疗。起始剂量为1mg/kg，静脉给药，若6~8小时内临床症状改善（血压升高、血管加压药停用和整体临床情况改善），再以0.5~1mg/kg，每8小时1次继续静脉维持给药。病情改善后可逐渐停药，最好经5日减停。

（5）预防和治疗弥散性血管内凝血（DIC）：早期可使用低分子量肝素，防止血栓形成的同时不增加出血的风险，使用超小剂量1U/(kg·h)，静脉滴注，或者每次20~40U/kg，皮下注射，每12小时给药1次。输注血小板提高血小板水平，输注新鲜血浆、凝血酶原复合物和纤维蛋白原等补充凝血因子。

2. 呼吸支持的护理 新生儿休克常伴有肺损伤，可在短时间内发生呼吸衰竭或肺出血而死亡。加强呼吸道管理，保持呼吸道通畅，及时清理分泌物，必要时应用胸部物理治疗促进分泌物排出；并遵医嘱给予合理的氧疗支持，出现呼吸困难、呼吸衰竭或有肺出血的征兆时应及时给予呼吸机机械通气。

3. 维持体温稳定 体温过低的患儿予以加强保暖，可使用暖箱或辐射台保暖，各项操作集中进行，避免过分暴露患儿；体温不升者复温时应缓慢，防止体温升高过快，减少有效循环血容量。

4. 药物护理 建立静脉双通道或多通道，必要时给予中心静脉置管，输注血管活性药物时应密切观察，各种药物应分开输注以防发生不良反应影响药效，严格按时间给予抗生素药物等以维持有效的血药浓度。

5. 营养支持 不能经口摄入者予以鼻饲喂养；若有腹胀、呕吐及胃潴留时及时通知医生并遵医嘱予以禁食，腹胀明显时可予以胃肠减压；禁食期间应予以静脉补充能量和液体。

6. 密切观察病情 密切监测患儿的体温、呼吸、心率、经皮血氧饱和度、血压、皮肤颜色、毛细血管再充盈时间、尿量等指标，尤其是原发疾病危重的患儿，应严密观察病情变化，必要时行相关的实验室检查协助诊断；必要时监测中心静脉压，使中心静脉压维持在6~8mmHg；尽早识别休克的表现并积极处理，床旁备好抢救药品及设备，做好抢救准备。

7. 加强基础护理 休克患儿往往呈嗜睡或昏迷状，并伴有循环障碍，应协助患儿翻身防止压疮，加强皮肤护理，可予以新生儿抚触改善循环，做好口腔护理预防鹅口疮等。

要点荟萃

1. 休克 是有效循环血容量不足和心排血量减少，微循环障碍和组织缺氧，其进展快，临床表现不典型，是新生儿常见的危急重症。

2. 休克分类及临床表现 按病因可分为低血容量性休克、心源性休克、分布性休克。临床表现包括微循环障碍、组织及器官灌注不足及心排血量减少。

3. 新生儿休克评分项目 包括皮肤颜色、毛细血管再充盈时间、四肢温度、收缩压和股动脉搏动的改变5项，≤5分为轻度，6~8分为中度，9~10分为重度。

4. 抗休克治疗和护理的要点 包括改善循环（扩充血容量、使用血管活性药物，改善心排血量并维持血压），对症支持（纠正酸中毒、呼吸支持、改善组织缺氧症状、防治DIC等），病因治疗（积极治疗原发病，感染性休克选择敏感抗生素治疗，心源性休克增强心肌收缩力并减轻心脏负荷）等。护理休克的新生儿还应注意抗休克护理、呼吸支持护理、维持体温稳定、用药护理、营养支持、密切观察病情和加强基础护理等。

（苏绍玉　万兴丽）

第四节　心力衰竭的护理评估与干预

新生儿心力衰竭（heart failure，HF），简称心衰，是新生儿期常见的危急重症。是指由于心血管或非心血管病因作用导致心脏前、后负荷增加，或心肌本身病变引起心脏泵血不能满足血液循环和组织代谢需要，继发神经、激素过度激活，以及心脏、血管、心肌细胞等异常导致的血流动力学改变所引起的综合征。其临床症状包括“低心排血量”及机体神经体液系统出现的一系列代偿反应。

一、护理评估

（一）病因

1. 先天性心血管畸形

⑴前负荷（容量负荷）增加：左向右分流型先天性心脏病，如VSD、PDA、ASD等；瓣膜反流性病变，如重度三尖瓣反流、二尖瓣反流等；复杂性先心病，如完全型大动脉转位等，引起的充血性心力衰竭（congestive heart failure，CHF）。

⑵后负荷（阻力负荷、压力负荷）增加：因血液流出道狭窄导致，如极重度肺动脉瓣狭窄、主动脉瓣狭窄、主动脉弓缩窄，PPHN等。

2. 严重心律失常 心房/心室颤动将引起心肌收缩紊乱，室上性或室性心动过速、完全性房室传导阻滞等，都会影响心排血量。

3. 严重心肌病变 心肌病、重症或暴发性心肌炎，较少见。

4. 非心血管系统疾病 新生儿窒息及各种肺部疾病导致的低氧；严重感染导致的心肌损伤，收缩力下降；电解质紊乱、缺血、酸中毒导致心肌收缩力减弱；严重贫血（Rh溶血病）、经胎盘大量失血、双胎输血导致的血容量增多、短期内液体输入量过多或水钠潴留等。

（二）临床表现

新生儿常表现为全心衰竭，与年长儿相比缺乏特异性，症状或体征不明显或不典型，需引起重视。主要为心功能减低、体循环淤血、肺循环淤血表现。主要表现为心动过速、呼吸急促、肝大和心脏增大。

1. 心动过速 安静时心率持续>180次/min，可出现奔马律，待心力衰竭得到控制以后奔马律消失；心率持续≥210次/min，提示为室上性心动过速；心率<50次/min，提示为完全性传导阻滞。

2. 呼吸急促 安静时呼吸持续>60次/min，呼吸表浅，有鼻翼扇动、呻吟、三凹征等呼吸困难的表现，动脉血氧饱和度降低。

3. 肝大 超过右肋下缘3cm或者较短时间内进行性增大，腋前线较明显。

4. 心脏增大 为新生儿心力衰竭的常见表现。

5. 循环衰竭 心排血量减少明显，出现休克表现，血压下降、脉搏减弱、周围循环灌注不良，体温不升，呼吸困难、急促，皮肤可见花斑纹等。

6. 其他表现 食欲减退、食欲差，吸吮无力、喂养困难，饮入时气促、易疲劳，出汗多，体重不增；颈静脉搏动；晚期可有外周水肿表现等。

（三）辅助检查

1. 胸部X线检查 肺血管影增多、心脏增大。

2. 心电图 可发现因心律失常导致的心力衰竭。

3. 超声心动图 测量心功能参数是评估心功能的重要依据，还可确定有无基础心血管疾病，随访可观察心力衰竭发展并评估治疗效果。

4. 心脏标志物 常用脑钠肽（brain natriuretic peptide，BNP）协助判断心力衰竭的严重程度并监测对治疗的反应。

（四）诊断标准

1. 考虑心力衰竭 心脏增大（心胸比例>0.6），心动过速（>150次/min），呼吸急促（>60次/min），湿肺。满足以上三条即提示有心力衰竭。

2. 诊断心力衰竭 肝大（>3cm），奔马律，症状明显的肺水肿。在1的基础上满足以上任意一条即可诊断心力衰竭。

3. 重度心力衰竭 循环衰竭。

二、治疗要点

1. 病因治疗 治疗原发病及解除诱因是纠正心力衰竭的重要措施。如及时纠正并治疗心血管畸形，用抗心律失常药物控制心律失常，选择合适的抗生素及全身支持疗法控制感染等。

2. 一般治疗

(1) 保暖，维持适中温度；严密监护生命体征、末梢循环情况。

(2) 保持舒适体位，抬高床头15°~30°。

(3) 氧疗，心衰患儿均需吸氧，必要时可予以呼吸机辅助通气，但若患儿为动脉导管依赖性先天性心脏病，则需要慎重给氧。

(4) 保持患儿安静，减少氧耗，烦躁不安时可使用镇静剂。

(5) 控制液体输入量及速度，水肿患儿液体入量应限制在40~80ml/(kg·d)，钠1~4mmol/(kg·d)，钾1~3mmol/(kg·d)。

(6) 监测血气，纠正酸碱及电解质紊乱。

(7) 纠正代谢紊乱，如低血糖、低血钙、低血镁、低血钾、高血钾等。

3. 药物治疗

(1) 正性肌力药物：包括洋地黄制剂（如地高辛），儿茶酚胺类药物（如肾上腺素、去甲肾上腺素、异丙肾上腺素、多巴酚丁胺、多巴胺）及其他正性肌力药物（如米力农）。

(2) 利尿剂：如呋塞米、螺内酯、氢氯噻嗪。可减轻前负荷，改善充血症状，但不提高心排出量或心肌收缩力。

(3) 血管扩张剂：如卡托普利、硝酸甘油。可降低后负荷，增加每搏输出量而不改变心肌收缩力，不增加心肌氧耗。

4. 非药物治疗 体外膜肺氧合（ECMO），主要用于药物无法控制的严重心力衰竭或循环休克，因肺部疾病严重缺氧者。

三、护理干预

1. 抗心衰治疗的护理

（1）正性肌力药物治疗

1）洋地黄类药物：其作用为抑制心肌细胞上的 Na^+-K^+-ATP 酶，增加细胞内 Na^+，并通过 Na^+-Ca^{2+} 交换升高细胞内的 Ca^{2+}，作用于收缩蛋白加强心肌收缩力，增加心排血量，具有正性肌力、负性心率及负性传导的作用。应用最多的制剂是地高辛，可口服或静脉，急性心力衰竭时也可使用毛花苷 C（西地兰）肌内注射。使用地高辛或毛花苷 C 等洋地黄类制剂时，严格按医嘱精确抽取相应剂量，用药时注意观察有无心率及心律的改变，可使用强心药物记录单详细记录用药时间、剂量、用药时的心率、心律及呼吸等，当心率<100 次 /min 或较给药前有明显下降时应通知医生并暂停用药，具体见表 12-4-1。

表 12-4-1 新生儿地高辛的使用方法及注意事项

	早产儿	足月儿
静脉地高辛化量 /（mg·kg⁻¹）	0.015~0.025	0.02~0.03
口服地高辛化量 /（mg·kg⁻¹）	0.02~0.03	0.03~0.04
饱和量用法	首先需洋地黄化，按以上剂量分 3 次或每 6~8 小时给予 1 次	
维持量用法	洋地黄化后 24 小时内开始，早产儿为总量的 20%~30%，足月儿为总量的 25%~35%，分 2~3 次等份给予；静脉推注需>10 分钟	
洋地黄中毒症状	新生儿中毒症状不典型，主要表现为嗜睡（神经系统症状）、拒奶（胃肠道症状）、心律异常（心血管症状），用药过程中出现心率<100 次 /min，或出现期前收缩即为常见中毒表现	
洋地黄中毒处理	立即停用洋地黄制剂，停用排钾利尿剂，监测心电图，遵医嘱用药	

洋地黄类药物常见 / 严重不良反应：①胃肠道：恶心、呕吐；②神经系统：头晕、头痛；③精神性：心理障碍；④心血管系统：心律失常、心肌缺血、传导阻滞、窦性心动过缓、血管收缩；⑤血液系统：血小板减少症。

洋地黄中毒表现：①心血管系统：心律失常（常见室性早搏，其次为房室传导阻滞、阵发性房性 / 室性心动过速等）；②消化系统：拒奶、食欲缺乏、恶心、呕吐等；③神经系统：视物模糊或"色视"（黄视）、精神抑郁或错乱、嗜睡、头痛等。

2）儿茶酚胺类药物：常用多巴胺、多巴酚丁胺、肾上腺素和异丙肾上腺素等，为肾上腺素能受体激动剂，可加快心率，加强心肌收缩力，增加心排血量。

3）其他正性肌力药物：磷酸二酯酶抑制剂，是失代偿性心力衰竭的首选药物，可改善心肌收缩功能，却不增加心肌氧耗和后负荷，既有增加心脏搏出作用，又有扩血管功能，如米力农、氨力农等。

（2）利尿剂：使用利尿剂可减轻水钠潴留，减轻心脏的容量负荷，从而改善充血相关症状，不提高心排出量或心肌收缩力。急性心力衰竭常使用呋塞米，1mg/（kg·次），静脉推注，1 天 2~3 次，注意补钾；需要长期使用利尿剂的患儿可联合使用噻嗪类和保钾利尿剂，如氢氯噻嗪和螺内酯。

（3）血管扩张剂：硝酸甘油、酚妥拉明、硝普钠等和血管紧张素转换酶抑制剂如卡托普利和依那普利，可扩张血管，降低心脏的压力负荷和容量负荷，常和正性肌力药物联合使用。

（4）钙通道阻滞剂及 β 受体阻滞剂：肥厚型心肌病可使用钙通道阻滞剂及 β 受体阻滞剂改善心室舒张功能，限制性心肌病通过使用利尿剂和对症处理改善心室舒张功能。

（5）运用心肌保护药物营养心肌，防止进一步损伤。

2. 一般护理

（1）维持环境温度 24~26℃，湿度 55%~65%，以保证患儿体温维持在 36~37℃之间。

（2）保持环境安静，为患儿创造舒适的休息环境，各项护理操作集中进行，注意疼痛管理，避免各种不良刺激。

(3)保持患儿适当的体位,可将床头抬高15°~30°。

(4)避免加重患儿心脏负担,当患儿烦躁哭闹时,予以安抚,必要时通知医生给予镇静剂。

(5)有条件的医疗机构可开展家庭护理,鼓励患儿父母陪伴与怀抱,使患儿能安稳入睡。

(6)非必要无需频繁更换床单或沐浴。

3. 出入量管理 使用输液泵精确控制输液总量和速度,记录患儿的尿量情况;使用多种利尿剂和血管紧张素转换酶抑制剂的患儿必须密切监测血清电解质水平,注意心率、心律及电解质变化情况;每日测量患儿体重,观察水肿的变化情况;可给予抚触改善循环。

4. 呼吸道管理 抬高床头,头稍后仰,保持呼吸道通畅;给予氧气吸入,氧饱和度不能维持时可给予正压通气或呼吸机机械通气,但依赖动脉导管开放的先心病患儿用氧时需谨慎;及时清除口鼻腔的分泌物,分泌物黏稠时可给予雾化吸入后吸痰。

5. 预防感染 呼吸道感染可加重心衰,需做好消毒隔离管理,严格无菌操作,防止交叉感染。

6. 营养与喂养 心衰患儿所需热量摄入较正常新生儿高,应提供充足的热量;吸吮无力、喂养困难的患儿可采用鼻饲法或静脉输液补充营养。

7. 皮肤护理 水肿患儿应经常更换体位,避免发生压伤,可使用水胶体敷料、液体敷料等预防皮肤压疮的发生。

8. 密切观察病情 监测心率、心律、呼吸、血压、血氧饱和度、末梢循环等的变化,注意有无烦躁不安、呼吸急促、心率加快、面色青灰的情况,肝脏有无在短时间内迅速增大,观察周围循环,评估毛细血管再充盈时间,病情变化时立即和医生沟通,做好抢救准备。

要点荟萃

1. 心力衰竭 是新生儿常见的危急重症,是血流动力学改变所引起的综合征。常见病因:①先天性心血管畸形;②严重心律失常;③严重心肌病变;④非心血管系统疾病,如新生儿窒息、严重感染、严重贫血、液体摄入过量等。

2. 心力衰竭的临床表现 新生儿常表现为全心衰竭,主要表现为心动过速、呼吸急促、肝大、心脏增大、循环衰竭以及其他表现(如食欲减退,吸吮无力、喂养困难,饮入时气促、易疲劳,出汗多,体重不增,颈静脉搏动,晚期可有外周水肿表现等)。

3. 心力衰竭治疗原则 包括病因治疗,一般治疗,药物治疗(如正性肌力药物、利尿剂、血管扩张剂),非药物治疗(如ECMO)。

4. 洋地黄制剂 是最常用的正性肌力药物,具有正性肌力、负性心率及负性传导的作用,新生儿常用的制剂有地高辛和毛花苷C等。

(1)洋地黄中毒的表现:新生儿中毒症状不典型,主要表现为嗜睡(神经系统症状)、拒奶(胃肠道症状)、心律异常(心血管症状),用药过程中出现心率<100次/min,或出现期前收缩即为常见中毒表现。

(2)洋地黄中毒的处理:立即停药,停用排钾利尿剂,监测心电图,遵医嘱用药。

(苏绍玉 万兴丽)

参考文献

[1] 邵肖梅, 叶鸿瑁, 丘小汕. 实用新生儿学. 5版. 北京: 人民卫生出版社, 2019.

[2] 张玉侠. 实用新生儿护理学. 北京: 人民卫生出版社, 2015.

[3] 张兴道. 早产儿有血流动力学意义的动脉导管未闭高危因素及治疗. 兰州: 兰州大学, 2019.

[4] 黄希, 杨栗茗. 新生儿常见疾病护理及管理手册. 成都: 四川科学技术出版社, 2022.

[5] Gentle S, Philips Ⅲ J B. Patent ductus arteriosus (PDA) in preterm infants: Management and outcome [EB/

OL].[2024-6-11]. https://www.uptodate.com/contents/patent-ductus-arteriosus-pda-in-preterm-infants-management-and-outcome
[6] Fulton D R, Saleeb S. Isolated ventricular septal defects (VSDs) in infants and children: Anatomy, clinical features, and diagnosis [EB/OL].[2024-5-8]. https://www.uptodate.com/contents/isolated-ventricular-septal-defects-vsds-in-infants-and-children-anatomy-clinical-features-and-diagnosis
[7] Fulton D R, Saleeb S. Isolated ventricular septal defects (VSDs) in infants and children: Management [EB/OL].[2024-5-8]. https://www.uptodate.com/contents/isolated-ventricular-septal-defects-vsds-in-infants-and-children-management
[8] Vick G W, Bezold L I. Isolated atrial septal defects (ASDs) in children: Classification, clinical features, and diagnosis [EB/OL].[2024-5-27]. https://www.uptodate.com/contents/isolated-atrial-septal-defects-asds-in-children-classification-clinical-features-and-diagnosis
[9] Vick G W, Bezold L I. Isolated atrial septal defects (ASDs) in children: Management and outcome [EB/OL].[2022-8-1]. https://www.uptodate.com/contents/isolated-atrial-septal-defects-asds-in-children-management-and-outcome
[10] Hijazi Z M. Clinical manifestations and diagnosis of coarctation of the aorta [EB/OL].[2022-12-7]. https://www.uptodate.com/contents/clinical-manifestations-and-diagnosis-of-coarctation-of-the-aorta
[11] Bacha E, Hijazi Z M. Management of coarctation of the aorta [EB/OL].[2022-9-21]. https://www.uptodate.com/contents/management-of-coarctation-of-the-aorta
[12] Fulton D R, Kane D A. D-transposition of the great arteries (D-TGA): Anatomy, clinical features, and diagnosis [EB/OL].[2023-1-23]. https://www.uptodate.com/contents/d-transposition-of-the-great-arteries-d-tga-anatomy-clinical-features-and-diagnosis
[13] Geggel R L. Cyanotic congenital heart disease (CHD) in the newborn: Causes, evaluation, and initial management [EB/OL].[2023-1-23]. https://www.uptodate.com/contents/cyanotic-congenital-heart-disease-chd-in-the-newborn-causes-evaluation-and-initial-management
[14] Doyle T, Kavanaugh-McHugh A. Tetralogy of Fallot (TOF): Pathophysiology, clinical features, and diagnosis [EB/OL].[2023-4-4]. https://www.uptodate.com/contents/tetralogy-of-fallot-tof-pathophysiology-clinical-features-and-diagnosis
[15] Batton B. Neonatal shock: Etiology, clinical manifestations, and evaluation [EB/OL].[2022-12-2]. https://www.uptodate.com/contents/neonatal-shock-etiology-clinical-manifestations-and-evaluation
[16] Batton B. Neonatal shock: Management [EB/OL].[2022-12-2]. https://www.uptodate.com/contents/neonatal-shock-management

第十三章 新生儿营养评估与干预

导读与思考：

肠内营养的顺利实施依赖于新生儿消化道的发育与功能的完善，尽早启动肠内营养能促进消化道功能的成熟。护士在新生儿肠内营养的促进及管理方面具有重要作用。

1. 新生儿肠内营养的方法包括哪些？喂养指征与喂养进程包括哪些？如何进行经口喂养评估？肠内营养的目标是什么？

2. 母乳喂养的益处有哪些？母乳喂养的建议包括什么？NICU促进母乳喂养的策略有哪些？

3. 什么是喂养不耐受？出现喂养不耐受时如何处理？

4. 什么是肠外营养支持？有哪些并发症？如何预防？

第一节 新生儿营养需求评估

一、营养素的功能及作用

1. 碳水化合物 以乳糖、葡萄糖或葡萄糖聚合物的形式存在。在妊娠晚期，葡萄糖以糖原形式储存于肝脏、心脏和骨骼肌里面，少部分储存在肾脏、肠道和大脑里，足月儿体内储存的糖原远远超过成人体内的储存。葡萄糖是胎儿能量的主要来源，占胎儿能量来源的80%，提供生后40%~50%的能量来源。

2. 脂肪 脂肪的增加和沉积主要发生在孕24~40周时，胎儿及新生儿的脂肪组织由白色脂肪组织和棕色脂肪组织组成。

(1)白色脂肪组织：即皮下组织，主要作用为储存脂肪及提供温度绝缘，以减少机体散热，保持体温。

(2)棕色脂肪组织：主要分布在中心动脉附近、两肩胛之间、眼眶后及肾脏周围组织等处，占体重的2%~6%，主要参与非寒战性产热，是新生儿的主要产热方式。

脂肪为胎儿提供很少量的能量来源，但却是大脑关键部位发育(神经元、神经胶质细胞和髓鞘)、视网膜发育、细胞膜的组成、PS的形成、磷脂、胆汁、血清脂蛋白、脂肪组织沉积的组成部分。出生后，脂肪是饮食能量的主要来源，构成人乳和配方乳能量的40%~50%。脂肪是足月儿的主要能量储存形式，首先满足心脏和肾上腺皮质等组织的高能量需求。

早产儿出生时含有很少的脂肪组织和糖原储备，随着胎龄的增加储存增加，出生后若不及时提供充足的外源性能量及营养素摄入，有限的储备将很快被耗竭。妊娠足月儿有足够的糖原和脂肪储备，生后最初几天在相对较低的能量摄入情况下也能满足需求。肝脏中大约90%的糖原、心脏中50%~80%的糖原及骨骼肌中的糖原将用于生后第1天的能量消耗。

3. 蛋白质 蛋白质是机体细胞结构和功能的主要成分，在妊娠晚期（最后3个月）胎儿以3.6~4.8g/(kg·d)的速度沉积。氨基酸及乳酸不是胎儿能量的主要来源，其主要作用是参与所有器官的生长发育和功能形成。生后大约10%的能量摄入来源于蛋白质的分解代谢。

4. 维生素 正常新生儿较少发生维生素缺乏症，母乳喂养基本上能提供足够的维生素满足新生儿的需要。

（1）脂溶性维生素：主要包括维生素A、D、E、K，储存于体内脂肪组织和器官中，大剂量摄入可引起中毒。维生素A在孕期开始积累，最后3个月增加，保持稳定的胎儿水平，不受孕妇膳食的影响，维生素A的主要作用是促进上皮细胞发育、合成视网膜色素，主要储存于肝脏中。维生素E是一种强有力的抗氧化剂，从孕期开始逐渐增加，增长速度与体质量和脂肪组织呈正相关，主要储存于肝脏、脂肪组织和骨骼肌中，出生后及婴儿期维持在较低水平，主要依赖充足的营养供给（母乳喂养或配方奶喂养），保护机体不受自由基氧化损伤。

母乳中维生素K含量低，所有新生儿都需要出生后立即肌内注射维生素K 0.5~1mg以预防新生儿出血症。母乳中维生素D含量较低，出生后需要口服补充，足月儿推荐剂量是400U/d。

（2）水溶性维生素：主要包括维生素B_1、B_2、C、B_{12}、H和烟酸、叶酸，不在体内储存，过多摄入可通过尿液或胆道排出。母乳中维生素C、叶酸、烟酸含量均高于牛乳，虽然维生素B_{12}含量较低，但其生物利用率高，所以新生儿发生水溶性维生素缺乏的极少。正常情况下，足月母乳喂养儿生后6个月内无需补充水溶性维生素。

5. 矿物质（钙、磷、镁） 钙、磷是骨骼的主要组成成分，分别占骨量的99%和85%。2/3的钙在胎儿期最后3个月沉积，进行胎儿骨骼的迅速矿化；在妊娠最后3个月，胎儿体内磷的水平高于孕母水平，在胎儿期的中间代谢和骨盐沉积中起着重要作用。在足月妊娠中80%的镁在孕后期积累，对细胞膜的兴奋性起着重要作用，对许多生物过程起着调控作用，如能量储存、转移、生成等。此外，镁对维持体内钙和骨骼的平衡也有着重要意义。

6. 微量元素 铜、硒、铬、锰、钼、钴、氟、碘、铁、锌在孕期积累，参与各种新陈代谢过程，细胞和器官功能和发育，大多数微量元素在妊娠最后3个月增加。足月出生的新生儿储备充足，人乳和婴儿配方乳也能保证足够的摄入。铁在氧气的运输中起着关键作用，主要存在于血红蛋白中，出生时，铁的储备受胎龄、出生体重和出生时经胎盘输血程度的影响。在足月儿中，大约80%的铁储存于血红蛋白中，同时也是绝大部分细胞生长和新陈代谢的必要条件。锌在孕中期快速积累，孕后期逐渐降低，锌在蛋白质的结构和功能中有着重要的生物学作用，在酶、转录因子、激素受体、细胞膜、许多DNA和RNA的新陈代谢中起着主导作用。

二、肠内营养需求

1. 液体需要量 肠内营养时液体的需要量为120~150ml/(kg·d)，静脉营养时，液体需要量为100~120ml/(kg·d)。

2. 能量需求 一般情况下，足月儿的能量需求为100~120kcal/(kg·d)，早产儿为110~130kcal/(kg·d)。特殊情况下可能需增加营养需要，如在疾病状态时或部分超低出生体重儿，需要150kcal/(kg·d)的能量摄入才能达到理想的体重增长速度。其中碳水化合物占总能量的40%~50%，脂肪占总能量的40%~50%，蛋白质的需要量为足月儿2~3g/(kg·d)，早产儿3.5~4.5g/(kg·d)。母乳和市面上的标准婴儿配方乳中的营养素成分都能满足婴儿的能量需求。

3. 早产儿营养需求的特殊性

（1）碳水化合物：碳水化合物以乳糖、葡萄糖或葡萄糖聚合物的形式提供，推荐早产儿碳水化合物摄入量为 11.6~13.2g/（kg·d），占总能量的 40%~50%。由于早产儿糖原储存和糖原异生能力均较差，出生后若摄入不足，将很快发生低血糖。对于早产儿，高血糖也可带来危害，高血糖使渗透压升高，是导致其颅内出血的危险因素之一。因此，出生后需及时监测血糖并保持早产儿血糖稳定在正常范围内。

（2）脂肪：脂肪是饮食能量的主要来源，构成人乳和配方乳能量的 40%~50%。亚油酸和 α- 亚麻酸是脑发育和前列腺素合成的必需脂肪酸，其衍生物分别为花生四烯酸和二十二碳六烯酸，又称长链多不饱和脂肪酸，是脑、视网膜和红细胞膜中磷脂的组成成分，与体格生长、视觉和认知功能的发育密切相关。早产儿合成长链多不饱和脂肪酸的能力较低，因此，美国儿科学会（American Academy of Pediatrics，AAP）和欧洲儿科胃肠病学、肝病学和营养学学会（European Society for Paediatric Gastroenterology Hepatology and Nutrition，ESPGHAN）均推荐在早产儿配方乳中需添加这些脂肪酸。

（3）蛋白质

1）早产儿的蛋白质消耗：早产儿出生后经皮肤蛋白质丢失为 0.2g/（kg·d），经尿中蛋白质丢失为 1.0g/（kg·d），按饮食中蛋白质的吸收率为 85% 计算，得出早产儿肠内营养蛋白质需要量为 3.5~4.0g/（kg·d）。由于疾病因素和从肠外营养向肠内喂养的过渡，早产儿累积了大量的蛋白质亏空，可能需要更大的量来纠正早期的缺失。

2）早产儿的蛋白质补充：研究表明，早期建立氨基酸输入并在整个住院期间维持蛋白质摄入 4~5g/（kg·d），可补偿潜在的蛋白质损失，改善其生长和发育结局。建议出生后立即开始以 3g/（kg·d）输入氨基酸，然后每天增加 0.5~1g/（kg·d）直至 4g/（kg·d）。

（4）矿物质：新生儿矿物质的需要量受肾脏的成熟状态、早产和影响矿物质代谢的药物的影响。早产儿矿物质需要量高于足月儿。早产儿钠需要量为 2~4mmol/（kg·d），足月儿为 1~3mmol/（kg·d），早产儿人乳中钠的含量在哺乳期间逐渐下降，因此，早产儿配方乳和人乳强化剂中均加入了足够的钠。早产儿钾需要量为 2~4mmol/（kg·d），足月儿为 1~2mmol/（kg·d），人乳和配方乳均提供了足够的钾和氯。钙和磷是骨骼的主要组成成分，早产儿营养的目标是为了达到与胎儿相似的骨骼矿化，避免骨质减少和骨折，早产儿每天肠内钙和磷的需要量分别为 120~230mg/kg 和 60~140mg/kg，可通过人乳强化剂和早产儿配方乳来达到。

（5）微量元素：大多数微量元素都是在妊娠最后 3 个月增加的，诸多微量元素中，尤以铁最受关注。胎儿的总铁量从 24 周时的 35~40mg 增加到足月时的 225mg，因此，早产儿的铁储备低，若不提供外源性补充，可能会迅速发生微量元素缺乏。建议人乳喂养的早产儿，可在达到全肠内喂养（生后 2 周）后开始补铁，剂量 2mg/（kg·d）。

（6）维生素：早产儿一旦摄入足够量的配方乳或强化母乳，不需要再补充水溶性维生素，但早产儿常常有脂溶性维生素缺乏的危险。维生素 A 为合成视网膜色素和上皮细胞发育所必须，其活性类型为视黄醇，在血浆中与视黄醇结合蛋白（retinol-binding protein，RBP）相结合的形式存在，RBP 的合成发生在孕晚期，早产儿血浆中视黄醇和 RBP 的浓度都比足月儿低，因此有维生素 A 缺乏的危险。早产儿出生时的维生素 D 储备较低，骨骼矿化需求较大，因此，比足月儿有更大的维生素 D 需要量，推荐量为 800~1 000U/d，3 个月后改为 400U/d。

要点荟萃

1. 营养素的功能及作用 ①碳水化合物：以乳糖、葡萄糖或葡萄糖聚合物的形式存在，葡萄糖是胎儿能量的主要来源，占胎儿能量来源的 80%，提供生后 40%~50% 的能量来源；②脂肪：出生后是饮食能量的主要来源，构成人乳和配方乳能量的40%~50%；③蛋白质：氨基酸不是胎儿能量的主要来源，其主要作用是参与所有器官的生长发育和功能形成，生后大约10%的能量摄入来源于蛋白质的分解代谢；④维生素：正常新生儿较少发生维生素缺乏症，母乳喂养基本上能提供足够的维生素满足新生儿的需要；⑤矿物质：在胎儿期最后3个月沉积，进行胎儿骨骼的迅速矿化；⑥微量元素：在妊娠最后3个月增加，足月出生的新生儿储备充足，人乳和婴儿配方乳也能保证足够的摄入。

2. 新生儿能量需求 足月儿的能量需求为100~120kcal/(kg·d)，早产儿为110~130kcal/(kg·d)，但新生儿处于疾病状态或部分超低出生体重儿，需要150kcal/(kg·d)的能量摄入才能达到理想的体重增长速度。

（万兴丽　陈　琼）

第二节　新生儿母乳喂养

一、母乳的生物活性成分

母乳是活性生物物质，不仅含有宏量和微量营养素，还含有活细胞、生长因子和免疫保护物质，此类因子不会被婴儿胃肠道中的消化酶分解，可在黏膜表面形成生物学活性。

1. 抗微生物成分 分泌型IgA、溶菌酶、乳铁蛋白、游离脂肪酸和单酸甘油酯、母乳胆盐刺激脂肪酶、黏蛋白、白细胞、干细胞和母乳低聚糖（益生元和抗微生物成分），均有助于抵御胃肠道感染和其他感染，还可防止NEC。

2. 免疫调节成分 血小板活化因子、乙酰水解酶、白介素-10（interleukin-10，IL-10）、多不饱和脂肪酸和糖复合物等因子均有助于预防NEC。

3. 促进胃肠道发育和功能的因子 蛋白酶（帮助消化蛋白质的酶）、激素（如皮质醇、生长调节素C、胰岛素样生长因子、胰岛素和甲状腺激素）、生长因子（如表皮生长因子和神经生长因子）、胃肠道介质（神经降压素和胃动素）以及刺激肠上皮细胞生长的氨基酸（如牛磺酸和谷氨酰胺），母乳有助于最佳肠道菌群和病毒群的形成。

二、母乳喂养的益处

1. 短期益处

(1)神经行为益处：①母乳喂养时的皮肤接触可减少婴儿哭闹、增加婴儿血糖水平并促进晚期早产儿的心肺系统稳定；②有助于促进母乳供需平衡和促进持续母乳喂养；③与配方奶喂养相比，母乳喂养婴儿在痛苦时承受的应激更小，说明母乳喂养可能有镇痛作用。

(2)胃肠道益处：母乳可刺激胃肠道系统实现最佳生长、发育和功能，而且有利于肠道中形成最佳菌群。早期纯母乳喂养可使婴儿胃肠道系统不接触高抗原性物质。

相比配方奶，母乳具有以下优点：①降低胃肠炎和腹泻性疾病的风险；②提高胃排空速率；③增加早产儿肠道乳糖酶活性；④降低早产儿生命早期的肠道通透性；⑤降低早产儿NEC的风险。

(3)疾病预防作用：①降低胃肠道感染和腹泻的风险；②降低婴儿的呼吸系统疾病风险，中耳炎和复发性中耳炎发病率更低；③尿液中的低聚糖、乳铁蛋白和分泌型 IgA 含量高于配方奶喂养婴儿,可降低泌尿道感染风险;④早期开始纯母乳喂养可降低新生儿脓毒症风险;⑤可降低婴儿猝死综合征风险,且纯母乳喂养和长时间母乳喂养的保护作用更强。

(4)降低死亡和住院风险:母乳喂养可降低婴儿期及儿童期的死亡风险,还可降低婴儿疾病的严重程度。

2. 远期益处

(1)急性病:纯母乳喂养可减少急性疾病的发生,而且保护作用会在断奶后持续,喂养时间越长,断奶后的感染性疾病预防作用就越明显。

(2)慢性病:研究显示,1 岁前的母乳喂养有利于产生远期效应,与一些慢性病发病率下降有关,如肥胖、1 型和 2 型糖尿病、成人心血管疾病、某些变应性疾病(儿童哮鸣)、乳糜泻和炎症性肠病(inflammatory bowel disease,IBD)等。

(3)神经发育结局:母乳喂养的神经发育结局可能略优于配方奶喂养,如认知发育、视力、听觉、注意缺陷多动障碍、儿童行为等。

三、母亲患感染性疾病时的喂养策略

1. 母亲肝炎病毒感染 包括甲型、乙型、丙型和戊型肝炎,均建议母乳喂养。

(1)乙型肝炎病毒感染:可母乳喂养,即使母亲高病毒载量或 HBeAg 阳性、乳头皲裂或出血、肝功能异常,婴儿存在口腔溃疡或其他损伤等,也不影响母乳喂养。

(2)丙型肝炎病毒感染:可以母乳喂养,但乳头皲裂、出血或新生儿口腔有溃疡或病损时,应暂停直接母乳喂养,乳汁可消毒后喂养。

(3)甲型或戊型肝炎病毒感染:可以母乳喂养,但母亲病情严重时,暂停母乳喂养,以利于母亲病情恢复。

2. 母亲巨细胞病毒感染

(1)足月儿和晚期早产儿(出生胎龄 ≥32 周或出生体重 ≥1 500g):建议母乳喂养。

(2)早期早产儿(出生胎龄<32 周或出生体重<1 500g):建议母乳经消毒后喂养,待矫正胎龄 ≥32 周或体重 ≥1 500g 时直接哺乳。

3. 其他疱疹病毒感染 除乳房感染外,均可直接哺乳。

(1)单纯疱疹病毒感染:如乳房无疱疹,可直接哺乳,避免婴儿接触其他疱疹病损;如乳房有疱疹,乳汁经消毒后喂养。

(2)水痘病毒感染:母乳喂养原则同单纯疱疹病毒感染,有条件时,新生儿可注射普通免疫球蛋白。

(3)带状疱疹病毒感染:母乳喂养原则同单纯疱疹病毒感染。

4. 母亲流行性感冒(简称流感)病毒感染 应注意隔离,避免直接哺乳;母乳挤出后由他人间接哺乳,乳汁无需消毒。母亲症状消失后可直接哺乳。

5. 母亲新型冠状病毒感染 应注意隔离,避免直接哺乳;乳汁挤出后由他人喂养,无需消毒;母亲咽拭子病毒核酸检测转阴后可直接哺乳。

6. 母亲 HIV 感染 尽可能放弃母乳喂养,采取完全人工喂养;若因某种原因不能提供足够配方奶时,可纯母乳喂养 6 个月(最好经消毒后喂养);禁忌混合喂养。

7. 母亲结核分枝杆菌、梅毒螺旋体、钩端螺旋体、弓形虫或疟原虫感染 经规范治疗后均可以直接哺乳,治疗前和治疗期间的母乳经巴氏消毒后可哺乳。

(1)感染结核分枝杆菌:在正规治疗 14 天后痰结核菌阴性者,可直接哺乳。未经正规治疗、痰结核菌阳性、乳腺结核、乳头或乳房损害、合并 HIV 感染者不能直接哺乳,但乳汁消毒后可由他人喂养。

(2)感染梅毒螺旋体:经规范治疗后可母乳喂养;未规范治疗者,暂缓直接哺乳,乳汁经巴氏消毒后可喂养,疗程结束后可直接哺乳。

(3)感染钩端螺旋体:经规范治疗后可母乳喂养。治疗期间,乳汁经巴氏消毒后可喂养;抗生素治疗5~7天后，可直接哺乳。

(4)感染弓形虫：经规范治疗后可母乳喂养。未规范治疗者，暂缓直接哺乳，乳汁经巴氏消毒后可喂养。

(5)感染疟原虫：经规范治疗后可母乳喂养。治疗期间，乳汁经巴氏消毒后可喂养。

8. 母亲患乳腺炎或乳腺脓肿 绝大部分可以母乳喂养。排空乳汁是重要的治疗手段；母亲使用抗生素期间，也可直接哺乳。

9. 其他情况及注意事项

(1)除接种黄热病毒疫苗后的母乳喂养可能引起子代感染(脑膜炎)外，母亲哺乳期接种所有灭活疫苗和减毒活疫苗，对子代均无不良影响。

(2)婴儿接种任何疫苗，均可母乳喂养。

(3)尽管巴氏消毒能部分破坏母乳的营养和活性成分，但对子代的益处仍优于配方奶。

四、NICU促进母乳喂养策略

母乳是足月新生儿最理想的食物，也是NICU中有治疗作用的首选食物。世界卫生组织(WHO)与联合国儿童基金会(United Nations International Children's Emergency Fund，UNICEF)倡议：婴儿出生后的前6个月应纯母乳喂养，6月龄开始及时、充分、安全、适当地添加辅食，之后持续母乳喂养至2岁或2岁以上。

NICU母婴分离下实施母乳喂养的措施主要包括以下几方面：

(一)母乳喂养宣教

1. 母乳喂养对母亲的益处

(1)婴儿吸吮能促进产妇分泌催产素，促进子宫收缩，减少产后出血，加快产后康复。

(2)哺乳可让产妇每天多消耗500kcal的能量，帮助消耗孕期积累的脂肪，促进形体恢复。

(3)降低母亲发生乳腺癌、卵巢癌的风险。

(4)降低糖尿病、高血压等慢性疾病的风险。

(5)成功的母乳喂养会增强母亲的自信心，降低产后焦虑、抑郁的风险。

(6)增强亲子互动、促进亲子关系的形成。

(7)减轻家庭经济压力。

2. 母乳喂养对婴儿的益处

(1)母乳能满足6个月内婴儿生长发育所需的全部营养，6个月后母乳仍是婴儿能量和高质量营养素的重要来源。

(2)母乳易消化吸收，能促进婴儿消化系统的发育成熟，减少早产儿喂养不耐受的发生。

(3)母乳含有各种免疫成分，能降低婴儿呼吸道感染、腹泻、中耳炎等疾病的发生率。

(4)母乳的成分和喂养方式，能够促进婴儿神经系统发育。

(5)母乳喂养能降低婴儿过敏性疾病如哮喘、湿疹等的风险和发生率。

(6)母乳喂养能降低儿童肥胖、高血压、糖尿病等成年期代谢综合征的风险。

(7)母乳喂养强化母婴情感纽带，为儿童的情商培养奠定基础。

3. 母乳对早产儿的益处

(1)早产儿母亲乳汁中含有的成分与足月儿母亲乳汁相比有所不同，母乳喂养能为早产儿提供最适宜的营养和免疫保护，是早产儿治疗中的重要环节。

(2)早产儿母乳中蛋白质、钠、氯化物略高，含有更多的脂质、能量、维生素和微量元素，钙、磷含量更低，具有更低的渗透压，使早产儿更容易耐受及吸收各种营养素。

(3)母乳喂养可降低早产儿严重疾病的发生率，促进早产儿早期建立肠内营养，有利于早产儿生长发育和远期健康。

(4)可降低早产儿严重感染、NEC、BPD、早产儿视网膜病变等严重疾病的发生率，出生后14天内亲母母乳喂养比例越高，早产儿发生疾病的风险越低。

(二)促进泌乳策略

1. 对于母婴分离者，鼓励患儿母亲保持愉悦心情，尽早开始(生后30分钟内)开奶、多次吸奶、乳房按摩等。确保母亲掌握收集、存储及运送母乳的方法。

2. 产后推荐使用有泌乳启动程序的医用级吸乳器（即可放置在医院使用，严格消毒等管理，并可模拟婴儿吮吸模式的电动吸乳器），有利于启动泌乳，促进初乳的排出，增加泌乳量。

3. 每天8~12次吸乳，每次15分钟，双侧吸乳，可采用吸乳配合手挤的方式；凌晨00：00~5：00为泌乳素分泌高峰，至少应保证一次夜间吸乳，最长间隔不能超过5小时，晨起立即吸乳。

4. 指导母亲使用吸乳日记，记录每次吸乳的时间及量，有利于帮助母亲规律吸乳，增强信心，同时，还有助于医护人员为早产儿营养提供参考依据；确定泌乳目标，产后2周每天500~750ml。

5. 在NICU内积极开展初乳口腔涂抹、以家庭为中心的照护、袋鼠式护理（KMC）。

6. 在NICU内建立哺乳护理团队，增加医用级吸乳器的使用，开展哺乳查房，指导母亲维持泌乳。

（三）促进母乳喂养支持策略

1. 建立哺乳室

（1）基本配置：①母乳室面积≥$10m^2$，地面防滑，具有私密性（如配有可上锁的门或帘子遮挡等）；②配备哺乳休息的靠背椅或沙发、婴儿护理台、婴儿安全保护椅等设施；③提供热水和洗手液的洗手台；④便于放置哺乳相关用品的桌子；⑤电源插座、垃圾桶。

（2）舒适配置：在基本配置的基础上增加恒温空调、呼叫设备等，进一步保护隐私的设置等。

2. 提供辅助工具

（1）有条件的医院在母乳喂养室、产房、母婴同室、新生儿病房提供医院级吸奶器。

（2）配备母乳喂养相关设备及配件的消毒条件，保障可获得相关耗材。

（3）完善相关制度及流程，并提供查阅途径。

3. 开展母乳检测项目 如母乳成分分析。

4. 建立母乳喂养效果评价指标 ①母乳喂养率；②纯母乳喂养率；③母乳喂养占比；④以NICU为主导的多学科团队合作（儿科/新生儿科、产科、护理部、营养科、医务科、院感科等）；⑤无指征母婴分离率，产后1小时内进行母婴皮肤接触、早吸吮的时间及首次吸吮的持续时间等。

5. NICU出院后母乳喂养支持体系 ①开设母乳喂养咨询门诊，设立母乳喂养热线电话；②配合社区及基层医疗机构做好产妇、母婴保健服务及人员培训，并配合其做好产妇、婴儿出院后母婴保健服务工作，向社区母乳喂养支持组织提供理论及技术支持培训。

（四）母乳喂养的执行和操作

1. 初乳采集及口腔涂抹

（1）概述：初乳口腔涂抹（oropharyngeal administration of colostrum，OAC），又称为初乳口腔免疫疗法，即早产儿无法进行肠内营养时，用亲母的初乳进行口腔涂抹以促进消化道成熟。初乳中富含的分泌型免疫球蛋白A（secretory immunoglobulin A，sIgA）、乳铁蛋白等生物活性物质可通过口腔黏膜直接吸收，经颈静脉、上腔静脉直接进入体循环，因未经过肝脏而避免了首过效应，提高了药物的生物利用度，改变了体液中相应免疫因子的水平，从而发挥全身黏膜免疫保护作用。早产儿母亲初乳中免疫活性物质含量高于足月儿母亲初乳，且初乳时间越早保护性物质含量越高。因此，临床上进行初乳口腔涂抹时应尽量提供早产儿亲母的初乳，并尽早通过颊黏膜途径进行吸收。

（2）口腔涂抹适应证：早期因喂养不耐受、机械通气、低灌注导致的内环境不稳定等不能经口喂养的患儿。

（3）采集：分娩后30分钟内即可开始采集初乳（母亲产后最初7天内分泌的乳汁）；采集的初乳可用注射器分装，每支抽取0.2ml，每天收集6~12支，标识后放入4℃环境中保存。

（4）操作方法：可用无菌棉签进行涂抹或使用1ml无菌注射器滴注，操作者洗手后，将0.1ml母乳沿一侧嘴角将注射器送入患儿口中，注射器尖端贴近患儿口腔颊部，匀速缓慢推注初乳0.1ml，并轻轻按摩颊部；再将注射器置于对侧嘴角，用同样的方法推注剩下的0.1ml初乳。生后24小时内即可开始，每 2~4 小时一次，结束后观察患儿 30 秒，洗手并记录有无不良反应，持续 7 天。

2. 母乳的储存及运送

(1) 储奶容器选择注意事项：①初乳量少，建议选用注射器、初乳杯、集乳瓶储存，避免反复倾倒损失初乳；②初乳量多时采用储乳杯、储奶袋；③储奶袋中的母乳量，应根据新生儿每次喂养量(提前咨询医生)进行调整，每袋酌情多装 5~10ml；④每次吸奶都应单独使用注射器、初乳杯或储奶袋等容器，尽量避免与上次进行混装；⑤一次性用品均不可反复使用。

(2) 储存条件：见表 13-2-1。

表 13-2-1 新鲜母乳的储存建议

人群	室温 16~26℃ (60~78℉)	冰箱 4℃ (39℉) 或更低温度	冰柜 -20~-18℃ (-4~0℉)	解冻的母乳
NICU 新生儿	≤4 小时	足月儿：<72 小时 早产儿：<48 小时	≤3 个月	解冻至室温：≤4 小时 解冻至冰箱温度：≤24 小时 不能重新冷冻

(3) 母乳的运送：①物品准备：选择隔热、密闭的冰包，内置冰袋；②将已冷冻的干冰及储存的母乳同时放入冰包，全程冷链运送；③新鲜母乳运送温度 0~4℃，冰冻母乳保持冷冻状态；④家长携带母亲相关证件、探视卡和送奶卡将母乳送至 NICU。

3. NICU 母乳喂养注意事项 极低 / 超低出生体重儿需采用管饲喂养，喂养方法包括间歇式重力输注和通过推注泵持续输注。持续泵输注>30 分钟时，母乳中的脂肪易从含大量水分的母乳中分离，附着于注射器管壁导致脂肪流失，从而导致早产儿因脂肪摄入不足而影响生长发育。

(1) 母乳管饲及持续喂养注意事项：①持续喂养时使用注射器需根据医嘱抽取奶量；②尽可能使用较短的输注管道与婴儿连接，以减少营养流失；③必须使用持续喂养时，建议持续时间<30 分钟。

(2) 经口喂养：①早产儿在矫正胎龄达 34 周左右时，其呼吸 - 吸吮 - 吞咽的协调性已逐渐发育成熟，即可开始过渡至经口喂养；②KMC 和非营养性吸吮有助于建立经口喂养；③有条件的医疗机构可以直接母乳喂养，可锻炼早产儿的吸吮能力，维持体温计生理功能的稳定；④可用称重法评估直接哺乳的效果。

五、母乳喂养安全管理

1. 加强宣教，确保家属提供安全母乳 母乳的采集、储存、运送环节是由新生儿母亲及家属实施。为保证母乳中的微生物指标在安全范围内以及母乳的营养成分不被破坏，则需要对患儿母亲及家属提供相关知识及技能支持。医院层面应加大宣教力度并提供便利条件，如孕妇学校 / 妈妈课堂、纸质宣传海报、医院宣传栏、医院网络平台和母乳喂养主题日活动等。在产前、分娩后、早产儿入 NICU 和出院前安排不同的重点宣教内容。

2. 各环节的操作规范

(1) 收集母乳步骤：①清洗和消毒吸乳器配件，准备好储奶容器；②清洁双手；③按照吸乳器说明书正确操作吸乳；④在储奶容器上做好标记(采集日期及时间、奶量、床号、姓名、登记号等)，尽快将乳汁储存起来。

(2) 母乳的储存：指导家属将每次吸出的乳汁都用单独的容器分装，且不得与其他食物混放，储存条件见表 13-2-1。

(3) 母乳的使用：冷藏母乳加热时，可将储奶袋 / 瓶放入 37℃温水里加热或市售温奶器将冷冻母乳完全解冻并温热，切勿使用沸水、微波炉、烤箱加热母乳，以免烫伤婴儿或导致活性成分丢失，母乳一经解冻就不能再次冷冻。母乳喂养时选择种类的优先级为：新鲜母乳>冷藏母乳>冷冻融化母乳，亲母母乳>捐赠母乳>配方奶。

要点荟萃

1. 母乳的生物活性成分 主要包括抗微生物成分、免疫调节成分、促进胃肠道发育和功能的因子。

2. 母乳喂养的益处 ①神经行为益处：可减少婴儿哭闹、增加血糖水平、促进晚期早产儿心肺系统稳定，有助于促进母乳供需平衡和促进持续母乳喂养，镇痛作用；②胃肠功能：可刺激胃肠道实现最佳生长、发育功能，而且有利于形成最佳菌群；③疾病预防作用：降低胃肠道感染和腹泻的风险，降低呼吸系统疾病及中耳炎、复发性中耳炎的发病率，降低泌尿道感染风险，降低新生儿脓毒症风险，降低婴儿猝死综合征风险等；④降低死亡风险：可降低婴儿期及儿童期的死亡风险；⑤急性病：纯母乳喂养可减少急性疾病的发生，有利于产生远期效应，与一些慢性病发病率下降有关；⑥神经发育结局：略优于配方奶喂养。

3. 初乳口腔涂抹 又称为初乳口腔免疫疗法，即早产儿无法进行肠内营养时，用亲母的初乳进行口腔涂抹以促进消化道成熟的一种方法。适用于早期因喂养不耐受、机械通气、低灌注导致的内环境不稳定等不能经口喂养的患儿。

4. NICU 促进母乳喂养的策略 ①母乳喂养宣教；②促进泌乳；③母乳喂养支持策略，如建立哺乳室、提供辅助工具、开展母乳检测项目、建立母乳喂养效果评价指标、NICU 出院后母乳喂养支持体系等；④母乳喂养的执行和操作，包括初乳采集及口腔涂抹、母乳的储存及运送、NICU 母乳喂养等。

（万兴丽　曾靓妮）

第三节　新生儿肠内营养支持及管理

新生儿肠内营养（enteral nutrition，EN）支持是指通过胃肠道提供营养素，以达到宫内营养生长的速度，肠内营养支持的方式包括经口喂养及鼻饲管喂养。肠内营养对新生儿的肠道发育非常重要，对早产儿而言，早期积极的肠内营养不仅具有直接的营养作用，还可维持早产儿消化道结构和功能的完整性。足月儿的营养目标是保证其从胎儿到出生后期的成功过渡，早产儿的营养目标是让其在宫外的环境中继续宫内的生长过程直至矫正胎龄 40 周，并适当地追赶生长。

一、肠内营养总目标

1. 足月儿 总热量 105~130kcal/(kg·d)，1kcal=4.186J；蛋白质 2.0~3.0g/(kg·d)；脂肪 5~7g/(kg·d)；碳水化合物 10~14g/(kg·d)；奶量达到 120~150ml/(kg·d)。

2. 早产儿 总热量 110~135kcal/(kg·d)，部分 ELBW 需满足 150kcal/(kg·d) 才能达到理想的体质量增长速度；蛋白质 3.5~4.5g/(kg·d)；脂肪、碳水化合物同足月儿；奶量达到 150~180ml/(kg·d)。

3. 极低 / 超低出生体重儿 根据加拿大版的《极低出生体重儿喂养指南》建议，极低出生体重儿（1 000~1 499g）在出生后 1 周内达到足量肠内营养，奶量达到 150~180ml/(kg·d)，超低出生体重儿（<1 000g）在出生后 2 周内达到足量肠内营养，以保证早产儿良好的生长发育速度，同时有利

于早期静脉导管的拔除,减少败血症和相关并发症的发生。

二、奶源选择

(一) 母乳

1. 母乳 母乳含有多种生物成分,包括免疫球蛋白、细胞因子、生长因子、激素和益生元低聚糖,与配方奶喂养相比具有诸多健康益处。可改善婴儿的胃肠道功能、促进消化和吸收、促进认知和视觉发育、增强宿主防御功能、增强母婴依恋,对早产儿还可以预防 NEC、迟发性脓毒症、慢性肺病及改善神经发育。

2. 捐赠母乳 若母亲无法提供母乳或母乳不足时,可采用经巴氏消毒的捐赠母乳。研究证明,与早产儿配方奶相比,捐赠母乳(作为唯一膳食或作为生母母乳的补充)可降低 NEC 和喂养不耐受的风险,但捐赠母乳由于经过了巴氏消毒过程、多次冻融循环、容器变更和长时间储存导致生物活性下降,益处明显不及生母母乳。

3. 强化母乳 出生体重<1 500g 和其他有生长障碍风险的早产儿进行母乳喂养时,必须补充母乳强化剂(human milk fortifier,HMF),以满足其营养需求。出院后应根据婴儿生长状况和母亲哺乳目标、亲喂和瓶喂情况,来决定是否继续使用 HMF。

(二) 配方奶

1. 足月儿配方奶 通常作为有母乳喂养禁忌证、母乳不足、婴儿生长发育不佳或母亲不愿意母乳喂养的替代品。

(1)市面上所售的足月儿配方奶:指以乳类及乳蛋白制品为主要原料,加入适量的维生素、矿物质和其他成分,仅用物理方法生产加工制成的粉状产品,适于正常婴儿食用,其能量和营养成分能够满足 0~6 月龄婴儿的正常营养需要。

(2)水解蛋白奶粉:采用水解蛋白作为蛋白质来源的奶粉称为水解蛋白奶粉。水解蛋白指经过水解工艺加工将完整的大分子蛋白进行切割,变成小分子蛋白甚至游离氨基酸。根据水解程度的不同,将水解蛋白奶粉分为三类,部分(适度)水解蛋白奶粉、深度水解蛋白奶粉和完全水解蛋白奶粉,适用于对牛乳蛋白过敏的婴儿。

2. 早产儿配方奶 当母亲乳汁不足或不能进行母乳喂养时,可选择满足早产儿生长所需全部营养素的早产儿配方奶。其中增加了蛋白质、能量、矿物质及微量营养素的含量,提供的营养素都在可接受的比例,类似于母乳加强化剂的配方,但缺乏母乳中众多的生物活性因子。

(1)蛋白质:母乳含有 70% 的乳清蛋白和 30% 的酪蛋白,早产儿配方奶含有 60% 的乳清蛋白和 40% 的酪蛋白,而牛奶则以酪蛋白为主(82%)。早产儿配方奶以乳清蛋白为主,能加快胃的排空速度,含有容易消化的可溶性蛋白质,氨基酸组成可促进早产儿大脑发育等。

(2)脂肪:脂肪占比 40%(母乳为 12%),含有二十二碳六烯酸等长链多不饱和脂肪酸。

(3)碳水化合物:含有等比例的乳糖和葡萄糖聚合体,可降低渗透压。

(4)电解质、矿物质和微量元素:可提供足量的钙、磷、维生素、锌、镁、铜和钾。钠的浓度较低,需额外补充;除强化铁的配方奶外,还需要额外补充铁。

(三) 特殊医学用途婴儿配方食品

1. 无乳糖配方或低乳糖配方食品 适用于原发或继发乳糖不耐受的婴儿。

2. 乳蛋白部分水解配方食品 是将牛奶蛋白经过加热和 / 或酶水解为小分子乳蛋白、肽段和氨基酸,以降低大分子牛奶蛋白的致敏性。

3. 乳蛋白深度水解配方或氨基酸配方食品 食物蛋白过敏是婴儿对食物中蛋白质不恰当的免疫应答引起的不良反应。乳蛋白深度水解配方食品是通过一定工艺将易引起过敏反应的大分子乳蛋白水解成短肽及游离氨基酸,氨基酸配方食品是由单体氨基酸代替蛋白质,这两种配方食品都将过敏原去除或不含过敏原,适用于食物蛋白过敏婴儿。

4. 氨基酸代谢障碍配方食品 氨基酸代谢障碍是指由于遗传因素造成某些酶的缺陷,使一种或几种氨基酸在婴儿体内代谢发生障碍，导致患儿体格生长发育迟滞、智力发育障碍，严重时可导致不可逆的损害。氨基酸代谢障碍配方食品是指不含或仅含少量代谢障碍氨基酸的特殊配方食品，用于代替普通婴儿配方食品，以改善患儿症状，减轻智力损害，同时为患儿提供必要的、充足的营养素以维持其正常生长发育的需求。常见的氨基酸代谢障碍有苯丙酮尿症、枫糖尿症、丙酸血症/甲基丙二酸血症、高酪氨酸血症、胱氨酸尿症、戊二酸血症Ⅰ型、异戊酸血症、尿素循环障碍等。

三、喂养指征与喂养进程

（一）喂养指征

1. 提倡尽早开奶，健康的足月儿或早产儿在出生后1小时内即可开始早吸吮、早接触。

2. 无先天性消化道畸形及严重疾病、血流动力学相对稳定者尽早开奶。

3. 出生体重>1 000g者，生后12小时内开始喂养。

4. ELBW、围产期严重窒息（Apgar评分5分钟<4分）、脐动脉插管者，可适当延迟至24~48小时开奶。

5. 消化道梗阻、怀疑或诊断NEC、血流动力学不稳定、多器官功能障碍者，在病情缓解之前应暂缓喂养。

（二）喂养方式

1. 母乳喂养 正常足月儿理想的肠内喂养是亲母的直接哺喂，但高危新生儿以及早产儿的肠内喂养途径需根据患儿个体情况实施，且还需慎重考虑因母乳喂养导致的风险情况，但并非绝对禁忌证，如母亲HIV感染，活动性结核病，乙肝病毒、巨细胞病毒、梅毒螺旋体感染等。

2. 人工喂养

（1）经口喂养：适用于胎龄≥32~34周，吸吮、吞咽和呼吸功能协调的新生儿。

（2）管饲喂养

1）适应证：①胎龄<32~34周；②吸吮和吞咽功能不全、不能经口喂养者；③因疾病本身或治疗因素不能经口喂养者；④作为经口喂养不足的补充。

2）管饲途径：①口/鼻胃管喂养：是管饲营养的首选方法，喂养管应选用内径小而柔软的硅胶或聚亚胺酯导管；②胃造瘘术/经皮穿刺胃造瘘术：适用于长期管饲、食管气管瘘和食管闭锁等先天性畸形、食管损伤和生长迟缓者；③经幽门/幽门后喂养：包括鼻十二指肠、鼻空肠、胃空肠和空肠造瘘/经皮空肠造瘘，适用于上消化道畸形、胃动力不足、吸入高风险、严重胃食管反流者。

3）管饲方式：①推注法：适用于单次喂养量较少者，但应注意推注速度，避免推注速度过快而发生呕吐、反流；②重力喂养法：适用于单次喂养量较大者，为利用重力作用让奶液经胃管均匀缓慢流入胃内的一种方法，可避免因推注速度过快引发的反流、呕吐及胃潴留问题；③间歇/持续输注法：有胃食管反流、喂养不耐受和吸入高风险的患儿，可使用输液泵/推注泵作间歇/持续输注，母乳因容易分层而不适合作为持续喂养的奶类。

（三）喂养进程

1. 微量喂养阶段

（1）定义：微量喂养（minimal feeding，MF）是指以10~15ml/(kg·d)进行喂养。适用于胃肠功能不良的新生儿尤其早产儿，其目的是促进胃肠道功能成熟，改善喂养耐受性，而非营养性喂养。

（2）喂养方案

1）早期微量喂养开始时间：生后24小时内。

2）出生体重>1 250g，每3小时喂养1次；出生体重≤1 250g，每2~3小时喂养1次。

（3）目的

1）刺激和维持胃肠道的消化吸收功能、免疫功能和神经内分泌功能。

2）促进肠黏膜发育，刺激肠道蠕动。

3）增加胃肠道分泌激素和多肽。

4）使正常菌群定植在肠道，限制其他致病微生物定植，有助于胃肠道免疫系统的发育，不增加患新生儿NEC的风险。

(4)禁忌证

1)绝对禁忌证:先天性肠道畸形、肠梗阻。

2)相对禁忌证:出生时窒息、呼吸窘迫综合征、脓毒血症、低血压、血糖紊乱、机械通气和脐血管插管等情况,开始肠内微量喂养后应该更密切地监护和观察,开始肠内营养后更应该谨慎增加奶量。

2. 营养性喂养阶段

(1)出生体重<1 000g:开始营养性喂养的量为15~20ml/(kg·d),加奶速度15~20ml/(kg·d),若2~3天喂养能耐受,则可考虑更快的加奶速度。

(2)出生体重≥1 000g:开始营养性喂养的量为30ml/(kg·d),加奶速度30ml/(kg·d)。

能否快速加奶主要取决于是否亲母母乳喂养以及母乳喂养占全部喂养量的比例、增加奶量后观察的密切程度、奶量增加的时机,母乳喂养的比例越高,快速增加奶量的成功率也会增加。对于小于胎龄儿、无创通气、出生体重<1 000g的早产儿,则需谨慎增加奶量,可从增加奶量的最低量开始逐渐增加。

3. 强化母乳喂养阶段

(1)概述:母乳强化剂(human milk fortifier, HMF)又称母乳营养补充剂,是一种包含多种营养素的添加剂,针对早产儿母乳中营养素成分的动态变化和不足,考虑早产儿特殊的营养需求,根据早产儿相关营养指南推荐的营养素要求而设计。母乳中加入HMF可提高母乳中部分营养素的含量及能量密度,满足早产儿的生长发育需求。

(2)适用人群

1)出生体重<1 800g的早产儿。

2)宫外生长发育迟缓(EUGR)早产儿、尚未完成追赶生长的小于胎龄早产儿、因疾病状况限制液体入量的早产儿、出院后早期生长落后的早产儿,这部分人群需个体化评估体格生长或生化指标,在医务人员的指导及监测下使用HMF。

(3)开始使用HMF的时机

1)有使用HMF指征的早产儿,可在母乳喂养量达50~80ml/(kg·d)时开始添加HMF,但需注意早产儿的个体差异性。

2)出生早期不具备HMF使用指征的早产儿,若后期出现生长落后或因疾病限制液体入量而需要使用相应能量密度喂养物时,可在医生的指导及监测下使用。

(4)使用方法

1)HMF必须加入母乳中使用,添加后会使母乳渗透压增高,并呈剂量效应关系,添加时需按说明书进行。

2)HMF用量需遵医嘱,添加剂量要准确,使用前需充分溶解、混匀。

3)医院内添加HMF需按无菌操作原则在配奶间进行,家庭中添加HMF需遵循清洁操作原则。

4)使用HMF时应现配现用,因母乳渗透压升高主要发生在添加HMF后2小时内。

(5)HMF的用量

1)母乳强化从半量强化开始。半量强化母乳的能量密度为72~74kcal/100ml,足量强化母乳的能量密度为80~85kcal/100ml。

2)若早产儿能耐受半量强化,3~5天内应达到标准的足量强化;若早产儿对HMF耐受性差,可适当延长达到足量强化的时间。

3)早产儿出院后营养强化强度及时间需根据生长状况决定及调整。

(6)个体化母乳强化:对母乳标准强化喂养过程中生长状况不理想的早产儿,可通过监测早产儿体格生长速率、生长水平、母乳成分、早产儿营养代谢指标进行个体化强化。

(7)HMF使用过程中的监测及注意事项

1)体格生长和血生化指标是选择不同强化方式和强化强度、保证早产儿适度健康成长的重要监测指标。

2)无论是NICU住院期间还是出院后,母乳强化过程中均需对早产儿体格生长进行定期监测,并采用生长曲线进行评估。必要时可配合血生化监测。

3)HMF使用期间,需根据营养指南对早产儿各营养素用量的推荐结合 HMF 中维生素 A、D 及钙、磷、铁等营养素含量，对相关营养素进行差额补充。

4）HMF 使用过程中需监测血电解质和酸碱平衡。

5）当适于胎龄儿体重、身长及头围位于同性别同龄儿的 P_{25}~P_{50} 时、小于胎龄早产儿达到 P_{10} 时，应逐渐停止添加 HMF。

6）HMF 减停期间需监测早产儿的生长状况和血生化指标，如生长速率和各项指标的百分位数出现下降或血生化指标异常等，可酌情恢复部分母乳强化。

7）在母乳喂养和强化过程中，不需要常规对宏量营养素进行快速检测。

8）单次母乳快速检测结果不能作为持续 HMF 使用和 HMF 使用量的依据。对于母乳标准强化喂养后仍出现生长缓慢的早产儿，母乳营养素快速检测可作为分析生长问题的参考。

四、经口喂养评估

1. 概述 经口喂养是一个高度复杂的活动，涉及神经、运动等多个系统的整合和协调。NICU 的早产儿因神经系统发育不成熟、口腔运动功能欠缺且吸吮 - 吞咽 - 呼吸模式失调、疾病危重，在经口喂养上面临较多的困难。基于行为线索的经口喂养，是指喂养者通过持续、动态地评估早产儿表现的行为线索，来制订并实施不同的经口喂养策略。多项研究表明，这种基于行为线索的经口喂养训练有助于缩短早产儿达到完全经口喂养的时间及住院时间，还有助于培养积极正面的进食体验。这一模式已成为国外 NICU 广泛应用的喂养实践标准。

2. 准备度评估 经口喂养准备度反映个体的发育成熟度，指早产儿是否可以开始经口喂养，或从管饲转换到经口喂养，主要包括 2 个方面：

（1）初次建立经口喂养或从管饲喂养转换到经口喂养：评估指标主要与早产儿的成熟度及口腔运动功能有关，不准确的判断可能会导致早产儿误吸、呼吸暂停、心动过缓、低氧血症等不良后果。

（2）单次经口喂养：即评估单次喂养是否可予以经口喂养。评估指标多与行为状态和生理稳定性因素有关，能通过患儿的外周血氧饱和度、呼吸频率、心率、意识等客观指标准确反映。

以婴儿为驱动的喂养评估量表主要通过对早产儿的行为状态、肌张力、反射和肢体动作来评估其个体发育成熟度，依据早产儿的觉醒状态、肌张力、有无觅食反射或饥饿行为对早产儿行为状态进行评估，以判断其经口喂养准备度，选择更适宜的时机开始经口喂养和决定是否继续经口喂养。见表 13-3-1。

表 13-3-1 喂养准备度量表

分数	描述
1	1. 护理之前处于觉醒或易烦躁状态 2. 手自然伸到嘴边 3. 在常规的喂养时间或之前觉醒 4. 良好的肌张力
2	1. 碰触后觉醒 2. 有一些找寻安慰奶嘴的动作 3. 有肌张力
3	1. 实施护理之时有简短的时间觉醒 2. 无饥饿行为（如吸吮） 3. 有肌张力
4	1. 实施护理时均需提高给氧 2. 护理之时出现呼吸暂停或心率减慢；呼吸增快
首次评定结果 得分： 分	

3. 吸吮质量评估 喂养者可通过观察早产儿在经口喂养过程中展示的最高技能水平和最大程度的参与度来评估吸吮质量。这种观察有助于喂养者在喂养过程中及时调整并提供最佳的干预措施，以支持早产儿的经口喂养。主要根据吸吮 - 吞咽 - 呼吸（suck-swallow-breathe，SSB）功能协调程度和吸吮的节律来评估吸吮质量，见表 13-3-2。

4. 支持性策略

（1）侧卧抬高的体位支持：侧卧抬高是一种改良的侧卧位，能有效减少重力影响，是早产儿喂养

表 13-3-2 吸吮质量评定量表

分数	描述
1	整个喂养期间有非常好的吸吮 - 吞咽 - 呼吸（SSB）协调功能
2	整个喂养期间有非常好的吸吮 - 吞咽 - 呼吸协调功能，但是喂养过程中容易疲劳
3	可持续吸吮但是 SSB 协调障碍；结果可能导致奶液流出或者自我保持节奏困难
4	吸吮较弱或非持续；缺乏节律或较少节律
5	明显的 SSB 功能不协调；导致频繁的呼吸暂停，心率减慢，血氧饱和度下降，呼吸减慢；或者出现临床不安全的吞咽
首次评定结果	得分：　　分

注：喂养准备度评分及吸吮质量评分均为 1 分者无需再进行经口喂养干预。

的首选体位。该体位可使早产儿更好地控制奶液，多余的奶液能顺嘴角流出，可降低误吸的风险；该体位模仿了母乳喂养的姿势，有助于出院后从奶瓶经口喂养回归到母亲亲喂。侧卧抬高位同样也适用于合并气管软化症、喉软化症、小颌症或舌后坠的婴儿。

（2）下颌或面颊支撑

1）下颌支撑：喂养者的手指位于早产儿下颌骨的下方，用手指指腹提供向上、向前、轻柔但牢固的力量支撑，帮助稳定早产儿的下颌，防止其口唇随每次吮吸而松开乳头，或者防止下颌过度向下，而帮助口唇更好地剥离乳头。

2）面颊支撑：用手指沿牙龈的位置为面颊部提供支撑，以减少口腔内部的空间，维持良好的口腔内负压，从而增加奶瓶喂养的摄入奶量。

主要用于母亲亲喂母乳以及口腔闭合不良的早产儿，但喂养者不能养成“支撑”的习惯，对未经过评估或不需要支撑的早产儿不可常规使用下颌或脸颊支撑。

（3）口腔刺激：指通过对口周及口腔内部进行叩击或按摩的感觉刺激，以提高早产儿口咽部肌肉的张力，促进吸吮。

（4）外部呼吸调整法：指通过外部阻断奶液流出、辅助呼吸节奏调整的方法。具体操作步骤为喂养者在早产儿开始经口喂养的前 1~2 分钟暴发吸吮和吞咽过程中，当观察到早产儿呼吸逐渐变得不规则甚至停止换气时倾斜奶瓶，让奶液全部流回奶瓶，并保持空奶嘴留在早产儿的嘴里，形成一个奶嘴里没有奶液流出的停顿期，让早产儿通过该步骤恢复正常的呼吸节律。研究发现，外部呼吸调整法有助于减少经口喂养期间出现的心动过缓和血氧饱和度的下降。若经过呼吸调整，早产儿的呼吸仍不能恢复正常节律，则需要完全撤出奶嘴，让早产儿得到充分的休息。

（5）非营养性吸吮：指对无法经口喂养的早产儿，在管饲喂养的同时让其吸吮空奶嘴，以锻炼协调的吸吮 - 吞咽 - 呼吸功能，促进经口喂养的实现。可对早产儿的视觉、味觉、感觉进行刺激，通过口腔感觉神经刺激迷走神经，减少因管饲喂养造成的吸吮及吞咽功能的减弱或消失，有利于建立和提高吸吮 - 吞咽 - 呼吸协调性，促进从管饲喂养转换到经口喂养。

五、喂养耐受性的评估与干预

1. 定义 喂养不耐受（feeding intolerance，FI）是早产儿常见的消化系统症候群，主要表现为喂养后出现胃潴留，伴呕吐、腹胀等临床症状，导致不能顺利进行肠内喂养。可能与早产儿消化系统发育不成熟有关，胎龄越小、出生体重越低，FI 的发生率越高；也可能是 NEC 或败血症等严重疾病的早期临床表现，常发生于胎龄<32 周或出生体重<1 500g 的早产儿。FI 一旦发生，常导致营养不良、生长受限，并导致达到全肠道内营养的时间延迟，住院时间延长，严重威胁早产儿的健康。

2. FI 的诊断标准

（1）胃残余量超过前一次喂养量的 50%，伴有呕吐和 / 或腹胀。

（2）喂养计划失败，包括减少、延迟或中断肠内喂养。

3. FI的评估

(1)胃残余量:根据加拿大《极低出生体重儿喂养指南》,无需常规检查胃内残余奶量,仅在微量喂养早期喂养前检查胃残余奶量。检查胃残余量时应使用小容量注射器轻柔抽吸,以免损伤胃黏膜。

可允许的胃内残余量为:①出生体重<500g,2ml;②出生体重500~749g,3ml;③出生体重750~1 000g,4ml;④出生体重>1 000g,5ml。

偶尔出现的绿色或黄色残余奶可能是由于胃十二指肠反流或过度吸引使十二指肠内容物倒吸入胃中所致。

(2)腹部体征:腹膨隆、可见肠型、红斑,需听诊肠鸣音是否存在,触诊是否柔软,有无张力增高及压痛,并检查最后一次大便的时间。一般不需要常规测量腹围。

(3)有无呕吐:可能由于NEC、梗阻、奶汁未消化导致食管下括约肌或腹部压力增加所致。呕吐胆汁样胃内容物提示可能有肠梗阻,如果出现血性胃残余奶需要禁食。

4. FI的预防及干预措施

(1)奶源:首选亲母母乳喂养;在亲母母乳不足或缺乏的情况下,可使用捐赠人乳替代;在亲母母乳或捐赠人乳不足或缺乏的情况下,可使用早产儿配方奶;不常规使用水解蛋白或氨基酸配方奶,仅对极重度FI可考虑使用;不常规使用低乳糖配方奶或乳糖酶。

(2)母乳强化剂:强化母乳喂养时应按个体化原则添加母乳强化剂HMF,选择牛乳或人乳来源的水解或非水解蛋白的粉状或液态HMF均可。

(3)喂养方式:早期间断性微量喂养,如不耐受则选择持续性喂养,早期可使用初乳口腔涂抹;按个体化原则进行喂养加量;不常规使用经幽门喂养(虽可保证奶汁达到营养吸收的主要部位,减少反流,但胃肠功能紊乱发生率却明显升高)。

(4)药物预防或治疗

1)益生菌:具有通过多种途径提高肠道成熟度及改善肠道功能的潜能。研究发现,使用益生菌可缩短达全肠内营养时间,且无不良反应。

2)多潘立酮:为一种促胃肠动力药物。国内外研究发现,多潘立酮可促进早产儿胃排空,减少早产儿FI的发生率。但因该药用于早产儿属超说明书用药,其安全性和有效性还需大样本高质量的证据支持,故暂不推荐使用。

3)促排泄药物:常用促排泄方法包括甘油制剂灌肠、0.9%氯化钠溶液灌肠及口服渗透性泻剂(如乳果糖等)。肠道阻塞、胎便黏稠均会减慢胃肠运动,增加胃潴留。研究证明,胎便的正常排尽与肠道功能及FI密切相关,发生FI的早产儿胎便排尽时间平均约为12天,比未发生FI者明显延长。但预防性使用促排泄药物并不能改善达全肠道内营养的时间及NEC发生率,口服渗透性泻剂还有增加NEC的风险,因此,不推荐常规使用促进排泄药物,仅在胎便排尽明显延迟时考虑促排泄。

(5)护理措施

1)口腔运动干预:包括非营养性吸吮及口腔按摩。非营养性吸吮可缩短达全肠内营养的时间,口腔按摩可通过被动刺激促进口腔肌肉及相关神经的发育,也可缩短达全肠内营养的时间。研究证明,非营养性吸吮联合口腔按摩可使患儿胃潴留、腹胀及呕吐的发生率明显下降。

2)袋鼠式护理:研究发现,采用袋鼠式护理的患儿达全肠内喂养的时间明显缩短。

3)辅助腹部按摩:腹部按摩可显著减少早产儿胃残余量及呕吐次数。按摩频率为2次/d,每次15分钟,以顺时针方向轻柔按摩,根据患儿个体情况按摩总时间为5~14天。

(6)胃残余奶量的处理

1)当第一次出现胃残余奶量>5ml/kg或大于喂养量的50%时,需回注前次喂养量的50%入胃内,本次不再给予当前喂养量。若再次出现,则根据临床情况考虑用输液泵缓慢输注奶液或暂停喂奶。胃残余量中含有胃酸及消化酶,是参与消化的重要成分,应根据颜色判断主要是奶液还是胃液,不能随便丢弃。如果减慢喂养速度后胃内容物残留的问题依然存在，则考虑减少喂养量直至患儿能耐受。

2）合并明显腹胀，则需要弃去残余奶量，暂停喂养，进行观察评估后再决定是否进行喂养。

3）当出现血性胃内容物，怀疑有肠梗阻或NEC时需要禁食。其他情况一般无需禁食，需视个体情况综合评估决定。

4）喂奶后将早产儿头部抬高30°，左侧卧位，半小时后翻身改变体位，可以促进胃排空，减少胃内残余奶量及胃食管反流。

要点荟萃

1. 肠内营养总目标 足月儿，总热量105~130kcal/(kg·d)，奶量达到120~150ml/(kg·d)；早产儿，总热量110~135kcal/(kg·d)，奶量达到150~180ml/(kg·d)。极低出生体重儿，生后1周内达到足量肠内营养，奶量达到150~180ml/(kg·d)；超低出生体重儿，生后2周内达到足量肠内营养。

2. 奶源选择 主要包括母乳（亲母母乳、捐赠母乳、强化母乳），配方奶（足月儿配方奶、水解蛋白奶粉），早产儿配方奶，特殊医学用途婴儿配方食品（无乳糖配方或低乳糖配方食品、乳蛋白部分水解配方食品、乳蛋白深度水解配方或氨基酸配方食品、氨基酸代谢障碍配方食品）。

3. 喂养指征 无先天性消化道畸形及严重疾病、血流动力学相对稳定者尽早开奶。

4. 喂养方式 母乳喂养，人工喂养（经口喂养、管饲喂养）。

5. 喂养进程 微量喂养阶段、营养性喂养阶段、强化母乳喂养阶段。

6. 经口喂养评估 基于行为线索的经口喂养，指喂养者通过对早产儿所呈现的行为线索进行持续、动态的评估，来决策并提供不同的经口喂养策略。主要包括准备度评估、吸吮质量评估及支持性策略。

7. 喂养不耐受 是早产儿常见的消化系统症候群，主要表现为喂养后出现胃潴留，伴呕吐、腹胀等临床症状，导致不能顺利进行肠内喂养。诊断标准：①胃残余量超过前一次喂养量的50%，伴有呕吐和/或腹胀；②喂养计划失败，包括减少、延迟或中断肠内喂养。

（万兴丽　陈琼）

第四节　新生儿肠外营养支持及管理

肠外营养（parenteral nutrition，PN）是指新生儿不能或不能完全耐受经肠道喂养时，完全或部分由静脉供给热量、液体、蛋白质、碳水化合物、脂肪、维生素和矿物质等来满足机体代谢及生长发育需要的营养支持方式。尽管肠内营养支持是新生儿最佳的营养方式，但早产儿、低出生体重儿尤其是极低/超低出生体重儿，因体内储存少、出生后不断消耗等原因，在生命早期若不能及时提供营养支持，则可在数天内导致明显的营养缺失甚至威胁生命。高危新生儿在疾病状态下需要实施肠外营养或肠内营养联合肠外营养的方式才能提供足够的营养支持。肠外营养的目的是减少丢失并维持现有的机体储备，逐渐发展到提供营养和促进生长发育。

一、肠外营养的指征

1. 先天性和/或手术后胃肠道疾病 腹裂、气管食管瘘、肠旋转不良、肠梗阻、短肠综合征等。

2. 获得性消化道疾病 NEC、肠穿孔等。

3. 早产低出生体重儿、EUGR PN为一种短期过渡手段，在可实施完全肠内营养之前提供营养支持。

(1)出生后立即使用，在启动与推进肠内营养的同时，通过PN提供必需营养。

(2)急性胃肠功能障碍期间，如脓毒性肠麻痹或NEC。

(3)婴儿过于虚弱而不能接受肠内营养时，如大剂量升压药或使用ECMO治疗期间。

二、肠外营养方式

1. 全肠外营养(total parenteral nutrition, TPN) 各种肠内肠外因素导致需要较长时间禁食的新生儿，禁食期间完全靠静脉提供热量及各种营养素补充。

2. 部分肠外营养(partial parenteral nutrition, PPN) 患儿经肠内提供部分热量及营养，其不足部分由静脉营养补充。多见于极低及超低出生体重儿，在生命早期采用此方式。

三、新生儿肠外营养需求

PN营养液基本成分包括葡萄糖、氨基酸、脂肪乳、维生素、电解质、微量元素和水。

1. 液体需要量

(1)液体需要量：液体需要量因个体而异，受到体重、日龄、具体情况(如手术后，光照疗法，暖箱热辐射，心、肺、肝、肾功能等)及不同疾病状态的影响。需根据每日监测结果调整液体输入量。总液体量应在20~24小时内均匀输入，并使用输液泵进行输注。

(2)需考虑的因素：①极低及超低出生体重儿细胞外液含量高，肾的浓缩及稀释功能差，过多液体可以导致动脉导管开放、充血性心力衰竭、BPD及NEC，需要适当限制液体量供给。②暖箱的隔热层可以降低不显性失水，环境湿度低、热辐射和光照疗法(冷光源除外)却增加水分丧失，需要适当增加液量的补充。③疾病如肾衰竭、外科手术后以及脑膜炎等患儿需要限制液体入量，而活动量大、寒冷刺激、发热、腹泻、胃肠道引流等则需要增加液体量。

2. 能量需求 用于维持基础代谢及满足生长发育所需要的能量需要量与新生儿的体重、日龄、环境温度、器官功能成熟度、疾病及活动有关。足月儿提供70~90kcal/(kg·d)，VLBW需提供80~100kcal/(kg·d)，ELBW需提供105~115kcal/(kg·d)；伴有BPD的长期机械通气患儿能量需要量还需要增加25%~30%。为减少静脉营养并发症的发生，应尽早启动肠内营养。

3. 氨基酸 氨基酸是组成蛋白质的主要单位。新生儿对蛋白质的需要量取决于胎龄、所患疾病以及给予的营养方式。

推荐使用小儿专用氨基酸，出生后应尽快(出生后数小时内)开始使用氨基酸(肾功能不全者除外)，可减少EUGR的发生并促进大脑发育和身高增长。从1.5~2.0g/(kg·d)迅速达到标准需要量，即足月儿3.0g/(kg·d)，早产儿3.5~4.0g/(kg·d)。

4. 脂肪乳 提供大量非蛋白热量、保证神经组织和生长所需的必需脂肪酸。生后24小时内即可开始使用，推荐剂量从1.0g/(kg·d)开始，按0.5~1.0g/(kg·d)的速度增加，总量不超过3g/(kg·d)。建议早产儿、肝功能不全者、严重感染者均采用20%中/长链脂肪乳剂，可减少脂代谢相关并发症。

5. 葡萄糖 新生儿尤其是早产儿，体内糖原储备少，如果出生后没有及时供给糖类容易发生低血糖。葡萄糖是提供非蛋白质能量的主要来源，可节约氮的消耗。标准的葡萄糖溶液为5%或10%的浓度，其他浓度的葡萄糖溶液需根据婴儿的个体需要进行配制，通过外周静脉补充葡萄糖的浓度一般不超过12.5%，若超过此浓度则需要建立中心静脉通道输注。

(1)葡萄糖开始剂量为4~8mg/(kg·min)，按1~2mg/(kg·min)的速度逐渐增加，最大剂量不超过11~14mg/(kg·min)。

(2)在静脉补充葡萄糖或输注PN期间，每日至少测量2次或按需增加测量频率，以保证血糖维持在目标范围内。血糖应<8.33mmol/L，若高于此值则可递减输注速率，当输注速率≤4mg/(kg·min)血糖仍高时，可使用胰岛素0.05IU/(kg·d)，然后再根据个体对胰岛素的反应情况进行适当调整用量。

6. 电解质 新生儿输注PN时需每天供给电解质，应根据患儿的生理需要量和临床情况综合考虑，见表13-4-1。

表13-4-1 肠外营养期间新生儿每日所需电解质推荐量

单位：mmol/(kg·d)

电解质	早产儿	足月儿
钠	2.0~3.0	2.0~3.0
钾	1.0~2.0	1.0~2.0
钙	0.6~0.8	0.5~0.6
磷	1.0~1.2	1.2~1.3
镁	0.3~0.4	0.4~0.5

注：生后3天内不常规补钾，除非有低钾的证据。

7. 维生素 肠外营养时需补充13种维生素，包括4种脂溶性维生素(A、D、K、E)和9种水溶性维生素(B_1、B_2、B_6、B_{12}、C、烟酸、叶酸、泛酸、生物素)。目前国内尚无小儿专用维生素制剂，临床上一般应用成人维生素混合制剂。

8. 微量元素 主要包括锌、铜、硒、铬、锰、钼、碘、铁。PN的前2周，除锌外无需额外补充微量元素，但长期PN则易发生微量元素缺乏，尤其是铜和锌。目前国内尚无小儿专用微量元素制剂，临床上一般应用成人微量元素混合制剂。

四、肠外营养的阶段

1. 早期PN 需在新生儿出生后尽快启动，通常为数小时内。主要目标是通过提供能量和蛋白质来预防过度的分解代谢，次要目标包括预防低钙血症。在这个阶段，PN通常只含有葡萄糖、氨基酸和钙，不含钠、钾、镁和磷；脂肪乳可被纳入初始处方中，或在出生当日或次日加入。

2. 完全PN 此阶段的PN需要满足婴儿的全部营养需求，并维持正常的生长速率。包含多种必需营养素以及充足的蛋白质和能量来支持生长。应在婴儿能够耐受的前提下，尽快从早期PN过渡到完全PN。

五、肠外营养支持

(一) 肠外营养的输注途径

根据患儿的营养需求量、预计使用时间、个体状况(血管穿刺条件、出凝血功能等)选择。

1. 外周静脉通道 适用于短期(<2周)或刚开始使用PN的患儿，输注液体渗透压应≤900mOsm/L，以免刺激外周静脉导致静脉炎；葡萄糖浓度应≤12.5%。

2. 中心静脉通道 适用于较长期应用或液体渗透压较高(>900mOsm/L)的情况，是目前新生儿科使用最多的方式。主要包括经外周置入中心静脉导管(PICC)、中心静脉导管(CVC)、脐静脉置管(UVC)。

优点是可延长保留时间，减少输液相关问题，除葡萄糖的输注速度外，输注糖的浓度不受限制。但中心静脉置管需要接受过相关专业培训的医务人员严格按照操作标准进行置管及护理，以减少相关并发症的发生。所有置入的静脉导管在开始肠外营养之前都需要确定导管尖端位置后才能使用。

无论是外周通道还是中心静脉通道给予营养液，均需使用输液泵匀速持续泵入，以减少相关并发症的发生。

(二) 肠外营养相关并发症

1. 中心静脉导管相关并发症 常见的并发症包括导管相关血流感染、导管移位导致的并发症(如胸腔积液、心包积液、心律失常等)、静脉血栓、导管堵塞等。其中导管相关血流感染是最危险的并发症，可延长住院时间，增加住院费用，甚至威胁患儿生命，在极低/超低出生体重儿中发生率更高。感染的病原体中，最常见的细菌是凝固酶阴性葡萄球菌、表皮葡萄球菌和金黄色葡萄球菌，最常见的真菌是假丝酵母菌。需要加强静脉通道的规范管理，静脉营养液配制过程中的无菌管理以及规范使用，静脉注射营养液过程中密切监护患儿是否有感染征象，如观察患儿一般情况、皮肤颜色、体温变化等，必要时监测血常规以及做血培养等相关检查。详见第四章第四节。

2. 外周静脉输液相关并发症 当使用外周静脉通道进行PN时最易出现静脉炎、局部渗出等并发症，造成输注部位周围组织发生损害。若输液部位邻近关节，则可能发生关节功能障碍。因此，选择外周静脉时应尽量避开关节部位，输液过程中密切观察输液局部有无渗出及红肿发生，及时更换输液部位，静脉炎可使用温生理盐水湿敷或多磺酸粘多糖乳膏涂擦，渗出则可以使用透明质酸酶局部封闭。

3. 代谢紊乱 高血糖症、低血糖症、氮质血症、代谢性骨病、酸中毒、碱中毒及电解质紊乱等。需密切关注血液生化检测，动态调整肠外营养液成分。

(1)高血糖症：当输入静脉营养液时，营养液中含糖浓度过高或输注糖速过快时可发生高血糖症；同时还需密切监测有无感染的发生，因高血糖症常伴发细菌感染的发生。应降低营养液中葡萄糖的浓度或降低输液速度，若输入糖的速度<4mg/(kg·min)时仍有持续高血糖，且血糖值>8.3mmol/L时可以考虑使用小剂量胰岛素0.01~0.05U/(kg·h)。

(2)低血糖症：主要发生于突然中断营养液的输入。输注过程中应常规监测是否有输液泵故障发生，静脉营养液停止输注前需逐渐调低输液速度。

(3)电解质紊乱：输注过程中密切监测血钾及血磷水平，有无低血钾、低血磷的临床表现。

4. 肠外营养相关性肝脏疾病 主要表现为胆汁淤积及肝功能损害，是PN的严重并发症之一，可发生在10%~40%的PN患儿中。初期发生在细胞内和胆小管内胆汁淤积，随后可导致门静脉炎症和胆管增殖，最终可能发展为门静脉纤维化和肝硬化。临床常表现为黄疸和高直接胆红素血症，停止PN和开始肠内营养后胆汁淤积常可缓解。

PN相关性肝脏疾病主要发生在危重早产儿中，与长时间PN有关，这类患儿潜在地经历着多种损伤(如缺氧、血流动力学不稳定、感染等)。防治原则：①尽早开始肠内微量喂养；②积极预防和治疗肠道感染；③选用适于新生儿或早产儿的小儿专用氨基酸溶液；④限制豆基(ω-6)脂肪乳剂的摄入，选用鱼油(ω-3)基础的脂肪乳输入，以减少代谢紊乱。

(三)预防或减少肠外营养相关并发症

1. 严格掌握PN的使用指征

(1)当患儿有休克、严重水电解质紊乱、酸碱失衡未纠正时禁用以营养支持为目的的补液。

(2)当患儿有严重感染、严重出血倾向、出凝血指标异常、黄疸、严重肝脏或肾脏功能不全时，应当暂停或减量使用脂肪乳剂，尽早开始肠内营养并创造条件尽快缩短达到全肠内喂养的时间。

2. PN的配制管理

(1)管理规范：PN的配制应满足《静脉用药集中调配质量管理规范》，有条件的医疗机构可设置静脉用药调配中心对肠外营养液进行集中调配与供应，其总体设施和布局应满足配液洁净度需求，保持静脉用药调配室温度18~26℃，相对湿度35%~75%，保持一定量新风的送入。

(2)人员要求：配制肠外营养液的操作人员必须掌握无菌操作技术，定期参加相关知识与操作技术的培训与考核。

(3)PN配制顺序及注意事项：详见第二十五章第十三节。

3. PN输注过程中严密监护 严格执行无菌技术操作规程；用精密输液过滤器进行静脉营养液输注；密切监测输液泵工作状态以及速度，勤巡视输液部位情况；根据实验室检查结果及时调整液体量、糖浓度以及蛋白质、脂肪乳、电解质和矿物质的量。

要点荟萃

1. 肠外营养 是指新生儿不能或不能完全耐受经肠道喂养时，完全或部分由静脉供给热量、液体、蛋白质、碳水化合物、脂肪、维生素和矿物质等来满足机体代谢及生长发育需要的营养支持方式。主要适用于先天性和/或手术后胃肠道疾病、获得性消化道疾病患儿及早产低出生体重儿、EUGR，营养方式主要分为全肠外营养（TPN）、部分肠外营养（PPN）。

2. 肠外营养需求

(1) 液体需要量：因个体而异，不同体重、不同日龄、不同情况及不同疾病状态下所需要的液体量有很大差别，需根据每日监测情况调整入液量。

(2) 能量需求：足月儿 70~90kcal/(kg·d)，VLBW 需提供 80~100kcal/(kg·d)，ELBW 需提供 105~115kcal/(kg·d)。

3. 肠外营养输注途径

(1) 外周静脉通道：适用于短期(<2 周)或刚开始使用 PN 的患儿，输注液体渗透压应 ≤ 900mOsm/L，以免刺激外周静脉导致静脉炎；葡萄糖浓度应 ≤ 12.5%。

(2) 中心静脉通道：适用于较长期应用或液体渗透压较高（>900mOsm/L）的情况，是目前新生儿科使用最多的方式。主要包括经外周置入中心静脉导管（PICC）、中心静脉导管（CVC）、脐静脉置管（UVC）。

4. 肠外营养相关并发症 ①中心静脉导管相关并发症：导管相关血流感染、导管移位导致的相关并发症（如胸腔积液、心包积液、心律失常等）静脉血栓、导管堵塞等；②外周静脉输液相关并发症：静脉炎、局部渗出等；③代谢紊乱：高血糖症、低血糖症、氮质血症、代谢性骨病、酸中毒、碱中毒及电解质紊乱等；④肠外营养相关性肝脏疾病：胆汁淤积、肝功能损害等。

（万兴丽 陈 琼）

第五节 新生儿营养评估及生长发育标准

新生儿营养管理包括营养状态的监测和评估，以促进生长发育，减少营养过剩和营养不足。健康足月儿仅需要定期进行体格发育指标测量，如体重、身长和头围等；早产儿和患病新生儿还应进行血液生化指标和骨骼矿化指标测量。

一、体格测量

1. 体重 是衡量新生儿生长发育的重要指标之一，体重下降是评价新生儿能量及蛋白质摄入不足的重要标准。因此，应每日或隔日监测新生儿体重。体重测量方法：将婴儿裸体置于体重秤中监测或包裹称重后扣除包被衣服及尿布的重量，读数以 g 为单位。胎龄 28 周至婴儿 6 月龄时，体重每周增加约 208g；出生后至 3 月龄，体重通常每日增加 30g；3 月龄至 12 月龄，通常每日增加 20g。

2. 身长 指新生儿腿部完全伸直时头顶至足底的长度。为了准确测量，应由两名检查者采用身长测量板进行测量（一人负责固定新生儿，另一人负责测量），测量 2~3 次取平均值。胎龄 28~40 周，身长每周增加约 1.1cm；出生后 3 个月内，身长每周增加约 0.75cm；在随后的 2~3 个月中，每周增加约 0.5cm。

3. 头围 又称额 - 枕头围（fronto-occipital head circumference，FOC），应测量该值最大的部位。头围测量方法：用纸制或塑胶卷尺在眉框上沿前额额骨最突出的部分和枕骨的部分紧紧围绕 1 周，重复测量 2~3 次取平均值。随着新生儿头形变化和头皮水肿的消退，该测量值可能会在出生后的最初数日发生改变。妊娠晚期时，胎儿的头围每周增加约 0.75cm；出生后至 3 月龄，每周增加约 0.5cm，此后每周增加约 0.25cm。

4. 胸围 临床还会测量胸围，尤其是担心肺部发育情况时。测量时应围绕乳头平面测量，胸围一般比头围小，但差值不超过 2cm。

身高、体重、BMI 及头围测量是儿童营养评估的主要内容，定期测量新生儿的体重、身长和头围的变化并计算其增长速度是临床重要的监测指标，有助于早期识别生长不足或生长过度的个体，以便及时调整营养摄入量和喂养方案，避免营养不良或营养过剩导致的近期及远期并发症。此外，上臂围及皮下脂肪厚度也是评价营养状况的指标。

5. 生长曲线 是监测新生儿出生后生长模式必不可少的工具，包括胎儿宫内生长曲线图、新生儿 / 早产儿出生后生长曲线图。宫内生长曲线图常受限于早产儿不成熟的胃肠道和早产相关疾病而不可行，仅代表理想的生长目标；出生后的生长曲线则代表的是新生儿或早产儿出生后的纵向生长情况，反映的是临床医疗和营养情况，不是理想的最终目标。

(1) 足月儿生长曲线：包括生长曲线的增量和体重、身长、头围的百分位数。体重、身长和头围的生长曲线图是 NICU 中经常应用的典型曲线图，是基于足月儿和新生儿的生长确定的生长模式，较少用于低出生体重儿的生长。自 2010 年 9 月起，美国 CDC 推荐 2 岁以下婴幼儿采用基于 WHO 儿童生长标准的曲线图（图 13-5-1A~C）。

(2) 早产儿生长曲线：婴儿早期是细胞数量和体积大量增加的时期，此时若出现生长障碍则可造成永久的不良影响，该时期发生的生长异常可能持续至成年，尤其是早产儿。无论是在 NICU 还是转出 NICU 后，早产儿都面临着生长不良的风险，必须接受密切监测，及时采取干预措施来改善其生长情况。早产儿生长目标：至少赶上出生

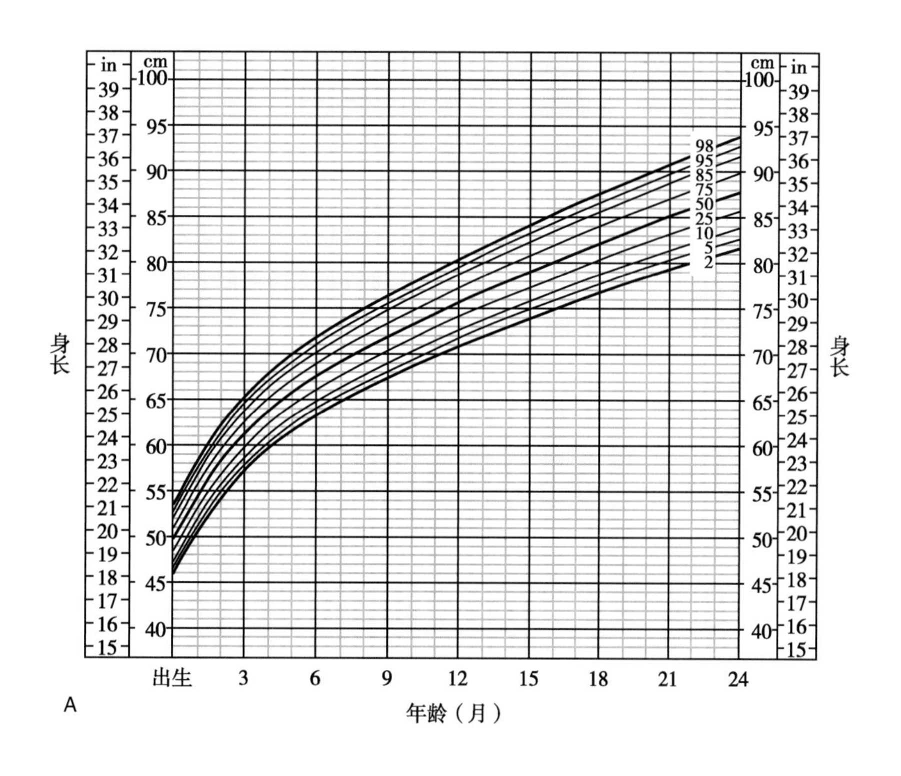

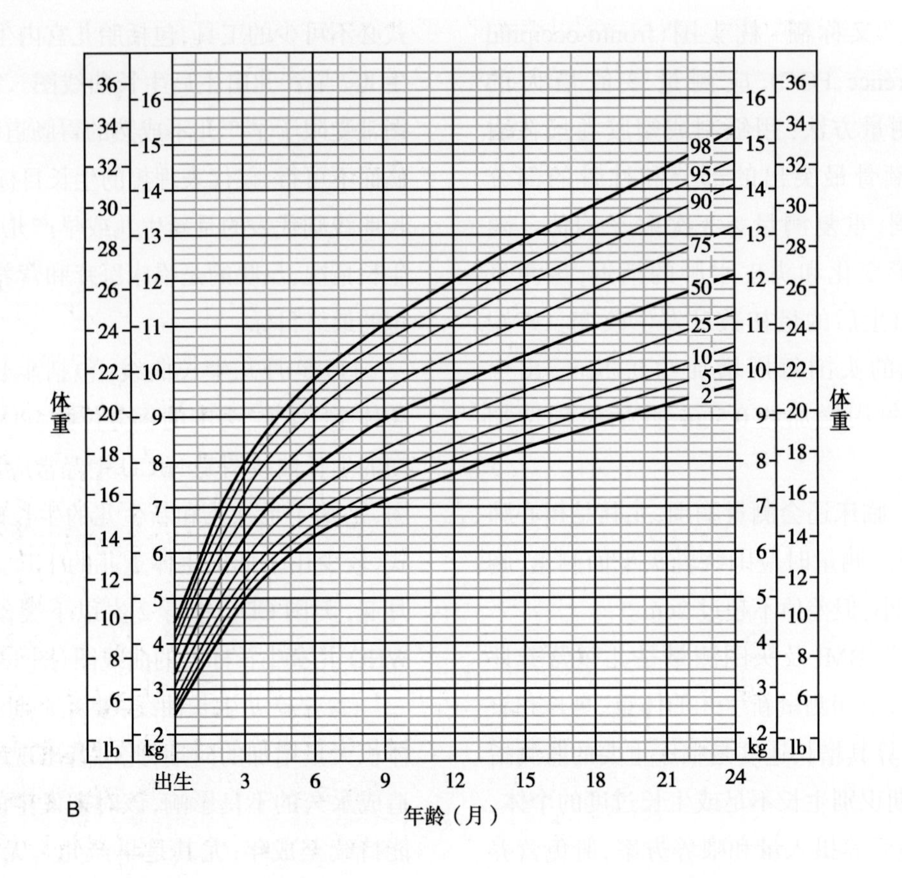

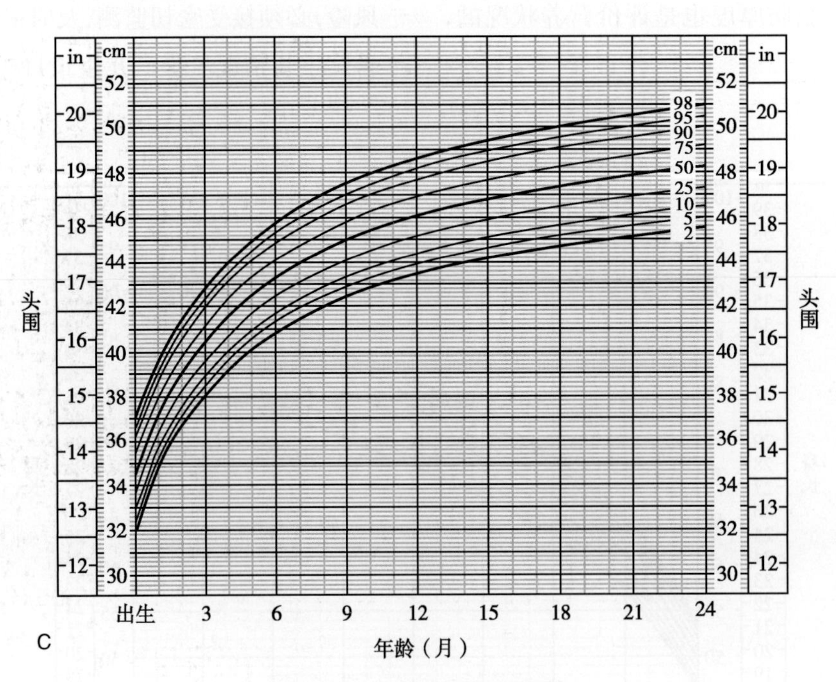

图 13-5-1　标准生长曲线图

后生长曲线的生长速度，争取达到宫内生长曲线的理想生长速度，同时还要警惕营养过剩过度追赶生长导致的远期不利影响。早产儿的生长监测应根据不同胎龄选择合适的生长曲线图，主要包括 Olsen 和 Fenton 生长曲线图。

1）Olsen 生长曲线图：适用于胎龄≤36 周时（图 13-5-2），可用于评估所有胎龄的适于胎龄儿（AGA）、小于胎龄儿（SGA）或大于胎龄儿（LGA），但其对胎龄 36 周以上早产儿的生长监测效果相对较差。

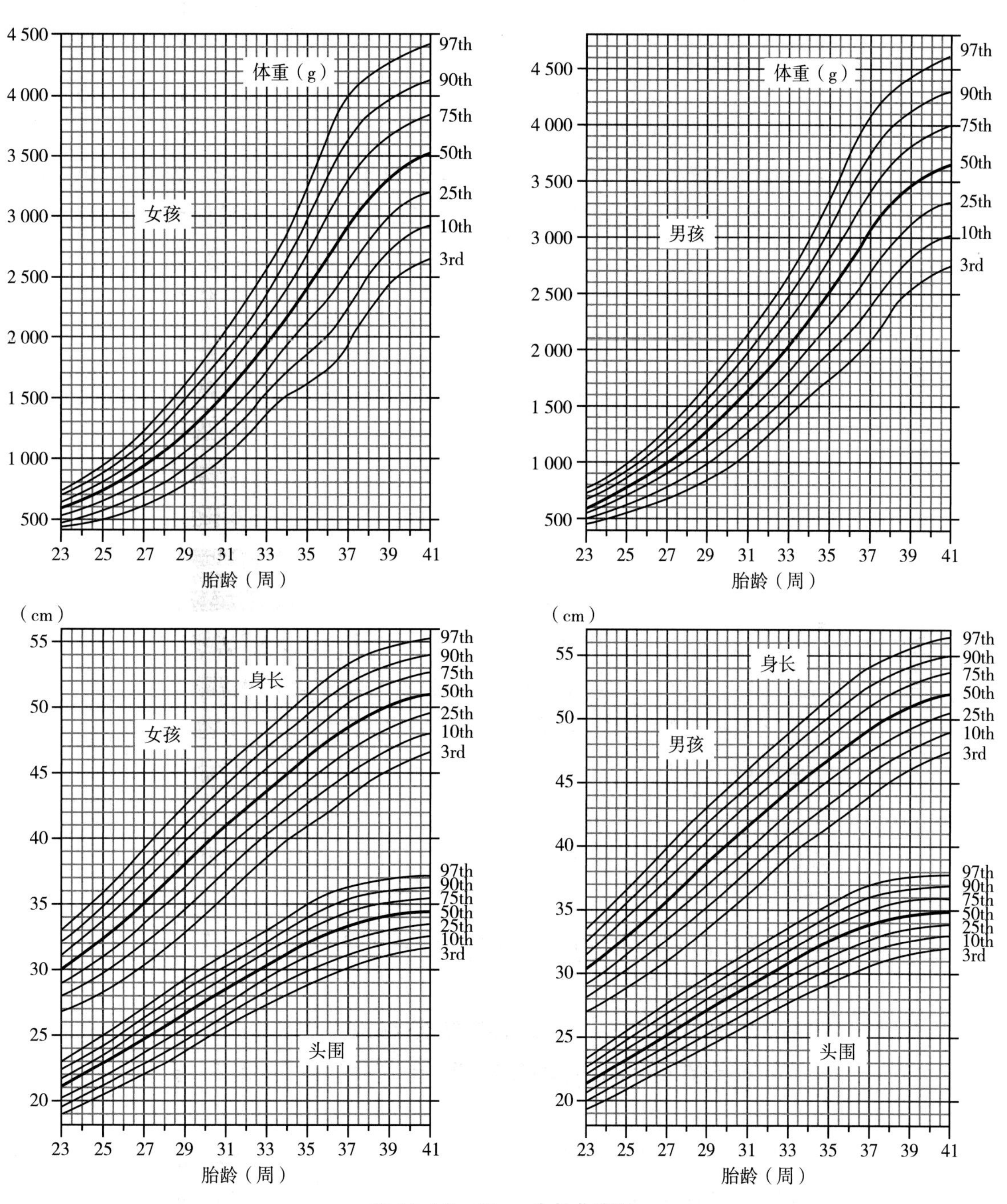

图 13-5-2　Olsen 生长曲线图

左：女孩；右：男孩。

2）Fenton 生长曲线图：适用于矫正胎龄 36~50 周（足月后 10 周）时，为评估该阶段早产儿纵向生长的最佳图表（图 13-5-3A~B）。

二、出院计划

1. 新生儿离开 NICU 前，应评估其营养状态并制订喂养计划，评估时需考虑 NICU 中干扰其生长的因素，并为出院后连续监测体重、身长和头围提供基线数据。

2. 出院前，应该使婴儿在住院期间保持恰当的生长水平，目标摄入量应使婴儿每日体重增加≥15g/kg 为宜。

三、出院后

总体目标：使早产儿的身体成分和生长速度在出生后第 1 年全年达到与相同矫正胎龄的正常胎儿 / 婴儿相等的水平。因此，持续监测生长状况是早产儿生长管理中至关重要的第一步。

1. 生长监测 生长参数包括婴儿的体重、身长和头围。

（1）出院后 4~6 周内，监测频率应为每周 1 次或每 2 周 1 次。

（2）初始密切观察阶段结束后，生长正常的婴儿可每月监测 1 次，之后每 2 个月 1 次。

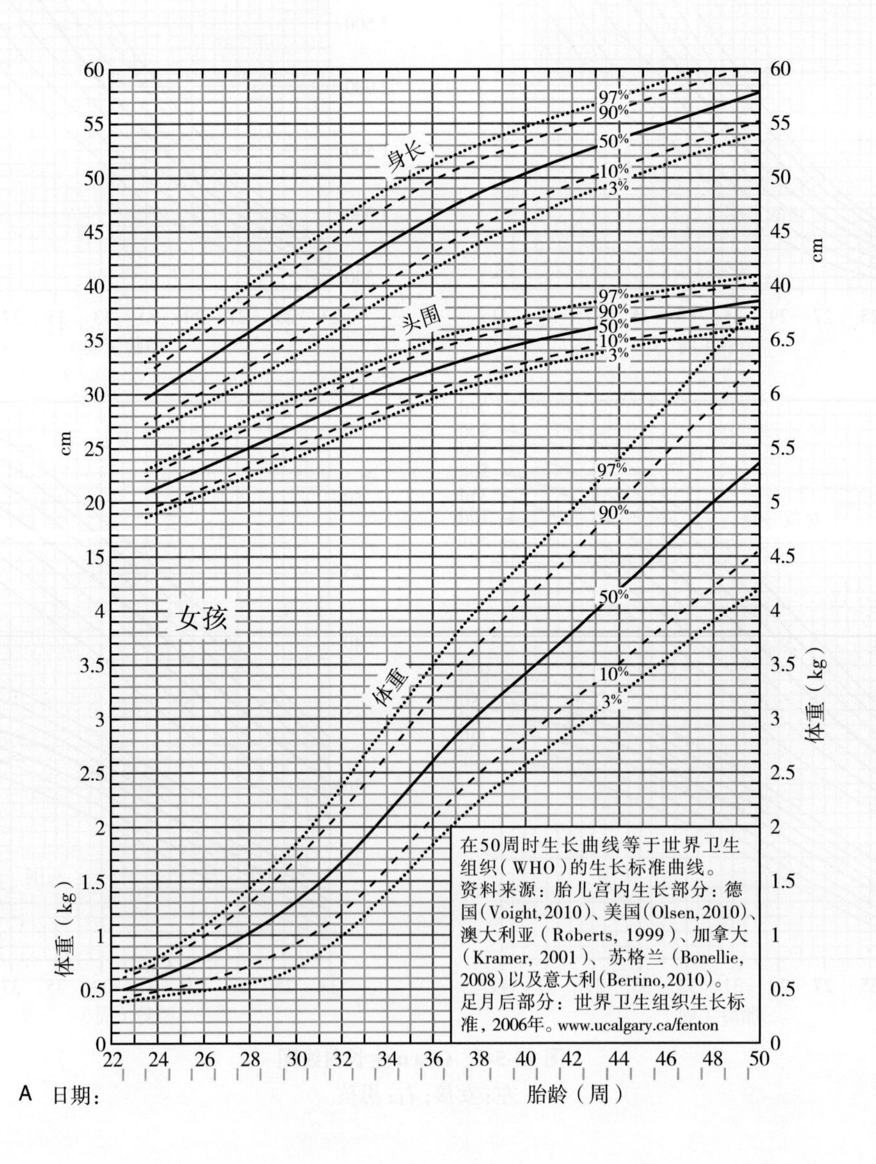

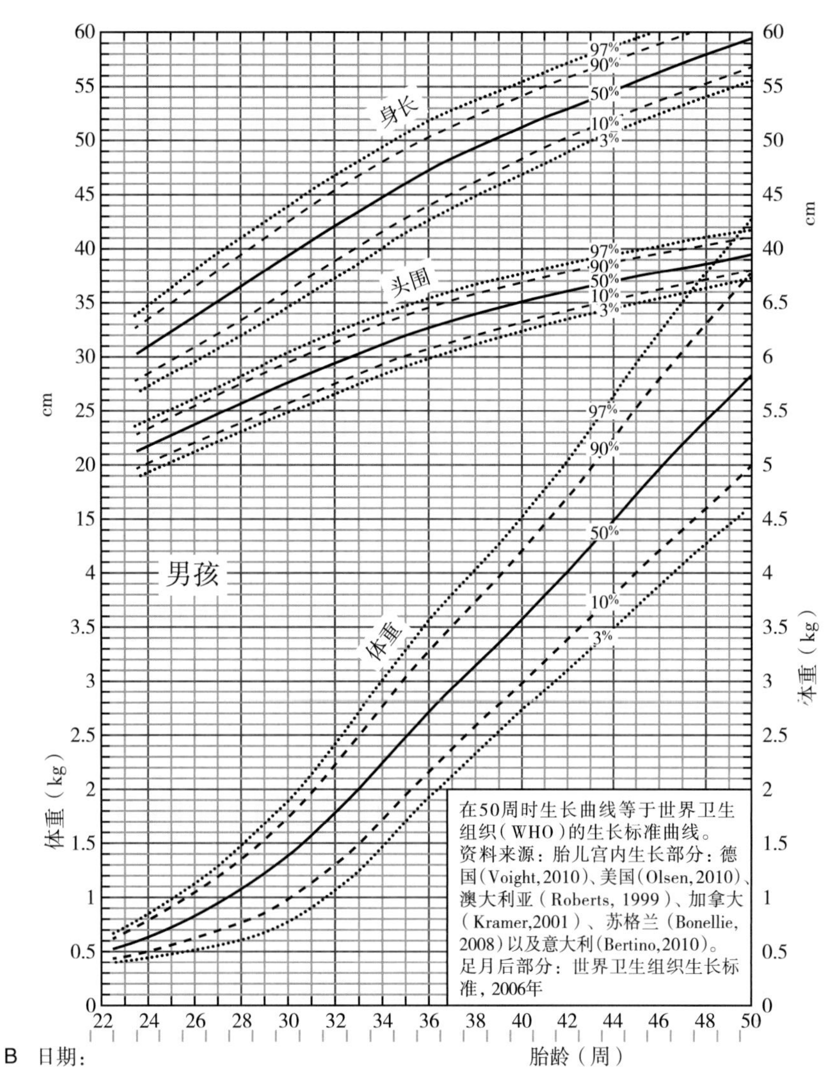

图 13-5-3 Fenton 生长曲线图

(3) 体重应持续计算矫正胎龄直至出生后 24 个月，身长持续计算矫正胎龄至出生后 40 个月，头围应计算矫正胎龄直至生后 18 个月。矫正胎龄 44~48 周前使用 Fenton 早产儿生长曲线图（图 13-5-3），之后可换成 WHO 的足月儿生长曲线图（图 13-5-1），有 10 周的过渡期可同时使用这两种图表。

(4) 如果体重增长缓慢的婴儿在矫正胎龄 40 周时体重仍低于标准生长曲线的第 3 百分位数，或存在 BPD 等慢性健康问题时，应继续每 2 周或每月随访 1 次。在婴儿生长状况稳定之前，均应持续密切监测。

(5) 生长曲线下降的婴儿即存在生长不良，一旦发现则应立即评估并治疗，延迟治疗只会加重生长障碍的程度，并增加随后为达到正常生长水平所需的追赶生长量。

2. 头围 头部生长缓慢与发育迟缓有关。研究报告显示，矫正月龄 8 个月时头围低于正常水平的 VLBW 在 8 岁时的认知功能、学习成绩和行为均更差。头围快速增加可能提示出血后脑积水。头部生长异常的婴儿应接受神经影像学检查评估病因。

四、实验室监测

1. 蛋白质营养状态 可通过测定血清蛋白质或尿素氮和肌酐浓度（无肾脏疾病时）来评估。尿素氮反映最近的氮质摄入，肌酐是反映肌肉量的指标，而血清蛋白质浓度则可以帮助评估婴儿蛋白质和能量摄入是否适当。VLBW 生后第 1 周，血尿素氮并不一定是评价蛋白质的摄入和/或耐受性的一个最好的指标，也不能当成一个生化指标，反而更多地反映了体液的情况。肌酐和肌酐清除率是 VLBW 肾功能评估的有效生化指标。

2. 血清电解质和矿物质 可通过定期检测血清水平来监测血糖、矿物质和电解质情况。

3. 骨骼矿化 Ca^{2+}、Mg^{2+}、PO_4^{3-} 和碱性磷酸酶(alkaline phosphatase，ALP)是代谢性骨病随访管理和监测的重要指标，以此评估骨骼矿化程度。

(1)钙磷水平的减少和 ALP 水平的升高可反映骨骼的脱矿化程度。

(2)ALP 浓度是评估骨代谢更直接的方法，当超过 500~700mg/dl 或者有佝偻病的放射线证据，则标志着需要增加钙磷的摄入。

(3)低磷酸血症(血清浓度<4mg/dl)被认为是骨矿化减少的早期警示。

(4)X 线证实脱矿是代谢性骨病的晚期表现，提示已经至少有 33% 的骨骼脱矿。

(5)尿磷排泄增加也是早产儿骨量减少的表现之一。

(6)药物治疗对钙磷的储存有副作用，如呋塞米、枸橼酸咖啡因和糖皮质激素等。

4. 肝功能

(1)PN 导致的肝脏并发症可通过肝功能来监测，血清直接胆红素、谷草转氨酶、谷丙转氨酶和 ALP 水平在 PN 诱导的肝脏疾病中均可能升高。

(2)血清直接胆红素水平可作为 PN 相关胆汁淤积的敏感指标。

(3)ALP 主要在肝和骨骼产生，正常生长、肝脏疾病或代谢性骨病时均可能升高。

5. 贫血 早产儿贫血可由于铁、维生素 B_{12}、叶酸、维生素 E 或铜缺乏所致，早产儿早期贫血多由于医源性失血所致。

6. 维生素、微量元素 健康生长的早产儿无需常规监测微量元素和维生素，但对高风险患儿应定期监测。

要点荟萃

1. 健康足月儿的体格测量仅需要定期进行体格发育指标测量，如体重、身长和头围等。

2. 生长曲线 是监测新生儿出生后生长模式必不可少的工具。宫内生长曲线图常受限于早产儿不成熟的胃肠道和早产相关疾病而不可行，仅代表理想的生长目标；出生后的生长曲线则代表的是新生儿或早产儿出生后的纵向生长情况，反映的是临床医疗和营养情况，不是理想的最终目标。①足月儿生长曲线：2 岁以下采用基于 WHO 儿童生长标准的曲线图。②早产儿生长曲线：应根据不同胎龄选择合适的生长曲线图，主要包括 Olsen 和 Fenton 生长曲线图。胎龄 ≤36 周时选用 Olsen 生长曲线图，矫正胎龄 36~50 周(足月后 10 周)时选用 Fenton 生长曲线图。

3. 实验室监测指标 主要包括蛋白质营养状态、血清电解质和矿物质、骨骼矿化、肝功能、贫血、维生素、微量元素等。

(万兴丽 陈 琼)

参考文献

[1] 邵肖梅, 叶鸿瑁, 丘小汕. 实用新生儿学. 5 版. 北京: 人民卫生出版社, 2019.

[2] 张玉侠. 实用新生儿护理学. 北京: 人民卫生出版社, 2015.

[3] 黄希, 杨栗茗. 新生儿常见疾病护理及管理手册. 成都: 四川科学技术出版社, 2022.

[4] 丁国芳. 极低出生体重儿尽早达到足量肠内营养喂养策略——《极低出生体重儿喂养指南》解读. 中国实用儿科杂志, 2016, 31 (2): 85-89.

[5] 中华医学会肠外肠内营养学分会儿科学组, 中华医学会儿科学分会新生儿学组, 中华医学会小儿外科学分会新生儿外科学组, 等. 中国新生儿营养支持临床应用指南. 中华小儿外科杂志, 2013, 34 (10): 782-787.

[6] Meek J Y. Infant benefits of breastfeeding [EB/OL]. [2024-5-1]. https://www. uptodate. com/contents/infant-benefits-of-breastfeeding

[7] 中华医学会围产医学分会. 母亲常见感染与母乳喂养指导的专家共识. 中华围产医学杂志, 2021, 24 (7): 481-489.
[8] 冯琪. 中国妈妈母乳喂养指导手册. 中国妇幼保健协会, 2022.
[9] 曹云, 李正红, 韩树萍, 等. 新生儿重症监护室母乳使用专家共识. 中国循证儿科杂志, 2021, 16 (3): 171-178.
[10] 中国营养学会. 医疗机构人乳库建立与管理规范, 2020.
[11] Parker M G. Human milk feeding and fortification of human milk for premature infants [EB/OL].[2024-6-13]. https://www. uptodate. com/contents/human-milk-feeding-and-fortification-of-human-milk-for-premature-infants
[12] 庄思齐. 中国新生儿营养支持临床应用指南 (2013年更新版) 解读. 临床儿科杂志, 2014, 32 (9): 801-803.
[13] Martin C R. Nutritional composition of human milk and preterm formula for the premature infant [EB/OL].[2024-5-15]. https://www. uptodate. com/contents/nutritional-composition-of-human-milk-and-preterm-formula-for-the-premature-infant
[14] 食品安全标准与监测评估司.《特殊医学用途婴儿配方食品通则》(GB25596-2010) 问答 [EB/OL].[2012-02-03].
[15] Dutta S, Singh B, Chessell L, et al. Guidelines for feeding very low birth weight infants. Nutrients, 2015, 7 (1): 423-442.
[16] 李霞, 万兴丽, 胡艳玲. 新生儿重症监护室住院早产儿经口奶瓶喂养评估量表的研究进展. 军事护理, 2022, 39 (9): 70-73.
[17] 赵丽华, 万兴丽, 朱友菊, 等. NICU 早产儿基于行为线索的经口喂养模式的研究进展. 中华护理杂志, 2022, 57 (8): 1013-1018.
[18] 早产儿母乳强化剂使用专家共识工作组,《中华新生儿科杂志》编辑委员会. 早产儿母乳强化剂使用专家共识. 中华新生儿科杂志, 2019, 34 (5): 321-328.
[19] Griffin I J. Parenteral nutrition in premature infants [EB/OL].[2023-9-15]. https://www. uptodate. com/contents/parenteral-nutrition-in-premature-infants
[20] 中华医学会肠外肠内营养学分会药学协作组. 规范肠外营养液配制. 协和医学杂志, 2018, 9 (4): 320-331.
[21] Griffin I J. Growth management in preterm infants [EB/OL].[2024-6-30]. https://www. uptodate. com/contents/growth-management-in-preterm-infants
[22] Phillips S M. Shulman R J. Measurement of growth in children [EB/OL].[2023-11-8]. https://www. uptodate. com/contents/measurement-of-growth-in-children

第十四章

新生儿消化系统疾病护理评估与干预

导读与思考：

新生儿常见的消化道症状及疾病包括呕吐、胃食管反流、腹泻、坏死性小肠结肠炎以及各种消化道畸形等，临床护士应熟练掌握这些疾病的临床表现并早期识别，以提供合理的护理干预措施来促进患儿康复。

1. 怎样区分新生儿内科性呕吐与外科性呕吐？如何护理？
2. 新生儿胃食管反流的临床表现及高危因素有哪些？如何护理？
3. 新生儿腹泻的临床表现有哪些？如何护理腹泻患儿？
4. 如何早期识别新生儿坏死性小肠结肠炎？护理干预措施有哪些？
5. 新生儿常见的消化道畸形有哪些？临床表现及治疗护理干预措施包括哪些？
6. 新生儿肠造口术后有哪些并发症？护理重点是什么？什么是“STOMA”？

第一节　新生儿消化系统解剖及生理功能评估

一、消化系统功能发育及解剖生理特点

消化道结构和功能的发育及成熟是受遗传因素、发育生物钟、激素等内源性因素和羊水等外源性因素的影响与调节。

消化系统功能发育主要包括3方面：运动功能，胃肠道平滑肌收缩产生的运动可对摄入的食物进行机械消化和转运；消化和吸收功能，可将摄入的高分子营养物质分解为小分子物质，经胃肠黏膜上皮细胞吸收进入血液循环；免疫保护功能，胃肠黏膜直接与食物和各种抗原物质接触，进行有效的免疫应答。消化道功能的发育成熟是从口开始逐步向下的。

1. 口咽部　胎儿从12周开始主动吞咽羊水，至5个月时每日吞咽可达350ml；20周开始出现非营养性吸吮动作，可提高胃排空速度；34周已有完善的吸吮和吞咽反射，每秒有2次吸吮，每次吸吮后有1~4次吞咽动作；经羊水吞入的毳毛、胎脂、胆道分泌物、胃肠脱落的上皮细胞形成胎便。

2. 食管　主要功能是在吞咽过程中将羊水由口腔送入胃内，由食管肌的舒缩蠕动及食管括约肌协调运动完成。上食管括约肌在32周时已形成，下食管括约肌为食管肌的延续，括约肌压力随胎龄的增加而增加。食管总长为10~11cm，管

腔内径 5~8cm，全长相当于从咽喉部到剑突下的距离，从鼻根至剑突的距离可作为胃插管的长度。食管上括约肌不随食物下咽而紧闭，下括约肌也不关闭，因此容易发生溢乳。出生 2 周以内的新生儿食管下括约肌压力低，6 周才能建立有效的抗反流屏障。

3. 胃 主要功能是运动（机械消化）和分泌（化学消化）。胃的发育受神经内分泌的调节和控制，运动和排空受神经、肌肉和激素间相互作用的调节。如迷走神经兴奋可使平滑肌收缩，胃运动增强；胃泌素可使收缩频率增加；促胰液素和抑胃肽可抑制胃运动。胃底和胃体前部的功能是暂存食物，胃体后部和胃窦的功能是机械和化学消化。新生儿胃呈水平位，贲门较宽，且括约肌不发达，哭闹或吸气时贲门呈开放状态，而幽门括约肌较发达，因此容易发生溢乳或呕吐。足月儿出生后 10 天胃容量为 30~60ml，胃排空水的时间为 1~1.5 小时，牛乳为 3~4 小时，人乳排空时间较牛乳快。

4. 小肠 运动形成机械消化，将食糜推向前、混合、与消化液充分搅拌，34 周形成有规律向前推进的蠕动波，将食糜送到小肠末端；化学消化由胰液、胆汁和小肠液共同完成。小肠吸收力好，通透性高，有利于母乳中免疫球蛋白的吸收，也易对其他蛋白分子产生过敏反应。肠壁屏障功能较弱，肠腔内毒素及消化不全的产物易通过肠壁而进入血液引起中毒症状。

5. 大肠 主要功能是储存食物残渣，进一步吸收水分形成粪便，运动少而慢，利于粪便形成和储存。大肠液 pH 为 8.3~8.4，可保护肠黏膜、润滑粪便，有利于细菌繁殖，能合成维生素 B 和维生素 K。新生儿腹壁较薄，腹肌无力，受肠管胀气影响，正常情况下多表现为腹部饱满，可见肠型。升结肠、直肠与腹后壁固定较差，易发生肠套叠。

6. 肝 是人体最大的消化腺。主要分泌胆汁，肝细胞分泌胆盐，小胆管分泌水和无机盐，经胆道排入十二指肠，利于脂肪的消化和吸收；对蛋白质、脂肪、碳水化合物、维生素及水的代谢也有重要作用；是糖原、脂肪、蛋白质的储备所；还具有屏障及解毒功能。正常情况下，肝下缘在右肋下约 2cm，剑突下更易触及，也在 2cm 以内。肝脏血管丰富，易因淤血而增大。

7. 胰腺 外分泌部为各级导管和腺泡，可分泌胰蛋白酶、胰脂肪酶和胰淀粉酶，通过胰液经胰管进入十二指肠，发挥多种消化酶的作用，分解蛋白质、碳水化合物和脂肪，但缺乏胰淀粉酶。内分泌部为胰岛，可分泌多种激素，出生时分泌胰高血糖素的 α 细胞及分泌胰岛素的 β 细胞之比为 1∶1.5（成人为 1∶3.5）。

8. 黏膜免疫系统发育 胃肠道是人体内最大的免疫器官，黏膜免疫由先天性免疫和获得性免疫构成。先天性免疫系统包括化学 / 非细胞成分（如胃酸、肠黏液层、上皮屏障功能和防御因子）和细胞腔（如中性粒细胞、巨噬细胞等）；获得性免疫系统由 T 淋巴细胞和 B 细胞介导体液免疫组成。

二、新生儿出生后的营养能力

新生儿出生后面临的最复杂的发育技能之一就是协调的吸吮吞咽能力和将食物加工并被机体吸收和利用的能力，成功与否依赖于其神经系统、胃肠道动力发育、微量喂养启动效应和消化吸收功能的成熟性。

1. 神经系统的成熟性 神经功能完整的足月儿可在出生后几分钟内协调地吸吮和吞咽。早产儿吸吮反射存在于近存活期分娩儿（23 孕周）中，但吸吮 - 吞咽的协调以保证食物被推进胃内的能力需要 34 周才能成熟。因此，出生时胎龄<34 周的早产儿可能需要鼻饲喂养。

2. 胃肠道动力发育 胃肠道结构在胎儿 25 周时已发育成熟，但胃肠道动力的发育比较缓慢，可导致早产儿喂养不耐受并限制肠内喂养的开始和进展。

（1）食管：胎龄 32 周的早产儿已具备协调的食管蠕动，但其收缩幅度、传播速度及食管下括约肌（lower esophageal sphincter，LES）压力均较低，几乎没有抗反流的屏障作用，早产儿胃食管反流（gastroesophageal reflux，GRE）的发生率可高达80%。

(2) 胃：早产儿的胃排空慢，可导致较多的胃残留量和GRE。

(3) 小肠：胎龄<31周早产儿的小肠几乎没有推进性活动，呈低幅而无规律的收缩，随胎龄的增加，其蠕动频率、振幅及时间逐渐增加，并能向下移行，到足月时即可出现清晰可辨的移动性运动复合波。早产儿胃肠道运输时间缓慢，极易出现腹胀、胃潴留等喂养不耐受表现。

(4) 结肠：早产儿结肠动力不成熟，有呼吸窘迫或感染时，常可出现类似于巨结肠的功能性肠梗阻。

3. 微量喂养启动效应 乳汁是胃肠道发育的唯一调控因素，肠内营养可刺激许多胃肠道激素的分泌，促进消化道细胞的生长和胃肠道动力的发育、改善对葡萄糖的耐受能力，还可刺激胆汁、减少胆汁淤积和代谢性骨病的发生。微量喂养（MF）的目的不是营养的作用，而是利用其生理学作用，即早期通过最低限度的"营养性喂养"来促进胃肠道的成熟和适应，又称为"启动喂养"（priming feeding）。

4. 三大营养素的消化吸收生理

(1) 碳水化合物：约供应40%的热量。膳食中碳水化合物包括糖和淀粉，母乳和牛乳中主要糖分为乳糖。糖类的消化主要在肠黏膜细胞的表面，对食物中糖类的吸收需要有足够的小肠面积及酶的活性。乳糖酶的活性比蔗糖酶发育晚，24周开始出现，胎龄34周后逐步成熟，至36周才达足月儿水平，没有足够的乳糖酶水解时，未消化的乳糖会导致渗透性腹泻。虽然早产儿肠内乳糖酶活性差，但母乳喂养或含乳糖的配方奶喂养时，依然能够维持无腹泻的正常生长。新生儿对碳水化合物的消化及吸收功能已较成熟，但出生后的前6个月缺乏胰淀粉酶（淀粉酶主要负责淀粉的消化），因此不能喂淀粉类食物。

(2) 脂肪：供应40%~50%的热量。在小肠被脂肪酶分解，通过胆盐乳化为甘油三酯，然后吸收。新生儿尤其是早产儿对脂肪的消化吸收功能稍差，因胆酸分泌较少，不能将脂肪乳化。通过母亲哺乳刺激，无论是早产儿还是足月儿都可产生足量的人乳脂酶。人乳脂肪85%~98%能被吸收，牛乳脂肪吸收率只有80%~85%，因此，粪便中可见到少量的脂肪酸或中性脂肪球。

(3) 蛋白质：提供<10%的热量。蛋白质的消化主要在肠腔内进行，被胃内的胃蛋白酶和胰腺分泌的胰蛋白酶、胰凝乳蛋白酶等进行水解成为氨基酸和肽类而吸收，产生的大多数氨基酸主要用于蛋白质的合成。除了胎龄<28周的超早产儿外，大部分早产儿的胰蛋白酶和肠肽酶足以消化和吸收蛋白质。母乳喂养有助于早产儿对蛋白质的吸收；若是配方奶喂养，则提供以乳清蛋白为主的配方奶更有益于消化吸收。

要点荟萃

1. 消化系统功能发育 ①运动功能：胃肠道平滑肌收缩产生的运动可对摄入的食物进行机械消化和转运；②消化和吸收功能：可将摄入的高分子营养物质分解为小分子物质，经胃肠黏膜上皮细胞吸收进入血液循环；③免疫保护功能：胃肠黏膜直接与食物和各种抗原物质接触，进行有效的免疫应答。

2. 新生儿出生后的营养能力主要依赖于其神经系统的成熟性、胃肠道动力发育及微量喂养启动效应和消化吸收功能的成熟性。

3. 微量喂养（MF）是指通过肠内喂养少量的人乳或配方乳（≤1ml/h），目的不是营养的作用，而是利用其生理学作用，即早期通过最低限度的"营养性喂养"来促进胃肠道的成熟和适应，又称为"启动喂养"。

（万兴丽　李小文）

第二节 新生儿呕吐护理评估与干预

呕吐（vomiting）是指胃内容物和一部分小肠内容物在消化道内逆行而上，自口腔排出的反射性动作，是消化道功能障碍的一种表现，是新生儿期常见症状之一。据国内文献报道，同期住院新生儿中呕吐患儿占10%左右，轻者引起吸入性肺炎，重者可窒息死亡。

一、护理评估

（一）发病机制

呕吐是由平滑肌、骨骼肌、中枢神经系统反射、小肠、胃、食管和横膈共同作用将胃肠内容物强有力地排出口腔外的过程，是由消化道和其他器官的一系列复杂的神经反射来完成的。

（二）病理生理

1. 新生儿胃容量小、呈水平位，食管下括约肌松弛、幽门括约肌发育较好而贲门括约肌发育较差。

2. 肠道神经调节功能差，腹腔压力较高。

3. 胃酸和胃蛋白酶分泌较少。

4. 大脑皮质和第四脑室下的呕吐中枢发育不完善，易受全身炎症或代谢障碍产生的毒素刺激，或颅内压升高，引起呕吐。

5. 胚胎时期前、中、后肠分化和发育异常，造成消化道发育畸形，使食物或消化道分泌物不能顺利通过肠道，逆行从口腔排出。

6. 胎儿出生时吞入大量羊水、血液以及出生后内外环境的急剧变化，刺激胃肠道诱发新生儿呕吐。

（三）呕吐分类

1. 内科性呕吐 新生儿呕吐中内科性呕吐占80%~90%。

(1)呕吐特点为：①患儿无消化道器质性病变，呕吐常不典型，可为生后即吐，喂奶后加重，为非喷射性呕吐；②可见于生后1~2天内发生，将吞入的羊水及产道内容物吐尽后症状即消失；③呕吐物以泡沫黏液或奶汁为主，如含血液者则为咖啡色液体，不含胆汁或粪渣，无肠梗阻症状；④常伴有消化道症状以外的体征，如呼吸困难、青紫、心动过速等。

(2)常见原因

1)喂养不当：乳头过大、乳头内陷、奶嘴孔过大、吞入大量空气、喂养量过多过频繁、奶液浓度不当、奶液温度不当、喂奶后立即平卧或过早过频繁地搬动婴儿等。

2)胃黏膜受刺激：应激性溃疡、口服药物影响，吸入羊水量过多或吸入被胎粪污染的羊水、血性羊水等刺激胃黏膜导致胃酸及黏液分泌亢进引起呕吐。

3)胃肠道动力障碍：如胃食管反流、幽门痉挛、肠道过敏、胎粪性便秘、新生儿便秘等。

4)肠道内感染及肠道外感染：上呼吸道感染、肺炎、脑膜炎、脐炎、泌尿道感染、败血症等均可引起呕吐，轻重不一，呕吐物含胆汁，控制感染后症状可消失。

5)颅内压增高：颅内出血、颅内血肿、缺氧缺血性脑病导致颅内压增高时，呕吐呈喷射状，多为乳汁和凝乳块，无胆汁。

6)其他：低血糖症、低钙血症，未成熟儿功能性肠梗阻（消化道无张力症），肾上腺皮质增生症、半乳糖血症、苯丙酮尿症等先天性代谢性疾病。

2. 外科性呕吐 患儿常有消化道畸形，生后发病时间早，临床多以呕吐黄绿色胆汁或粪便成分为主，部分为不含胆汁的乳汁或乳凝块。多为喷射性，呕吐量大，肠梗阻表现明显，反复严重呕吐常导致脱水和电解质紊乱。

外科性呕吐的常见原因如下：

(1)食管闭锁及食管气管瘘：常于生后第一次喂奶时突然出现发绀、呼吸困难、窒息及肺内湿啰音等，之后每次喂奶均有类似现象出现，且逐渐加重。

(2)先天性巨结肠：常有胎便排出延迟，于生后2~6天内出现呕吐，伴有腹胀、肠鸣音亢进等，灌肠排出大量胎便和气体后缓解，数日后又出现呕吐、腹胀、便秘。

(3)肠闭锁：生后有持续性呕吐，腹胀明显，无胎便排出或仅有少许绿色胶冻样便。

(4)肛门直肠闭锁及狭窄。

(5)其他：胃扭转、肠旋转不良等。

(四)呕吐的分类及特点

1. 常见类型

(1)溢乳：是一种非真正呕吐的现象，不涉及呕吐时所特有的神经肌肉参与的反射过程。这种现象通常在新生儿出生后不久即可出现，常表现为喂奶后即有少许乳汁从口腔反流或从口角溢出。溢乳通常不会影响婴儿的生长发育，且多在生后6个月左右自然消失。

(2)典型呕吐：最常见，伴有恶心，每次呕吐量不多，多为胃内容物，多见于喂养不当、过敏、非梗阻性消化道疾病、消化道外感染性疾病等内科疾病。

(3)反复呕吐：常见于胃食管反流，呕吐物不含胆汁，无规律性。

(4)喷射性呕吐：为剧烈的典型呕吐，表现为突然发生，大量胃内容物从口鼻涌出，随日龄增加呕吐物可为奶样、乳酪样，具有酸腐味，可含胆汁，常见于哭闹导致大量空气吞入、胃扭转、幽门梗阻等，颅内病变时呕吐物可含胆汁。

2. 呕吐相关影响因素

(1)呕吐与进食的关系：消化道病变部位越高，发生呕吐的时间越早。食管和贲门疾病常见于进食过程中或进食后立即发生，消化道外疾病导致的呕吐与进食无直接关系。

(2)呕吐与体位的关系：①胃食管反流、食管裂孔疝、胃扭转等卧位时呕吐明显，改变体位即可缓解；②消化道梗阻和颅脑病变时呕吐与体位无明显关系。

(3)呕吐与日龄的关系：①生后3天内的早期呕吐以咽下综合征居多，其次依次为喂养不当、颅内压增高等；②生后4~7天发生的呕吐，以电解质紊乱、肠道内/外感染为其主要因素；③晚期新生儿发生呕吐主要因感染、喂养不耐受、牛奶蛋白过敏等因素，可出现呕吐、腹胀、腹泻，部分患儿可伴有湿疹、贫血、体重不增等。

3. 呕吐物性质

(1)清淡或半透明黏液：可能为食管内容物。

(2)呕吐物含胃酸和乳凝块：考虑为胃、食管梗阻性疾病，如胃扭转、幽门梗阻等。

(3)呕吐物含胆汁：一般轻度呕吐不含胆汁，呕吐量大且含胆汁时，提示梗阻在十二指肠壶腹部以下。

(4)呕吐物含粪渣：提示低位肠梗阻，结合腹部体征考虑是否为麻痹性肠梗阻或胎粪性腹膜炎。

(5)呕吐物为咖啡样液体或呕血：多为消化道出血，可见于新生儿出血症、全身出血性疾病、严重的感染性疾病或罕见的先天性胃壁肌层缺损等。

(五)辅助检查

1. 鼻胃管检查 一种简单的判断上消化道畸形的方法，当婴儿生后早期出现口吐大量泡沫时，应立即安置鼻胃管，若胃管下降受阻或从口腔或鼻腔内折返，则提示可能有食管闭锁，需要进一步检查进行确诊。

2. 腹部X线检查 最常用的诊断方法，应行左侧卧位片和立位腹平片。腹部X线检查无异常时需进一步行其他检查。

(1)正常新生儿出生24小时后胃、小肠、结肠均有气体分布，若24小时后直肠内仍无气体，常提示肠道梗阻性疾病。

(2)腹腔内游离散在气体，提示胃肠道穿孔。

(3)肠腔或腹腔内发现钙化影，提示胎粪性肠梗阻和胎粪性腹膜炎。

3. 胃肠道造影 怀疑消化道完全梗阻或穿孔者禁忌使用钡剂造影，怀疑食管闭锁或食管气管瘘者可用水溶性碘剂造影，并于造影后及时将造影剂抽吸出来。

4. 腹部B超 对腹水的探查、腹部肿物、腹腔游离气体等都有很高的敏感性和特异性，对肾上腺皮质增生症、NEC等疾病的诊断优于X线检查。

5. 胃镜 可发现胃和十二指肠黏膜病变，如溃疡、出血、增厚等，并可指导食管气管瘘的手术方式。

6. 24小时胃食管pH加阻抗动态监测 为诊断呕吐是否为病理性GER的金标准。

二、治疗与预防

1. 病因治疗 根据患儿呕吐类型、出现时间，结合详细体格检查及辅助检查结果，判断呕吐属于外科性呕吐还是内科性呕吐，以免延误手术时机。积极处理原发疾病，再针对病因治疗，如合理喂养、控制感染和降低颅内压等。

2. 对症治疗

(1)禁食、胃肠减压：轻者不需要处理；呕吐严重者予以禁食，同时给予肠外营养；呕吐频繁伴严重腹胀者，可持续胃肠减压。

(2)体位：胃食管反流患儿可采用床头抬高30°的头高足低左侧卧位。

(3)洗胃：咽下综合征者可给予温生理盐水洗胃。

(4)解痉止吐：幽门痉挛者可在每次喂奶前15~20分钟口服阿托品。

(5)纠正脱水、酸中毒：呕吐严重者给予纠正脱水和酸中毒。

(6)营养治疗：胃食管反流患儿可选择少量、多次、稠厚乳汁喂养改善症状，或选择抗反流配方奶粉(含大米淀粉、玉米淀粉、刺槐豆胶或角豆胶)喂养。牛奶蛋白过敏患儿可选择用水解蛋白奶粉或氨基酸奶粉。

(7)药物治疗。

三、护理干预

1. 体位护理

(1)喂奶后取头高足低右侧卧位，减少翻动。

(2)VLBW喂奶后可给予头高足低左侧卧位，半小时后予以俯卧位，家中护理时喂奶后半小时应取仰卧位。

(3)呕吐时可予以俯卧位，脸朝下，轻拍背部，有利于呕吐物流出，吐后予以侧卧防止吸入性肺炎。

2. 禁食、胃肠减压 内科性呕吐不是禁食的适应证，应根据患儿的具体情况进行判断处理。禁食可减少对胃黏膜的刺激，是减少呕吐的基础。

(1)根据患儿病因、呕吐情况判断禁食时间长短，禁食期间给予静脉营养支持，同时严密监测血糖、电解质水平，防止发生低血糖和电解质紊乱。

(2)持续胃肠减压者应妥善固定导管，防止导管滑脱、受压、扭曲而导致引流不畅。

(3)密切观察引流液的颜色、性质和量，准确记录出入量。

3. 洗胃或灌肠 通过洗胃可把分娩时吸入的羊水或未消化的残留物及时清除，有效地减少新生儿胃食管反流的发生，常用于咽下综合征。

(1)呕吐频繁者可用温生理盐水洗胃至胃液清亮。

(2)洗胃时应动作轻柔，避免损伤胃黏膜。

(3)对胎粪排出延迟引起的呕吐，可给予温生理盐水或甘油灌肠，因24小时未排胎便者胃内有不同程度的残余，灌肠排出胎便后，胃内残余量将减少，呕吐症状可缓解。

4. 严密观察病情

(1)严密观察呕吐物性质、颜色、量、气味及性状，准确做好记录并告知医生。

(2)观察呕吐与喂奶、体位、日龄的关系，是否伴有发绀、呛咳、呼吸困难等，及时发现呕吐病因，采取有针对性的措施，必要时给予禁食；排除外科性疾病，如食管裂孔疝等，应尽早手术。

(3) 观察有无面色发绀或苍白、血氧饱和度下降、心率减慢、呼吸暂停等表现，如果有则提示可能有反流物误吸导致的窒息，需立即清理呼吸道，同时给予氧气吸入，并配合医生采取相应的措施。

5. 基础护理

(1) 准确记录液体出入量，观察患儿皮肤弹性、尿量和体温状况，监测血糖、血气分析和电解质，有无脱水和电解质紊乱等表现，如有异常及时通知医生，给予补液纠正。

(2) 做好皮肤护理，及时更换床单，保持皮肤和床单的清洁，防止呕吐物刺激皮肤。

(3) 做好口腔护理，减轻呕吐物刺激，预防鹅口疮的发生。

要点荟萃

1. 呕吐 是指胃内容物和一部分小肠内容物在消化道内逆行而上，自口腔排出的反射性动作，是消化道功能障碍的一种表现。

2. 呕吐分类

(1) 内科性呕吐：占80%~90%，包括喂养不当、胃黏膜受刺激、胃肠道功能失调、肠道内感染及肠道外感染、颅内压增高等。

(2) 外科性呕吐：主要为消化道畸形，发病时间早，临床多以呕吐黄绿色胆汁或粪便成分为主，部分为不含胆汁的乳汁或乳凝块。多为喷射性，呕吐量大，肠梗阻表现明显，反复严重呕吐常导致脱水和电解质紊乱。包括食管闭锁及食管气管瘘、先天性巨结肠、肠闭锁、肛门直肠闭锁及狭窄等。

3. 呕吐的分类 包括溢乳、典型呕吐、反复呕吐、喷射性呕吐等。

4. 呕吐的辅助检查 包括：①鼻胃管检查，一种简单的判断上消化道畸形的方法；②腹部X线检查，最常用的诊断方法；③胃肠道造影；④腹部B超；⑤胃镜；⑥24小时胃食管pH加阻抗动态监测。

5. 呕吐的护理干预措施 包括体位护理、禁食、胃肠减压、洗胃或灌肠、严密观察病情、基础护理等。

（万兴丽　李小文）

第三节　新生儿胃食管反流护理评估与干预

新生儿胃食管反流（gastroesophageal reflux，GER）是指胃内容物（包括从十二指肠流入胃的胆盐和胰酶等）反流入食管的一种常见临床症状，多由于全身或局部原因引起的食管下括约肌（lower esophageal sphincter，LES）功能不全，胃内容物反流入食管及以上部位而产生的上消化道功能紊乱。足月新生儿出生后至生后6周胃食管功能才能达到成人水平，而早产儿需2~3个月胃食管功能才能较成熟，建立起有效的抗反流屏障，故GER多见于早产儿，发病率可高达80%~85%。GER在婴儿期很常见，尤其是早产儿，目前认为早产儿GER风险增加的原因是解剖及生理机能发育不成熟或受损。大多数GER婴儿没有并发症，无需进一步评估或干预，GER通常会在1岁前自行消退。

一、护理评估

（一）病理生理

1. 第一抗反流屏障（LES）功能低下 LES由环状肌组成，通过神经肌肉作用保持一定张力，静息状态下保持一定压力，使食管下段关闭，吞咽时 LES 反射性松弛，压力下降，食物进入胃内后压力随之恢复，从而阻止胃内容物反流到食管。当此肌肉减少或功能缺陷时，则发生胃食管反流。

2. 第二抗反流屏障（食管蠕动）功能障碍 正常情况下食物进入食管时，食管会出现向下的蠕动波将食物送入胃中，食管的这种排空能力决定了食管暴露于酸性反流物的时间。当食管蠕动功能障碍时，蠕动波减弱，胃内容物可逆流向上经口溢出，使食管处于酸性环境中，长此以往将导致食管炎、溃疡甚至狭窄。

3. 食管及胃解剖异常 如食管裂孔疝。

4. 激素影响 血管活性肠肽、促胰液素、茶碱、前列腺素、高血糖素、抑胃肽等可降低食管下括约肌压力。

（二）分类

1. 生理性反流 主要由于哭闹、咽下、吸吮、胃胀气等因素引起 LES 反射性松弛，导致食物回流到食管或胃内气体通过食管排出体外，常发生在喂奶期间或喂奶后不久，是一种常见现象。如果反流频繁发生或持续时间长，并且伴随一系列临床症状，则为病理性反流。

2. 病理性反流 由于 LES 功能障碍或组织结构异常导致的反流，可引起一系列临床症状，长期反流者称为胃食管反流病（gastroesophageal reflux disease，GERD），表现为反流性食管炎、支气管及肺部并发症、营养不良等。

（三）临床表现

1. 呕吐 为最常见症状，可见于 90% 以上的患儿，生后第 1 周即可出现。表现为溢乳、轻度呕吐、喷射性呕吐、顽固性呕吐等。

2. 体重不增 80% 的患儿出现喂养困难、体重不增、营养不良。

3. 食管炎 由频繁呕吐、胃酸反流引起，表现为不安、易激惹或拒乳、流涎等。当食管糜烂或溃疡时，呕吐物可为咖啡色或出现便血，从而导致缺铁性贫血。

4. 肺部并发症 呕吐物误吸时可发生肺部并发症，表现为窒息、呼吸暂停、发绀甚至猝死，或突然发生呛咳、夜间痉挛性咳嗽、反复发作性气管炎、吸入性肺炎、肺不张等。胃内容物反流可造成支气管反射性痉挛、反复发作性咳喘。轻者可只有夜咳等肺部表现，原发病 GER 治愈后肺部症状随之消失。

5. 桑迪弗综合征 病理性 GER 患儿为了保持气道通畅或减轻酸反流所致的疼痛呈现出一种特殊的姿势，类似斜颈仰头体后弓的一种特殊"公鸡头样"，为一种保护性机制，可同时伴有杵状指、蛋白丢失性肠病及贫血等。

6. 其他 如合并先天性食管闭锁、食管裂孔疝、气管食管瘘、先天性膈疝、唇腭裂、先天性心脏病等，或以上疾病术后也易发生 GER。神经系统功能障碍如精神运动发育迟缓、脑瘫等可因体位、痉挛、神经功能紊乱等因素而发生 GER。

（四）辅助检查

1. 影像学检查

⑴食管钡剂造影：该方法简单易行，诊断阳性率在 75% 左右，可作为初筛。取 5~10ml 泛影葡胺稀释后从胃管注入，可观察胃食管的结构形态、动力改变、解剖形态以及有无并发症存在；也可对食管裂孔疝、食管狭窄、肠旋转不良等疾病做出明确诊断，因此在临床上广泛使用。应观察 5 分钟，有 3 次以上反流才能确诊。

⑵胃食管同位素闪烁扫描：可测出食管反流情况，并可观察食管廓清能力和胃排空能力，确定有无肺吸入。检出阳性率为 59%~90%。

⑶超声检查：为无创性检查，敏感性达 95%，特异性为 58%。可见食管下端充盈，有液体在胃和食管间来回流动。可检测腹腔段食管长度、黏膜的抗反流作用，同时可看到有无食管裂孔疝。

2. 实验室检查 食管 24 小时 pH 监测加阻抗检测，通过将 pH 电极置于 LES 上缘以上 5cm 处，行 24 小时连续监测，可反映 GER 的发生频率、时间、反流物停留的状况和与临床表现、体位和进食之间的关系，有助于区分反流为生理性或病理性。其敏感性和特异性最高，是目前最可靠的诊断方法。尤其是经抑酸治疗后仍有症状的患儿,可评价是否仍存在反流,为进一步确诊或调整治疗方案提供依据。

(五)诊断

根据临床表现结合上消化道造影是检查食管功能最有效的方法,可明确诊断。检查时取头低足高位,腹部加压可提高检出率,5分钟内出现3次以上的反流即可诊断。

(六)高危因素

1. 低胎龄、低出生体重 胎龄越小,消化系统的协调功能越差,胃肠激素水平也相对较低。

2. 喂养不当 一次性喂养量过大或饮入前哭闹等原因造成腹压增大都可引起GER的发生。

3. 体位不适 俯卧位和左侧卧位均可减少酸性和非酸性反流,左侧卧位可降低餐后早期的酸性反流,而俯卧位可明显降低餐后晚期的酸性反流。

4. 操作诱发 更换尿布、搬动患儿、胸部物理治疗以及分泌物吸引等操作可加重反流的发生。

5. 患儿因素 患儿哭闹、排胎便、颅脑损伤、严重感染、肺部疾病等可导致LES张力降低或腹内压增高。

6. 药物影响 茶碱类药物的使用可降低LES张力或增加胃酸的分泌导致反流。

二、干预

(一)治疗措施

1. 治疗原则

(1)仅针对婴儿的反流可能引起有害后遗症时才给予治疗,初始治疗时先给予非药物措施,包括饮食调整和健康宣教。

(2)对于GER无并发症或有呼吸暂停发作和血氧饱和度下降的婴儿,不应使用药物治疗。

(3)对于某些非药物治疗无效且临床高度怀疑GER引起并发症的患儿,可短期尝试抑酸治疗,若数日内症状无明显改善,则应停药。

(4)药物治疗中抑酸药是最佳选择,如H_2受体拮抗剂(H_2RA)或质子泵抑制剂(PPI)。促胃肠动力药可能引起严重不良反应且获益不确定,因此通常不用于早产儿或足月儿GER的治疗。

2. 饮食治疗

(1)初始治疗:减少每次喂养量,增加喂养次数。

(2)水解蛋白配方奶:可减少在胃肠的停留时间,增加排便频率。

(3)其他:重症者采用鼻十二指肠管饲喂养或肠外营养。

3. 体位疗法 适当的体位对反流屏障功能缺陷或者食管蠕动功能障碍所引起的胃食管反流是一种有效简单的治疗方法,包括以下四种体位:①仰卧位;②头高足低斜坡左侧卧位,床头抬高30°;③俯卧位;④头高俯卧位。轻症患儿喂奶后1小时保持直立位,重症患儿需24小时持续体位治疗。即使有反流,即将出院的早产儿也应采取仰卧位睡姿,对降低婴儿猝死综合征的风险非常重要。

非药物治疗为GER患儿的主要治疗手段,若非药物治疗无效,且临床上高度怀疑GER引起了并发症,可短期尝试经验性抑酸治疗。

4. 药物治疗 用于病理性反流的患儿。

(1)抑酸药物:主要包括H_2受体拮抗剂(H_2RA)、质子泵抑制剂(PPI)、抗酸药和黏膜保护剂等。常见药物有西咪替丁、雷尼替丁、奥美拉唑、蒙脱石散、硫糖铝等。

(2)促胃肠动力药物:能提高LES的张力,增强食管和胃的蠕动,提高食管廓清能力,促进胃排空,从而减少食物在胃食管的停留。常见药物包括甲氧氯普胺、多潘立酮、小剂量红霉素、莫沙必利等。不推荐将促胃肠动力药用于早产儿或足月儿GER的治疗,因为可能引起严重不良反应,且患儿获益也不确定。

5. 外科治疗 经过6周的内科保守治疗无效,出现严重并发症(消化道出血、窒息、营养不良、食管缩窄或食管炎等)者为手术指征。

(二)护理干预

1. 体位护理 体位疗法是目前公认的GER

的安全治疗方法。居家患儿喂奶后竖抱30分钟可排出胃内空气，有效减少GER的发生；住院患儿头高俯卧位是预防GER最适宜的体位，床头抬高30°，可明显改善早产儿消化功能，帮助胃排空，减少误吸的风险。但俯卧位有增加婴儿猝死的危险，需严密进行心电监护，专人护理，密切观察病情变化，加强巡视，避免口鼻朝下导致窒息。

2. 鼻饲护理　留置胃管会降低LES的张力，促使胃内容物反流至食管，降低食管的廓清能力，同时胃容量在短时间内急剧增加会导致胃发生痉挛性收缩，从而诱发呕吐。鼻饲喂养时应采用20ml注射器针筒提高至距离胃水平15~20cm处，使奶液靠重力作用缓慢流入胃内。鼻饲完毕后拍背，置于头高左侧卧位，半小时后于头高俯卧位，餐后1小时内应严密观察病情。

3. 消化道护理（洗胃、灌肠的护理同本章第二节）。

4. 抚触　抚触是一种科学的、有技巧的触摸，通过抚触者温暖的双手对婴儿的皮肤进行有序的抚摸，从而使大量温和而良性的刺激通过皮肤感受器上传到中枢神经系统，产生一系列生理效应，促进新生婴儿的身心发展。

（1）每日抚触1~2次，每次15~20分钟能改善婴儿消化功能，促使促胃液素释放增多，促进胃肠蠕动，增加婴儿食欲，并且增强小肠的吸收功能，从而增加体重。

（2）选择在患儿安静、舒适、清醒时进行，抚触过程中若发现患儿呕吐、哭闹、面色改变时应立即停止，密切观察病情变化。

5. 药物护理　避免使用可加重胃食管反流的药物，如必须使用则可考虑加用益生菌对症治疗。

益生菌可调整胃肠道的微生态环境，建立正常优势菌群，营养胃肠黏膜细胞，促进胃动素、胃泌素等的分泌，增强胃肠蠕动，减少胃食管反流的发生和减轻反流程度。该药应于2~8℃避光干燥处保存，碾碎后溶于温开水或奶液中服用。

6. 病情观察　观察患儿有无呕吐及反流，观察呕吐物的性状及量。

7. 健康教育

（1）向家长简单阐述胃食管反流的发病机制，说明体位治疗和合理喂养的重要性。让患儿父母确信反流是早产儿的一种常见生理现象，会自行消失，通常无需特殊干预，但需采用体位疗法等方式防止呕吐、窒息的发生。约半数0~4月龄婴儿至少每日反流1次，4月龄时症状最明显，此时大多数婴儿有临床GER。使用安抚奶嘴不会增加GER。

（2）指导家长保持患儿的正确体位，合理喂养，少量多次哺乳，喂奶后保持头高足低位。

（3）尽量避免可导致腹压增加的相关因素，减少患儿哭闹，及时查明哭闹原因，因哭闹可使胃肠道痉挛，加重胃食管反流。

（4）教会家长观察患儿的面色、呼吸和呕吐情况，以及发生窒息或呼吸暂停的初步急救方法。

（5）出院带药者，需向家长交代用药注意事项及所用药的名称、作用和剂量等。

要点荟萃

1. 新生儿胃食管反流（GER） 是指由于全身或局部原因引起的食管下括约肌功能不全，内容物反流入食管及以上部位而产生的上消化道功能紊乱。

（1）临床表现：①呕吐，为最常见症状，可见于90%以上的患儿，生后第1周即可出现；②体重不增；③食管炎；④肺部并发症；⑤桑迪弗综合征等。

（2）高危因素：①低胎龄、低出生体重；②喂养不当；③体位不适；④操作诱发；⑤患儿因素；⑥药物影响。

2. 新生儿胃食管反流的治疗措施

（1）饮食治疗：少量多餐、增稠喂养、抗反流配方奶粉喂养，必要时可采用水解蛋白配方奶、鼻十二指肠管饲喂养、肠外营养等。

(2)体位疗法：包括仰卧位、头高足低斜坡左侧卧、俯卧位、头高俯卧位等。

(3)药物治疗：主要为抑酸药物，需短期谨慎使用。

(4)外科治疗：经过6周的内科保守治疗无效，出现严重并发症者为手术指征。

3. 新生儿胃食管反流的护理干预 包括：①体位护理；②鼻饲护理；③消化道护理；④抚触；⑤药物护理，如益生菌、蒙脱石散等；⑥病情观察；⑦健康教育。

(李小文 万兴丽)

第四节 新生儿腹泻护理评估与干预

一、感染性腹泻

新生儿腹泻是新生儿期常见的胃肠道疾病，其中因感染因素引起的称为新生儿感染性腹泻(infectious diarrhea)，又称为新生儿肠炎(enteritis)，是由细菌、病毒、真菌、寄生虫等感染引起，是一种临床常见病，若不给予及时有效的治疗和护理，极易造成机体免疫力减弱、电解质紊乱、脱水、严重者甚至死亡。可通过孕母产道或污染的乳品、水、乳头、奶瓶等感染，或成人带菌者传染，也可经血行、淋巴或邻近组织直接蔓延进入肠道，病毒可通过呼吸道感染传播。本病可散发，也可在母婴同室或新生儿病房中暴发流行。

(一)护理评估

1. 常见病因

(1)细菌性腹泻：最常见的是大肠埃希菌和沙门菌，其中致病性大肠埃希菌是新生儿细菌性腹泻中最常见的病原菌，且流行性强。沙门菌也可引起新生儿腹泻，其中鼠伤寒沙门菌是导致暴发流行的重要病原，可入侵血液，引起败血症和化脓性脑膜炎。此外，铜绿假单胞菌、金黄色葡萄球菌、志贺菌、变形杆菌、产气杆菌等也可引起新生儿腹泻。

(2)病毒性腹泻：轮状病毒为最常见的病原，传染性较强，主要经粪口途径传播，也可经呼吸道、胎盘传播。此外，诺如病毒、埃可病毒等也可引起新生儿肠炎。

(3)真菌性腹泻：长时间使用抗生素可引发真菌感染，导致真菌性肠炎，以白色念珠菌较多见。

(4)其他：滴虫、梨形鞭毛虫、隐形孢子虫等均可引起腹泻。

2. 发病机制 根据是否引起肠壁炎症性反应分为两大类：

(1)非炎症型：也称为肠腔型，侵犯部位主要集中在小肠，由于肠壁吸收面积减少和肠毒素的作用，临床表现主要为水样便。代表性病原菌为轮状病毒及产气单胞菌。

(2)炎症型：也称黏膜型，主要侵犯结肠黏膜上皮细胞，在细胞内复制或侵犯黏膜下层引起炎症，甚至溃疡，主要表现为痢疾样腹泻。代表性病原菌为志贺菌、鼠伤寒沙门菌、产毒性大肠埃希菌，多通过侵袭性或产生肠毒素等机制引发肠壁炎症反应或导致肠道分泌增多。

3. 临床表现 由于病原体的不同，临床表现和严重性差异较大。

(1)轻症：表现为一般的消化道症状，1日腹泻数次至10次左右，可伴有低热、食欲缺乏、呕吐、精神萎靡、轻度腹胀、不安等，可出现轻度脱水及酸中毒表现。

(2)重症：1日腹泻10次以上，全身中毒症状严重，短期内即可出现脱水、酸中毒及电解质紊乱。可表现为明显发热或体温不升、反应差、拒奶、呕吐、腹胀、尿少、嗜睡或不安、唇周发绀、面色苍白或发灰、皮肤花斑、肢端发凉等，应引起重视，密切关注，合并有并发症时，症状更加严重。病程长或迁延不愈者，可有明显喂养困难和营养不良等。

(3)常见病原菌肠炎的临床特点

1)大肠埃希菌肠炎：致病性大肠埃希菌肠炎引起的新生儿腹泻最常见，起病多缓慢，开始轻，逐渐加重，发热者较少，大便多为蛋花汤样，有较多黏液，有时可见血丝，有腥臭味；产毒性大肠埃希菌肠炎无典型的临床特点，大便以稀便和稀水便为主；侵袭性大肠埃希菌肠炎大便呈黏液脓血样，有腥臭味，量不多。

2)鼠伤寒沙门菌肠炎：早产儿发病比足月儿多，潜伏期2~4天，起病时偶有发热，常为暴发性感染。若并发败血症或化脓性脑膜炎时，全身症状严重。其特点为大便性状的多变性，一日之内大便可呈黑绿色黏稠便、浅灰色/白色便、胶冻样便、稀水样便等多种变化，腥臭味明显。其他症状如脱水、酸中毒、腹胀等较多见，还可伴有黄疸、脱肛等表现。

3)金黄色葡萄球菌肠炎：多见于大量使用抗生素后的菌群失调、二重感染，亦可引起流行。水样便颜色由黄绿色转为暗绿色、有腥臭味，严重者便中可见灰白色片状或条状伪膜，电解质紊乱和全身中毒症状明显。

4)轮状病毒性肠炎：北方地区多集中在10~12月发病，经过1~3天潜伏期后突然发病，表现为发热、呕吐，随后出现大量水样便，大便色淡，稀薄或呈米汤样，无脓血，无明显腥臭味。属于自愈性疾病，症状通常在5~7天消失，也可持续2周。严重者可出现脱水、电解质失衡和酸中毒表现。

5)诺如病毒性肠炎：常为水样便或软便，不带血和黏液。除腹泻外还包括发热、厌食和呕吐，约1/3的患儿可出现呼吸道症状。感染后12小时至4天左右发病，持续3~7天。

6)真菌性肠炎：大便为黄绿色稀水样或豆腐渣样，呈泡沫状或带有黏液，有发酵气味。严重者可形成黏膜溃疡，排血样便。多继发于其他细菌感染性腹泻或大量使用抗生素后。

4. 实验室检查

(1)常规检查：大便常规、血常规、C反应蛋白等。

(2)病原菌检测：大便培养及药敏试验。细菌性感染早期大便培养阳性率较高，病毒感染5天内做粪便病毒分离。

(3)血气分析、血生化和心电图检查：根据电解质、血尿素氮、肌酐水平和酸中毒程度，判断脱水性质，指导临床治疗用药。

(4)其他：包括免疫分析、大便中还原物质和大便pH等，可发现肠毒素、轮状病毒、其他病毒抗原、乳糖不耐受症等。

(二)治疗措施

腹泻可导致水分大量丢失及电解质紊乱，从而发生脱水、酸中毒，加重病情，甚至威胁生命。一般情况下腹泻的治疗原则为预防脱水、治疗脱水、合理用药、继续饮食。

1. 控制感染　大约70%的水样便腹泻为病毒引起，不必使用抗生素。

(1)细菌性腹泻应根据病原及药敏结果，慎重选用抗生素，在药敏结果出来之前，可选用阿莫西林、氨苄西林或头孢哌酮、头孢曲松等第三代抗生素。

(2)真菌性肠炎应停止使用抗生素，改用抗真菌药物进行治疗。

2. 纠正水电解质紊乱　新生儿尤其是早产儿因皮下脂肪缺乏，脱水程度较难估计，可采用每天连续体重监测和24小时出入量监测，次日再根据体重和尿量调整补液的性质和量。因不同体重、不同胎龄、不同日龄和不同的疾病状态(如患有肺炎、败血症、营养不良等)，实际生理需要量有所差异，补液时注意个性化治疗。

3. 纠正酸中毒　根据血气分析BE值计算

碳酸氢钠剂量。

4. 饮食管理 轻症患儿可减少喂奶次数及奶量，若有明显腹胀、呕吐的患儿可禁食4~6小时，但时间不宜过长，同时给予部分静脉营养支持，以免影响营养供应，等胃肠道适当休息后再开奶。首选母乳喂养，无母乳时可用稀释配方奶或不含乳糖的专用腹泻奶粉、深度水解蛋白或氨基酸配方粉，减轻肠道负担，等大便恢复正常后逐渐过渡到普通配方奶。

5. 微生态制剂 可调节肠道正常菌群，重建肠道天然生物屏障。欧洲儿科胃肠病学、肝病学和营养学学会（ESP GHAN）推荐急性腹泻时可选用鼠李糖乳杆菌和布拉氏酵母菌治疗。

6. 肠黏膜保护剂 作用是吸附病原体和毒素，维持肠黏膜细胞的吸收和分泌功能，减少腹泻水分，同时与肠道黏液糖蛋白相互作用，增强其屏障功能。常用药物为蒙脱石散，喂奶前半小时口服。

（三）护理干预

1. 严格执行消毒隔离制度，防止交叉感染

（1）隔离：单间隔离腹泻患儿，专人负责监护和治疗。若受条件限制没有单间则实施床旁隔离，置患儿于角落处，尽量远离其他患儿，床旁准备隔离衣及手套，隔离标识挂于醒目处。一旦发现有腹泻流行趋势，立即将直接或间接接触感染源的患儿集中在一起管理，定期做大便培养，严密观察病情变化。对大便培养阳性者，进行分类隔离及治疗。患儿出院后对房间、物体表面及仪器设备等进行彻底的终末大消毒。

（2）消毒：奶瓶、奶嘴等用具必须一人一用一消毒，被大便或呕吐物污染的衣物、褟褓、包被、床单等使用双层黄色医疗垃圾袋收集，垃圾袋外粘贴醒目标签后才能送出病房，按先消毒、再清洁、后消毒的程序进行处理。

2. 严格执行手卫生

（1）工作人员在接触每个患儿前后都要认真洗手或消毒。

（2）接触患儿的血液、体液、分泌物、排泄物等操作时应当戴手套。

（3）操作结束后立即脱掉手套并洗手。

3. 严格执行无菌技术操作规程。

4. 环境要求

（1）病房内每天空气连续消毒3次（循环风紫外线空气消毒器）。室内保持整洁、空气新鲜，室温24~26℃，湿度55%~65%。定时做室内空气、地面、物表、水龙头、门把手等拭子培养。

（2）地面采用湿式清扫，可疑病原菌污染时，用500mg/L的含氯消毒液拖地。

5. 喂养管理 严格按医嘱进行喂养，不可盲目加量；禁食期间应给予非营养性吸吮，以减少哭闹；对于轮状病毒感染的患儿，应继续母乳喂养。

6. 基础护理 保持口腔清洁卫生；注意皮肤清洁，腹泻患儿尤其注意臀部护理，及时更换纸尿裤，防止尿布疹及感染。

7. 正确补液 建立静脉通路，拟定补液计划并根据计划正确补液；补液原则：先盐后糖、先浓后淡、先快后慢、见尿补钾。

8. 密切进行病情观察 密切观察患儿的面色、皮肤弹性、前囟张力等以判断患儿的脱水状况；观察大小便性状、颜色、大便次数等；观察呕吐物的性质、颜色、量、呕吐次数等；准确记录出入液量；根据医嘱频率测量体重；注意输液速度等。

二、非感染性腹泻

新生儿非感染性腹泻是一种以大便次数增多和大便性状改变为主要特点的一组消化道综合征，其发病原因各种各样，如缺乏某种消化酶，继发于肠道感染后消化酶暂时缺乏、免疫反应或免疫缺陷等。

（一）乳糖不耐受症

是由于小肠黏膜乳糖酶缺乏，导致乳糖消化吸收障碍，从而引起以腹胀、腹痛、腹泻为主的一系列临床症状。

1. 病因及发病机制 乳糖在空肠及回肠吸收后，被乳糖酶水解为葡萄糖和半乳糖，通过细胞的主动转运而吸收，若出现吸收障碍，都将使肠腔

内乳糖浓度异常升高。当超过了乳糖酶的消化能力时就出现乳糖不耐受，主要原因包括以下几种：

(1) 先天性乳糖酶缺乏：属常染色体隐性遗传，患儿先天缺乏乳糖酶或乳糖酶活性低下，可在新生儿期发病，常在吃奶后发病，且不能适应母乳喂养。主要症状为腹泻，大便呈黄色或青绿色，稀糊状，夹有奶块，泡沫较多，少数患儿有溢乳或呕吐，可伴有肠胀气和肠绞痛。此种类型临床上较少见。

(2) 原发性乳糖酶缺乏：又称成人型乳糖酶缺乏，是乳糖不耐受的最常见类型，患儿出生时乳糖酶正常，随年龄增长活性逐渐降低。患儿主要表现为肠鸣音活跃、排气增多、腹痛，其次为头晕、稀便、腹胀和腹泻。

(3) 继发性乳糖酶缺乏：新生儿较常见，多继发于小肠黏膜疾病或感染性腹泻、慢性肠炎、全身感染之后，导致肠黏膜损伤，乳糖酶活性暂时降低，继发乳糖不耐受，出现渗透性腹泻。随着原发疾病的治愈，黏膜上皮细胞恢复，乳糖酶活性也随之改善。

2. 临床表现 乳糖不耐受患者的症状严重程度差异较大，与乳糖摄入量、含乳糖膳食中的其他食物成分和内脏高敏感性有关。由于乳糖发酵过程产酸产气，使小肠内渗透压增加，表现为摄入乳糖后出现腹胀、腹痛、肠鸣、排气增多和渗透性腹泻等临床表现。

3. 诊断标准

(1) 新生儿期发病，以腹泻为主，偶发肠绞痛。

(2) 大便常规阴性，还原糖测定和 pH 测定提示为乳糖不耐受。

(3) 无乳糖配方奶治疗效果好，换成母乳或普通配方奶后腹泻症状又出现。

4. 干预措施

(1) 若大便次数不多且生长发育不受影响者，不需要治疗。

(2) 大便次数多，体重增加缓慢者需要饮食治疗。

1) 无乳糖配方奶粉：用麦芽糊精或玉米粉替代乳糖，但热卡较低，使用疗程不宜超过 2 周。重症乳糖不耐受患儿首选无乳糖配方，1~2 天症状缓解后再选用低乳糖配方，少量多次，以增强肠道耐受性，随后再逐渐恢复母乳喂养或普通配方奶喂养。因乳糖不耐受症的症状与乳糖的摄入量成正比，因此，不需要从饮食中完全去除。

2) 低乳糖配方奶：低乳糖配方奶喂养的同时适当增加钙的摄入量。

3) 乳糖酶：在配方奶或母乳中添加乳糖酶可促进乳糖水解，使用时应遵循药品说明书，根据耐受情况调整药物剂量和乳糖负荷量。

4) 益生菌：双歧杆菌和乳酸菌可改善机体对乳糖的代谢吸收。

（二）食物蛋白诱导的直肠结肠炎

食物蛋白诱导的直肠结肠炎（food protein-induced proctocolitis，FPIP）是非 IgE 诱导的食物过敏相关胃肠道疾病的一种，通常见于其他状况良好、母乳或标准配方奶喂养的≤6 月龄婴儿，通常始于出生后几周内，多在婴儿期后期缓解，表现为带血丝的黏液性稀便，偶尔有腹泻。主要的致病食物是牛奶和大豆。

1. 临床表现

(1) 消化系统表现，表现无特异性：①在正常大便或稀便中常见血液；②稀便有黏液，伴或不伴肉眼可见血液或隐血；③便秘，常伴隐血（不常见）。

(2) 全身表现：患儿一般状态不受影响，无体重下降，可伴或不伴有皮肤湿疹，需排除其他疾病，如感染、NEC、肛裂、肠套叠、息肉等。

2. 辅助检查

(1) 实验室检查：有直肠结肠炎典型症状且一般状况好的婴儿无需进行实验室检查，部分患儿有贫血、低蛋白血症、大便中存在多形核白细胞（嗜酸性粒细胞）、外周血嗜酸性粒细胞增多等。

(2) 影像学检查：腹部超声可见肠道黏膜增厚。

(3) 食物激发试验：若回避可疑食物后症状明显改善则无需结肠镜检查，否则应给予结肠镜检查。

(4)结肠镜检查：主要在降结肠和乙状结肠处表现为黏膜水肿、红斑、糜烂、溃疡、出血和淋巴滤泡增生。

3. 诊断标准 主要通过临床表现诊断，依据是典型的症状在剔除可疑食物抗原后得以缓解。

4. 干预措施

(1)纯母乳喂养婴儿，从母亲膳食中完全剔除致病蛋白后，临床症状通常在1~2周内消失。若母亲改变膳食，患儿仍有症状者，可从母乳喂养改为水解蛋白配方奶或氨基酸配方奶。

(2)配方奶喂养的婴儿，应采用深度水解配方奶替代牛奶配方奶或大豆配方奶。

(3)仅少数婴儿需要剔除多种膳食蛋白，或需要使用氨基酸配方奶。几乎所有婴儿均会在1岁前缓解。

(三)食物蛋白诱导性小肠结肠炎综合征

食物蛋白诱导性小肠结肠炎综合征(food protein-induced enterocolitis syndrome，FPIES)是一种非IgE介导的消化道食物过敏反应，多见于婴儿，最常由牛奶或大豆蛋白引起，也可由其他食物诱发。FPIES中大部分消化道都受累，临床表现比FIP严重得多。纯母乳喂养的婴儿很少发生牛奶FPIES，提示母乳喂养具有保护作用。

1. 临床表现

(1)急性FPIES表现为进食后约1~4小时出现的反复持续呕吐，常伴有嗜睡和皮肤苍白，部分患儿在进食5~10小时内出现腹泻，粪便呈水样或稀便，若病变累及结肠可出现血便。

(2)严重者可出现低体温、代谢性酸中毒、低血压、高铁血红蛋白血症、嗜睡甚至脱水、休克等危及生命的症状，15%以上的患儿可能会发生血压下降和血流动力学不稳定。

(3)慢性FPIES者可表现为频繁水样腹泻、间歇性呕吐、易激惹、腹胀、吸收障碍、生长发育迟缓、低蛋白血症等。

(4)小于2月龄的患儿较易出现腹泻、便血和生长发育迟缓的症状，大月龄患儿可能仅有呕吐症状。

2. 辅助检查

(1)实验室检查：血常规示嗜酸细胞增加，血生化示电解质紊乱、低钠血症、酸中毒等。血清特异性IgE多为阴性。

(2)内镜检查及小肠活检：内镜检查结果与症状有关，回避可疑食物后症状改善则无需行内镜检查。不推荐常规使用内镜检查来诊断FPIES，因确诊FPIES者主要依靠临床典型症状。

(3)口服食物激发试验(oral food challenge，OFC)：是诊断FPIES的金标准，即回避可疑过敏食物2~ 4周后，再从少至多引入这个食物，观察有无相同症状出现。OFC需在医院密切监护下进行。

3. 诊断标准 FPIES的诊断可以完全依靠病史、一系列典型的临床症状、去除可疑致病蛋白后临床情况改善并排除其他病因，必要时需参考OFC的结果。即患儿进食致敏食物后出现FPIES急性发作的典型症状和体征，并且回避该食物后症状得到缓解。

同时满足1条主要标准和3条及以上次要标准，则可确诊急性FPIES：

(1)主要标准：在进食可疑食物后1~4小时内出现呕吐，且不伴有经典的IgE介导过敏反应的皮肤症状或呼吸道症状。

(2)次要标准：①再次进食同样的食物后，出现第2次或反复多次同样的呕吐症状；②在进食另外一种食物后，1~4小时内也出现反复呕吐；③发病时有重度嗜睡症状；④发病时伴有皮肤明显苍白；⑤发病时需要到急诊就诊；⑥发病时需要静脉补液；⑦进食后24小时内出现腹泻(通常为5~10小时)；⑧低血压；⑨低体温。

慢性FPIES往往需要通过食物回避试验加OFC作出诊断。

4. 干预措施

(1)急性发作期的治疗

1)液体复苏：严重FPIES治疗的首要目标是维持循环系统的稳定，应作为临床急症处理，充分准备好补液复苏措施，因为约15%的患者可能出现低血容量性休克。

2）对症支持治疗：包括昂丹司琼止吐（中至重度症状的6月龄以上患儿），血管活性药物升压，通过吸氧或机械通气给予呼吸支持等。

（2）膳食去除疗法：应从膳食中完全去除诱发食物。①配方奶喂养的婴儿，推荐使用水解酪蛋白（低致敏性）配方奶，症状通常在3~10日内改善，10%~20%的患儿可能需要氨基酸配方奶；②对于极少数母乳喂养的FPIES婴儿，患儿母亲应从自己的膳食中完全去除诱发食物。多数患者的牛奶和大豆FPIES可在3岁前缓解，但固体食物FPIES的病程可能更迁延。

（四）食物蛋白诱导的肠病

食物蛋白诱导的肠病（food protein-induced enteropathy，FPIE）是以间断呕吐和肠吸收不良综合征为特征的食物过敏性相关性消化道疾病，绝大多数为非IgE介导，发病部位主要在小肠。

1. 临床表现 FPIE多在2~24月龄内起病，典型病例在摄入致敏食物数周内即出现症状。主要累及部位是小肠，表现为小肠吸收不良综合征，为间歇性呕吐、慢性腹泻、脂肪泻、腹胀和厌食等，血便罕见，回避过敏原后，症状可明显改善。有些患儿出现蛋白丢失性肠病的表现，如低蛋白血症、贫血、水肿等。症状的发生呈渐进性。超过50%婴儿远期伴发生长发育迟滞、体重和身高落后，其中体重受影响更大。

2. 辅助检查

（1）实验室检查：①小肠吸收不良相关检查阳性，包括血红蛋白、白蛋白、前白蛋白、维生素K、凝血等；②外周血嗜酸性粒细胞：部分患儿血常规可见轻度嗜酸性粒细胞浸润，回避过敏原后恢复正常。

（2）食物激发试验：OFC仍然是诊断的金标准，但不推荐常规使用。

（3）内镜检查：为明确诊断必须行内镜检查，内镜检查和黏膜活检是确诊FPIE的必要条件，对诊断及随访有帮助。小肠黏膜活检标本显示绒毛损伤、隐窝增生和炎性细胞浸润为确诊标准。

3. 诊断标准 主要包括详细的病史、体格检查食物激发试验及组织学检查。

食物激发试验：包括双盲安慰剂对照食物激发试验（诊断金标准）、单盲食物激发试验、开放性食物激发试验等，通过回避可疑食物2~4周症状缓解后逐渐添加可疑食物激发症状出现，观察食物与临床症状之间的相关性，目前临床多采用开放性食物激发试验。

4. 干预措施

（1）避免过敏原：规避可疑致敏食物是治疗FPIE的基础，症状通常在规避过敏食物后3天~3周内缓解。只有极少数婴儿可能需要长时间肠外营养。

（2）替代治疗：配方奶粉喂养的婴儿，推荐用深度水解蛋白配方奶粉（EHF）作为一线选择，大多数患者对EHF替代治疗有效；对于有生长迟滞者或EHF疗效欠佳者，推荐选用氨基酸配方奶粉（AAF）。

（3）再引入：应定期进行OFC来确定患儿是否对过敏食物产生了耐受性。FPIE通常是暂时的，预后较好，通常2~3年内缓解。

要点荟萃

1. 感染性腹泻 又称为新生儿肠炎，是由细菌、病毒、真菌、寄生虫等感染引起。常见病原菌肠炎主要包括：大肠埃希菌肠炎、鼠伤寒沙门菌肠炎、金黄色葡萄球菌肠炎、轮状病毒性肠炎、诺如病毒性肠炎、真菌性肠炎等。

（1）治疗要点：控制感染、纠正水电解质紊乱、纠正酸中毒、饮食管理、微生态制剂、肠黏膜保护剂等。

（2）护理干预要点：①严格执行消毒隔离制度，防止交叉感染；②严格执行手卫生；③严格执行无菌技术操作规程；④环境要求：病房内空气每天连续消毒3次，地面采用湿式清扫；⑤喂养管理：严格按医嘱进行喂养；⑥基础护理：口腔护理、皮肤护理、臀部护理；⑦根据计划正确补液；⑧密切进行病情观察：面色、皮肤弹性等观察，大小便及呕吐物观察，准确记录出入液量，按医嘱频率测量体重，严密观察输液速度等。

2. 非感染性腹泻 是一种以大便次数增多和大便性状改变为主要特点的一组消化道综合征，其发病原因多样，主要包括以下几种：

(1) 乳糖不耐受症：是由于小肠黏膜乳糖酶缺乏，导致乳糖消化吸收障碍，从而引起以腹胀、腹痛、腹泻为主的一系列临床症状。

(2) 食物蛋白诱导的直肠结肠炎（FPIP）：是非 IgE 诱导的食物过敏相关胃肠道疾病的一种，通常见于其他状况良好、母乳或标准配方奶喂养的≤6 月龄婴儿，通常始于出生后几周内，多在婴儿期后期缓解，表现为带血丝的黏液性稀便，偶尔有腹泻。主要的致病食物是牛奶和大豆。

(3) 食物蛋白诱导性小肠结肠炎综合征（FPIES）：是一种非 IgE 介导的消化道食物过敏反应，多见于婴儿，FPIES 中大部分消化道都受累，临床表现比 FIP 严重得多。最常由牛奶或大豆蛋白引起，也可由其他食物诱发。

(4) 食物蛋白诱导的肠病（FPIE）：是以间断呕吐和肠吸收不良综合征为特征的食物过敏性相关性消化道疾病，绝大多数为非 IgE 介导，发病部位主要在小肠。

（李小文　万兴丽）

第五节　新生儿坏死性小肠结肠炎护理评估与干预

新生儿坏死性小肠结肠炎（neonatal necrotizing enterocolitis，NEC）是以腹胀、呕吐、腹泻、便血，甚至发生休克及多器官功能衰竭为主要临床表现，是 NICU 中最常见的胃肠道急症。随着早产儿存活率的提高，NEC 的发病率逐年增加，在美国为 0.5‰~5‰，占 NICU 总人数的 2%~5%，其中大多数为早产儿，病死率占发病总人数的 23%~30%。据不完全统计，我国 NEC 的病死率为 10%~30%。

一、护理评估

（一）病因及发病机制

NEC 的发病机制至今仍未完全阐明，目前认为是由多因素作用所致。好发部位为回肠远端及结肠近端，严重者可累及全肠道，十二指肠较少受累。主要组织学改变为黏膜水肿、出血和透壁性无菌性坏死，其他表现包括急性炎症、继发性细菌浸润和积气，血管栓塞很罕见。

1. 早产 ①由于早产儿胃肠道功能不成熟，分泌胃液及胰液的能力差，导致细菌容易在胃肠道内繁殖；②肠蠕动力弱，血供调节能力差，食物易滞留在肠道发酵；③肠道内分泌型 IgA 低下，也利于细菌侵入及繁殖。

2. 感染及炎症反应 是 NEC 的最主要病因，常见肠道致病菌如大肠埃希菌、肺炎克雷伯菌、铜绿假单胞菌、艰难梭菌和表皮葡萄球菌等过度繁殖，侵入肠黏膜造成损伤，或引起败血症加重肠道损伤。

3. 缺氧缺血 如新生儿窒息、脐血管置管、红细胞增多症、低血压、休克等导致胃肠道血管急剧收缩，缓解后发生再灌注损伤。

4. 饮食因素 90% 的 NEC 发生于肠道喂养后，配方奶喂养者明显多于母乳喂养者，常见于疾病恢复期或已适应肠道喂养阶段。喂养不当，如配方奶浓度过高或喂养药物渗透压过高均可损伤肠黏膜，奶量增加过多、过快，口服钙剂、维生素E、布洛芬等，食物中的营养物质有利于细菌生长和糖类发酵。

5. 输血相关性NEC（transfusion-associated neonatal necrotizing enterocolitis，TANEC） 指胎龄≤28周的超未成熟儿在生后3~4周因严重贫血输注红细胞后48小时内发生的NEC。有研究证实输血期间暂不给予喂食可能会降低NEC风险，但关于输血期间最佳的喂养方案尚无明确证据。

6. 其他 足月儿发生NEC的高危因素有先天性心脏病、红细胞增多症、换血治疗、宫内生长受限等。

（二）临床表现

大部分NEC早产儿在发病前健康、喂养良好且体重增长良好，喂养耐受性突然改变是NEC最常见的特征。发病时间与出生体重和胎龄密切相关，胎龄越小，发病越晚。临床表现差异很大，可为典型的腹胀、呕吐、腹泻或便血三联征，也可表现为全身非特异性败血症症状。

1. 腹胀 最早出现且持续存在，进行性加重，起初为胃潴留增加，很快发展为全腹膨胀，腹壁紧张、发红、发亮或瘀青，腹壁静脉显露，肠鸣音减弱或消失。

2. 呕吐 呕吐物最初为奶液，逐渐出现胆汁样或咖啡渣样胃内容物。

3. 腹泻、便血 出现时间较晚，表现为大便中含血丝或果酱样、黑便甚至鲜血。

4. 其他症状 感染严重者反应差、青紫、黄疸、体温不升、四肢冰冷，皮肤花斑，出现呼吸暂停、心率减慢、嗜睡、休克等感染中毒症状。腹壁发红发亮、水肿，捻发音提示腹膜炎。足月儿发病稍早，主要表现为消化道症状，病程进展快，全身症状少，出现肠穿孔、肠壁坏死和典型X线征象的比例较少，病死率低于早产儿；早产儿早期表现为非特异性，如喂养不耐受、胃潴留、反应差、精神萎靡、呼吸暂停等，呕吐和便血不明显，一旦发生严重腹胀则提示病情严重或肠穿孔发生。

（三）辅助检查

1. 实验室检查

(1) 大便：隐血试验阳性，大便培养可见致病菌。

(2) 血常规：白细胞异常升高或降低，粒细胞总数、淋巴细胞和血小板减少；C反应蛋白持续升高，是病情严重和进展的重要指标。

2. 影像学检查

(1) 腹部X线检查：需做正位、侧位，为诊断NEC的确诊依据。发病开始48~72小时期间需连续动态观察X线腹部平片，每隔6~8小时复查1次，典型X线表现为：①肠壁间条索样积气；②黏膜下“气泡征”；③门静脉积气，为疾病严重的征象，病死率达70%，表现为自肝门向肝内呈树枝样延伸，特异性改变多于4小时内消失；④气腹征，提示肠坏死穿孔。

(2) 腹部B超检查：①优点：可提供无创安全、实时动态的图像，重复性强，减少放射线的暴露；可实时观察腹腔积液、肠壁厚度和肠壁灌注情况。②患儿仰卧位，经腹多切面扫查腹腔，动态观察肠管形态、肠壁回声，重点观察肠壁是否增厚（婴儿正常小肠壁厚度<3mm），肠壁黏膜下或浆膜下是否有气体回声，门静脉是否积气等征象。

（四）诊断与分期

诊断NEC的金标准为病理检查，但实际多采用临床表现结合X线表现，使用Bell分级法进行诊断和评价病情的严重程度。Bell分级诊断有助于NEC的早期诊断及对病情程度的判断，见表14-5-1。

二、预防措施

目前主要通过减少危险因素暴露和寻找预防性干预措施来尽量降低NEC的发生率或严重程度。

1. 预防早产 因NEC几乎都发生于早产儿，故预防早产会减少其发病率，主要为皮质类

表 14-5-1 NEC 修正 Bell 分期标准

	Ⅰ期(疑诊期)		Ⅱ期(确诊期)		Ⅲ期(进展期)	
	A 疑似 NEC	B 疑似 NEC	A 确诊 NEC (轻度)	B 确诊 NEC (中度)	A NEC 进展 (重度,肠壁完整)	B NEC 进展 (重度,肠穿孔)
全身症状	体温不稳定、呼吸暂停、心动过缓	同ⅠA	同ⅠA	同ⅡA,轻度代谢性酸中毒,轻度血小板减少	同ⅡB,低血压,心动过缓,严重呼吸暂停,混合性酸中毒,DIC,中性粒细胞减少,无尿	同ⅢA,病情突然恶化
胃肠道症状	胃潴留,轻度腹胀,大便隐血阳性	肉眼血便	同ⅠA和ⅠB,肠鸣音消失,腹部触痛	同ⅡA,肠鸣音消失,腹部触痛明显 ± 腹壁蜂窝织炎或右下腹包块	同ⅡB,弥漫性腹膜炎、腹部膨隆和触痛明显,腹壁红肿	同ⅢA,腹胀突然加重
影像学检查	正常或轻度肠管扩张	同ⅠA	肠管扩张、梗阻、肠壁积气征	同ⅡA,门静脉积气 ± 腹水	同ⅡB,腹水	同ⅡB,气腹
治疗	绝对禁食、胃肠减压,抗生素治疗3天	同ⅠA	同ⅠA,绝对禁食,应用抗生素7~10天	同ⅡA,绝对禁食,补充血容量,治疗酸中毒,应用抗生素14天	同ⅡB,液体复苏,应用血管活性药物,机械通气,腹腔穿刺	同ⅢA,手术

固醇的使用,应在预期分娩前7日内给予皮质类固醇。

2. 喂养策略

(1)奶源选择:首选亲母母乳,其次为经巴氏消毒的捐赠母乳,最后为配方奶。母乳以新鲜母乳最佳,尤其是初乳,含有丰富的免疫因子,可增加新生儿免疫力。

(2)标准化喂养方案:详见第十三章第三节。

(3)不推荐常规禁食作为预防NEC的策略,极低和超低出生体重儿早期微量喂养可促进胃肠道功能的成熟。

3. 避免使用诱发NEC的药物

(1)长期使用抗生素:研究显示,长期使用抗生素会导致NEC的发生风险增加。

(2)避免使用胃酸抑制剂:新生儿消化道内的高酸性环境会严格控制肠道定植的病原微生物数量,而西咪替丁、雷尼替丁和法莫替丁等H_2受体拮抗剂会抑制胃酸分泌,从而增加NEC的发生风险,使用胃酸抑制剂还可能增加肺炎和脓毒症风险。因此,应避免对VLBW使用H_2受体拮抗剂。

4. 预防和治疗贫血

(1)新生儿贫血的预防措施包括延迟钳夹脐带和减少静脉采血。

(2)VLBW发生贫血时,可使用促红细胞生成素和/或红细胞输注治疗;输注红细胞后,短期内应谨慎喂养,以降低NEC风险。

5. 益生菌 因最佳菌株、剂量、给药时间不确定以及罕见的严重不良反应(益生菌菌株或制剂污染造成的菌血症)等因素,不推荐常规使用益生菌来预防NEC。

6. 布洛芬 对于合并血流动力学改变的动脉导管未闭的早产儿,口服布洛芬不仅可有效关闭DA,还可降低早产儿发生NEC的风险。

三、治疗措施

1. 治疗原则

(1)Bell分期为Ⅰ期(未确诊)和大多数Ⅱ期(已确诊,重症病例除外)的NEC患者给予内科治疗。

(2)Bell分期为Ⅲ期(重症病例和肠穿孔)的NEC患者给予外科治疗,内科治疗无效的BellⅡ期患者也可以行外科治疗。

2. 内科治疗 当疑诊NEC时,应立即启动适用于所有NEC患儿的内科治疗,主要包括支持治疗、经验性抗生素治疗、连续查体以及实验室和影像学密切监测。

(1)禁食、胃肠减压：一旦怀疑NEC则立即禁食，行胃肠减压，轻症或疑似病例禁食72小时，确诊病例禁食7~10天，重症者禁食14天或更长时间。

(2)全肠外营养及补液治疗：禁食期间给予肠外营养，以保证能量摄入及水电解质平衡，必要时使用中心静脉置管以提供充分的热量摄入。

(3)心血管和呼吸系统支持：液体复苏加正性肌力支持(心血管系统)，辅助供氧和机械通气(呼吸系统)。

(4)抗生素治疗：对所有疑似或确诊NEC的患儿，在细菌培养和药敏试验结果出来之前即可开始广谱抗生素治疗；怀疑有真菌感染时，应使用氟康唑或两性霉素B。

(5)连续体格检查：生命体征的变化(心率和呼吸频率加快、血压变化)和腹部体征的改变可能提示疾病进展。可能提示肠穿孔的改变包括腹部红斑或瘀斑、明显的腹部膨隆和压痛增强，应紧急实施进一步评估并改变治疗方案。

(6)实验室监测：全血细胞计数和分类、血小板计数、血清电解质和肌酐检测、血尿素氮以及包括乳酸水平的酸碱平衡检查等。

(7)腹部X线检查：在疾病初期，每6~12小时进行1次仰卧位的腹部X线摄片；若有提示临床恶化的体征，则提高检查频率。

(8)腹部超声检查：监测肠道结构(肠壁厚度/扩张)和功能的变化。

3. 外科治疗

(1)外科手术绝对指征：肠穿孔。

(2)外科手术相对指征：经内科治疗无效或病情进展时。

(3)手术方式：剖腹探查，切除受累肠段或初始腹腔引流。具有手术指征且能耐受手术的NEC患儿，首选剖腹探查术，仅对无法耐受剖腹探查术的患儿考虑选用腹腔引流术。

4. 重启喂养策略

(1)重启喂养时推荐首选母乳喂养，初始喂养量<20ml/(kg·d)，根据患儿情况，可按照10~20ml/(kg·d)的速度增加喂养量。

(2)若母乳缺乏或不足，采用标准配方奶喂养。

(3)当患儿不能耐受标准配方奶时，可选用深度水解蛋白配方奶。

四、护理干预

1. 基础护理

(1)皮肤护理：及时更换尿布，便后及时清洗臀部，预防尿布疹及红臀。

(2)口腔护理：每日口腔护理4~6次，防止口腔黏膜干燥。

(3)预防感染：①做好消毒隔离，房间定时通风，每次30分钟；②用动态消毒机进行空气消毒；③每周更换暖箱并彻底消毒；④医护人员接触患儿前后注意手卫生，严格进行消毒，严格遵守无菌技术操作原则，防止交叉感染。

2. 专科护理

(1)严密观察病情：见表14-5-2。

表14-5-2 NEC病情观察要点

项目	主要内容
生命体征	体温、心率、呼吸、经皮血氧饱和度、血压、疼痛程度
营养状况	每日测量体重，监测24小时出入量
专病观察	①腹部皮肤颜色、张力、腹围、肠鸣音，注意腹胀的变化情况； ②呕吐次数及性质、呕吐物性状及量； ③大便性状、量及次数，及时留取标本； ④引流物的颜色、量及性状
并发症	①败血症：发热或体温不升，不吃、不哭、不动，精神萎靡、嗜睡、黄疸等； ②休克：面色苍白，四肢冰凉，皮肤花斑，脉搏细速，毛细血管再充盈时间延长，血压下降，少尿或无尿，严重者DIC、酸碱平衡紊乱

(2)促进患儿舒适：减轻腹胀、腹痛，控制腹泻。

1)禁食、胃肠减压：一旦疑诊则立即禁食，腹胀明显者行胃肠减压，以减轻腹胀，使胃肠道休息；密切观察腹胀消退情况和引流物颜色、性状和量，并记录。

2）及时清理呕吐物，保持口腔、皮肤、床单位清洁。

3）对烦躁哭闹的患儿及时安抚，必要时遵医嘱给予镇静。

4）遵医嘱静脉输入敏感抗生素。

5）避免触摸患儿腹部，腹胀患儿纸尿裤不宜过紧，禁止使患儿俯卧位，以免压迫腹部，可取侧卧位。

6）造瘘口护理，详见本章第十二节。

7）保持室内安静，各项护理操作集中进行，尽量减少对患儿的刺激，避免不必要的操作。

（3）维持水电解质平衡，保证营养摄入

1）恢复喂养：腹胀消失、肠鸣音恢复、大便隐血转阴和腹部平片恢复正常是恢复喂养的指征。恢复喂养后应继续严密观察腹胀和大便情况，如进食后呕吐、腹胀应立即再次禁食直至症状消失后方可重新进食。

2）保证营养摄入：根据情况选择中心静脉置管，以保证禁食期间肠外营养液的输注。

（4）并发症观察

1）吻合口瘘：避免患儿哭闹导致腹压忽然增高；术后严格禁食、胃肠减压，当胃肠减压引流物转为白色胃液且量减少，肛门已排气排便，肠功能恢复后可拔出胃管，可逐渐恢复喂养。

2）切口裂开：术后用弹力腹带加压包扎伤口，维持有效的胃肠减压，监测体温及切口局部情况。同时，遵医嘱静脉使用敏感抗生素，少量多次输入白蛋白、血浆等，对剧烈哭闹者遵医嘱给予镇静剂。如患儿术后切口有淡红色液体渗出，触诊时有切口线变软或空虚感，为切口裂开的先兆，需及时报告医生进行处理。

（5）健康教育

1）疾病知识：讲解NEC疾病知识及患儿病情，使家长积极配合治疗。

2）喂养知识：指导患儿家属合理喂养，观察患儿腹胀、呕吐及大便情况。

3）消毒隔离：指导患儿家属做好奶具消毒。

4）出院指导：指导患儿家属按时门诊随访，预防肠管狭窄、短肠综合征及营养不良等。

要点荟萃

1. 新生儿坏死性小肠结肠炎（NEC） 是以腹胀、呕吐、腹泻、便血，甚至发生休克及多器官功能衰竭为主要临床表现的胃肠道急症。

（1）病因：包括早产、感染及炎症反应、缺氧缺血、饮食因素、输血相关性NEC等。

（2）临床表现：发病时间与出生体重和胎龄密切相关，胎龄越小，发病越晚。临床表现差异很大，可为典型的腹胀、呕吐、腹泻或便血三联征，也可表现为全身非特异性败血症症状。

2. 预防措施

（1）预防早产。

（2）喂养策略：首选亲母母乳，其次为经巴氏消毒的捐赠母乳，最后为配方奶。

（3）避免使用诱发NEC的药物。

（4）预防和治疗贫血。

（5）不推荐常规使用益生菌。

（6）合并血流动力学改变的动脉导管未闭的早产儿，可口服布洛芬。

3. 治疗措施

（1）当疑诊NEC时，应立即启动适用于所有NEC患儿的内科治疗，主要包括支持治疗、经验性抗生素治疗、动态查体以及实验室和影像学密切监测。

（2）肠穿孔、经内科治疗无效或病情进展时可行外科治疗。

（李小文　胡艳玲）

第六节　食管闭锁和气管食管瘘护理评估与干预

新生儿先天性消化道畸形是胎儿在发育过程中由于各种因素导致消化系统结构和功能异常，在出生缺陷中排前三位，其确切病因尚不明，发病者常与化学物质、孕期感染、母亲吸烟、遗传、基因突变等因素密切相关。消化道畸形临床表现多样，大部分表现为消化道梗阻，少部分表现呈危急重症，目前随着围产医学及小儿外科学的发展，大部分畸形能够早期发现、及时治疗。常见的消化道畸形类型分为高位畸形和低位畸形。高位畸形常包括先天性食管闭锁和气管食管瘘、肥厚性幽门狭窄、先天性小肠闭锁或狭窄等，低位畸形常包括先天性巨结肠、先天性直肠肛门闭锁等。

先天性食管闭锁（congenital esophageal atresia，EA）是胚胎期食管发育过程中空泡期原肠发育异常所致畸形，可单独存在，合并 TEF 多见。发病率为 1/4 000~1/2 500，男多于女。

气管食管瘘（tracheoesophageal fistula，TEF）是指气管与食管之间分隔不全，形成气管食管瘘管，可单独存在，常与 EA 同时存在。发病率为 1/4 000~1/3 000。生后即出现口吐泡沫、呛咳、呼吸困难。

一、护理评估

（一）病因及发病机制

系胚胎发育 3~6 周发生障碍所致，其病因尚不清楚，可能与炎症、血管发育不良或遗传因素有关。

（二）病理分型

EA 和 TEF 常同时存在，联合畸形者占 85%~90%，仅少数无瘘管。临床病理分型方法多，目前多采用 Gross 五型分类法，具体见图 14-6-1。

1. Ⅰ型　食管上下两段不连续，各成盲端，未与气管相连，无食管气管瘘；两段食管间的距离长短不等，可发生于食管的任何部位。此型较少见，占 4%~8%。

2. Ⅱ型　食管上段与气管相通，下段呈盲端，两段距离较远。此型较少见，占 0.5%~1%。

3. Ⅲ型　最常见，占 85%~90%。食管上段为盲管，下段与气管分叉处或其稍上处相通，两段间距离超过 2cm 者称Ⅲ(a)型，不到 2cm 者称Ⅲ(b)型。

4. Ⅳ型　食管上下段分别与气管相通，较少见，占 1%。

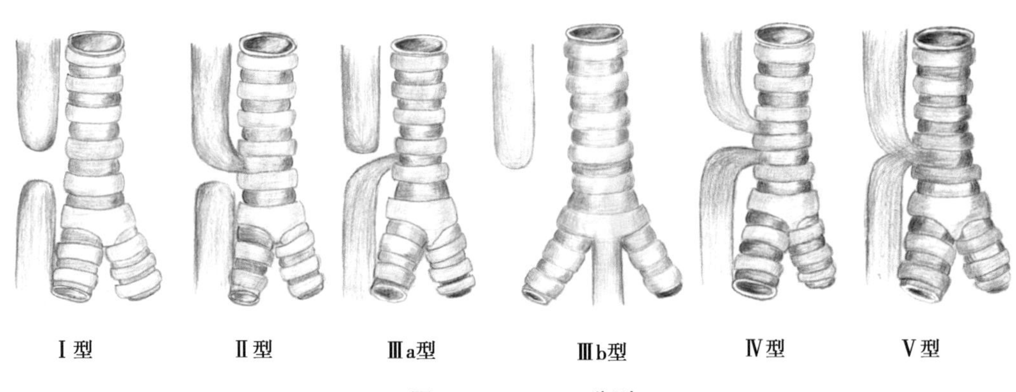

图 14-6-1　Gross 分型

5. V型　单纯食管气管瘘,无食管闭锁,但有瘘与气管相通。此型占2%~5%。

(三)临床表现

1. 胎儿期表现

(1)孕母羊水过多:食管闭锁胎儿不能正常吞咽羊水,从而造成羊水循环障碍,导致羊水过多。

(2)气管软化:正常循环于呼吸道的羊水经瘘管引入食管,消除了羊水对食管、支气管的支持效应,从而造成气管软化。

(3)宫内营养不良,常为小于胎龄儿。

2. 口吐白沫　频繁口吐白沫,生后即出现唾液增多,不断从口腔外溢;因咽部充满黏稠分泌物,呼吸时呼噜作响,呼吸不畅,吸气时分泌物易误吸入气管。

3. 喂奶后呛咳、呕吐、发绀、呼吸困难　这是食管闭锁患儿的典型症状,早在第一次喂奶后即可发生呕吐,非喷射性。乳汁吸入后充满盲袋,反流入气管,立即出现剧烈呛咳和青紫,甚至窒息,清除积液后症状迅速缓解,每次喂奶后都出现以上症状。

4. 舟状腹或腹胀　单纯食管闭锁者腹部呈舟状;合并气管瘘者,因大量空气自瘘管进入胃内,腹胀明显,叩诊成鼓音。

5. 排便情况　起初几天有胎便排出,以后仅有肠液排出。

6. 病情进展情况　患儿很快出现脱水和消瘦,易继发吸入性肺炎和肺不张,可出现发热、气促、呼吸困难等症状。若不早期诊断及治疗,多数病儿在3~5天内死亡。

(四)诊断标准

1. 患儿生后口吐白沫,每次喂奶后出现呕吐、呛咳、青紫等表现。

2. 母亲羊水过多或并发其他先天畸形。

3. 胃管插入困难,约插入8~10cm时受阻而从口腔折返,可辅助食管闭锁诊断;若胃管外端置入水中可见水泡,哭闹或咳嗽时水泡增多可辅助诊断食管气管瘘。

4. X线检查　可观察置入胃管的受阻情况及盲端的位置。正常婴儿可观察到胃管末端顺利到达胃内,此类患儿可观察到胃管插入8~10cm后因受阻而返折,或盘旋在食管盲端内。

5. 颈部超声或MRI,可显示出扩张的食管盲端以辅助诊断。

具备以上1、2两条即可考虑为食管闭锁,若腹部平软则无瘘管存在,喂奶后立即出现呛咳、呼吸困难则瘘管在上段,下段有瘘管则腹胀明显。

二、治疗措施

早期诊断是治疗成功的关键,手术是唯一有效的方式,应争取在肺炎、脱水、酸中毒发生之前进行手术。手术以矫正畸形,重新建立消化道通路且消除患儿气管食管瘘为原则。

三、护理干预

1. 术前护理

(1)一般护理

1)禁食:置胃管于食管闭锁的盲端,绝对禁食、胃肠减压,持续或间断负压吸引。

2)给氧:给予氧气吸入,改善低氧状态,增加肺部通气量,提高手术耐受性。

3)保暖:保持体核温度于36.5~37.5℃之间。

4)应用抗生素:遵医嘱合理使用抗生素控制肺部感染。

5)营养支持,维持水电解质平衡。

6)完善相关术前检查:外出检查过程中注意保持呼吸道通畅,按需吸痰。

7)心理护理:积极与患儿家属沟通,帮助其理解手术的效果,使其接受手术治疗方案,减轻患儿家长的紧张焦虑情绪,积极配合治疗。

(2)呼吸道护理:床旁备负压吸引,按需吸痰,保持呼吸道通畅;抽吸胃管,清除食管盲端、咽部及口腔分泌物。

(3)体位护理

1)斜坡卧位:抬高头、胸部至少30°,以改善呼吸状况,同时防止胃液反流入气管和支气管,引起吸入性肺炎。

2）勤翻身：每1~2小时翻身1次，以防肺不张及肺炎。

2. 术后护理

⑴NICU护理：①术后立即返回病房进行专人管理，维持环境温度和湿度稳定，保暖；②给予心电监测，维持血气及水电解质平衡；③常规使用呼吸机24~48小时，待自主呼吸平稳后方可撤机；④静脉使用广谱抗生素预防和治疗肺炎，给予全肠外营养支持治疗；⑤哭闹患儿保持安静，必要时遵医嘱镇静，以减少吻合口张力，促进伤口愈合；⑥密切观察病情变化，如有异常及时通知医生处理。

⑵胃管（食管支架管）的作用及护理

1）胃肠减压：持续胃肠减压引流胃内容物，减轻腹胀，缓解呼吸困难。

2）支撑作用：对吻合口的愈合起支撑作用，应保留胃支撑架7~10天，防止食管吻合口狭窄。

3）护理：①班班交接术后病人的食管支架管，可用记号笔标好刻度并贴好标签注明置管日期，需与普通胃管进行区分；②班班交接刻度并检查是否固定妥善，以防滑脱，严禁拔出后自行重插；③保持引流管通畅，密切观察引流液的性状及量，有无腹胀，排便及肠蠕动情况；④床旁悬挂警示牌并适当约束患儿上肢，防止拔出或被当作鼻饲管喂养。

⑶胸腔壁式引流管的护理

1）固定：引流管固定稳妥，防止受压、扭曲、脱落。

2）通畅：保持引流管通畅，定时从近心端向远心端挤压。

3）观察：观察引流液的颜色、性质和量。

4）无菌：严格遵守无菌技术操作规程，防止交叉感染；时刻保持引流管通路的无菌、密闭状态。

5）记录：记录24小时总引流量。

6）抢救：床边时刻备用一套胸腔壁式引流抢救盒，包括两块凡士林纱布，两把卵圆钳；搬运或移动患儿时，需用两把卵圆钳夹闭引流管。

⑷呼吸道的护理：保持呼吸道通畅，按需吸引分泌物。

1）给予斜坡卧位，及时清除呼吸道分泌物，保持呼吸道通畅。

2）如分泌物黏稠，可给予气道湿化或雾化后再吸痰。

3）浅层吸痰，插入深度不可超过吻合口水平，以舌根部为宜（一般<8cm），切忌插入过深损伤吻合口造成吻合口瘘。

4）每2小时翻身拍背1次，可促使分泌物松动利于吸出，促进肺扩张。

⑸鼻饲喂养护理

1）若患儿情况好转，可于5~7天后行消化道造影检查，若显示食管通畅、无吻合口瘘及明显狭窄，即可经口喂养。可给予少量5%GS试喂养，耐受良好后再于稀释奶或母乳少量管喂逐渐过渡到全肠道喂养；胃造瘘者术后48小时可经造瘘管喂养。开始进食时暂不拔出胃管，可先将胃管夹闭，严密观察患儿情况，待耐受良好，无不良反应后再拔出胃管。

2）鼻饲喂养时动作轻柔，采取重力喂养，随时观察患儿有无呛咳、憋气、呼吸困难、引流液突然增多的现象。

3）若发现吻合口狭窄，14天后可行食管扩张术。

⑹并发症观察

1）吻合口瘘（anastomotic leak）：是指手术后早期食管和气管之间的连接处（吻合口）未完全愈合或发生了破裂，导致食物和液体泄漏到周围组织或气道中，晚期可形成复发性瘘管。术后早期吻合口瘘的发生与吻合口张力大、食管分离过多导致血运障碍、胃食管反流及吻合技术等原因有关。X线检查示气胸，胸腔闭式引流管引流出大量唾沫样黏液，同时出现发热、精神萎靡、脉搏细速、呼吸急促、患侧胸痛等症状。

2）吻合口狭窄：几乎所有术后患儿都会发生一定程度的吻合口狭窄，与吻合口张力、吻合口瘘、缝线种类及胃食管反流等因素有关。表现为进食缓慢，呃逆，后期出现吞咽困难、呕吐等。

3）复发性瘘管：是指手术修复后，食管和气管之间重新出现异常通道（瘘管）。这种情况意味着手术后瘘管再次形成，导致食物、液体或空气可以异常地从食管进入气管，可能引起咳嗽、吸入性肺炎和其他相关症状。

4）胃食管反流：反复出现呕吐、拒食、易激惹、咳嗽，反复发作的肺炎及低体重等情况。

5）远期并发症：如吞咽困难、生长发育迟缓、支气管炎、慢性咳嗽、肺炎及哮喘等。

（7）出院指导：食管闭锁患儿术后有可能会发生吻合口狭窄，教会患儿家长如何识别病情变化。如果出现呛咳、呕吐、并发肺炎或营养不良时要及时就诊，必要时进一步治疗。

要点荟萃

1. 先天性食管闭锁（EA） 是胚胎期食管发育过程中空泡期原肠发育异常所致畸形，气管食管瘘（TEF）是指气管与食管之间分隔不全，形成气管食管瘘管。EA 和 TEF 常同时存在，联合畸形者占 85%~90%，仅少数无瘘管。临床多采用 Gross 五型分类法分为 5 种类型。

2. 临床表现

（1）胎儿期表现：孕母羊水过多、气管软化、宫内营养不良。

（2）出生后表现：①口吐白沫；②喂奶后呛咳、呕吐、发绀、呼吸困难；③舟状腹或腹胀；④排便情况：起初几天有胎便排出，以后仅有肠液排出；⑤患儿很快出现脱水和消瘦，易继发吸入性肺炎和肺不张等症状。

3. 临床评估关键 新入患儿出现以下情况则应高度怀疑为食管闭锁和/或气管食管瘘：

（1）生后唾液过多，喂奶后出现明显呛咳、青紫，清理呼吸道后缓解，每次喂奶反复出现以上情况。

（2）胃管置入困难，插入约 8~10cm 时遇阻。

（3）安置胃管过程中发现胃管尖端反复从口腔折返。

4. 治疗措施 早期诊断是治疗成功的关键，手术是唯一有效的方式。

5. 护理措施

（1）术前护理：①一般护理：禁食、给氧、保暖、应用抗生素、营养支持等；②呼吸道护理：按需吸痰，保持呼吸道通畅，清除食管盲端、咽部及口腔分泌物；③体位护理：斜坡卧位、勤翻身。

（2）术后护理：① NICU 监护：主要包括专人管理、保暖、心电监测、维持血气及水电解质平衡、呼吸机机械通气、应用广谱抗生素、全肠外营养以及遵医嘱镇静等；②食管支架管：班班交接、固定妥善、保持引流管通畅、床旁悬挂警示牌等；③胸腔壁式引流管的护理；④呼吸道护理；⑤鼻饲喂养护理；⑥并发症观察：吻合口瘘、吻合口狭窄、复发性瘘管、胃食管反流等。

（李小文　胡艳玲）

第七节　肥厚性幽门狭窄护理评估与干预

先天性肥厚性幽门狭窄（congenital hypertrophic pyloric stenosis，CHPS）是一种常见的先天性消化道发育畸形，是由于幽门环形肌肥厚、增生使幽门管腔狭窄，而导致上消化道出现不同程度的梗阻，可进展为胃出口近乎完全梗阻，引发剧烈呕吐。其发病率为 0.01%~0.03%，以呕吐为主要症状,男女比例约为 4∶1,占消化道畸形的第三位,仅次于直肠肛门畸形和先天性巨结肠。原因不明,家族史多见,常见于第一胎,足月儿多见。

一、护理评估

(一) 病理生理

幽门处全层肌肉尤其是环形肌的肥厚性增生为主要病理改变,整个幽门呈纺锤形肿块,且随着年龄的增大肿块不断增大,导致管腔狭小,引起不同程度的机械性梗阻。进食后食物滞留于梗阻处,造成黏膜充血、水肿甚至糜烂,加重梗阻程度。

(二) 临床表现

主要为上消化道梗阻的表现,如呕吐、上腹部肉眼可见的胃蠕动波和触及肥大的幽门肿块。

1. 呕吐 为早期主要症状。

(1) 时间:多发生在生后 3~6 周,少数病例生后即吐,发生时间与肌层增厚程度有关。

(2) 特点:呈规律性进行性加重,起病隐匿,开始为溢奶,随呕吐次数逐渐增多,由一般性呕吐逐渐变为喷射性,常由口腔及鼻腔喷出。

(3) 颜色:呕吐物为奶汁和胃液,乳凝块,不含胆汁,呕吐严重者可呈咖啡色。

(4) 表现:呕吐后表现出强烈的饥饿感,若再次喂奶,能吃完计划奶量。

(5) 其他:呕吐严重者大便减少,数日排便一次,大便干燥、坚硬;尿量减少。

2. 腹部体征

(1) 上腹部膨隆,下腹部平坦、柔软。

(2) 95% 的患儿上腹部可见胃蠕动波,从左肋下向右上腹移动,然后消失,有时喂奶后可见 2 个波相继出现。

(3) 80%~90% 患儿右上腹肋缘下腹直肌外缘可触及橄榄样肿块,即为肥厚的幽门,表面光滑,硬度如软骨。

3. 全身表现 由于摄入不足,患儿初期体重不增,以后迅速下降,脱水,皮下脂肪减少,弹性消失,明显消瘦,营养不良,呈“小老人”貌。

4. 低钾低氯性碱中毒 由于长期呕吐,丢失大量胃酸和钾,临床表现为呼吸浅慢。因血中游离钙离子降低,可引起手足搐搦、喉痉挛、强直性抽搐等。

5. 黄疸 少数病例伴有黄疸,以非结合胆红素增高为主,无溶血现象。黄疸与热量不足、脱水、酸中毒影响肝细胞的葡萄糖醛酸转移酶活性、大便排出延迟增加肠肝循环等因素有关,手术解除梗阻后黄疸迅速消退。

(三) 诊断标准

1. 典型临床表现及体征

(1) 喷射性呕吐,不含胆汁;失水、营养不良。

(2) 胃蠕动波,右上腹幽门部橄榄形包块。

2. 辅助检查

(1) 超声检查:超声检查是疑似 CHPS 的首选成像方式。幽门环肌厚度 ≥4mm、幽门管长度 ≥16mm、幽门直径 ≥14mm、幽门管腔内径 ≤2mm,胃窦及胃腔扩大,蠕动增强,胃排空延迟。

(2) 透视上消化道造影检查:有胆汁性呕吐的婴儿需行上消化道检查,以评估有无肠旋转不良和 / 或肠扭转。吞稀钡特征:胃扩张、胃蠕动增强、幽门管细长如“鸟嘴状”,胃排空延迟,6 小时后仍有 90% 的钡剂滞留在胃内。

二、治疗措施

1. 内科疗法 诊断未明确,症状轻微或发病较晚者可先行内科治疗。

2. 外科治疗 CHPS 的根治方法是幽门肌切开术,包括开放式幽门肌切开术和腹腔镜幽门肌切开术,绝大多数患儿能通过幽门肌切开术治愈。

3. 其他方法 由于手术既安全又有效,CHPS 的其他治疗方法一般只用于手术风险非常高的婴儿或没有条件开展小儿手术治疗时。

(1) 阿托品:能解除幽门痉挛。但这种方法通常需要数周或数月的阿托品治疗联合肠外营养或幽门后肠内喂养,以及长时间住院。

(2) 保守治疗:需要尝试持续鼻十二指肠喂养,一般持续数月,直至胃出口梗阻随着婴儿生长而好转。

三、护理干预

1. 术前护理 术前2~3天。纠正脱水及电解质紊乱；改善全身情况，必要时少量输血，纠正贫血及营养情况。

(1)体位管理：由于幽门壁肌层高度肥厚致幽门狭窄，使胃内容物通过障碍而引起呕吐，呕吐常在进食后不久发生，呈喷射状，量大，为防止患儿因呕吐引发误吸，应将患儿置于右侧斜坡卧位或平卧头偏向一侧体位。

(2)皮肤护理：频繁呕吐易刺激患儿颈部及面颊部的皮肤而引起局部皮肤红肿甚至溃烂，需定时用温湿软毛巾清洁颈面部皮肤，保持皮肤清洁。

(3)抗痉治疗：喂奶前30分钟口服1∶1 000或1∶2 000的阿托品溶液，注意观察皮肤发红情况。

(4)营养管理

1)加稠喂养：适当减少奶量，加入少许米粉，少量多次喂养。

2)十二指肠喂养：保证肠道能摄取由狭窄的幽门管进入的少量食物，以维持肠道的功能。

3)纠酸、补液：遵医嘱使用生理盐水进行补液，纠正脱水、电解质紊乱和营养不良，不用碱性液，同时注意补钾。

(5)术前准备

1)禁食：术前1天或手术当日禁食、胃肠减压，禁食的同时给予静脉补液。

2)皮肤准备：术前1天按上腹部手术范围清洁皮肤，腹腔镜手术者要注意脐部清洁，但是由于本病患儿为新生儿，脐带脱落时间短，注意防止过度清洁，以免脐部皮肤破溃造成伤口和腹腔感染。

(6)心理护理：患儿呕吐频繁导致日渐消瘦，家属既希望手术，又对手术充满恐惧。在做好入院宣教的同时，讲解手术的必要性，告知家属手术后生长发育很快与同龄正常小儿同步，使家长积极面对手术，消除恐惧心理。

2. 术后护理

(1)生命体征观察

1)经腹腔镜手术者，术后可给予持续低流量吸氧，预防高碳酸血症的发生；同时，应密切监测患儿的呼吸频率和深度，监测血氧饱和度，保持患儿呼吸道通畅。

2)术后3天内患儿体温一般在37~38℃之间，不用特殊处理；若体温在38.5℃左右，可采用温水擦浴；若体温≥39℃，应遵医嘱给予药物降温，以防发生高热惊厥。手术3天后体温再次上升或术后持续高热达39℃以上，提示有感染的可能。

(2)体位管理

1)手术后由于黏膜水肿、胃炎或反射性呕吐，为防止患儿呕吐引起误吸，仍需采取右侧斜坡卧位或平卧头偏向一侧体位。

2)向家属讲解术后呕吐的原因，既可以消除家属的担忧，还可以取得家属的配合。

(3)喂养管理

1)术后即可拔出胃管，6小时后试喂糖水，次日开奶，逐渐过渡到正常饮食。

2)术后呕吐与幽门部水肿或奶量增加太快有关，应减量后再逐渐增加。

3)对于术前有长期呕吐的患儿，术后出现明显呕吐的可能性较大，术后喂养应谨慎，可暂缓喂养，给予静脉补液和营养支持。

4)术后喂养需遵循逐渐增加奶量和浓度的原则，喂养应因人而异，根据患儿的呕吐情况决定每次喂养的量和间隔时间。

(4)呕吐观察：观察呕吐的特点、每次呕吐的量、呕吐间隔时间。正常情况下患儿术后呕吐为溢出状，呕吐的次数和每次呕吐的量逐日减少，若患儿术后呕吐与术前呕吐规律相同，则应考虑为幽门环肌切开不完全；对术后持续性呕吐或呕吐物含胆汁者，则应行上消化道造影、腹部彩超检查，积极寻找病因。

(5)胃管护理：应根据引流液的性质和患儿的情况决定胃管留置时间，留置期间需做好胃管护理，注意观察引流液的颜色，及时告知医生并进行对症处理。

(6)并发症观察：切口疝、感染或伤口裂开、十二指肠穿孔或出血等，幽门肌切开术的严重并发症发生率很低，黏膜穿孔率不足1%，可在术中发现。

(7)随访：在手术后恢复至正常喂养期间应严密监测婴儿状况。若未出现新的症状，只需接受常规儿科保健，包括监测生长情况；有其他持续或复发症状的婴儿需接受进一步评估，包括评估有无CHPS以外的疾病；若术后进行腹部超声检查，应谨慎解读结果，因为幽门肌增厚和幽门直径增大的情况会分别持续8个月和1年。

要点荟萃

1. 先天性肥厚性幽门狭窄(CHPS) 是一种常见的先天性消化道发育畸形，是由于幽门环形肌肥厚、增生使幽门管腔狭窄，而导致上消化道出现不同程度的梗阻，可进展为胃出口近乎完全梗阻，引发剧烈呕吐。

2. 临床表现 主要为上消化道梗阻的表现。

(1)呕吐：早期主要症状，呈规律性进行性加重，开始为溢奶，逐渐变为喷射性。

(2)腹部体征：上腹部膨隆，下腹部平坦、柔软；上腹部肉眼可见的胃蠕动波和触及肥大的幽门肿块。

(3)全身表现：因摄入不足，患儿初期体重不增，以后迅速下降，脱水，皮下脂肪减少，弹性消失，明显消瘦，营养不良，呈"小老人"貌。

(4)低钾低氯性碱中毒。

(5)黄疸。

3. 治疗措施 CHPS的根治方法是幽门肌切开术。

4. 护理措施

(1)术前护理：纠正脱水及电解质紊乱；改善全身情况，必要时少量输血，纠正贫血及营养情况。

(2)术后护理：①喂养：术后即可拔出胃管，6小时后试喂糖水，次日开奶，逐渐过渡到正常饮食；②并发症观察；③随访。

（李小文　胡艳玲）

第八节　肠闭锁和肠狭窄护理评估与干预

一、肠闭锁

肠闭锁是新生儿肠梗阻最常见的原因之一，约占新生儿肠梗阻的1/3，活产儿的发病率为(1.3~3.5)/10 000，其中约20%的病例存在染色体异常。男性略多于女性，其中LBW约占1/3。可发生在消化道的任何部位，约半数病例累及十二指肠，空肠或回肠次之，结肠闭锁较少见。

(一)护理评估

1. 分类及发病机制 消化道正常发育受阻就可能导致肠闭锁，受累肠段不同机制也不同。

(1)十二指肠闭锁：最常见，约占1/2，是早期妊娠正常胃肠道发育过程中再通中断所致。

(2)空肠和回肠闭锁：空肠和回肠闭锁分别占1/5左右，为宫内获得性疾病，由血管破坏引起胎儿肠道缺血性坏死所致。

(3)结肠闭锁：较少见。

2. 临床表现

(1)产前诊断/病史

1)因肠闭锁胎儿不能正常吞咽羊水，造成羊水循环障碍，常导致母体羊水过多。

2）产前B超检查常可发现多个肠管扩张、肠腔内充满液体，有时还可出现胎儿腹围增加，多数于孕晚期发现。

（2）呕吐：为最突出的症状，生后第一次喂奶即可出现，呈持续性反复呕吐，进行性加重。因闭锁或狭窄部位不同，呕吐性质不同。

1）高位肠闭锁（十二指肠闭锁）：出现时间早且频繁，生后第一次喂奶即发生呕吐，呕吐物为乳汁、胃十二指肠分泌物，多含胆汁，呕吐逐渐加重，呈持续性反复呕吐。

2）低位肠闭锁（空肠、回肠和结肠闭锁）：第1天末或第2天出现，呕吐量多，呈粪汁样，带臭味，呕吐次数及程度呈进行性加重。

（3）腹胀：梗阻位置不同，表现不同。

1）高位肠闭锁：上腹膨胀，下腹较凹陷，可见自左向右推进的胃蠕动波，呕吐后缓解。

2）低位肠闭锁：全腹膨胀，可见肠型、肠蠕动，肠鸣音亢进，叩诊为鼓音，呕吐后腹胀不缓解。如并发肠穿孔时则腹胀更甚，可见腹壁静脉曲张。

（4）排便情况：生后无正常大便排出，肛门指检后可见少量灰白或青灰色黏液性大便排出，为肠黏膜的分泌物和脱落细胞混合组成。少数患儿在妊娠后期胎粪形成后因循环障碍而造成的肠闭锁，可排出少许绿色干便。

（5）一般情况：早期良好，后期因呕吐频繁很快出现脱水、电解质紊乱、消瘦，常继发吸入性肺炎。

3. 诊断标准

（1）产前诊断/病史：产前B超断层扫描对胎儿肠闭锁诊断很有价值。可发现羊水过多，肠管扩张。

（2）出生后典型临床表现及体征：生后即有持续性呕吐，24~36小时无正常胎便排出，进行性腹胀。

（3）辅助检查

1）腹部X线检查：在诊断上有很大价值，可确诊肠梗阻。①高位肠闭锁：立位X线检查上腹可见“双泡征”或“三泡征”，为2~3个扩大的液平面，其他肠管完全不充气。②低位肠梗阻：可见多个扩大肠曲与液平面，其余肠管不充气。

2）稀钡灌肠：可疑病例可做稀钡灌肠，见瘪缩细小的胎儿型结肠，还可排除先天性巨结肠和肠旋转不良。

（二）治疗措施

1. 内科治疗

（1）禁食、胃肠减压：一经诊断立刻胃肠减压，高位闭锁腹胀即可消失，还可防止发生吸入性肺炎。

（2）补液、纠正水电解质失衡，纠正酸中毒，补充维生素K和维生素C。

（3）预防性使用抗生素。

（4）配血，必要时输全血和血浆。

2. 外科治疗 手术是唯一有效的治疗方法，手术治疗的早晚、手术前的准备及手术后的护理质量直接影响其预后，闭锁位置越高，预后越好。

（三）护理干预

1. 术前准备

（1）保持呼吸道通畅：因患儿呕吐频繁可致吸入性肺炎，将患儿置于斜坡卧位，头部抬高15°~30°；观察患儿有无鼻翼扇动、口周青紫等缺氧症状；根据病情给予吸氧、吸痰及雾化吸入；有呼吸衰竭者及时应用呼吸机辅助呼吸。

（2）病情观察及生命体征评估：测量体温、心率、血压、面色，观察腹部情况；是否有呕吐，呕吐物性质、量；观察大便颜色、次数、量，并做好详细记录，为临床治疗及护理提供准确无误的资料。

（3）禁食、胃肠减压：及时清理口腔内分泌物，选择适当型号胃管给予胃肠减压，注意负压不可过大，以免损伤胃黏膜；密切观察胃管引流情况，保持胃管通畅，防止阻塞、受压，如不通畅及时找出原因进行处理，发生阻塞时可用20ml注射器抽取温生理盐水10ml冲洗并回抽胃管，以解除阻塞。

（4）纠正脱水及电解质紊乱：若患儿未合并消

化道穿孔、急性腹膜炎等，术前应尽量纠正脱水及电解质紊乱，治疗因频繁呕吐而引起的吸入性肺炎，改善患儿的一般情况后再行手术，否则患儿难以耐受麻醉及手术创伤而影响预后。可根据患儿体重及病情用输液泵来调节输液的速度，防止液体进入过多过快引起肺水肿。

(5)遵医嘱预防性使用抗生素。

2. 术后护理

(1)体位管理：加强麻醉后体位管理，注意生命体征的变化，在患儿麻醉未清醒前取去枕平卧头侧位，观察呕吐情况，避免误吸。

(2)保持呼吸道通畅：麻醉术后极易发生上呼吸道黏膜充血水肿，分泌物增多，导致上气道阻塞和通气量减少。床旁应备好吸痰器，必要时吸痰。

(3)体温管理：因新生儿体温调节中枢发育不完整，且术后抵抗力弱，术后2~4天体温上升是并发感染的重要征象，因此，要密切监测体温的变化情况，及时做好应对处理。

(4)饮食管理

1)持续胃肠减压，肠外营养支持，静脉使用抗生素，直至肠道功能恢复，待胃肠减压引流物不含胆汁、腹部不胀、肛门排气后(一般于术后6~7天吻合口基本愈合并恢复功能)，可开始肠内微量喂养，根据耐受情况逐渐达到全肠道喂养。

2)对于留置了跨吻合口营养管的患儿，应于术后24小时开始持续空肠管喂养，并在耐受范围内逐步加量，等待近端肠道功能恢复后再行经口喂养。

(5)肠道功能观察：注意观察排气、排便情况，详细记录排便量和粪便性质，以此来判断肠道功能的恢复和吻合口通畅情况。

(6)伤口护理

1)密切观察伤口敷料有无渗血渗液，及时报告医生给予处理。

2)严格无菌操作，减少切口感染机会。

3)遵医嘱合理使用抗生素，预防切口感染。

(7)并发症观察

1)吻合口瘘：表现为病情恶化、腹胀和呕吐等症状，腹部X光检查显示腹腔内有游离气体，若此现象出现在手术结束24小时之后，则很可能是吻合口瘘或穿孔的迹象，应立即再次行剖腹探查并进行相应的处理。

2)其他术后并发症：包括缺血导致的坏死、后期出现的肠狭窄、粘连性肠梗阻、跨吻合口营养管造成的肠穿孔等。

二、肠狭窄

肠狭窄(intestinal stenosis)的发病率为肠闭锁的1/20~1/19，发生部位多位于十二指肠(约50%)，其次为回肠(25%)和空肠，结肠罕见。

(一)护理评估

1. 临床表现 因狭窄部位及程度的不同而不同，狭窄越明显，症状越重，多数生后即有不全性肠梗阻表现。

(1)呕吐：70%的病例狭窄部位在胆总管开口以下，反复呕吐，呕吐物含胆汁。轻症患者生后4~10天才出现呕吐，1~2次/d。

(2)腹部情况：①高位肠狭窄：上腹部膨隆，可见胃蠕动波；②低位肠狭窄：全腹膨胀，可见肠型及肠蠕动波，肠鸣音亢进。

(3)排便情况：有胎便排出，量较正常少，轻症患者大便可正常。

(4)全身情况：慢性脱水及消瘦。

2. 诊断标准

(1)腹部X线检查：立位腹部平片可见狭窄上端扩大的肠段，下端仅有少量气体充盈。

(2)钡餐检查：可明确狭窄部位。

(二)治疗措施

1. 内科治疗 同肠闭锁。

2. 外科治疗 肠切除吻合术、空肠十二指肠吻合术等，预后良好。

(三)护理干预

同肠闭锁。

要点荟萃

1. 肠闭锁 是新生儿肠梗阻最常见的原因之一，约占新生儿肠梗阻的1/3，可发生在消化道的任何部位，约半数病例累及十二指肠，其次为空肠或回肠，结肠闭锁较少见。

2. 临床表现

(1)孕母羊水过多。

(2)呕吐：为最突出的症状，生后第一次喂奶即可出现，呈持续性反复呕吐，进行性加重。因闭锁或狭窄部位不同，呕吐性质不同。

(3)腹胀：①高位肠闭锁上腹膨胀，下腹较凹陷，呕吐后缓解；②低位肠闭锁：全腹膨胀，可见肠型、肠蠕动，肠鸣音亢进，呕吐后腹胀不缓解。

(4)排便情况：生后无正常大便排出。

(5)一般情况：早期良好，后期因呕吐频繁很快出现脱水、电解质紊乱、消瘦，常继发吸入性肺炎。

3. 治疗措施 手术是唯一有效的治疗方法，闭锁位置越高，预后越好。

4. 护理措施

(1)术前护理：保暖，禁食、胃肠减压，纠正脱水、静脉营养，及时清理口腔分泌物，术前预防性使用抗生素。

(2)术后护理：①饮食管理：持续胃肠减压，肠外营养支持，待肛门排气后开始肠内微量喂养，根据耐受情况逐渐达到全肠道喂养；②伤口护理；③并发症观察。

（李小文　胡艳玲）

第九节　先天性巨结肠护理评估与干预

先天性巨结肠（congenital megacolon）又称为无神经节细胞症（aganglionosis），是一种肠道运动障碍，由于胎儿期神经嵴细胞（肠神经节细胞的前体细胞）在肠道发育过程中未能完全迁移至肠道，导致无神经节细胞的结肠肠段无法松弛而持续痉挛，粪便瘀滞在近端结肠使该段肠管肥厚、扩张，逐渐形成巨结肠改变，是小儿外科常见的消化道畸形，占消化道畸形的第二位。其发病率约为1/5 000，男女患者的整体比例为(3~4)∶1；整个结肠受累时，男女比例接近1∶1。

一、护理评估

（一）病因及病理生理

1. 病因 巨结肠是遗传与环境的联合致病作用导致的肠壁神经节细胞减少或缺如，是一种先天性发育停顿，为多基因或多因素遗传病。

2. 病理生理 病变段肠壁神经节细胞减少或缺如使其失去正常推进式蠕动，处于持续痉挛状态，使粪便排出受阻（功能性肠梗阻），长期粪便淤积使痉挛近端肠管逐渐扩张、肥厚而形成巨结肠（图14-9-1）。典型改变：明显狭窄段和扩张段。

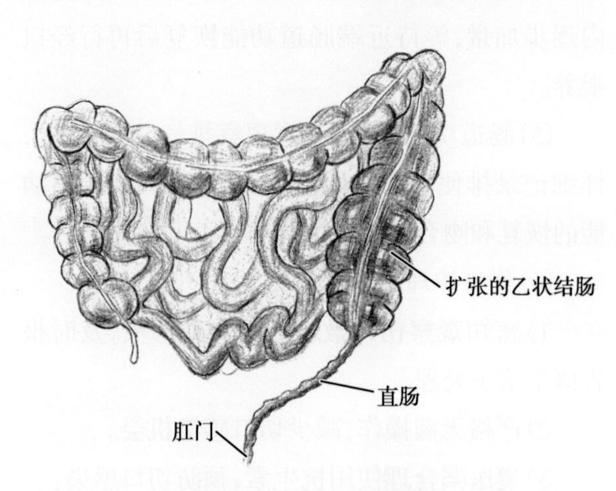

图14-9-1　先天性巨结肠

（二）分型

根据病变范围、部位、痉挛段长度可分为六种类型：

1. 普通型 最常见，占75%，病变自肛门向上达乙状结肠远端。

2. 短段型 占20%，病变局限于直肠远端，距肛门不超过6.5cm。

3. 长段型 占3%~5%，病变自肛门向上达乙状结肠或降结肠。

4. 全结肠型 占5%，病变包括全部结肠及回肠末段。

5. 超短段型 又称为内括约肌失弛缓症，病变局限于直肠远端。

6. 全肠型 较少见，病变累及全结肠及回肠，甚至十二指肠。

（三）临床表现

急性低位不全肠梗阻表现，因病变肠管长度不同而临床表现有所不同。

1. 胎便排出延迟

(1) 多数患儿生后胎便排出延迟，于2~3日内出现低位部分甚至完全性肠梗阻症状，呕吐、胎粪性便秘、全腹胀。

(2) 痉挛段越长，便秘症状出现越早、越严重。

(3) 肛门指检或温盐水灌肠后可排出大量胎便和气体，有助于缓解症状。

(4) 少数合并巨结肠肠炎，导致巨结肠危象。

2. 腹胀 不同程度的腹胀，严重程度与病变程度及是否进行有效处理有关，腹胀严重者可压迫膈肌出现呼吸困难。

3. 呕吐 不多见，长段型及全结肠型由于梗阻严重可在早期出现呕吐，呕吐物中可含奶汁、胆汁或粪渣样液体。

4. 体征 腹部膨隆明显，腹壁皮下脂肪薄，腹壁静脉曲张明显；可出现粗大的肠型及肠蠕动波，肠鸣音亢进。

（四）常见并发症

1. 小肠结肠炎 是新生儿期最常见和最严重的并发症。因大便长期积聚导致小肠循环障碍，细菌感染所致。

2. 肠穿孔 由于肠腔扩大压力增高所致。有的巨结肠患儿甚至以肠穿孔为首发症状，并发小肠结肠炎时穿孔概率更大，常发生于乙状结肠和盲肠。

3. 全身症状 多伴有营养不良、贫血、抵抗力低下，继发各种感染等。

（五）辅助检查

1. 肛门指检 对诊断巨结肠很重要，指检可触及直肠内括约肌痉挛和直肠壶腹部的空虚感。可刺激排便，有时可触及巨大粪块，拔出手指后，大量气体、粪便呈“爆炸样”排出，腹胀立即好转。

2. X线检查 立位腹部平片显示为低位结肠梗阻，多个液平面及扩张的肠袢，直肠不充气，盆腔空白。

3. 钡剂灌肠 为主要诊断方法，对生后腹部平片发现远端肠管扩张的新生儿，应首先行钡剂灌肠。可显示痉挛肠段的长短和结肠扩张的程度和范围，确定巨结肠病变类型。

4. 肛门直肠测压 正常小儿扩张直肠可引起肛门内括约肌反射性松弛，压力下降，巨结肠患儿不出现此现象，反而升高。适用于日龄12天以后的新生儿，确诊率大于90%。

5. 直肠活检 ①直肠肌层活检：需在全麻下取直肠壁肌层活检，是诊断巨结肠的“金标准”，证实肌间神经节细胞缺如即可诊断，准确率为98%；②直肠黏膜活检：吸取一小块黏膜用乙酰胆碱酯酶染色组织化学法，可见到大量增粗的乙酰胆碱酯酶神经纤维（正常呈阴性反应），正确率达96%。

二、治疗措施

1. 保守治疗 适用于轻症、未确诊之前、合并感染或全身情况较差者。主要包括维持营养及水电解质平衡；口服泻药或润滑剂，保持每日排便；使用甘油栓或开塞露诱导排便；使用扩肛器，每日扩张痉挛狭窄肠段。待患儿3个月~1岁再做根治手术。

2. 结肠灌洗 灌肠时导管插入深度要超过痉挛段，使用温生理盐水反复灌肠，同时配合腹部按摩，适用于诊断尚未明确或用于确诊病例的术前准备。

3. 外科治疗 根治性手术，切除无神经节细胞肠段和明显扩张肥厚肠段、神经节变性的近端结肠。

三、护理干预

1. 术前护理

(1) 灌肠护理：清洁洗肠是先天性巨结肠有效缓解症状的重要治疗措施，也是肠道手术成功与否的关键，只有充分地清洗肠道才能最大程度地缓解梗阻症状，恢复肠壁张力，排出积便，减轻肠管扩张水肿，防止粪便污染手术野。对术前的最后一次灌肠，要求流出灌肠液的颜色清如水样。详见第二十五章第十五节。

1) 灌肠液应选择温生理盐水（38~40℃），禁用非等渗液体，预防由此导致的水中毒及脱水，每次用量为100ml/kg，反复大量地清洁洗肠，每日1~2次，手术前1天晚上及手术当日加洗1次。

2) 灌肠前，操作者可先通过肛诊了解直肠狭窄长度及肠管走向，体会狭窄段的长度。灌肠时，选择较软的肛管，用石蜡油润滑肛管前端7~10cm，暴露肛门，缓慢轻巧地将肛管插入肛门，切勿用力猛插。

3) 大便干结不易灌洗时，可用开塞露于灌肠前2~3小时注入结肠内软化大便，灌肠时顺肠管走向轻揉腹部，促进大便排出。

4) 灌肠中严密观察病情变化，如灌出液中有血性液体，应立即停止操作，查找原因，警惕发生肠穿孔。

(2) 饮食与营养支持：合理喂养，有贫血者应积极纠正贫血；术前1晚开始禁食，禁食期间给予营养支持，必要时输注血浆或丙种球蛋白，以提高手术的耐受性；手术当天早上留置胃管行胃肠减压。

2. 术后护理

(1) 体位：全麻苏醒前患儿应取平卧位，头偏向一侧，保持呼吸道通畅，预防因呕吐导致误吸，甚至引起窒息或吸入性肺炎。床头备好各种抢救药品和器材，确保及时处理应急事件。

(2) 病情观察：①严密观察患儿生命体征，密切注意体温、心率、血压的变化；②观察尿量、皮肤颜色和温度，注意补液量和速度；③加强意识观察：患儿苏醒时易兴奋、哭闹，而麻醉较深者则处于不清醒状态，护士应注意防止患儿坠床、误吸等；④注意氧疗，根据患儿痰液情况适当配合氧疗驱动雾化，及时排出痰液，预防肺部感染。

(3) 导管护理

1) 肛管的护理：术后常规放置肛管，起到扩肛、排气、排液的作用，以免腹胀，促进吻合口愈合。①术后必须妥善固定肛管，班班交接检查有无牵拉、扭曲、滑脱；②定时挤压引流管，确保引流通畅；③及时更换肛管末端便袋，观察引流物的颜色、性质和量；④适当约束患儿下肢，以免肛管滑脱，严密观察肛门渗血情况，保持肛管周围皮肤清洁；⑤术后24小时内若发现肛管内有活动性出血等异常应及时向值班医生汇报并协助处理。

2) 导尿管的护理：术后留置尿管过程中，要防止尿路感染和气囊引起的尿道撕裂，将尿管固定在大腿内侧，连接尿袋，留一定的活动余地，专人看护，每日尿道口护理4次，术后3天予以拔除。

(4) 肛门护理：术后患儿因肛门异物疼痛不适，多有哭闹，应给予适当止痛或转移注意力缓解患儿疼痛。巨结肠切除后，由于肠道缩短，大便次数增多，大便刺激肛周皮肤易引起糜烂，肛门护理尤为重要。患儿排便后应及时给予温生理盐水棉球清洁肛周，干燥后涂抹氧化锌软膏保护肛周皮肤。

(5) 饮食护理：术后禁食2~3天后再开奶，注意观察患儿有无恶心、呕吐、腹胀情况。

(6) 扩肛护理：巨结肠术后易导致肛门狭窄，术后2周起常规行扩肛治疗，每天1次，每次3分钟。

(7) 结肠造瘘的护理：详见本章第十二节。

(8)并发症观察

1)会阴部切口感染：常规应用抗生素预防感染，患儿双下肢分开，臀下垫棉垫，充分暴露肛门，保持会阴部清洁干燥。

2)便秘：10%~30% 的患儿在巨结肠修复术后出现便秘或持续性梗阻症状，包括呕吐、腹胀、腹鸣、腹部膨隆和严重便秘。可能的原因包括：机械性肠梗阻(如狭窄)、持续性或获得性无神经节细胞症、结肠动力障碍(如肠神经元发育不良)等。

3)小肠结肠炎：是最严重的并发症，术后发生率高达 45%，通常发生于手术修复后 1 年内。主要表现为持续高热、呕吐、腹胀、腹泻，肛检时大量奇臭粪便和液体排出。为有效预防小肠结肠炎的发生，应做好维持性扩肛，扩肛过程中应仔细、轻柔，避免人为损伤穿孔。

4)大便失禁：术后早期常见腹泻和大便失禁，但会逐渐缓解。原因可能是结肠切除术后水分吸收表面积减小和肛门括约肌功能障碍。

(9)健康教育：应教会家属扩肛的方法，向家属讲明术后扩肛的重要性，让家属体会手指通过吻合口的感觉，坚持扩肛半年左右，直至排便正常，以防肛门狭窄。教会家属扩肛期间注意观察患儿面色、有无腹痛，如有异常则立即停止扩肛，及时就诊。对患儿进行排便训练，尽早恢复正常排便。

要点荟萃

1. 先天性巨结肠　又称为无神经节细胞症，是一种肠道运动障碍，由于胎儿期神经嵴细胞(肠神经节细胞的前体细胞)在肠道发育过程中未能完全迁移至肠道，导致无神经节细胞的结肠肠段无法松弛而持续痉挛，粪便瘀滞在近端结肠使该段肠管肥厚、扩张，逐渐形成巨结肠改变。是遗传与环境的联合致病作用导致肠壁神经节细胞减少或缺如，是一种先天性发育停顿，为多基因或多因素遗传病。

2. 临床表现及体征　急性低位不全肠梗阻表现，因病变肠管长度不同而临床表现有所不同，主要表现为：①胎便排出延迟，痉挛段越长，便秘症状出现越早、越严重；②不同程度的腹胀，腹壁静脉曲张明显；③呕吐(不多见)，呕吐物中可含奶汁、胆汁或粪渣样液体；④肛门指检可触及直肠内括约肌痉挛和直肠壶腹部的空虚感，可刺激排便，有时可触及巨大粪块，拔出手指后，大量气体、粪便呈“爆炸样”排出，腹胀立即好转。

3. 治疗措施　①保守治疗：适用于轻症、未确诊之前、合并感染或全身情况较差者；②结肠灌洗：适用于诊断尚未明确或用于确诊病例的术前准备；③外科根治性手术。

4. 护理措施

(1)术前护理：灌肠、口服肠道抗生素、饮食与营养支持等。

(2)术后护理：包括体位、病情观察、导管护理(肛管、导尿管)、肛门护理、饮食护理、扩肛护理、结肠造瘘的护理、并发症观察及健康教育等。

(李小文　黄　希)

第十节　直肠肛门闭锁护理评估与干预

肛门直肠畸形在新生儿期非常多见，占消化道畸形的首位，总发病率约为 1/5 000。肛门直肠畸形种类繁多，不仅包括肛门直肠本身发育缺陷，肛门周围、盆底肌肉及神经也有不同程度异常。

而直肠肛门闭锁则为肛门直肠畸形中的一种，是由于胚胎在第7~8周时，尿直肠隔向尾端下降至泄殖腔膜的过程中发生停滞所致，由此造成的畸形可为单纯肛门闭锁，也可为泄殖腔存留。

一、护理评估

（一）病因

直肠肛门闭锁的发生是正常胚胎发育期发生障碍的结果，其发病原因尚不清楚，许多学者认为与遗传因素有一定关系，有家族发病史者约占1%。

（二）病理分类

1. 单纯型锁肛 包括三种类型，肛门闭锁、直肠闭锁及肛管直肠闭锁。

2. 有瘘型锁肛 除锁肛外还同时伴有直肠膀胱瘘、直肠尿道瘘、直肠阴道瘘。

（三）临床表现

因种类较多，临床表现不同，症状出现时间也不一致。

1. 单纯型锁肛 生后很快出现症状，主要表现为低位肠梗阻症状。

（1）呕吐：进食后呕吐奶汁，含胆汁和粪渣样物。

（2）腹胀：生后无胎便排出，腹部逐渐膨胀。

（3）全身症状：进行性加重，出现脱水、电解质紊乱甚至肠穿孔，1周内可死亡。

（4）局部症状：低位肛门闭锁在肛门隐窝处或沿阴囊后会阴部有膜状隔，透过膜可见黑色的胎便，哭闹时膜向外突出，可触及压力变化的冲击感。

2. 有瘘型锁肛 因瘘管粗细和位置不同，临床表现差异较大。

（1）男婴：合并直肠后尿道瘘者，因瘘管细而梗阻症状较明显。肛门处无孔道，可见少许胎便附着于尿道口及尿布上，常见症状为尿道口排气，可反复发生尿道炎。

（2）女婴：合并直肠阴道瘘者瘘管较粗大，大便通过瘘管排出，易导致生殖道感染，肠梗阻症状常不明显，通常于添加辅食大便成形后肠梗阻症状才出现；若瘘孔较小则较早出现排便困难。

（四）辅助检查

1. X线检查 头低足高或侧卧位，可见直肠盲端距肛门有一定距离。可准确测定直肠闭锁的高度，有无泌尿系统瘘。

2. 超声检查 可扫描得到肛门区声像图。

3. CT检查 了解直肠盲端与肛提肌之间的关系。

4. MRI检查 可明确畸形的类型，同时可判断骶尾椎有无畸形。

二、治疗措施

因种类繁多，治疗方法应根据其类型及末端的高度而不同。

1. 低位肛门闭锁 出生后即可行会阴肛门成形术。

2. 中、高位肛门闭锁 一是切开骶尾部和腹部，把直肠盲端拖至会阴做成肛门；二是先行横结肠或乙状结肠造瘘术，解除梗阻症状，6个月后再行肛门成形术。

三、护理干预

1. 术前护理 主要包括保暖，禁食、胃肠减压，纠正脱水、静脉营养，术前预防性使用抗生素，留置尿管等。

（1）皮肤护理：观察患儿会阴部及肛门局部有无瘘口，有瘘口者应保持会阴部清洁干燥。

（2）胃肠道准备：观察患儿腹胀程度，遵医嘱安置胃管以排空胃内容物，防止呕吐和减少胃肠道气体；持续胃肠减压，观察引流液颜色、量、性状并记录。

（3）加强营养、维持水电解质平衡：观察患儿有无脱水及脱水程度，纠正已存在的脱水、酸中毒，全肠外营养，准确记录24小时出入量。

（4）病情观察：生命体征、精神状态及反应；腹部体征，会阴及肛门皮肤的情况；全身营养状况；保持呼吸道通畅，防误吸。

(5)心理护理：评估家长对疾病的认识程度及接受程度，家庭对手术治疗的经济承受能力。家长担心手术效果及预后等而过于紧张焦虑，医护人员应耐心向其讲解该疾病的特点及治疗效果，以取得其支持及配合。

2. 术后护理

(1)呼吸道护理：因全麻术后呼吸道充血水肿，气管分泌物增多，排痰困难，易导致窒息，应加强呼吸道护理，随时清除呼吸道分泌物或呕吐物。拔管后给予面罩吸氧，同时遵医嘱雾化吸入，翻身、拍背，胸部物理治疗。

(2)体位：肛门成形术后患儿应取侧卧位或俯卧位休息，以充分暴露肛门；肠造瘘术后的患儿多取瘘口侧侧卧位休息。

(3)胃管护理：保持有效的胃肠减压，定时检查胃管是否通畅，观察胃液的颜色、量、性状；术后胃管一般留置24~48小时，待患儿大便排出，腹胀消失，胃管引流液转为白色时可拔出胃管；为避免患儿自行拔出胃管，可给患儿戴上棉质手套或保护性装置约束双手。

(4)尿管护理：由于直肠会阴术常致尿道周围水肿压迫尿道，水肿于48~72小时内达高峰，在此期间应妥善固定尿管，保持通畅，防止尿管脱落。尿管一般于术后3~5天拔除。

(5)肛管及肛门护理：部分患儿肛门内留有凡士林肛管压迫止血24小时。需观察周围有无渗血、红肿等异常情况；避免因患儿躁动使肛管扭动损伤直肠。保持肛门部位清洁、干燥，每次排便后及时用生理盐水清洗，以免切口被大小便污染。

(6)造瘘口护理：详见本章第十二节。

(7)饮食护理：胃肠道功能恢复后，可经口试喂5% GS或10% GS，观察患儿无呕吐、腹胀，肛门排气排便正常后可开始给予稀释奶喂养。

(8)补液、控制感染和营养支持：根据医嘱合理补液，维持水、电解质、酸碱平衡并进行合理的营养支持，使用抗菌药控制感染，每日监测血糖3~4次等。

(9)并发症的观察及处理

1)伤口感染：因大便刺激、污染伤口所致，患儿表现为高热、肛周红肿，有黄色脓性分泌物。

2)造瘘口坏死：观察造瘘口血液循环情况，有无出现肠黏膜颜色发暗、发紫、发黑等，如果发现异常应立即通知医生。

3)肠管脱出：与营养不良有关，一旦发生应立即用无菌纱布包裹脱出肠管，适当按压固定，急诊手术缝合、固定、回纳。

4)造瘘口狭窄：多与术后造口水肿，炎症反应未得到有效控制有关。

5)肛门狭窄：最常见，多与手术瘢痕、术后未有效扩肛有关，发生后应及时扩肛，严重狭窄者应考虑再次手术。

3. 健康宣教

(1)扩肛：告知家长术后因切口瘢痕挛缩可导致肛门不同程度狭窄，为避免肛门狭窄，术后2周应开始扩肛，应根据患儿年龄及病情情况选用不同型号的扩肛器或手指。在操作过程中应动作轻柔，防止用力过猛引起出血，可先用小指，然后逐渐增加手指粗度，持续1~1.5年即可停止。

(2)缩肛和提肛锻炼：告知家长要经常按摩肛周肌肉进行缩肛和提肛锻炼，以提高肛门排便控制功能，提高患儿生活质量。

(3)造口护理：向患儿家长详细讲解造瘘袋更换的操作步骤，造口粉及防漏膏的使用方法和用物准备，并向其进行操作示范；教会患儿家长观察大便的颜色、性状、量，造口及造口周围皮肤的情况。

(4)随访：告知家属应坚持每1~2个月复查1次，检查扩肛是否正确有效；若患儿出现腹胀、高热、大便恶臭等情况应及时复诊。

要点荟萃

1. 直肠肛门闭锁 为肛门直肠畸形中的一种，是由于胚胎在第7~8周时，尿直肠隔向尾端下降至泄殖腔膜的过程中发生停滞所致，发病原因尚不清楚，主要分为：①单纯型锁肛：肛门闭锁、直肠闭锁及肛管直肠闭锁；②有瘘型锁肛：除锁肛外还同时伴有直肠膀胱瘘、直肠尿道瘘、直肠阴道瘘。

2. 临床表现

(1)单纯型锁肛：生后很快出现症状，主要表现为低位肠梗阻症状：①呕吐奶汁，含胆汁和粪渣样物；②腹胀，生后无胎便排出；③全身症状进行性加重，出现脱水、电解质紊乱甚至肠穿孔，1周内可死亡；④局部症状，肛门隐窝处或沿阴囊后会阴部有膜状隔。

(2)有瘘型锁肛：因瘘管粗细和位置不同，临床表现差异较大。男婴合并直肠后尿道瘘者因瘘管细而梗阻症状较明显，女婴合并直肠阴道瘘者瘘管较粗大，大便通过瘘管排出。

3. 治疗措施 ①低位肛门闭锁：生后即可行会阴肛门成形术；②中、高位肛门闭锁：先行肠造瘘术解除梗阻症状，后再行肛门成形术。

4. 护理措施 ①术前护理：主要包括术前预防性使用抗生素、皮肤护理、胃肠道准备、加强营养、维持水电解质平衡、病情观察及心理护理等；②术后护理：主要包括呼吸道护理、体位管理、胃管护理、尿管护理、肛管护理、造瘘口护理、饮食护理、补液、控制感染、营养支持、并发症的观察及处理、健康宣教等。

（李小文　黄 希）

第十一节　先天性膈疝护理评估与干预

先天性膈疝(congenital diaphragmatic hernia，CDH)是由于胚胎时期膈肌闭合不全，单侧或双侧膈肌缺陷，导致部分腹腔脏器通过缺损处进入胸腔，干扰肺部正常发育的一种疾病(图14-11-1)。缺损范围可为一个小孔或完全没有横膈膜。据报道，CDH发病率为1/3 700~1/2 600，80%~85%的CDH发生于左侧，10%~15%的CDH发生在右侧，双侧发生率不足2%，极重症患儿死亡率高达75%，致死原因为CDH合并肺发育不良及肺动脉高压。

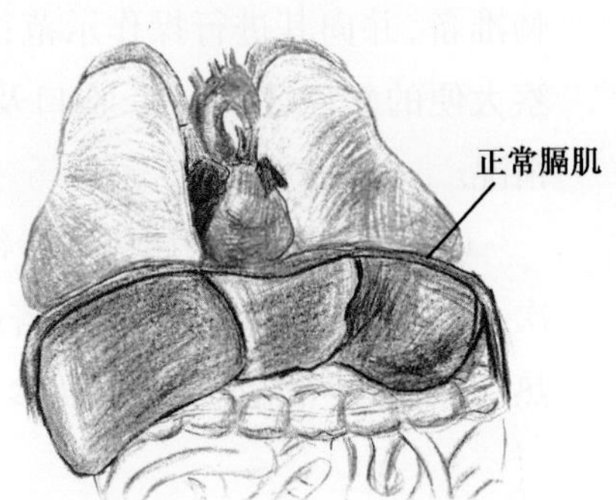

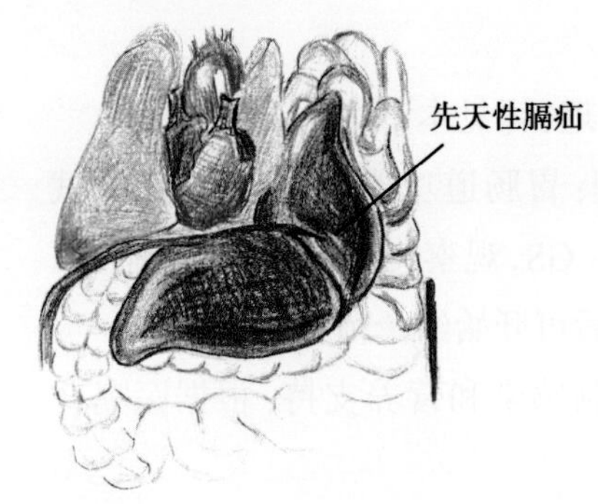

图14-11-1　先天性膈疝

一、护理评估

（一）病理生理

1. 分类 根据其好发部位，CDH可分为：①胸腹裂孔疝，又称Bochdalek疝，占85%~90%；②胸骨后疝，又称Morgagni疝，占2%~6%；③食管裂孔疝，仅占少数。

2. 生理特点 膈肌缺损，腹腔脏器疝入胸腔压迫肺，肺发育不良及合并其他畸形。

（1）左侧膈疝：由于左侧膈肌闭合较右侧晚，故左侧较多见（>80%），常见疝内容物有胃、大网膜、结肠、小肠、脾、肾和胰腺等。

（2）右侧膈疝：常见疝内容物有肝、小肠和结肠。

（二）临床表现

主要与膈疝类型，移位腹腔脏器性质和数量，空腔内脏是否并发扭曲或狭窄，以及肺发育不良的严重程度有关。主要表现为呼吸系统、循环系统和消化系统的症状。

1. 轻症 出生时一般情况尚好，生后随吞入空气症状逐渐加重。

（1）呼吸：生后阵发性呼吸急促及发绀，哭闹或吃奶时加重。

（2）患侧胸廓：活动度变小，听诊肺泡呼吸音减弱甚至消失，可闻及肠鸣音，胸部叩诊呈鼓音或浊音。健侧卧位时症状加重。

（3）心脏：因患侧胸廓扩大，移向对侧。

（4）腹部：多数患儿腹部扁平或凹陷，呈舟状腹，可见反常呼吸。

2. 重症 因出生前已有腹腔脏器疝入胸腔内压迫心肺，出生后随吞咽空气迅速出现呼吸、循环衰竭。

（1）呼吸衰竭：表现为胸腔压力增加、肺不张、呼吸衰竭，呼吸窘迫、严重发绀，甚至呼吸暂停；常伴有肺发育不良。

（2）循环衰竭：纵隔向对侧移位、静脉回流受阻、肺静脉压力增高、心搏出量减少、脉搏快弱，表现为严重缺氧和循环衰竭。

（3）肠梗阻或肠旋转不良：表现为剧烈呕吐，全身症状恶化，但腹胀不明显。

（三）诊断标准

1. 产前超声诊断 诊断时间与预后相关，时间越早代表预后越差，诊断时间>25周者预后良好。

（1）孕母羊水过多，卵磷脂、神经鞘磷脂低于异常。

（2）胎儿胸腔内可见腹腔脏器，纵隔偏移，腹围可能小于胎龄预期腹围。

（3）羊膜腔穿刺造影发现胎儿胸腔内有造影剂。

2. 出生后诊断

（1）出生后出现明显的缺氧、呼吸困难、发绀，吸吮、哭闹时加重。

（2）出现与体位改变有关的呼吸困难和发绀。

（3）反复出现不明原因的呕吐咖啡色液、黑便，合并贫血。

（4）有肺部感染征象，伴有进食后呕吐。

（5）胸部饱满，三凹征，患侧呼吸音减弱或消失；心音位置异常，右位心；舟状腹等。

（6）患侧胸部可闻及肠鸣音或气过水声。

3. 辅助检查 X线检查是诊断本病的重要手段。

（1）X线检查：①膈肌横形边缘的影像中断、不清或消失；②胸腔内含有气液平面或积气肠管蜂窝状影像，且与腹腔相连续；③患侧肺萎陷，纵隔向健侧移位，膈下胃泡影消失。

（2）B超：可发现胸腔内有充气的肠管和频繁的蠕动。

（3）造影：主要了解肠道情况。

二、治疗措施

早发现、早诊断、早治疗，CDH一经确诊，手术是唯一的治疗方法，如果不手术治疗，约75%的新生儿在1个月之内死亡。

1. 宫内治疗

（1）肝在膈肌下：妊娠早期行胎儿手术，做宫内膈肌修补术；妊娠后期则在严密监护下出生后再治疗。

(2)肝在膈肌上：宫内做暂时性胎儿镜腔内气管阻塞术(FETO)以促进肺继续发育。

2. 手术治疗 目前主张膈疝延期手术，修补疝孔、回纳疝内容物以促进患侧肺扩张。

(1)手术方式：经腹手术、经胸手术、膈疝修补术、腹腔镜或胸腔镜手术等。

(2)术前准备：主要包括保暖，适当斜坡卧位，禁食、胃肠减压，监测血气分析指标、纠正酸中毒，术前预防性使用抗生素，吸氧、呼吸机辅助呼吸，超声心动图监测肺动脉高压等。尽量避免面罩吸氧，以防止胃肠道压力升高增加胸腔压力。术前的稳定十分重要，近年多主张对膈疝延期手术，等待患者肺循环相对稳定，血气分析等指标基本正常再施行手术。

三、护理干预

1. 术前护理

(1)产房护理：①新生儿团队进入产房，待胎头娩出后尽快安置胃管，行胃肠减压(避免复苏球囊加压通气引起腹胀而加重呼吸困难)；②严重呼吸困难者立即行气管插管、呼吸机辅助通气；③正压通气后立即抽出胃内气体；④进入病房后重点评估呼吸状态及循环灌注情况。

(2)体位管理：头高足低位，使膈肌下降，增加胸腔空间，利于肺复张。为避免呕吐物误吸入气管而引起窒息，患儿头应偏向一侧。

(3)呼吸支持：有创呼吸机辅助通气，必要时给予NO吸入治疗。避免使用球囊加压给氧和持续气道正压通气(CPAP)，根据患儿情况选择是否使用ECMO。

(4)气道管理：保持呼吸道通畅，可肩下垫枕，避免气道弯曲。勤翻身、拍背、吸痰，吸痰时动作轻柔，严格无菌操作，避免感染；早产儿吸痰压力应控制在80mmHg以下，足月儿应控制在100mmHg以下，以免损伤气管和支气管黏膜。

(5)禁食、胃肠减压：绝对禁食，持续胃肠减压，以减轻胃肠胀气对肺的压迫；密切观察引流液的量、性质并记录，若引流液的颜色变为鲜红色或咖啡色时，应高度警惕胃肠坏死。

(6)营养支持：正确评估患儿营养状况，应用全静脉高营养补足代谢及生长发育所需能量，纠正负氮平衡。必要时给予新鲜全血、红细胞、血浆、白蛋白及丙种球蛋白纠正患儿贫血和增强抵抗力。补足液体量，但要严格控制输液速度，防止短时间内容量负荷过多而引起心衰。

(7)用药护理：遵医嘱使用前列地尔静脉输入，心脏支持可使用肾上腺素、血管加压素(又称为抗利尿激素)或多巴胺。

(8)病情观察要点：①生命体征、神志、精神状态及反应，呼吸状态和呼吸频率；②视诊双侧胸廓起伏和听诊双肺呼吸音是否对称；③腹胀情况、肠鸣音情况；④保持大便通畅，便秘者应给予开塞露灌肠；⑤观察末梢循环灌注情况，记录24小时出入量，维持内环境平衡。

2. 术后护理

(1)呼吸道管理：膈疝术后患儿呼吸道管理极为重要。定时为患儿叩胸拍背，雾化吸入，帮助患儿排痰。

(2)循环监测

1)由于大量腹腔脏器还纳入腹腔，解除了对肺的压迫，早期可发生复张性肺水肿，导致患儿循环障碍，可遵医嘱使用强心利尿及呼气末正压治疗，以防止复张性肺水肿的发生。

2)由于出生后患侧肺不能充分复张，肺动脉压力下降不明显可导致动脉导管持续开放，严重的肺动脉高压甚至可引起右向左分流而出现顽固性低氧血症。为防止肺动脉高压危象发生，应使用镇静药和肌肉松弛药充分镇静，防止患儿躁动；并保持适当的呼吸性碱中毒，二氧化碳分压维持在28~35mmHg。同时，严密监测心率、血压、尿量及内环境变化。

(3)体位管理：术后呼吸机辅助呼吸时抬高床头30°，拔出气管导管后抬高床头60°，可使腹腔脏器下移，增加膈肌活动度，从而增加肺活量，促进肺复张；

同时,还可以减轻疼痛并促进胸腔积液排出。

(4)禁食、胃肠减压:行膈肌修补术时,需将疝入胸腔的腹腔脏器还纳入腹腔,增加腹压;部分患儿可能发生嵌顿疝需切除部分腹腔脏器,所以患儿术后均有腹胀发生。术后应禁食、持续胃肠减压,并密切观察腹胀减轻情况及肠鸣音恢复情况,若有异常,及时报告医生进行处理。

(5)喂养管理:待肠鸣音恢复、肛门排气后开始喂养,应循序渐进,逐渐加量,尽量选择母乳喂养。首先经胃管注入少量温水,若无呕吐和腹胀发生,可逐渐过渡加量;若吸吮无力,应保留胃管,经胃管注入。注意观察大便的颜色和性状,如大便隐血阳性则继续禁食。

(6)病情观察:严密监测心率、血压、尿量及内环境变化。

(7)并发症观察:主要包括肺功能异常、胃食管反流(40%)、膈疝复发(5%~20%)、肠梗阻、生长发育障碍及神经功能异常等。

(8)基础护理:主要包括体温管理;单间隔离,严格执行消毒隔离制度;皮肤护理等。

要点荟萃

1. 先天性膈疝(CDH) 是由于胚胎时期膈肌闭合不全,单侧或双侧膈肌缺陷,导致部分腹腔脏器通过缺损处进入胸腔,干扰肺部正常发育的一种疾病。80%~85% 的 CDH 发生于左侧,10%~15% 的 CDH 发生在右侧,双侧发生率不足 2%,极重症患儿死亡率高达 75%,致死原因为 CDH 合并肺发育不良及肺动脉高压。①左侧膈疝:常见疝内容物有胃、大网膜、结肠、小肠、脾、肾和胰腺等;②右侧膈疝:常见疝内容物有肝、小肠和结肠。

2. 临床表现

(1)轻症:出生时一般情况尚好,生后随吞入空气后症状逐渐加重。表现为:阵发性呼吸急促及发绀;患侧胸廓活动度变小,可闻及肠鸣音,心脏移向对侧;腹部扁平或凹陷,呈舟状腹。

(2)重症:因出生前已有腹腔脏器疝入胸腔内压迫心肺,出生后随吞咽空气迅速出现呼吸、循环衰竭,肠梗阻或肠旋转不良症状。

3. 治疗措施

(1)宫内治疗:肝在膈肌下的早期行宫内膈肌修补术,后期则在严密监护下出生后再治疗;肝在膈肌上的宫内做暂时性胎儿镜腔内气管阻塞术,以促进肺继续发育。

(2)手术治疗:修补疝孔、回纳疝内容物以促进患侧肺扩张。

4. 护理措施

(1)术前护理:主要包括产房护理、体位管理、呼吸支持、气道管理、禁食、胃肠减压、营养支持、用药护理、病情观察等。

(2)术后护理:主要包括呼吸道管理、循环监测、体位管理、禁食、胃肠减压、喂养管理、病情观察、并发症观察、基础护理等。

(李小文　黄　希)

第十二节　新生儿肠造口护理

新生儿肠造口术(enterostomy)是抢救肛肠先天性畸形、肠坏死合并休克,腹腔广泛感染所致肠穿孔,以及先天性巨结肠不能Ⅰ期根治手术的患儿而进行的暂时性粪便改流术,是挽救患儿生命、为疾病根治提供前提基础的重要手段。肠造口术改变了新生儿粪便排出体外的方式,将肠管的一端或两端引出到体表以形成一个开口，或形成一个袢，用于排泄粪便、减轻肠梗阻、保护远端吻合口、促进肠道疾病的恢复及肠道减压等。新生儿肠造口手术极大部分是紧急手术，造口相关并发症多见，因此如何护理对临床护士具有极大的挑战性。

一、护理评估

（一）肠造口相关疾病

1. 先天性疾病 先天性巨结肠、先天性肛门直肠畸形、先天性肠闭锁、胎粪性腹膜炎、肠旋转不良肠坏死等。

2. 获得性疾病 坏死性小肠结肠炎、肠坏死、肠穿孔、肠梗阻、肠套叠、创伤等。

（二）新生儿肠造口分类

1. 小肠造口 十二指肠造口、空肠造口和回肠造口。

2. 结肠造口 升结肠造口、横结肠造口、降结肠造口和乙状结肠造口。

（三）肠造口常见位置

1. 右下腹 升结肠造口、回肠造口。

2. 右或左上腹 横结肠造口。

3. 左下腹 降结肠造口、乙状结肠造口。

（四）常见造口类型及优缺点

造口的类型依据病变的部位及手术性质有所不同，各种造口的做法也依照疾病性质及手术方式而异。因新生儿造口为临时性造口，临床常见的造口类型包括单腔造口、双腔袢式造口、双腔分离式造口（图 14-12-1），其优缺点详见表 14-12-1。

（五）造口的观察及评估

1. 正常造口外观及特点

（1）颜色：呈牛肉红或粉红色，表面湿润、平滑且光滑，就像口腔黏膜。

（2）高度：突出腹部平面 0.5~1cm。

（3）形状：大多为圆形，偶可见椭圆形或不规则形；术后早期造口有水肿，随肿胀的消失造口逐渐变小并改变形状。

（4）大小：圆形造口测量直径，椭圆形造口测量最宽和最窄处，不规则造口用图形表示。测量时造口基底部为宽度，肠管突出部为高度。

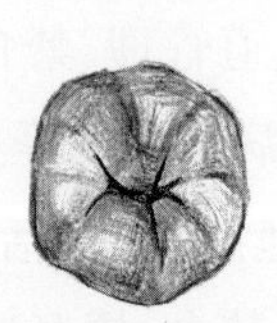
单腔造口

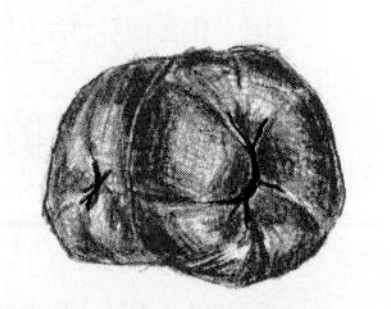
双腔袢式造口

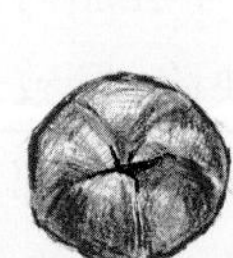
双腔分离式造口

图 14-12-1 常见造口类型

表 14-12-1 各种类型造口的适应证及优缺点

项目	造口类型		
	单腔造口	双腔袢式造口	双腔分离式造口
适应证	适用于 NEC、胎粪性腹膜炎等	适用于无肛、巨结肠等	适用于 NEC、胎粪性腹膜炎、无肛等
优点	①远端肠管封闭，可充分休息； ②腹壁伤口护理相对简单方便	①手术术式简单、操作时间短； ②可顺行肠道灌注	①远端肠管可得到充分休息； ②可顺行肠道灌注
缺点	①远端肠管旷置，失用萎缩明显； ②无法进行顺行肠道灌注	①肠管易脱垂； ②近远端造口距离近，肠液容易进入远端	①手术时间相对较长； ②切口易感染、裂开

(5)周围皮肤：周围皮肤是健康完整的，皮肤与造口黏膜之间无缝隙瘘管。

(6)其他特点：造口很软，没有神经节，不会疼痛，触碰或摩擦可有少许出血；会随着肠道内粪便的移动而蠕动。

2. 异常造口外观及特点

(1)颜色：①苍白：可能是血红蛋白低；②暗红色或淡紫色：术后早期缺血；③黑色：缺血坏死。

(2)高度：可表现为平坦、回缩、突出或脱垂。

(3)周围皮肤：可表现为红斑、损伤、皮疹或水疱，造口黏膜与皮肤分离留下开放性伤口。

3. 造口功能恢复的评估 主要从术后排泄时间、流出物性状进行评估，具体见表 14-12-2。

表 14-12-2 造口功能恢复的评估

分类	造口类型			
	空肠造口	回肠造口	结肠造口	
			横结肠	降结肠 / 乙状结肠
术后排泄时间	48 小时	48~72 小时	3~4 天	5 天
流出物性状	透明或深绿色水样便	黏稠、绿色，有光泽	进食后排出从糊状到柔软的大便	排出柔软成形大便

二、造口护理

(一) 造口护理的目的

1. 清除排泄物，观察其性质、量以及颜色。

2. 清洗造口周围皮肤，减轻异味，改善病人的舒适度。

3. 保持造口周围皮肤的完整性。

(二) 造口袋更换

遵循“STOMA”原则。

1. S——准备用物(set up the equipment)

(1)环境准备：室温 24~26℃、光线充足、关闭门窗。

(2)人员准备：七步洗手法洗净双手。

(3)用物准备：干净的造口袋及造口袋夹扣、造口护肤粉、皮肤保护膜(液体敷料)、防漏膏、造口测量尺、剪刀、温水或温生理盐水、棉球、棉签、碘伏、透明敷贴、医用除胶剂、会阴垫、卫生纸、弯盘、PE 手套、无菌手套。

2. T——移除造口袋(take off the pouch)

(1)用医用除胶剂浸润敷贴及造口袋底盘后，轻柔地向下边按压皮肤，同时提起底盘四周边界，从外向内、从上到下慢慢移去旧的造口袋。

(2)造口有液体溢出时可用棉球或棉签按压住造瘘口，防止渗出液污染周围皮肤。

(3)用温水或温生理盐水棉球清洗造口周围皮肤，擦洗顺序应从外到内，用碘伏消毒造口周围伤口，皮肤待干。禁用肥皂、湿纸巾或其他清洁剂擦拭，以免残留物影响粘贴效果。

3. O——观察造口及周围皮肤和伤口(observe the stoma and skin around it)

观察要点：①排泄物有无异常；②造口的颜色、黏膜的温度或大小是否发生变化；③造口或周围皮肤是否疼痛，或者有无腹痛的表现；④观察造口周围皮肤是否有红肿、皮损及渗液渗血，观察造口周围伤口是否有红肿、触痛、渗液渗血；⑤患儿有无发热。

4. M——测量造口大小(measure the stoma)

(1)术后 6~8 周内，造口的大小会发生变化，因此每次更换造口袋时均应该测量造口的大小。

(2)修剪造口袋底盘，确保开口能很好地显示造口且直径比造口大 1~2mm，剪裁过大排泄物容易接触造口周围皮肤，造成皮肤破损、溃烂；剪裁过小会摩擦造口黏膜，导致出血或肉芽组织增生。

(3)用棉签在造口周围皮肤上涂上薄薄的一层造口护肤粉，然后用棉签清理干净皮肤上的造口护肤粉。

5. A——粘贴新的造口袋（apply the new pouch）

(1) 喷（涂）皮肤保护膜（液体敷料），待干 20 秒。

(2) 紧贴造口周围用半湿棉签涂一圈防漏膏，待干 30 秒~1 分钟。

(3) 用手温热造口袋底盘，撕掉造口袋底板保护纸，按照造口位置由下向上粘贴，造口袋远端开口位置应远离中心，用手指沿着底盘由内圈向外圈按压（也可用手温热造口袋底盘，按住 30 秒~1 分钟），使造口底板紧贴在皮肤上。

(4) 用造口袋夹扣关闭造口袋，夹上之前先往袋内装入少量空气，以免造口袋两层粘在一起。

6. 注意事项

(1) 更换造口袋的整个过程中需做好患儿安全防范及保暖，操作过程中应实时手消毒。

(2) 移除旧造口袋时必须使用医用除胶剂浸润敷贴及造口袋底盘，避免损伤皮肤。

(3) 清洗造口应小心轻柔，若遇造口表面黏膜或皮肤固定线处出血时，应避免刺激造口，局部撒上造口护肤粉，用棉球轻压片刻出血即可停止。若出血从造口内部流出，而黏膜表面异常时，应立即通知外科医生检查。

(4) 造口术后 6~8 周内由于肿胀的消退，造口大小会有所改变，因而每次更换肛袋时应依据造瘘口实际大小裁剪肛袋底盘开口；修剪开口时需小心谨慎避免损坏造口袋；修剪完后用手整理底盘开口避免毛边割伤造口皮肤。

(5) 可保留修剪后的造口袋底盘贴纸，作为下次更换时的裁剪模板。

(6) 粘贴造口袋时，皮肤上的造口护肤粉必须清理干净，避免影响粘贴效果。造口袋底盘下面避免涂抹婴儿粉、油、面霜、乳液之类的东西，会导致底盘与皮肤贴合不好。

(7) 防漏膏只可外用，不可直接涂在开放性伤口或溃疡处。

(8) 关闭造口袋时袋内保留少许空气，避免造口袋摩擦造口，也利于排出物的收纳。

(9) 根据造口特点每 3 天更换造口袋 1 次；若有渗漏或皮肤发痒、疼痛等应立即更换造口袋。

（三）肠造口常规护理

1. 肛袋护理

(1) 肛袋贴合完好，无漏液。

(2) 袋内内容物装至 1/3~1/2 时需及时排放，每次倒出大便后用盐水或者注射用水清洗内袋，避免影响观察造口。

(3) 称大便重量并记录，液体记录毫升数、固体记录克数。

2. 使用肛袋更换记录单，每次更换后要记录更换时间、更换原因及伤口情况。

3. 每班观察造口黏膜颜色，正常是鲜红色，患儿哭闹时可能会转为暗红色或者淡白色，停止哭闹后马上恢复红色。持续暗红或者淡白色等都是异常，应立即通知医生查看。

（四）造口并发症及处理

1. 造口出血

(1) 原因：常发生在术后 72 小时内，大多情况下是由于造口黏膜与皮肤连接处的毛细血管及小静脉出血。

(2) 处理方法：应避免刺激造口，出血量少时用清洁棉球按压造口渗血处即可，出血量多时可用肾上腺溶液浸湿的棉球压迫。若发现是造口内部出血，而造口又有异常表现时，则需报告外科医生处理。

2. 造口皮炎 是最常见的造口皮肤并发症，由于流出物的性质，造口周围皮肤刺激更常见于回肠造口患者，特征是沿造口下方出现重度皮肤剥脱。分为刺激性皮炎、机械性皮炎和过敏性皮炎等，出现皮炎会导致造口袋粘贴困难，增加渗漏机会。

(1) 原因：①底盘开口过大使造口周围皮肤失去保护，长期接触排泄物所致；②造口袋更换太快、太密或不小心撕离，导致皮肤撕坏；③造口袋使用不正确或造口部位欠佳，导致造口袋的粘贴出现褶皱，排泄物由造口流出而刺激皮肤；④对造口袋过敏，此种情况应立即停止使用，另选合适用品。

(2) 处理方法：注意皮肤清洁，皮肤破溃处撒造口护肤粉，并喷上皮肤保护膜；为减少渗漏，须使用防漏膏后再妥善固定造口底盘；出现湿疹者，可以使用含治疗成分的药物进行治疗，再喷上皮肤保护膜。

3. 黏膜皮肤分离 由于造口黏膜缝线处的组织愈合不良，使造口与造口周围皮肤分离，形成一个开放性伤口，可导致渗漏和皮肤刺激，可见于 12%~24% 的术后早期患者。可为部分性或完全性，若为完全性，随着组织二期愈合可发生造口狭窄。

(1) 原因：造口黏膜缝线太紧，张力过大；伤口感染；营养不良等。

(2) 处理方法：用生理盐水棉球清洗伤口及造口皮肤，分离情况不太严重时，可使用吸收性材料填充缺损部位，主要包括藻酸钙、皮肤屏障粉、皮肤防漏膏剂或亲水性敷料等，用皮肤保护屏障及屏障环覆盖该区域有助于预防伤口渗出，并可促进伤口愈合。感染者可以填充含银敷料，以水胶体敷料外敷后涂上防漏膏，粘贴造口袋；每 2~3 天换药一次，渗漏后及时更换。

4. 造口脱垂 是指肠管从造口脱出（图 14-12-2），可发生于所有类型的造口，发生率为 7%~26%。脱垂可使装置的放置和贴附变得困难，长时间脱垂可导致肠水肿，若脱垂较严重还可导致肠嵌顿或肠绞窄。常见于横结肠造口，经常无疼痛感。

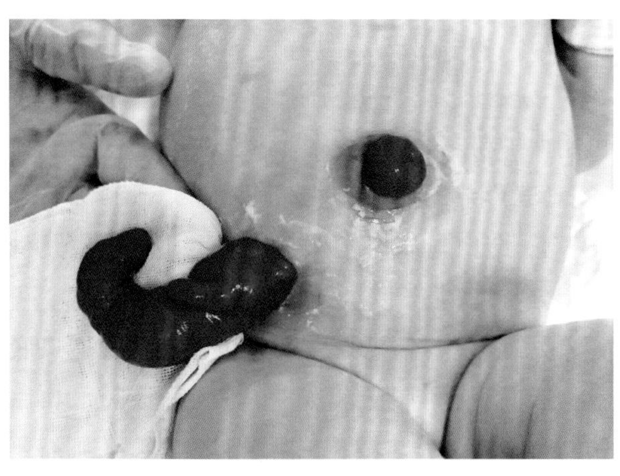

图 14-12-2 造口脱垂

(1) 原因：腹壁肌层开口太大，腹部长期用力，造成腹压太大；新生儿剧烈哭闹；营养不良、皮下脂肪缺乏。

(2) 处理方法：密切观察造口黏膜颜色的改变，出现黏膜颜色发黑发紫时需要立即请医生进行处理。

1) 无并发症的脱垂可通过一些方法保守治疗，包括冷敷和 / 或使用渗透剂（如蔗糖或蜂蜜）以减轻水肿，接着将脱垂部位手法回纳，并使用绑带绑住脱垂部位以维持回纳，若无法回纳脱垂部位或回纳后无法维持，则通过改变贮袋来容纳脱垂的肠管。手法回纳应从脱垂的最顶端（蜂巢状部位）或肠腔开始，然后缓慢轻柔地将肠管推入腹部。

2) 有并发症的脱垂或者脱垂造成缺血性改变或重度黏膜刺激和出血时，通常需要手术干预。可通过全层切除脱垂肠段并在造口原位重建，对脱垂进行局部修正；如果再次复发，可能需要切除更多的肠管，并改变造口位置。

5. 造口回缩 指构建造口后 6 周内造口低于皮肤表面 0.5cm 或以上（图 14-12-3），通常是由造口张力导致，可导致渗漏和贮袋贴附困难，从而引起造口周围皮肤刺激，发生率为 1%~40%。

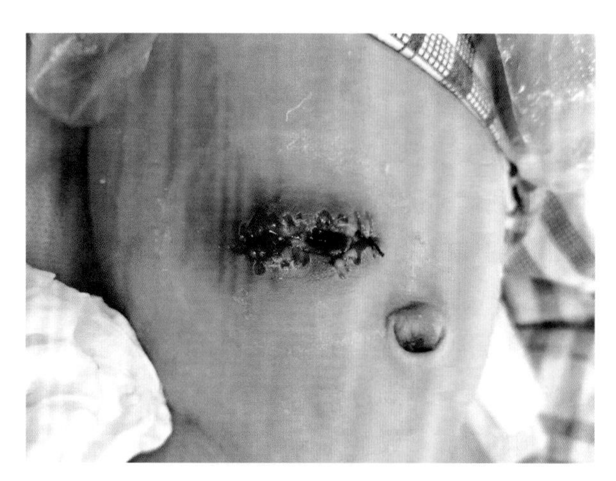

图 14-12-3 造口回缩

(1) 原因：①肠游离不充分或肠系膜过短，产生牵拉力所致；②造口周围缝线固定不牢或过早脱落；③术后造口坏死，与皮肤分离；④术后周围皮肤愈合不良,导致瘢痕愈合;⑤支撑棒过早拔出;⑥体重增加;⑦造口位置不当。

(2)处理方法:支撑棒至少留置14天方可拔出,造口回缩容易造成造口袋的渗漏,需注意加强造口周边皮肤保护,如使用保护膜或水胶体敷料;应用防漏膏垫高造口边缘;使用凸面造口袋,使用束带或绷带;注意术后婴儿体重增长不宜过快。严重者可能需要手术治疗。

6. 造口狭窄 是指造口变窄,以至于正常功能受到干扰,发生率为2%~15%,常见于结肠单腔造口。表现为皮肤开口缩小看不见黏膜,或外观正常,但指诊时造口呈现紧缩或狭窄;粪便流出形状细,不成形;排便困难,腹胀,常有便秘现象。

(1)原因:因皮肤或腹壁内肌肉层开口过小、造口周边愈合不良、瘢痕挛缩所致。

(2)处理方法:轻症者,于每日一次扩肛,使用扩肛棒或手指(按小指-示指-大拇指的顺序)逐渐扩张造口,并观察排便情况,扩肛时动作轻柔,避免出血、疼痛,忌用锐器扩张;服用软便剂,灌肠;放置引流管。严重者(因瘢痕增生扩肛棒/手指不能通过)或出现梗阻者,需要手术矫正。

7. 水电解质紊乱和造口黏膜失用性萎缩

(1)原因:高位肠造口排出大量肠液和消化酶,极易刺激造口皮肤形成溃烂,同时也易引起患儿脱水和电解质紊乱。造口关闭需要3~6个月时间,远端肠管易出现失用后肠黏膜扁平化。

(2)处理方法:经造口远端或肛门给予近端造口排出物灌注的辅助治疗,可有效改善电解质紊乱,降低造口关闭术后出现的腹胀、腹泻等情况。

8. 缺血坏死

(1)原因:常发生在术后24~48小时。由于提出肠管时损伤结肠边缘动脉,牵拉张力过大,扭曲或压迫肠系膜导致血供不足所致。

(2)处理方法:选用透明造口袋以方便观察,黏膜呈暗红色或紫色时,解除所有压迫造口的物品;黏膜呈黑色时,需立即通知医生再次行剖腹探查术。

9. 水肿

(1)原因:常发生于术后早期,表现为造口隆起、肿胀、紧绷,由于腹壁及皮肤开口过小所致。

(2)处理方法:若水肿轻微则不需要处理,水肿严重则用高渗盐水湿敷造口表面。

10. 肉芽肿 是位于黏膜皮肤交界处的红色、湿润的凸起病灶。肉芽肿很容易出血,可能有压痛,还可能发生感染,维持屏障封闭可能较为困难。

(1)原因:大多数由于留置的缝线或坚硬造口袋底板等异物摩擦刺激引起,为良性组织,通常发生在黏膜和皮肤的接触处。

(2)处理方法:检查并清除异物,消除病灶,如正常测量造口大小,剪裁后用手指磨平锯齿处,以免底板摩擦造口边缘。使用硝酸银来去除突起的组织,可能需要治疗数次。治疗且病灶愈合后,应用皮肤屏障粉和皮肤封闭剂覆盖该区域;若病灶面积较大,可能需要调整造口袋直至该区域愈合;若病灶未愈合或频繁复发,则应评估是否为其他病变。

11. 造口旁疝 是术后常见的并发症之一,尤其是在结肠造口患者中。大多数造口旁疝都没有症状,且不会引发并发症(如嵌顿、绞窄、肠梗阻)。

(1)原因:常见原因是造口位于腹直肌外,腹壁肌肉较薄弱、持续性腹压增高。

(2)处理方法:不给予特殊处理,加强日常观察;注意加固底盘;可以使用腹带。

12. 增生

(1)原因:底板开口过大,导致皮肤表面长期接触渗出物引起皮层增厚。

(2)处理方法:重新测量造口尺寸,损伤部位可用保护粉。

(五)特殊造口问题及处理

1. 造口与伤口相邻 在新生儿造口患儿身上十分常见,尤其以早产儿多见(图14-12-4)。

处理方法:清洁手术切口可直接粘贴造口底盘;伤口可使用水胶体敷料覆盖出一个平面,再用防漏膏辅助防止渗漏;如果需要经常换药,则需要使用伤口管理产品。

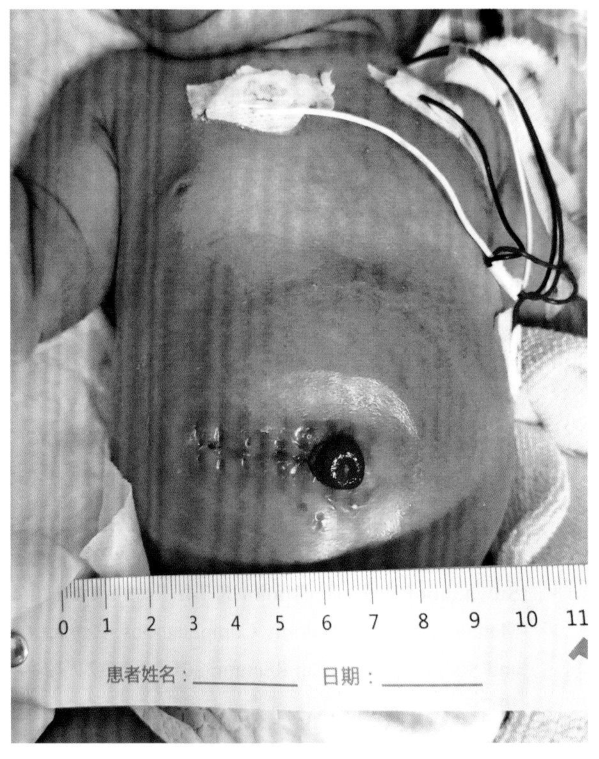

图 14-12-4　造口与伤口相邻

2. 造口撕裂伤　与粘贴造口袋时的技术和外伤有关，一般无疼痛感，常以不明原因造口出血就诊。

处理方法：查明原因，压迫止血；底盘裁剪合适，对脱垂的要特殊剪裁；随年龄增长，要注意调整口径；衣物松紧适宜；注意活动保护。

要点荟萃

1. 新生儿肠造口术　是抢救肛肠先天性畸形、肠坏死合并休克，腹腔广泛感染所致肠穿孔，以及先天性巨结肠不能Ⅰ期根治手术的患儿而进行的暂时性粪便改流术，是挽救患儿生命、为疾病根治提供前提基础的重要手段。因新生儿造口为临时性造口，临床常见的造口类型包括单腔造口、双腔袢式造口、双腔分离式造口。

(1) 先天性疾病：先天性巨结肠、先天性肛门直肠畸形、先天性肠闭锁、胎粪性腹膜炎、肠旋转不良肠坏死等。

(2) 获得性疾病：坏死性小肠结肠炎、肠坏死、肠穿孔、肠梗阻、肠套叠、创伤等。

2. 造口袋更换应遵循“STOMA”原则　①S——准备用物(set up the equipment)；②T——移除造口袋(take off the pouch)；③O——观察造口及周围皮肤(observe the stoma and skin around it)；④M——测量造口大小(measure the stoma)；⑤A——粘贴新的造口袋(apply the new pouch)。

3. 造口并发症　包括造口出血、造口皮炎、皮肤造口黏膜分离、造口脱垂、造口回缩、造口狭窄、水电解质紊乱和造口黏膜失用性萎缩、缺血坏死、水肿、肉芽肿、造口旁疝、增生等，应注意及时发现并给予相应处理。

(李小文　黄　希)

参考文献

[1] 邵肖梅, 叶鸿瑁, 丘小汕. 实用新生儿学. 5版. 北京: 人民卫生出版社, 2019.

[2] Martin R, Hibbs A M. Gastroesophageal reflux in premature infants [EB/OL].[2023-9-19]. https://www.uptodate. com/contents/gastroesophageal-reflux-in-premature-infants

[3] Mitre E, Susi A, Kropp L E, et al. Association Between Use of Acid-Suppressive Medications and Antibiotics During Infancy and Allergic Diseases in Early Childhood. JAMA Pediatr, 2018, 172 (6): e180315.

[4] Malchodi L, Wagner K, Susi A, et al. Early Acid Suppression Therapy Exposure and Fracture in Young Children. Pediatrics, 2019, 144 (1): e20182625.

[5] Hammer H F, Högenauer C. Lactose intolerance and malabsorption: Clinical manifestations, diagnosis, and management [EB/OL].[2024-1-9]. https://www. uptodate. com/contents/lactose-intolerance-and-malabsorption-clinical-manifestations-diagnosis-and-managemen

[6] Liacouras C A. Food protein-induced allergic proctocolitis of infancy [EB/OL]. [2024-5-12]. https://www. uptodate. com/contents/food-protein-induced-allergic-proctocolitis-of-infancy

[7] Nowak-Węgrzyn A. Food protein-induced enterocolitis syndrome (FPIES)[EB/OL].[2023-8-11]. https://www. uptodate. com/contents/food-protein-induced-enterocolitis-syndrome-fpies

[8] Kim J H. Neonatal necrotizing enterocolitis: Pathology and pathogenesis [EB/OL].[2023-5-10]. https://www. uptodate. com/contents/neonatal-necrotizing-enterocolitis-pathology-and-pathogenesis
[9] Kim J H. Neonatal necrotizing enterocolitis: Prevention [EB/OL].[2023-5-11]. https://www. uptodate. com/contents/neonatal-necrotizing-enterocolitis-prevention
[10] 中国医师协会新生儿科医师分会循证专业委员会. 新生儿坏死性小肠结肠炎临床诊疗指南 (2020). 中国当代儿科杂志, 2021, 23 (1): 1-11.
[11] Kim J H. Neonatal necrotizing enterocolitis: Management and prognosis [EB/OL].[2023-5-9]. https://www. uptodate. com/contents/neonatal-necrotizing-enterocolitis-management-and-prognosis
[12] Humberg A, Spiegler J, Fortmann M I, et al. Surgical necrotizing enterocolitis but not spontaneous intestinal perforation is associated with adverse neurological outcome at school age. Sci Rep, 2020, 10 (1): 2373.
[13] Jones I H, Hall N J. Contemporary Outcomes for Infants with Necrotizing Enterocolitis-A Systematic Review. J Pediatr, 2020, 220: 86-92. e3.
[14] Endom E E, Dorfman S R, Olivé A P. Infantile hypertrophic pyloric stenosis [EB/OL].[2023-1-27]. https://www. uptodate. com/contents/infantile-hypertrophic-pyloric-stenosis
[15] King A. Intestinal atresia [EB/OL].[2024-4-25]. https://www. uptodate. com/contents/intestinal-atresia
[16] 张玉侠. 实用新生儿护理学. 北京: 人民卫生出版社, 2015.
[17] Landmann R G, Cashman A L. Ileostomy or colostomy care and complications [EB/OL].[2024-1-2]. https://www. uptodate. com/contents/ileostomy-or-colostomy-care-and-complications
[18] Suwanabol P A, Hardiman K M. Prevention and Management of Colostomy Complications: Retraction and Stenosis. Dis Colon Rectum, 2018, 61 (12): 1344-1347.

第十五章 新生儿黄疸护理评估与干预

导读与思考：

新生儿黄疸是新生儿时期常见症状之一，它既可以是生理性的，又可以是疾病所致，如溶血、出血以及感染等，严重者可致中枢神经系统受损，发生严重后遗症，甚至死亡。因此，及时识别新生儿早期黄疸，及时干预病理性黄疸及其高危因素是预防患儿严重后遗症、抢救其生命及提高生存质量的重要措施。

1. 新生儿胆红素代谢有哪些特点？
2. 如何识别生理性黄疸与病理性黄疸？
3. 新生儿溶血病的发病机制是什么？ ABO血型不合溶血与Rh血型不合溶血的鉴别要点有哪些？
4. 母乳性黄疸的发病原因有哪些？如何进行健康教育？
5. 黄疸患儿的干预措施有哪些？病情观察及护理要点有哪些？
6. 光疗的指征及注意事项有哪些？
7. 新生儿换血的指征是什么？换血的目的是什么？如何选择血源？有哪些并发症？

第一节 新生儿胆红素代谢

新生儿出生后，50%的足月儿及80%的早产儿均会出现肉眼可见的黄疸，这与新生儿体内的胆红素代谢有关。新生儿毛细血管丰富，血胆红素超过5mg/dl（>85μmol/L）时，即可出现肉眼可见的黄疸。

一、胆红素在血清中的不同存在形式

1. **未结合胆红素**（unconjugated bilirubin，UCB） 由血红蛋白分解而来的胆红素入血后与血清白蛋白形成可逆性联结，是血清中的主要部分，在血液中运输，每分子白蛋白可联结15mg胆红素，联结的这部分胆红素即为未结合胆红素，因其与重氮还原剂产生间接反应，故也称为间接胆红素。未结合胆红素为脂溶性，不溶于水，可沉积于皮肤出现黄染。

2. **游离胆红素**（free bilirubin，FB） 极少部分未与血清白蛋白联结的胆红素，因其呈现游离状态，故称为游离胆红素，又称未联结胆红素。游离胆红素可通过血-脑屏障进入脑基底核，导

致急性胆红素脑病。

3. 结合胆红素(conjugated bilirubin, CB) 未结合胆红素在肝脏内与Y、Z蛋白结合后,在肝脏内酶的作用下转化为胆红素葡萄糖醛酸,这一形式称为结合胆红素。由于结合胆红素能够直接与重氮还原剂产生反应,故也称为直接胆红素。这种胆红素为亲水性,易随胆汁排出至肠道,最终通过尿液及粪便排出体外。

4. 血清总胆红素(total serum bilirubin, TSB) 是体内结合胆红素及未结合胆红素的总称。

二、黄疸与胆红素血症相关概念

1. 生理性黄疸 除外各种病理因素,由于新生儿胆红素代谢特点所导致的血清未结合胆红素升高到一定范围内的黄疸,是新生儿发育过程中发生的一过性胆红素血症。

2. 病理性黄疸 由各种病理因素引起的血清胆红素升高出现的黄疸,称为病理性黄疸,分为高未结合胆红素血症和高结合胆红素血症。目前,国际上已不再强调区分新生儿黄疸是生理性还是病理性,更重视确定黄疸的干预值。

3. 高未结合胆红素血症 由于胆红素生成过多、肝脏对胆红素摄取和结合能力低下、肠肝循环增加所致,以未结合胆红素增加为主的高胆红素血症。

4. 高结合胆红素血症 由多种病因导致肝细胞和/或胆道对正常胆汁分泌和/或排泄功能障碍或缺损,伴结合胆红素增高而引起以阻塞性黄疸为主要表现的综合征。

5. 肠肝循环 部分结合胆红素在肠腔内被肠道菌群中的酶(β-葡萄糖醛酸酶)水解为未结合胆红素,由肠黏膜吸收重新回到肝脏,再次转化形成未结合胆红素,再经胆道排泄,如此循环往复,即为肠肝循环。

6. 急性胆红素脑病 出生1周内的新生儿,由于胆红素神经毒性所致的急性中枢神经系统损害,分为警告期、痉挛期、恢复期3期。早期表现为反应低下、肌张力减低、嗜睡、轻微高调哭声、活动减少、吸吮差;继而出现肌张力增高、角弓反张、激惹、发热、惊厥等,严重者可导致死亡;1周后,转为肌张力减低,反应渐渐恢复,呼吸好转。

7. 慢性胆红素脑病 又称为核黄疸,出生数周后出现的胆红素神经毒性作用所引起的慢性、永久性损害及后遗症,包括锥体外系运动障碍、感觉神经性听力丧失、眼球运动障碍和牙釉质发育异常。

三、胆红素的来源及代谢过程

1. 胆红素的来源 胆红素是一种四吡咯色素,它的前身为血红素或其他铁卟啉化合物。胆红素来源于体内衰老红细胞的血红蛋白、旁路胆红素及其他途径。

(1)衰老红细胞的血红蛋白:衰老的红细胞被体内单核巨噬细胞系统吞噬和破坏后,血红蛋白被分解成血红素、铁和珠蛋白。在血红素加氧酶的作用下转化为胆绿素,又在胆绿素还原酶等作用下转变为胆红素。1g血红蛋白可递解为34mg胆红素。约占体内总胆红素来源的80%。

(2)旁路胆红素:是由骨髓内一部分未发育成熟的网织红细胞和幼红细胞分解而来,此来源的胆红素约占新生儿体内总胆红素来源的3%以下。

(3)其他:来源于肝脏和其他组织内含血红素的血色蛋白,如肌红蛋白、过氧化物酶、过氧化物酶细胞色素等。此来源的胆红素约占新生儿体内总胆红素来源的20%。

2. 胆红素在体内的代谢过程 见图15-1-1。

(1)胆红素在体内的运输:从单核巨噬细胞系统释放出的胆红素进入循环后,除极少数游离外,大部分很快与白蛋白联结。这种与白蛋白联结的胆红素不但有利于体内运输,还可阻止胆红素透过半透膜,如细胞膜、胎盘、胆囊、血-脑屏障。

(2)肝细胞对胆红素的摄取:胆红素通过血液循环被运送至肝脏,迅速进入肝细胞,与胞质内的两种受体蛋白即Y蛋白和Z蛋白所结合。

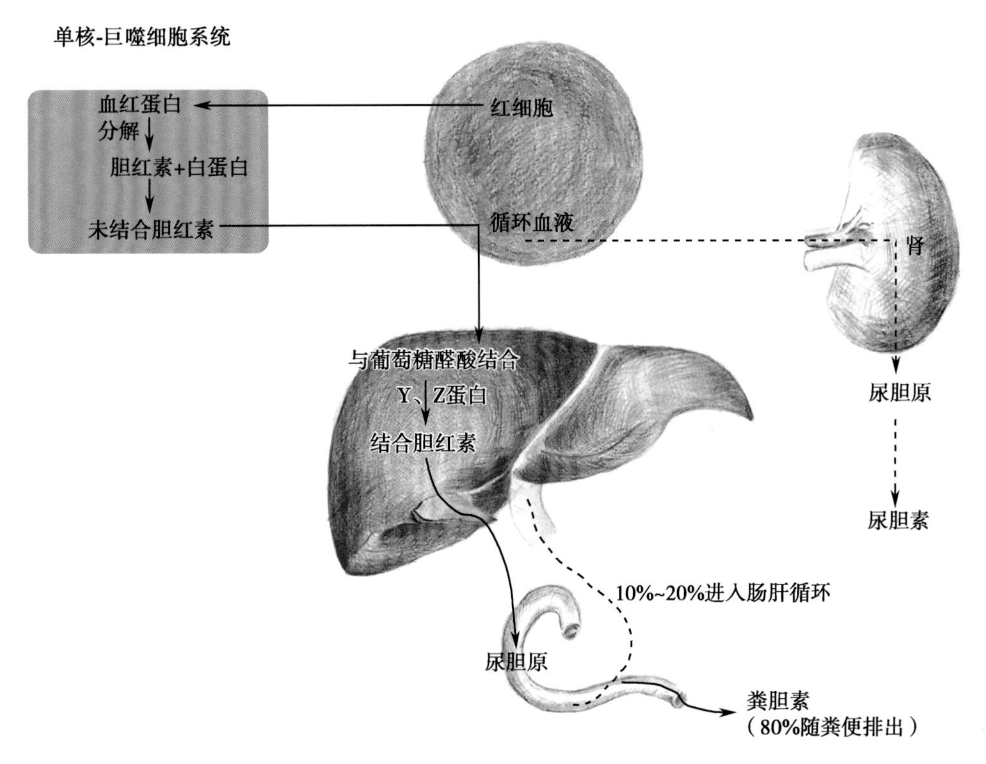

图 15-1-1　胆红素在体内的代谢过程

(3) 肝细胞对胆红素的转化：肝细胞将摄取的胆红素在肝微粒体处通过一系列酶反应，形成结合胆红素，能溶于水，易通过胆汁排泄至肠道。不透过脂膜，故不能在肠黏膜处吸收，也不透过血-脑屏障和脑细胞膜。

(4) 胆红素的排泄与肠肝循环：结合胆红素经胆道排泄到肠内，在肠道细菌的作用下还原成胆红素原类（粪胆红素原、尿胆红素原等），其中约80% 随粪便排出，10%~20% 在结肠被吸收，经门静脉回到肝脏，与被肠道内 β- 葡萄糖醛酸酶分解形成的未结合胆红素一起，在肝脏内重新转化形成结合胆红素，再经胆道排泄，即为肠肝循环。未被肝脏重新转化的少量胆红素原经血液循环运到肾脏，由尿排出，即尿胆原。

四、新生儿胆红素代谢特点

1. 胆红素生成增多

(1) 胎儿期红细胞数量多：胎儿在子宫内处于相对低氧环境，红细胞生成增加，出生后血氧浓度升高，过多的红细胞被破坏，导致胆红素生成增多。

(2) 红细胞寿命短：成人红细胞寿命约为 120 天，新生儿为 70~90 天，早产儿甚至低至 40~60 天，故生成胆红素的速度远远高于成人。

(3) 旁路胆红素生成增多：由于新生儿生后短期内停止胎儿造血，故此部分胆红素来源增加。

2. 肝脏功能不成熟

(1) 肝细胞摄取胆红素能力低下：早期新生儿肝脏内 Y 蛋白含量低，不能充分摄取胆红素。

(2) 肝细胞结合胆红素的能力不足：新生儿由于肝脏酶系统发育不成熟，尿苷二磷酸葡萄糖醛酸基转移酶的含量不足，活力低下，导致胆红素的结合过程受限。

(3) 肝细胞排泄胆红素的能力不足：当胆红素生成过多或其他阴离子增加时均会引起胆红素排泄发生障碍，可出现暂时性肝内胆汁淤积。

3. 肠肝循环增加

(1) 在肝脏内形成的结合胆红素具有不稳定性，随着胆汁排出，若十二指肠或空肠 pH 偏碱时，部分结合胆红素分解为未结合胆红素，迅速被肠黏膜吸收回到肝脏进入血液循环，使肠肝循环增加。

(2)新生儿胎粪排出延迟，也加重了胆红素的重吸收，使肠肝循环增加。

(3)结合胆红素在肠腔内可在肠道菌群作用下被还原成尿胆素原类化合物经肾脏或粪便排出体外，但新生儿肠道内菌群少，经上述过程排出体外的量少，增加了胆红素的重吸收，使肠肝循环增加。

新生儿摄取、结合、排泄胆红素的能力仅为成人的1%~2%，饥饿、缺氧、胎粪排出延迟、脱水、酸中毒、头颅血肿或颅内出血等均可使新生儿黄疸加重。

五、新生儿黄疸的常见监测方法

1. 血清总胆红素（total serum bilirubin，TSB） TSB测定是诊断高胆红素血症的金标准，目前在新生儿黄疸的风险评估及处理中均按照TSB作为计算值，计量单位为μmol/L。

2. 经皮胆红素水平（transcutaneous bilirubinometry，TcB） TcB的测定是无创性检查，可动态观察胆红素水平变化，减少有创操作给患儿带来的痛苦，但在临床使用中应每日对仪器进行POCT（point of care testing）质控，保证测量的准确性。TcB测量的常规部位为前额（眉心）2次、前胸（两乳头连线中点）2次，取平均值。

受新生儿接受光疗及皮肤色素等影响，TcB结果与TSB水平有一定差异，胆红素水平较高时测得的TcB值可能低于实际TSB水平，但有研究显示，当TSB<15mg/dl时，两者差值通常在3mg/dl以内，因此，使用TcB筛查可以筛选出需进一步完善TSB检测的新生儿，以减少临床不必要的采血。TcB计量单位为mg/dl，与TSB（μmol/L）之间的换算关系为1mg/dl=17.1μmol/L，临床为计算方便，常采用1mg/dl≈17μmol/L来进行单位换算。

3. 肉眼评估 可根据黄疸出现在皮肤的部位进行肉眼估计血清胆红素值，具体见表15-1-1。

(1)评估黄疸必须在光线明亮的环境下进行，可用手指按压上述新生儿皮肤区域使之变白，更易于辨认。

(2)若色泽鲜艳有光泽，橘黄或金黄色，或偶可稍显苍白，则考虑为高未结合胆红素血症所致的黄疸。

(3)若色泽呈灰黄色或黄绿色，则为高结合胆红素血症。

表15-1-1 皮肤黄疸程度的肉眼评估 单位：mg/dl（μmol/L）

黄疸部位	$\overline{X} \pm SD$	血清胆红素值范围
头颈部	5.9 ± 0.3（100 ± 5.1）	4.3~7.9（73.5~135.1）
躯干上半部	8.9 ± 1.7（152.2 ± 29.1）	5.4~12.2（92.3~208.6）
躯干下半部及大腿	11.8 ± 1.8（201.8 ± 30.8）	8.1~16.5（138.5~282.2）
上肢及膝盖以下	15 ± 1.7（256.5 ± 29.1）	11.1~18.3（189.8~312.9）
手足心	>15（256.6）	—

六、新生儿生理性黄疸与病理性黄疸的识别

对生理性黄疸及病理性黄疸进行鉴别的主要目的是及时发现并积极治疗新生儿病理性黄疸，防止新生儿胆红素脑病的发生，同时针对病因进行治疗，防止病情进一步恶化。

1. 生理性黄疸及病理性黄疸的临床特点 见表15-1-2。

2. 病理性黄疸出现的时间、程度及常见病因评估 具体见表15-1-3。

表 15-1-2　生理性黄疸与病理性黄疸的临床特点

项目	生理性黄疸	病理性黄疸
出现时间	生后 2~3 天，生后 3~5 天（早产儿）	多在生后 24 小时内
达高峰时间	4~5 天，5~7 天（早产儿）	因病因而异
消退时间	10~14 天，2~4 周（早产儿）	足月儿>2 周，早产儿>4 周
黄疸的程度	轻者：仅限于面颈部； 重者：可延及躯干、四肢和巩膜，粪便色黄，尿色不黄	随胆红素水平升高黄疸可由面颈部、躯干上半部延伸到躯干下半部及大腿、上肢及膝盖以下，甚至手足心
黄疸的进展	生后 24 小时内，足月儿<6mg/dl，早产儿<8mg/dl； 生后 48 小时内，足月儿<9mg/dl，早产儿<12mg/dl； 生后 72 小时及以后，足月儿<12.9mg/dl，早产儿<15mg/dl	生后 24 小时内，足月儿>6mg/dl，早产儿>8mg/dl； 生后 48 小时内，足月儿>9mg/dl，早产儿>12mg/dl； 生后 72 小时及以后，足月儿>12.9mg/dl，早产儿>15mg/dl； 血清结合胆红素>1.5mg/dl； 血清胆红素每日上升>5mg/dl
其他临床表现	一般情况良好，无其他临床症状，肝功能正常	贫血、肝脾大、神经系统表现； 可见局部病灶

表 15 1 3　病理性黄疸出现的不同时间、程度及常见病因评估

出现时间	黄疸程度	考虑情况
生后 24 小时	肉眼明显黄疸	Rh 或 ABO 血型不合溶血
生后 2~3 天	超过生理性黄疸范围	多种围产因素，如孕母糖尿病、高血压、产钳助产、头颅血肿、胎儿窘迫、生后窒息等
生后出现或 4~5 天明显加重	黄疸明显或明显加重	感染或胎粪排出延迟
超过生理性黄疸期限	持续不退或加重	晚发型母乳性黄疸、感染、球形红细胞增多症、甲状腺功能减退、肝炎、胆道闭锁、胆汁黏稠综合征
生后 1 周内	超过生理性黄疸范围，无其他临床表现	早发型母乳性黄疸
生后 1 周后		晚发型母乳性黄疸

要点荟萃

1. 新生儿胆红素的来源　①衰老红细胞的血红蛋白，占体内总胆红素的 80%；②旁路胆红素，占 3% 以下；③其他，来源于肝脏和其他组织内含血红素的血色蛋白，如肌红蛋白、过氧化物酶、过氧化物酶细胞色素等，占总胆红素的 20%。胆红素代谢特点：胆红素生成增多，肝脏功能不成熟，肠肝循环增加。诊断高胆红素血症的金标准是测定血清胆红素值。

2. 急性胆红素脑病　指由于胆红素神经毒性所致的急性中枢神经系统损害，早期表现为肌张力减低、嗜睡、尖声哭、吸吮差，继而出现肌张力增高、角弓反张、激惹、发热、惊厥等，严重者可导致死亡。

3. 经皮胆红素测定　常规部位为前额（眉心）2 次、前胸（两乳头连线中点）2 次，取平均值。但其数值受新生儿接受光疗及皮肤色素等因素影响，其结果不一定与血清胆红素值水平完全一致。

4. 生理性黄疸与病理性黄疸的鉴别要点　①黄疸出现时间；②黄疸达到高峰的时间；③黄疸消退的时间；④黄疸的程度；⑤黄疸的进展；⑥其他的临床表现。

（胡　勇　侯树林）

第二节 新生儿高胆红素血症的护理评估与干预

新生儿高胆红素血症包括高未结合胆红素血症、高结合胆红素血症以及混合性高胆红素血症，其中以高未结合胆红素血症最为常见。

一、护理评估

1. 病因

(1)高未结合胆红素血症：又称高间接胆红素血症，血中以未结合胆红素增多为主，主要包括以下原因：

1)胆红素生成过多：同族免疫性溶血，葡萄糖-6-磷酸脱氢酶(G-6-PD)缺乏症，遗传性球形红细胞增多症，地中海贫血，双胎输血综合征，头颅血肿、颅内出血，细菌或病毒感染，维生素E缺乏和微量元素缺乏，某些药物(如磺胺、樟脑、水杨酸盐等)。

2)肝细胞摄取和结合胆红素的能力低下：感染、窒息、缺氧、酸中毒、低体温、低血糖、低蛋白血症、先天性葡萄糖醛酸转移酶缺乏症(Gilbert综合征)、家族性暂时性新生儿高胆红素血症、甲状腺功能减退、脑垂体功能减退等。

3)肠肝循环增加：任何导致胎粪排出延迟的原因均可导致，如饥饿、喂养延迟、先天性肠道闭锁、巨结肠、母乳性黄疸等。

(2)高结合胆红素血症：又称高直接胆红素血症，血中以结合胆红素增多为主，以新生儿肝炎综合征最为常见，主要原因为胆红素排泄异常所致。

1)肝细胞对胆红素排泄功能障碍：新生儿肝炎综合征，先天性代谢缺陷病(如半乳糖血症、果糖不耐受等)，先天性遗传性疾病(如脑肝肾综合征等)。

2)胆管排泄胆红素障碍：先天性胆管闭锁、先天性胆总管囊肿、胆汁黏稠综合征。

(3)混合性高胆红素血症：同时存在高未结合胆红素血症与高结合胆红素血症者为混合性高胆红素血症，最常见的病因为新生儿感染。

2. 高胆红素血症高危因素 2022年美国儿科学会(AAP)《新生儿高胆红素血症管理指南》强调，每个新生儿出生后均应进行高胆红素血症高危因素的评估，主要包括以下方面：

(1)较小胎龄(胎龄<40周时，风险随胎龄的减小而逐渐升高)。

(2)生后24小时内出现黄疸。

(3)产科出院前胆红素测量值[经皮胆红素(TcB)/血清或血浆总胆红素(TSB)]接近光疗阈值。

(4)明确的各种原因引起的新生儿溶血，或因胆红素增长过快而考虑溶血可能[日龄≤24小时，增加速度≥0.3mg/(dl·h)；日龄>24小时，增加速度≥0.2mg/(dl·h)]。

(5)产科出院前新生儿已接受光疗。

(6)父母或兄弟姐妹有光疗或换血的既往史。

(7)有遗传性红细胞疾病(如G-6-PD缺乏症)家族史。

(8)纯母乳喂养但摄入不足。

(9)头皮血肿或明显瘀伤。

(10)唐氏综合征。

(11)糖尿病母亲分娩的巨大儿。

3. 高胆红素血症神经毒性高危因素 2022版AAP指南中高胆红素血症神经毒性高危因素主要包括以下方面：

(1)胎龄<38周(胎龄越小风险越高)。

(2)白蛋白<3.0g/dl。

(3)任何原因引起的溶血性疾病(包括免疫性溶血性疾病、G-6-PD缺乏症或其他溶血性疾病)。

(4)新生儿败血症。

(5)生后24小时内临床状况不平稳。

4. 分度 根据不同的胆红素水平升高程度，将胎龄≥35周的新生儿高未结合胆红素血症分为3度：

(1)重度高胆红素血症：TSB峰值超过342μmol/L(20mg/dl)。

(2)极重度高胆红素血症：TSB峰值超过427μmol/L(25mg/dl)。

(3)危险性高胆红素血症：TSB峰值超过510μmol/L(30mg/dl)。

5. 围产因素与高胆红素血症

围产因素：包括母亲和新生儿两方面的各种因素，见表15-2-1。

表15-2-1 影响新生儿血胆红素的围产因素

围产因素	血胆红素增高
母亲	高龄产妇、初产妇、母孕史中前胎有黄疸者、糖尿病、高血压、血锌低、孕早期阴道出血
母亲用药	催产素、地西泮、异丙嗪、丁哌卡因(硬膜外麻醉药)、避孕药
分娩方式	羊膜早破、产钳助产、胎头吸引、臀位助产
新生儿	低出生体重儿、早产儿、男婴、脐带结扎过晚、胎粪排出延迟、头颅血肿、皮下血肿、母乳喂养儿、热卡摄入不足、低血锌、低血镁
新生儿用药	水合氯醛、吲哚美辛
其他	海拔位置高

6. 临床表现

(1)高未结合胆红素血症：精神、食欲稍差，皮肤、巩膜黄染(杏黄色)，粪便、尿色正常。黄疸出现时间较早，多由溶血所致，可伴有贫血、肝脾大，甚至心衰、急性胆红素脑病的症状。多见于早期新生儿。

(2)高结合胆红素血症：临床上黄疸出现较迟，但呈进行性，黄疸由淡黄逐渐转深黄或黄绿色。新生儿可因皮肤瘙痒而烦躁，可有肝脾大、肝功能损害，尿色深黄，大便呈淡黄色或陶土色。多见于晚期新生儿及小婴儿。

(3)混合性高胆红素血症：非特异性症状，如体温不升、拒奶、呕吐、呼吸不规则、嗜睡或烦躁不安等。

7. 新生儿胆红素脑病 是新生儿高胆红素血症的严重并发症。是由于血中过多的游离胆红素通过未成熟的血-脑屏障，进入中枢神经系统，沉积于基底神经核、丘脑、丘脑下核、顶核、脑室核、尾状核，以及小脑、延脑、大脑皮质及脊髓等部位，抑制脑组织对氧的利用，导致脑损伤。胆红素脑病的诊断主要依据患儿高胆红素血症及典型的神经系统临床表现。

(1)急性胆红素脑病：胆红素脑病分为4期，通常将前3期称为急性胆红素脑病，即警告期、痉挛期、恢复期。急性胆红素脑病主要见于TSB>342μmol/L(20mg/dl)和/或上升速度>8.5μmol/L(0.5mg/dl)、>35周的新生儿。低出生体重儿发生胆红素脑病时通常缺乏典型症状，而表现为呼吸暂停、循环呼吸功能急剧恶化等。通常足月儿发生胆红素脑病的TSB峰值在427μmol/L(25mg/dl)以上，但合并高危因素的新生儿在较低胆红素水平也可能发生，低出生体重儿甚至在171~239μmol/L(10~14mg/dl)即可发生。发生胆红素脑病的高危因素除了高胆红素血症以外还包括合并同族免疫性溶血、G-6-PD缺乏症、窒息、败血症、代谢性酸中毒和低白蛋白血症等。

(2)慢性胆红素脑病：指出生数周后出现的胆红素神经毒性作用所引起的慢性、永久性损害及后遗症，是胆红素脑病的第4期，称为慢性胆红素脑病，即核黄疸。

(3)胆红素脑病临床分期及表现见表15-2-2。

二、新生儿高胆红素血症的干预

高未结合胆红素血症与高结合胆红素血症因其发病机制与病因各不相同，因此，干预措施有一定区别。早期预防和早期干预治疗是防止重症高胆红素血症的发生和预防胆红素脑病的关键。

表 15-2-2　胆红素脑病临床分期及表现

分期	临床表现	持续时间
警告期	反应略低下、嗜睡、轻度肌张力减低，活动减少、吸吮弱，轻微高调哭声。此阶段表现可逆	生后前几天
痉挛期	易激惹、哭声高调，拒奶，呼吸暂停、呼吸不规则、呼吸困难，嗜睡，肌张力增高、可呈角弓反张，可伴有惊厥或发热。轻者双眼凝视；重者可深度昏迷，甚至中枢性呼吸衰竭而死亡。此阶段出现肌张力增高者可发展为慢性胆红素脑病，若紧急换血可能逆转	生后前几天
恢复期	肌张力增高消失，转为肌张力减低，吸吮力及对外界的反应逐渐好转，呼吸好转	1 周后，1~2 周后急性期症状可全部消失
后遗症期	典型的核黄疸后遗症由四联症组成：①锥体外系运动障碍：手足徐动；②听力异常：听神经病；③眼球运动障碍：向上凝视受限，呈“娃娃眼”；④牙釉质发育不良：绿色牙或棕褐色牙	终生

1. 合并症治疗　及时治疗窒息、低血糖、酸中毒和感染等。

2. 实施光照疗法及换血疗法

(1) 高未结合胆红素血症：根据患儿出生体重、胎龄、日龄、胆红素值以及是否具有高危因素等，结合 2014 年的《新生儿高胆红素血症诊断和治疗专家共识》，决定是否进行光照疗法或换血疗法。详见本章第五节。

(2) 高结合胆红素血症：因高结合胆红素血症为直接胆红素升高，光照疗法不能改善症状，相反还可能会引起青铜综合征等。因此，对高结合胆红素血症应重点进行病因治疗。

(3) 混合性高胆红素血症：根据间接胆红素的值来决定是否进行光照疗法或换血疗法。

3. 喂养护理　评估患儿饮入情况、体重增长情况等，加强喂养，观察有无腹胀、呕吐等异常情况。

4. 预防感染　注意保护新生儿皮肤，避免损伤；注意保暖，防止呼吸道感染；观察脐部、臀部等有无潜在感染灶，做好基础护理。若因感染等引发的混合性高胆红素血症，则积极进行抗感染治疗。

5. 病情观察

(1) 监测患儿一般情况：密切观察患儿的体温、脉搏、呼吸状态等，注意观察患儿的精神状态、哭声、吮吸力、肌张力，判断有无急性胆红素脑病发生。

(2) 观察患儿黄疸的变化：注意观察皮肤色泽，黄染部位，出现的时间、范围、程度的变化，监测血清胆红素水平。

(3) 观察大小便颜色的变化：如果大便颜色变淡，逐渐趋于白色，尿色如茶样，则提示胆管阻塞性黄疸。黄疸可进行性加重，伴有腹部膨隆、肝脾大、变硬、腹部静脉显露。

(4) 皮肤的观察与护理：由于高结合胆红素血症血清直接胆红素增高，刺激皮肤产生瘙痒，应保持床单位整洁，患儿皮肤清洁，剪短指甲，防止抓伤皮肤。

6. 健康教育

(1) 告知家属高胆红素血症的相关知识，取得治疗及护理的配合。

(2) 新生儿出生后应尽早频繁有效地吸吮母乳，促进胎便排出，减少胆红素的肠肝循环的发生。

(3) 黄疸容易反复，出院后指导家属观察患儿皮肤黄染情况及精神状态等，做好门诊随访。发生胆红素脑病者，进行神经门诊随访。

(4) 对引起高胆红素血症的不同原因进行有针对性的健康教育。例如，由 G-6-PD 缺乏症引起的溶血者，应告知家属在患儿的生活中，避免进食蚕豆类食品，避免接触樟脑丸等；半乳糖血症患儿应限制食用乳类，改用豆浆、米粉等。

要点荟萃

1. 新生儿高胆红素血症 ①高未结合胆红素血症：最常见，又称高间接胆红素血症，血中以未结合胆红素增多为主，高危因素包括同族免疫性溶血、G-6-PD缺乏症、窒息、败血症、代谢性酸中毒、低白蛋白血症等。②高结合胆红素血症：又称高直接胆红素血症，血中以结合胆红素增多为主，以新生儿肝炎综合征最为常见，主要原因为胆红素排泄异常所致。③混合性高胆红素血症：同时存在高未结合胆红素血症与高结合胆红素血症，最常见的病因为新生儿感染。

2. 新生儿高胆红素血症的特点 ①高未结合胆红素血症：精神、食欲稍差，皮肤、巩膜黄染（杏黄色），粪便、尿色正常，出现时间较早，多由溶血所致，可伴有贫血、肝脾大，甚至心衰、急性胆红素脑病的症状。②高结合胆红素血症：患儿黄疸出现较迟，呈进行性，黄疸由淡黄逐渐转深黄或黄绿色。可伴肝脾大、肝功能损害等，尿色深黄，大便呈淡黄色或陶土色。③混合性高胆红素血症：呈现体温不升、拒奶、呕吐、呼吸不规则、嗜睡或烦躁不安等非特异性症状。

3. 新生儿高胆红素血症分度 ①重度高胆红素血症：TSB峰值超过342μmol/L（20mg/dl）；②极重度高胆红素血症：TSB峰值超过427μmol/L（25mg/dl）；③危险性高胆红素血症：TSB峰值超过510μmol/L（30mg/dl）。

4. 新生儿胆红素脑病 是新生儿高胆红素血症的严重并发症，是由于血中过多的游离胆红素通过未成熟的血-脑屏障进入中枢神经系统，抑制脑组织对氧的利用，导致脑损伤。警告期、痉挛期、恢复期称为急性胆红素脑病，第4期（后遗症期）称为慢性胆红素脑病，即核黄疸。

5. 高胆红素血症的干预 ①及时查找引起高胆红素血症的原因，积极治疗原发病；②实施光照疗法及换血疗法；③喂养护理；④预防感染；⑤病情观察；⑥健康教育。

（李小文　胡艳玲）

第三节　新生儿溶血病的护理评估与干预

新生儿溶血病（hemolytic disease of newborn，HDN）是指母婴血型不合，母亲血液中的血型抗体通过胎盘进入胎儿循环，发生抗原抗体免疫反应，从而导致胎儿、新生儿红细胞被破坏引起溶血。临床以胎儿水肿和/或黄疸、贫血为主要表现，严重者可致死或有严重后遗症。HDN以ABO血型不合溶血病最为常见，其次是Rh血型不合溶血病。

一、护理评估

1. 血型相关知识 血型是指血液成分（包括红细胞、白细胞、血小板）表面的抗原类型，通常所说的血型是指红细胞膜上特异性抗原类型，目前已知血型抗原有160多种，而与临床关系最密切的是ABO血型系统及Rh血型系统。

（1）ABO血型系统：ABO血型是根据红细胞膜上是否存在抗原A与抗原B而将血液分成4种血型，具体见表15-3-1。

（2）Rh血型系统：Rh血型有6种抗原（C、c，D、d，E、e），其中D抗原最早被发现，且抗原性最强，故常将具有D抗原者称为Rh阳性，而红细胞上缺乏

表 15-3-1 不同血型的抗原抗体组成

血型	我国各族人民的比例	红细胞膜上抗原	血清中抗体
A 型	30%	A	抗 B
B 型	30%	B	抗 A
AB 型	10%	A、B	无
O 型	30%	无	抗 A、抗 B

D 抗原的称为 Rh 阴性。在我国汉族和大部分少数民族的人民中，Rh 阳性血型约占 99.66%。

2. 溶血的病因 由于母亲存在着与胎儿血型不相容的血型抗体 IgG，可通过胎盘进入胎儿血液循环，引起胎儿红细胞致敏、被吞噬细胞吞噬破坏，出现溶血。

(1) ABO 血型不合溶血病：常发生于母亲血型为 O 型，婴儿血型为 A 型或 B 型这一特定人群中，偶见于母亲血型为 A/B 型，婴儿血型为 B/A 型或 AB 型病例。由于食物、肠道寄生虫等自然界中广泛存在 A、B 型物质，持续的免疫刺激可使 O 型血母亲的血清在孕前便产生抗 A 或抗 B 的 IgG，怀孕后此类 IgG 经胎盘进入胎儿血液循环引起溶血，故 ABO 血型不合者约 50% 在第一胎即可发病。但由于 A、B 抗原也存在于红细胞外的许多组织中，可中和、吸收大量抗 A、抗 B 的 IgG，仅少量与胎儿红细胞结合致敏，故 ABO 血型不合虽然常见，但发病者不多。

(2) Rh 血型不合溶血病：常发生于母亲 Rh 阴性，婴儿 Rh 阳性的病例，也可发生于母婴均为 Rh 阳性的病例中，以抗 E 较多见。发病基础为胎 - 母输血，即来源于胎儿的 Rh 阳性红细胞经胎盘进入 Rh 阴性的母体，致敏母体并产生相应血型抗体，再经胎盘进入胎儿循环系统攻击胎儿红细胞。由于首次妊娠抗原暴露量及致敏抗体较少，初发免疫反应发展较慢，且产生的 IgM 抗体性较弱、分子量较大，难以通过胎盘，因此首次妊娠的发病率极低。但当再次妊娠时，进入母体的极少量抗原也足以诱发免疫反应，暴发性增长的 IgG 抗体经胎盘进入胎儿体内导致溶血。

3. 临床表现 临床表现轻重不一，主要与母亲产生 IgG 的量、抗原性的强弱、胎儿的免疫应答反应、胎儿代偿能力以及产前是否干预等有关。ABO 血型不合溶血病的临床表现多数较轻，而 Rh 血型不合溶血病的临床表现较为严重，进展迅速，且胎次越多，Rh 溶血越严重。溶血的临床表现有黄疸、贫血、肝脾大、胆红素脑病、胎儿水肿等。ABO 溶血与 Rh 溶血临床特点具体见表 15-3-2。

表 15-3-2 ABO 溶血与 Rh 溶血临床特点比较

	ABO 溶血	Rh 溶血
黄疸	为主要症状或轻症患儿的唯一症状；生后 24 小时出现，以未结合胆红素为主，轻至中度	生后 24 小时内出现，出现早、进展快、程度重，以未结合胆红素为主
贫血	轻，约 1/3 出现贫血	出现早且重，①轻度：Hb>140g/L；②中度：Hb<140g/L；③重症：Hb<80g/L
肝脾大	不明显	不同程度的肝脾大（对红细胞需求的增加引起髓外造血）
胆红素脑病	极少见	所有新生儿均容易发生
胎儿水肿 / 死胎	罕见	死胎或出生时可有全身水肿、皮肤苍白、皮肤瘀斑，可伴胸、腹腔积液，贫血性心力衰竭及呼吸窘迫
第一胎受累	40%~50%	5%
下一胎更严重	不一定	大多数

4. 实验室检查

(1)脐血标本应立即送检测定新生儿血型、抗体滴度、血红蛋白和胆红素浓度等。

(2)胎儿/新生儿致敏红细胞和血型抗体测定方法主要包括三种(溶血三项),详见表15-3-3。

二、治疗

1. 产前治疗 包括降低孕妇体内抗体滴度、宫内输血、孕妇血浆置换术等。宫内输血是治疗Rh溶血病的主要方法,可防止胎儿严重溶血病出生后远期脑瘫、神经精神发育迟缓、耳聋等神经不良结局的发生;孕妇血浆置换术可将母体血液中抗体去除,但不能终止抗体继续产生,也不能逆转胎儿病情。

2. 新生儿治疗 包括光照疗法、换血疗法、药物治疗、纠正贫血及对症支持治疗,如纠正缺氧、酸中毒、低血糖、低血钙、低体温及电解质紊乱等。

(1)若出生时即有胎儿水肿、严重贫血、高排出量的心衰或休克的体征,应保持有效通气、抽腹腔积液或胸腔积液、尽快换血。

(2)静注人免疫球蛋白(intravenous immunoglobulin,IVIG):IVIG可阻断新生儿单核巨噬细胞系统的Fc受体,抑制溶血过程,减少胆红素产生和减少交换输血。使用剂量:0.5~1.0g/kg,2~4小时内静脉输注,必要时12小时后可重复使用1剂。

(3)白蛋白:当血清胆红素水平接近换血值,且白蛋白水平<25g/L时,可静脉输注白蛋白1g/kg,以增加胆红素和白蛋白的联结,减少血液中的游离胆红素。

(4)连续监测血清未结合胆红素水平和预防胆红素脑病:对高胆红素血症者应采取积极措施以降低血清胆红素水平并保持内环境稳定,避免胆红素脑病的发生。

三、护理干预

1. 实施光照疗法和换血疗法,遵医嘱给予静注人免疫球蛋白、白蛋白等药物,并做好相应护理,详见本章第五节。

2. 合理喂养 黄疸严重时,患儿尤其是早产儿常表现为吸吮无力、食欲缺乏,应耐心喂养,按需调整喂养方式,如少量多次、间歇喂养等,必要时给予鼻饲喂养,保证奶量摄入。

3. 合理补液 根据不同补液内容调节相应的滴速,切忌快速输入高渗性药物,以免导致血-脑屏障暂时开放,使已与白蛋白联结的胆红素进入脑组织,引起胆红素脑病。

4. 预防感染 因感染会进一步加重溶血,故

表15-3-3 胎儿/新生儿致敏红细胞和血型抗体测定方法对比

试验名称	目的	方法	结果判定	意义
改良直接抗人球蛋白试验(改良Coombs试验)	测定患儿红细胞上结合的血型抗体	"最适稀释度"的抗人球蛋白血清与充分洗涤后的受检红细胞盐水悬液混合(图15-3-1)	红细胞凝集为阳性	红细胞已致敏,为确诊实验。Rh溶血病阳性率高,ABO溶血病阳性率低(因为胎儿/新生儿红细胞表面的ABO血型抗原较成人少,结合的血型抗体数量也较少,故阳性率较低)
红细胞抗体释放试验	测定患儿红细胞上结合的血型抗体	加热使患儿致敏红细胞结合的母体血型抗体释放于释放液中,该释放液与同型成人红细胞混合,再加入抗人球蛋白血清(图15-3-2)	红细胞凝集为阳性	检测致敏红细胞的敏感试验,为确诊实验。Rh和ABO溶血病一般均为阳性
血清游离抗体试验	测定患儿血清中来自母体的血型抗体	在患儿血清中加入与其相同血型的成人红细胞,再加入抗人球蛋白血清(图15-3-3)	红细胞凝集为阳性	估计是否继续溶血和换血效果,非确诊试验

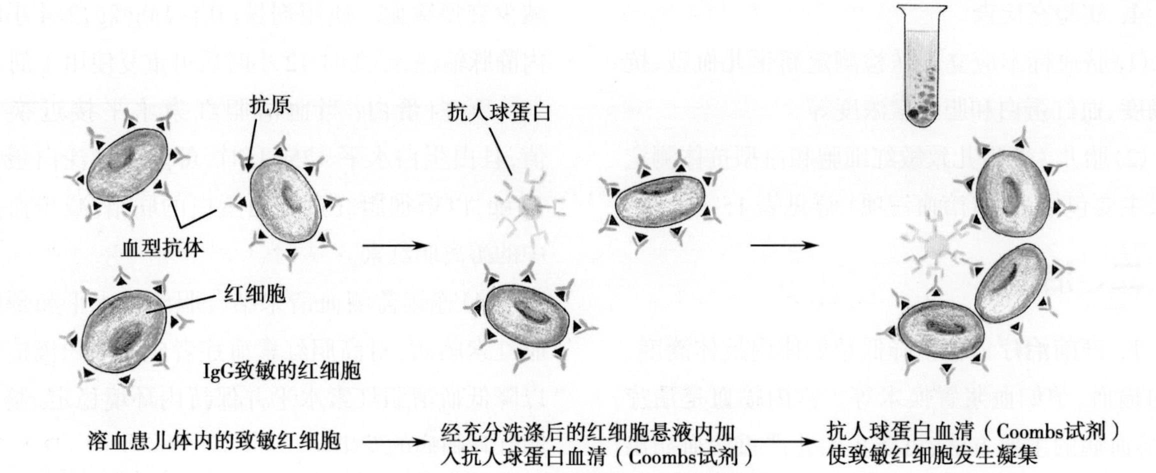

图 15-3-1　改良直接抗人球蛋白试验

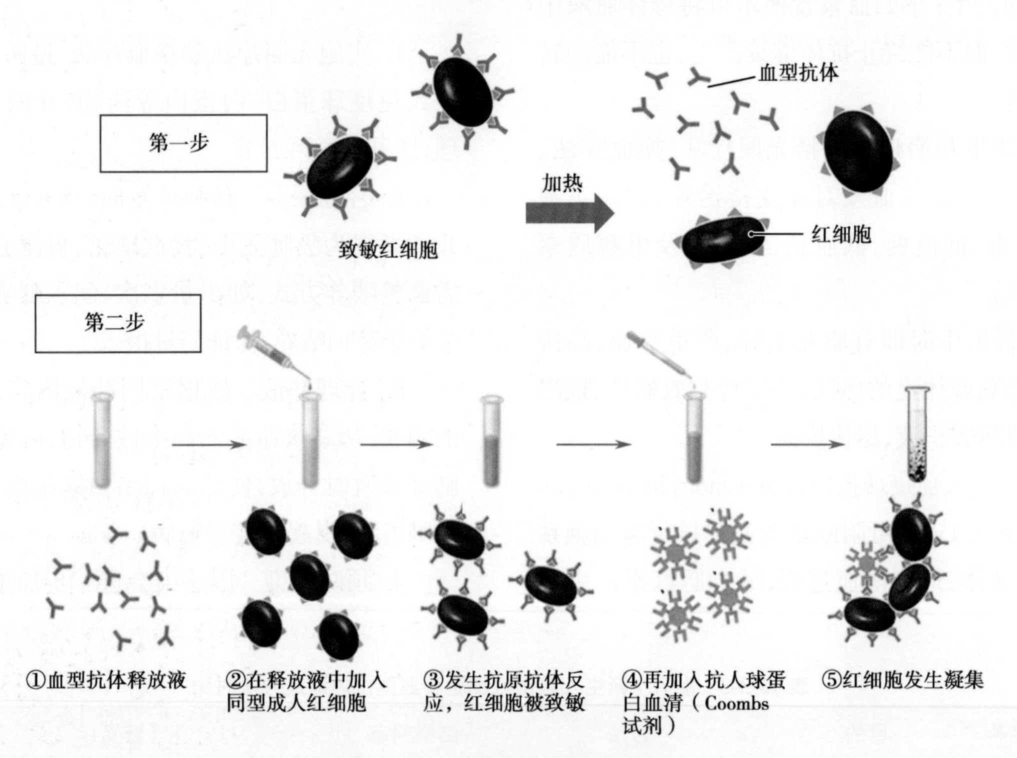

图 15-3-2　红细胞抗体释放试验

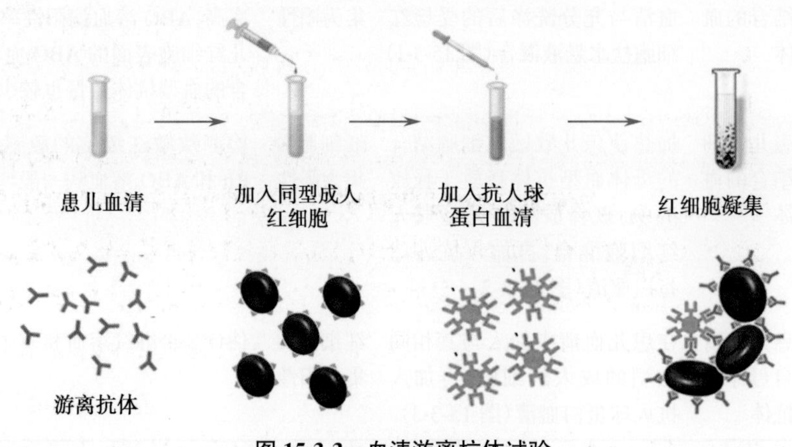

图 15-3-3　血清游离抗体试验

应严格遵守医院感染管理的相关规定，加强手卫生，防止交叉感染；维持患儿皮肤的完整性，加强基础护理。

5. 病情观察

（1）生命体征观察：密切观察体温、脉搏、呼吸、血氧饱和度变化，注意有无低体温、呼吸暂停等，必要时给予吸氧改善缺氧症状。

（2）监测胆红素水平变化：注意皮肤黏膜、巩膜的色泽，动态监测胆红素水平以及血糖、电解质等的变化。

（3）神经系统观察：注意观察患儿哭声、吸吮力、肌张力的变化。如患儿出现拒食、嗜睡、肌张力减退等胆红素脑病的早期表现，立即通知医生，做好抢救准备。

（4）观察大小便次数、量及性质，如出现胎粪延迟排出，应予以灌肠处理，促进粪便及胆红素排出。

6. 健康教育

（1）向家属讲解溶血病的发病原因，主要治疗措施以及对新生儿的影响及危险性、预后等，及时告知患儿病情变化，使家属主动配合医护人员进行治疗及护理。

（2）心理护理：因新生儿溶血病尤其是Rh血型不合溶血病发病快、病情严重且进展迅速，务必做好家属的心理护理。尤其是对需要换血治疗的患儿，因风险较高，家属接受程度低，需耐心进行讲解，消除顾虑。

（3）发生胆红素脑病者，指导家属在神经门诊定期随访，并进行康复治疗。

7. 积极预防

（1）ABO血型不合溶血病：对于母亲O型血，父亲A型、B型或AB型血者，或第一胎有过死胎、死产、新生儿黄疸或原因不明性先天性脑损害者，应积极进行检查和预防。可在孕前做“产前血型血清学检查”，检查血液里抗体的情况；妊娠16周开始测定孕妇血清中IgG性质的抗体及抗A（B）IgG抗体的效价，预测胎儿或新生儿ABO溶血病的发生概率；出生后一旦怀疑溶血，立即给予光疗。

（2）Rh血型不合溶血病：对于夫妇Rh血型不合且有不良妊娠史的孕母，在妊娠4个月开始动态监测D抗体效价，必要时在孕20周后可给予大剂量静注人免疫球蛋白治疗。目前国外常采用免疫性预防HDN的方法，即孕期对未被胎儿致敏的Rh阴性孕母应用抗D抗体。

要点荟萃

1. 新生儿溶血病 是指母婴血型不合，母亲血液中的血型抗体通过胎盘进入胎儿循环，发生同种免疫反应，从而导致胎儿、新生儿红细胞被破坏引起溶血。以ABO血型不合溶血病最为常见，其次是Rh血型不合溶血病。临床表现主要与母亲产生IgG的量、抗原性的强弱、胎儿的免疫应答反应、胎儿代偿能力以及产前是否干预等有关，主要表现为黄疸、贫血、肝脾大、胆红素脑病、胎儿水肿等。Rh血型不合溶血病的临床表现较为严重，进展迅速，且胎次越多，Rh溶血越严重。新生儿溶血病一旦确诊需要积极干预，甚至从胎儿期开始进行。

2. ABO血型不合溶血病 常发生于母亲血型为O型，父亲A型、B型或AB型血者，或第一胎有过死胎、死产、新生儿黄疸或原因不明性先天性脑损害者，应积极进行检查和预防。

3. Rh血型不合溶血病 常发生于母亲Rh阴性，对于夫妇Rh血型不合且有不良妊娠史的孕母，在妊娠4个月开始动态监测D抗体效价，必要时在孕20周后可给予大剂量免疫球蛋白治疗。

4. 新生儿溶血病出生后的干预措施 包括：①积极光疗；②输注免疫球蛋白；③必要时实施换血疗法；④合理喂养及补液；⑤预防感染；⑥加强病情观察；⑦健康教育。

（李小文　胡艳玲）

第四节 新生儿母乳性黄疸的护理评估与干预

随着人们对母乳喂养认识的深入，母乳喂养得到推广和普及，喂养率有了明显提高，但同时母乳性黄疸（breast milk jaundice，BMJ）的发病率也呈现上升趋势。虽然BMJ多数预后较好，严重者才需治疗，且随着新药、新技术的引入也改善了其预后，但仍有研究显示BMJ有导致轻微中枢神经系统损害的潜在危险。因此，确保母乳喂养成功的同时防治母乳性黄疸发生成为目前临床研究的热点之一。

一、护理评估

1. 定义 BMJ是指发生在健康纯母乳喂养儿（多为足月儿）中的一种常见的以未结合胆红素升高为主的高胆红素血症。有文献报道，BMJ发生率占出生4~7天新生儿黄疸的49.25%。

2. 临床分型 根据不同的发病学说和发病时间，临床上BMJ可分为早发型及迟发型两类。

（1）早发型母乳性黄疸：健康足月母乳喂养儿生后3~4天发生的高胆红素血症，排除溶血因素及其他疾病者，即为早发型母乳性黄疸，又称为母乳喂养性黄疸或母乳喂养相关性黄疸。发生原因为母亲缺乏喂哺技巧和知识、乳房肿胀、乳头皲裂，新生儿无效吸吮，生后短时间内母乳量有限等因素导致新生儿处于饥饿、脱水和营养缺乏状态，使胎粪排出延迟，肠肝循环增加，从而引起新生儿高胆红素血症。母乳喂养性黄疸常有生理性体重下降>12%。

（2）迟发型母乳性黄疸：又称为母乳性黄疸，通常发生于纯母乳喂养或以母乳喂养为主的新生儿。受多种因素影响，与多种原因导致的胆红素肠肝循环增加密切相关。新生儿肝脏内的尿苷二磷酸葡萄糖醛酸转移酶（uridine diphosphate glucuronosyl transferase，UGT）在胆红素代谢中发挥着重要作用。新生儿的UGT显著低于成年人，导致结合胆红素效量降低。母乳中的某些物质[如孕-3(α)，2(β)-二醇，也称为孕烯二醇]可以竞争性抑制婴儿肝脏内的UGT，使UCB的葡萄糖醛酸化过程变慢，引起UCB在血液中蓄积，从而引起黄疸。迟发型母乳性黄疸与早发型母乳性黄疸的鉴别要点具体详见表15-4-1。

3. 临床表现 母乳喂养的新生儿黄疸以足月儿多见，黄疸出现在生理性黄疸发生的时间范围内，峰值可高于生理性黄疸，消退时间可晚于生理性黄疸。患儿一般情况好，精神、食欲正常，粪便色黄，尿色不黄，生长发育正常，肝脏不大，肝功能正常，无溶血或贫血表现。

二、干预措施

1. 预防措施

（1）早开奶：可于生后1小时内进行哺乳。

（2）勤吸吮：生后第1天增加哺乳频率，最好达到每天10次以上，避免添加糖水。

（3）适当补充肠道益生菌。

2. 调整母乳喂养 美国儿科研究院建议轻、中度黄疸的患儿应该继续给予母乳喂养。对于母乳喂养性黄疸，应尽早开奶，鼓励少量多次哺喂母乳，每天10~12次，以保证足够水分及能量摄入，减少生理性体重下降幅度；确诊母乳性黄疸，必要时可暂停母乳喂养，达到光疗标准者需光疗。

3. 光照疗法 具体措施及注意事项见本章第五节。

4. 药物治疗 轻症患儿无需特殊治疗；中、重症患儿治疗同其他新生儿黄疸的药物治疗方案，给予肝酶诱导剂如苯巴比妥，微生态制剂如双歧杆菌等，详见本章第五节。

表 15-4-1　早发型母乳性黄疸及迟发型母乳性黄疸的鉴别

	早发型母乳性黄疸	迟发型母乳性黄疸
发生原因	生后前几天由于摄入母乳量不足，胎粪排出延迟，使得肠肝循环增加，导致其胆红素水平升高	受多种因素影响，主要为新生儿胆红素肠肝循环增加和 UGT 活性异常
风险因素	喂养不足、喂养次数偏少、肠蠕动缓慢	纯母乳喂养或以母乳喂养为主
发生时间	常发生在生后 2~3 天	常在出生 1 周后（7~14 天）
黄疸高峰	生后 4~5 天	生后 2~3 周
黄疸程度	TSB 通常 > 170μmol/L，甚至 > 342μmol/L	以轻度、中度为主，重度较少见；一般 TSB 在 205.2~342μmol/L。
持续时间	可达 2~3 周	可持续 4~6 周甚至 2~3 个月
临床表现	一般情况好，无溶血或贫血表现	多数一般情况良好，无明显临床症状，体重增加良好，大小便颜色及量正常，体格检查无异常发现
处理	帮助母亲建立成功的母乳喂养，确保新生儿摄入足量母乳，必要时补充配方乳。已经达到干预标准的新生儿需给予及时干预	当 TSB < 257μmol/L（15mg/dl）时不需要停母乳，TSB > 257μmol/L（15mg/dl）时可暂停母乳 3 天，改人工喂养；TSB > 342μmol/L（20mg/dl）时则加用光疗
预后	严重者可发展为胆红素脑病	停母乳喂养，黄疸在 48~72 小时明显消退，恢复母乳喂养后黄疸再次加重。预后一般良好，很少引起胆红素脑病

5. 病情观察　对于住院治疗的母乳性黄疸患儿，密切观察患儿的生命体征、精神状态、大小便情况以及吸吮力、肌张力等，根据实际情况监测胆红素水平。

6. 健康教育

（1）虽然母乳性黄疸与母乳喂养密切相关，但母乳喂养是婴儿最佳喂养方式，需要消除母亲对于母乳性黄疸的恐惧，尽量鼓励和指导母亲进行正确的母乳喂养，而非单纯地停止母乳喂养。

（2）母亲饮食清淡，营养丰富，忌饮酒及过食辛辣、油腻、生冷饮食。

（3）指导家属密切观察患儿精神状态、面色、皮肤黄染情况，教会其根据患儿皮肤黄染部位估计黄疸程度，必要时及时到医院进行胆红素值测定。

（4）讲解肠道益生菌的正确储存及食用方法以及注意事项。

（5）指导母亲在停母乳期间仍需定时吸奶，以保持泌乳。

（6）告知家属母乳性黄疸的婴儿若一般情况良好，没有其他并发症，则不影响常规预防接种。

要点荟萃

1. 母乳性黄疸　是指发生在健康母乳喂养儿（多为足月儿）中的一种常见的以未结合胆红素升高为主的高胆红素血症。患儿一般情况好，精神、食欲正常，粪便色黄，尿色不黄，无溶血或贫血表现，体格检查无异常。母乳性黄疸重在预防，对于轻度者可继续母乳喂养，对于中、重度者可配合药物治疗或光照疗法。

2. 临床分型　①早发型母乳性黄疸：又称为母乳喂养性黄疸或母乳喂养相关性黄疸，主要由于喂养不当引起；②迟发型母乳性黄疸：又称为母乳性黄疸，受多种因素影响，主要为新生儿胆红素肠肝循环增加和 UGT 活性异常。

3. 干预方案 ①调整母乳喂养：建议轻、中度黄疸的患儿应该继续给予母乳喂养。②对中、重症母乳性黄疸患儿采用辅助药物治疗。③光照疗法：早发型母乳性黄疸达到干预指征时进行光疗；晚发型母乳性黄疸当TSB<257μmol/L（15mg/dl）时不需要停母乳，TSB>257μmol/L（15mg/dl）时可暂停母乳3天，改为人工喂养；TSB>342μmol/L（20mg/dl）时则加用光疗。

（李小文　胡艳玲）

第五节　新生儿黄疸的干预

新生儿黄疸干预的目的是降低血清胆红素水平，预防重度高胆红素血症和胆红素脑病的发生，对于病理性黄疸需要进行积极的干预。干预措施包括光照疗法、换血疗法、药物疗法以及其他对症支持治疗等方法。血清总胆红素（TSB）水平对个体的危害性受机体状态和内环境等多种因素影响，因此不能简单地用一个固定的界值作为干预标准。

一、新生儿光照疗法的评估及安全管理

光照疗法（phototherapy），简称光疗，是降低新生儿未结合胆红素最常用的有效且安全的一种治疗手段，早期积极的光疗可以有效降低换血的概率。因胆红素能吸收光线，故光疗的原理是通过一定波长的光源（蓝光425~475nm）照射皮肤，通过异构和氧化作用把脂溶性的未结合胆红素转变为水溶性产物，经胆汁或尿液排出体外。

（一）新生儿光疗评估

1. 光疗指征 各种原因所导致的新生儿高间接胆红素血症均可采用光照疗法，光疗指征应根据新生儿不同的胎龄、日龄以及是否存在胆红素脑病的高危因素来综合考虑。具体可参照2014年中华医学会儿科学分会新生儿学组发布的《新生儿高胆红素血症诊断和治疗专家共识》，对出生胎龄35周以上的晚期早产儿和足月儿光疗标准及出生体重<2 500g的早产儿光疗标准详见图15-5-1及表15-5-1。

近年来，越来越多的证据显示光疗可能会出现少见但严重的晚期不良反应，如过敏、癫痫、癌症等。因此，为避免过度光疗，将光疗阈值提高一个小的范围是安全合理的，但需同时强调住院期间胆红素筛查及出院后随访的重要性。2022年美国儿科学会（AAP）根据有无高胆红素血症神经毒性高危因素、胎龄及生后时龄，绘制了新的光疗阈值图，详见图15-5-2、图15-5-3。临床医生可根据患儿具体情况及临床偏好选择更低的光疗阈值，以减少再入院的风险，但需评估过度治疗的风险。

2. 光疗设备及方法的选择 光疗的有效性取决于光疗的强度及患儿暴露的表面积（双面蓝光），光源可选择蓝光（波长425~475nm）、绿光（波长510~530nm）或白光（波长550~600nm），临床最常使用蓝光光疗。传统的灯管为荧光灯，由于荧光灯容易产生发热等副作用，且存在灯管寿命短等缺点，目前已被LED灯所取代。光疗方法有单面光疗、双面光疗及加强光疗。光疗设备可选用光疗仪、光疗箱和光纤毯，优缺点比较详见表15-5-2。

3. 光疗效果的影响因素 光疗的效果受到多种因素的影响，主要影响因素有光谱、光照强度、光疗设备种类、皮肤暴露面积，灯管与患儿距

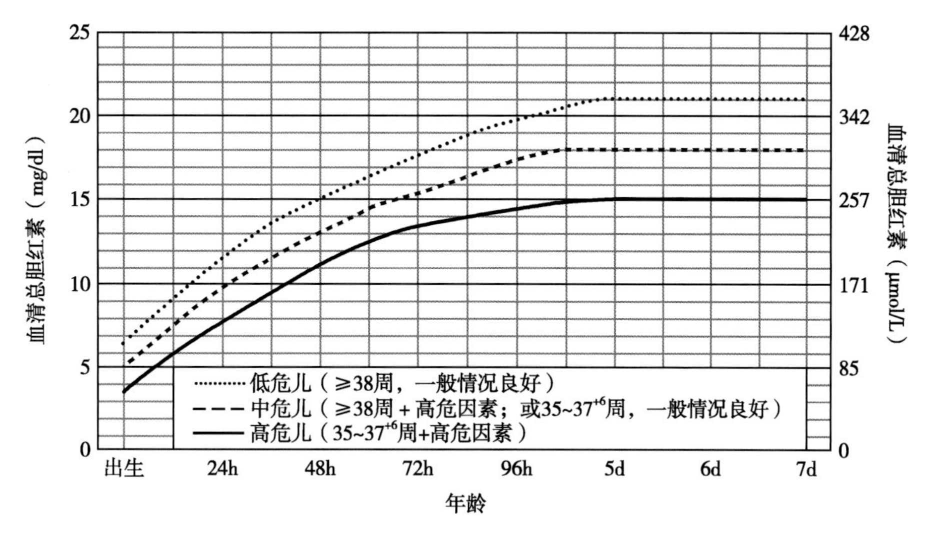

图 15-5-1　胎龄 ≥ 35 周的新生儿黄疸光疗干预标准

高危因素包括同族免疫性溶血、葡萄糖 -6- 磷酸脱氢酶缺乏、窒息、显著嗜睡、体温不稳定、败血症、代谢性酸中毒、低白蛋白血症。资料来源：中华医学会儿科学分会新生儿学组，《中华儿科杂志》编辑委员会 . 新生儿高胆红素血症诊断和治疗专家共识 . 中华儿科杂志，2014，52（10）：745-748.

表 15-5-1　出生体重 <2 500g 的早产儿生后不同时间黄疸干预参考标准

单位：mg/dl（1mg/dl=17.1μmol/L）

出生体重 /g	<24 小时		24~<48 小时		48~<72 小时		72~<96 小时		96~<120 小时		>120 小时	
	光疗	换血	光疗	换血	光疗	换血	光疗	换血	光疗	换血	光疗	换血
<1 000	4	8	5	10	6	12	7	12	8	15	8	15
1 000~1 249	5	10	6	12	7	15	9	15	10	18	10	18
1 250~1 999	6	10	7	12	9	15	10	15	12	18	12	18
2 000~2 299	7	12	8	15	10	18	12	20	13	20	14	20
2 300~2 499	9	12	12	18	14	20	16	22	17	23	18	23

资料来源：中华医学会儿科学分会新生儿学组，《中华儿科杂志》编辑委员会 . 新生儿高胆红素血症诊断和治疗专家共识 . 中华儿科杂志，2014，52（10）：745-748.

离、持续时间以及排便情况等。

（1）光谱：蓝光（波长 425~475nm）是降低胆红素最有效的光谱。

（2）光照强度：标准光疗的辐照度为 8~10μW/（cm²·nm），强光疗的辐照度 ≥ 30μW/（cm²·nm）。当胆红素水平接近换血标准时，建议采用持续强光疗。

（3）光疗设备种类：双面光疗设备光疗效果优于单面光疗设备，LED 光源效果优于普通的荧光灯。

（4）皮肤暴露面积：光疗效果与皮肤暴露面积成正比，增加暴露面积可提高疗效，但需注意遮挡眼睛与会阴部。

（5）灯管与患儿距离：光疗效果与灯管 - 患儿距离成反比，但距离太近不仅影响护理操作，且患儿易发热及脱水，故上方灯管与玻璃板之间的距离采用 35cm，下方 20~25cm。

（6）持续时间：光疗效果与时间成正比，光疗可连续照射或间断照射。间断疗法为照射 6~12 小时后停止 2~4 小时再照射，也可照射 8~12 小时后停止 12~16 小时。具体应根据临床实际情况而定。

（7）患儿排便情况：患儿便秘时，大便在肠道内停留时间延长，增加了肠肝循环，不利于血清胆

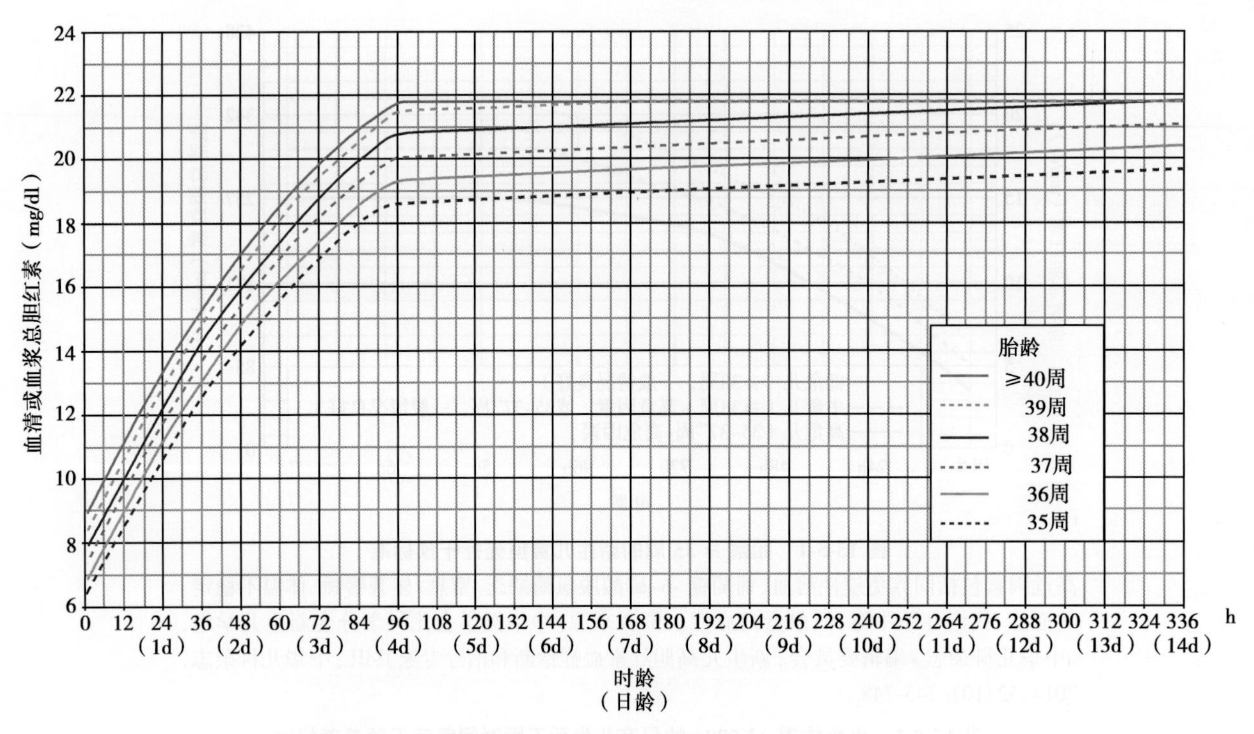

图 15-5-2　无高胆红素血症神经毒性高危因素新生儿的光疗阈值

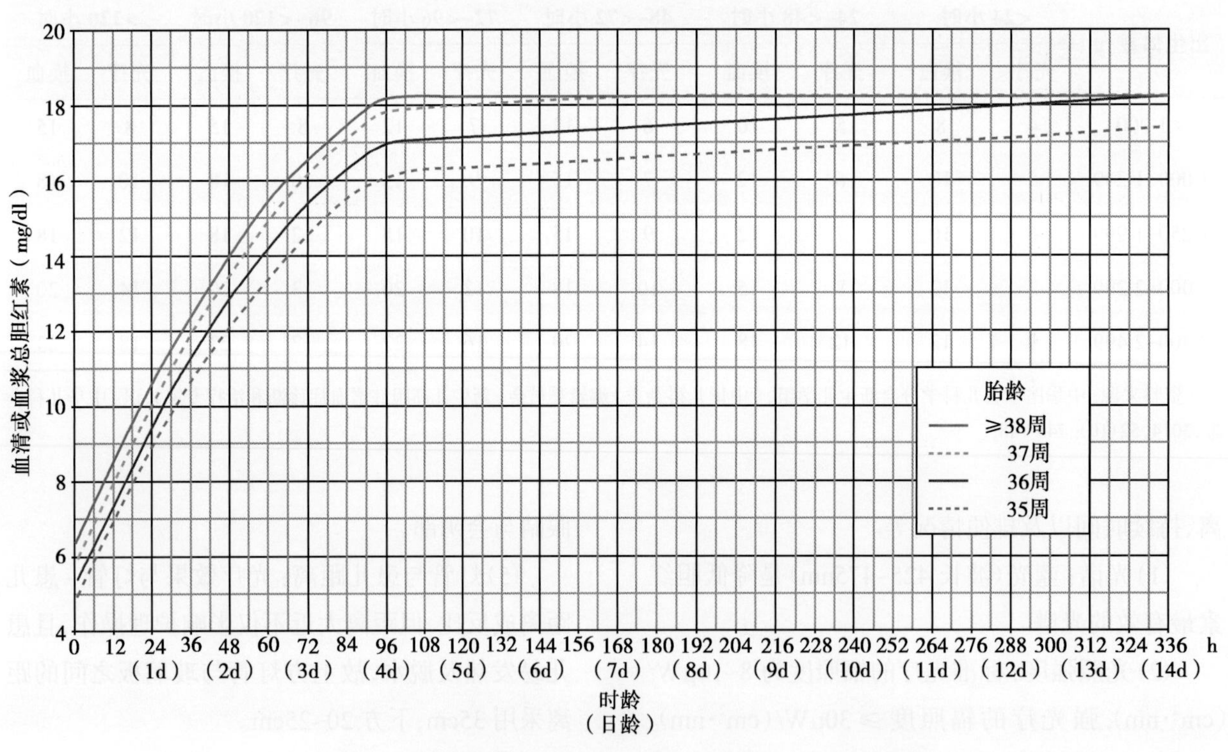

图 15-5-3　有高胆红素血症神经毒性高危因素新生儿的光疗阈值

红素水平下降。

4. **光疗的监测**　光疗的临床效果一般在干预后 4~6 小时内显现，2022 版 AAP 指南建议光疗患儿应在开始光疗后 12 小时内复测 TSB，具体的初始 TSB 测量时间及频率应根据新生儿的日龄、有无高胆红素血症神经毒性高危因素、TSB 值及变化趋势由临床医生综合判断。

5. **照护升级**　2022 版 AAP 指南提出了“照

表 15-5-2 常见光疗设备的优缺点比较

	作用原理	缺点	优点	适用人群
蓝光光疗仪	蓝光单面照射	影响病情观察，对医务人员造成不适，影响 SpO_2 的监测，易引起发热	光照面积大	足月儿、早产儿
蓝光光疗箱	蓝光双面照射	同上	双面光疗、光照面积最大	足月儿
光纤毯	蓝绿光	光照面积小，易折叠弯曲，容易被大小便污染	减少体液散失	早产低出生体重儿
白光光疗灯	含蓝绿光光谱，蓝光波峰低	光照面积小，使用不当易致灯丝断裂	自然光，高效，不影响病情观察与护理	早产低出生体重儿或足月儿换血的同时进行光疗

护升级”这一概念，它是指对胆红素升高或迅速增加的新生儿需要进行重症监护，以减少换血治疗风险。照护升级的阈值比换血阈值低 2mg/dl，当新生儿的 TSB 达到照护升级阈值时，应尽快将患儿转至能开展换血疗法的 NICU。在照护升级期间应每 2 小时测量一次 TSB，如 TSB 降至照护升级阈值以下，可考虑按常规光疗处理。

6. 停止光疗的指征 参照 2014 年《新生儿高胆红素血症诊断和治疗专家共识》，对于胎龄>35 周的新生儿，一般当 TSB<222~239μmol/L（13~14mg/dl）可停止光疗，具体方法如下：

（1）应用标准光疗时，当 TSB 降至低于光疗阈值胆红素 50μmol/L（3mg/dl）以下时，停止光疗。

（2）应用强光疗时，当 TSB 降至低于换血阈值胆红素 50μmol/L（3mg/dl）以下时，改标准光疗，然后在 TSB 降至低于光疗阈值胆红素 50μmol/L（3mg/dl）以下时，停止光疗。

（3）应用强光疗时，当 TSB 降至低于光疗阈值胆红素 50μmol/L（3mg/dl）以下时，停止光疗。

停止光疗应充分权衡减少光疗暴露、母婴分离的获益与发生高胆红素血症反弹（停止光疗后 72~96 小时内 TSB 再次达到光疗阈值）的风险。2022 版 AAP 指南推荐当 TSB 降低至光疗阈值 2mg/dl 以下可停止光疗，如存在反弹危险因素（生后<48 小时开始光疗、溶血性疾病、胎龄<38 周、光疗停止时与光疗阈值相比 TSB 较高、喂养不足及体重增长欠佳、有高胆红素血症及高胆红素血症神经毒性高危因素等），可适当延长光疗时间。

（二）新生儿光疗安全管理

1. 光疗风险及不良反应评估 传统观点认为，光疗仅有很少的近期副作用，是一种无害的疗法。但近年研究发现，光疗可能具有包括近期及远期的一系列副作用，甚至认为高强度光疗可能会增加超低出生体重儿的死亡率。

（1）蓝光 LED 光疗的潜在短期影响：使用蓝光 LED 灯的现代光疗设备产生的热量极小，且不会发出紫外光，通常安全且耐受情况良好。与使用传统荧光灯设备相比，引起短期不良反应（如皮疹、高热、体液丢失）的可能性较小。

1）影响母婴互动：光疗使母婴分隔，影响母婴情感关系建立，还可影响患儿的行为，包括视觉和听觉定向功能以及过度激惹等。

2）婴儿青铜综合征：是一种不常见的可逆性皮肤问题，表现为皮肤和尿液暂时变成暗灰褐色。该病主要是由光异构体引起的外皮青铜色色素沉积所致，可见于接受光疗的胆汁淤积性黄疸（结合胆红素>2mg/dl）婴儿。通常在停止光疗后数周内随色素逐渐褪去而缓解，无后遗症。

3）发热：部分灯管产生热光源，患儿可能出现体温升高达到 38℃以上；LED 灯的光疗仪通常使用冷光源，一般不会产生过多热量。处理时需进行区分是光疗引起的还是感染或其他原因引起的，根据情况选择暂停光疗、物理降温等方法处理。

4）腹泻：因光疗时分解产物经过肠道排出时刺激肠壁引起肠蠕动增加，患儿表现为大便次数增多，呈稀薄绿色。注意补充液体，做好臀部护理。

5）皮疹：光疗时患儿常出现皮疹，分布于面部、下肢、躯干，其原因不明确，一般停止光疗后会逐渐消失，无需特殊处理。

⑵潜在远期影响：目前仍不确定使用得当的新生儿光疗是否会引起远期后遗症，文献报道可能有以下影响。

1）视网膜影响：尚不清楚光疗对婴儿视网膜的影响，但动物研究表明连续接受24小时光疗可能导致视网膜变性。因此，所有接受光疗的新生儿都应遮挡视网膜和晶状体，以避免任何可能的光暴露。

2）男婴外生殖器鳞癌：长时间强光疗可能会增加风险，光疗时应用纸尿裤遮盖会阴部，尽量暴露其他部位的皮肤。

2. 光疗安全管理

⑴光疗前准备

1）环境准备：房间温度维持在22~24℃，湿度55%~65%，保持环境整洁、安静。

2）患儿准备：①光疗前清洁患儿全身皮肤，更换纸尿裤；②剪短指/趾甲，防止抓破皮肤；③佩戴大小适宜的遮光眼罩，避免光线损伤视网膜。

3）仪器、设备准备：①遵医嘱准备相应的光疗设备(光疗仪、光疗箱或光疗毯)，检查性能是否完好，必要时测定光照强度，预热光疗箱及暖箱，建议使用蓝光发光二极管(LED)灯作为光源。②将肤温传感器贴于患儿腹壁，便于持续监测体温。③安置生命体征监护仪或脉搏血氧饱和度监测仪，以持续监测患儿生命体征。④准备“鸟巢式”褴褛，增加光疗患儿的安全感，防止脚跟与光疗箱底板摩擦发生医源性皮肤损伤。⑤使用遮光布遮盖光疗箱或光疗仪外围，避免蓝光对邻近患儿及工作人员产生影响。

⑵光疗过程中

1）患儿监测：①加强巡视，保证患儿安全，保持眼罩固定妥当；对重点患儿的巡视，必要时应关闭光疗电源，避免蓝光对观察患儿全身状态的影响；②密切监测其生命体征尤其是体温、反应、精神状态、心率、呼吸以及大小便、吸吮力、肌张力；③观察输液部位情况，防止患儿抓取输液管路或留置针；④及时调整患儿体位，使其处于暖箱中间位置，确保全身皮肤被有效照射；⑤动态监测胆红素的变化，开始光疗后6~12小时内复查TSB水平，对于接近换血标准的患儿，可提高监测频率。

2）仪器、设备监测：①生命体征监护仪或脉搏血氧饱和度监测仪的报警上下限设置是否合理，工作是否正常；②光疗仪器是否工作正常，因治疗或护理暂时中断光疗后是否及时打开开关。

⑶光疗结束后

1）患儿处理：①遵医嘱将患儿转移至暖箱或移去光疗仪/光疗毯；②去除眼罩，给予眼部护理；③仔细检查患儿全身皮肤，查看有无损伤；④密切观察患儿生命体征、面色、精神、反应以及大小便情况，动态监测患儿胆红素的变化，必要时采血检查，防止黄疸反弹。

2）仪器、设备处理：按照消毒技术规范，将使用后的光疗箱/光疗仪/光疗毯以及“鸟巢式”褴褛进行消毒，备用。

3. 光疗注意事项

⑴光疗前保证患儿全身皮肤清洁，切勿给患儿皮肤涂粉、抹油。

⑵选择适宜大小的纸尿裤，并穿戴牢靠，保证皮肤最大程度裸露，但须遮盖会阴部，并防止大小便漏出。

⑶对于早产儿，因颜面部小，应选择大小适宜的眼罩，既要有效遮盖整个眼部，又要避免遮盖鼻孔防止窒息。眼罩若非一次性使用，用后须进行清洗并消毒处理。

⑷对于光疗箱光疗的患儿，必要时可用软布包裹足部，防止皮肤损伤。

⑸每日常规擦拭光疗箱，保持玻璃板干净、透明。若被大小便或奶汁等污染时，应及时清洁，以免影响光疗效果。

(6)及时安抚哭闹患儿，对于烦躁不能安抚者，告知医生及时处理，避免医源性皮肤损伤。

(7)光疗过程中不显性失水增加，应注意补充液体，保证足够的尿量排出。

(8)体温≥37.5℃时，给予降低箱温(建议每次下调不超过0.5℃)；当体温≥38℃时，遵医嘱给予沐浴/擦浴或其他降温措施，必要时暂停光疗，密切监测体温变化及面色、精神状态等。

(9)光疗时可能会出现腹泻、皮疹等不良反应，依据其程度决定是否暂停光疗。轻者暂停光疗后可自行缓解。

(10)工作人员可佩戴遮光镜避免光疗对自身的影响。

二、新生儿换血评估及安全管理

新生儿换血(exchange transfusion，ET)是治疗高胆红素血症最迅速的方法，用于治疗严重母婴血型不合溶血病的一种急救手段。可及时换出抗体和致敏红细胞、减轻溶血，降低血清胆红素浓度，防止发生胆红素脑病；同时纠正贫血，防止心力衰竭；临床也可用于治疗新生儿红细胞增多症。

(一)新生儿换血评估

1. 新生儿换血目的

(1)换出血液中的胆红素、抗体以及致敏红细胞，减轻溶血，预防胆红素脑病的发生。

(2)纠正贫血，预防心力衰竭的发生。

(3)用于有重症感染的高胆红素血症，可以换出致病菌及其毒素。

(4)新生儿红细胞增多症患儿换血的目的是减少红细胞数量，改善临床症状。

2. 新生儿换血指征

(1)出生胎龄≥35周以上的晚期早产儿和足月儿可参照图15-5-4中的换血参考标准，出生体重<2 500g的早产儿换血标准可参考表15-5-1。

在准备换血的同时先给予患儿强光疗4~6小时，若TSB水平未下降甚至持续上升，或对于免疫性溶血患儿在光疗后TSB下降幅度未达到34~50μmol/L(2~3mg/dl)立即给予换血。

(2)严重溶血，出生时脐血胆红素>76μmol/L(4.5mg/dl)，血红蛋白<110g/L，伴有水肿、肝脾大和心力衰竭。

(3)已有急性胆红素脑病的临床表现者，无论胆红素水平是否达到换血标准，或TSB在准备换血期间已明显下降，都应换血。

(4)早产儿及前一胎有死胎、全身水肿、严重贫血等病史者，酌情降低换血标准。

(5)新生儿红细胞增多症：红细胞增多症患儿常伴有高黏滞综合征而影响全身各器官的血流速

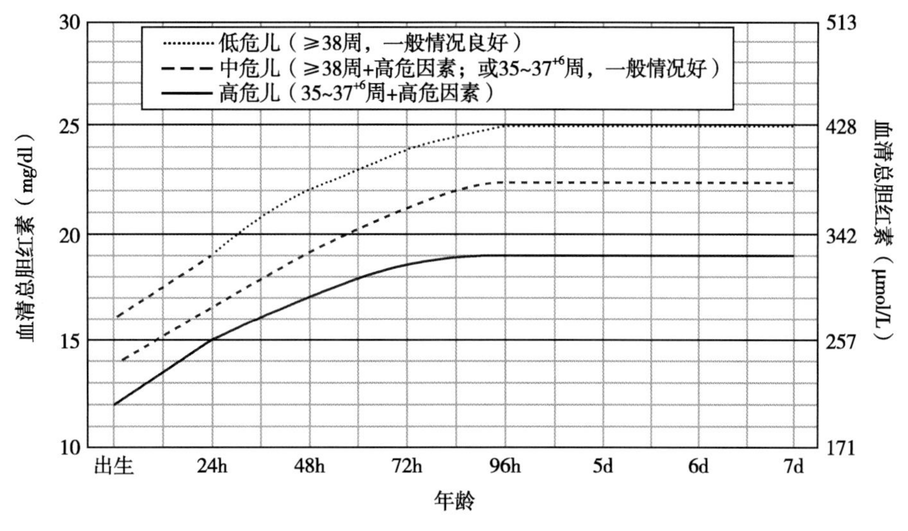

图15-5-4 胎龄35周及以上新生儿黄疸换血干预标准

资料来源：中华医学会儿科学分会新生儿学组，《中华儿科杂志》编辑委员会. 新生儿高胆红素血症诊断和治疗专家共识. 中华儿科杂志，2014，52(10)：745-748.

率导致严重的缺氧、酸中毒以及营养供应减少，表现为中枢神经系统异常以及严重的胃肠道症状，如NEC、血栓等，需要进行部分换血治疗缓解症状。

3. 新换血标准 2022版AAP指南根据患儿有无高胆红素血症神经毒性高危因素、胎龄及生后小时龄，制定了新的换血标准（图15-5-5和图15-5-6）。

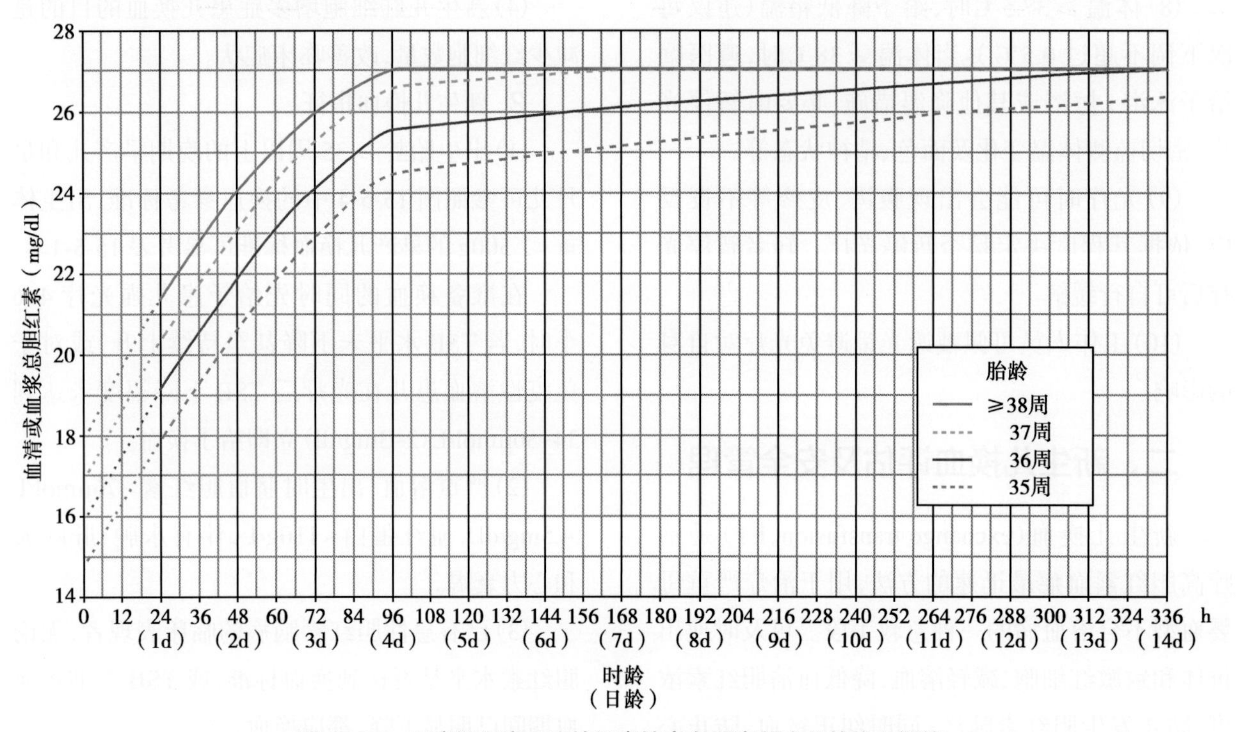

图15-5-5 无高胆红素血症神经毒性高危因素新生儿的换血阈值

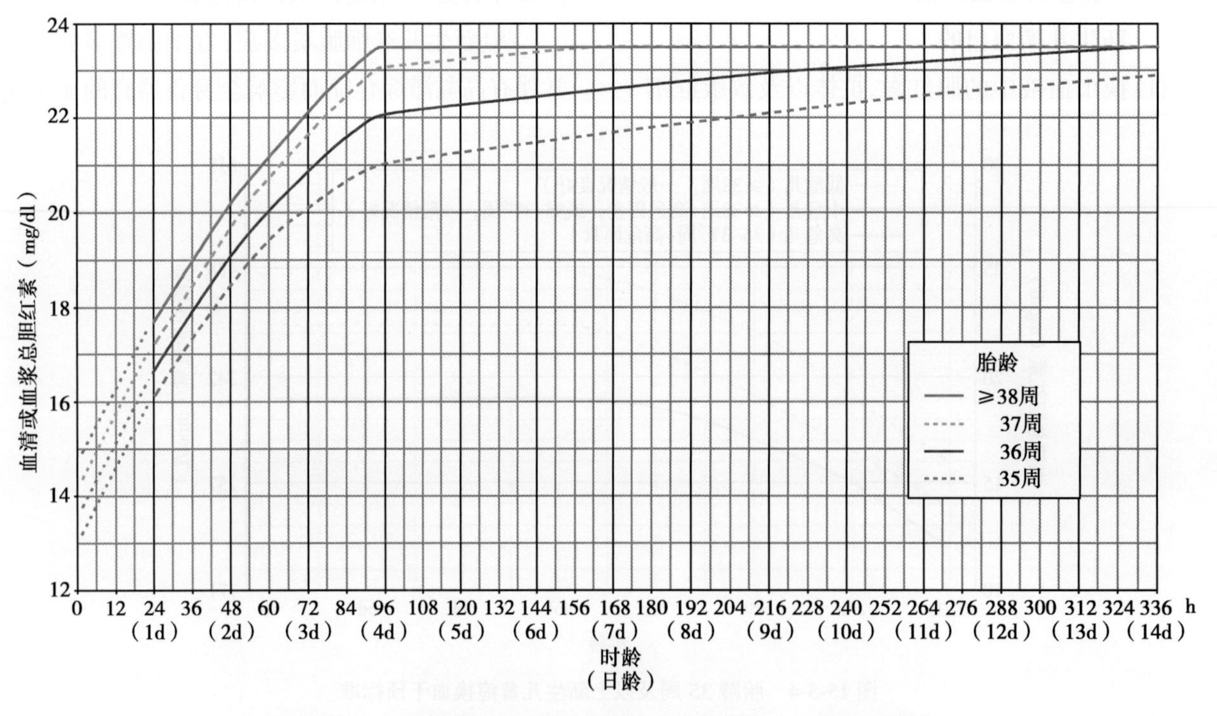

图15-5-6 有高胆红素血症神经毒性高危因素新生儿的换血阈值

（1）将胆红素/白蛋白（bilirubin to albumin，B/A）作为换血决策的参考：①胎龄≥38周，无神经毒性高危因素的新生儿，B/A达8.0；②胎龄≥38周伴有至少1项神经毒性高危因素，或胎龄35~37周无神经毒性高危因素的新生儿，B/A达7.2；③胎龄35~37周，伴有至少1项神经毒性高危因素的新生儿，B/A达6.8。

（2）如患儿有急性胆红素脑病表现，应立即进行换血疗法。

（3）当TSB达到换血阈值时，应立即进行换血准备。

（4）如在准备换血阶段复查TSB低于换血阈值，且患儿无胆红素脑病表现，则应考虑推迟换血，继续强光疗及补液治疗，每2小时复测一次TSB，直至低于照护升级阈值以下，将按常规光疗处理。

4. 血源选择以及换血量

（1）血源选择

1）Rh血型不合溶血症：选用RhD血型与母亲相同的阴性血，ABO血型同患儿。不可选用O型血，因O型血的血清中含有抗A、抗B抗体，易导致医源性溶血。

2）ABO血型不合溶血症：选用O型红细胞，AB型血浆。因O型红细胞膜上不含抗原，AB型血浆中不含抗体，故不会与新生儿的血液发生免疫溶血反应。

（2）换血总量：一般为新生儿全部血容量的2倍，即150~160ml/kg，因为新生儿血容量通常为80ml/kg；红细胞∶血浆=（2~3）∶1。

（二）新生儿换血安全管理

1. 换血危险性及并发症评估 换血疗法的风险源于使用血液制品和操作本身。

（1）感染：如败血症，换血过程中应严格无菌操作。

（2）心血管功能障碍：类休克样反应、心室颤动、心律失常以及心脏停搏，多由输入了未经复温的库存血所致。

（3）心力衰竭：换血量过多或短时间内速度过快可导致患儿发生心力衰竭。

（4）血栓栓塞及空气栓塞：换血过程中因空气及血凝块进入。

（5）NEC及肠穿孔：肠道缺血及坏死所致，特别是通过脐部血管置管换血的患儿。

（6）脐静脉换血可导致脐静脉穿孔、导致出血进入腹腔及肝脏；导管插入过深可导致反复的心律失常。

（7）其他：呼吸暂停、输血反应、肾衰竭、肢端循环障碍、假性动脉瘤等严重并发症。

2. 新生儿换血安全管理

（1）换血前准备

1）环境准备：房间空气消毒、辐射台预热。

2）护士准备：①评估患儿：了解患儿病史，包括诊断、出生日龄、体重、生命体征及一般状况；估计换血过程可能出现的护理问题；操作前戴口罩、洗手、穿隔离衣。②核查患儿身份：与医生共同核对患儿身份，采集合血标本，送检。

3）患儿准备：①根据医嘱持续加强光疗；②评估患儿有无脱水征象，必要时建立静脉双通道，同时补液及输注白蛋白等；③换血前需禁食，或安置胃管抽空胃内容物；④若患儿过度烦躁，应给予安抚，换血前30分钟遵医嘱给予镇静。

4）用物准备：无菌手套、液体（0.9% NS、5% GS、10% GS）、药物（肝素、镇静剂、呋塞米等）、留置针（22GA用于动脉穿刺、24GA用于静脉穿刺）、采血试管、输液器、输血器、利器盒、输液泵、输血泵3台（两台分别用于输入血浆及红细胞悬液，另一台用于换出血液）、生命体征监护仪1台、换血记录单；急救物品包括复苏球囊、氧气瓶、吸痰装置及各种急救药物。

（2）换血过程

1）再次双人查对患儿身份，并评估患儿生命体征、血管条件。

2）将患儿移至换血室辐射保暖台，适当约束，再次评估患儿，若患儿的血清胆红素>500μmol/L，可应用光疗毯及白灯光疗仪持续光疗。

3）暴露穿刺部位进行血管穿刺。建立两个静脉通道以及一个动脉通道，两个静脉通道分别进行补液、输血，输血通道连接三通管，便于同时输入血浆及红细胞悬液；同时，动脉通道也连接三通管，给予肝素液封管。

4)待血液取回后对血液进行复温后开始换血；换血速度先慢后快，刚开始换血速度可设置为30ml/h，待血液输入15分钟后患儿无异常表现时转为正常换血速度，一般在90~120分钟内完成换血。

5)防动脉通道堵管：使用肝素液通过三通管对出血管路进行抗凝处理(图15-5-7)。

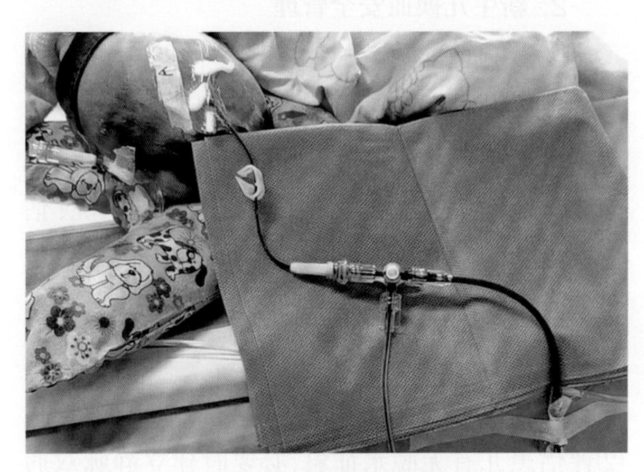

图15-5-7　动脉出血端

6)换血期间密切监测患儿面色、反应、皮肤颜色等，使用生命体征监护仪持续监测并按要求做好监护记录。

(3)换血结束后

1)拔出动脉置管，加压包扎。

2)将患儿转运至NICU，评估动脉穿刺部位及输液部位。

3)密切观察生命体征以及有无换血后的不良反应。

4)完善换血记录，《新生儿换血记录单》详见表15-5-3。

5)继续加强光疗。

6)关闭辐射保暖台，整理用物，消毒设备备用。

3. 换血注意事项

(1)外周动脉通道建立失败时可选择脐静脉置管换血。

(2)提高动脉穿刺技巧，提高换血成功率。

1)桡动脉体表定位：将患儿的手臂外展(手肘、手腕、手掌心在一水平位)或用手指触摸患儿手腕外侧腕横纹处(外1/4第二腕横纹处)，可扪及桡动脉搏动。穿刺之前需做Allen试验，检查手部的血液供应以及桡动脉与尺动脉之间的吻合情况，方法：①操作者抬高患儿手臂，向腕部挤压手掌，驱除部分血液。②用双手同时按压桡动脉和尺动脉至手掌变白。③松开对尺动脉的压迫，继续保持压迫桡动脉，观察手掌颜色变化。④若手掌颜色在10秒之内迅速变红或恢复正常，即Allen试验阴性，表明尺动脉和桡动脉间存在良好的侧支循环，可以行动脉穿刺；相反，若10s手掌颜色仍为苍白，即Allen试验阳性，表明手掌侧支循环不良，禁止行桡动脉穿刺。

2)其他动脉选择：头部动脉一般与大静脉伴行，先找到静脉，在静脉旁边可触及动脉搏动；上肢动脉一般在大骨节部位较易触及。穿刺动脉时建议使用22GA留置针，选好动脉后做好标记。

3)穿刺技巧：桡动脉穿刺前持续按压穿刺部位5~10秒(可使动脉显露更明显)，消毒局部皮肤及穿刺者右手中指，绷好皮肤，再次确认动脉位置，进针稍快，进针角度可从大到小，45°角进针，若患儿的皮下脂肪较厚，可加大进针角度。进针速度的要求：先慢进皮肤表层，再快进，见有回血，再沿血管方向送针一点，最后边进针芯边退针柄。回抽回血，将血抽至留置针的透明导管的一半，观察有无搏动，给予肝素正压封管。

4)妥善固定：可用粘贴性较强的敷贴，做好动脉通道标识。

5)保持动脉的通畅：减少患儿动脉穿刺处的肢体活动，上肢可以使用小沙袋固定肢体。

(3)换血前、后，必要时换血中需经动脉通道抽取血标本送检，包括生化、血气等，判断换血效果及患儿病情。

(4)整个换血过程中防坠床、防寒冷损伤、防管道滑脱及堵管等；换血结束后如实记录换血过程，《新生儿换血记录单》见表15-5-3。

表 15-5-3　×××医院新生儿科换血记录单

姓名___________　　登记号___________　　床号___________　　目前体重______g

换血方式:□外周同步动静脉换血　□脐静脉切开置管换血

换血前镇静:□未涉及　□苯巴比妥钠__mg　□其他药物及剂量______________________

换血前核对:两名医护人员一起

□交叉配血报告　□血袋标签　□血袋无破损渗漏　□血液颜色正常

换血时核对:两名医护人员一起核对　□姓名　□登记号　□床号　□性别　□血型

换血开始时间:　　年　　月　　日　时　分

换入血型:(□ A、□ B、□ AB、□ O)型,Rh(□阳性,□阴性)(□红细胞悬液,□去白红细胞,□洗涤红细胞)______ml;

AB 型血浆______ml

共计换入:______ml　　换出:______ml　　换血速度:______ml/h

换血结束时间:　　年　　月　　日　时　分

换血过程中患儿生命体征评估记录

日期时间	心率 /(次·min^{-1})	呼吸 /(次·min^{-1})	氧饱和度 /%	血压 /mmHg	有无输血反应		签名

注:换血开始时、开始 15 分钟记录 1 次,之后每 30 分钟记录 1 次,换血结束时及换血结束 4 小时后记录 1 次。

换血过程中使用药物:□苯巴比妥钠______mg　静脉推注　时间:　签名:

□其他:________________________　时间:　签名:

其他处理记录(需要时记录,记录格式按时间、患儿情况、处理及处理后评价进行)

签名:

年　月　日 时　分

(三)新生儿外周同步动静脉换血质量及评价

1. 要素质量及评价

(1)要素质量

1)基本条件:能实施换血的医疗机构应具备检验科、血库以及 NICU 的配备。

2)科室有相应的管理规范:人员资质、管理要求、相关制度、操作流程等。

3)换血护士:接受过相关培训,包括动静脉置管技术(新生儿血管解剖与生理),输血泵的应用,新生儿高胆红素血症相关知识,换血指征,操作流程,并发症的预防、观察及处理,换血实践操作,输血操作流程,并发症的预防、观察及处理,新生儿复苏理论及操作,护理记录书写,感染控制相关知识,医患沟通技巧,新生儿各系统评估技能等。

(2)要素质量评价

1)有新生儿高胆红素血症诊疗指南。

2)输血技术操作规程及换血疗法操作规程。

3)有换血疗法并发症的应急预案或者处理流程。

4)有光照疗法护理常规。

5)有换血护士和 / 或巡回护士岗位职责或实

践范围。

6）有定期的换血培训计划与实施记录，定期对换血人员进行理论及技能考核。

7）实行弹性排班，保证每班至少1~2名护士参与换血治疗。

2. 环节质量及评价

（1）环节质量

1）换血前患儿护理到位。

2）换血用物准备齐全，房间消毒、辐射保暖台提前开启预热。

3）穿刺成功，封管正确无堵管。

4）换血期间查对、保暖措施以及防坠床措施得当。

5）整个操作符合无菌技术。

6）护理观察记录到位。

7）换血结束后所有用物处理得当（关闭辐射台、整理用物得当、医疗废物处理妥当等）。

（2）环节质量评价

1）换血前准备充分：入院后立即采取持续加强光疗及相关药物治疗，入院后1小时内送检相关检验标本。光疗开始后4~6小时内监测胆红素变化，与患儿监护人沟通，签署换血和输血知情同意书。

2）核对医嘱完整性；检查环境及物资准备情况；评估患儿情况，联系输血科配血。

3）换血中的护理：双人核对患儿身份；疼痛评估，采取有效的安抚或镇静措施；使用最大无菌屏障等预防感染；进行动静脉穿刺置管，以最快速度实施换血治疗（签署换血知情同意书后即刻配血，血液取回后即刻换血）；妥善固定动静脉导管，合理使用肝素保持动脉管路通畅；实施监测体温、心率、呼吸、血氧饱和度及血压；实施换血出入量双复核制并记录；观察并正确处理换血并发症。据医嘱及术中情况实时调控换血速度，一般控制换血时间在90~120分钟内，有规范的换血和输血记录。

4）换血后的护理：拔出动脉导管后止血充分，穿刺点无血肿等情况；医疗废物按《医疗废物管理条例》进行处理；术后入住NICU；术后每4小时监测一次总胆红素（TSB），当TSB降至换血阈值50μmol/L以下时，每6~12小时监测一次，光疗结束后12~18小时监测TSB水平；执行光疗护理常规；为病人家属进行健康宣教。

3. 终末质量及质量评价

（1）工作效率：换血人员储备情况、一次动脉置管成功率、动脉导管堵管率、拔出动脉导管后充分止血，穿刺点无血肿等。

（2）换血效果：严重并发症的发生率，包括呼吸暂停、输血反应、NEC、败血症、肾衰竭、心力衰竭、血栓栓塞、空气栓塞、肢端循环障碍、假性动脉瘤等严重并发症。

（3）换血过程中心率、血压的波动范围。

（4）维持体表温度在36~37℃之间。

（5）住院期间换血死亡病例数。

（6）换血患儿监护人满意度。

三、新生儿黄疸常用药物治疗评估及安全管理

1. 白蛋白

（1）作用原理：白蛋白可结合血浆中未结合的胆红素，使之不能透过血-脑屏障，减少胆红素脑病的发生，并能加快胆红素转运，降低血浆未结合胆红素水平。

（2）适应证：①需蓝光照射治疗的新生儿黄疸，可考虑联合应用白蛋白，对有效降低血清总胆红素、间接胆红素水平有一定帮助；②严重高胆红素血症，当血清胆红素水平接近换血值时，给予白蛋白输注可结合游离胆红素，降低血中游离胆红素进入血-脑屏障的风险，缩短光疗时间。

（3）用法与用量：1g/kg，静脉滴注。

2. 静注人免疫球蛋白（IVIG）

（1）作用原理：通过阻断单核巨噬细胞系统的Fc受体，减少吞噬细胞对致敏红细胞的破坏，阻断溶血过程，减少胆红素形成。

（2）适应证：母婴血型不合溶血病新生儿，如果加强光疗后血清或血浆胆红素仍然继续上升，

或在换血疗法阈值的2~3mg/dl(34~51μmol/L)之内,则可静脉输注IVIG。

(3)用法与用量:0.5~1.0g/kg,2~4小时静脉滴注,必要时可12小时后重复使用1剂。

3. 苯巴比妥

(1)作用原理:新生儿肝脏葡萄糖醛酸转移酶活性较低,苯巴比妥具有诱导酶活性的作用而增强肝脏清除胆红素的能力,使血清胆红素水平下降。

(2)适应证:①有高胆红素血症家族史的新生儿,根据新生儿黄疸高峰多在4~6天出现,且苯巴比妥在口服2~3天后才明显发挥作用的特点,建议出生后24小时~3天给药;②苯巴比妥可增加胆小管的胆汁流量,可用于新生儿溶血症、G-6-PD缺乏症、继发胆汁黏稠综合征的高结合胆红素血症的辅助治疗。

(3)用法与用量:有高胆红素血症家族史的新生儿,生后24小时~3天给药,口服剂量为5~8mg/(kg·d),分2~3次服用,连用3~5天。

(4)注意事项:因肝酶诱导剂(苯巴比妥)有中枢神经抑制作用,可引起嗜睡、反应差等副作用,可能会影响病情观察,故一般不建议使用。

4. 微生态制剂

(1)作用原理:益生菌可促使新生儿肠道正常菌群的建立,改变肠道内环境,减少肠肝循环,从而减轻黄疸;可降低粪便黏度,促进胃肠蠕动,有利于肠道中的胆红素排出。益生菌还可通过参与胆汁代谢减少胆红素肠肝循环,促进胆红素的转化和排泄,在综合治疗的基础上辅助治疗,可降低胆红素浓度,缩短黄疸持续时间。根据《益生菌儿科临床应用循证指南》推荐,双歧杆菌三联活菌制剂和酪酸梭菌二联活菌制剂可用于新生儿黄疸的治疗。

(2)适应证:新生儿黄疸考虑光疗即可开始口服益生菌辅助治疗,尤其是配方奶喂养的新生儿。

(3)用法与用量:双歧杆菌三联活菌散,每次0.5g,每天3次;酪酸梭菌二联活菌,每次1袋(粒),每天2~3次。

(4)注意事项:双歧杆菌三联活菌制剂为活菌,应存放于2~8℃冰箱冷藏保存;服用时溶于<40℃的温水中口服。益生菌用于新生儿黄疸的治疗效果与菌株相关,国内外益生菌菌株有异同,使用前应咨询专科医生;目前微生态制剂极少有致病性的报道。

四、其他对症支持治疗

因缺氧使肝脏的酶系统活性受限;酸中毒抑制未结合胆红素与白蛋白的联结;体温不升、低血糖可影响肝脏的酶活性;感染可致溶血,同时也可抑制肝脏的酶活性,致使肝细胞结合胆红素的能力下降。因此,应积极纠正缺氧、酸中毒、低体温、低血糖、控制感染等,避免黄疸进一步加重。

要点荟萃

1. 新生儿光照疗法 简称光疗,是通过一定波长的光源(蓝光425~475nm)照射皮肤,通过异构和氧化作用把脂溶性的未结合胆红素转变为水溶性产物,经胆汁或尿液排出体外。

(1)光疗指征应根据新生儿不同的胎龄、日龄以及是否存在胆红素脑病的高危因素来综合考虑。

(2)光疗的有效性取决于光疗的强度及患儿暴露的表面积(双面蓝光)。

(3)光源可选择蓝光(波长425~475nm)、绿光(波长510~530nm)或白光(波长550~600nm),临床最常使用蓝光光疗。

(4)光疗效果的影响因素:光谱、光照强度、光疗设备种类、皮肤暴露面积、灯管与患儿距离、持续时间、患儿排便情况等。

(5)蓝光LED光疗的影响:①潜在短期影响:影响母婴互动、婴儿青铜综合征、发热、腹泻、皮疹等;②潜在远期影响:视网膜影响、男婴外生殖器鳞癌等。

2. 新生儿换血 是治疗高胆红素血症最迅速的方法,用于治疗严重母婴血型不合溶血病的一种急救手段。可及时换出抗体和致敏红细胞、减轻溶血，降低血清胆红素浓度，防止发生胆红素脑病；同时纠正贫血，防止心力衰竭，临床也可用于治疗新生儿红细胞增多症。

(1) 血源选择：①Rh 血型不合溶血症：选用 RhD 血型与母亲相同的阴性血，ABO 血型同患儿；②ABO 血型不合溶血症：选用 O 型红细胞，AB 型血浆。

(2) 换血总量：为新生儿全部血容量的 2 倍，即 150~160ml/kg，红细胞：血浆 =(2~3)：1。

3. 药物治疗

(1) 白蛋白：可结合血浆中未结合的胆红素，使之不能透过血 - 脑屏障，减少胆红素脑病的发生，并能加快胆红素转运，降低血浆未结合胆红素水平。用法与用量：1g/kg，静脉滴注。

(2) 静注人免疫球蛋白：通过阻断单核巨噬细胞系统的 Fc 受体，减少吞噬细胞对致敏红细胞的破坏，阻断溶血过程，减少胆红素形成。用法与用量：0.5~1.0g/kg。

（吴耀华　胡艳玲）

参考文献

[1] 邵肖梅, 叶鸿瑁, 丘小汕. 实用新生儿学. 5 版. 北京: 人民卫生出版社, 2019.

[2] Maisels M J, Ostrea E M Jr, Touch S, et al. Evaluation of a new transcutaneous bilirubinometer. Pediatrics, 2004, 113 (6): 1628-1635.

[3] 杨静丽, 王建辉. 2022 版美国儿科学会新生儿高胆红素血症管理指南解读. 中国当代儿科杂志, 2023, 25 (1): 11-17.

[4] 中华医学会儿科学分会新生儿学组,《中华儿科杂志》编辑委员会. 新生儿高胆红素血症诊断和治疗专家共识. 中华儿科杂志, 2014, 52 (10): 745-748.

[5] Newman T B, Wu Y W, Kuzniewicz M W, et al. Childhood seizures after phototherapy. Pediatrics, 2018, 142 (4): e20180648.

[6] Bugaiski-Shaked A, Shany E, Mesner O, et al. Association between neonatal phototherapy exposure and childhood neoplasm. J Pediatr, 2022, 245: 111-116.

[7] Kemper A R, Newman T B, Slaughter J L, et al. Clinical practice guideline revision: management of hyperbilirubinemia in the newborn infant 35 or more weeks of gestation. Pediatrics, 2022, 150 (3): e2022058859.

[8] Chang P W, Newman T B. A simpler prediction rule for rebound hyperbilirubinemia. Pediatrics, 2019, 144 (1): e20183712.

[9] Wong R J, Bhutani V K. Unconjugated hyperbilirubinemia in term and late preterm newborns: Escalation of care [EB/OL]. [2023-4-17]. https://www.uptodate.com/contents/unconjugated-hyperbilirubinemia-in-term-and-late-preterm-newborns-escalation-of-care

[10] 中华预防医学会微生态学分会儿科学组. 益生菌儿科临床应用循证指南. 中国实用儿科杂志, 2017, 32 (2): 81-90.

[11]《新生儿黄疸规范化用药指导专家建议》专家编写组. 新生儿黄疸规范化用药指导专家建议. 中国医药导报, 2019, 16 (27): 105-110.

[12] Hendrickson J E, Delaney M. Hemolytic disease of the fetus and newborn: Modern Practice and Future Investigations. Transfus Med Rev. 2016, 30 (4): 159-164.

第十六章 新生儿感染性疾病护理评估与干预

导读与思考：

引起新生儿感染的病原微生物主要包括细菌、病毒、真菌等，感染可发生在宫内、出生时及出生后，许多新生儿感染后临床表现缺乏典型性及特异性，病情发展具有隐匿性、发病快、病情凶险等特点。因此，及时识别早期症状，积极干预，对减少并发症及改善患儿预后有重要意义。

1. 呼吸道合胞病毒的传播方式是什么？感染后的临床表现有哪些？如何进行干预及护理？
2. 新生儿败血症的感染途径有哪些？其常见的临床表现有哪些？治疗原则及护理措施有哪些？
3. 如何预防新生儿脓疱疮及新生儿脐炎的发生？
4. 新生儿肠道病毒感染的传染源与传播途径是什么？临床表现有哪些？如何进行早期识别？护理措施包括哪些？

第一节　新生儿呼吸道合胞病毒感染护理评估与干预

呼吸道合胞病毒（respiratory syncytial virus，RSV）是婴幼儿呼吸道感染最常见的一种病原体，也是新生儿下呼吸道病毒感染的主要病原体。目前，尚无疫苗及有效的抗病毒药物用于 RSV 治疗，唯一可用于 RSV 预防的人源化特异性抗体帕利珠单抗（Palivizumab）尚未引进国内临床应用。国外文献报道，44.4% 的新生儿支气管炎和肺炎是由 RSV 所致。新生儿和婴幼儿普遍易感，RSV 感染呈全球广泛流行，受地理位置、温度和湿度等因素影响。我国北方地区流行季为 10 月中旬至次年 5 月中旬，南方好发于春季，与温度密切相关，RSV 流行季节可在新生儿病房引起暴发流行。

一、护理评估

（一）致病机制

1. 传播方式　RSV 的传染源主要为患儿和病毒携带者，通过空气中的飞沫或污染的物品 / 手而传播。

2. 发病机制

⑴ 炎症所致气道阻塞：是 RSV 下呼吸道感染的主要致病机制，气管、细支气管、肺泡的上皮细胞是 RSV 感染的主要靶细胞。

⑵ 支气管平滑肌痉挛：RSV 感染后，气管及支气管上皮可因炎症反应受损脱落，导致感觉神经末梢暴露，释放活性物质，导致支气管平滑肌痉挛。

(3)感染后气道高反应性：气道高反应性的发生与机体的免疫应答、神经调节机制和病毒的持续存在有关，婴幼儿感染后易发生气道高反应性，与后期的反复喘息和哮喘的发生密切相关。

（二）临床表现

临床表现差异很大，无特异性，与患儿的年龄、基础疾病、环境暴露因素及既往的呼吸道感染史有关。

1. 上呼吸道感染 多表现为鼻塞、咳嗽、流涕、打喷嚏、声音嘶哑等，多伴有发热。

2. 下呼吸道感染 主要表现为毛细支气管炎或肺炎。感染患儿最初2~4天可表现为上呼吸道感染症状；之后很快出现下呼吸道感染症状，表现为咳嗽、痰多、喘息，进一步加重出现呼吸急促、呼吸费力和喂养困难、精神萎靡等。还可出现发绀，可闻及双肺广泛哮鸣音及湿啰音。

3. 严重感染 严重者以嗜睡、烦躁、发热或体温不稳为特征，多见于早产儿、先心病、BPD患儿。

4. 其他非特异性表现 部分患儿还可表现为发热、黄疸、喂养不耐受、呕吐或腹泻等，早产儿也可表现为呼吸暂停。

5. 合并症 新生儿可合并其他部位感染，如泌尿道、消化道、中枢神经系统、结膜及脐部等感染。RSV感染还可合并细菌感染，最常见细菌为金黄色葡萄球菌。

（三）诊断标准

1. 根据临床表现、胸部X线检查改变、周围血常规及流行病学资料可考虑临床诊断。

2. 确诊需根据RSV的病毒分离（金标准）、抗原抗体及病毒核酸的检测。

(1)病原学检查

1)病毒分离：是检测RSV的金标准，于发病3~5天内取呼吸道分泌物做病毒分离培养，但因时间长、成本高、阳性率低等因素，不适合临床早期诊断和疫情应急诊断的需要。

2)间接免疫荧光法：快速诊断RSV的首选方法。可快速检测标本中病毒抗原及IgM抗体，2~3小时即可出结果。

(2)血清病毒抗体检查：恢复期抗体效价较急性期升高4倍以上有诊断价值。

二、治疗措施

1. 以预防为主 尚无特异有效治疗方法。加强消毒隔离制度，严格执行手卫生，以预防医院获得性RSV感染。

2. 一般治疗 ①合理氧疗，必要时正压通气或机械通气；②当存在上气道阻塞并引起呼吸困难时，可给予口鼻腔吸痰或生理盐水滴鼻以缓解症状，保持呼吸道通畅；③根据患儿情况选择经口/鼻胃管喂养，必要时静脉营养。

3. 利巴韦林雾化 目前唯一用于RSV的治疗用药，10mg/kg，雾化吸入，每天2次，疗程3~7天。

4. 支持治疗 静注人免疫球蛋白。

5. 干扰素治疗 对于RSV感染引起的下呼吸道感染，在抗感染、平喘、吸氧、补液等常规基础治疗的基础上，可使用重组人干扰素α进行抗病毒治疗，为广谱抗病毒药，早期使用可阻止病情进展。

三、护理干预

1. 预防为主 RSV主要通过鼻咽黏膜或眼黏膜接触含病毒的分泌物或污染物传播，直接接触是最常见的传播途径，但飞沫和气溶胶也可以引起传播。RSV可在手和污物上存活数小时，洗手和接触防护是预防传播的重要措施。

2. 病情观察 严密观察患儿生命体征，神志及呼吸系统症状，全身情况等。

3. 用药护理 观察用药后反应。

4. 气道护理 帮助患儿排出呼吸道积聚的分泌物，保证肺通气，避免肺不张。主要包括：①体位治疗：抬高床头，“鼻吸气”体位，保持呼吸道通畅；②胸部物理治疗：痰多稀薄者，可以翻身、拍背、体位引流以利于痰液排出，痰液黏稠不易咳出者可雾化后再行肺部叩击及吸痰。

5. 综合防控措施

(1)单间隔离或与其他RSV感染患儿一起隔

离于同一病房，并限制将患儿转出病房。

(2)疾病暴发期间，工作人员应固定，专人护理，医务人员尽量避免RSV感染患儿和非RSV感染患儿交叉照顾。

(3)医务人员严格执行手卫生，严格无菌技术操作；接触患儿要洗手，戴手套，一人一换一洗。

(4)医疗废弃物按规范处理，仪器设备和环境严格执行消毒规范处理；设置专用拖把，每天用有效含氯消毒剂拖地3次。

(5)所有物品一人一用一消毒或置于床旁专人专用，使用中的暖箱每天擦拭消毒，使用中的仪器设备定期擦拭消毒。详见第四章第二节。

(6)医务人员应持续接受相关教育，包括RSV感染的症状、流行病学、诊断和传播等。

6. 对症支持护理，加强基础护理。

7. 合理喂养　喂养前需清除呼吸道分泌物，取半卧位，头偏向一侧，奶嘴孔大小适宜，防止呛奶窒息；若出现呼吸急促、呼吸困难，进食后呛奶易引起误吸等情况，可给予鼻饲管喂养，必要时可给予静脉营养，以保证体内水电解质内环境的稳定。

8. 健康教育　加强对RSV感染及防治方面的宣教；提倡母乳喂养至少6个月；避免暴露于烟草和其他烟雾中；在RSV流行季节，尽量避免带婴儿去儿童保育机构；家庭成员应勤洗手，养成良好的咳嗽卫生习惯。

要点荟萃

1. 呼吸道合胞病毒(RSV)　是婴幼儿呼吸道感染最常见的一种病原体，也是新生儿下呼吸道病毒感染的主要病原体。新生儿和婴幼儿普遍易感，RSV感染呈全球广泛流行，受地理位置、温度和湿度等因素影响。我国北方地区流行季为10月中旬至次年5月中旬，南方好发于春季，与温度密切相关，流行季节可在新生儿病房引起暴发流行。

2. 临床表现　差异很大，无特异性，与患儿的年龄、基础疾病、环境暴露因素及既往的呼吸道感染史有关。①上呼吸道感染：多表现为鼻塞、咳嗽、流涕、打喷嚏、声音嘶哑等，多伴有发热；②下呼吸道感染：主要表现为毛细支气管炎或肺炎；③严重感染者以嗜睡、烦躁、发热或体温不稳为特征，多见于早产儿、先心病、BPD患儿；④其他非特异性表现。

3. 治疗措施　①以预防为主：加强消毒隔离制度，严格执行手卫生；②一般治疗：合理氧疗、保持呼吸道通畅，合理选择喂养方式，必要时静脉营养；③利巴韦林雾化；④支持治疗：静注人免疫球蛋白；⑤干扰素治疗。

4. 护理措施　①预防为主：洗手和接触防护是预防传播的重要措施；②严密观察病情；③用药护理；④气道护理；⑤综合防控措施：单间隔离，专人护理，严格执行手卫生，规范处理医疗废弃物，物品一人一用一消毒，对症支持护理，加强基础护理，合理喂养，健康教育。

（吴耀华　陈　琼）

第二节　新生儿败血症护理评估与干预

新生儿败血症(sepsis)是指新生儿期病原微生物侵入血液循环，并在其中生长、繁殖、产生毒素而引起的全身炎症反应综合征。常见的病原体为细菌，其次为真菌及病毒等。细菌以金黄色葡萄球菌、大肠埃希菌为主。近年来，病原谱发生了变化，如B族链球菌(group B streptococcus，GBS)

在早发败血症中检出有增高趋势。新生儿败血症是威胁新生儿生命的重大疾病，其在存活新生儿中的发病率为4.5‰~9.7‰。

一、护理评估

（一）疾病分类

1. **早发败血症**（early-onset sepsis，EOS） 发病时间≤3日龄。在西方发达国家或地区，EOS以GBS及大肠埃希菌为主；在国内则以肠杆菌属（如大肠埃希菌）为主，近年来GBS也有增多的趋势；李斯特菌虽检出率不高，但其致死率和并发症的发生率极高。

2. **晚发败血症**（late-onset sepsis，LOS） 发病时间>3日龄。国外以凝固酶阴性葡萄球菌及表皮葡萄球菌为主，多见于早产儿，尤其是长期动静脉置管者；国内除凝固酶阴性葡萄球菌外，还可见金黄色葡萄球菌（引起皮肤化脓性感染），有创机械通气者则以革兰氏阴性菌（如铜绿假单胞菌、肺炎克雷伯菌等）感染多见。

（二）危险因素

1. EOS 大多为母体病原菌垂直传播（产前或产时感染），由病原体上行污染羊水引起，或是在阴道分娩过程中由母亲下生殖道内的细菌引起。

（1）早产或低出生体重儿：为EOS最重要的危险因素，胎龄越小、出生体重越低，风险越大。

（2）胎膜早破（premature rupture of membranes，PROM）≥18小时：PROM常伴随着早产，79%的EOS患儿母亲有PROM≥18小时的病史。

（3）羊膜腔内感染：临床主要指绒毛膜羊膜炎，患或不患绒毛膜羊膜炎的母亲，其新生儿患EOS的概率相差4.5倍。

（4）其他：频繁的宫内检查、GBS定植以及孕母的全身感染（如败血症、肺炎）等。

早产/低出生体重儿、胎膜早破≥18小时、羊膜腔内感染常同时存在，此时则高度提示EOS。

2. LOS 可由以下2种机制引起：①垂直传播：起初导致新生儿病原菌定植，随后发展为感染；②水平传播：由接触医护人员或环境感染源所致，主要是院内感染和社区获得性感染。

（1）早产或低出生体重儿：为LOS首要的危险因素，胎龄越小、出生体重越低，其发病率越高，因这部分患儿住院时间越长，发生院内感染的风险越大。

（2）侵入性操作：机械通气、中心静脉置管、脐动静脉置管、肠外营养等有创操作都是LOS的危险因素，增加了细菌进入血液循环的可能。

（3）抗菌药物的使用：经验性地延长使用抗菌药物的时间是LOS的高危因素。

（4）其他：如不洁处理脐带、挑“马牙”、挤乳房、挤痈疖等，均是LOS的重要高危因素。

（三）感染途径

1. **垂直传播**

（1）胎膜完整时的宫内感染：细菌经血流从胎盘到胎儿，通过感染的子宫直接蔓延到胎儿；定植在母亲产道的细菌上行感染；输卵管细菌下行感染。感染的结局可致流产、死产、先天畸形、早产、低出生体重以及新生儿败血症。

（2）胎膜破裂后的分娩期感染：细菌由产道经过破裂的胎膜上行导致胎儿感染、胎儿在宫内吸入感染的羊水、胎儿分娩时经过产道感染或头皮损伤引起感染。

（3）产后感染：通过母乳喂养可传给婴儿的病毒包括人类免疫缺陷病毒、乙肝病毒以及巨细胞病毒等。

2. **水平传播** 出生时及出生后经母婴同室病房、新生儿病房、家庭成员、探视者、医护人员、医院污染的设备、侵入性操作及相关材料、血液制品等接触传播导致的感染，也属于院内感染或医院获得性感染。

（四）临床表现

临床表现多样，部分患儿尤其是早产儿临床表现不典型，刚出生时无明显症状，但很快出现休克、DIC，甚至死亡，需依靠产前高危因素及实验室检查。

1. **全身表现**

（1）体温不稳定：发热或低体温，可以是唯一的表现，足月儿更可能出现发热，而早产儿则可能出现低体温。

(2)一般表现：少吃、少哭、少动、面色差、四肢凉、体重不增或增长缓慢等，是稍晚期病程的表现。

(3)黄疸：生后24小时内出现的黄疸，排除新生儿溶血者，应怀疑新生儿败血症。有时黄疸是唯一表现，表现为黄疸迅速加重或退而复现，严重者可发展为胆红素脑病。

2. 各器官系统表现

(1)神经系统：易合并化脓性脑膜炎，表现为昏睡或倦怠、易激惹、惊厥、四肢肌张力增高、前囟饱满、哭声高尖等。

(2)呼吸系统：出现呼吸窘迫，表现为呼吸急促、呻吟、鼻翼扇动、三凹征、发绀、呼吸暂停、呼吸性酸中毒以及呼吸衰竭。EOS以呼吸暂停或呼吸窘迫为首要表现且持续超过6小时。

(3)心血管系统：面色苍白、四肢冷、心动过速、心动过缓、皮肤大理石样花斑、低血压或毛细血管再充盈时间>3秒。

(4)消化系统：奶量减少、呕吐或胃潴留、腹泻、腹胀、喂养不耐受、肠鸣音降低，严重时可发生中毒性肠麻痹或NEC。腹部平片可见肠腔积气或肠梗阻。

(5)内脏器官：肝脾大，出现较晚，一般为轻至中度肿大。

(6)泌尿系统：少尿及肾功能衰竭。

(7)代谢：血糖波动不稳定、低血糖或高血糖、代谢性酸中毒。

(8)皮肤、黏膜：硬肿症，皮下坏疽，脓疱疮，脐周或其他部位蜂窝组织炎，皮肤瘀斑、瘀点等。

(9)其他：容易并发感染性休克、酸碱平衡紊乱、骨关节化脓性炎症及深部脓肿等。

（五）实验室检查

1. 病原学检查

(1)血培养：是诊断新生儿败血症的金标准，然而，此方法存在一定的局限性：结果的获取通常需耗时至少2天，并且在EOS的诊断中敏感度较低。注意事项：采集血培养应在使用抗生素之前进行，抽血时必须严格消毒，同时做L型细菌和厌氧菌培养可提高阳性率。

(2)尿培养：需采用清洁导管或耻骨上膀胱穿刺取尿液，以免污染，仅用于LOS的病原学诊断。

(3)核酸和抗原检测：如病原特异性PCR检测法、基于细菌16SrDNA的光谱病原检测法。

2. 血液非特异性检查

(1)白细胞计数：采血时间应等到6小时龄以后(EOS)或起病6小时以后(LOS)。①患儿6小时龄至3日龄：白细胞计数$\geqslant 30\times10^9/L$；②患儿>3日龄：白细胞计数$\geqslant 20\times10^9/L$；③任何日龄：白细胞计数$<5\times10^9/L$。三种情况均提示异常。白细胞计数减少比增高更有诊断价值，该指标在EOS中诊断价值不高。

(2)不成熟中性粒细胞/总中性粒细胞(I/T)：①患儿出生至3日龄：I/T≥0.16为异常；②>3日龄：I/T≥0.12为异常。该指标的阴性预测值高达99%。

(3)血小板计数：特异度及灵敏度均不高，但血小板减少与预后不良有关。

(4)C反应蛋白(C-reactive protein，CRP)：CRP反应最灵敏，在感染后6~8小时即上升，24小时达高峰。新生儿CRP正常值为≤8mg/L，出生6小时内CRP≥3mg/L，6~24小时内CRP≥5mg/L，24小时后CRP≥10mg/L均提示异常。

(5)血清降钙素原(procalcitonin，PCT)：PCT通常在感染后4~6小时开始升高，12小时达高峰，比CRP能更快地诊断或排除感染，PCT≥0.5mg/L提示异常。

3. 脑脊液检查　据报道，23%的新生儿败血症患儿可能合并脑膜炎，需行腰椎穿刺检查。

（六）诊断标准

1. 新生儿EOS

(1)出生3日内有以下任何一项为临床可疑：①异常临床表现；②母亲有绒毛膜羊膜炎；③早产PROM≥18小时。当临床表现无异常，血培养阴性，连续2次(间隔24小时)的血非特异性检查<2 项阳性，则可排除败血症。

(2) 临床诊断：临床表现有异常，同时满足下列条件中任何一项即为临床诊断。①血液非特异性检查≥2 项阳性；②脑脊液检查为化脓性脑膜炎改变；③血中检出致病菌 DNA。

(3) 确定诊断：有临床表现，血培养或脑脊液(或其他无菌腔液)培养阳性。

2. 新生儿 LOS 临床诊断和确定诊断均为>3 日龄，其余条件同新生儿 EOS。

二、治疗措施

1. 抗菌药物病因治疗 用药原则：早期、联合、足量、全程、静脉给药。

(1) 早期用药：对于临床上怀疑败血症的新生儿，不必等待血培养结果即应使用抗菌药物。

(2) 静脉、联合给药：病原菌未明确前可结合当地菌种流行病学特点和耐药菌株情况经验性地选择两种抗生素联合使用，病原菌明确后可根据药敏试验选择用药(能单用不联用)，药敏不敏感但临床效果好则可暂不换药继续使用。

(3) 足量：有效剂量上限。

(4) 全程：疗程足够，抗菌药物疗程一般在 10~14 天，血培养在用药 2~3 天后应该转阴，持续阳性者需要考虑更换抗菌药物。有并发症者如化脓性脑膜炎者疗程更长，GBS 引发的脑膜炎通常疗程需要 14~21 天，革兰氏阴性菌则需要 21 天或者脑脊液正常后再用 14 天。

2. 支持疗法

(1) 呼吸支持，纠正酸中毒；维持水电解质平衡。

(2) 新生儿感染性休克的治疗

1) 一般治疗：体温不升者给予保暖，高热者以擦浴降温为主，必要时辅以药物。各种操作动作轻柔，减少搬动；腹胀时暂禁食及给予胃肠减压。

2) 提供适当的呼吸支持：畅通气道，必要时给予氧疗。维持良好的通气和换气功能，防止组织缺氧和 CO_2 潴留。

3) 液体复苏：一般选用生理盐水 10ml/kg，30 分钟内输入，必要时可以重复扩容。

4) 纠正代谢紊乱及电解质紊乱：感染性休克患儿通常伴有代谢性酸中毒，应予以纠正，一般通过补充血容量、液体量及纠正缺氧即可改善酸中毒，切忌纠酸过度造成代谢性碱中毒。若通过以上措施未能改善者，可遵医嘱给予 5% 碳酸氢钠 2mmol/kg。

5) 血管活性药物：在纠正血容量及酸中毒的基础上患儿血压仍然不能维持正常时可遵医嘱应用多巴胺、多巴酚丁胺、米力农等维持血压。

6) 抗生素：立即给予经验性抗生素治疗，如考虑单纯疱疹病毒感染则加上阿昔洛韦。

7) 糖皮质激素的使用：对液体复苏及血管加压药难治的休克给予氢化可的松。

3. 处理局部感染灶 早期及时发现局部感染灶，及时清除感染源，防止感染继续蔓延扩散。

(1) 脐炎、脓疱疮，按相应的护理评估和处理进行，详见本章第三节。

(2) 鹅口疮，给予 2% 碳酸氢钠在喂养前后清洁、碱化口腔，严重者局部涂抹制霉菌素溶液或伊曲康唑溶液，密切观察鹅口疮进展情况。

(3) 局部感染灶皮肤破溃时加强消毒及暴露，或遵医嘱局部用药，促进早日愈合。

(4) 局部有化脓性包块时需要切开引流脓液。

三、护理干预

1. 抗生素使用护理

(1) 1 周以内的新生儿，尤其是肝肾功能不成熟的早产儿，必要时需监测血药浓度。

(2) 遵医嘱静脉输注抗生素，保证药物有效进入体内，观察用药疗效，注意药物的配伍禁忌和毒副作用。

(3) 因患儿抗生素使用周期长，可考虑置入 PICC，做好 PICC 的日常护理工作。

2. 感染性休克的护理措施

(1) 体位：置患儿于“鼻吸气”体位，抬高床头 15°~30°，避免胃食管反流。

(2) 吸氧：保持呼吸道通畅，根据血氧程度予以相应的给氧方式；使用呼吸机辅助通气时，按照机械通气护理常规进行。

(3) 用药护理：迅速建立 2~3 条静脉通路，最好选用粗大的血管进行静脉置管，以保证抢救时扩容和多种药物有效进入体内。

1) 扩容：使用生理盐水扩容时，以输液泵或推注泵控制输注速度，一般在 30 分钟以内输注完毕。扩容有效的表现为血压回升、心率平稳、皮肤灌注良好、尿量 > 1ml/(kg·h)。

2) 血管活性药物使用注意事项：多巴胺、多巴酚丁胺、米力农应给予输液泵或推注泵匀速输入，避免与其他药物使用同一通路，以免影响该类药物的活性；注意药物通路是否通畅，观察有无输液管路打折、断开、输液泵是否有效工作、液体有无渗出等；由于该类药物具有强烈收缩血管的作用，局部皮肤沿血管走向容易出现条状或片状苍白，严重者甚至可引起局部皮肤缺血坏死，故建议首选 PICC 通道，如果使用外周静脉通道，最长不超过每 2 小时更换一次输液部位，在发白的局部皮肤处可给予酚妥拉明外敷。

(4) 记录出入量：准确记录 24 小时出入量。每次更换纸尿裤前后的重量之差即为实际尿量。正常尿量为 1~3ml/(kg·h)，<1ml/(kg·h) 为少尿，<0.5ml/(kg·h) 为无尿。

(5) 病情观察

1) 密切观察生命体征：注意体温监测及维持正常体温，根据日龄、体重给予中性温度；连续监测和记录血压变化，为液体治疗提供依据；注意观察有无心动过速或心动过缓，有无呼吸窘迫或呼吸暂停等。

2) 密切观察出血情况：出血部位以皮肤黏膜及消化道多见。注意观察皮肤有无瘀点、瘀斑以及穿刺点皮肤的渗血情况；常规安置胃管，必要时回抽胃液观察有无出血；有胃肠减压时，注意观察引流物的颜色、性状及量。

3) 密切观察血糖变化：感染性休克者常伴血糖紊乱，因严重低血糖可能引起不可逆的脑损伤，高血糖可诱发颅内出血，故应密切监测血糖变化，使血糖维持在正常范围内。

3. 维持体温稳定 体壮儿一般表现为体温过高，给予物理降温，如降低暖箱温度、擦浴等，注意体内水分补充，及时更换浸湿的襁褓；早产低体重儿一般表现为体温不升或体温过低，应予以保暖措施，防止保暖过度。体温异常时每 30 分钟监测一次，正常后每 4 小时测量一次，直至体温恢复正常 3 天后按照常规要求进行体温监测。

4. 提供合理营养 供给足够热卡和液体，维持血糖和水电解质在正常水平；提倡母乳喂养；若患儿经口喂养困难，可予以鼻饲，结合病情使用肠外营养。

5. 消毒隔离 采取隔离措施，避免交叉感染。保持室温 25℃左右，湿度保持在 55%~65%，每日通风换气 2 次，循环风消毒 2 次，保持室内空气新鲜；诊疗用品一人一用一消毒；重视手卫生，彻底切断感染途径；诊疗护理过程前后遵循无菌操作原则，尤其是静脉配药、用药、留置导管以及采集血培养标本时，更应严格执行无菌技术操作。

6. 加强基础护理

(1) 口腔护理：用棉签蘸取生理盐水清洁口腔，早晚一次，包括双侧颊部、牙龈、上腭、舌面、舌下等处，注意观察有无黏膜破损或鹅口疮。

(2) 脐部护理：保持脐部皮肤清洁、干燥，无需特殊处理；若有渗血、渗液或脓性分泌物，则给予 75% 酒精或碘伏由脐窝向外螺旋式消毒，根据具体情况决定消毒频率；纸尿裤不能遮盖脐部，以防尿液污染导致脐部感染。

(3) 臀部护理：给予温水清洗臀部，勤换尿裤，防止尿布皮炎发生。

(4) 皮肤护理：每日沐浴或擦浴，动作轻柔，尤其注意耳后、颈下、腋下、腹股沟、腘窝等皮肤皱褶处皮肤的清洁；加强翻身，防止皮肤受压引起血液循环受阻；床单或襁褓套污染时及时更换，保持皮肤清洁、干燥。

7. 病情观察 加强巡视，密切监测患儿的生命体征和一般情况。观察脐带脱落及出血情况，判断分泌物性质；重点关注口腔、腋窝、会阴、臀部等部位皮肤黏膜状况；如患儿出现黄疸加重、休克、化脓性脑膜炎及其他并发症的相关临床表现时，及时告知医生，积极处理。

8. 健康教育 由于患儿病情较重，家属容易出现焦虑、担心，甚至恐惧心理。向家属讲解新生儿败血症的相关知识，让家属积极配合治疗和护理工作；向家长介绍预防新生儿感染的方法，指导正确喂养和护理；让家长了解当发生局部感染时，应及时彻底治疗，以防感染扩散引起败血症；指导家属识别败血症的异常表现，告知随访时间及注意事项等。

要点荟萃

1. 新生儿败血症 是指新生儿期病原微生物侵入血液循环，并在其中生长、繁殖、产生毒素而引起的全身炎症反应综合征。常见的病原体为细菌，其次为真菌及病毒等。细菌以金黄色葡萄球菌、大肠埃希菌为主。

2. 败血症分类 ①早发败血症（EOS）：发病时间≤3日龄，以GBS、大肠埃希菌及肠杆菌属（如大肠埃希菌）为主，大多为母体病原菌垂直传播（产前或产时感染），由病原体上行污染羊水引起，或是在阴道分娩过程中由母亲下生殖道内的细菌引起。②晚发败血症（LOS）：发病时间>3日龄，以凝固酶阴性葡萄球菌、表皮葡萄球菌及金黄色葡萄球菌多见，主要包括垂直传播（起初导致新生儿病原菌定植，随后发展为感染）和水平传播（由接触医护人员或环境感染源所致，主要是院内感染和社区获得性感染）。

3. 危险因素

（1）EOS：①早产或低出生体重儿；②胎膜早破≥18小时；③羊膜腔内感染；④其他：频繁的宫内检查、GBS定植等。

（2）LOS：①早产或低出生体重儿；②侵入性操作；③抗菌药物的使用；④其他：如不洁处理脐带、挑“马牙”、挤乳房、挤痈疖等。

4. 临床表现 ①全身表现：体温不稳定，少吃、少哭、少动、面色差、四肢凉、体重不增或增长缓慢等，黄疸；②各器官系统表现。

5. 治疗措施 ①抗菌药物病因治疗：用药原则为早期、联合、足量、全程、静脉给药；②支持疗法：呼吸支持，纠正酸中毒，维持水电解质平衡，新生儿感染性休克的治疗，处理局部感染灶等。

6. 护理干预 评估及治疗感染性休克、抗生素治疗的护理、维持体温稳定、提供合理营养、做好消毒隔离、加强基础护理、病情观察及健康教育等。

（吴耀华 陈 琼）

第三节 新生儿皮肤感染性疾病护理评估与干预

一、新生儿脐炎护理评估与干预

新生儿脐炎是脐和/或脐周组织炎症反应的总称，其特点是脐带残端排出脓性分泌物、脐周变硬、发红和压痛，因断脐时或出生后脐部处理不当，脐残端被细菌入侵、繁殖而引起的急性炎症，也可由于脐血管置管或换血时被细菌污染而导致炎症反应，可由任何化脓菌引起。新生儿脐炎是新生儿常见的感染性疾病之一，严重时可引起败血症，甚至死亡。脐炎在发达国家及城市中已较少见;在资源有限的地区,医院出生婴儿中发生率达8%,家中出生婴儿发生率高达22%。

(一)护理评估

1. 危险因素

(1)低出生体重、滞产、破膜时间过长或母体感染、非无菌性分娩、脐导管插入和在家分娩。

(2)脐带处理不当。

(3)免疫系统异常,如白细胞黏附缺陷、中性粒细胞或自然杀伤细胞功能缺陷和干扰素产生缺陷等。

2. 临床表现

(1)出现时间:新生儿脐带的脱落一般在生后7天左右,创口愈合一般在10~14天左右,轻度新生儿脐炎一般在婴儿出生后2~3天出现,若不引起重视或处理不当,则有可能发展为严重的脐部感染,甚至引起败血症(图16-3-1)。

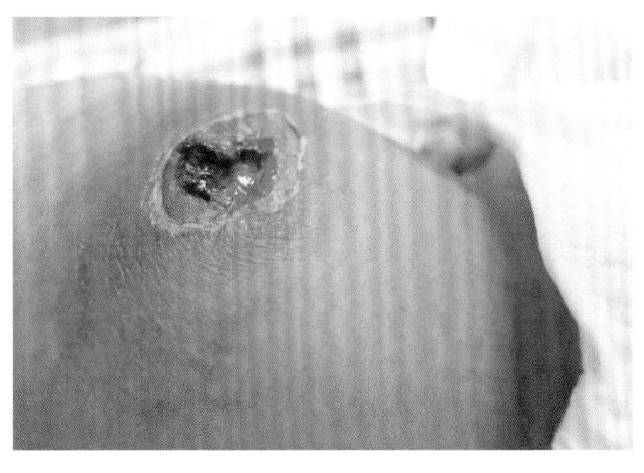

图16-3-1 脐炎

(2)临床表现:正常情况下脐带在脱落过程中可出现乳白色的胶冻样物质,不伴有局部发红或臭味,需与脓性分泌物相鉴别。

1)局部症状:轻度脐炎可表现为脐轮与脐周皮肤轻度发红,或脐带脱落后伤口不愈合,脐窝湿润,继而脐部周围皮肤发生红肿,脐窝出现少量浆液脓性分泌物。重症者脐部与脐周皮肤明显红肿发硬,脓性分泌物较多,常有臭味,可向其周围皮肤扩散成腹壁蜂窝织炎。

2)全身症状:严重时甚至可导致败血症、皮下坏疽甚至腹膜炎,并出现全身中毒症状,如发热、拒奶、烦躁不安或精神萎靡。

3)脐带创口未愈合时,爽身粉等异物刺激可引起脐部慢性炎症,导致局部形成肉芽肿,为一突出的小樱红色肿物,表面可溢出脓性分泌物,经久不愈。

(二)治疗措施

1. 应先进行分泌物培养,再开始抗生素治疗;对于发热患儿,还应进行血培养和脑脊液培养。

2. 局部轻症表现且脐周无扩散者,局部可用2%的碘酒或75%酒精清洗,每天2~3次。

3. 有明显脓液、脐周有扩散或有败血症者,除局部处理外,可先根据涂片结果经验性地选用抗生素,之后再根据临床疗效及药敏结果选择合适的抗生素。

4. 慢性肉芽肿可用10%硝酸银溶液局部涂擦,大的肉芽肿可采用电灼、激光治疗或手术切除。

(三)护理干预

新生儿脐炎与护理不当密切相关,因此,做好脐部护理,可有效预防新生儿脐炎的发生。

1. 断脐时严格无菌操作 等待脐带搏动停止后(生后1~3分钟)结扎脐带(接触或处理脐带的手套和器械必须是无菌的),不必在脐带断端及周围使用任何消毒剂(除非有感染);无需包扎脐带断端,但需保持脐带断端暴露、清洁和干燥(更有利于脐带脱落)。

2. 脐血管置管时严格无菌技术操作 置管后加强脐部护理,脐血管置管使用时间一般不超过1周,拔管后按压脐部止血,不可长时间将脐部完全覆盖,易导致厌氧菌感染。

3. 注意手卫生 进行脐部护理时做好手卫生,并注意腹部保暖。

4. 日常护理 保持脐部清洁、干燥,勤换尿布,使用吸水且透气性良好的尿布,避免大小便污染脐部。若脐带残端长时间不脱落,应注意观察是否断脐时结扎不牢,必要时重新结扎。

5. 病情观察 严密观察脐部有无潮湿、渗血、渗液、脓性分泌物或出现樱红色肉芽肿,如有应及时处理。

二、新生儿脓疱疮护理评估与干预

新生儿脓疱疮又称新生儿脓疱病或新生儿天疱疮，是葡萄球菌感染引起的一种以周围红晕不显著的薄壁水脓疱为主要特点的急性传染性化脓性皮肤病，主要由凝固酶阳性金黄色葡萄球菌和B族链球菌(GBS)感染引起。本病发病急、传染性强，在婴儿室、哺乳室、母婴同室中可造成流行，本病发展极为迅速，如未及时处理可于1~2天内波及患儿全身，并可能引发肺炎、菌血症、脑膜炎等恶性疾病，直接危及患儿生命。

(一) 护理评估

1. 高危因素

(1) 自身皮肤屏障功能不完善：新生儿皮肤角质层尚未完全发育，皮肤娇嫩，对细菌屏障能力较弱，且机体缺乏溶菌素，免疫功能不足，极易感染金黄色葡萄球菌等而发病。

(2) 局部皮肤受刺激增多：新生儿抵抗力差，易受外界环境影响，室温或箱温过高、多汗、皮肤浸渍、长期受压等原因均会导致皮肤不透气，引起皮肤汗疱疹、皮炎、皮肤糜烂等，此时容易导致金黄色葡萄球菌感染引发脓疱疮。

(3) 皱褶部位皮肤护理难度大：新生儿颈部、腋下皮肤褶皱较多，表面湿润，难以有效清洗，易残留致病菌而感染。

(4) 外源性感染途径多：传染途径多来自患儿母亲、家属、医务人员不洁的手以及使用被细菌污染的衣服、尿布、包被等致皮肤感染。

2. 临床表现

(1) 出现时间：多于生后4~10天发病。

(2) 临床表现：在面部、躯干及四肢突发大疱，大小不等。疱液初呈淡黄色且清澈，1~2天后，部分疱液变浑浊；疱底先有半月形积脓现象，后脓液逐渐增多，整个大疱不全化脓，出现特征性的水脓疱。疱周围无红晕或红晕不显著，疱壁薄，易破裂，破后露出鲜红色糜烂面，上附薄的黄痂，痂皮脱落后遗留暂时性的棕色斑疹，可痊愈，愈后不留痕迹(图16-3-2)。病变进展迅速，可在数小时或1~2天即波及大部分皮面，黏膜亦可受损。初期无全身症状，之后可有发热、腹泻等症状，甚至并发败血症、肺炎、肾炎或脑膜炎，甚至死亡。

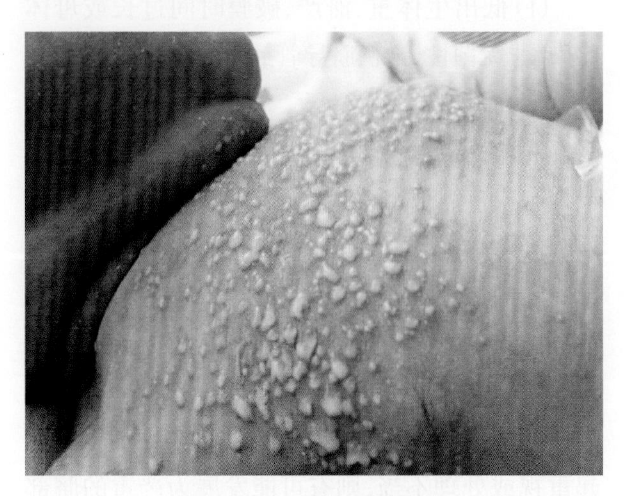

图16-3-2 新生儿脓疱疮

(二) 治疗措施

及早给予有效的抗生素，如青霉素、氨苄西林等。

(三) 护理干预

1. 脓疱的处理 对于成熟的小脓疱，可在碘伏消毒后用无菌小针头刺破，再用0.5%的碘伏消毒皮肤，待干后涂抹抗生素软膏(如莫匹罗星软膏)。若脓疱密集且范围大时，可直接用0.5%碘伏消毒皮肤后涂抹抗生素软膏，每天3次。局部保持干燥，无需包扎，涂药次数应以创面稍湿润而不浸渍为宜。

2. 创面护理 脓疱处理后的创面要进行有效护理，避免受压和充血。由于脓疱疮常发生在颈部、腋下、腹股沟等皮肤皱褶处且较为密集，形成的创面受长期摩擦和汗液的浸渍，容易造成创面感染加重。发生在颜面及躯干处的脓疱经处理后，形成的创面应尽量保持暴露于空气中。建议将脓疱疮患儿放于暖箱中，一方面便于暴露皮肤，方便观察；另一方面通过暖箱的热效应达到促进患儿血液循环、加速创面愈合的目的。

3. 病情观察 随着病情发展可出现发热、腹泻、败血症等情况，应加强临床观察。沐浴时仔细观察患儿颈部、腋下、腹股沟处有无皮疹、疱疹，同时注意观察体温、尿量、尿液颜色、大便、全身皮肤破损情况以及是否出现败血症的临床表现。如出现新的脓疱，应尽量减少摩擦，避免疱疹破裂、糜烂，及时向医生报告，并给予相应的处理。

4. 预防措施

(1)手卫生：所有接触患儿的医务人员、家属及护理者均应严格实施手卫生，接触新生儿前后洗手。

(2)加强环境卫生及消毒隔离：病室每天通风2次，每次30分钟。室内温度控制在25℃左右，湿度控制在55%~65%，定时进行清洁消毒，保持室内空气清新。

(3)加强物品管理，严格遵守接触隔离制度：患儿衣物、包被、奶具及诊疗用品等一人一用一消毒；凡患儿接触过的一切物品、用具，如包被、衣物、奶具等，应先消毒后清洗处理，然后再行灭菌。

(4)保持患儿皮肤清洁：新生儿出生后体温稳定，且无沐浴禁忌者可给予每日或隔日沐浴，保持皮肤清洁。每2~3小时更换尿布，及时用温热水擦洗会阴部及臀部。

5. 健康宣教 向家长讲解脓疱疮发生、发展特征，提高家长对本病的认知。教会家长重视手卫生、家庭环境卫生、新生儿用品卫生及新生儿个人卫生等；教会家属正确的洗手方法，接触患儿前后均需用肥皂液、流动水洗手；选择宽松、透气性好的衣服，保持新生儿皮肤清洁干燥，经常为患儿洗澡、更衣并更换床单，保持患儿皮肤褶皱部位的清洁。

要点荟萃

1. 新生儿脐炎 与护理不当密切相关，主要原因包括：①出生时断脐或出生后脐部处理不当；②脐血管置管或保留时被污染；③脐血管换血时被细菌污染。

2. 新生儿脓疱疮 是金黄色葡萄球菌为主感染引起的一种以周围红晕不显著的薄壁水脓疱为主要特点的急性传染性化脓性皮肤病，治疗以处理局部脓疱为主。

3. 新生儿脓疱疮预防措施 ①手卫生，所有接触患儿的家属、医务人员及护理者均应严格执行手卫生；②加强环境卫生及消毒隔离；③加强物品管理，严格遵守接触隔离制度；④保持患儿皮肤清洁。

(吴耀华　陈　琼)

第四节　新生儿肠道病毒感染护理评估与干预

人肠道病毒属于小核糖核酸(RNA)类病毒，新生儿肠道病毒感染(enterovirus infection, EI)包括脊髓灰质炎病毒，柯萨奇病毒(Coxsackie virus)B族1~5型，埃可病毒(echovirus, ECHO)6、9、11、15型，其中脊髓灰质炎病毒感染极少见。感染可发生于产前、产时和产后，感染肠道病毒后可表现为自限性非特异症状或危及生命的重症，重症最常见病原是柯萨奇病毒B族2~5型和埃可病毒11型。新生儿EI的危害主要在于其易引发医院感染暴发流行，病情复杂高危，难预见、难控制，可发展为新生儿败血症、急性重型肝炎、心肌炎等，进而威胁患儿生命。

一、护理评估

(一) 流行病学特征

1. 新生儿肠道病毒感染特征　①与人群、儿童肠道病毒感染流行季节一致；②温带地区夏秋季较为多见，热带及亚热带地区终年流行；③在肠道病毒感染流行期间，新生儿感染率高达 13%；④从患病新生儿体内分离的病毒株与同一时间社区流行株一致；⑤人感染病毒后咽部排毒时间 1~3 周，粪便中排毒 6~8 周。

2. 我国对新生儿病房 EI 的流行病学研究较少，据报道，2019 年 5~6 月，广东两家医院的新生儿重症监护病房先后发生埃可病毒 11 型感染暴发事件，共有 26 例感染，7 例死亡；2019 年 7 月，某妇幼保健院新生儿医院 EI 暴发事件中，共发生感染病例 6 例，全部治愈出院。

（二）传染源与传播途径

1. 传染源 有症状的患者及潜伏期无症状或隐性感染者是 EI 重要的传染源。

(1) 肠道病毒主要在人与人之间通过接触传播，如可通过污染水源、食物直接传播或经手及污染物间接传播。

(2) 部分肠道病毒，如柯萨奇 A 族病毒及肠道病毒 D68，以呼吸道传播为主要传播途径。

2. 垂直传播

(1) 产前感染：可通过胎盘血行传播、胎儿吸入或吞咽被病毒污染的羊水造成宫内感染，产前感染不常见。孕早期感染可致畸形，常见泌尿生殖道畸形、消化道畸形、心血管畸形（以法洛四联症多见）等；孕中晚期感染可导致新生儿中枢神经系统、心脏、肺、肝脏等损害。

(2) 产时感染：为 EI 的主要途径，婴儿分娩时暴露于母亲具有感染性的生殖道分泌物、羊水、血液和粪便而引起感染。

3. 水平传播 主要为粪 - 口传播，也可经飞沫传播和黏膜接触传播。可因母亲、亲属、医护人员或新生儿之间交叉感染，还可通过上呼吸道分泌物、手、污染水源、食物等污染物传播。最常见感染途径为母亲 - 新生儿传播，其次为新生儿 - 新生儿、医务人员之间传播。

（三）临床表现

临床表现多样，轻者可表现为发热，严重感染可引起脓毒症，发生多器官功能损害，甚至死亡。

1. 发病时间 EI 潜伏期约为 3~6 天，但急性出血性结膜炎的潜伏期为 24~72 小时。产前母体抗体未能及时通过胎盘输给胎儿，胎儿缺乏被动性保护抗体，故产前感染比水平传播病情重，多于生后数小时内即出现症状。母亲常在产前几天有病毒感染病史，如发热、腹痛及腹泻等。

2. 轻症 EI 多数患儿无临床表现或症状轻微，主要表现为发热或低体温，其他症状有食欲缺乏、嗜睡、腹泻、呕吐、腹胀、皮肤苍白、黄疸、肝脾大、呼吸道症状及呼吸暂停等。轻症病例发热多在 2~4 天内缓解，其他症状在 7 天左右缓解。

3. 重症 EI

(1) 中枢神经系统感染：占 50%，主要为病毒性脑膜炎，也可造成弥漫性或局灶性脑炎、脑膜脑炎或急性弛缓性脊髓炎。无菌性脑膜炎：临床可无表现，或仅有非特异性低至中度发热，但有脑脊液异常；重症脑膜炎：嗜睡、抽搐、偏瘫、迟缓性麻痹、昏迷，可伴有心肌炎或肝炎，病死率 10%。头颅 B 超或 MRI 显示脑白质损伤。

(2) 心肌炎：占 25%，以柯萨奇病毒 B 族 1~5 型最常见。引起的新生儿心肌炎病情危重，发病初期有嗜睡、喂养困难、轻度呼吸窘迫、发热（约 1/3）、发绀、黄疸、腹泻等。循环系统症状表现为：①心动过速：与体温不成正比，常可 >200 次 /min，可有奔马律、心音低钝、收缩期杂音等；②心律失常：期前收缩、室上性心动过速、室性心动过速、传导阻滞等；③心源性休克、心衰：危重者迅速进展，喂养困难、气促、脉弱、BP 下降、面色青灰、心音低钝、肺底湿啰音、肝大、浮肿、少尿等，可在 1~2 天内死亡。病毒性心肌炎暴发流行病死率可高达 30%~50%，当合并脑膜炎时称“脑炎 - 心肌炎综合征”，死亡率更高。

(3) 败血症样（脓毒症样）综合征：占 25%，常伴有心肌炎或全身感染表现，最初表现类似细菌性脓毒症，可出现发热、喂养困难、腹胀、腹泻、呕吐、皮疹、易激惹、嗜睡、肌张力低下、惊厥和呼吸暂停。严重病例多为埃可病毒 2 型所致，以肝脏弥漫性坏死和暴发性肝衰竭为主要特征；血清 TB 明显升高，提示肝细胞坏死严重，预后不良；转氨酶升高、凝血功能障碍、全身多脏器出血——“出血 - 肝炎综合征”；80%~100% 的患儿于 1~3 周内死亡。

（四）诊断依据

1. 早期识别 多数 EI 暴发在夏、秋季，因此在肠道病毒流行季节，若母亲在围产期有病毒感染性疾病，母亲或密切接触者（包括医护人员）有不明原因发热，新生儿出现发热，败血症样表现，以及上呼吸道、消化道、心血管系统或神经系统表现时应高度警惕 EI 可能。

2. 逆转录聚合酶链反应（RT-PCR） 是目前诊断 EI 最常用的检测方法，敏感、快速，可用于血液、脑脊液、呼吸道分泌物、尿液及肠道分泌物检测。

3. 病毒分离 从分泌物、排泄物、体液、血液中培养分离出病毒，但所需时间较长，受样本中病毒量及病毒类型的影响，临床应用少。

4. 血清学检测 肠道病毒特异性 IgM 抗体阳性，提示近期感染；母婴特异性 IgM 抗体均阳性，提示垂直传播。感染极期和恢复期 IgG 滴度升高 4 倍以上，有助于诊断。

5. 分子生物学技术（RNA 测序） 比病毒培养阳性率高，检测时间短，数小时可出报告，可用于流行病学筛查。依据流行病学资料，完整的病史评估，结合上述实验室检查即可诊断。

二、治疗措施

1. 轻症 EI 大多数新生儿 EI 为自限性疾病，无需特殊治疗，对症支持治疗是关键。重在预防，早发现、早隔离、早诊断、早治疗，给予对症、支持治疗，尤其注意液体平衡，保护心脏和肝脏功能。

（1）IVIG：一般用量为 400~500mg/（kg·d），疗程 4~5 天。

（2）抗病毒药物治疗：目前尚无特效抗病毒药物的文献报道。

2. 重症 EI 在对症治疗基础上防治并发症，并进行有效的器官功能支持，合理的液体管理及营养支持对患儿的康复至关重要。危重病例必要时可能需要实施持续肾替代治疗与 ECMO 治疗。

（1）呼吸支持：根据病情选择无创机械通气或有创机械通气。

（2）循环支持：在充分液体复苏的基础上，改善微循环并使用血管活性药物，必要时进行血流动力学监测。

（3）激素：重症病例可短期 3~5 天使用糖皮质激素。

（4）其他：抗凝治疗、血液净化治疗、ECMO 等。

三、护理干预

1. 做好围产期保健，保护孕妇免受感染。

2. 早发现，早治疗，控制传染源。

（1）新生儿肠道病毒感染重在预防，对出现发热、拒奶、精神差、皮疹的患儿，尤其在肠道病毒高峰期，需警惕是否有 EI，立即给予隔离；对已确诊感染的患儿和医护人员应及时隔离，疑似病例与确证病例需要分开隔离，隔离条件需符合《医院隔离技术规范》的要求。

（2）及时进行病原学检测，采取有效措施早隔离并积极治疗患儿。

3. 有效切断传播途径

（1）新生儿母亲出现 EI 症状者，对疑诊或确诊 EI 患儿应尽量单间隔离，流行期间应隔离 2 周。

（2）工作人员在接触患儿前需穿戴好口罩、帽子、手套及隔离衣，严格执行手卫生。

（3）强调手卫生和隔离的重要性，接触患儿皮肤和黏膜等可复用的器械、器具及物品应当专人专用，用后需彻底消毒 / 灭菌，以控制感染播散。

（4）患儿的奶瓶、奶嘴及其他物品需要单独使用，一人一用一消毒或灭菌。

（5）应加强对环境和物品的消毒，隔离单元物体表面和地面每天使用有效消毒剂擦拭，75% 乙醇对肠道病毒无效。

1）埃可病毒：采用含有效氯 0.48~0.52g/L 的消

毒剂，接触时间为 1.8 分钟，病毒失活率为 99%。

2）柯萨奇病毒 A 族：采用含有效氯 0.46~0.49g/L 的消毒剂，接触时间为 0.3 分钟，病毒失活率为 99%。

3）柯萨奇病毒 B 族：采用含有效氯 0.48~0.50g/L 的消毒剂，接触时间为 4.5 分钟，病毒失活率为 99%。

(6) 因 EI 患儿粪便的排毒时间较长，对其排泄物应使用一次性吸水材料（如纱布、抹布等）蘸取含有效氯 5 000~10 000mg/L 的消毒剂完全覆盖污染物，小心清除干净。清除过程中避免接触污染物，清理的污染物按医疗废物集中处置，或用含有效氯 5 000mg/L 消毒溶液浸泡消毒 30 分钟后处理。清洁中使用的拖把、抹布等工具，盛放污染物的容器都必须用含有效氯 5 000mg/L 消毒溶液浸泡消毒 30 分钟彻底冲洗干净后才可再次使用。厕所、卫生间的拖把应专用。

(7) 肠道病毒感染患儿临床症状好转后，仍可在粪便中检测到病毒，仍具传染性，隔离时间应大于 5~6 周，预防交叉感染。

4. 增强免疫力，保护易感人群

(1) 鼓励母乳喂养，母乳中的保护性抗体有助于新生儿抵抗感染。若母亲因自身原因不能直接喂养或母婴分离时，可将母乳吸出，由健康者代为奶瓶喂养。

(2) 接种疫苗是有效预防病毒感染的方法，但目前尚无新生儿肠道病毒疫苗接种的研究报道。

5. 新生儿多在无陪病房，单例新生儿 EI 感染可能导致病房暴发流行，若发生医院感染暴发，应在积极治疗患儿的同时进行流行病学调查，寻找导致感染暴发的原因。

要点荟萃

1. 新生儿肠道病毒感染 包括脊髓灰质炎病毒（极少见）、柯萨奇病毒 B 族 1~5 型、埃可病毒 6、9、11、15 型，感染后可表现为自限性非特异症状或危及生命的重症，重症最常见病原为柯萨奇病毒 B 族 2~5 型和埃可病毒 11 型。新生儿 EI 易引发医院感染暴发流行，病情复杂高危，难预见、难控制，可发展为新生儿败血症、急性重型肝炎、心肌炎等，进而威胁患儿生命。

2. EI 的传染源 有症状的患者、潜伏期无症状者、隐性感染者。主要在人与人之间通过接触传播，如可通过污染水源、食物直接传播或经手及污染物间接传播。部分肠道病毒（柯萨奇病毒 A 族及肠道病毒 D68）以呼吸道传播为主要传播途径。

3. EI 的传播途径

(1) 垂直传播：①产前感染：可通过胎盘血行传播、胎儿吸入或吞咽被病毒污染的羊水造成宫内感染，不常见；②产时感染：为 EI 的主要途径，婴儿分娩时暴露于母亲具有感染性的生殖道分泌物、羊水、血液和粪便而引起感染。

(2) 水平传播：主要为粪 - 口传播，也可经飞沫传播和黏膜接触传播。最常见感染途径为母亲 - 新生儿传播，其次为新生儿 - 新生儿、医务人员之间传播。

4. 临床表现 新生儿 EI 临床表现多样，潜伏期约为 3~6 天，多数患儿无临床表现或症状轻微，轻者可表现为发热，严重感染可引起脓毒症，发生多器官功能损害，甚至死亡。

5. 护理措施 做好围产期保健，保护孕妇免受感染；早发现，早治疗，控制传染源；有效切断传播途径；增强免疫力，保护易感人群；积极治疗患儿的同时进行流行病学调查。

（宋 艳 陈 琼）

参考文献

[1] 邵肖梅，叶鸿瑁，丘小汕. 实用新生儿学. 5 版. 北京：人民卫生出版社，2019.

[2] 国家呼吸系统疾病临床医学研究中心，中华医学会儿科学分会呼吸学组，中国医师协会呼吸医师分会儿科呼吸工作委员会，等. 儿童呼吸道合胞病毒感染诊断、治疗和预防专家共识. 中华实用儿科临床杂志，2020，35 (4)：241-250.

[3] 史源. 新生儿败血症诊断及治疗专家共识 (2019 版)

解读. 中华实用儿科临床杂志, 2020, 35 (11): 801-804.

[4] 中华医学会围产医学分会, 中华医学会妇产科学分会产科学组, 中华护理学会产科护理专业委员会, 等. 中国新生儿早期基本保健技术专家共识 (2020). 中华围产医学杂志, 2020, 23 (7): 433-440.

[5] Palazzi D L, Brandt M L. Care of the umbilicus and management of umbilical disorders [EB/OL].[2023-4-4]. https://www. uptodate. com/contents/care-of-the-umbilicus-and-management-of-umbilical-disorders

[6] 马晓路, 杜立中. 新生儿暴发性肠道病毒感染的现状和防控策略. 中华实用儿科临床杂志, 2020, 35 (11): 817-819.

[7] 国家卫生健康委. 关于南方医科大学顺德医院发生医院感染暴发事件的通报. 2019.

[8] 中国医师协会新生儿科医师分会感染预防与控制专业委员. 新生儿肠道病毒感染诊疗与预防专家共识. 临床儿科杂志, 2021, 39 (3): 161-166.

[9] Lv X Q, Qian L H, Wu T, et al. Enterovirus infection in febrile neonates: A hospital-based prospective cohort study. J Paediatr Child Health, 2016, 52 (8): 837-841.

第十七章

新生儿产伤性疾病护理评估与干预

导读与思考：

新生儿产伤性疾病是指在分娩过程中的机械因素引起的新生儿身体结构与功能上的损伤。产伤是无法避免的，与胎儿体位、分娩方式、胎儿大小、产程、母亲产道条件等密切相关。

1. 新生儿常见的头部产伤有哪些？鉴别要点及护理要点有哪些？
2. 常见的皮肤软组织损伤有哪些？如何进行护理？
3. 常见的产伤性骨折有哪些？如何进行护理？
4. 常见的产伤性周围神经损伤包括哪些？临床表现及护理要点有哪些？

第一节　头部产伤的护理评估与干预

产伤（birth injury）是指出生时发生的新生儿身体结构或功能的损伤，损伤可发生在临产时、分娩时或分娩后，尤其是需要在产房进行复苏的新生儿。产伤的范围广泛，包括轻微的自限性损伤（如撕裂伤或瘀斑）和重度产伤（即脊髓损伤），后者可能导致新生儿发生严重的并发症或死亡。产前检查与助产技术的进步降低了产伤的发生率，在自然分娩中产伤发生率为2%，剖宫产为1.1%，其中80%的产伤是头皮损伤（如撕裂伤和瘀斑），其余为严重创伤（如锁骨骨折、臂丛神经损伤和颅内出血等）。

由于分娩时局部组织受压、使用产钳或胎头吸引器助产等因素，加上新生儿凝血机制不完善可导致新生儿头部产伤发生。新生儿头部产伤以头皮水肿、头颅血肿、帽状腱膜下血肿最为常见，三者的共同表现为头部肿块，但肿块的性状、范围以及愈合的时间有一定区别。

（一）头皮水肿

头皮水肿（caput succedaneum）也称为产瘤或先锋头，是骨膜上头皮的水肿，偶有出血，是产伤中最为常见的情况之一，是由于阴道分娩时顶枕部皮肤受压，导致皮肤挫伤伴组织水肿及渗出导致。

1. 护理评估

（1）病因：在头位阴道分娩时，顶枕部皮肤受压导致皮肤挫伤，伴组织水肿及渗出所致。

（2）临床表现：顶枕部弥漫性头皮与皮下组织肿胀，呈凹陷性水肿，边界不清，无波动感；可导致头皮变色，局部可出现瘀斑及瘀点；范围可超过中线与骨缝，生后不膨胀。见图 17-1-1。

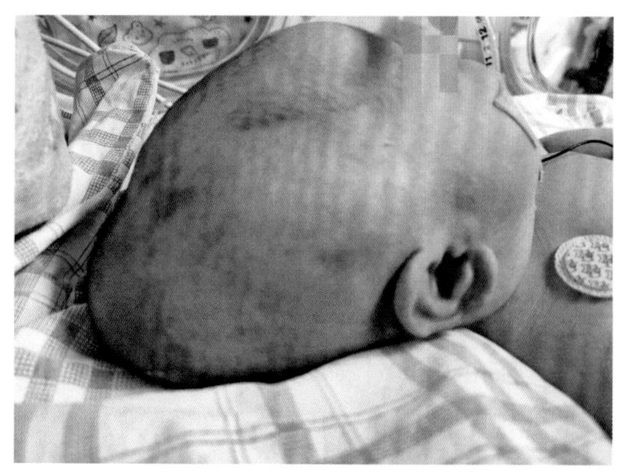
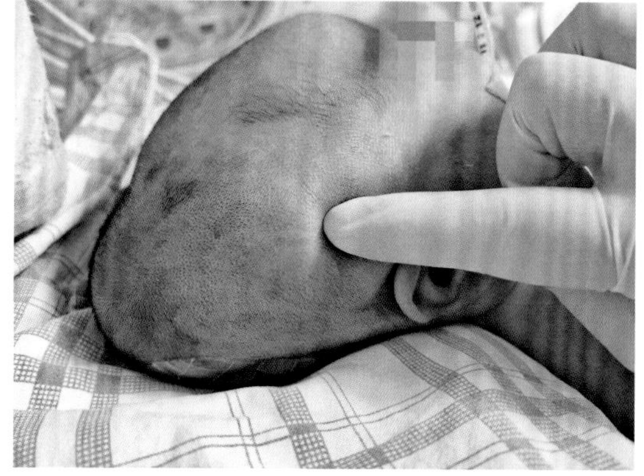
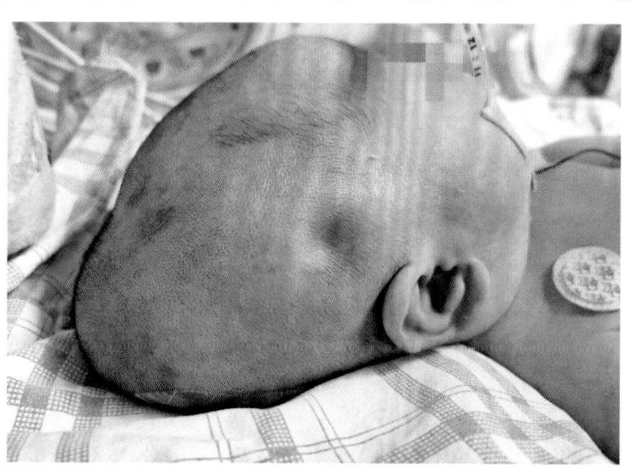

图 17-1-1　新生儿头皮水肿

2. 干预

(1)头皮水肿一般不需要特殊处理,多在出生后数日被吸收而自行消退。

(2)观察要点:①有无合并头颅血肿及帽状腱膜下出血;②观察头皮水肿的消退情况及患儿生命体征。

(3)组织坏死时要注意保护创面,促进愈合,预防感染。

(二)头颅血肿

头颅血肿(cephalohematoma)多由分娩时骨膜下血管损伤破裂导致血液聚集而成,血肿局限于骨膜下,故血肿边缘清晰,不超过颅缝,有波动感。发生率为1%~2%,是最常见产伤之一。

1. 护理评估

(1)病因:常发生于胎头吸引、产钳助产及臀位产等。

(2)临床表现

1)局部症状:在顶骨或枕骨部位出现边缘清晰的局限性肿块,有波动感,边缘清晰,不超过骨缝(图 17-1-2);局部头皮颜色正常;通常出现在头部一侧,也可出现在双侧;生后可膨胀。

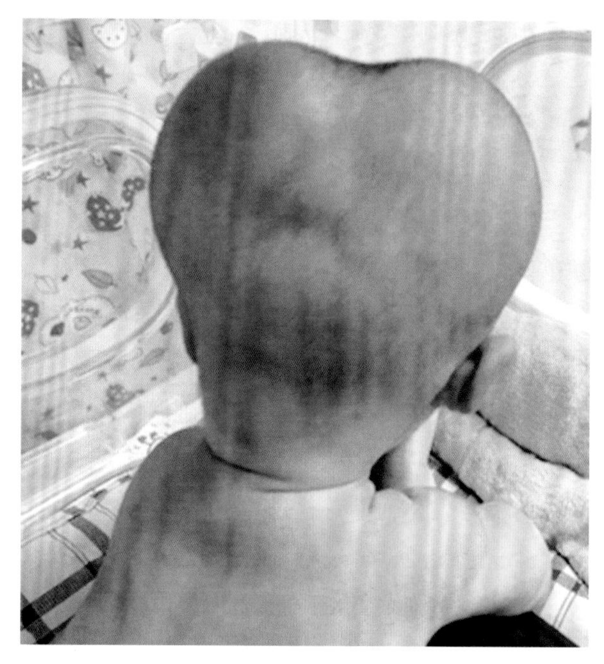

图 17-1-2　新生儿头颅血肿

2)并发症:巨大头颅血肿可因失血过多及红细胞破坏造成贫血、低血压、黄疸加重或持续不退;继发感染时头颅血肿可迅速增大,甚至引起溃破、流脓;血肿可机化、钙化,在数月后出现骨性肿块。

2. 干预

(1)观察要点:头颅血肿吸收缓慢,一般需数周至数月。无并发症的头颅血肿无需治疗,但需加强观察。

1)全身情况:患儿生命体征。

2)神经系统:意识、肌张力。

3)局部观察:血肿范围有无增加,血肿处皮肤张力及色泽变化情况,观察有无血肿骨化,观察局部是否发生继发感染。

4)仔细查体:追踪有无皮肤损伤情况,必要时剃除毛发。

5)并发症的观察:贫血、皮肤黄染等情况。

(2)一般护理

1)体位:头部给予水枕,尽量健侧卧位,避免血肿受压;每 2 小时更换一次体位,避免影响头部受压部位的血液循环,引起皮肤颜色改变。

2)卧床:头颅血肿较大且压力高、凝血功能异常时暂停沐浴,改为床旁擦浴。

3)保持安静:护理操作时动作轻柔,减少头部操作,避免刺激,减少哭闹。

4)患儿床旁悬挂标识,做好交接班。

5)合理喂养及加强基础护理。

(3)血肿的护理

1)巨大血肿需加压包扎,注意头部其他部位颜色变化,防止受压。

2)若头颅血肿较大,且有感染风险时,可考虑进行抽吸。

3)怀疑血肿部位感染时,应穿刺做培养确诊,抗感染治疗,确定继发感染时需切开引流。

4)一旦发生血肿骨化时,需行手术治疗。

(4)对症处理

1)出现贫血或低血压时对症处理。

2)密切观察皮肤黄疸情况,必要时给予蓝光治疗或加强光疗,密切观察病情变化,谨防发生急性胆红素脑病。

3)行血肿引流术者术后需密切观察患儿生命体征、意识状态、肌张力、伤口恢复情况等,防止感染、颅内出血甚至低血容量性休克发生。

(5)健康教育:因头颅血肿消退时间较长,出院时血肿仍存在,故应耐心向家属讲解血肿发生原因以及家庭护理中的注意事项,如避免血肿处受压,切忌外力碰撞血肿;仔细观察血肿消退情况,注意有无骨化,定期门诊随访等。

(三)帽状腱膜下血肿

帽状腱膜下血肿(subgaleal hematoma,SGH)是分娩中由于机械因素导致骨膜与帽状腱膜之间的血管破裂出血,聚集于两者之间疏松的结缔组织间的出血。自然分娩 SGH 的发生率是 0.4‰,胎头吸引术致 SGH 的发生率为 0~21%,SGH 的病死率可达 12%~14%。

1. 护理评估

(1)病因:常见原因是胎头吸引术或产钳助产分娩时,因其牵引力将帽状腱膜与颅骨分离所致。

(2)高危因素:主要是胎头吸引术及产钳使用,其次为第二产程延长、胎儿窘迫及巨大儿等。

(3)临床表现:为跨越骨缝的质硬或波动感肿块,为游走性出血,血肿较弥散,可随体位变动,不受骨膜限制。典型病例为生后 4 小时内出现,12~72 小时继续增大。

1)轻症:头颅肿块常不明显,仅表现为头围较正常增大,头颅肿胀、有波动感、界限不清。

2)重症:因颅缝腱膜下结缔组织很松软,出血时难以止血,出血范围可达前额和颈项部,前囟扪不清,眼睑水肿,面部皮肤颜色青紫(图 17-1-3)。

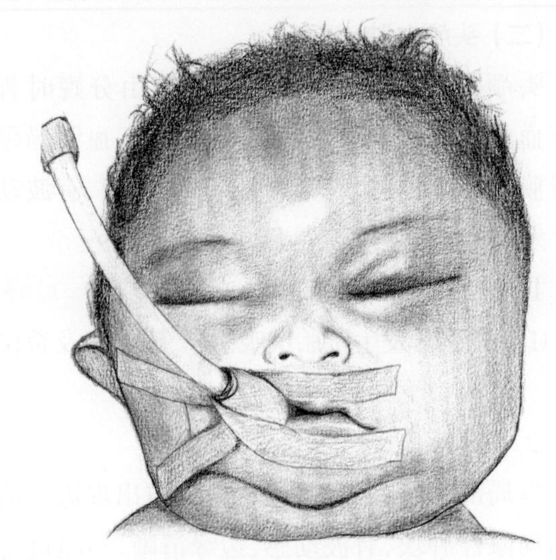

图 17-1-3 帽状腱膜下血肿

发生大出血及失血性休克可导致贫血、面色苍白、心动过速及低血压，甚至死亡。

(4) 鉴别诊断：帽状腱膜下血肿需与头皮水肿、头颅血肿相鉴别，见图 17-1-4、表 17-1-1。

2. 干预

(1) 轻症以对症治疗为主，如有明显失血则以积极抗休克为主，需输血时少量多次补充血容量，重症者需外科加压包扎止血及手术清创。

(2) 病情观察

1) 全身情况：密切观察患儿生命体征，尤其是血压变化。出现明显失血时，容易发生失血性休克，需早期识别休克症状，积极抗休克治疗。

2) 局部情况：密切观察头部肿块的进展情况，发现异常，立即告知医生积极处理。

(3) 健康教育：帽状腱膜下血肿的严重性视出血量多少而定，且可进行性发展，重症者因其出血范围大，难以止血，严重者甚至导致死亡，因此，应及时告知家属其严重性和预后；出院后未完全恢复者告知观察要点，做好门诊随访。

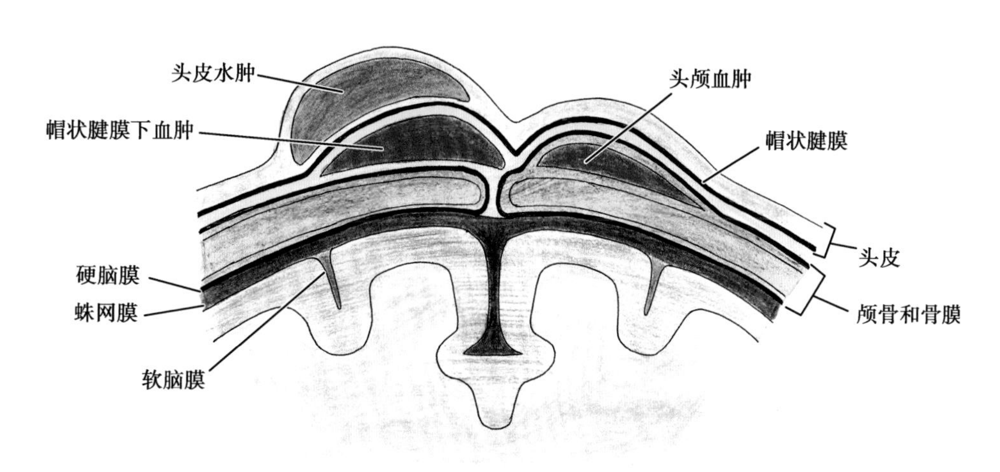

图 17-1-4　头皮水肿、头颅血肿、帽状腱膜下血肿

表 17-1-1　头皮水肿、头颅血肿及帽状腱膜下血肿的鉴别要点

	头皮水肿（产瘤 / 先锋头）	头颅血肿	帽状腱膜下血肿
病因	头皮血液循环 / 淋巴循环受阻，血管渗透性改变形成皮下水肿	骨膜下血管破裂	由于机械因素将帽状腱膜与颅骨分离，导致位于骨膜与帽状腱膜之间的血管破裂出血
出现时间	出生时就发现	生后几小时至数天	生后 4 小时内出现
部位	头先露部皮下组织	骨上，顶骨或枕骨骨膜下	帽状腱膜与颅骨之间
形状	稍平坦，梭状或椭圆形，边界不清楚	稍隆起，圆形，边界清楚	质硬或波动感肿块，界限不清
范围	不受骨缝限制，可蔓延至全头	不超过骨缝界限	跨越骨缝
局部情况	头皮红肿，柔软，无弹性，压之凹陷，无波动感，可移动位置	肤色正常，稍硬、有弹性，压之无凹陷，有波动感，固定、不易移动	游走性出血，头围较正常增大，头颅肿胀、有波动感
消失时间	生后 2~4 天	约需 2~4 个月	视出血量多少而定，通常在急性期 1~2 周后恢复
示意图	—		

要点荟萃

1. 产伤的发生与胎儿的大小、胎位、产程、骨盆形态及接产方式等密切相关，可发生于身体的任何部位。风险因素包括巨大儿、母亲肥胖/身材矮小、骨盆异常、胎先露异常、使用产钳或吸引器阴道助产等。临床常见产伤主要包括头部产伤、皮肤软组织损伤、产伤性骨折及周围神经损伤等，头部产伤主要包括头皮水肿、头颅血肿与帽状腱膜下血肿。

2. 头皮水肿　是阴道分娩时，顶枕部皮肤受压导致皮肤挫伤，伴组织水肿及渗出所致。临床表现为顶枕部弥漫性头皮与皮下组织肿胀，呈凹陷性水肿，边界不清，无波动感；可导致头皮变色，局部可出现瘀斑及瘀点；范围可超过中线与骨缝，生后不膨胀。

3. 头颅血肿　常发生于胎头吸引、产钳助产及臀位产，临床表现为顶骨或枕骨部位出现的边缘清晰的局限性肿块，有波动感，不超过骨缝；局部头皮颜色正常；可出现在头部一侧，也可出现在双侧；生后可膨胀。

4. 帽状腱膜下血肿　表现为跨越骨缝的质硬或波动感肿块，为游走性出血，血肿较弥散，可随体位变动，不受骨膜限制。典型病例为生后4小时内出现，12~72小时继续增大。

（宋　艳　苏绍玉）

第二节　皮肤软组织损伤的护理评估与干预

新生儿皮肤软组织损伤是新生儿最常见的产伤之一，其中以皮肤挫伤最为常见。

一、护理评估

1. 病因

（1）生产因素：皮肤损伤部位与先露部位密切相关。分娩时子宫收缩产生强大的压力压迫产道，结合产道阻滞的共同作用，压迫先露部位软组织，出现静脉淤血、组织水肿而造成局部皮肤组织挫伤。

（2）宫内因素：脐带绕颈时静脉回流受阻，导致头颈部出现淤血、瘀点。

2. 临床表现　先露部位皮肤出现不同程度的水肿、瘀点、瘀斑，软组织损伤严重时可产生皮肤软组织坏死。

（1）生殖器瘀斑和水肿：是臀位娩出婴儿的常见表现。

（2）头面部瘀点：常见于头位尤其是面先露娩出的婴儿。瘀点常在出生时出现，不会进展，且与其他出血无关。若瘀点进一步加重或出现其他出血，则应检查血小板计数以排除血小板减少。

（3）撕裂伤：为与剖宫产相关的最常见产伤，常见于胎儿的先露部分，通常位于头皮和面部，78%的撕裂伤发生于紧急剖宫产。

（4）皮下脂肪坏死：较少见，常发生在出生后的前几周，因有创分娩后脂肪组织（常邻近于骨性结构）缺血导致。表现为结实硬化的结节和斑块，分布于背部、臀部、大腿、前臂和颊部，结节和斑块可能呈红色、肉色或蓝色。

二、护理干预

1. 保护局部软组织　对于局限性水肿、瘀点、瘀斑一般不需做特殊处理，于生后2~7天自行消退。水肿导致的局部受压部位可给予水床、水枕支撑，每2小时给患儿翻身一次，防止压疮发生；组织坏死时要保护创面，促进坏死组织脱落与创面愈合。

2. 大部分胎儿撕裂伤为轻度，仅需使用无菌胶带修复；严重的面部或眼部的中度或重度撕裂伤，需要整形外科修复。

3. 病情观察　注意观察局部水肿、瘀点、瘀斑的进展情况，面积有无减小，程度有无减轻，局部皮肤是否出现破溃等合并症状；观察坏死组织的伤口愈合情况。

4. 健康教育　告知家属新生儿皮肤软组织损伤是因产道压迫导致的皮肤瘀点、瘀斑，通常面积较大，但患儿生命体征平稳，患儿在数周内可恢复，临床无需特殊处理；安抚家属，消除其疑虑和恐慌情绪。

要点荟萃

1. 新生儿皮肤软组织损伤　是新生儿最常见的产伤之一，病因包括：①生产因素：皮肤损伤部位与先露部位密切相关；②宫内因素：脐带绕颈时静脉回流受阻。

2. 临床表现　先露部位皮肤出现不同程度的水肿、瘀点、瘀斑，软组织损伤严重时可产生皮肤软组织坏死。表现为生殖器瘀斑和水肿、头面部瘀点、撕裂伤、皮下脂肪坏死等。

3. 护理干预　①保护局部软组织：局限性水肿、瘀点、瘀斑一般不需做特殊处理，可给予水床、水枕支撑，每2小时给患儿翻身一次等；②撕裂伤者可用无菌胶带修复，严重者需整形外科修复；③病情观察；④健康教育。

（宋艳　李凡）

第三节　常见产伤性骨折的护理评估与干预

产伤性骨折在产程延长、难产、巨大儿或胎儿窘迫需快速娩出时容易发生。骨折最常见于锁骨、肱骨或股骨，也可见于颅骨。国内报告自然分娩时产伤性骨折的发生率为0.96%，难产时为1.7%。

一、护理评估

1. 锁骨骨折（clavicular fracture）　是产伤性骨折中最为常见的一种，发生率约为0.46%。左右两侧骨折发生率接近，多为单侧性，5%的新生儿锁骨骨折合并臂丛神经损伤。锁骨骨折多发生于中央或中外1/3处，呈横形骨折，并有移位，也有不完全性骨折（青枝骨折）。

(1) 危险因素：包括阴道助产、肩难产、母亲年龄较大、胎儿出生体重过大（尤其是体重>4 000g）、平均头/腹围比值较低等。

(2) 临床表现：症状出现的时间取决于骨折有无移位。

1）移位性（完全性）锁骨骨折：在出生后立即出现阳性体格检查结果，包括骨擦音、水肿、患肢运动减少、骨轮廓不对称和被动运动时哭闹。表现为：①患侧手臂不动或运动不灵活，移动患侧上臂时患儿哭闹；②锁骨上凹可消失，拥抱反射减弱或消失；③触摸锁骨双侧不对称，患侧锁骨有增厚模糊感；④两上肢活动度不一致，患侧上肢可能因活动时疼痛，患儿呈现“假性麻痹”，痛肢紧贴胸部；⑤局部软组织可能肿胀、压痛；⑥有骨擦感或骨痂形成。

2）无移位锁骨骨折：因为新生儿通常没有症状，常延迟数日或数周诊断，直到形成一个可见或可触及的硬结。青枝骨折常无症状或症状不典型。

2. 肱骨骨折（fracture of humerus） 多发生在中段和中上1/3处，以横形或斜形骨折多见，肱骨是最容易发生骨折的长骨，发病率为0.02%。

（1）高危因素：肩难产、巨大儿、臀位分娩、剖宫产、低出生体重儿或进行内倒转术操作等情况时都容易发生。

（2）临床表现：当患儿出现一侧或双侧上肢活动受限，拥抱反射减弱或不能引出时应高度怀疑肱骨骨折。表现为：①患臂不能活动，局部肿胀，骨折部缩短弯曲变形；②被动运动出现疼痛及骨摩擦感，触痛明显；③X线检查常见骨折严重移位或成角畸形；④可并发桡神经受损，出现腕下垂及伸指障碍。

3. 股骨骨折（femoral fracture） 产伤导致的股骨骨折较罕见，报道的发生率为0.13‰。包括股骨干骨折和股骨近端、远端骨骺损伤，骨折多见于股骨中上段，呈斜形骨折。是产伤中最常见且较重的下肢骨折之一。

（1）危险因素：主要包括双胎妊娠、臀位产、横位产或器械夹骨盆端牵拉胎儿、早产和弥漫性骨质疏松等，剖宫产者偶可发生股骨骨折。

（2）临床表现：骨折通常呈螺旋形，累及股骨近端的1/2。表现为：①局部有剧烈疼痛及肿胀，出现“假性瘫痪”，两断端间出现骨摩擦感，患肢短缩；②新生儿屈膝屈髋的姿势使骨折近端极度屈曲外展，远端严重向上内移位，向前成角畸形。

4. 颅骨骨折（skull fracture） 新生儿颅骨弹性良好，骨缝未闭，蛛网膜下腔较宽，在产道中均匀受压会出现骨缝重叠，因此颅骨骨折并不常见。

（1）高危因素：母亲有难产史，使用产钳、胎头吸引器、母亲骨盆狭窄或牵引用力不当导致颅骨不均匀受压时可发生颅骨骨折。胎头吸引易并发顶骨骨折，产钳术易致凹陷性骨折。

（2）临床表现：骨折分为线性和凹陷性，临床有难产史，伴头颅软组织损伤表现。

1）线性骨折：以顶骨线性骨折最为常见，方向多与矢状缝垂直，当骨折导致颅内出血或颅外大量出血时，可能会引起神经系统症状或其他并发症。

2）凹陷性骨折：骨折较浅时，常不出现症状；骨折较深时，根据骨折部位出现相应症状，如额部或顶部有较深骨折时，局部可见凹陷且有骨擦感，并出现前囟饱满，患侧瞳孔扩大或局部受压迫的神经症状。如颅前窝骨折，可见眼眶周围青紫、肿胀、瘀斑、球结膜下淤血，鼻腔、口腔流出血性脑脊液，并造成额叶底部脑损伤。颅中窝骨折时，则可有颞肌下出血及压痛，且常合并面神经及听神经损伤。颅后窝骨折时，则可有枕部或乳突部及胸锁乳突肌部位的瘀斑，颈肌有强直压痛。

二、治疗措施

1. 锁骨骨折 锁骨骨折可完全自愈，不影响功能。

（1）青枝骨折一般不需处理。

（2）无症状不完全锁骨骨折只需固定同侧肢体。

（3）完全性骨折，目前也主张不做特殊处理。

固定时应轻柔操作，使患儿保持舒适体位，患侧上肢可屈肘90°固定于胸前；2周后复查X线检查，以了解愈合情况；必要时可给予止痛剂。

2. 肱骨骨折 常采用绷带固定法（肱骨中上段骨折）、小夹板固定法（肱骨下段或尺桡骨骨折）进行固定2~3周；严重移位者，需作闭合复位及上筒形石膏。

3. 股骨骨折 可采用Pavlik吊带固定双侧股骨，或采用悬垂牵引法、绷带固定法促进愈合，疗程一般3~4周。

4. 颅骨骨折

（1）一般处理：①卧床休息，头抬高15°~30°；②有颅内出血者按常规处理；③有脑脊液外流时勿堵塞耳道或鼻孔，不做腰椎穿刺；④选用适当抗生素治疗；⑤脑神经麻痹者可使用B族维生素，早期可选择针灸治疗；⑥凹陷性骨折面积大、凹入深或损伤血管伴颅内血肿者，早做复位手术，以根除压迫，防止癫痫。

(2) 凹陷性骨折深度不超过 0.5cm，无临床症状者，无需特殊处理，可自行复位。

(3) 出现下列情况者需手术治疗：①X 线检查证实碎骨在脑内；②有颅内高压症状；③有神经系统症状；④有脑脊液流出；⑤未自行复位者。

三、护理干预

1. 一般护理

(1) 环境：将患儿置于中性温度的暖箱中，保持环境安静、整洁，温湿度适宜。

(2) 体位：患肢抬高、制动，身下垫水床、水枕，避免改变体位时牵拉患肢。

(3) 操作：动作轻柔，避免在患肢做穿刺、采血等操作，骨折患儿暂不给予沐浴，实施床旁擦浴。

(4) 锁骨不完全性骨折无需处理，需保护患处以免再次损伤或增加疼痛。

(5) 床旁悬挂警示标识，标识上明确指出骨折部位及患肢制动、严禁患肢行有创操作等标语。

2. 病情观察

(1) 生命体征：密切观察患儿生命体征变化，面色、反应、疼痛情况等。

(2) 骨折部位：仔细观察骨折部位的血供情况，注意肢端的温湿度、皮肤色泽、动脉搏动情况以及肿胀消退等情况；采用外科固定或牵拉时，注意观察治疗效果以及局部皮肤情况。

(3) 健康教育：及时告知家属产伤性骨折发生的原因、骨折处的进展情况以及预后，加强心理护理，消除家属的紧张情绪，使其积极配合治疗；做好父母的情感支持，鼓励父母入新生儿室探视并积极参与到患儿诊疗及照护中。

要点荟萃

1. 产伤性骨折　在产程延长、难产、巨大儿或胎儿窘迫需快速娩出时容易发生。骨折最常见于锁骨、肱骨或股骨，也可见于颅骨。

2. 锁骨骨折　多发生于中央或中外 1/3 处，呈横形骨折，并有移位，也有不完全性骨折（青枝骨折）。临床症状出现的时间决于骨折有无移位。

(1) 移位性（完全性）锁骨骨折：出生后立即出现阳性体格检查结果，包括骨擦音、水肿、患肢运动减少、骨轮廓不对称和被动运动时哭闹。

(2) 无移位锁骨骨折：常延迟数日或数周诊断，直到形成一个可见或可触及的硬结，因新生儿常没有症状。

3. 肱骨骨折　多发生在中段和中上 1/3 处，以横形或斜形骨折多见。当患儿出现上肢活动受限，拥抱反射减弱或不能引出时应高度怀疑肱骨骨折。

4. 股骨骨折　较罕见，多见于股骨中上段，呈斜形骨折。骨折通常呈螺旋形，累及股骨近端的 1/2。

5. 颅骨骨折　新生儿颅骨弹性良好，骨缝未闭，蛛网膜下腔较宽，在产道中均匀受压会出现骨缝重叠，因此颅骨骨折并不常见。分为线性和凹陷性。

（宋　艳　苏绍玉）

第四节　周围神经损伤的护理评估与干预

周围神经损伤以臂丛神经、面神经损伤较多见，可分别引起患侧上肢运动障碍和面部肌肉麻痹，较少见的还有膈神经损伤导致的同侧膈肌运动瘫痪。

一、护理评估

1. 新生儿臂丛神经麻痹(neonatal brachial plexus palsy,NBPP) 又称为分娩性臂丛神经麻痹或出生相关的臂丛神经麻痹,是分娩过程中多种原因导致臂丛神经根牵拉损伤引起的上肢运动障碍。NBPP 并不常见,活产儿中的发生率为 0.04%~0.3%。

(1) 病因:主要原因是肩难产和臀位分娩时,头部极度侧屈及牵拉引起的损伤,导致颈 5~ 胸 1 神经根磨损及破裂。然而,即使分娩时恰当地进行轴向牵引,NBPP 也有可能发生。出生后出现 NBPP 并不一定是医生施加的力量或动作导致,很多臂丛神经损伤的病例并不是由于肩难产或助产士过度用力。

(2) 高危因素:肩难产、巨大儿、第二产程延长、使用产钳、初产、高龄产妇及多胎等。

(3) 临床表现:患儿常在出生后不久发现一侧上肢运动障碍。根据神经损伤的部位及临床表现,臂丛神经麻痹可分为三型,具体见表 17-4-1。

表 17-4-1 臂丛神经麻痹的分型及临床表现

分型	发生率	损伤范围	临床表现
Ⅰ型:上臂型 -Erb 瘫	约占全部病例的 90%	颈 5~7 神经,可伴有膈神经损伤	受累肢体呈现为“服务员索要小费(waiter's tip)”位,肩外展及屈肘不能,肩关节内收及内旋,肘关节伸展,前臂旋前;手腕及手指屈曲。肱二头肌肌腱反射消失,拥抱反射不对称,握持反射存在
Ⅱ型:下臂型 -Klumpke 瘫	约占全部病例的 1%	累及颈 8 及胸 1	手内肌及手腕与手指长屈肌无力。握持反射消失,肱二头肌肌腱反射能被引出。若伴发胸 1 交感神经能纤维损伤时可伴发同侧霍纳综合征(Horner Syndrome),出现眼睑下垂,瞳孔缩小及半侧面部无汗
Ⅲ型:全臂型 - 全上肢瘫	约占全部病例的 9%	所有臂丛神经根均受损	全上肢松弛,反射消失。可同时存在胸锁乳突肌血肿,锁骨或肱骨骨折,霍纳综合征

2. 面神经麻痹(facial nerve palsy) 为先天性的周围性面瘫,由发育异常及损伤所致。面神经麻痹的发生率为 0.1%~0.7%,通常是由产钳或母体突出的骶岬压迫神经所致。

(1) 病因:面神经麻痹主要是由水痘 - 带状疱疹病毒、单纯疱疹病毒等病毒感染、弓形虫感染等引起的,仅 7% 的面神经麻痹由产伤所致。因妊娠后期胎位不正使从乳突 - 茎突孔出来的外周部面神经受压,或面神经下颌支受压,或于产钳或滞产时被骶骨峡压迫所致。神经受压是由神经周围组织肿胀所致,不是由神经纤维破裂所致。

(2) 高危因素:出生体重>3 500g、产钳助产及第二产程延长。

(3) 临床表现:典型的面神经下运动神经损伤时出现上部与下部面肌无力。安静时患侧眼持续张开及患侧鼻唇沟变平;哭叫时同侧前额不起皱,眼睛不能闭合,口角歪向对侧。多数患儿头面部有裂伤、挫伤的外伤表现。偶尔仅一支面神经受损,表现局限于前额、眼睑或口。面神经麻痹需与歪嘴哭综合征(口角提肌先天性发育不良)相鉴别,后者特征为哭闹时口角不对称,患侧口角不能向下与向外侧运动,无面瘫的其他表现。

3. 膈神经麻痹(diaphragmatic paralysis) 由于膈神经损伤导致同侧膈肌运动瘫痪,多由产伤及心胸外科手术引起。

(1) 病因:臀位产头部分娩时、头先露肩部娩出时颈部与上臂受到挤压、牵拉以及产钳助产等导致,常为单侧性,80% 发生于右侧,10% 见于双侧,且常伴有臂丛神经损伤,但也可单独发生。

(2) 高危因素:巨大儿、肩难产、臀位产、产钳应用不当等。

(3) 临床表现:在生后 1 天内即出现,接受辅助通气的婴儿可能延迟确诊,这些患儿通常在呼吸机脱机时才会出现症状。表现为呼吸窘迫,患侧呼吸音降低，亦可表现为气促、发绀、呼吸暂停或哭声细弱。左侧损伤时可出现频繁喂养反流，伴臂丛神经损伤时可见“服务员索要小费（waiter’s tip）”姿势。胸片显示患侧膈肌隆起，纵隔向对侧移位。

二、治疗措施

1. 臂丛神经麻痹 首选保守治疗。

（1）第1周将前臂固定在上腹部以减少不适，保护受伤的手臂，阻止进一步的创伤。

（2）1周后为避免挛缩，应对肩关节、肘关节及手腕关节进行移动度活动训练。

（3）90%臂丛神经损伤会自动恢复，2~3个月未恢复者应转诊到专科中心行进一步检查，3~6个月未恢复者应行手术修补损伤神经。

（4）局限于颈5、6神经根损伤者预后最好，下部臂丛神经损伤及完全臂丛神经损伤预后差。患儿通常在12个月内恢复。

2. 面神经麻痹 应用人工泪液及眼罩保护眼睛，防止角膜受损；仅为1年后仍未恢复者行神经外科修复术。产伤性面神经麻痹预后良好，多数在2周内恢复。90%以上可完全恢复，其余可部分恢复。

3. 膈神经麻痹 一般选用保守的支持性治疗，大部分病例可自愈，大多数病例在1年内恢复。有低氧血症时给予氧疗，呼吸衰竭时使用无创或有创辅助通气。为减少呼吸做功，一般给予鼻饲喂养。

三、护理干预

1. 一般护理

（1）保暖：臂丛神经损伤时常伴随感觉功能障碍，患肢可出现体温降低，应注意肢体保暖。

（2）关节被动运动：疾病初期根据病情固定上肢，待神经水肿消失后遵医嘱行关节被动活动或其他辅助疗法。

（3）手术护理：术前准备，全麻后护理常规及术后护理常规。

（4）疼痛护理：详见第九章第二节。

（5）皮肤伤口护理：定期进行伤口换药，密切观察颈部伤口和腋下伤口有无发生感染，喂奶时切勿污染伤口敷料。

（6）喂养护理：密切观察，一旦发生误吸，应及时吸痰，清理呼吸道。

2. 病情观察

（1）生命体征：密切观察患儿生命体征变化以及神志、精神状况、面色、反应等。

（2）损伤部位的观察：注意观察神经损伤部位的反射、肌张力等；膈神经麻痹者加强观察呼吸状态及喂养情况。

（3）术后观察：术后伤口渗血及神经肌肉的运动功能恢复情况，患肢末梢循环情况、颜色、温度、肿胀消退情况等。

3. 健康教育 告知家属产伤性周围神经损伤发生的原因及预后，安抚家属，使其积极配合治疗；臂丛神经损伤者后期需进行物理治疗与咨询，教会家属如何在活动范围内进行移动度练习；对于产伤性面神经麻痹及膈神经麻痹较严重的病例应做好门诊随访，若1年仍未恢复，可考虑进行神经外科修复术。

要点荟萃

1. 周围神经损伤 以臂丛神经、面神经损伤较多见，膈神经损伤较少见，可分别引起患侧上肢运动障碍、面部肌肉麻痹和同侧膈肌运动瘫痪。

2. 新生儿臂丛神经麻痹 又称为分娩性臂丛神经麻痹或出生相关的臂丛神经麻痹，是分娩过程中多种原因导致臂丛神经根牵拉损伤引起的上肢运动障碍，患儿常在出生后不久发现一侧上肢运动障碍。

3. 面神经麻痹 为先天性的周围性面瘫，由发育异常及损伤所致。通常是由产钳或母体突出的骶岬压迫神经所致。典型的面神经下运动神经损伤时出现上部与下部面肌无力。

4. 膈神经麻痹 由于膈神经损伤导致同侧膈肌运动瘫痪，多由产伤及心胸外科手术引起。表现为呼吸窘迫，患侧呼吸音降低，亦可表现为气促、发绀、呼吸暂停或哭声细弱。

（宋 艳 苏绍玉）

参考资料

[1] 邵肖梅, 叶鸿瑁, 丘小汕. 实用新生儿学. 5版. 北京: 人民卫生出版社, 2019.

[2] 张玉侠. 实用新生儿护理学. 北京: 人民卫生出版社, 2015.

[3] Mckee-Garrett T M. Neonatal birth injuries [EB/OL]. [2023-7-14]. https://www.uptodate.com/contents/neonatal-birth-injuries

[4] Selcen D. Neonatal brachial plexus palsy [EB/OL]. [2024-5-13]. https://www.uptodate.com/contents/neonatal-brachial-plexus-palsy

[5] Johnson G J, Denning S, Clark S L, et al. Pathophysiologic Origins of Brachial Plexus Injury. Obstet Gynecol, 2020, 136 (4): 725-730.

[6] Griffin I J. Diaphragmatic paralysis in the newborn [EB/OL].[2023-4-30]. https://www.uptodate.com/contents/diaphragmatic-paralysis-in-the-newborn

[7] AWHONN. Core Curriculum for Neonatal Intensive Care Nursing. 6th ed. St. Louis: Elsevier eBook on VitalSource, 2020.

第十八章 新生儿神经系统疾病护理评估与干预

导读与思考：

新生儿神经系统疾病是新生儿期常见疾病，疾病的发生及严重性常与患儿后期生活及生存质量密切相关。神经系统疾病主要包括新生儿颅内出血、新生儿缺氧缺血性脑病、新生儿细菌性脑膜炎等，而新生儿惊厥是新生儿神经系统最常见的症状。

1. 脑室周围 - 脑室内出血的临床表现有哪些？如何分级？如何进行护理？
2. 新生儿缺氧缺血性脑病的临床分型及表现有哪些？如何进行护理？
3. 新生儿惊厥的临床表现及处理原则是什么？
4. 新生儿细菌性脑膜炎的病因有哪些？临床表现包括哪些？实验室特点是什么？

第一节 新生儿颅内出血的护理评估与干预

新生儿颅内出血（intracranial hemorrhage，ICH）是新生儿尤其是早产儿的常见疾病，主要由缺氧和产伤引起，严重的颅内出血可有神经系统后遗症，甚至导致死亡。由于不同病因，新生儿颅内出血可发生在不同部位，出血类型主要包括脑室周围 - 脑室内出血、硬脑膜下出血、蛛网膜下腔出血、小脑出血等，具体见图 18-1-1。

一、几种不同类型的新生儿颅内出血的护理评估

（一）脑室周围 - 脑室内出血

1. 定义 室管膜下生发基质延伸到侧脑室的出血称为脑室周围 - 脑室内出血（periventricular-intraventricular hemorrhage，PIVH），也称生发基质出血或室管膜出血。PIVH 是早产儿最常见的颅内出血类型，占新生儿颅内出血的 80% 以上。

2. 流行病学 PIVH 多发生在早产儿，尤其是胎龄<32 周、出生体重<1 500g 的 VLBW，胎龄越小、体重越轻，发病率越高。据美国儿童健康和发育研究所报道，胎龄 22、23、24、25、26、27 和 28 周的存活婴儿重度 PIVH 的患病率分别为 38%、36%、26%、21%、14%、11% 和 7%。早产儿 PIVH 的发生多与产前缺氧、异常分娩方式及过程、产后疾病因素及救治过程有关。足月儿也可发生 PIVH，与产伤、同组免疫性血小板减少、血管畸形破裂、静脉窦血栓、血友病或其他凝血功能障碍等有关，活产足月儿症状性颅内出血（硬脑膜外、硬脑膜下、蛛网膜下、脑室内和脑实质内的出血）的发生率为（0.27~0.49）/1 000，足月儿很少发生重度 PIVH。

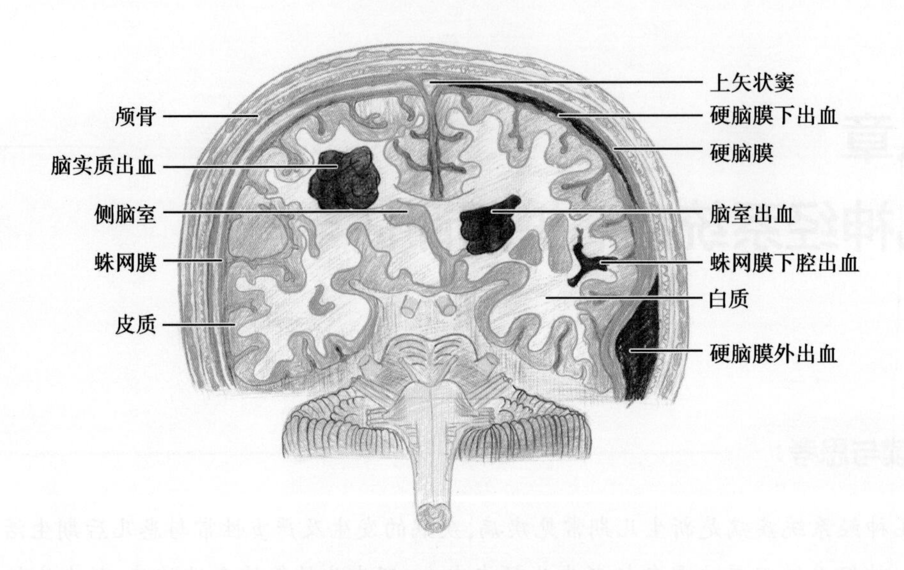

图 18-1-1　各类型颅内出血

3. 发生时间　约 50% 的早产儿 PIVH 发生在生后第 1 天内，约 75% 发生在生后 2 天内，90% 发生在生后 3 天内，4 天后发生出血仅占 10%。

4. 发病机制

(1) 早产儿：①生发基质脆弱：由于发育不成熟而缺乏支持结构，导致生发基质(germinal matrix，GM)脆弱，易发生出血和损伤，尤其是血流动力学不稳定时。②脑血流不稳定：早产儿特别容易受到脑血流改变的影响，尤其与缺氧 - 缺血和再灌注、动脉血流增加、静脉压升高和脑血流自动调节功能受损有关。

(2) 足月儿：足月儿 PIVH 的发病机制取决于基础病因，如产伤、缺氧缺血性脑病、凝血或血小板异常、体外膜肺氧合过程中的治疗性低体温、窦静脉血栓形成、畸形血管破裂等。

5. 病因

(1) 产前：多与缺氧有关，如母亲先兆子痫、HELLP 综合征、胎儿窘迫、母亲绒毛膜羊膜炎、母亲产前用药等。

(2) 产时：与异常的分娩方式和过程有关，常伴随出生时、生后窒息缺氧，加重了脑循环异常和小血管损伤。

(3) 产后：与早产儿一些疾病状态和必要的救治过程有关。如呼吸窘迫时呼吸机治疗，窒息复苏时加压给氧，呼吸道、消化道吸引刺激等，导致脑内动静脉血压升高、血流不稳定等。

6. 分度及分型　按头颅 B 超检查进行分度，Ⅰ、Ⅱ级为轻度，Ⅲ、Ⅳ级为重度(图 18-1-2)。

(1) Ⅰ级：出血局限于生发基质。

(2) Ⅱ级：血液在侧脑室内占据容积 ≤ 50%。

(3) Ⅲ级：血液在侧脑室内占据容积 > 50%。

(4) Ⅳ级：出血同侧的侧脑室旁发生出血性脑梗死。

7. 临床表现　取决于出血部位、量和失血速度。

(1) 临床无表现型：出血量较少，最常见，占颅内出血的 25%~50%，常于生后常规头颅 B 超筛查时发现。

(2) 断续进展型：此型出血量较大或呈渐进性出血，症状在数小时至数天内断续进展。患儿表现为“先兴奋后抑制”：前期可能烦躁不安、易激惹，严重时出现颅内压增高，脑性尖叫、惊厥，继而出现神志异常、四肢肌张力低下、运动减少、中枢性呼吸异常等。

(3) 急剧恶化型：又称凶险型，极少见。在数分钟至数小时内病情急剧进展，很快出现意识障碍、对光反射消失、眼球固定，强直性抽搐、中枢性呼吸抑制，同时伴有血压降低、心动过缓等，可在短时间内死亡。

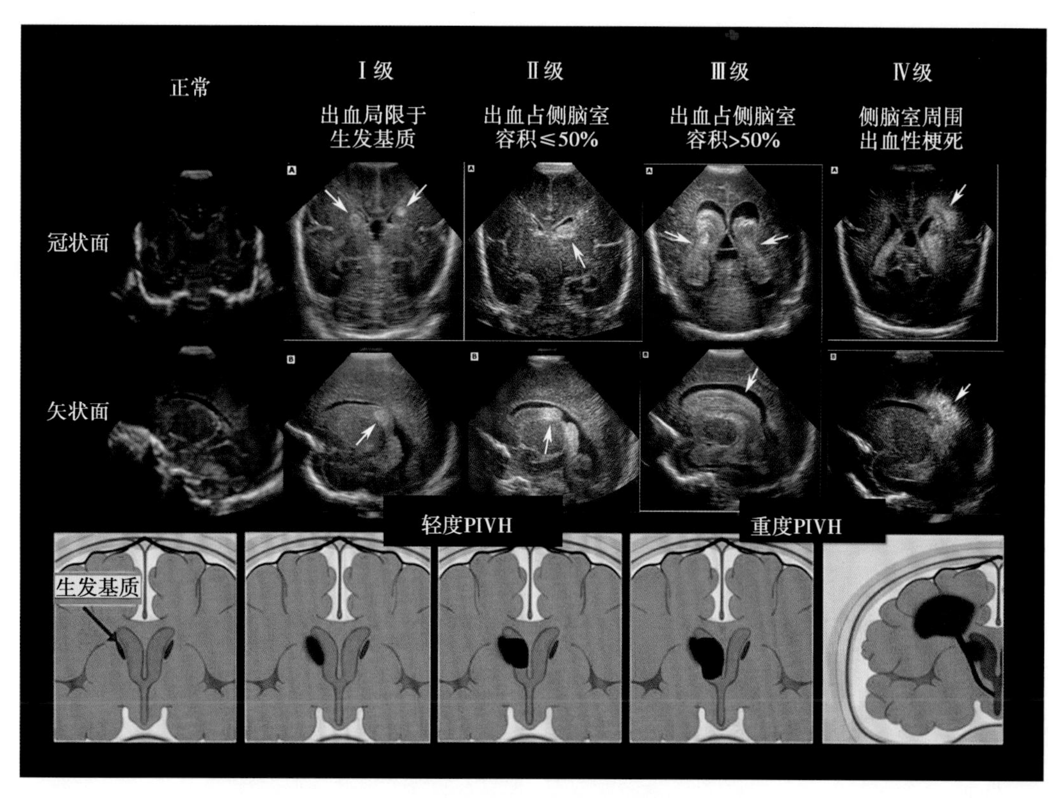

图 18-1-2 颅内出血的分度及分级

8. 诊断 首选头颅 B 超。

(1)对胎龄≤32 周的早产儿、具有颅内出血高危因素的近足月儿 / 足月儿，出生后 3 天内应常规行超声检查。

(2)胎龄<28 周者，入院当日行超声检查，第 1 周内复查超声 2~3 次，然后每周 1 次直至矫正胎龄 34 周，达到矫正胎龄 34 周时每 2 周复查 1 次，随后在出院或矫正胎龄足月时至门诊随访时复查超声。

(二)出血后脑室扩张

1. 定义 出血后脑室扩张(post-hemorrhagic ventricular dilation，PHVD)又称出血后脑积水(posthemorrhagic hydrocephalus，PHH)，是重度 PIVH 最常见的并发症，见于约 25% 的 PHVD 患儿，可导致进行性脑室扩张和颅内压增高，从而增加死亡率和远期神经发育障碍(neurodevelopmental disorder，NDD)的风险。

2. 病因 血液引起蛛网膜下腔绒毛炎症，导致脑脊液再吸收障碍所致。

3. 危险因素

(1)PIVH 越严重、胎龄越小、病情越严重时，合并 PHVD 的风险越大。

(2)常见于Ⅲ级和Ⅳ级颅内出血。

4. 临床表现

(1)发生时间：重度 PHVD 后 1~3 周内。

(2)早期：无明显症状，在头颅超声筛查时发现。

(3)晚期：脑积水严重时因颅内压高而头围不断增大，前囟隆起，骨缝分离，双眼呈“落日征”；影像学特征是伴随重度脑室内出血，侧脑室进行性增大直至扩张，伴第 3 脑室增宽(图 18-1-3)。

5. 诊断 依据连续的头颅超声检查，一般显示脑室扩张增加。

(三)硬脑膜下出血

1. 定义 硬脑膜下出血(subdural hemorrhage，SDH)多因机械性损伤使硬脑膜下血窦及附近血管破裂而发生严重出血，SDH 存在于硬脑膜和蛛网膜之间(图 18-1-1)，伴或不伴有大脑镰、

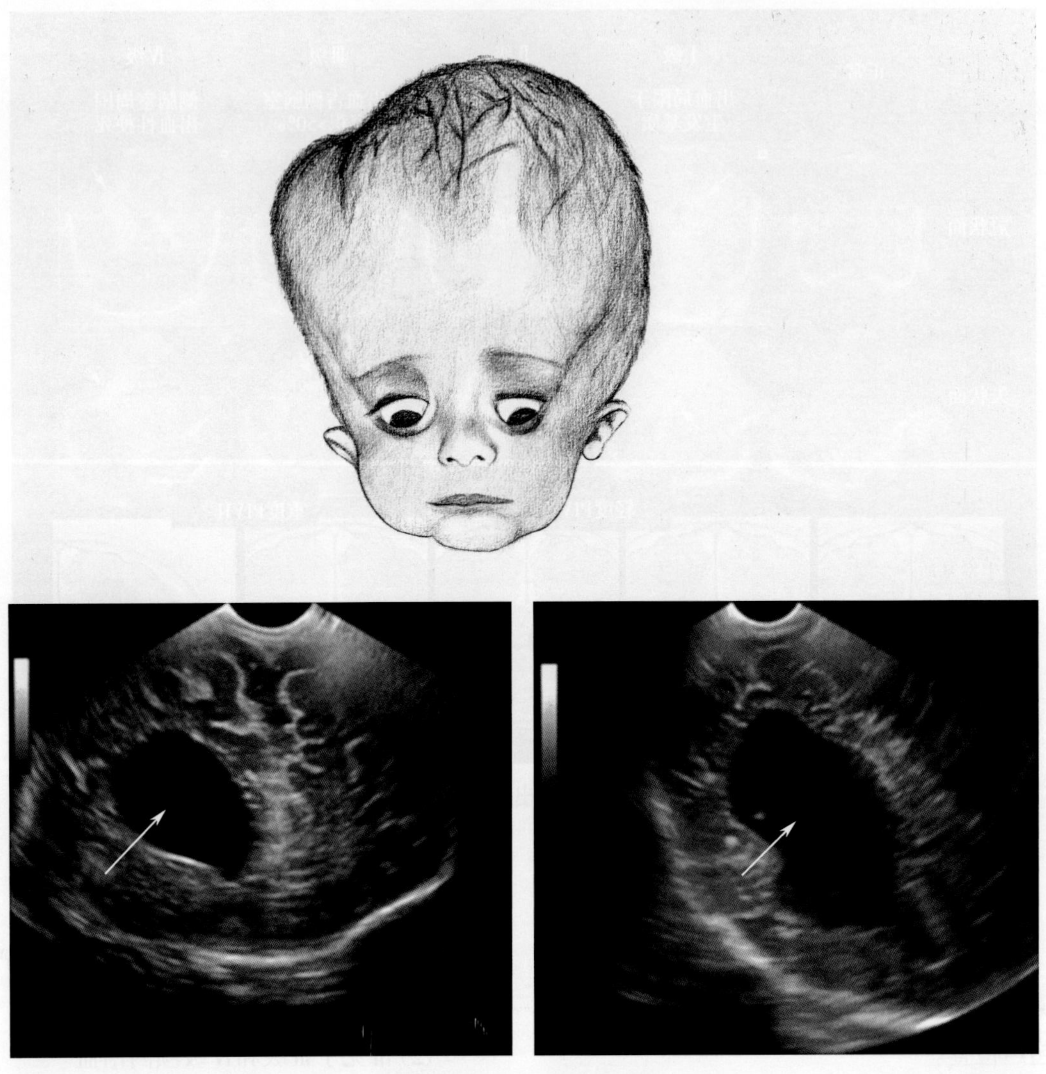

图 18-1-3 出血后脑室扩张

小脑幕撕裂伤。SDH 与产伤有直接的关系，常发生于困难分娩的足月新生儿。

2. 临床表现

(1) 横窦、直窦及附近血管损伤：颅后窝积血，可压迫脑干，很快出现尖叫、惊厥等其他脑干相关的神经系统症状，预后凶险，短时间内死亡。

(2) 下矢状窦出血：范围不等，症状不一，少量出血可无明显症状。

(3) 上矢状窦出血：多与异常的胎头吸引产有关，出血量少时症状轻微，仅有激惹等表现；出血量多时出现局限性神经系统异常表现。

(4) 部分患儿在新生儿期无异常表现，形成硬脑膜下囊肿阻碍脑脊液循环，数月后发展为脑积水。

3. 诊断 通过颅脑影像学检查（CT 或 MRI）诊断 SDH。CT 为诊断 SDH 的标准方法，尤其是在紧急情况下，因 CT 使用方便、扫描时间较短且可较快得到结果。

（四）原发性蛛网膜下腔出血

1. 定义 原发性蛛网膜下腔出血（primary subarachnoid hemorrhage，SAH）指蛛网膜以及软脑膜之间的出血（图 18-1-1），包含脑脊液，此型在新生儿期十分常见，与缺氧、酸中毒、低血糖、产伤等因素有关。

2. 高危因素 胎儿窘迫、产伤、窒息、胎头吸引、产钳助产及急产。

3. 临床表现

(1) 出血量少：无临床症状，或仅有极轻的神经系统异常，如激惹等，预后良好，绝大多数患儿属于此型。

(2)出血量多：血对脑皮质产生刺激，表现为间歇性惊厥，90%预后良好。

(3)大量并急剧进展性出血：血液存留于脑间隙及颅后窝，表现为神经系统异常，如嗜睡、反应低下、中枢性呼吸异常、反复惊厥甚至危及生命，此型极少见。

(五)小脑出血(cerebellar hemorrhage，CBH)

1. 定义 CBH包括原发性小脑出血，脑室内或蛛网膜下腔出血蔓延至小脑，静脉出血性梗死及产伤引起小脑撕裂。产伤、缺氧、早产儿各种疾病过程中引起的脑血流动力学改变等均可导致小脑出血。是胎龄<32周或出生体重<1 500g小脑损伤主要且最常见的原因，胎龄越小，CBH发病率越高。

2. 病因 多因素导致，包括母体因素、围产期因素及出生后早期血流动力学危险因素。

3. 高危因素

(1)早产儿：①体循环低血压伴灌注不良(即新生儿休克)，需要液体复苏或使用正性肌力药；②动脉导管未闭；③需要插管和机械通气的呼吸衰竭；④依据新生儿早期低pH诊断的酸中毒；⑤围产期窒息。

(2)足月儿：产伤、围产期窒息、围产期感染。

4. 临床表现 根据病因与出血量不同，临床症状出现的时间不一。少量出血可无症状，大量出血易压迫脑干，危及生命。存活者可有意向性震颤、共济失调、肌张力低下、运动受限等神经系统后遗症。

5. 诊断 因出血灶部位较深，诊断以CT、MRI为佳，超声次之。

二、新生儿颅内出血的预防措施

因颅内出血主要由缺氧和产伤引起，故对新生儿颅内出血的预防应从出生前做起。

1. 预防早产 根据需要使用药物预防早产，尽可能减少小胎龄早产儿的出生，如对未来7日内有早产风险的母亲在产前使用皮质类固醇。

2. 产前和产房干预

(1)治疗孕妇并发症：出血、绒毛膜羊膜炎、败血症和高血压。

(2)提供胎儿监测：生物、物理监测，避免发生围产期窒息。

(3)促进宫内转运。

(4)根据情况采取恰当的催产、助产措施，促进无压力性分娩，尽量减少产伤发生。

(5)延迟脐带结扎30~60秒，避免脐带挤压等。

3. 一般预防措施

(1)产房内及时和适当的复苏，包括尽量避免血流动力学不稳定或损害脑血管自动调节的情况，如缺氧、高碳酸血症、氧过多和低碳酸血症。

(2)避免低血压和高血压(若出现，应谨慎纠正)，尽量减少操作频率(会升高血压)，仅对灌注不足的早产儿进行低血压的干预。

(3)预防代谢异常，如高渗、高血糖、低血糖，仔细纠正酸中毒或碱中毒。

(4)生后最初几日尽量避免输注浓缩红细胞(可减少重度PIVH)。

(5)不推荐常规预防性使用酚磺乙胺。

(6)治疗有症状的动脉导管未闭。

三、新生儿颅内出血的治疗

颅内出血一旦发生，并没有特异性治疗措施可以限制其程度，治疗旨在保持脑灌注，尽可能地降低进一步的脑损伤，支持性治疗以及早期发现并发症。

1. 支持治疗

(1)维持动脉灌注，以避免低血压或高血压，维持脑血流量无明显波动。

(2)保证充足的氧合和通气，尤其要避免低碳酸血症、高碳酸血症和酸中毒。

(3)提供适当的液体、代谢和营养支持。

(4)纠正凝血功能。

2. 控制惊厥 以避免相关脑氧合和脑灌注受损，或体循环血压升高。

3. 颅内出血的监测与治疗

(1)超声监测：重度颅内出血患儿每周行2次头颅B超检查，持续4周，以发现早期无症状的脑积水。

(2)临床监测：应监测所有受累新生儿有无颅内出血的晚期表现，每日测量头围，注意有无头围增大和/或颅内压升高的症状和体征。早产儿颅内压升高的表现包括前囟隆起、颅缝增宽、呼吸暂停、心动过缓、易激惹、落日征和喂养困难等。

(3)早期处理：初始采用连续腰椎穿刺引流脑脊液，次日行超声检查，若发现持续扩张，则继续进行腰椎穿刺。腰椎穿刺每日不超过1次。若无进一步扩张，则继续头颅超声监测，一周2次，最多持续4周。若在此期间没有进行性扩张征象，则无需进一步治疗或监测。

(4)若3~5次以上连续腰椎穿刺后脑室指数仍超过正常值，或腰椎穿刺无法降低脑室指数，则放置临时脑室通路装置(VAD)。放置VAD后的7~10日内，一日引流1~2次。

(5)若患儿体重>2 000g、脑脊液蛋白<1.5g/L、红细胞计数<100/mm^3，使用VAD引流后仍继续扩张时，可行永久性脑室腹腔分流。

4. 预后 颅内出血患儿的近远期预后与出血程度、部位、合并症、治疗处理是否得当，以及新生儿的成熟度有直接的关系，主要后遗症为智力运动发育落后、脑瘫、视听障碍、行为异常等。

(1)PIVH：脑室周围-脑室内出血的预后有赖于出血严重性的分级，PIVH越严重，死亡率越高，Ⅰ级、Ⅱ级、Ⅲ级和Ⅳ级的死亡率分别为4%、10%、18%和40%；PIVH越严重，患儿神经功能缺损(脑瘫和神经发育障碍)的风险越大，存活患儿在5岁时脑瘫诊断率：Ⅰ级为8%，Ⅱ级为11%，Ⅲ级为19%，Ⅳ级为50%。

(2)SDH：硬脑膜下出血伴随大量出血的小脑幕或大脑镰的大面积撕裂者预后不良，死亡率大约45%，幸存者出现脑积水或其他后遗症，伴随的缺氧缺血性损伤是决定预后的关键因素。

(3)SAH：原发性蛛网膜下腔出血的后遗症罕见，90%出现过惊厥的足月儿随访均是正常的。

(4)CBH：小脑出血者很可能出现神经方面的缺陷。足月儿比早产儿结局好，存活着可有神经系统后遗症。存活的早产儿，即使不太严重的出血也可能造成显著的远期神经发育损害。

四、新生儿颅内出血的护理措施

1. 病情观察

(1)全身情况：密切观察患儿生命体征及血氧饱和度，尤其是呼吸形态、心率、血压等。

(2)神经系统表现：观察患儿的意识状态、眼部症状、肌张力、前囟张力、瞳孔及各种原始反射状况，仔细观察惊厥发生的时间、表现以及持续时间等。

(3)其他：黄疸、贫血等。

2. 一般护理

(1)保持环境安静，调暗光灯，保持适宜的温湿度。

(2)各项治疗、操作尽量集中进行，动作轻柔，保持患儿绝对安静，尽量减少搬动及刺激性操作。

(3)发育支持护理。

(4)维持体温、血压稳定：避免体温大的波动。避免血压波动导致脑血流的突然改变，避免引起动静脉血压大范围波动的相关因素，如惊厥、过多的肢体活动、呼吸暂停、哭闹、气胸等。

(5)减少头部的移动。

(6)合理喂养：禁食期间给予静脉营养，保证营养供给；出血早期，可给予鼻饲喂养；奶瓶喂养时注意评估患儿的吸吮、吞咽和呼吸功能之间的协调性，观察患儿饮入情况，防止呛奶及误吸。

降低胎龄<32周早产儿脑室内出血发病率的集束化管理措施(神经保护集束化措施)详见表18-1-1。

表 18-1-1 降低胎龄<32 周早产儿脑室内出血发病率的集束化管理措施(神经保护集束化措施)

项目	措施
生后 72 小时内维持头部在中线位置	①仰卧位或侧卧位时维持身体在中线位置,使鼻尖和肚脐在一条直线上; ②避免俯卧位; ③使用蛙形枕等体位固定器支撑头部; ④翻身时采用"轴线翻身"技术,以避免颈部和头部的极度扭曲; ⑤行袋鼠式护理时可使用侧卧位来保证头部在中线位置
72 小时后的头部位置	①移动新生儿时应谨慎,切勿单独移动头部,移动新生儿时应保证其头部扭转与整个身体中轴线的夹角不超过 45°; ②可使用蛙形枕等头部定位器来支撑头部的轻微旋转
抬高床头	①所有胎龄的新生儿出生后 72 小时内均需将床头抬高,抬高角度最高不超过 30°; ②出生后 72 小时内的早产儿,因进行 X 线检查或操作的原因,只能短暂地将床头放平
缓慢输入液体及药物	①静脉给药时间≥30 分钟(紧急情况除外); ②正性肌力药物必须在使用了 2 种药物治疗低血压后才能使用; ③新鲜冰冻血浆、白蛋白和血小板的输注时间应该>1 小时,除非有禁忌; ④输注悬浮红细胞应该>3 小时(严重失血或休克时除外); ⑤纠正低血糖时,应给予 10%GS 2ml/kg,静脉注射,推注时间应>5 分钟; ⑥尽量避免使用碳酸氢钠,如果必须使用,则用 1.4% 的浓度,输注时间应>1 小时; ⑦避免血容量不足或持续低血压,应维持平均动脉压为胎龄 +5 的范围; ⑧如果新生儿的液体量入量小于出量(负平衡),一定要及时告知主管医生
减缓在脐动脉、外周动脉抽血和封管的速度	①抽血:抽吸时应以每 20 秒 0.5ml 的速度进行; ②脐动脉冲管:推注 1.5ml 液体至少需要 60 秒的速度; ③脐动脉抽血:抽 0.5ml 血至少要用 20 秒的时间(1 倍速度),40 秒钟 1ml 血(延长至 2 倍)等; ④清除脐动脉导管中的血液或药液混合物则需要再次冲管(1.5ml),至少需要 60 秒的时间(速度延长 3 倍); ⑤脐动脉导管冲管至少需要 40 秒的时间(速度延长 2 倍); ⑥以同样每 20 秒 0.5ml 的速度在外周动脉中进行采血和冲、封管
维持正常体温在 36~37℃	①通过肤温传感器探头监测皮肤温度来监测患儿体温; ②在脐动 / 静脉置管过程中,防止覆盖物遮盖肤温探头,持续监测皮肤温度,以避免体温过高或过低; ③根据指南来维持湿度; ④在护理或操作过程中若需要打开箱门进行操作时,则使用暖箱热屏蔽按钮打开暖风帘
呼吸道管理	①避免常规吸引,尤其是在出生后 72 小时内; ②避免吸引时间>5 秒; ③在使用肺表面活性物质之前确保血流动力学的稳定; ④避免高碳酸血症 / 低碳酸血症以及 CO_2 分压的急剧波动; ⑤出生后的 72 小时内如果需行气管插管,应使用呼气末 CO_2 检测仪; ⑥当使用肺表面活性物质时需使用轴线翻身技术(先翻至一侧使用 1/2 的肺表面活性剂,然后再翻至另外一侧使用剩下 1/2 的肺表面活性剂); ⑦不使用胸部物理疗法
刺激源	①降低床旁及环境噪声; ②输液泵等报警时应立即静音; ③与查房教授、新生儿高级实践护士以及呼吸治疗师一起共同协作护理患儿; ④出生后 72 小时内禁止沐浴,除非有医学指征(母亲为 HIV 阳性或肝炎阳性者); ⑤出生后 72 小时内禁止常规测量腹围(入院时的腹围测量除外); ⑥工作人员 / 参观者 / 探视者禁止使用带有闪光灯的摄影设备进行拍照; ⑦在开始护理或任何操作之前,应该用宁握的方式轻轻唤醒婴儿,持续 10 秒钟; ⑧出生后 72 小时内不宜更换床单(床单潮湿和有污渍时除外); ⑨病房内避免移动电话或其他电子设备的声音
将疼痛和刺激降到最低	①避免可引起患儿长时间哭闹的操作; ②烦躁或人机对抗的患儿可考虑使用镇静药物,致痛性操作或气管插管时可考虑使用止痛药物,持续输注比推注给药更好
基础护理	在护理和更换患儿的纸尿裤时,应避免使患儿处于头低足高位(即避免抬高患儿的躯干及大腿使其高于头部)

3. 用药护理

(1) 止血：遵医嘱应用维生素 K_1、酚磺乙胺等止血药物，观察药物的疗效。

(2) 镇静：患儿出现烦躁、尖叫等惊厥先兆时，立即处理。遵医嘱给予苯巴比妥静脉缓慢注射，用药后严密观察病情变化，注意观察呼吸状态。

(3) 降低颅内压：当出现如原始反射异常等脑水肿表现时，遵医嘱予以呋塞米或地塞米松对症治疗，早期慎用甘露醇。

(4) 缓慢使用液体疗法：减慢输液速度，控制输入液量，使用输液泵匀速输入，避免高渗性液体输入。

4. 合理用氧保持呼吸道通畅

(1) 遵医嘱给予鼻导管或头罩吸氧，病情严重时给予无创或有创呼吸机机械通气，监测并维持正常的通气、换气功能和酸碱平衡。病情好转后改为低流量、间断吸氧直至停止吸氧。

(2) 吸痰的注意事项：由两人进行气管内吸引，避免过度刺激。

(3) 尽可能避免动脉血气分析等侵入性操作，以减少刺激，可使用无创方式监测氧气和二氧化碳的水平，并维持其在正常范围内。

5. 健康宣教 向家属讲解颅内出血的相关知识，告知其严重性以及可能出现的神经系统后遗症；安抚家属，减轻不良情绪，让家属配合治疗和护理；指导按时进行新生儿门诊及神经门诊随访，有脑损伤时，尽早进行康复训练，坚持治疗，给予视觉、听觉、触觉、前庭运动等刺激，减轻脑损伤后遗症，提高患儿后期生存质量。

要点荟萃

1. 新生儿颅内出血 主要由缺氧和产伤引起。主要类型包括脑室周围-脑室内出血(PIVH)、出血后脑室扩张(PHVD)、硬脑膜下出血(SDH)、蛛网膜下腔出血(SAH)、小脑出血(CBH)等。其中以PIVH最为常见，根据头颅B超检查进行分度，Ⅰ、Ⅱ级为轻度，Ⅲ、Ⅳ级为重度。PIVH的临床表现取决于出血部位、量和失血速度，随着出血量的增加，临床表现从不明显到急剧发展，患儿表现为"先兴奋后抑制"。

2. 颅内出血的预防 预防应从出生前做起，主要包括预防早产、治疗孕妇并发症、提供胎儿监测、促进宫内转运、产房预防、稳定脑血流等。

3. 颅内出血的治疗 颅内出血一旦发生，并没有特异性治疗措施可以限制其程度。治疗旨在保持脑灌注，尽可能地降低进一步脑损伤，支持性治疗以及早期发现并发症。

4. 颅内出血的护理要点 主要包括：①病情观察：全身情况、神经系统表现等；②一般护理：环境，各项治疗、操作尽量集中进行，发展性照护，维持体温、血压稳定，减少头部的移动，合理喂养，以及降低胎龄<32周早产儿脑室内出血发病率的集束化管理措施(神经保护集束化措施)；③用药护理：止血、镇静、降低颅内压、缓慢使用液体疗法等；④合理用氧保持呼吸道通畅；⑤健康宣教。

(颜 静 黄 希)

第二节 新生儿缺氧缺血性脑病的护理评估与干预

新生儿缺氧缺血性脑病(hypoxic-ischemic encephalopathy，HIE)是指足月和近足月新生儿由于围产期缺氧导致的急性脑损害，在临床上表现出一系列神经功能异常，严重者有不同程度的神经系统后遗症。多见于出生时重度窒息，Apgar评分5分钟、10分钟<5分者。据报道，国外HIE

的发生率为活产婴儿的1.5‰，我国的发病率为活产婴儿的3‰~6‰，其中15%~20%在新生儿期死亡，存活者中25%~30%可能有神经系统后遗症，包括脑性瘫痪、癫痫、视物障碍、听力障碍、认知障碍、认知损害及智力、行为和社会交往障碍等。

一、护理评估

1. 病因 缺氧与缺血互为因果，缺氧使全身及脑内血流动力学发生改变而缺血，缺血又通过组织灌注减少造成组织和细胞内缺氧，缺氧缺血的共同作用导致急性脑损伤。

(1) 母亲严重疾病

1) 母亲氧合降低影响对胎儿的供氧：主要是呼吸系统疾病急性发作，如哮喘、重症肺炎等。

2) 母亲-胎盘间血流灌注障碍：母亲因疾病因素向胎儿供血不足，如心力衰竭、低血压、休克、子痫或子痫前期等。

(2) 产科急症：子宫破裂、羊水栓塞、严重胎盘早剥、脐带脱垂或打真结、严重脐带绕颈等。

(3) 胎儿急症：胎儿失血、胎-母输血、胎-胎输血、重度溶血等。

2. 临床表现

(1) 神经系统表现：①意识障碍：不同程度的兴奋与抑制，易激惹、肢体颤抖、反应迟钝，自发运动减少，嗜睡甚至昏迷；②肌张力增强或减弱；③原始反射减弱或消失；④颅内压升高：表现为前囟张力增高，颅缝分离；⑤惊厥：是颅内压增高的结果，以微小型多见，可表现为呼吸暂停，可间断发作或呈持续状态；⑥脑干症状：中枢性呼吸衰竭和瞳孔对光发射异常。

(2) 其他表现：①生后肢体软弱无力，啼哭延迟、哭声微弱，Apgar评分低；②多脏器损害表现：喂养困难、心动过缓、少尿等多脏器损害。

3. 临床分度 HIE临床分度及特点见表18-2-1。

表18-2-1 HIE分度及临床表现

临床表现		轻度	中度	重度
意识		兴奋或抑制交替	嗜睡	昏迷
肌张力		正常或稍高	减低	松软或间歇性增高
原始反射	拥抱反射	活跃	减弱	消失
	吸吮反射	正常	减弱	消失
惊厥		可有肌阵挛	常有	有，可呈持续状态
中枢性呼吸衰竭		无	有	明显
瞳孔改变		正常或扩大	常缩小	不对称或扩大，对光反射迟钝
预后		72小时内症状消失，预后良好	14天内症状消失，可有后遗症	症状持续数周，病死率高，存活者多有后遗症

4. 诊断标准 围产期有以下缺氧、缺血性损伤的临床特征：

(1) 胎儿脐动脉酸血症：pH<7和/或BE≤-12mmol/L。

(2) 生后5分钟和10分钟Apgar评分≤5分。

(3) 临床上有轻度、中度、重度脑病表现。

(4) 发生多系统器官功能衰竭，包括肾损伤、肝损伤、血液系统异常、心功能不全、代谢紊乱及胃肠道损伤等。

5. 结局

(1) 临床结局基于大脑受累的严重程度，可出现选择性神经元坏死。长期后遗症基于大脑病变部位、大脑损害程度以及异常临床表现的持续时间。

(2) 研究表明，出现HIE的窒息新生儿在新生儿期死亡率为20%~50%。在3岁半时，大约17%

的 HIE 患儿出现神经系统后遗症。随访数据显示，随着亚低温治疗的广泛应用，这一数据可能会改变。

(3) 预后不良的相关因素

1) Apgar 评分：如果 20 分钟或以后的评分为 0~3 分，死亡率大约为 60%；如果 1 分钟评分<3 分以及 5 分钟评分<5 分，且伴随异常的神经症状(喂养困难、呼吸暂停、肌张力减退、惊厥)，死亡率约为 20%，40% 有神经系统后遗症，其余 40% 是正常的。

2) 脑病变：轻度脑病变可不出现后遗症；重度脑病变则有 75% 的患儿死亡，25% 出现后遗症；持续出现异常神经症状表明脑损伤严重；异常神经症状若在 1~2 周内消失则表明患儿有回归正常的机会(但不排除学习障碍的可能性)。

3) 惊厥出现时间：惊厥出现越早(生后 12 小时)或难以控制则预后越差。

二、治疗措施

1. 三支持

(1) 维持良好的通气、换气及氧合功能：避免低 / 高氧血症、高 / 低碳酸血症的发生。

(2) 维持适当的脑血流灌注：保持血压、心率在正常范围，避免血压剧烈波动。

(3) 维持适当的血糖水平：维持血糖在 4.2~5.6mmol/L 为宜。避免低血糖加重脑损伤，避免高血糖的高渗透导致脑出血及血乳酸堆积等不良结局。

2. 三对症

(1) 控制惊厥：首选苯巴比妥钠，负荷量 20mg/kg，静脉缓慢推注。若惊厥未控制，1 小时后可加用 10mg/kg；12 小时后维持量为 5mg/(kg·d)。

(2) 降低颅内压：适当限制入液量，预防脑水肿，不建议常规使用甘露醇和激素。

(3) 亚低温治疗：指采用主动降温的方法，使体核温度降低到 33.0~34.0℃，并维持 72 小时，然后缓慢复温，以达到神经保护效果。亚低温治疗新生儿 HIE 不仅能够显著降低 HIE 患儿的病死率，同时可降低存活者不良神经发育结局和脑瘫的发生率。

1) 实施条件：①生后 6 小时内进行，启动越早对神经保护效果越好；②维持直肠目标温度为 34℃，波动范围为 33~35℃；③治疗维持时间 72 小时；④治疗结束后应采取缓慢复温，复温速度≤0.5℃ /h，复温时间≥5 小时。

2) 纳入标准：目前认为亚低温治疗主要适用于中重度 HIE 患儿，需同时满足以下三点：①出生胎龄≥35 周和出生体重≥2 000g；②胎儿或复苏成功后的新生儿出现缺氧缺血证据，满足以下 4 项中的任意 1 项：a. 有胎儿窘迫的证据，如子宫和 / 或胎盘破裂、胎盘早剥、脐带脱垂或严重胎心异常变异或晚期减速；b.5 分钟 Apgar 评分≤5 分；c. 脐血或生后 1 小时内动脉(不能获得动脉血标本时，可用毛细血管血或静脉血代替)血气分析 pH≤7.1，或碱剩余≥-12mmol/L；d. 出生后需正压通气>10 分钟；③神经功能评估提示存在中度以上的 HIE。

3) 相对禁忌证：①存在严重的先天性畸形；②颅脑创伤或中、重度颅内出血；③全身性先天性病毒或细菌感染；④临床有自发性出血倾向或血小板计数<50×10^9/L。

4) 下列情况应暂缓启动亚低温治疗：①严重低氧血症、严重肺动脉高压；②低血压、休克等循环功能障碍、心率持续<80 次 /min 或出现心律失常；③严重贫血，特别是血红蛋白<90g/L；④出血倾向或凝血功能障碍，如活化部分凝血活酶时间≥正常值 2 倍。

5) 全身亚低温治疗的实施过程：①诱导阶段：是在最短的时间内把体核温度降至目标温度，一般要求在 1~2 小时内达到目标温度；②维持阶段：目标是维持体核温度的恒定或小范围的波动(通常波动维持在 0.2~0.5℃)，维持时间 72 小时；③复温阶段：是指全身亚低温治疗结束后缓慢地恢复至正常体温的过程，复温宜缓慢，时间≥5 小时，体温上升≤0.5℃ /h，以避免快速复温可能引起的低血容量性休克、高血钾、凝血功能障碍、血糖紊乱、惊厥和低血压等。

三、护理干预

1. 一般护理

(1)环境：保持环境安静，温湿度适宜。各项治疗及护理尽量集中进行，动作轻柔，减少对患儿的刺激。

(2)体位：头部抬高 15°~30°，头部取中轴位，尽量少搬动患儿，更换体位时保证头部及整个身体同时移动，避免压迫颈动脉。

(3)合理喂养：遵医嘱给予合理喂养，保证热量供给，维持患儿血糖在正常水平。喂养前评估患儿吸吮、吞咽能力，必要时给予鼻饲，喂养后严密观察患儿有无呕吐、腹胀等喂养不耐受情况。

(4)加强基础护理：加强眼部、口腔、脐部及臀部的基础护理，预防并发症；换纸尿裤时切忌过度抬高臀部，以免引起颅内压的改变。

(5)用药护理：遵医嘱合理用药，观察药物作用及不良反应。

2. 对症护理

(1)惊厥的护理：HIE 患儿常可发生惊厥，增加脑细胞耗氧，故应做好惊厥护理，详见本章第三节。

(2)亚低温治疗的护理：详见第二十五章第十二节，亚低温治疗护理记录单详见表 18-2-2。

表 18-2-2　×××医院新生儿科亚低温治疗护理记录单 1

方式：□选择性头部亚低温　□全身亚低温　姓名：________ 登记号：________ 床号：_______

患儿出生时间：　　年　　月　　日　　时　　分

	降温阶段（开始时间：　　）1~2 小时内达到治疗的目标温度（选择性头部亚低温肛温 34.5~35℃，全身亚低温肛温 33.5~34℃，每 15 分钟记录一次）								维持阶段（开始时间：　　）（达到目标温度后 1 小时内每 15 分钟记录一次，之后每 2 小时记录一次）																			
观察项目 / 时间																												
体温 皮肤 /℃																												
体温 肛温 /℃																												
肛温探头深度 5cm（黑点处）																												
心率 /（次·min^{-1}）																												
呼吸 /（次·min^{-1}）																												
SpO_2/%																												
血压 /mmHg																												
皮肤完好																												
体位变动，每 2 小时一次																												
冰帽干燥																												
备注																												
签名																												

1

亚低温治疗护理记录 2

方式：选择性头部亚低温 □全身亚低温 姓名：________ 登记号：________ 床号：______

亚低温治疗阶段	维持阶段（开始时间： ）（达到目标温度后 1 小时内每 15 分钟记录一次，之后每 2 小时记录一次）																				复温阶段（开始时间： ）（人工复温每 2 小时升高肛温 0.5℃，每 1 小时记录一次至肛温升至 36.5℃）							
观察项目 / 时间																												
体温 皮肤 /℃																												
体温 肛温 /℃																												
肛温探头深度 5cm（黑点处）																												
心率 /（次·min^{-1}）																												
呼吸 /（次·min^{-1}）																												
SPO_2/%																												
血压 /mmHg																												
皮肤完好																												
体位变动，每 2 小时一次																												
冰帽干燥																												
备注																												
签名																												

3. 密切观察病情 亚低温治疗期间需严密观察病情变化。

（1）全身情况：严密监测患儿的一般情况及生命体征，尤其是体温及呼吸情况，亚低温治疗过程中可能会引起心率减慢、各种心律失常，血压下降等；监测血糖。

（2）神经系统：注意观察患儿面色、神志、前囟张力、肌张力，以及有无惊厥等异常情况出现。

（3）颅内高压的观察：密切观察患儿有无前囟饱满、睁眼不睡、躁动不安、大声尖叫等表现。

4. 亚低温治疗并发症及处理 治疗性低体温的耐受性通常良好，并发症较少见。

（1）生命体征严重改变

1）低温可引起呼吸减慢，换气量和潮气量下降，甚至呼吸抑制；低温也可使心率减慢（心率<80 次 /min）、血压下降，并伴有心电图改变（如 QT 间期延长），严重时出现心律失常、心房颤动、心室颤动等。

2）护理要点：出现低温与体温的控制情况密切相关，应严格按规程进行体温控制，专人护理，备齐各种抢救设备及药物等，给予床旁 24 小时连续监测心率、血压、呼吸、血氧饱和度，并观察患儿神经系统症状，严格交接班，做好记录。出现并发症时及时通知医生并配合积极处理。

（2）低血容量性休克

1）复温过程中由于血管扩张，回心血量减少，致有效循环血量减少，可能出现血压下降而发生低血容量性休克。

2）护理要点：严格按亚低温治疗规范操作，复温速度不宜过快，一旦发生复温休克，立即配合医生进行处理。

（3）医源性皮肤损伤

1）低温治疗时皮肤和肌肉血管呈收缩状态，容易出现皮肤冻伤或压疮。

2）护理要点：每 1~2 小时为患儿翻身和活动肢体，每次翻身时注意整理各种管路，以防皮肤受压，观察末梢循环状况，按摩受压部位，改善血液循环等。

(4) 凝血障碍：包括凝血时间延长、凝血障碍和弥散性血管内凝血等，应密切观察患儿有无出血征象，及时进行凝血功能测定。常见为消化道出血，应常规为患儿安置胃管，观察胃液及大便颜色，出现出血征象时积极配合医生处理。

(5) 反跳性高热：反跳性高热是指在降温后，体温快速升高到高于正常范围的状况，这种情况可能是由于复温过程中体温调节中枢的紊乱或失调所致。因此，为避免发生反跳性高热，复温速度应严格按操作规程执行，不宜过快，密切观察患儿的意识、瞳孔和生命体征等改变。

(6) 肝肾功能受损：低温状态时肝肾灌注不足容易引起肝肾功能受损，应准确记录患儿出入量，遵医嘱及时补充液量，出现并发症时积极配合医生处理。

(7) 感染：低温可引起免疫抑制，患儿抵抗力下降，容易出现感染，应加强医院感染管理，做好环境清洁消毒、医务人员手卫生、各种物资设备清洁消毒等，严格落实无菌操作原则。

5. 早期进行个体化的康复干预 HIE预后与损伤严重程度有关，常见后遗症为脑瘫、癫痫、智力低下及认知学习障碍等。

(1) 抚触：患儿病情稳定后，给予抚触护理，一般对患儿的面部、头部、胸部、腹部、四肢、背部等进行抚触，以达到正性神经刺激的目的。

(2) 运动训练：主要包括肢体训练及视听训练，以促进脑功能恢复。肢体训练即协助患儿进行前臂、下肢的屈伸运动以及上臂交叉运动等；视听训练主要是利用色彩鲜艳、带声音的物体刺激患儿的视觉及听觉，促进视听觉的发育。

(3) 吞咽功能训练：观察有无吞咽功能障碍等表现，给予一定的功能训练，必要时请康复科会诊。

6. 健康教育 对患儿家属讲解有关HIE的疾病相关知识，指导在家庭中如何保持患儿处于正确的姿势、如何在日常生活中进行病情观察以及应急处理等；指导家属在患儿出院后坚持定期随访以及在康复科进行康复干预。

要点荟萃

1. 新生儿缺氧缺血性脑病(HIE) 是新生儿窒息后的严重并发症，主要由围产期及出生后的缺氧、缺血引起。根据病情严重程度分为轻、中、重3度，临床表现主要为意识及肌张力改变，严重者伴有脑干功能障碍。

2. HIE重在预防，对已发生HIE的患儿目前仍主张"三支持、三对症"。

(1) 三支持：①维持良好的通气、换气及氧合功能，避免低/高氧血症、高/低碳酸血症的发生；②维持适当的脑血流灌注，保持血压、心率在正常范围，避免血压剧烈波动；③维持适当的血糖水平(4.2~5.6mmol/L)。

(2) 三对症：①控制惊厥：首选苯巴比妥钠，负荷量20mg/kg，静脉缓慢推注；②降低颅内压：适当限制入液量，预防脑水肿，不建议常规使用甘露醇和激素；③亚低温治疗：是目前中、重度HIE治疗中疗效及安全性得到国内外认可的方法，能够显著降低HIE患儿的病死率，同时可降低存活者不良神经发育结局和脑瘫的发生率。

3. HIE的护理干预 包括协助进行"三支持、三对症"；做好一般护理，如保持环境安静、做好体位护理、合理喂养、加强基础护理、用药护理；对症护理，如惊厥的护理、亚低温治疗的护理；密切观察病情情况，如全身情况、神经系统、颅内高压的观察等；早期进行个体化的护理干预，如抚触、运动训练、吞咽功能训练等；健康教育。

(颜 静 黄 希)

第三节　新生儿惊厥的护理评估与干预

新生儿惊厥（neonatal seizures）是指生后28天内（足月儿）或矫正胎龄44周内（早产儿）出现一种刻板的、阵发性发作的、引起神经功能改变的表现，伴或不伴异常同步大脑皮质放电的表现。可能是新生儿神经系统疾病的首发征象，而且可能是唯一的临床征象，新生儿惊厥最常发生于生后第1周内。新生儿惊厥的发病率为1.5‰~5.5‰，早产儿发病率可能更高，发病率随胎龄和出生体重的下降以及疾病急性程度的增加而增加。

一、护理评估

1. 病因　确定病因是新生儿惊厥处理中的一个主要临床目标，正确识别病因并积极治疗是新生儿惊厥管理的关键。大多数（约85%）新生儿惊厥是由明确致病因素引起的急性反应性事件，即急性诱发性（症状性）惊厥，病因众多，不同病因的发病时间和预后大相径庭。

（1）新生儿脑病：缺氧-缺血导致的新生儿脑病是新生儿惊厥的最常见原因，另外还有胆红素脑病。

（2）结构性脑损伤：颅内出血（脑室内出血、脑实质出血、蛛网膜下腔出血和硬脑膜下出血等）、缺血性脑卒中（动脉、分水岭和静脉分布区）和先天性、发育性脑部异常等。

（3）代谢紊乱：低钙血症、低镁血症和低血糖。

（4）CNS感染：CNS细菌和病毒感染是惊厥及其他不良后遗症的重要病因。

（5）药物戒断或中毒：因母亲长期应用阿片类、酒精、选择性5-羟色胺再摄取抑制剂、5-羟色胺-去甲肾上腺素再摄取抑制剂、苯二氮䓬类和/或巴比妥类而暴露于上述物质的新生儿，可能在出生后几日发生戒断综合征。

（6）先天性代谢病：如非酮症性高甘氨酸血症、有机酸尿症、氨基酸病、线粒体病等。

（7）辅因子和维生素缺乏：如维生素B_6依赖性癫痫、生物素酶缺乏等。

（8）其他：如自限性（家族性）新生儿癫痫、早期婴儿型发育性和癫痫性脑病等罕见而特有的新生儿癫痫综合征。

2. 临床表现　与较大龄婴儿和儿童相比，新生儿惊厥具有独特的临床特征。

（1）仅有脑电图异常的惊厥发作：大多数新生儿惊厥仅有脑电图异常，特征是脑电图显示发作，但无明显临床表现，曾经被称为“亚临床”或“无症状性”发作。

（2）微小型：是新生儿惊厥最常见的表现形式，存在于绝大多数足月儿与早产儿病例中，多为一些过度的自主运动。可表现为：①眼部运动：阵发性斜视、眼球震颤、突然凝视、眨眼等；②口颊舌运动：咀嚼吸吮和咂嘴，常伴突然流涎增多、吐舌等；③连续的肢体动作：踏步样、骑车样、拳击样、划船样或游泳样运动或复杂的无目的性运动；④交感神经功能异常：心率/呼吸大幅度有节律地波动、呼吸暂停、血压增高、阵发性面红或苍白等。

（3）阵挛型发作：指重复有节律的四肢、面部或躯干肌肉的快速收缩和缓慢放松运动，可以为局灶性或多灶性表现，一般无意识丧失。

（4）肌阵挛型发作：指无节律且单一的四肢、面部或躯干肌肉的快速收缩，可无重复发作，可为局灶性、多灶性或全身性。表现为多个肌肉群阵发性节律性抽动，同时或先后交替进行，常为游走性。典型的肌阵挛常提示有弥漫性中枢神经系统病理变化，远期预后不良。

(5)强直型发作

1)局灶性：表现为持续肌肉收缩（数秒）而无重复特征，单侧肢体的持续姿势异常或躯干持续的非对称性的姿势异常，不伴有EEG改变。

2)全身性：类似去大脑或去皮质姿势，表现为四肢伸展、内旋并握拳，多神志不清。

(6)序贯发作：指某次发作中依次出现一系列临床表现，一次发作中可能先出现强直性运动、再出现阵挛性运动，之后是自动症和自主神经体征，没有主要的特征。这种发作类型应怀疑为遗传性新生儿癫痫。

(7)自主神经体征：自主神经系统相关的临床改变是新生儿惊厥的表现，包括心率、呼吸和血压改变，潮红、流涎和瞳孔扩大等。

3. 诊断标准 国际抗癫痫联盟（International League Against Epilepsy，ILAE）新生儿癫痫发作分类特别工作组、美国脑电生理协会建议视频脑电图（video-electroencephalogram，VEEG）作为新生儿惊厥诊断的金标准，但并非所有医院都可以做每天24小时的VEEG监测和解读，因此该项检查并不能满足惊厥患儿临床管理的需要。而振幅整合脑电图（amplitude integrated electroencephalogram，aEEG）是简单化的床旁脑电波监测工具，操作方便，不需要专业人员解读，可以长时程监测，是新生儿惊厥筛查的较好工具。

4. 鉴别诊断 新生儿惊厥需要与类惊厥样动作相鉴别。具体的鉴别点见表18-3-1。

表18-3-1 惊厥与颤动的区别

	惊厥	颤动
粗大运动	当握住肢体仍有大幅度有节奏的运动	当握住肢体，抖动运动停止
触发	惊厥是无意识的，刺激一般不会引发	对刺激很敏感
节律改变	呼吸和面色发生变化	呼吸和面色不发生变化
眼球运动	出现异常眼球运动	不会出现异常眼球运动
伴ECG改变	有	无

二、治疗措施

1. 紧急处理 对生命体征不稳定的患儿应开放气道，给予鼻导管或面罩吸氧，必要时予以气管插管行机械通气；在等待脑电图确诊期间可给予咪唑安定快速控制发作。

2. 病因治疗 病因治疗至关重要，可防止进一步脑损伤，如果基础病因未得到治疗，抗惊厥药物可能也无法有效控制新生儿惊厥。

(1)新生儿脑病：应用治疗性低体温进行神经保护，详见本章第二节。

(2)CNS感染：细菌感染者，需尽快完善败血症相关检查，给予经验性抗菌药物治疗。单纯疱疹病毒感染者应给予阿昔洛韦治疗。

(3)代谢紊乱：①低血糖：立即静脉给予10% GS 2ml/kg纠正低血糖，然后再予以最大速率8mg/(kg·min)的葡萄糖溶液静脉维持输注；②低钙血症：静脉输注10%葡萄糖酸钙治疗（100mg/kg或1ml/kg），输注时间5~10分钟，同时监测心率和输注部位，若无效，10分钟后可重复使用一次；③低镁血症：50%的硫酸镁溶液，以0.25ml/kg或125mg/kg的剂量肌内注射，每12小时重复注射一次，直至血镁正常。

(4)遗传代谢病：维生素B_6依赖性癫痫可序贯给予维生素B_6治疗，生物素酶缺乏口服补充生物素。

3. 药物治疗 单次临床惊厥发作超过3分钟，短暂地连续发作，或每小时发作≥3次以及所有电惊厥者，均应给予抗惊厥药物治疗。治疗新生儿惊厥的常见药物及注意事项见表18-3-2。

表 18-3-2　新生儿惊厥常用药物及注意事项

药名	药理	用法 / 用量	不良反应及注意事项
苯巴比妥	巴比妥类镇静剂	1. 抗惊厥(一线治疗药物) (1) 负荷量:20mg/kg,静脉缓慢注射,时间>15 分钟;惊厥未控制时,追加 5mg/kg,(最大剂量不超过 40mg/kg) (2) 维持量:12~24 小时后给予 3~5mg/kg 维持,每天 1 次或每 12 小时 1 次使用 2. 镇静　5mg/kg,立即静脉推注	1. 不良反应:①常有嗜睡、眩晕、头痛、乏力、精神萎靡等延续效应;②偶见皮疹、剥脱性皮炎、中毒性肝炎、黄疸等;③也可见巨幼红细胞贫血、关节疼痛、骨软化。 2. 注意:①久用可产生耐受性与依赖性,突然停药可引起戒断症状,应逐渐减量停药;②本品与糖皮质激素、洋地黄类、土霉素或三环类抗抑郁药合用时,可降低这些药的效应。 3. 禁忌:肝、肾功能不全,呼吸功能障碍,卟啉病患者,对本品过敏者
左乙拉西坦	抗癫痫药物	10mg/kg,每天 1 次,口服 每 1~2 周调整剂量,最大剂量 30mg/kg	最常见的不良反应有困倦、敌意、神经质、情绪不稳、易激动、食欲减退、乏力和头痛
咪达唑仑	苯二氮䓬类镇静剂	1. 抗惊厥 负荷量:0.15mg/kg(推注>5 分钟) 维持量:1~7μg/(kg·min) 2. 镇静 (1) 0.05~0.15mg/kg(推注>5 分钟),隔 2~4 小时可重复 (2) 0.01~0.06mg/(kg·h),静脉滴注	1. 常见的不良反应:①嗜睡、镇静过度、头痛、幻觉、共济失调、呃逆和喉痉挛;②呼吸抑制及血压下降;③呼吸暂停、停止或心搏骤停;④有时可发生血栓性静脉炎。 2. 注意事项:①注射速度宜缓慢;②可增强催眠药、镇静药、抗焦虑药、抗抑郁药、抗癫痫药、麻醉药和镇静性抗组胺药的中枢抑制作用。 3. 禁忌:对苯二氮䓬过敏的病人、重症肌无力患者、精神分裂症患者、严重抑郁状态患者禁用

三、护理干预

1. 一般护理

(1) 疑似或惊厥发作的患儿应置于安静的环境中,避免强光刺激。

(2) 各种治疗、护理时应动作轻柔、集中完成,治疗前和治疗过程中均应评估呼吸和循环状况。

(3) 减少疼痛等不良刺激,避免诱发或加重患儿再次出现惊厥。

(4) 持续心电及生命体征监护,保持静脉通路通畅。

(5) 惊厥发作时禁止喂养,待惊厥停止后评估患儿的吸吮、吞咽功能及协调性,给予奶瓶喂养,必要时予以鼻饲,维持血糖在正常范围。

2. 病情评估

(1) 一般监测:监测体温、呼吸、经皮血氧饱和度、血糖;注意观察患儿的面色、意识、反应、前囟张力及肌张力等。

(2) 惊厥评估:部分微小型惊厥因其临床表现不典型,常被忽视,应加强巡视,注意观察有无双眼凝视、斜视、眨眼等动作,有无面肌颤动、上下肢来回摆动等,若某一动作反复出现,应考虑惊厥发作。注意区分类惊厥样动作,早期识别惊厥症状并及时、有效处理。

3. 惊厥发作时的护理　新生儿惊厥应按照保持呼吸道通畅、改善组织缺氧、迅速止痉及病因治疗四大环节进行。

(1) 保持呼吸道通畅,维持正常通气、换气功能。

1) 体位:患儿取侧卧或平卧位,头偏向一侧,颈肩部垫小毛巾,保持"鼻吸气"体位。

2) 清理呼吸道:迅速清除口、鼻腔的分泌物 / 呕吐物,保持呼吸道通畅。吸痰时动作轻柔,压力适宜,防止黏膜损伤。

(2) 吸氧:吸氧可减轻惊厥发作时的脑组织缺氧,遵医嘱给予鼻导管或头罩吸氧,必要时予以无创或有创呼吸机机械通气。

(3)迅速止惊：维持静脉通路通畅，遵医嘱准确应用抗惊厥药物，常用药物为苯巴比妥，准确稀释并抽吸药物，缓慢静脉注射。惊厥发作时应加强看护，以免发生意外，切勿强力按压或牵拉患儿抽搐的肢体，以免发生肌肉挫伤或骨折 / 脱臼。

(4)病因治疗：因引起新生儿惊厥的原因各异，故在紧急止惊后查明原因，进行有针对性地治疗。如低血糖引起的惊厥，则静脉注射 10% GS 2ml/kg，同时密切监测血糖变化；低血钙引起的惊厥，则静脉滴注 10% 葡萄糖酸钙，同时监测心率；高热引起的惊厥，则应及时退热处理。

(5)严密观察病情变化：严密观察患儿体温、脉搏、呼吸、瞳孔、神智、面色等，详细记录生命体征、抽搐时间、持续时间、间隔时间、发作类型、临床表现、恢复情况等，注意有无休克、呼吸衰竭等并发症的发生，协助医生进行抢救。严密观察药效及药物的副作用。

4. 健康教育

(1)告知家属引起惊厥的可能原因以及对神经系统的影响。

(2)指导家属注意患儿营养，按时喂养，及时补充钙剂、维生素 B_6 等，以免发生低钙及低血糖。

(3)如果出院时神经系统检查异常或脑电图异常则应继续服用药物，指导家属按时服药，切不可自行停药或改变剂量，1 个月后随访，重新评估。

(4)教会家属在日常护理中注意观察患儿有无再次惊厥的表现以及应急处理方法等。

(5)指导家属定期进行门诊随访，积极治疗原发病，根据神经系统检查结合脑电图评估决定后续治疗，必要时给予康复训练。

要点荟萃

1. 新生儿惊厥 是指生后 28 天内(足月儿)或矫正胎龄 44 周内(早产儿)出现一种刻板的、阵发性发作的、引起神经功能改变的表现，伴或不伴异常同步大脑皮质放电的表现，新生儿惊厥最常发生于生后第 1 周内。

2. 常见病因 正确识别病因并积极治疗是新生儿惊厥管理的关键。新生儿惊厥的病因包括新生儿脑病、结构性脑损伤、代谢紊乱、CNS 感染、药物戒断或中毒、先天性代谢病、辅因子和维生素缺乏、自限性(家族性)新生儿癫痫等。

3. 新生儿惊厥分类 根据临床表现可分为：①仅有脑电图异常的惊厥发作；②微小型，最常见；③阵挛型发作；④肌阵挛型发作；⑤强直型发作；⑥序贯发作。

4. 新生儿惊厥的护理要点 ①一般护理：安静的环境、轻柔护理、减少刺激、持续监护、安全喂养；②病情评估：一般监测、惊厥评估；③惊厥发作时的护理：保持呼吸道通畅，维持正常通气、换气功能，吸氧，迅速止惊；④病因治疗；⑤严密观察病情变化；⑥健康教育。惊厥发作时应按照保持呼吸道通畅、改善组织缺氧、迅速止惊及病因治疗四大环节进行，在此过程中应严密观察病情变化，做好护理记录。

(颜 静 黄 希)

第四节 新生儿细菌性脑膜炎的护理评估与干预

细菌性脑膜炎最常见于出生后第 1 个月，是新生儿期重症感染性疾病，活产儿的发病率为 1/(1 000~4 000)，其中早产儿占 1.4%~5.0%，极低出生体重儿的发病率是足月儿的 5~20 倍。自 20 世纪 70 年代以来，随着 B 族溶血性链球菌（GBS）筛查的开展及新生儿抗生素的使用，细菌性脑膜炎的死亡率从 50% 降低至目前的 10%~15%，预防措施包括筛查、产时预防性使用抗生素和及时评估有明确母体危险因素的新生儿。新生儿细菌性脑膜炎存活者中 15%~20% 有中至重度残疾，30%~35% 有轻度残疾。

一、护理评估

（一）病因及发病机制

GBS、大肠埃希菌和其他革兰阴性杆菌是新生儿脑膜炎的最常见原因。细菌入侵新生儿后，通过血 - 脑屏障进入颅内并大量繁殖，激活免疫反应，致大量炎症因子释放，继发瀑布样反应，造成脑损伤。

1. 早发型脑膜炎 指足月儿和近足月儿在出生后 1 周内、早产儿在出生后 72 小时内发生的脑膜炎。

2. 晚发型脑膜炎（从社区收治入院） 通常定义为足月儿和近足月儿在出生后 ≥7 日、早产儿在出生后>72 小时发生的脑膜炎。

（二）危险因素

低出生体重、早产、未足月胎膜早破、胎膜破裂时间过长（≥18 小时）、孕母 GBS 定植或感染、孕母绒毛膜羊膜炎等。

（三）临床表现

新生儿脑膜炎的临床表现无特异性，难以与无脑膜炎的新生儿脓毒症相区别，最常报告的临床体征是体温不稳定、易激惹或嗜睡、喂养困难或呕吐。

1. 体温不稳定 最常见，约 60% 的细菌性脑膜炎新生儿出现体温不稳定。可表现为发热（直肠温度>38℃）或低体温（直肠温度<36℃），足月儿更可能出现发热，而早产儿更可能出现低体温。

2. 神经系统表现 包括易激惹、嗜睡、肌张力低下、震颤 / 颤搐以及抽搐。易激惹常见，见于多达 60% 的患儿。20%~50% 的新生儿脑膜炎以癫痫发作为起病特征，尤其是革兰氏阴性病原菌感染者，癫痫发作通常为局灶性，可能不明显（如咂嘴或眼球偏斜）。约 25% 的患儿出现囟门隆起，15% 出现颈项强直，出现颈项强直时应考虑脑膜炎。

3. 其他表现 喂养困难 / 喂养不耐受 / 呕吐（约 50%）、活动减少（约 50%）、呼吸窘迫（33%~50%）、窒息（10%~30%）、大便频率或质地改变（约 20%）。

（四）实验室特点

1. 脑脊液白细胞计数 白细胞计数增高，白细胞计数 ≥20×10^6/L，以多核白细胞为主。

2. 脑脊液蛋白浓度 蛋白浓度升高，早产儿>1.5g/L，足月儿>1.0g/L。

3. 脑脊液葡萄糖浓度 葡萄糖浓度降低，早产儿<1.1mmol/L，足月儿<1.7mmol/L。

（五）评估要点

对疑似脓毒症 / 脑膜炎的新生儿的评估应包括以下方面：

1. 回顾产前史和出生史。

2. 完整的体格检查。

3. 针对脓毒症的完整实验室评估 ①全血细胞计数和分类计数；②血培养；③尿培养（出生超过 6 天者）；④腰椎穿刺以检查脑脊液细胞计数、蛋白质、葡萄糖水平，以及行革兰染色和培养。

（六）诊断依据

1. 细菌培养 新生儿细菌性脑膜炎临床表现无特异性，临床诊断较困难，从脑脊液培养中分离出细菌性病原体，即可确诊。

2. 病原体分离 为诊断金标准，但因过程复杂、周期长、敏感性低而不能作为治疗或调整抗生素的依据。

二、治疗措施

（一）一般治疗

1. 早期、联合、足量、保证疗程、个体化治疗，进行经验性抗生素治疗。

2. 抗生素治疗 2~3 天后，根据药敏试验结果调整抗生素治疗；若培养结果非阳性，则继续经验性抗生素治疗。

3. 支持治疗　支持治疗措施是治疗的关键部分，主要包括：①治疗心血管不稳定或休克；②按需提供氧气和其他呼吸支持；③谨慎补液，避免低血容量和血容量过多；④预防和治疗低血糖；⑤控制惊厥；⑥营养支持。

（二）并发症及处理

新生儿细菌性脑膜炎一般在感染 2~3 周出现并发症，包括脑室炎、脑炎、脑积水、脑脓肿、脑梗死、硬脑膜下积液或积脓等。并发症的治疗需要联合神经外科，并延长抗生素的使用时间。

1. 急性并发症

(1) 脑室炎：常见并发症，发生率约 20%，无特异的临床表现，常见颅内压增高。可通过神经影像学和 / 或脑室穿刺来诊断，抗生素疗程需延长至 6~8 周。

(2) 脑积水：发生率约为 25%，临床表现包括颅内压增高和头围进行性增大等后期表现，早期为显著的脑室扩张，可通过头颅超声等神经影像学检查进行诊断。

处理方式：首先行侧脑室外引流，把脑脊液引流到体外，以延缓脑室扩张；或头皮下放置储液囊（Omaya 囊）引流。若脑积水缓解，但停止引流后脑室依然进行性扩大，且脑脊液正常者，需考虑侧脑室腹腔分流的根治手术。

(3) 脑脓肿：发生率约为 13%，常出现在病程第 2 周，临床表现不典型，可表现为呕吐、囟门隆起、头围增大、颅缝分离、轻偏瘫、局灶性癫痫发作和外周血白细胞计数增加。当新生儿出现新发癫痫发作、显著的局灶性脑部体征，或抗生素治疗效果差时，应怀疑脑脓肿。抗生素疗程 6~8 周。

(4) 脑梗死：包括动脉缺血性脑卒中和脑静脉及静脉窦血栓形成，梗死多发生在病程早期，大多在脑膜炎诊断后第 1 周，临床表现为局灶性癫痫发作和轻偏瘫。

(5) 硬脑膜下积液：发生率约为 11%，新生儿发生有临床意义的硬脑膜下积液较少见，硬脑膜下积脓更罕见。临床表现通常不明显或不存在，包括囟门饱满或隆起、头部生长加快或颅内压增高体征，大部分硬脑膜下积液可自行消退。

2. 远期并发症　新生儿脑膜炎的远期并发症包括脑积水、多囊性脑软化和脑穿通畸形以及脑皮质和白质萎缩，表现为发育迟缓（25%~50%）、脑积水（15%~20%）、迟发型癫痫发作（10%~20%）、脑性瘫痪（15%~20%）、听力损失（5%~10%）、皮质盲和学习障碍等。

三、护理干预

1. 加强基础护理

(1) 口腔护理：由于患儿感染重，长期应用抗生素治疗，易引起患儿口腔菌群失调，用棉签蘸取生理盐水清洁口腔，早晚一次，包括双侧颊部、牙龈、上腭、舌面、舌下等处，注意观察有无黏膜破损或鹅口疮。

(2) 脐部护理：保持脐部皮肤清洁、干燥，无需特殊处理；若有渗血、渗液或脓性分泌物，则给予 75% 酒精或碘伏由脐窝向外螺旋式消毒，根据具体情况决定消毒频率；纸尿裤不能遮盖脐部，以防尿液污染导致脐部感染。

(3) 皮肤护理：每次便后及时移除纸尿裤，使用婴幼儿专用的湿巾清洁皮肤，动作轻柔，采用非摩擦的方法清洁皮肤，轻轻拍干或沾干皮肤，预防尿布性皮炎的发生。

2. 维持体温稳定　细菌性脑膜炎患儿体温不稳定且发热时间长，要严密监测患儿体温变化，并给予相应降温措施。体温异常时每 30 分钟监测一次，正常后每 4 小时测量一次，直至体温恢复正常 3 天后按照常规要求进行体温监测。

3. 消毒隔离

(1) 采取隔离措施，避免交叉感染。保持室温 25℃左右，湿度保持在 55%~65%，每日通风换气 2 次，循环风消毒 2 次，保持室内空气新鲜。

(2) 诊疗用品一人一用一消毒；重视手卫生，彻底切断感染途径。

(3) 诊疗护理过程前后遵循无菌操作原则，尤其是在静脉配药、用药、留置导管以及采集血培养标本时,更应严格执行无菌技术操作。

4. 腰椎穿刺后护理 患儿住院期间腰椎穿刺次数较多,腰椎穿刺后的护理显得尤为重要,每次腰椎穿刺术后去枕平卧6小时,严密观察患儿生命体征;定期检查穿刺部位,观察是否有红肿、渗液或感染迹象;保持穿刺部位的清洁和干燥。

5. 提供合理营养 供给足够热卡和液体,维持血糖和水电解质在正常水平;提倡母乳喂养;若患儿经口喂养困难,可给予鼻饲,结合病情使用肠外营养。

6. 病情观察 观察患儿面色、精神、反应情况,有无呕吐、有无前囟隆起等颅内压增高表现,有无面肌小抽动、阵发性面色改变、呼吸暂停等惊厥表现,并随时观察患儿用药的效果及有无不良反应的发生。

7. 心理护理 由于患儿病情较重,家属容易出现焦虑、担心,甚至恐惧心理,向家属讲解细菌性脑膜炎的相关知识,让家属积极配合治疗和护理工作。

8. 健康教育

(1)向家长介绍预防新生儿感染的方法,指导正确喂养和护理。

(2)告知家长应进行长期随访,包括监测听力、视力和发育情况,听力、视力应在完成治疗后4~6周内采用视听诱发电位检查进行评估。

要点荟萃

1. 细菌性脑膜炎 是新生儿期重症感染性疾病,活产儿的发病率为1/4 000~1/1 000,其中早产儿占1.4%~5.0%,极低出生体重儿的发病率是足月儿的5~20倍。细菌性脑膜炎的死亡率为10%~15%,存活者中15%~20%有中至重度残疾,30%~35%有轻度残疾。常见病因为GBS、大肠埃希菌和其他革兰氏阴性杆菌感染,危险因素主要包括低出生体重、早产、未足月胎膜早破、胎膜破裂时间过长(≥18小时)、孕母GBS定植或感染、孕母绒毛膜羊膜炎等。

2. 临床表现 无特异性,主要表现为:①体温不稳定:发热(直肠温度>38℃)或低体温(直肠温度<36℃);②神经系统表现;③其他:如喂养困难/喂养不耐受/呕吐、活动减少等。

3. 治疗原则 ①早期、联合、足量、保证疗程、个体化治疗,进行经验性抗生素治疗;②抗生素治疗2~3天后,根据药敏试验结果调整抗生素治疗;③支持治疗。

4. 并发症 ①近期并发症:主要包括脑室炎、脑积水、脑脓肿、脑梗死、硬脑膜下积液;②远期并发症:发育迟缓、迟发型癫痫发作、脑性瘫痪等。

5. 护理干预 ①加强基础护理:口腔护理、脐部护理、皮肤护理;②维持体温稳定;③消毒隔离;④腰椎穿刺后护理;⑤提供合理营养;⑥病情观察;⑦心理护理;⑧健康教育。

(宋 艳 黄 希)

参考资料

[1] 邵肖梅,叶鸿瑁,丘小汕. 实用新生儿学. 5版. 北京:人民卫生出版社,2019.

[2] 张玉侠. 实用新生儿护理学. 北京:人民卫生出版社,2015.

[3] AWHONN. Core Curriculum for Neonatal Intensive Care Nursing. 6th ed. St. Louis: Elsevier eBook on VitalSource, 2020.

[4] Vries L S, Leijser L M. Germinal matrix and intraventricular hemorrhage (GMH-IVH) in the newborn: Risk factors, clinical features, screening, and diagnosis [EB/OL].[2023-6-15]. https://www.uptodate.com/contents/germinal-matrix-and-intraventricular-hemorrhage-gmh-ivh-in-the-newborn-risk-factors-clinical-features-screening-and-diagnosis

[5] Vries L S, Leijser L M. Germinal matrix and intraventricular hemorrhage (GMH-IVH) in the newborn: Management and outcome [EB/OL].[2023-6-15]. https://www.uptodate.com/contents/germinal-matrix-and-

intraventricular-hemorrhage-gmh-ivh-in-the-newborn-management-and-outcome

[6] Mckee-Garrett T M. Neonatal birth injuries [EB/OL]. [2023-7-14]. https://www.uptodate.com/contents/neonatal-birth-injuries

[7] Steggerda S J, Meijler G. Neonatal cerebellar hemorrhage [EB/OL].[2023-5-2]. https://www.uptodate.com/contents/neonatal-cerebellar-hemorrhage

[8] 卫生部新生儿疾病重点实验室, 复旦大学附属儿科医院,《中国循证儿科杂志》编辑部, 等. 足月儿缺氧缺血性脑病循证治疗指南 (2011 标准版). 中国循证儿科杂志, 2011, 6 (5): 327-335.

[9] 刘敬. 新生儿缺氧缺血性脑病的临床管理——英国《新生儿缺氧缺血性脑病临床管理指南》介绍. 中华实用儿科临床杂志, 2012, 27 (2): 150-152.

[10] 陈小娜, 姜毅. 2018 昆士兰临床指南: 缺氧缺血性脑病介绍. 中华新生儿科杂志 (中英文), 2019, 34 (1): 77-78.

[11] 中华医学会儿科学分会新生儿学组,《中华儿科杂志》编辑委员会. 亚低温治疗新生儿缺氧缺血性脑病专家共识 (2022). 中华儿科杂志, 2022, 60 (10): 983-989.

[12] 中华医学会儿科学分会新生儿学组,《中华儿科杂志》编辑委员会. 新生儿惊厥临床管理专家共识 (2022 版). 中华儿科杂志, 2022, 60 (11): 1127-1133.

[13] Shellhaas R. Etiology and prognosis of neonatal seizures [EB/OL].[2022-7-29]. https://www.uptodate.com/contents/etiology-and-prognosis-of-neonatal-seizures

[14] Shellhaas R. Clinical features, evaluation, and diagnosis of neonatal seizures [EB/OL].[2023-5-15]. https://www.uptodate.com/contents/clinical-features-evaluation-and-diagnosis-of-neonatal-seizures

[15] Shellhaas R. Treatment of neonatal seizures [EB/OL]. [2024-5-12]. https://www.uptodate.com/contents/treatment-of-neonatal-seizures

[16] 曹云, 程国强, 侯新琳, 等. 新生儿细菌性脑膜炎病因、诊断与治疗. 中华围产医学杂志, 2016, 19 (12): 881-884.

[17] 李珊, 王颖. 新生儿细菌性脑膜炎的诊治及观点更新. 中国小儿急救医学, 2017, 24 (5): 326-329.

[18] Edwards M S, Baker C J. Bacterial meningitis in the neonate: Clinical features and diagnosis [EB/OL]. [2024-4-29]. https://www.uptodate.com/contents/bacterial-meningitis-in-the-neonate-clinical-features-and-diagnosis

[19] Edwards M S, Baker C J. Bacterial meningitis in the neonate: Treatment and outcome [EB/OL].[2023-4-5]. https://www.uptodate.com/contents/bacterial-meningitis-in-the-neonate-treatment-and-outcome

[20] Edwards M S, Baker C J. Bacterial meningitis in the neonate: Neurologic complications [EB/OL].[2024-4-24]. https://www.uptodate.com/contents/bacterial-meningitis-in-the-neonate-neurologic-complications

[21] 马思敏, 杨琳, 周文浩. 新生儿惊厥诊断和治疗进展. 中国循证儿科杂志, 2015, 10 (2): 126-135.

第十九章

新生儿泌尿和生殖系统疾病护理评估与干预

导读与思考：

新生儿泌尿系统具有排泄代谢产物，调节体液平衡，维持内环境稳定的功能，但由于其功能不成熟，在应激状态下容易出现紊乱。因此，需了解泌尿系统的特点，早期识别泌尿系统疾病并积极处理。

1. 新生儿泌尿系统的解剖生理特点有哪些？
2. 新生儿急性肾损伤可分为肾前性、肾性和肾后性，病因有何不同？
3. 新生儿急性肾损伤多为少尿型，分为几期？临床表现有哪些？如何处理？
4. 什么情况下考虑腹膜透析？如何操作？注意事项有哪些？
5. 新生儿肾静脉栓塞有哪些临床表现？如何进行抗凝治疗的护理？

第一节 泌尿和生殖系统的胚胎发育

一、泌尿系统的胚胎发育

（一）肾脏发育

泌尿系统和生殖系统都起源于中胚层。肾脏发育从妊娠第3周到大约34周分为三个阶段，前肾、中肾和后肾相继出现。

1. 前肾 在孕龄3~4周初出现，由7~10个小管状排列的前肾小管组成，在胚胎期第4周时消退，随即中肾出现。

2. 中肾 在前肾消退时开始出现，在胎龄2个月时，尿生殖脊（性腺发育的前体）开始发育。第2个月末时中肾大部分消失，仅留下中肾管及尾端小部分中肾小管，在男性形成生殖管道，在女性则形成卵巢和卵巢旁体。

3. 后肾 在孕龄第5周初开始形成，由输尿管芽和生后肾原基起源而来，以后发育成人体的永久肾。输尿管芽是中肾管末端通入泄殖腔处向背侧头部长出的一个小盲管，其反复分支逐渐演变为包括输尿管、肾盂、肾盏和集合小管在内肾的排泄部。生后肾原基是生肾索受输尿管芽诱导产生，发展成为肾脏的泌尿部，其外周部分演化成肾的被膜，而内侧形成的细胞团附于弓形集合小管末端两侧并在其盲端诱导下，逐渐分化形成肾小囊、近曲小管、髓袢和远曲小管，肾小囊和伸入囊内的毛细血管球组成肾小体，肾小体和肾小管组成肾单位，是肾脏结构和功能的基本单位，在妊娠第34周时全部形成，在孕龄36周胎儿肾脏发育完成时每侧约有80万~120万个肾单位。后肾在形成数周内开始发挥作用，至12周末时已能形成尿，功能持续整个胎儿期，尿液排入羊膜腔，15周时尿液已是组成羊水的重要成分。

胎儿阶段，机体的排泄主要由胎盘通过母体完成，胎儿的肾脏基本不承担排泄功能，由于肾脏血管阻力高和全身血压低，胎儿的肾脏血流也较少。

（二）膀胱、尿道发育

1. 膀胱 膀胱、尿道的分化在妊娠2~3个月的时候开始。泄殖腔被尿直肠隔分隔为直肠和尿生殖窦，尿生殖窦的上部在孕龄6周左右时开始发育为膀胱，膀胱形成失败会导致膀胱外翻和脐尿管（连接膀胱和脐的管道，胚胎进化过程中自行闭锁形成脐正中韧带）未闭。

2. 尿道 随着膀胱的扩大，输尿管开口于膀胱，第9周时胎儿的输尿管向膀胱功能性开放。尿生殖窦的中段在女性胎儿形成尿道，在男性胎儿形成尿道膜部和前列腺部，尿道的形成在3个月末时完成，尿道的发育中断可能导致尿道下裂和隐睾症。

二、新生儿泌尿系统的解剖特点

1. 新生儿肾脏 新生儿肾脏形似蚕豆，左右各一，总重量约为体重的1/125，成人仅为1/220，肾脏位置低，下极位于第4腰椎水平，腹部触诊能够摸到肾脏，新生儿肾脏呈分叶状，14~16叶，至2~4岁时消失。

2. 新生儿输尿管 输尿管将尿液由肾脏运输到膀胱，新生儿输尿管长且弯曲，管壁肌肉以及弹力纤维发育不完全，受压和扭曲时容易发生梗阻进而出现尿潴留。新生儿因其膀胱位置高，尿液充盈可将膀胱顶部扩张至耻骨联合进入腹腔，腹部触诊可触及。

3. 新生儿尿道 新生女婴的尿道短，仅1cm长，尿道口暴露且靠近肛门，粪便污染可导致感染，新生男婴则常有包茎，容易积聚污垢而致上行感染。

三、新生儿泌尿系统的生理特点

1. 肾血流量 出生后12小时内流经肾脏的血流量占心排血量的4%~6%，第1周时则上升到8%~10%。足月儿出生后肾脏的血流量约为150ml/(min·1.73m^2)，第1周时则上升到200ml/(min·1.73m^2)。

2. 肾小球滤过率（glomerular filtration rate，GFR） GFR随胎龄的增加而稳步增加，出生时因肾小球毛细血管滤过面小和结构不成熟、血压低、血细胞比容高以及肾血管收缩等原因，GFR约20ml/(min·1.73m^2)，仅为成人的1/4左右，胎龄<34周的早产儿更低；直至肾脏的发育完成，出生后2周GFR可上升至30~40ml/(min·1.73m^2)；生后GFR逐渐增加，于2岁时达成人水平，为118ml/(min·1.73m^2)。

3. 肾脏功能 通过血液滤过（肾小球）、重吸收、分泌和排泄（肾小管），肾脏得以完成以下功能：①排泄代谢产物；②调节体液和电解质代谢以及酸碱平衡，维持内环境相对稳定；③产生肾素、前列腺素和促红细胞生成素等激素和生物活性物质。

（1）新生儿GFR低，醛固酮浓度较高，水分和溶质的处理能力有限，摄入过多或输液速度过快均不能有效排出，容易发生水肿和水钠潴留。

（2）由于髓袢短、形成尿素量少、抗利尿激素反应性低以及前列腺素的干扰作用，新生儿肾脏浓缩功能差，摄入不足时容易发生脱水，早产儿肾小管对醛固酮的反应低下，可出现低钠血症。

（3）新生儿肾小管产酸和产氨能力差，碳酸氢根阈值低，处理酸性物质和维持酸碱平衡能力低，GFR低，容易发生酸中毒。葡萄糖阈值低，输入过多时容易发生高血糖糖尿。

四、新生儿的尿液排泄特点

1. 生后开始排尿时间 多数新生儿在生后24小时内开始排尿，早期因摄入少，排尿次数4~5次/d，1周以后因膀胱容量小和摄入增多，排尿次数可增加至15~20次/d。

2. 尿量 一般生后48小时正常尿量为1~3ml/(kg·h)，2天内平均为30~60ml/d，3天以后为100~300ml/d；<1ml/(kg·h)为少尿，<0.5ml/

(kg·h)为无尿。

3. 尿色 出生后头几天内尿色相对较深，稍浑浊，因含尿酸盐多呈强酸性，放置后有红褐色沉淀，数日后颜色变淡黄色，清亮透明，pH5~7，呈弱酸性或中性。红色尿液可能为血尿或血红蛋白尿，直接胆红素升高的新生儿尿液呈暗黄褐色。尿液的气味为轻微的芳香味，如有异常臭味等应考虑有无苯丙酮尿症等代谢性疾病。

4. 尿液生化特征

(1) 渗透压：尿渗透压平均为240mmol/L，脱水时足月儿尿渗透压最高<700mmol/L，早产儿脱水时最高600~700mmol/L；摄入过多尿液稀释，渗透压最低可为30~50mmol/L，尿比重1.006~1.008。

(2) 尿蛋白：尿蛋白主要来自血浆蛋白，出生后5天内可能有一过性的蛋白尿，此后定性为阴性，蛋白定量≤100mg/L。正常新鲜尿液经2 000r/min离心后取沉渣显微镜检，红细胞<5个/HPF，白细胞<3个/HPF，管型阴性。

(3) 血尿素氮：血液生化检查中的血尿素氮(blood urea nitogen，BUN)和血肌酐(serum creatinine，Scr)可以作为反映肾功能的指标，用来判断肾功能，BUN正常值1~3.6mmol/L，心力衰竭、感染、脱水时可升高；Scr正常值26.5~88μmmol/L，小于BUN的1/10，两者比值的变化可以作为判断肾前性或肾后性氮质血症的参考。

要点荟萃

1. 多数新生儿生后24小时之内排尿，生后48小时正常尿量为1~3ml/(kg·h)，2天内平均为30~60ml/d，3天以后为100~300ml/d；<1ml/(kg·h)为少尿，<0.5ml/(kg·h)为无尿。

2. 血液生化检查中的血尿素氮(BUN)和血肌酐(Scr)可以作为反映肾功能的指标用来判断肾功能，两者比值的变化可以作为判断肾前性或肾后性氮质血症的参考。

(胡勇　徐静)

第二节　泌尿系统感染的护理评估与干预

新生儿尿路感染(urinary tract infection，UTI)是指因某种细菌侵入尿路而引起的炎症，按细菌侵袭的部位不同分为尿道炎、膀胱炎和肾盂肾炎。因感染病变难以局限在某一部位，无法在临床上精确定位，故统称为UTI，是一种常见的新生儿感染类型。研究表明，有0.1%~1%的新生儿可能出现UTI，而低出生体重儿的发生率可能高达3%，男性新生儿发病较多。

一、护理评估

1. 病因 各种致病菌都可引起UTI，在足月儿社区获得性UTI中最常见的病原体为大肠埃希菌，多达80%的感染由此引起；在住院早产儿中，UTI致病菌常为克雷伯菌属和凝固酶阴性葡萄球菌，而大肠埃希菌较少见，假丝酵母菌也是早产儿UTI中常见病原体，尤其是超低出生体重儿。

2. 感染途径

(1) 血行感染：最常见。因新生儿免疫系统发育不成熟，免疫力相对低下，败血症、肺炎、脓疱疮及化脓性脑膜炎等易通过血行途径引起UTI，可能是全身败血症发作的一部分，常见于肠杆菌及金黄色葡萄球菌感染。

(2) 上行性感染：新生女婴的尿道仅1cm长，尿道口暴露且靠近肛门，新生男婴则常有包茎并积聚污垢，尿道口易受污染，致病菌由尿道口逆行感染上行进入膀胱导致膀胱炎。新生儿输尿管长且弯曲，管壁肌肉以及弹力纤维发育不完全，受压和扭曲时发生梗阻进而出现尿潴留；连接膀胱和输尿管的瓣膜功能弱，膀胱内尿液充盈时易逆流，致病菌经由输尿管移行至肾脏，造成肾盂肾炎。

(3) 淋巴感染：肠道与肾脏、泌尿道之间有淋巴通路，肠道和盆腔的细菌通过淋巴管感染肾脏，如大肠埃希菌和鼠伤寒沙门菌肠炎时，易导致泌尿系统感染。

(4) 直接蔓延：较少见。邻近肾脏的器官和组织感染可直接蔓延引起UTI，如肾周围脓肿等化脓性感染。

3. 分类

(1) 根据发病部位分类：①肾盂肾炎(上尿路)：是扩散的肾盂和肾皮质化脓性感染，伴有发热；②膀胱炎(下尿路)：是膀胱黏膜的炎症。

(2) 根据发病次数分类：①初次感染；②复发感染：可进一步分为未缓解或持续存在、再次感染。

(3) 根据症状分类：①无症状细菌尿：因尿路中病原菌数目相对少或细菌繁殖力、致病力低；②症状性尿路感染：包括排尿刺激症状、耻骨上区疼痛(膀胱炎)、发热、身体不适(肾盂肾炎)。

(4) 根据复杂因素分类：①单纯性UTI：感染者具有正常形态和功能的上尿路和下尿路、正常的肾功能和完善的免疫系统；②复杂性UTI：肾盂肾炎，伴有上/下尿路器质或功能性的梗阻和其他异常。

4. 临床表现 新生儿UTI主要为血行感染，往往伴有其他基础疾病，可能有局部或全身感染，因而缺少特异性表现，症状不典型，主要表现为全身症状。

(1) 不规则发热或体温不升。

(2) 烦躁不安、反应差、嗜睡、精神萎靡，甚至惊厥等。

(3) 吃奶差、喂养困难、拒乳等，呕吐、腹泻、腹胀等。

(4) 出生后早期体重下降超过生理性体重下降的范围，后期生长发育缓慢，体重不增。

(5) 黄疸程度较重、消退时间延长或退而复现。

(6) 尿道梗阻出现尿潴留者，充盈的膀胱、积水的输尿管或肾盂可于腹部触诊时扪及。

5. 实验室检查

(1) 尿常规检查：脓尿，尿沉渣镜检白细胞>10个/HPF，或未离心尿镜检>5个/HPF即为UTI。

(2) 尿细菌培养及菌落计数：是确诊UTI的主要依据，通过耻骨上穿刺采集膀胱尿液是最安全可靠的手段，尿培养对提示细菌生长有诊断意义。也可通过导尿术或留中段尿做菌落计数，$>10^5$/ml为确诊感染，10^4~10^5/ml则为可疑感染，$<10^4$/ml考虑污染可能性大。

(3) 尿液直接涂片查找细菌：油镜下每个视野内均能找到1个细菌，提示尿内细菌数$>10^5$/ml。此方法迅速简便易行，对诊断有一定意义。

6. 影像学检查 进一步的影像学检查可了解有无泌尿系统畸形或功能异常，如行膀胱尿路造影检查膀胱输尿管反流，肾扫描可了解肾脏炎症和瘢痕情况等。

二、治疗措施

1. 抗生素治疗 等待培养结果时，采用经验性抗生素治疗，抗生素选择和用法用量同新生儿脓毒症；培养结果出来后，根据分离得到的病原体、抗生素敏感模式以及是否有合并感染(如脓毒症或脑膜炎)来调整抗生素治疗。

2. 一般治疗 提供足够的液体摄入量和营养，增加尿量。

三、护理干预

1. 尿标本的留取 耻骨上膀胱穿刺和导尿术均为有创性操作，均可能导致感染和损伤，应严格遵守无菌操作原则，操作流程详见第二十四章第六节。

(1) 耻骨上膀胱穿刺：充盈的膀胱会延伸到耻骨联合水平以上到达下腹部，易于经皮穿刺，是采集尿样的一种安全而有效的方法。借助超声引导可提高穿刺成功率。

(2)经尿道膀胱导尿：对新生儿进行导尿时，可采用一次性硅胶胃管，前端涂抹无菌润滑凝胶润滑，按常规导尿程序送入膀胱，见尿后再进1cm即可，抽吸尿液需缓慢，尿潴留时一次抽吸量不宜超过50ml，以免膀胱内压剧烈下降。

(3)尿液收集：使用尿袋收集尿液简单无创，但其污染率较高，应注意清洗消毒外阴，防止粪便污染，取中段尿及时送检。

2. 尿样的处理　尿样应立即送到细菌学实验室，因为细菌在新鲜尿液中温暖的环境下会继续增殖，导致细菌计数升高。若不能立即送到实验室，应先把保存样本的容器放在冰水里，然后置入4℃的冰箱储存，低温可以阻止细菌生长，直到尿样可在培养基上培养。

3. 排便的护理　保持患儿的外阴部和龟头清洁，及时更换尿布，并用温水清洗，女婴应由前到后擦拭，不可反复来回擦拭，以免粪便污染尿道口；男婴应注意龟头部的清洗。维持患儿足够的液体摄入，合适的尿量可起到冲洗尿道的作用。

4. 观察病情变化　注意全身症状的变化，特别是神经系统及消化系统的表现，及时和医生沟通。

5. 发热患儿应严密监测体温变化，给予物理降温或药物降温，而体温不升者则加强保暖，必要时给予暖箱或辐射台保暖。

6. 保证营养供给，提供充足热量，少量多餐，细心喂养，喂养困难者考虑鼻饲或适当静脉内营养补充。

7. 严格按医嘱用药，保证抗生素按时有效进入体内，维持有效的血药浓度，注意药物之间的配伍禁忌，并注意观察有无毒副作用。

要点荟萃

1. 新生儿泌尿系统感染(UTI)　是指因某种细菌侵入尿路而引起的炎症，按细菌侵袭的部位不同分为尿道炎、膀胱炎和肾盂肾炎。因感染病变难以局限在某一部位，无法在临床上精确定位，故统称为UTI，是一种常见的新生儿感染类型。主要是革兰氏阴性菌，大肠埃希菌所占的比率最高。感染途径包括血行感染、上行感染、淋巴扩散和直接蔓延，以血行感染为主。临床表现缺乏特异性，以全身症状为主。

2. 耻骨上膀胱穿刺尿培养阳性具有诊断意义。尿菌落计数，$>10^5$/ml为确诊感染，10^4~10^5/ml为可疑感染，$<10^4$考虑污染可能性大。

3. 新生儿UTI护理　①排尿的护理和尿标本的留取时严格遵守无菌原则；②尿样应立即送到细菌学实验室，若不能立即送检，应置入4℃的冰箱暂存；③严密观察病情变化；④维持体温正常；⑤保证营养供给；⑥严格按医嘱用药等。

（胡勇　徐静）

第三节　先天性泌尿与生殖系统常见畸形的护理评估与干预

一、先天性泌尿与生殖系统常见畸形的护理评估

(一) 尿道下裂

1. 概述　尿道下裂(hypospadias)是小儿泌尿及生殖系统最多见的先天性畸形之一，是尿道口异常开口于阴茎腹侧的先天性尿道、包皮和阴茎畸形，占新出生男婴的1/(125~250)。异位的尿道口可位于阴茎头、阴茎体、阴囊或会阴的任何部位，其发生可能受遗传和环境等多种因素的影响。

尿道下裂至少存在下列一种阴茎异常：尿道口异位；阴茎弯曲（阴茎下弯）；腹侧包皮不足，包皮不能完全覆盖阴茎头，导致包皮在阴茎背侧呈帽状堆积外观。

2. 危险因素 已发现的危险因素包括产妇高龄（>35 岁）、母亲妊娠前有糖尿病、父亲有尿道下裂史、母亲产前暴露于吸烟和某些化学物质（如农药）、胎盘功能不全（胎盘重量低和病变）、早产（胎龄<37 周）、胎儿生长受限、使用辅助生殖技术（如体外受精）等。

3. 临床分型 按尿道口部位不同，临床可分为四型：

（1）1 型：阴茎头型（也称冠状沟型），此型畸形最轻，也最常见。尿道口位于包皮系带部，阴茎头较扁平，包皮在腹侧裂开，腹侧无包皮，似头巾状折叠于阴茎背侧。

（2）2 型：阴茎型，尿道口可位于阴茎腹侧的任何部位，包皮也呈帽状覆盖于阴茎头的背面。阴茎向腹侧弯曲，尿道口越靠后畸形越明显，严重者可影响排尿和生理功能。

（3）3 型：阴茎阴囊型，尿道口位于阴茎根部与阴囊交界处，阴茎向腹侧弯曲，阴囊常对裂，若并发隐睾，则极似女性阴唇。

（4）4 型：会阴型，尿道口位于会阴部，阴茎向腹侧弯曲，发育不良的阴茎短小似女性阴蒂，常被帽状包皮和分裂的阴囊遮盖，常伴发隐睾，外生殖器极似女性。

3 型和 4 型阴囊往往从中间对裂，形状类似阴唇，如伴有隐睾者，则更加类似于女性外阴，有时需要通过染色体检查来鉴定性别。

4. 诊断 符合尿道下裂诊断的查体结果包括以下三点：

（1）包皮异常，不能完全覆盖阴茎头，导致阴茎背侧包皮帽状堆积。

（2）异常阴茎弯曲（阴茎下弯）。

（3）“2 个尿道开口”外观：一个位于阴茎头末端的正常位置，通常为盲端尿道陷窝；另一个是位置异常的真正尿道口。在尿道下裂病例中，异位尿道口位于前端 / 远端（阴茎头和冠状沟）的占 40%~50%，位于中段（阴茎体）的占 25%~30%，位于后端 / 近端（阴囊和会阴部）的占 20%。

5. 评估要点

（1）病史：病史采集时应确定有无尿道下裂家族史和母体或胎儿危险因素。

（2）体格检查：重点是确定有无其他相关异常，以及检查生殖器有无尿道下裂及其程度。

（3）肾脏影像学检查：外生殖器发育（妊娠 8 周后）比肾脏发育的关键时期（妊娠第 7 周）晚得多，且源自不同的胚胎组织结构，因此单纯性尿道下裂患者的上泌尿生殖道异常发生率并不比一般人群高。因此，除有发热或症状性泌尿道感染的患者，一般不推荐通过常规影像学检查来检测上泌尿生殖道异常。

6. 治疗 手术治疗，达到阴茎下弯矫正、尿道成形、阴茎伸直、阴茎外形接近正常、无排尿困难和能够生育的目的，多数病例能够通过一期手术完成，6 个月到 1 岁时手术较为合适，以减少对小儿的心理影响和家属的焦虑。

（二）先天性肾积水（肾盂扩张）

1. 概述 先天性肾积水（congenital hydronephrosis）是指在产前及生后早期通过超声等筛查发现的肾集合系统扩张，国外文献将其称为产前和生后尿路扩张，而国内通常称其为先天性肾积水。可能只是一过性的良性状态，也可能与显著的肾脏和泌尿道先天性异常（congenital anomalies of the kidney and urinary tract，CAKUT）有关。产前诊断为肾积水婴儿的出生后处理目标是识别有临床意义的 CAKUT，同时避免对生理性或无临床意义肾积水患者开展不必要的检查。产前胎儿肾积水超声检出率为 1%~2%，男性胎儿肾积水的发生率约为女性胎儿的 2 倍，20%~40% 的患者为双侧肾积水。

2. 病因

（1）一过性肾积水：是指经过一定时间可消退的产前肾盂扩张，无临床意义，是胎儿肾积水最常见的原因，报道的发生率为 41%~88%。可能与胎儿发育早期肾盂输尿管连接部的暂时性缩窄有关，随着胎儿成熟可消退或维持稳定状态而无临床影响。

(2) CAKUT：是胎儿肾积水的常见原因，包括上/下尿路梗阻性（如肾盂输尿管连接部梗阻）及非梗阻性过程（如膀胱输尿管反流）。

(3) 遗传性和畸形综合征：如唐氏综合征。

3. 诊断和分级

(1) 肾盂前后径（anteroposterior diameter，APD）分级系统：① 1 级，APD<1cm，无肾盏扩张；② 2 级，1cm≤APD≤1.5cm，无肾盏扩张；③ 3 级，APD>1.5cm，轻度肾盏扩张；④ 4 级，APD>1.5cm，中度肾盏扩张；⑤ 5 级，APD>1.5cm，肾盏严重扩张，肾实质变薄。

(2) 胎儿泌尿外科学会（Society of Fetal Urology，SFU）分级系统（排除膀胱输尿管反流）：① 0 级，无肾积水；② Ⅰ级，肾盂轻度分离；③ Ⅱ级，肾盂轻度扩张，伴一个或几个肾盏扩张；④ Ⅲ级，所有肾盏扩张；⑤Ⅳ级，肾盏扩张，肾实质变薄。

4. 产前评估

(1) 超声检查：为筛查先天性肾积水的首选方法。美国胎儿泌尿外科协会提出产前应用 APD 进行肾积水分级的系统，将 4mm 和 7mm 分别作为孕早期与孕晚期评估胎儿是否为先天性肾积水的阈值。

(2) MRI 检查：能更客观地显示泌尿系统精细结构，比超声更能提高 SFU 分级系统评价准确度。

5. 出生后评估 主要包括超声检查（首选）、排尿性膀胱尿路造影检查、核素肾显像、MRI 泌尿系统显像等。

6. 治疗

(1) 产前处理：先天性肾积水在产前尚无有效的药物治疗，因此，仅能根据疾病严重程度、胎龄、孕妇及家属的意愿等具体情况进行产检随访、胎儿手术干预、早期剖宫产或终止妊娠。

(2) 出生后处理：主要包括尽早明确积水病因、密切随访、合理评估是否手术、适时使用抗生素。

肾积水多数为生理性和一过性，生后肾脏可恢复正常，观察即可。胎儿出现生理性肾积水而出生以后消退的原因包括：①孕妇检查时饮水多可致胎儿肾盂扩张；②胎儿膀胱过度充盈压迫输尿管；③孕激素导致胎儿泌尿系统反应性暂时性扩张；④胎儿尿量比新生儿大 4~6 倍，高流量导致输尿管肾盂扩张；⑤部分胎儿的输尿管存在结构异常导致肾积水，出生以后消失。

部分病理性肾积水由尿路梗阻原因造成，出生后 B 超检查仍有肾积水，患儿尿量可减少、尿流减弱、腹部可扪及包块、常出现泌尿系统感染，出现蛋白尿、血尿、尿白细胞增多等，BUN 和 Scr 可升高，需给予抗生素治疗以免感染导致肾功能进一步损害。1 个月后进行利尿肾图检查，GFR<35% 者为梗阻，给予切除盂管狭窄段、肾盂成形术以及肾盂输尿管吻合术等手术治疗。

（三）鞘膜积液

1. 概述 鞘膜积液（hydrocele）为聚集于鞘膜壁层与脏层之间的腹腔液，系胎儿睾丸从腹膜后间隙下降时，由两层腹膜构成的盲袋（腹膜鞘状突）也经腹股沟管进入阴囊，在发育过程中除睾丸部鞘膜留有间歇外，其他部分的鞘膜均于胎儿出生前闭合，若闭合不全则出现不同类型的鞘膜积液。透光试验阳性（在阴囊下方用电筒直射，光线若能透过肿物，阴囊皮肤仍为鲜红色，提示肿物为液体性质）。

2. 分型 根据闭合不全和液体集聚的部位不同，鞘膜积液可分为以下类型：

(1) 精索鞘膜积液：精索部有长圆形光滑肿物，透光试验阳性，多不能触及睾丸。

(2) 睾丸鞘膜积液：由在睾丸鞘膜囊内液体积聚较多所致，光滑圆形或椭圆形肿物位于阴囊底部，透光试验阳性，一般不能触及睾丸。

(3) 交通性鞘膜积液：腹膜鞘状突未闭塞，呈完全性开放状态，在精索或睾丸部有透光试验阳性的肿物，腹腔内液体可随着体位的改变而流动，平卧时肿物可完全消失，立位时又重新出现。

3. 临床表现 患者表现为囊性阴囊肿块，一般无症状，除非很大，但症状可以包括阴囊疼痛或不适、感觉阴囊沉重或发胀、阴囊部位皮肤肿胀或刺激。

4. 辅助检查

(1) 透光试验：用电筒在阴囊下方直射，光线若能透过肿物，阴囊皮肤仍为鲜红色，说明没有实体阻挡光线，提示肿胀是鞘膜积液，即透光试验阳性。

(2) 超声：运用声波建立体内图像，有助于医生判断是鞘膜积液还是其他情况。

5. 诊断与鉴别诊断 通过体格检查和阴囊透光照射显示囊性积液，即可诊断鞘膜积液。本病应与腹股沟斜疝及睾丸肿瘤相鉴别，腹股沟斜疝透光试验阴性，无嵌顿者易纳入腹腔；睾丸肿瘤呈实质性，透光试验阴性。

6. 治疗 取决于病因及症状，但不一定需要治疗，有时会自行消退。根据年龄、症状和鞘膜积液类型，可能无需治疗。若到1岁时仍未消退，则可能需要手术去除积液或积液囊。

二、先天性泌尿与生殖系统常见畸形的护理干预

1. 体格检查 新生儿出生时或入院时应进行详细的体格检查，室温保持在22~24℃，光线明亮，操作在辐射台上进行；检查者应洗净双手，双手温暖，必要时戴无菌手套和口罩；检查动作轻柔，仔细检查患儿的全身情况和皮肤是否完整；注意外生殖器的发育情况，评估有无畸形、水肿、破损和感染等异常，如遇性别鉴定困难可借助染色体检查等其他方式。

2. 评估患儿的排尿情况 观察尿液的颜色、透明度、气味等情况，及时留取标本送检，结果异常时予以复查，准确记录患儿的24小时尿量，注意保持摄入量和排出量的动态平衡。

3. 预防泌尿系统感染 保持外生殖器和会阴部的清洁，如有肿胀可用棉垫或吊带托起以减轻水肿，同时也避免摩擦和受压；有皮肤破损者积极消毒并保持干燥，及时更换尿布并注意清洗，纸尿裤松紧适宜；房间注意通风，避免感染。

4. 家属心理护理 家属往往存在焦虑不安等情绪及恐惧心理，担心婴儿的生理功能受到影响，应向家属详细讲解泌尿生殖系统的解剖构造和发育过程，疾病的知识、家庭护理的注意事项、手术的方法和目的等情况，注意保护患儿的隐私，解除患儿家属的顾虑，取得家属的配合和信任。

要点荟萃

1. 尿道下裂 是小儿泌尿及生殖系统最多见的先天性畸形之一，是尿道口异常开口于阴茎腹侧的先天性尿道、包皮和阴茎畸形，占新出生男婴的1/(125~250)。异位的尿道口可位于阴茎头、阴茎体、阴囊或会阴的任何部位，其发生可能受遗传和环境等多种因素的影响。

2. 先天性肾积水 是指在产前及生后早期通过超声等筛查发现的肾集合系统扩张，可能是一过性的良性状态，也可能与显著的肾脏和泌尿道先天性异常(CAKUT)有关，CAKUT主要包括上/下尿路梗阻性(如肾盂输尿管连接部梗阻)及非梗阻性过程(如膀胱输尿管反流)。

3. 鞘膜积液 为聚集于鞘膜壁层与脏层之间的腹腔液。根据闭合不全和液体集聚的部位不同可分为精索鞘膜积液、睾丸鞘膜积液、交通性鞘膜积液，透光试验阳性。

4. 泌尿生殖系统畸形患儿的护理 ①仔细进行体格检查；②评估患儿排尿和尿液的性质；③预防泌尿系统感染；④给予家属心理支持和护理指导。

(胡 勇 刘 谦)

第四节　新生儿急性肾损伤的护理评估与干预

新生儿急性肾衰竭(acute renal failure，ARF)现又称急性肾损伤(acute kidney injury，AKI)，是指各种病因引起短时间内肾脏生理功能急剧下降或者丧失，患儿表现为少尿或无尿、体液代谢紊乱、酸碱失衡及血浆中经肾排出的代谢产物(尿素、肌酐等)浓度升高的一种新生儿临床危重综合征。在临床中，新生儿AKI往往是指血清肌酐>1.5mg/dl(133μmol/L)，或每日增长至少0.2~0.3mg/dl(17~27μmol/L)。据统计，约8%~24%的住院新生儿发生AKI，病死率约50%。

一、护理评估

1. 病因　引起AKI的病因是多方面的，按损伤性质及部位不同可分为肾前性、肾性或内源性及肾后性三类，各种因素如围产期窒息、NEC、败血症及外科手术等均可导致AKI。

(1)肾前性：肾前性AKI也称为容量反应性或功能性AKI，是由肾脏血流减少灌注不足所致，是新生儿AKI中最常见的类型，占55%~60%，肾灌注减少的原因通常是低血容量或有效循环血量减少。宫内失血、出生以后48小时内窒息缺氧、RDS、低体温、充血性心力衰竭、败血症、NEC等病理因素，正压通气时压力过高致血液回流减少，大剂量血管扩张剂致血压降低等均可导致肾脏血流灌注不足。

(2)肾性：肾实质损害(肾盂肾炎、急性肾小管坏死、肾动静脉血栓栓塞等)所致，占35%~45%，急性肾小管坏死是肾性AKI最常见的病因。肾前性AKI未及时处理、肾脏血管病变、肾毒性物质、先天性发育异常等均可导致肾脏细胞损伤，影响肾小球、肾小管等泌尿部和排泄部的功能。

1)围产期缺氧缺血：低Apgar评分、气管插管、脐血pH低、心脏停搏等。败血症所致低血压及直接破坏肾微血管是新生儿AKI的主要原因，多见于低出生体重儿。肾损伤程度取决于开始时间及持续时间。

2)肾毒性物质：氨基糖苷类和两性霉素等药物，血红蛋白尿等肾毒性代谢产物。

3)肾脏血管病变：肾动脉血栓、肾静脉栓塞等。

4)先天性发育异常：双肾发育不全或发育异常、先天性肾病综合征及肾盂肾炎等。

(3)肾后性：少见，约5%以下。见于各种泌尿系统畸形，如尿路梗阻、尿道狭窄、后尿道瓣膜、双侧输尿管肾盂连接部梗阻、尿道损伤(插尿管等所致)等可引起尿路梗阻致使尿液排出障碍。

2. 临床表现　AKI临床表现缺乏典型性，少尿型AKI临床表现分为少尿或无尿期、多尿期和恢复期；肾前性AKI表现为少尿、尿钠低、浓缩尿；肾性AKI表现为高尿钠、尿浓度正常、对液体治疗无反应。非少尿型肾功能衰竭多由氨基糖苷类或造影剂所致。

(1)少尿或无尿期

1)少尿或无尿：出生后尿量<25ml/d或尿量<1ml/(kg·h)为少尿，尿量<15ml/d或尿量<0.5ml/(kg·h)为无尿，持续时间越长，肾脏损害越严重，>3天者病情严重。99.4%的新生儿于生后48小时内排尿，生后48小时不排尿者应考虑为AKI。

2)水钠潴留：表现为全身水肿，腹水、胸腔积液及体重增加，严重者可发生心力衰竭、脑水肿、肺水肿等。

3）电解质紊乱：高钾血症（>7mmol/L），心电图提示T波高耸、QRS波增宽和心律失常；低钠血症（<130mmol/L）；低钙血症（血清总钙<1.8mmol/L或游离钙<0.9mmol/L）；还可有高镁、高磷、低氯血症等。

4）代谢性酸中毒：酸性代谢产物堆积，血pH降低，呼吸深快，嗜睡甚至昏迷。

5）氮质血症：蛋白分解增多，其代谢产物经由肾脏排泄障碍，血中尿素氮及肌酐等非蛋白氮含量升高。

（2）多尿期：肾脏功能逐渐恢复，尿量逐渐增多，水肿减轻，可能出现脱水、低钠血症和低钾血症等。

（3）恢复期：肾功能改善，尿量恢复正常，一般情况好转，血尿素氮和肌酐逐渐恢复正常，肾小管浓缩功能受影响时间可能持续较久。

3. 实验室检查

（1）尿常规：有助于鉴别肾前性和肾性AKI，尿培养还可以发现有无尿路感染或败血症。

（2）血液生化检查：监测尿素氮（BUN）、血清肌酐（Scr）和电解质等的变化。

（3）泌尿系统超声检查：有助于了解肾脏的形态、大小，输尿管、膀胱有无梗阻以及有无先天畸形，也可了解肾脏的血流情况和肾小球、肾小管的功能。

（4）肾小球滤过率（GFR）计算：尿素及肌酐经肾小球滤过而排出，GFR下降时，BUN和Scr上升，可以通过Schwarz公式计算GFR来评价肾功能状态。

GFR［ml/（min·1.73m^2）］=0.55×身长（cm）/血浆肌酐（mg/dl）

4. 诊断标准

（1）临床疑诊：出生后48小时内无尿液排出、少尿<1ml/（kg·h）、水肿或血压升高的新生儿。

（2）氮质血症：Scr≥88μmol/L或每日增加≥44μmol/L，BUN≥7.5mmol/L或每日增加≥3.75mmol/L。

（3）常常伴有水钠潴留、电解质紊乱、代谢性酸中毒、心力衰竭、拒奶、吐奶及惊厥等表现。

二、治疗措施

1. 对因治疗 针对不同病因进行有针对性地治疗。低血容量所致肾前性AKI可接受液体复苏（冲击），以恢复肾脏灌注和功能；肾性AKI提供支持直到肾功能改善为止；肾后性AKI解除梗阻。

2. 液体管理 严格计算和控制液体入量和出量，每日测量体重，减少水负荷，预防心力衰竭、脑水肿及肺水肿等。

3. 纠正电解质紊乱和酸中毒 监测血糖和电解质情况，少尿期注意有无高钾、低钠、低钙及高镁血症等，多尿期注意防止脱水和低钾、低钠血症。

4. 营养支持 提供充足营养，减少蛋白质的分解，促进蛋白质的合成。

5. 肾脏替代治疗 首选腹膜透析，严重水钠潴留、严重代谢性酸中毒、严重高钾血症、不断加重的氮质血症、心力衰竭等采用常规治疗手段无效后可考虑腹膜透析，严重的AKI不适宜腹膜透析者评估是否可进行血液滤过和/或血液透析。

三、护理干预

1. 维持和监测水、电解质平衡，纠正代谢紊乱。

（1）严格限制液体入量：量出为入，逐项记录口服和静脉进入的液体量，准确记录尿量和异常丢失量（如胃肠引流液、呕吐物等），估计患儿的不显性失水量。每日液体入量=前1天尿量+异常丢失量+不显性失水量－内生水，以体重不增加或减少0.5%~1%为入量适宜的标准，体重增长明显者应警惕水肿。

（2）维持电解质平衡

1）高钾血症者应停止钾的输入，持续心电监护监测心率和心律，血钾>7mmol/L或有心电图改变时可先给予葡萄糖酸钙静脉注射以拮抗高钾对心肌的毒性，再给予碳酸氢钠促进钾由细胞外转移至细胞内，高钠血症和心力衰竭时禁用碳酸氢钠；葡萄糖加胰岛素也可促进高钾向细胞内转移降低血钾浓度，必要时可考虑使用。

2）低钠血症多为稀释性，限制液体入量即可纠正，血钠浓度<120mmol/L并有症状时可予以适当补充。

3）低钙血症和高磷血症可静脉补充葡萄糖酸钙，同时限制磷的摄入。

（3）纠正代谢性酸中毒：当pH<7.2时或血清HCO_3^-<15mmol/L时，可予以碳酸氢钠输入，给予患儿5%的碳酸氢钠1ml/kg可将HCO_3^-浓度提高1mmol/L，在纠正酸中毒时应注意防止发生低钙性抽搐。

2. 营养管理　少尿期应限制水、钠、钾、磷等的摄入量，供给足够的热量，以减少组织蛋白的分解；不能喂养者补充葡萄糖、氨基酸、脂肪乳等，提供足够的营养，在促进蛋白的生成和新细胞生长的同时也可以提高患儿的抵抗力；血液透析治疗期间蛋白丢失增加，可输注血浆及氨基酸等。

3. 水肿的护理

（1）每日测量体重，重度水肿有腹水者还应测量腹围。

（2）保持皮肤清洁，减少摩擦，防止损伤和感染。

（3）定时更换体位，骨隆突处做好防护措施，每次翻身时仔细观察皮肤受压处有无红肿、破损，以免发生压疮；下肢水肿患儿可抬高下肢。

（4）各种穿刺前应严格消毒皮肤，进针前适当将水分推开，拔针后用棉球按压直至不渗液为止。

（5）刺激性药物尽量不在水肿明显的部位进行注射，以防药物滞留、吸收不良或注射后针孔药液外渗，导致局部组织坏死、感染。

4. 腹膜透析的护理

（1）机制：腹膜透析是机体内潴留的水、电解质与其他代谢废物以腹膜作为透析膜，通过弥散和超滤缓慢地连续清除溶质和水分，起到清除代谢产物的目的。新生儿的腹膜面积大于肾小球滤过总面积，且腹膜透析相对血液透析对血容量影响小，无需常规抗凝，因此在严重AKI抢救时，腹膜透析常作为首选。

（2）指征：排除泌尿系统畸形等先天性疾病、原发腹腔感染和严重出凝血障碍情况后，经常规综合治疗存在以下情况者，可考虑腹膜透析：①液体负荷过重，出现了心力衰竭和肺水肿；②代谢性酸中毒程度严重，pH<7.15；③严重的高钾血症；④氮质血症持续加重，出现中枢抑制的表现或BUN>35.7mmol/L。

（3）方法：选择脐与左或右髂前上棘连线中内1/3处为穿刺点，沿腹膜后大网膜前置入透析管，妥善固定透析管，保持伤口周围处皮肤清洁干燥，将与细胞外液相似的透析液15~30ml/kg预热到37℃后于15分钟内缓慢流入，在腹腔留置30~40分钟后开始放液，放液时间15~30分钟。

（4）护理注意事项

1）常规监测：治疗期间监测出入量、体重、血压、肾功能、电解质、血糖及血气分析情况；观察透出液的量、颜色、透明度及性质等；透析液隔日予以常规检查，每周给予透析液培养；透析前后应测量腹围，比较透析液流入量及透出量；放液速度应缓慢，太快容易引起血压波动。

2）体温管理：因新生儿体温调节功能差，腹膜透析时应严格控制透析液的温度，密切监测患儿体温，注意保暖。

3）感染预防：新生儿腹膜透析时削弱了腹膜的防御功能，易并发腹膜炎、伤口感染及隧道炎，应严格执行无菌操作，对患儿实行保护性隔离，减少病房人员流动，加强环境的清洁卫生，保持伤口及敷料清洁干燥，可有效降低感染机会。

4）预防堵管：在透析过程中由于纤维蛋白沉积及大网膜包裹可能发生堵管、导管移位、打折等，造成透析液引流不畅，出量小于入量，应定时翻身改变体位，轻柔按摩腹部，以促进肠蠕动，避免堵管；同时，放出透析液时速度不宜过快，以免大网膜浮动而填塞透析孔。

5）营养管理：纠正电解质紊乱和代谢性酸中

毒后予以静脉营养，但血清 BUN 和 Scr 恢复正常前应限制氨基酸输入<1g/(kg·d)，根据血清 BUN 和 Scr 水平及时调整氨基酸用量，胃肠道功能恢复后予以经口摄入。

5. 严密监测病情变化 注意体温、呼吸、脉搏、心率、心律、血压等生命体征的变化；注意膀胱充盈度及水肿、体重等的变化，有尿潴留时可按摩膀胱；关注血气分析及电解质的变化；观察患儿的精神反应情况，警惕惊厥、脑水肿、肺水肿及心力衰竭等并发症的发生。

6. 预防感染 严格执行无菌操作，严格遵守消毒隔离制度，有条件患儿可单间隔离，加强基础护理及口腔护理等。

要点荟萃

1. 新生儿急性肾衰竭（ARF） 又称急性肾损伤（AKI），是指各种病因引起短时间内肾脏生理功能急剧下降或者丧失，患儿表现为少尿或无尿、体液代谢紊乱、酸碱失衡及血浆中经肾排出的代谢产物（尿素、肌酐等）浓度升高的一种新生儿临床危重综合征。按损伤性质及部位不同可分为：①肾前性：肾脏血流减少灌注不足所致，是新生儿 AKI 中最常见的类型；②肾性：肾实质损害所致；③肾后性：尿路梗阻所致。

2. AKI 的临床表现 大部分新生儿 AKI 为少尿型，分为三期：①少尿或无尿期：少尿或无尿、水钠潴留、电解质紊乱、代谢性酸中毒、氮质血症；②多尿期：肾脏功能逐渐恢复，尿量逐渐增多，水肿减轻，可能出现脱水、低钠血症和低钾血症等；③恢复期：肾功能改善，尿量恢复正常，血尿素氮和肌酐逐渐恢复正常，一般情况好转。

3. 护理干预 ①维持和监测水、电解质平衡，纠正代谢紊乱：包括严格限制液体入量、维持电解质平衡、纠正代谢性酸中毒；②营养管理：限制水、钠、钾、磷等的摄入量，供给足够的热量；③水肿的护理；④腹膜透析的护理；⑤严密监测病情变化；⑥预防感染。

（胡 勇 刘 谦）

第五节 新生儿肾静脉栓塞的护理评估与干预

新生儿肾静脉栓塞（renal vein thrombosis，RVT）指肾静脉主干和/或分支内血栓形成而导致肾静脉部分或全部阻塞而引起的一系列病理生理改变和临床异常。RVT 主要见于新生儿，大多为非导管相关的血栓栓塞，占全部血栓栓塞事件的 16%~20%，可发生在单侧或双侧肾脏，70.3% 为单侧，左侧多见（63.6%）。

一、护理评估

1. 病因 任何原因引起新生儿肾脏灌注不足、血液高凝状态及血管损伤均可诱发 RVT。

（1）血液高凝：如红细胞增多症、先天性心脏病、围产期窒息、高渗性脱水等。

（2）肾血流降低：如脱水、利尿药、喂养不足、环境温度过高或相对湿度过低等。

（3）血管损伤：败血症和长期中心静脉置管是胎儿和新生儿 RVT 的危险因素。绒毛膜羊膜炎、围产期窒息、感染、循环障碍、低体温、酸中毒及中心静脉置管时间久等均可导致血管壁损伤。

2. 危险因素 与 RVT 有关的危险因素包括

早产、围产期窒息、休克、脱水、脓毒症、红细胞增多症、青紫型先天性心脏病、呼吸窘迫综合征和母亲糖尿病等。

3. 临床表现 主要表现为侧腹部肿物、肉眼血尿和进行性血小板减少,但此完整的三联征仅见于 13%~22% 的患儿。

(1) 肾肿大:约 60% 的患儿可触及突发性肿大,腰部可扪及质硬的包块,单侧或双侧都可出现,双侧肿大者往往右侧较重,双侧可不一致。

(2) 血尿:约 60% 的患儿在发病 24 小时内可见肉眼血尿,后有持久镜下血尿和蛋白尿;少尿或无尿者约 30%。

(3) 血小板减少:血栓形成消耗血小板,凝血酶原时间和部分凝血酶原时间延长。

(4) 其他:部分患儿肾功能损害表现为少尿或无尿、高钾血症、代谢性酸中毒、氮质血症等。其他系统表现可能有发热、呕吐、呼吸困难、腹胀、黄疸和休克等,还可能有高血压的表现。

4. 辅助检查 起病早期肾脏超声检查即可见肾脏增大,肾皮、髓质界限模糊,呈均匀一致的强回声,肾脏长度增加超过 13%,容量增加超过 40% 时,就可诊断为肾肿大。多普勒超声可以发现肾静脉血流模式改变,血管内无血流提示血栓存在,若有肾静脉搏动,则可以排除 RVT。

5. 治疗前评估 在开始治疗性抗凝前,血小板计数应>50 000/μl、纤维蛋白原浓度应>100mg/dl (>1g/L),应完成以下检测:

(1) 实验室检查:包括活化部分凝血活酶时间(APTT)、凝血酶原时间(PT)和国际标准化比值(INR)、血浆纤维蛋白原浓度、全血细胞计数(包括血小板计数)、肾功能检查(血尿素氮和肌酐)。

(2) 颅脑超声:抗凝会导致早产儿发生颅内出血的风险增加,该检查尤为重要。

6. 诊断要点 危重新生儿若有上述病史、症状、体征及实验室和影像学异常即可诊断 RVT。

二、治疗措施

维持液体、电解质、酸碱平衡及营养是治疗新生儿血栓疾病的关键。

1. 给氧、扩容补液、纠正电解质紊乱和酸中毒、抗休克治疗等阻断血栓形成。

2. 治疗原发基础疾病。

3. 急性期应根据病情及血栓范围决定是否需要抗凝或溶栓。使用抗凝剂(肝素)、溶栓剂(尿激酶或链激酶)等时需注意凝血因子的补充。新生儿 RVT 的最佳处理方式尚不明确,临床实践存在差异。抗凝的需求和方法选择视新生儿情况而定,包括单侧还是双侧受累,有无肾功能不全,血栓是否向下腔静脉延伸等。

4. RVT 急性期后,高血压、肾萎缩及慢性肾功能不全会持续存在,可根据病情进行有针对性地治疗,常规超声监测肾形状及血流。

三、护理干预

1. 抗凝治疗的护理

(1) 普通肝素:是两种多糖交替连接形成的多聚体,可干扰凝血因子,阻止血液凝固,在体内外都具有抗凝作用,作为一种抗凝剂用于 RVT 的治疗。首剂负荷量为 75~100U/kg,静脉注射,维持量为 28U/(kg·h),静脉注射,保持血药浓度在 0.3~0.5U/ml;也可以采用小剂量肝素治疗,剂量为 25U/kg,每 12 小时给药 1 次。肝素的主要不良反应是增加出血可能,用法用量应根据抗Ⅹa 因子水平和 APTT 调整,治疗过程中观察患儿有无出血倾向,监测凝血功能和血小板计数,抗Ⅹa 因子目标水平为 0.35~0.7U/ml,APTT 目标范围为正常上限的 1.5~2 倍,维持血小板计数>50 000/μl。

(2) 低分子量肝素:治疗足月儿的血栓形成时,依诺肝素起始剂量为 1.5~1.7mg/kg,一日 2 次,皮下注射;早产儿为 2mg/kg,一日 2 次,皮下注射。预防性治疗时,依诺肝素起始剂量为 0.75mg/kg,一日 2 次,皮下注射。

2. 维持体液平衡 纠正"隐性"失水,改善肾脏循环，患儿水分丢失过多时注意补充，加强喂养，注意补液，体重较大的新生儿，可适当增加输液量。

3. 密切观察病情变化

(1) 注意体温、呼吸、血压等变化，观察尿量和尿液性质，评估肾脏大小的变化。

(2) 关注血常规、尿常规及凝血功能等检查结果。

(3) 注意有无休克和 DIC 的表现，病情变化时及时和医生沟通，尽早处理。

(4) 抗凝期间应密切观察有无出血表现，一旦发生出血，应停止输注肝素，严重出血者可使用硫酸鱼精蛋白中和肝素的效应。

要点荟萃

1. 新生儿肾静脉栓塞(RVT) 指肾静脉主干和/或分支内血栓形成而导致肾静脉部分或全部阻塞引起的一系列病理生理改变和临床异常。RVT 主要见于新生儿，大多为非导管相关的血栓栓塞，占全部血栓栓塞事件的16%~20%。可发生在单侧或双侧肾脏，70.3%为单侧，左侧多见(63.6%)。

2. 临床表现 ①肾肿大；②血尿；③血小板减少；④其他：部分患儿肾功能损害表现为少尿或无尿、高钾血症、代谢性酸中毒、氮质血症等，其他系统表现可能有发热、呕吐、呼吸困难、腹胀、黄疸和休克等，还可能有高血压的表现。

3. 治疗要点 ①给氧、扩容、纠正电解质紊乱和酸中毒、抗休克治疗等阻断血栓形成；②治疗原发基础疾病；③抗凝治疗，可予以肝素抗凝治疗，使用肝素时需注意凝血功能和血小板计数。

(胡 勇 杨 茹)

参考文献

[1] 邵肖梅，叶鸿瑁，丘小汕. 实用新生儿学. 5 版. 北京：人民卫生出版社，2019.

[2] 张玉侠. 实用新生儿护理学. 北京：人民卫生出版社，2015.

[3] Bajaj L, Bothner J. Urine collection techniques in infants and children with suspected urinary tract infection [EB/OL].[2024-7-1]. https://www.uptodate.com/contents/urine-collection-techniques-in-infants-and-children-with-suspected-urinary-tract-infection

[4] O'Donovan D J. Urinary tract infections in neonates [EB/OL].[2023-9-30]. https://www.uptodate.com/contents/urinary-tract-infections-in-neonates

[5] Baskin L S. Hypospadias: Management and outcome [EB/OL].[2023-8-25]. https://www.uptodate.com/contents/hypospadias-management-and-outcome

[6] Baskin L S. Fetal hydronephrosis: Etiology and prenatal management [EB/OL].[2023-11-15]. https://www.uptodate.com/contents/fetal-hydronephrosis-etiology-and-prenatal-management

[7] 上海市医学会儿科学分会肾脏学组，上海市医学会小儿外科学分会，复旦大学附属儿科医院，等. 中国儿童先天性肾积水早期管理专家共识. 中国实用儿科杂志，2018, 33 (2): 81-88.

[8] Brenner J S, Ojo A. Causes of painless scrotal swelling in children and adolescents [EB/OL].[2024-5-20]. https://www.uptodate.com/contents/causes-of-painless-scrotal-swelling-in-children-and-adolescents

[9] Mattoo T K. Neonatal acute kidney injury: Pathogenesis, etiology, clinical presentation, and diagnosis [EB/OL].[2023-11-14]. https://www.uptodate.com/contents/neonatal-acute-kidney-injury-pathogenesis-etiology-clinical-presentation-and-diagnosis

[10] Chan A K, Bhatt M D. Neonatal thrombosis: Clinical features and diagnosis [EB/OL].[2023-10-2]. https://www.uptodate.com/contents/neonatal-thrombosis-clinical-features-and-diagnosis

[11] Chan A K, Bhatt M D. Neonatal thrombosis: Management and outcome [EB/OL].[2023-10-2]. https://www.uptodate.com/contents/neonatal-thrombosis-management-and-outcome

[12] 韩玉杰，俞生林，陶云珍. 新生儿重症监护室 229 例新生儿泌尿系感染临床分析. 中国当代儿科杂志，2012, 14 (3): 177-180.

[13] 胡安主，周健，严庆涛，等. 超声诊断先天性肾盂积水最终发展趋势的相关性研究. 临床小儿外科杂志，2014, 13 (3): 198-201.

[14] Nada A, Bonachea E M, Askenazi D J. Acute kidney injury in the fetus and neonate. Semin Fetal Neonatal

Med, 2017, 22 (2): 90-97.
[15] 翁景文, 刘靖媛, 齐宇洁, 等. 腹膜透析治疗新生儿急性肾功能衰竭 8 例临床分析. 中国新生儿科杂志, 2012, 27 (4): 259-261.
[16] 崔娜, 吴旭红. 腹膜透析治疗新生儿急性肾功能衰竭的护理. 中国实用护理杂志, 2014, 30 (1): 35-36.

第二十章 新生儿血液系统疾病护理评估与干预

导读与思考：

熟悉胎儿及新生儿的血象特点，有助于及时识别新生儿血液系统疾病，及时给予正确干预。同时，在临床护理实践中，需要医护人员采取多种保护性措施，减少医源性失血所造成的贫血。

1. 新生儿出生后主要的造血器官是什么？红细胞有哪些作用？白细胞包括哪些？其作用分别是什么？血小板的作用是什么？新生儿正常血容量是多少？

2. 贫血有哪些临床表现？对新生儿有哪些影响？新生儿输血的指征有哪些？如何保证输血安全？

3. 新生儿维生素K缺乏性出血症有哪些临床表现？如何干预？

4. 新生儿红细胞增多症有哪些临床表现？如何干预？

5. 新生儿弥散性血管内凝血的临床表现有哪些？

第一节 胎儿及新生儿血象特点

造血是指血细胞的形成、发育、生产以及保持，所有的血细胞都起源于一个单一的骨髓造血干细胞，骨髓造血干细胞从胚胎时期开始发育。

一、胎儿血液系统发育

胎儿造血从胚胎2~3周时期卵黄囊内的血岛开始，逐渐过渡到肝脾造血及骨髓造血，各阶段虽有重点，但不能截然分期。

1. 中胚层造血期 造血干细胞自胚胎14天起从胚胎结缔组织卵黄囊内开始发育，形成血岛，血岛细胞向两个方向分化，开始原始造血或胚胎造血。该期胚胎造血的主要特点是造血干细胞向红细胞系方向分化，至胚胎3个月末，中胚层造血期结束。

2. 肝脾造血期 在胚胎第6周，血液循环出现，卵黄囊内的造血干细胞进入肝脏定植并造血。到胚胎9~24周肝脏成为主要的造血器官，之后逐渐减少至生后1周。肝脏造血的特点为造血干细胞呈多向分化。在胚胎12周可检出脾脏及胸腺造血，之后淋巴结中也有血细胞生成。

3. 骨髓造血期 胚胎3~4个月时骨髓开始造血，到第6个月时骨髓成为主要造血器官直至出生后，并维持终身。

出生前后骨髓是主要造血器官，各种原因如

先天性病毒感染(风疹病毒、巨细胞病毒)导致骨髓衰竭时,机体会发生代偿性骨髓外造血。骨髓外造血器官包括脾脏、淋巴结、胸腺、肾脏、肝脏、肾上腺、甲状腺、胰腺、子宫、睾丸以及大脑、皮肤等。骨髓外造血的临床特点为脾脏、肝脏、淋巴结等因代偿性造血而肿大,外周血出现有核红细胞及粒细胞核左移现象。造血系统的起源及发生发展具体见图 20-1-1。

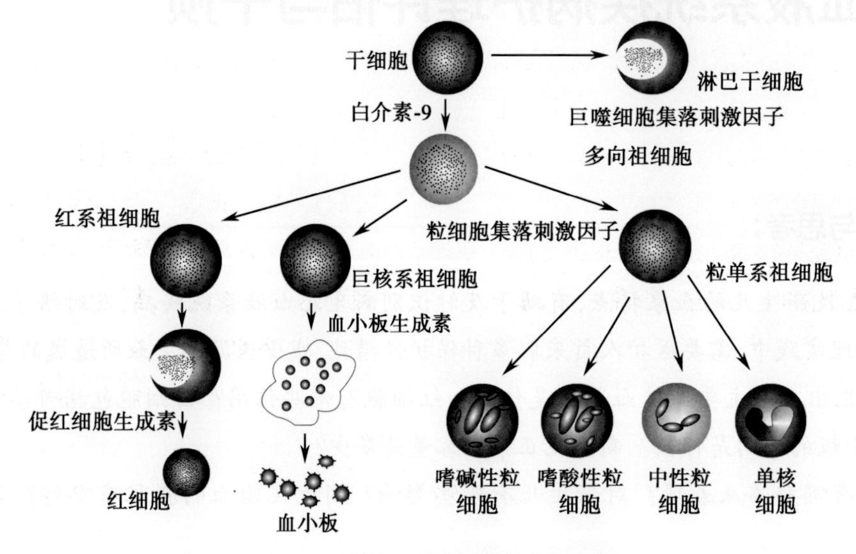

图 20-1-1 造血系统的起源及发生发展

二、血细胞的类型及作用

(一) 红细胞

1. 概述 红细胞(erythrocytes/red blood cell, RBC)来源于造血干细胞,其生成受激素及促红细胞生成素的影响,主要成分为血红蛋白。出生后红细胞总数正常值为 5.5×10^{12}/L。

(1) 促红细胞生成素(erythropoietin, EPO): 出生后主要由肾脏产生,作用是促进红系祖细胞分裂分化为成熟红细胞,增加血液循环中红细胞数量,维持体内红细胞的动态平衡。当红细胞数量减少,贫血以及组织发生低氧血症时,EPO 增加以促进红细胞的生成;当新生儿有唐氏综合征、宫内发育迟缓、母亲糖尿病以及妊娠高血压时,EPO 可升高,但血容量过多时 EPO 降低。

(2) 血红蛋白(hemoglobin, Hb): 是红细胞中含铁的主要组成部分。

1) 血红蛋白的合成: 从胚胎 14 天开始合成。出生时 RBC 含 70%~90% 胎儿血红蛋白(fetal hemoglobin, HbF),正常情况下出生后很快从胎儿血红蛋白过渡到成人血红蛋白(adult hemoglobin, HbA)。但各种原因导致的母亲低氧血症、胎儿生长受限及糖尿病母亲婴儿会影响 HbF 过渡到 HbA。

2) 血红蛋白的正常值: 取决于胎龄、出生时胎盘的血容量(脐带结扎时间及出生时脐带结扎前新生儿的体位)以及血液标本采集的部位。其中毛细血管中的 Hb 高于静脉血,因静脉外周血管收缩以及血液瘀滞所致。出生时新生儿 Hb 值较高,1 周后降至与脐带血相似。分娩时随着动脉血 PaO_2 的升高,HbA 升高,EPO 降低,Hb 也逐渐降低。出生时脐血平均 Hb 值约为 170g/L,正常波动范围为 140~200g/L。

3) 血红蛋白的主要作用: 是通过血液循环从肺部携带氧气灌注到全身组织细胞,排出二氧化碳,缓冲酸 - 碱平衡。

(3) 血细胞比容或红细胞压积(hematocrit, Hct): 是指红细胞在血液中所占据的体积比例,通常以百分比表示。出生时立即升高,1 周后降至脐带血水平。正常值取决于胎龄、出生时胎盘的血容量(脐带结扎时间及出生时脐带结扎前新生儿的体位)以及血液标本采集的部位。毛细血管中的血细胞比容高于静脉血,也是因为静脉外周血管收缩以及血液瘀滞所致。血细胞比容正常值平均为55%(0.55),正常波动范围在43%~63%(0.43~0.63)。当Hct<20%提示有贫血,>70%提示有红细胞增多症的风险。

(4)网织红细胞(reticulocyte,Rct):是刚从骨髓释放入血液循环的红细胞,是反映骨髓红系造血功能以及判断贫血和相关疾病疗效的重要指标。出生时正常新生儿脐血Rct计数平均为0.04~0.05,早产儿高于足月儿,出生后网织红细胞计数有波动。如果持续Rct增多则表示骨髓红系增生旺盛,常见于溶血性贫血、急性失血、缺铁性贫血等,持续Rct减少表示骨髓造血功能减低,常见于再生障碍性贫血等。

2. 红细胞的功能 ①通过氧合血红蛋白进行氧气运输;②通过碳氧血红蛋白排出二氧化碳;③通过碳酸酐酶让二氧化碳与水发生反应形成碳酸,碳酸分解形成碳酸氢根离子,通过与血红蛋白绑定形成酸性血红蛋白缓冲酸碱平衡作用。

3. 红细胞计数

(1)是指循环血液中每立方毫米血液的成熟红细胞数量,代表红细胞生产与破坏或丢失的一种动态平衡状态。

(2)红细胞的寿命:成人100~120天,足月儿80~100天,早产儿为60~80天,这是由于新生儿红细胞膜的变形能力差,容易受不良因素刺激发生破裂导致的。

(3)有核红细胞:是指循环血液中的不成熟红细胞,也是网织红细胞的前身,与胎龄成反比,出生后第1周快速下降。有核红细胞增高提示可能存在免疫性溶血、急性失血、低氧血症、先天性心脏病以及感染等。

(二)白细胞

1. 概述 成熟白细胞(white blood cell,WBC)的前体主要存在于骨髓及淋巴组织中,在骨髓造血期开始明显增加。白细胞的主要功能是作为免疫系统的重要部分,当机体有外来异种蛋白时,白细胞会从血液循环系统中进入血管外组织进行攻击。白细胞计数与胎龄成正比,出生时白细胞总数为15×10^9/L,之后有波动,至1周时平均为12×10^9/L,婴儿期维持在10×10^9/L。早产儿比足月儿低30%~50%。

2. 组成成分 包括粒细胞、淋巴细胞及单核细胞。

(1)粒细胞:由中性粒细胞、嗜酸粒细胞、嗜碱粒细胞组成。

1)中性粒细胞:出生时中性粒细胞约占65%,之后中性粒细胞下降,至生后4~6天时与淋巴细胞各占50%,至1岁逐渐下降至约占35%。中性粒细胞的主要功能是作为吞噬细胞摄取及破坏微小颗粒,如细菌、原生动物、衰老的白细胞及细胞碎片、抗原抗体复合物以及被活化的凝血因子等,出现应激性压力增加时中性粒细胞生成、释放增加,血液中会出现不成熟的形式。出生时中性粒细胞增加,生后1周下降,比例与淋巴细胞相当。中性粒细胞减少是发生新生儿败血症的高危因素,反之新生儿败血症也会导致中性粒细胞的减少。

2)嗜酸粒细胞:占白细胞总数的1%~3%。与中性粒细胞功能相似但比中性粒细胞的作用弱,在血管外可存活较长时间,对过敏及过敏反应起到非常重要的作用。

3)嗜碱粒细胞:占白细胞总数的0.5%~1%。在过敏及炎症反应中起重要作用。

(2)淋巴细胞:淋巴细胞由淋巴结产生,从胚胎11周开始生成。包括T淋巴细胞、B淋巴细胞及自然杀伤(natural killer,NK)细胞。初生时淋巴细胞约占30%,之后逐渐上升至50%~65%。

1)T淋巴细胞:来源于胸腺。T淋巴细胞负责破坏外来异物,产生自身免疫性疾病及器官移植排斥反应。在移植物抗宿主反应中起重要作用,延缓超敏反应。包括调节免疫反应,识别外源性抗原肽、激活巨噬细胞及辅助B细胞产生抗体,滤过和净化病原微生物,以及杀伤抗原,识别内源性抗原肽,介导针对病毒感染和肿瘤细胞的细胞毒性作用。新生儿淋巴结发育不全,缺乏吞噬细菌的过滤作用,不能将感染局限在局部淋巴结内,一旦有感染发生就容易播散。

2）B 淋巴细胞：来源于骨髓，主要是生产及分泌免疫球蛋白及抗体，B 淋巴细胞通过与抗原及 T 细胞之间的相互作用激活。新生儿 B 细胞表面的 CD40 分子与 T 细胞表面的 CD40 配体结合是 B 淋巴细胞活化和免疫球蛋白类别转换的必要条件。活化的 T 细胞上的 CD40 配体的表达与年龄相关，新生儿 T 细胞上的 CD40 配体表达减少，免疫球蛋白类别转换能力受限，因而胎儿和新生儿体液免疫应答主要以 IgM 为主。成熟后作为记忆细胞识别同一外来物的感染，生产更多的抗体，对预防病毒入侵起重要作用。

3）NK 细胞：是天然免疫系统的重要组成部分，主要分布在脾脏、肝脏及肺内，占外周血淋巴细胞的 10%~15%。新生儿 NK 细胞溶解被疱疹病毒和巨细胞病毒感染的宿主细胞的能力仅为成人的 15%~65%，但溶解人类免疫缺陷病毒（HIV）感染的靶细胞的能力与成人相当。

（3）单核细胞：是循环系统中的不成熟吞噬细胞，被改造成组织中的巨噬细胞，如肺泡巨噬细胞、肝脏中的库普弗细胞（Kupffer cell），负责清除循环系统中的老的陈旧红细胞、细胞碎片、被调理素细胞吞噬的细菌、抗原抗体复合物以及被激活的凝血因子。主要用于对病原体的识别及攻击。

（三）血小板

1. 概述 血小板（platelets，PLT）来源于骨髓的巨核细胞，非常小，没有细胞核、呈盘状，是作用于止血、凝血及血栓形成的一种物质。通过破坏血管内皮细胞形成血小板血栓，启动止血。血小板被释放入血液循环系统中，存活 7~10 天被脾脏清除。正常情况下，血小板可以自由地在血液中循环，不会在血管壁黏附以及发生血小板聚集现象。

2. 血小板计数 是指循环血中血小板的数量。

（1）正常值：胎龄 30 周时的血小板计数与年长儿和成人相似，因此，无论是足月儿还是早产儿，当血小板计数 $<150\times10^9/L$ 即为血小板减少。临床根据 PLT 计数将血小板减少分为 3 度：轻度，PLT（100~149）$\times10^9/L$；中度，PLT（50~99）$\times10^9/L$；重度，PLT $<50\times10^9/L$。

（2）新生儿血小板在出生几天内活力不足，这种保护性机制可以预防血栓的形成，但却增加了凝血障碍及出血的风险。

（3）早期血小板减少提示可能有免疫性血小板减少症、先天性感染及窒息，晚期新生儿血小板减少提示可能有新生儿晚发型败血症、NEC 及 DIC。

（四）血容量

血容量是测定的每公斤体重的血液毫升数，受围产期各种因素的影响，如脐带处理、采血时间及宫内窒息的影响。足月儿血容量为 50~100ml/kg（平均为 85ml/kg），早产儿血容量为 89~105ml/kg。新生儿生后 1 个月内血容量逐渐变化，1 个月后与成人（77ml/kg）相似，达 73~77ml/kg。

1. 产前因素 ①与胎龄有关；②母 - 胎或胎 - 母输血；③双胎之间的胎 - 胎输血；④前置胎盘及胎盘早剥；⑤脐带打结。

2. 产时因素 与脐带结扎时间、脐带结扎前胎儿与胎盘的体位关系（高或低）、子宫收缩的强度与时间、自主呼吸的启动与肺血管的阻力、脐带受压情况等有关。

3. 产后因素 常见的情况包括医源性失血及各种疾病导致的出血。

（五）新生儿血象与诊疗护理操作的关系

新生儿期的血象及骨髓象与成人不同，随着日龄的增长有所变化，且血象的数据还受临床操作的影响，主要影响因素如下：

1. 脐带结扎时间 胎儿血液循环包含胎盘循环，其血容量大于新生儿。延迟结扎脐带至生后 1 分钟，新生儿可得到 1/2 的胎盘血，延迟结扎脐带的新生儿血容量可增加 61%。若胎儿有宫内窘迫及出生时窒息，出生后需要立刻进行窒息复苏抢救者则应立即结扎脐带。

2. 采集血液标本的时间 出生后数小时，由于不显性失水、摄入不足、排尿和体内液体重新分布等使循环血量减少，红细胞相对增多，Hct 在最初 2 小时升高 10%~20%。

3. 血液标本的采集部位 主要包括静脉血

及毛细血管内的血液。一般静脉血的 Hb 和 Hct 显著低于毛细血管内的值，早产儿更明显，此差异可持续到生后 6~12 周，温暖足跟部改善循环后再采血可缩小此差异。

三、血液凝固与凝血因子

1. 血液凝固定义 当血管受伤时，机体通过生物化学以及生理调节阻止血液在血管内流动从而达到止血的目的，血液的这种从流动的液体状态变成不能流动的胶冻状凝块的过程，就称为血液凝固，简称凝血，是止血功能的重要组成部分。

2. 血液凝固机制 凝血过程是一系列凝血因子相继被酶解激活的过程，最终生成凝血酶，形成纤维蛋白凝块。机体正常的止凝血主要依赖于完整的血管壁结构和功能，有效的血小板质量和数量，正常的血浆凝血因子活性。止血会经历三个阶段：①血管收缩期（毛细血管和小血管收缩）：组织损伤后，局部血管收缩，有利于缩小伤口，减慢血流；②细胞期（白色血栓形成）：受伤的内皮细胞刺激血小板聚集形成血小板栓子；③血浆期（红色血栓形成）：即血浆凝固、纤维蛋白与红细胞、白细胞、血小板一起形成红色血栓，血浆中的凝血因子逐级被激活，在白色血栓基础上使血液凝固进一步形成红色血栓，达到机械性堵塞加固止血的作用。

3. 新生儿凝血机制不足的原因 ①血小板功能暂时不足；②凝血因子Ⅱ、Ⅶ、Ⅸ、Ⅹ、Ⅺ和Ⅻ不足，在新生儿出生最初几周，这些凝血因子只有成人水平的 50%；③负责形成凝血因子的肝酶不成熟；④依赖凝血因子Ⅱ、Ⅶ、Ⅸ、Ⅹ合成的维生素 K 不足；⑤血液的浓缩与胎龄有关。

4. 血液凝固过程 整个凝血过程需要血细胞及血浆成分参与，整个凝血过程分为 3 个阶段。详见图 20-1-2。

（1）第一阶段：又称凝血酶原酶形成阶段，根据组织因子是否参加分为内源性凝血和外源性凝血两个途径。

（2）第二阶段：为凝血酶形成阶段。血浆中凝血酶原在凝血活酶和 Ca^{2+} 的作用下转变为凝血酶。

（3）第三阶段：为纤维蛋白形成阶段。

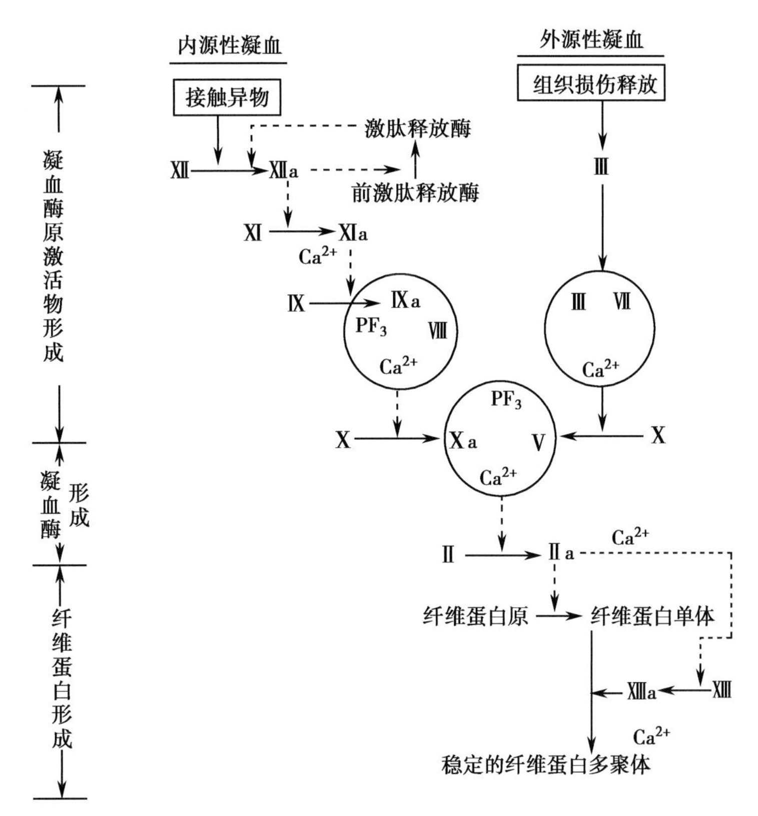

图 20-1-2 凝血过程

5. 抗凝作用 当出现纤维蛋白凝块时，由肝脏合成的无活性纤维蛋白溶酶原被转化成有活性的纤维蛋白溶酶，进而开始溶解纤维蛋白，并释放出纤维蛋白降解产物进入血液循环。纤维蛋白降解产物通过干扰血块形成以及血小板、凝血酶及纤维蛋白原的功能而产生抗凝作用。

6. 实验室评估

（1）血小板计数：$>150\times10^9$/L。

（2）凝血酶原时间（prothrombin time，PT）：用于评估外在的部分凝血反应过程。PT 延长反映了维生素 K 依赖因子Ⅱ、Ⅶ、Ⅸ、Ⅹ降低，正常凝血酶原时间为 12~23.5 秒。

（3）部分凝血活酶时间（partial thromboplastin time，PTT）：用于评估内源性凝血系统的凝固过程。PTT 延长反映了维生素 K 依赖因子以及接触因子Ⅺ、Ⅻ降低，正常值 44.3（35~52）秒。

（4）纤维蛋白原的水平：用于评估蛋白质底物的循环水平，可以导致新生儿纤维蛋白原的假性增高。

四、血液系统与相关疾病

1. 血液系统 是负责制造、生产和维持血液细胞的器官，出血、溶血导致的红细胞破坏或红细胞生成障碍会引起贫血、血红蛋白降低以及血细胞比容降低。血细胞正常值与胎龄及出生后日龄有关。循环系统中的 RBC 过多可导致红细胞增多症。

2. 血液凝固作用 凝血因子及血小板生成障碍、消耗增加、血小板功能受到干扰是新生儿血小板减少症的原因。

3. 免疫系统的宿主防御 白细胞生成降低、中性粒细胞消耗增加、药物以及先天因素导致循环系统中的中性粒细胞降低，或中性粒细胞作为靶器官受到细菌、真菌、原生动物、病毒、肿瘤细胞的攻击，会导致宿主防御功能降低。中性粒细胞降低提示机体对感染没有足够的免疫力。

要点荟萃

1. 胎儿期造血 从胚胎卵黄囊内开始直至肝脏及骨髓造血。胎儿造血分为：①中胚层造血期：主要特点是造血干细胞向红细胞系方向分化；②肝脾造血期：胚胎 12 周可检出脾脏及胸腺造血，之后淋巴结中也有血细胞生成；③骨髓造血期：胚胎 3~4 个月时骨髓开始造血，到第 6 个月时骨髓成为主要造血器官直至出生后，并维持终生。出生前后骨髓是主要造血器官，但各种原因如感染导致骨髓衰竭时，机体会发生代偿性骨髓外造血。

2. 红细胞 来源于造血干细胞，生成受激素及 EPO 的影响，主要成分为血红蛋白，主要功能为进行氧气运输、排出二氧化碳、缓冲酸 - 碱平衡。

3. 白细胞 主要功能是作为免疫系统的重要部分，白细胞计数与胎龄成正比。包括粒细胞、淋巴细胞及单核细胞，中性粒细胞减少是发生新生儿败血症的高危因素，而新生儿败血症也会导致中性粒细胞的减少。

4. 血小板 来源于骨髓的巨核细胞，是用于止血、凝血及血栓形成的一种物质。新生儿血小板计数 $<150\times10^9$/L 即为血小板减少，早期血小板减少提示可能有免疫性血小板减少症、先天性感染、窒息等，晚期新生儿血小板减少提示新生儿晚发型败血症、NEC、DIC 等。

5. 足月儿血容量为 50~100ml/kg（平均 85ml/kg），早产儿为 89~105ml/kg。受围产期各种因素的影响，如脐带处理、采血时间及宫内窒息的影响。新生儿期血象及骨髓象主要影响因素为出生时脐带结扎时间、采集血液标本的时间、血液标本的采集部位等。

（胡 勇 杨 茹）

第二节　新生儿贫血的护理评估与干预

贫血以红细胞量的超常降低为特征，临床以血红蛋白（Hb）浓度超常降低的程度来判断贫血的轻重。新生儿数周内红细胞的正常值变化大于一生中任何其他时期，因此，诊断贫血需考虑不同胎龄和出生后的日龄。新生儿贫血有生理性贫血及病理性贫血之分。

一、护理评估

1. 概述　健康足月新生儿出生时脐血 Hb 值正常范围为 140~200g/L，平均约为 170g/L。出生后因血浆容量相对减少及胎盘红细胞输血等因素，使 Hb 浓度上升，生后数小时若 Hb 浓度无上升则是出血性贫血的早期症状。足月儿生后第 7 天的 Hb 及 Hct 与出生时一致。贫血是指 Hb 浓度降低和 / 或 RBC 的数量减少导致的血液携带氧气的能力降低，组织获得的氧气减少。

诊断标准：①足月儿：出生后第 1 周 Hb<140g/L；出生后 2 周静脉血 Hb ≤130g/L，毛细血管血 Hb ≤145g/L，或红细胞数<4.6×10^9/L，Hct<0.43；2 周 ~1 个月 Hb<120g/L 即可诊断为贫血；②早产儿：出生后 2 周内末梢血 Hb ≤ 145g/L，2 周 ~1 个月末梢血 Hb ≤ 110g/L 可诊断为贫血。

2. 生理性贫血

（1）足月儿：足月儿出生后 6~12 周 Hb 下降至 95~110g/L。

贫血原因：①胎儿宫内血氧饱和度为 50%，相对缺氧的环境使 EPO 和红细胞生成增加，出生后随血氧饱和度增加，EPO 下降，Hb 浓度及骨髓产生红细胞活力下降；②新生儿红细胞寿命短；③体重增加时，血容量扩充使红细胞稀释。

（2）早产儿：①出生体重 1 200~2 500g：生后 5~10 周 Hb 下降到 80~100g/L；②出生体重<1 200g：生后 4~8 周 Hb 下降到 65~90g/L。早产儿 Hb 下降的速度与胎龄成反比，由多种原因共同导致：①循环血容量不足及血红蛋白铁降低；②出生后随着血氧含量的增高导致红细胞生成暂时不活跃，EPO 减少；③红细胞寿命更短；④由于体重增加较快导致血容量增加，降低了 Hb 的浓度导致稀释性贫血。尽管早产儿的 Hb 下降快速，但组织的氧合在正常曲线内。

3. 病因分类　出生时的贫血有三种原因，包括出血导致的血液丢失、红细胞破坏增加及红细胞生成不足。

（1）血液丢失：失血性贫血占新生儿严重贫血的 5%~10%。

1）出生前失血：宫内胎 - 母输血、双胎间的胎 - 胎输血、胎儿 - 胎盘输血及胎盘出血等。

2）出生时失血：包括胎儿母体失血，见于 30%~50% 的妊娠；新生儿产伤，如颅内出血、头颅血肿、肝脾破裂等。

3）新生儿失血：主要见于先天性凝血因子缺陷病、DIC、维生素 K 缺乏、血小板减少症以及医源性失血（由采血过多所致）。医源性失血主要发生于危重新生儿诊疗需要频繁采集血液标本而诱发的贫血，在生后 24~48 小时采血量超过新生儿血容量的 20% 会产生贫血。

（2）红细胞破坏增加

1）免疫性溶血：如 Rh 血型不合溶血病、ABO 血型不合溶血病、药物性溶血以及母亲自身免疫性溶血。

2）先天及后天感染：如 TORCH 感染、获得性细菌性败血症，细菌毒素使红细胞破坏过多。

3）红细胞酶缺陷：G-6-PD 缺陷、丙酮酸激酶缺陷等。

4）血红蛋白病：如地中海贫血。

5）维生素 E 缺乏。

6）红细胞膜病：如遗传性球形红细胞增多症。

（3）红细胞生成障碍：纯红细胞再生障碍，先天及后天病毒感染（如风疹病毒、巨细胞病毒等），先天性白血病，营养缺陷性疾病等。

4. 临床表现 贫血的临床表现与病因、失血量及失血速度密切相关。最常见症状为皮肤黏膜苍白，需与新生儿窒息的苍白相鉴别，见表20-2-1。新生儿贫血因失血速度、失血量、失血的部位及贫血出现的时间的不同，会合并不同的临床表现。

表 20-2-1 新生儿贫血与新生儿窒息鉴别

	新生儿贫血	新生儿窒息
生命体征	心率快、气促、低血压或休克	心率下降、呼吸减慢
肋间凹陷	无	有三凹征
皮肤颜色	苍白，无青紫	苍白、青紫
给氧及辅助通气后	症状无改善	症状明显改善

（1）贫血致低氧血症的表现：喂养困难、体重不增、呼吸困难、呼吸急促、心动过速、自主活动减弱、皮肤苍白等。

（2）与失血量及失血速度相关的表现

1）急性失血性贫血：急性大量失血可导致低血容量性休克，表现为面色苍白，SpO_2 下降，呼吸急促、表浅及不规则、呻吟，心动过速、脉搏细弱或消失、血压下降，肝脾无肿大。Hb 浓度出生时正常，后随着血液的稀释快速下降，红细胞形态为正细胞正色素性。

2）慢性失血性贫血：出生前反复出血者贫血发生慢，临床表现可能比较隐匿，常表现为皮肤苍白，无呼吸窘迫，肝脾大，偶有充血性心力衰竭，血压正常或偏高，Hb 浓度出生时即低。红细胞形态为小细胞低色素性，大小不一。

（3）溶血性贫血：新生儿溶血病患儿的黄疸表现先于贫血出现，48 小时内出现苍白，伴肝脾大甚至胎儿水肿，详见第十五章第三节。

（4）与失血部位相关的其他症状：颅内出血常伴有神经系统症状，肝破裂出血产生移动性浊音，腹膜后出血可有腹膜包块等。

5. 评估要点

（1）病史评估：病因不明时应从病史开始评估，包括家族史、母亲病史、产科病史、贫血出现的时间、采血量等。

（2）实验室检查：血红蛋白降低，网织红细胞计数增加。

1）红细胞计数、Hb、Hct 及红细胞平均值测定：确定有无贫血、贫血性质及程度。

2）网织红细胞计数：增加，说明是出血或溶血所致的贫血；减少，则考虑为先天性再生不良性贫血。

3）周围血涂片：可发现红细胞形态异常，如球形、椭圆形等。

二、治疗措施

应确定病因然后再选择治疗措施，并根据贫血程度及临床表现决定是否需要输血或其他治疗措施。

1. 急性失血 对于急性失血导致的低血容量给予输血治疗，输全血或浓缩红细胞，如果不能及时得到血源，可使用生理盐水替代补充血容量，剂量为 10~20ml/kg。

2. 慢性贫血 临床处理根据个体组织的氧合状况进行，无窘迫现象者无需立即处理，也不需要输血，补充铁剂即可。

3. 红细胞产生减少性贫血 原发病治疗。

4. 溶血性贫血 交换输血，详见第十五章第三节。

5. 铁剂治疗 大量失血者，无论是急性还是慢性失血，均需补充铁剂，至少 3 个月，以补充存储铁量。

6. 合并症治疗 贫血患儿若出现心力衰竭，可在输血前使用呋塞米利尿。

三、护理干预

1. 贫血的预防

(1) 延迟结扎脐带：延迟结扎脐带可提高新生儿的血容量，尤其对早产儿的意义较大，可使循环系统更平稳，且可能降低颅内出血发病率。

(2) EPO：EPO 的应用可降低早产儿尤其极早产儿输血风险及输血次数，早期与晚期应用效果并无差别。推荐使用剂量为 750IU/(kg·周)，分 3 次皮下注射，疗程 6 周。

(3) 补充铁剂：胎儿铁储存与体质量增加成正比，出生 2 周内开始补充铁剂对新生儿，尤其早产儿贫血具有一定预防作用。

(4) 减少医源性失血：应用微量法进行血标本检验，合理评估诊疗程序，对减少医源性贫血具有重要意义。

2. 一般护理

(1) 改善病室环境，如声音、光线等，为患儿提供安静舒适的环境。

(2) 所有操作集中进行，减少对患儿的刺激。

(3) 哭闹患儿及时安抚。

(4) 禁止沐浴，为使患儿的能量消耗降至最低，每天给予床旁擦浴，避免搬动患儿。

(5) 做好基础护理，严格执行手卫生规范，预防感染发生，以免加重病情。

3. 口服药护理

(1) 铁剂：补充铁剂可增加 Hb 浓度和铁储存量。口服铁剂注意事项：①补铁的同时可加用维生素 C，以利于铁的吸收；②新生儿宜在两餐之间口服铁剂，以免奶制品影响铁剂吸收；③必要时通过胃管给予铁剂，以确保足够的铁剂摄入；④服用后大便变黑或呈柏油样，停药后可恢复；⑤注意观察疗效，服用铁剂 12~24 小时后，贫血即可缓解，进食量增加；Hb 计数于 1~2 周后逐渐上升，3~4 周后达到正常，若无效者应积极寻找原因。

(2) 维生素 E：是一种抗氧化剂，对维持红细胞膜的完整性很重要。服用维生素 E 与铁剂应间隔 2 小时，以免在肠道内被氧化失去活性。

4. 输血安全管理 详见第三章。

5. 支持性护理

(1) 维持体温的稳定：失血性贫血患儿体温偏低或下降，应合理保暖，维持体温在 36.5~37.5℃。

(2) 配合医生完成常规的实验室检查，动态监测患儿 Hb 的指标变化。

(3) 对于溶血性贫血患儿，遵医嘱使用静注人免疫球蛋白、白蛋白等支持治疗。

6. 病情观察及并发症观察

(1) 病情观察：严密观察患儿的生命体征、精神反应、皮肤颜色、进食情况、24 小时出入量等，床旁备好急救物品，发现病情变化及时处理。

(2) 并发症观察：严重贫血者可致呼吸暂停、生长障碍、营养不良、机体抵抗力减低导致的各种感染等，护理上应加强监护，合理用氧，呼吸暂停者及时处理；住院时间长者应重点加强消毒隔离，做好手卫生，减少感染发生率。

7. 健康教育

(1) 向患儿家长讲解贫血发生的原因，缓解其焦虑情绪。

(2) 告知家长新生儿贫血的产前高危因素，指导母亲若再次怀孕时，需做好产前检查。

(3) 住院期间，鼓励家长参与患儿的生活护理。

(4) 提倡母乳喂养，贫血患儿因病情原因吸吮力较弱，指导家长耐心喂养，观察进食情况及耐受程度。

(5) 教会家长识别贫血的特征性表现，若出现精神差、嗜睡、面色苍白、吸吮无力、呼吸急促、心率增快等表现时，应立即就医。

(6) 教会家属正确喂养铁剂、补充维生素等。

要点荟萃

1. 新生儿贫血

(1) 足月儿：出生后第 1 周 Hb<140g/L；出生后 2 周静脉血 Hb ≤130g/L，毛细血管血 Hb ≤145g/L，或红细胞数<4.6×10^9/L，

Hct<0.43；2 周~1 个月 Hb<120g/L 即可诊断为贫血。

(2)早产儿：出生后2周内末梢血 Hb≤145g/L，2 周~1 个月末梢血 Hb≤110g/L 可诊断为贫血。

(3)出生时的贫血包括出血导致的血液丢失、红细胞破坏增加、红细胞生成不足，新生儿贫血时实验室检查表现为血红蛋白降低，网织红细胞计数增加。

2. 贫血的临床表现 与病因、失血量及失血速度密切相关。

(1)贫血致低氧血症的表现：喂养困难、体重不增、呼吸困难、皮肤苍白等。

(2)与失血量及失血速度相关的表现：①急性失血性贫血：急性大量失血可导致低血容量性休克；②慢性失血性贫血：较隐匿，常表现为皮肤苍白、肝大、充血性心力衰竭、血压正常或偏高、Hb 浓度降低等。

(3)溶血性贫血：黄疸表现先于贫血出现。

(4)与失血部位相关的其他症状：如颅内出血常伴有神经系统症状等。

3. 贫血的治疗 应确定病因然后再选择治疗措施，并根据贫血程度及临床表现决定是否需要输血或其他治疗措施。

4. 贫血的护理 主要包括贫血的预防(延迟结扎脐带、EPO 应用、补充铁剂、减少医源性失血)，一般护理，口服药护理，输血安全管理，支持性护理，病情观察及并发症观察，健康教育等。

(李 霞 廖 宇)

第三节 新生儿维生素 K 缺乏性出血症的护理评估与干预

新生儿维生素 K 缺乏性出血症(vitamin K deficiency bleeding，VKDB)以往又称为新生儿出血病(haemorrhagic disease of newborn，HDN)、新生儿低凝血酶原血症等，是由于维生素 K(vitamin K，VitK)缺乏，体内 VitK 依赖的凝血因子Ⅱ、Ⅶ、Ⅸ、Ⅹ的凝血活性低下导致的出血性疾病。出血可发生在任何部位，其中消化道出血最常见，颅内出血最严重。及时补充 VitK 是防治 VKDB 的根本措施。

一、护理评估

1. 病因 是一种原发性 VitK 缺乏症。

(1)母体内 VitK 难以通过胎盘进入胎儿体内。

(2)胎儿肝酶系统不成熟，本身合成 VitK 功能差，出生时新生儿肝内 VitK 的储存量少，血 VitK 水平较低。

(3)母乳中 VitK 含量(15μg/L)明显低于牛乳(60μg/L)，且母乳喂养儿肠道中的细菌主要是双歧杆菌，合成 VitK 的能力极差，因此母乳喂养儿发生 VKDB 的机会明显高于牛乳喂养儿。

(4)新生儿出生时肠道内无细菌，随着喂养开始正常菌群才逐渐定植，而肠道合成 VitK 有赖于正常菌群的建立。慢性腹泻者因干扰正常菌群的建立使 VitK 合成减少，腹泻还导致 VitK 吸收减少。

(5)存在肝胆疾病(如胆汁淤积症、先天性胆道闭锁等)时，因胆汁分泌减少或肝细胞受损，可影响肠黏膜对 VitK 的吸收或合成。

(6)母亲产前使用某些药物(如抗惊厥药、抗结核药等)，会加速 VitK 的降解氧化或阻断维生素循环而使 VitK 缺乏。

2. 临床表现及分型 VKDB 的特征为皮肤瘀斑，黏膜表面、消化道、脐或包皮环切术部位出血和 / 或颅内出血等。

(1) 早发型：出生后 24 小时内出现出血症状，可见于早产儿及低出生体重儿。此型较罕见，多与母亲在妊娠期摄入了某些影响 VitK 代谢的药物有关，如抗惊厥药物(苯巴比妥、苯妥英钠)、抗结核药物(利福平)，或使用了 VitK 的拮抗剂，如抗凝药物——华法林。出血程度轻重不一，可表现为轻微的皮肤出血、脐带残端渗血、头颅血肿，也可表现为大量胃肠道出血、颅内出血、胸腹腔出血等。这种出血对出生后的新生儿注射 VitK 无效，在分娩前给予母亲注射 VitK 可以预防。

(2) 经典型：发生在出生后 2~7 天(早产儿可延迟至 2 周)，较常见。一般为少量及中等量出血，出血部位多见于胃肠道(呕血或便血)、脐部残端、皮肤受压处及穿刺处等，也可见于鼻出血、肺出血、尿血等，多为自限性，很大程度上可通过出生时给予 VitK 来预防，预后良好。本型的发生与单纯母乳喂养、肠道菌群紊乱及肝脏发育不完善导致的 VitK 合成不足有关。

(3) 晚发型(迟发型)：指发生在出生 8 天后的 VitK 缺乏性出血，较常见，多见于出生后 2 周 ~2 个月。此型较隐蔽，出血前常无任何先兆，多以突发性颅内出血为首发表现，死亡率及致残率高。主要发生于出生时没有给予 VitK 治疗，或仅给予 VitK 口服(推荐给药途径为肌内注射)、长期母乳喂养或长期腹泻，以及肝胆疾病导致的 VitK 丢失过多以及吸收障碍者。颅内出血发生率高达 65% 以上，临床出现惊厥和急性颅内压增高表现；颅内出血可单独出现，也可与广泛皮肤、注射部位、胃肠和黏膜下出血等同时存在。

3. 实验室检查

(1) 凝血功能：凝血酶原时间(PT)及活化部分凝血活酶时间(APTT)延长，VitK 依赖凝血因子(Ⅱ、Ⅶ、Ⅸ、Ⅹ)水平低，但凝血酶时间(TT)正常。

(2) 维生素 K 缺乏诱导蛋白 - Ⅱ(proteins induced by vitamin K absence or antagonists-Ⅱ, PIVKA-Ⅱ)测定：≥2μg/L 提示 VitK 缺乏，是反映患儿机体 VitK 缺乏状况和评估 VitK 疗效准确而敏感的生化指标。

(3) 血清 VitK 测定：可直接反映人体 VitK 的营养状态。

4. 诊断标准 临床主要根据病史特点、临床表现、实验室检查和 Vit 治疗效果等进行诊断，PIVKA- Ⅱ测定为 VKDB 诊断的金标准。

二、治疗措施

1. 新生儿有出血或神经系统症状及 PT 延长，或出生时未接受 VitK 预防治疗的婴儿，被推定诊断为 VKDB 时，立即肌内注射 $VitK_1$ 可以改善出血症状。

2. 严重出血者，除 VitK 以外，还可给予新鲜冰冻血浆或凝血酶原复合浓缩物。

3. 有消化道出血者需禁食，给予肠外营养支持。

4. 止血后再对有贫血患儿进行纠正。

三、护理干预

1. 预防措施

(1) 对于母亲在妊娠期有使用影响 VitK 代谢的药物者，应在产前给予孕母 VitK，方法包括 VitK 10mg 肌内注射 3~5 天或妊娠后 3 个月每日口服 VitK 5mg。

(2) 新生儿出生后常规肌内注射 $VitK_1$ 0.5~1mg。

2. 严密观察出血症状及处理

(1) 消化系统症状：若患儿出现烦躁、哭闹、恶心、腹胀等呕吐先兆，应尽快留置胃管，从胃管内抽出咖啡色液体则提示可能有消化道出血，应立即给予禁食，及时做大便隐血试验。

(2) 休克症状：若患儿出现面色苍白、呼吸急促、心率加快、血压下降等失血性休克的表现，应立即通知医生并配合抢救。

(3)神经系统症状：若患儿出现激惹、尖叫、前囟饱满等表现时则提示可能合并颅内出血，遵医嘱给予止血、镇静、降颅内压等治疗，严密观察有无双眼凝视、抽搐等神经系统症状。保持患儿安静，避免头皮静脉穿刺，严格控制输液速度；减少头部活动，保持气道通畅，各项治疗护理有计划地集中进行等。

(4)呼吸系统症状：若患儿突然出现反应差、面色发绀、呼吸困难、三凹征阳性、血氧饱和度波动明显、经气道内吸出血性液体等表现，提示可能发生了肺出血，应立即配合医生行气管插管、持续正压通气/高频呼吸机辅助通气、气道内使用止血药物等。

3. 加强基础护理 如保暖，加强口腔、脐部、臀部护理等；严格遵守消毒隔离规范，加强手卫生，防止交叉感染，严格无菌操作，必要时实行保护性隔离等。

4. 集中操作，减少出血

(1)各项护理操作需集中进行，动作轻柔，减少刺激。

(2)减少不必要的穿刺，尽量避免肌内注射、深部组织穿刺，静脉穿刺及采血后应延长按压时间。

(3)使患儿保持安静，烦躁哭闹患儿应尽量安抚，如非营养性吸吮或口服蔗糖水，以减少耗能。

(4)严密观察生命体征，及早发现出血倾向，及时处理。

5. 健康教育

(1)向患儿家长讲解VKDB发生的原因，缓解其焦虑情绪。

(2)选择宽松的棉质衣物，减少对患儿皮肤的刺激。

(3)避免哭闹，预防皮肤抓伤。

(4)加强日常生活护理，避免碰伤、跌落等意外的发生，一旦出血要及时处理。

(5)教会家长病情观察要点，包括精神状态、皮肤颜色、生命体征、出血部位、出血程度等，如有异常及时就医。

(6)出院后应定期随访，家中人员应加强洗手，避免交叉感染。

要点荟萃

1. 新生儿维生素K缺乏性出血症(VKDB) 以往又称为新生儿出血病(HDN)、新生儿低凝血酶原血症等，是由于VitK缺乏，体内VitK依赖的凝血因子Ⅱ、Ⅶ、Ⅸ、Ⅹ的凝血活性低下导致的出血性疾病。出血可发生在任何部位，其中消化道出血最常见，颅内出血最严重。特征为皮肤瘀斑，黏膜表面、消化道、脐或包皮环切术部位出血和/或颅内出血等，及时补充VitK是防治VKDB的根本措施。

2. VKDB分型 ①早发型：出生后24小时内出现出血症状，较罕见，多与母亲在妊娠期摄入了某些影响VitK代谢的药物有关；②经典型：出生后2~7天(早产儿可延迟至2周)发生，较常见，与单纯母乳喂养、肠道菌群紊乱及肝脏发育不完善导致的VitK合成不足有关；③晚发型：出生8天后的VitK缺乏性出血，较常见，此型较隐蔽，出血前常无任何先兆，多以突发性颅内出血为首发表现，预后较差。

3. 新生儿出血症的防治

(1)预防：①母亲在妊娠期使用了影响VitK代谢的药物者，应在产前给予孕母VitK；②新生儿出生后常规肌内注射$VitK_1$ 0.5~1mg。

(2)治疗：新生儿有出血时，立即肌内注射$VitK_1$可以改善出血症状；严重出血者，还可给予新鲜冰冻血浆或凝血酶原复合浓缩物；消化道出血者需禁食。

(李霞 苏昕)

第四节 新生儿红细胞增多症的护理评估与干预

新生儿红细胞增多症(neonatal polycythemia)为患儿外周静脉血样中Hct或Hb水平高于同胎龄及出生后日龄的正常上限(>2个标准差),足月儿外周静脉血样Hct>65%或Hb>22g/dl时,则考虑为红细胞增多症。高黏滞血症与红细胞增多症并非同一概念,少数红细胞增多症婴儿可检出高黏滞血症,但一些高黏滞血症婴儿没有红细胞增多症。两者伴随存在则称为红细胞增多症-高黏滞度综合征,是由于各种原因导致的血液浓厚度及黏滞度增加,影响全身各器官系统的血流速率,导致全身器官组织因灌注减少而发生缺氧、酸中毒以及营养供应减少的一系列综合征。新生儿红细胞增多症的发病率为1.5%~5%,高黏滞血症的发病率远低于红细胞增多症。

一、护理评估

1. 病因及发病机制 红细胞增多症由多种因素引起,但主要是两种机制:被动机制(红细胞输注)和主动机制(宫内红细胞生成增加)。

(1)延迟结扎脐带:在无其他健康问题的足月儿中,红细胞增多症的最常见原因是延迟结扎脐带,这会导致胎盘输给新生儿的血液增加(红细胞输注)。

(2)被动输血的其他原因:①双胎输血,单绒毛膜双胎中的发生率为10%~15%;②母胎输血,较少见;③急产。

(3)宫内红细胞生成增加:由胎盘功能不全和慢性宫内缺氧引起,可见于以下情况:①小于胎龄儿;②母亲子痫前期或其他高血压/血管性疾病;③妊娠并发慢性低氧血症(由心肺疾病、普萘洛尔等药物、吸烟或高海拔引起);④糖尿病母亲的婴儿;⑤过期产儿;⑥大于胎龄儿,包括贝-维综合征(Beckwith-Wiedemann syndrome)婴儿;⑦其他内分泌异常,如先天性肾上腺皮质增生症、甲减或甲亢;⑧染色体异常,如21-三体、18-三体和13-三体。

2. 临床特征 临床表现主要由高血容量及高黏滞血症引起,红细胞增多症-高黏滞度综合征者,无论是原发性还是继发性血液浓缩都会导致毛细血管灌注减少,组织缺氧,酸中毒,使多个脏器受累导致各器官系统的缺血缺氧性损害。症状为非特异性的,与受累器官有关,严重程度各异。

大多数受累新生儿无症状,有症状新生儿最常见的症状和体征是胃肠道症状(喂养困难或呕吐)以及发绀/呼吸暂停。

(1)无症状(最常见):除多血质表现外,并无相关症状或体征。多血质表现在肤色较深的新生儿中也可能看不出来,而在血常规检查时才偶然发现无症状红细胞增多症。

(2)心肺表现:发绀和心动过速等心肺征象较少见,发生率<15%;呼吸系统症状(包括呼吸过速)的发生率<5%。

(3)胃肠道症状:包括腹部膨隆、呕吐和喂养困难,发生率为15%~20%。

(4)低血糖:发生率为12%~40%,红细胞增多症易引起低血糖,可能与以下因素有关:①过剩的红细胞增加葡萄糖的消耗;②缺氧增加大脑对葡萄糖的消耗;③促红细胞生成素水平增加,导致高胰岛素血症;④肝循环减慢,降低肝葡萄糖的产生。

(5)高胆红素血症:多于33%的红细胞增多症患儿会出现高胆红素血症,因循环中的红细胞破坏增加所致。

(6) 其他表现：哭声异常、嗜睡、颤动、血尿、肾静脉血栓形成、肌张力过低、易激惹、癫痫发作和持续性肺动脉高压等。

3. 诊断要点

(1) 静脉血样 Hct 值>65%，则确诊为红细胞增多症。

(2) 大多数红细胞增多症婴儿的基础病因通过病史采集和体格检查易于发现，如延迟结扎脐带、母亲糖尿病、子痫前期、巨大儿等。

(3) 确诊红细胞增多症的婴儿常并发低血糖和高胆红素血症，应监测血糖和胆红素水平。

二、治疗措施

1. 对症治疗 红细胞增多症者常有低血糖症，应密切监测血糖并及时处理；呼吸窘迫者应吸氧；呕吐和喂养困难者应适当补液和鼻饲喂养；高胆红素血症者应光疗。

2. 纠正脱水导致的血液浓缩 可在 6~8 小时内补液，一般给予 130~150ml/(kg·d)，每 6 小时重新测定一次 Hct。

3. 部分换血疗法 换血前应对静脉 Hct 及患儿症状进行综合评估。

三、护理干预

1. 病情评估及处理

(1) 神经系统：密切观察患儿的神经、意识、反应、肌张力等变化情况，及时发现及处理惊厥。

(2) 呼吸系统：观察患儿有无呼吸窘迫及呼吸暂停发生，及时给予氧疗，根据缺氧程度给予不同的氧疗方式，维持血氧正常；严密监测心率、呼吸及血氧饱和度的变化情况，维持血氧饱和度在 90% 以上，防止低氧损害。

(3) 循环系统：持续监测心率、心律、血氧饱和度、血压的变化，同时严密观察患者四肢皮肤的温度，以评估外周循环；监测有无心力衰竭的发生，并给予及时干预。

(4) 消化系统：监测消化系统症状，给予恰当的肠内营养，观察患儿有无腹胀、呕吐的情况，有无喂养不耐受情况。

(5) 泌尿系统：准确记录 24 小时出入量；每天称体重一次，评估患儿的体重增加情况。

(6) 皮肤黏膜：加强观察，及时发现皮肤黏膜颜色改变，如瘀点、瘀斑，及时通知医师处理；合并黄疸者应注意观察黄疸变化情况。

(7) 其他：监测血糖、体温、胆红素值，维持血糖、体温正常，必要时给予光疗。

2. 加强皮肤护理 红细胞增多症患儿因静脉血容量不足，皮肤组织缺血缺氧，更容易发生皮肤完整性受损、感染等并发症，应加强皮肤护理。可使用水胶体敷料保护骨突出部位；使用襁褓套包裹患儿，防止指、趾端的损伤；经皮血氧饱和度探头每 4 小时更换一次；保持床单位清洁、干燥，及时更换纸尿裤，做好会阴部及肛周护理，防止会阴部及肛周皮肤糜烂；加强脐部护理，避免感染发生。

3. 静脉补液的护理 对红细胞增多症的患儿进行静脉补液，主要是预防和治疗红细胞增多症的常见并发症低血糖。应在出生后 24~48 小时给予静脉补液，至少 100ml/(kg·d)，葡萄糖的输注速度为 6~8mg/(kg·min)，同时应密切监测婴儿。

4. 部分换血治疗护理

(1) 换血目的：是为了减少红细胞量，应避免导致低血容量。

(2) 适应证

1) 无症状者：①周围静脉 Hct 在 65%~70% 者，仅需密切观察；②周围静脉 Hct 在 70%~75% 时，是否换血仍有争议；③周围静脉 Hct>75% 时，多认为即使无症状也应部分换血。

2) 有症状者：①周围静脉 Hct>65% 时，给予部分换血；②周围静脉 Hct 在 60%~65% 时，已确诊为高黏滞血症者，处理存在争议。

(3) 换血方法：生理盐水为首选，任何血管都可以抽血，任何静脉都可以作为输入通道。足月儿血容量 80~90ml/kg，极低出生体重儿 100ml/kg；预期的 Hct 为 55%~60%。换血量通常为 15~20ml/kg，或采用如下公式计算：

$$换血量=\frac{血容量\times(实际Hct-预期Hct)\times体重(kg)}{实际Hct}$$

（4）注意事项：①换血婴儿应处于温暖的环境中，若刚吃完奶则需要抽吸排空胃内容物；②换血过程中应密切监测心率、呼吸、体温及皮肤颜色；③床旁备好抢救设备，换血过程应严格无菌操作；④换血后常规禁食2~4小时，禁食期间应监测血糖和静脉补液，以免发生低血糖；⑤注意有无腹胀、血便、腹泻等症状，以免发生NEC。

要点荟萃

1. 新生儿红细胞增多症 为患儿外周静脉血样中Hct或Hb水平高于同胎龄及出生后日龄的正常上限（>2个标准差），是由于各种原因导致的血液浓厚度及黏滞度增加，影响全身各器官系统的血流速率，导致全身器官组织缺氧、酸中毒以及营养供应减少的一系列综合征。由多种因素引起，主要为被动机制（红细胞输注）和主动机制（宫内红细胞生成增加）。

2. 临床表现 主要由高血容量及高黏滞血症引起，血液浓缩导致毛细血管灌注减少，组织缺氧，酸中毒，使多个脏器受累导致各器官系统的缺血缺氧性损害。症状为非特异性的，与受累器官有关，严重程度各异。大多数无症状，有症状者最常见的症状和体征是胃肠道症状（喂养困难或呕吐）以及发绀/呼吸暂停。

3. 治疗要点 主要包括对症治疗、纠正脱水导致的血液浓缩及部分换血疗法。

4. 护理干预 主要包括病情评估及处理、加强皮肤护理、静脉补液的护理、部分换血治疗护理等。

（李 霞 袁 静）

第五节 新生儿弥散性血管内凝血的护理评估与干预

弥散性血管内凝血（disseminated intravascular coagulation，DIC）是新生儿各种危重疾病导致的一种病理过程，以全身性血管内凝血系统和纤溶系统激活，凝血抑制物消耗以及多器官衰竭为特征的获得性综合征。其特点是大量微血栓形成、继发性广泛出血及重要脏器发生器质性变化。DIC可迅速进展为危及生命的多器官功能衰竭，因此确定基础病因对治疗至关重要。

一、护理评估

1. 病因 新生儿DIC的主要病因包括脓毒症、围产期窒息、呼吸窘迫综合征和坏死性小肠结肠炎。

（1）重症感染：先天性宫内感染、败血症、腹膜炎、单纯疱疹病毒感染、真菌感染、尿路感染及NEC等。

（2）缺氧及酸中毒：出生时重度窒息，各种严重的呼吸系统疾病如胎粪吸入、NRDS，循环系统疾病如青紫型先天性心脏病，以及严重的颅内出血都可导致新生儿发生严重的缺氧及酸中毒，从而损伤血管内皮细胞，激活凝血系统。

（3）严重的新生儿溶血病：如Rh溶血、严重感染导致的大量红细胞破坏溶血等均可触发内源性凝血及血小板黏附。

（4）产科高危因素：羊水栓塞、重度妊娠高血压疾病、胎盘早剥、异常胎盘等导致胎盘组织损伤，激活新生儿外源性凝血系统。胎儿窘迫、酸中毒、缺氧、双胎中有死胎或分娩时有创伤等也会加重 DIC 的发生。

(5) 其他疾病：新生儿寒冷损伤综合征、休克、NEC、血液系统肿瘤以及机械通气等都可诱发新生儿凝血功能紊乱，导致微循环障碍。

2. 高危因素 包括早产、低出生体重和低 Apgar 评分。

3. 发病机制 实质是凝血系统及纤溶系统发生病理性激活。

4. 临床表现及分型 主要表现为出血、微循环障碍及休克、栓塞和溶血，常见出血是皮肤瘀斑、脐带残端及穿刺点渗血、消化道或泌尿道出血、肺出血，少见广泛内出血及颅内出血。

(1) 出血型（纤溶主导型）：纤溶显著并占主导地位，出血为显著症状，多见于急性早幼粒细胞白血病、产科疾病等。

(2) 器官衰竭型：血液高凝状态占主导地位，器官衰竭作为主要表现，多见于败血症患者。

(3) 大量出血型（消耗型）：纤溶和高凝都显著，表现为大量出血，若不及时输血患儿常死亡，多见于外科术后或产科疾病。

(4) 无症状型（前 DIC）：纤溶和高凝都轻微，患儿通常无症状，仅实验室指标异常，尽早治疗预后最好。

5. 实验室评估

(1) 血常规：①网织红细胞增多；②血小板：进行性下降，$<100\times10^9/L$，严重时 $<50\times10^9/L$；当血小板 $\leqslant30\times10^9/L$ 时有发生颅内出血的危险。

(2) 凝血功能检测：①凝血时间：正常 7~12 分钟，DIC 高凝期缩短（$\leqslant$6 分钟）；②凝血酶原时间 (PT)：DIC 时 90% 的 PT 延长，新生儿生后 4 日内 PT 正常值为 12~20 秒，DIC 诊断标准为：日龄 $<$4 天者 PT $\geqslant$20 秒，日龄 $>$5 天者 PT $\geqslant$15 秒；③纤维蛋白原测定：新生儿正常值为 1.17~2.25g/L，DIC 时明显降低。

(3) 纤溶检查：D- 二聚体为交联纤维蛋白的一种降解产物，其升高有特异性，提示体内有凝血酶和血栓形成。正常值 0~0.5mg/ml，DIC 时明显升高。

6. 诊断要点 有相应的临床表现，如严重疾病的新生儿出现自发性出血，组织、器官发生栓塞表现，出现溶血性黄疸、血红蛋白尿等，并且实验室指标异常（3 项阳性即为可疑，4 项指标阳性即可确诊 DIC）。

二、治疗措施

1. 治疗基础疾病 败血症多见，治疗 DIC 患儿的最重要原则是识别和治疗基础病因，从而消除与 DIC 过程相关的诱因，如缺氧、酸中毒、低体温、感染和休克等。

2. 支持治疗 给予生理盐水 20ml/kg 于 30~60 分钟快速输注，有效扩容可以快速补充血容量，降低红细胞及血小板的黏滞度，防止血小板及红细胞凝集，抑制血栓形成。也可通过尽快补充新鲜冰冻血浆、血小板、冷沉淀等重建体内的凝血功能与纤溶系统的动态平衡。

3. 抗凝治疗 仅对出现危及生命或有症状血栓形成（如肢端缺血）且未发生有临床意义出血的患者进行抗凝治疗，通常使用普通肝素。

三、护理干预

1. 改善微循环 积极改善微循环的治疗可以有效阻止 DIC 的发展。尽快建立静脉通道，必要时建立静脉双通道便于急救使用。

2. 加强保暖 预防新生儿低体温及新生儿硬肿症。注意为患儿提供中性温度，并注意日常操作过程中如头罩给氧、静脉穿刺、外出检查等环节的保暖。

3. 病因治疗及护理

(1) 治疗新生儿重症感染：尤其是先天性宫内感染、新生儿医院性感染等，应积极隔离及治疗，严格规范使用抗生素。

(2) 纠正缺氧及酸中毒：保持呼吸道通畅，注意体位，根据缺氧程度给予不同的氧疗方式，必要时给予呼吸支持。

(3) 积极治疗严重新生儿溶血病：纠正贫血。

4. 抗凝治疗及护理

(1) 肝素：通过抑制凝血酶、阻止纤维蛋白的形成、降低血小板的黏附性及胶原反应发挥强烈的抗凝作用，使用剂量为：10~15U/(kg·h)持续静脉滴注或80~100U/kg皮下注射。使用过程中应检测肝素水平和凝血时间，使肝素维持在0.3~0.7U/ml；严格控制抽吸剂量，剂量过大可导致出血，需要严密观察；若凝血时间超过30分钟且出血加重者，应立即停用。

(2)补充凝血因子：在肝素化后进行，可以通过输注新鲜冰冻血浆、血小板、冷沉淀等进行补充。新鲜冰冻血浆：常用剂量15~30ml/kg，可以提高凝血因子20%~40%；血小板：常用剂量10ml/kg，可以提高血小板计数(75~100)×10^9/L，凝血因子水平提高15%~30%，血小板从血库取回病房后应该立即进行输注；冷沉淀：常用剂量10ml/kg，治疗应使纤维蛋白原水平高于1g/L，PT和APTT在正常值的1.5倍以内。

5. 预防医源性感染 采取各种有效措施，如严格实施手卫生、加强对极低/超低出生体重儿的保护性隔离、做好标准预防，及时识别新生儿先天性宫内感染及新生儿医院感染，尽早隔离该类患儿。

6. 病情评估及观察要点 评估生命体征、皮肤颜色、全身有无出血点，意识状态、各器官有无出血的发生。

(1)出血症状：观察患儿有无广泛自发性出血症状，观察出血部位及出血量。皮肤黏膜出血表现为瘀点、瘀斑，伤口、静脉穿刺处渗血；消化道出血表现为呕血、便血；颅内出血则会引起意识障碍等症状。

(2)微循环障碍症状：主要包括皮肤黏膜发绀、呼吸窘迫、血压下降、少尿无尿、呼吸循环衰竭等症状。

(3)高凝和栓塞症状：静脉采血时血液迅速凝固，应警惕高凝状态。皮肤、黏膜可有微栓塞的出血点，肢体栓塞表现为肢端发绀，肾栓塞引起血尿、少尿，肺栓塞引起呼吸困难、面色青紫，脑栓塞引起神志改变等。

7. 护理注意事项 尽量减少肌肉和静脉穿刺；扎止血带不宜过紧，时间不宜过长，动作应轻、快、稳，避免皮下出血加重；对渗血不止的部位需进行加压包扎。

要点荟萃

1. 弥散性血管内凝血(DIC) 是新生儿各种危重疾病导致的一种病理过程，以全身性血管内凝血系统和纤溶系统激活，凝血抑制物消耗以及多器官衰竭为特征的获得性综合征，其特点是大量微血栓形成、继发性广泛出血及重要脏器发生器质性变化。主要病因包括脓毒症、围产期窒息、呼吸窘迫综合征和坏死性小肠结肠炎等，高危因素主要为早产、低出生体重和低Apgar评分，DIC的发病机制实质是凝血系统及纤溶系统发生病理性激活。

2. 临床表现 主要表现为出血、微循环障碍及休克、栓塞和溶血，常见出血是皮肤瘀斑、脐带残端及穿刺点渗血、消化道或泌尿道出血、肺出血，少见广泛内出血及颅内出血。

3. 治疗原则 主要包括：①治疗基础疾病：消除与DIC过程相关的诱因，如缺氧、酸中毒、低体温、感染和休克等；②支持治疗：包括使用生理盐水快速扩容，补充新鲜冰冻血浆、血小板、冷沉淀等；③抗凝治疗。

4. 护理措施 主要包括①改善微循环；②加强保暖；③针对病因治疗的护理；④抗凝治疗的护理；⑤预防医源性感染；⑥病情评估及观察，如出血症状、微循环障碍症状、高凝和栓塞症状；⑦护理注意事项：如尽量减少穿刺，止血带不宜扎过紧，动作应轻柔，对渗血不止的部位需进行加压包扎等。

(李霞 吴小红)

参考文献

[1] 邵肖梅，叶鸿瑁，丘小汕. 实用新生儿学. 5版. 北京：人民卫生出版社，2019.

[2] 张玉侠. 实用新生儿护理学, 北京: 人民卫生出版社, 2015.

[3] 庄静文, 刘思征, 马廉. 新生儿贫血及输血. 中华实用儿科临床杂志, 2018, 33 (3): 176-180.

[4] 李茂军, 吴青, 阳倩, 等. 新生儿输血治疗的管理: 意大利新生儿输血循证建议简介. 中华实用儿科临床杂志, 2017, 32 (14): 1063-1066.

[5] New H V, Berryman J, Bolton-Maggs P H, et al. Guidelines on transfusion for fetuses, neonates and older children. Br J Haematol, 2016, 175 (5): 784-828.

[6] Pazirandeh S, Burns D L. Overview of vitamin K [EB/OL].[2023-5-16]. https://www.uptodate.com/contents/overview-of-vitamin-k

[7] Garcia-Prats J A. Neonatal polycythemia [EB/OL]. [2024-2-13]. https://www.uptodate.com/contents/neonatal-polycythemia

[8] Chien M. Disseminated intravascular coagulation in infants and children [EB/OL].[2024-2-29]. https://www.uptodate. com/contents/disseminated-intravascular-coagulation-in-infants-and-children

[9] Johnson P J. Vitamin K prophylaxis in the newborn: Indications and controversies. Neonatal Netw, 2013, 32 (3): 193-199.

第二十一章
新生儿内环境紊乱的护理评估与干预

导读与思考：

糖代谢紊乱是新生儿最常见的内环境紊乱表现之一，低血糖和高血糖均可造成大脑损害，严重者可致永久性脑损伤。体内的电解质包括钠、钾、钙、镁、磷等，对于调节内环境的平衡起到非常重要的作用。新生儿因自身生理特点极易发生酸碱失衡，严重的酸碱失衡若未及时纠正，不仅影响抢救效果，甚至威胁生命。因此，掌握新生儿内环境紊乱的病因及临床表现，早期发现并给予恰当的治疗和护理极为重要。

1. 新生儿低血糖、高血糖的定义是什么？常见病因及高危人群有哪些？糖代谢紊乱如何处理？

2. 新生儿体内主要电解质有哪些？生理作用是什么？电解质紊乱的常见原因及临床表现有哪些？如何处理？

3. 判定酸碱平衡的指标有哪些？各类酸碱平衡紊乱的临床表现和处理有哪些不同？

第一节　新生儿糖代谢紊乱的护理评估与干预

一、新生儿糖代谢概述

1. 糖的功能　血糖即指血中的葡萄糖。葡萄糖是生物体内新陈代谢不可缺少的营养物质，为机体所需能量的主要来源，在体内被氧化成二氧化碳和水并同时供给热量，是人体生命活动所需能量的重要来源。葡萄糖还可以糖原形式贮存，糖原贮备是生后1小时内新生儿的主要能量来源，胎儿的能量贮备可因早产及FGR而受到不同程度的影响，急性胎儿窘迫或慢性胎儿缺氧均可减少糖原贮备。在消化道中，葡萄糖比任何其他单糖都容易被吸收，而且被吸收后能直接为人体组织利用。

2. 血糖的来源　血糖的来源有三条途径。

(1)胃肠道吸收：为食物中的葡萄糖直接通过胃肠道吸收，是主要的血糖来源。

(2)糖原分解：当血糖供应不足时，即可动员糖的库存储备——肝糖原，使其分解为葡萄糖入血。

(3)糖异生：肝脏利用其他原料，如体内氨基酸、乳酸以及脂肪分解后产生的甘油合成葡萄糖。糖原分解和糖异生的生理意义主要在于能在饥饿状态下维持血糖水平的相对稳定。

3. 糖的利用

(1)产生热量：血糖经过肝门静脉进入肝脏后，大部分经肝静脉进入体内进行血液循环，被输送到全身各组织细胞加以利用，分解燃烧产生热量，供人体所需。

(2)转变成肝糖原：另一部分转变成肝糖原储存在肝脏中，作为糖的一种储存形式。还有小部分糖以糖原的形式储存于其他器官中，尤其是肌肉组织中，肌肉组织的糖原叫作肌糖原，是葡萄糖的另一种储存形式。新生儿糖原的主要储存形式为肝糖原。

(3)转变成其他物质：如果糖的摄入量过多，还可以转化为脂肪或转变为其他糖类物质。

4. 新生儿出生前后血糖的变化特点

(1)正常胎儿很少产生葡萄糖，而是按照母亲-胎儿浓度梯度扩散方式全部来源于母体，当母亲低血糖或胎盘功能不全不能满足需要时，胎儿则利用脂肪酸或酮体通过糖异生及糖原分解作用产生葡萄糖，但可导致胎儿产生不可预见的代谢改变。

(2)脐带结扎后新生儿不再接受母体血糖的供应，低体温、呼吸运动和肌肉活动将明显增加其能量需求，新生儿葡萄糖的需要量是成人的3~4倍。

(3)生后24小时肝糖原水平迅速降低，开始动用脂肪分解，游离脂肪酸和酮体通过节省心脏、肝脏、肌肉、脑组织的葡萄糖利用并促进糖异生来稳定血糖。

(4)新生儿血糖的动态平衡还需要胰岛素等激素参与，胰高血糖素、皮质醇和儿茶酚胺促进糖异生和糖原分解，使血糖升高。

(5)导致糖利用增加的因素：①缺氧时无氧酵解使末梢葡萄糖利用增加；②高胰岛素血症时，胰岛素敏感组织摄取葡萄糖增加；③寒冷应激通过激活交感神经系统和促进甲状腺激素分泌增加了代谢率。

(6)正常喂养建立后，甘油和氨基酸持续进行糖异生，乳类中的乳糖水解成半乳糖后促进肝糖原产生，喂养间歇糖原分解产生肝葡萄糖；喂养也会介导胃肠肽或促胰岛素促进胰岛素分泌、降低肝葡萄糖产生、增加糖利用、产生能量并以糖原形式储存。

(7)新生儿出生时血糖为母亲的60%~70%，1~2小时后生理性下降，随着肠道喂养建立和肝脏糖异生功能的成熟，血糖逐渐升高，至3~4天达成人水平。

二、新生儿低血糖症的护理评估与干预

(一)护理评估

1. 定义及分类 新生儿低血糖症(hypoglycemia)指新生儿血糖低于正常新生儿血糖的最低值。新生儿低血糖的定义一直存在争议，目前广泛采用的临床诊断标准是：无论胎龄和日龄，全血血糖<2.2mmol/L(<40mg/dl)，血浆糖<2.2~2.5mmol/L(<40~45mg/dl)即诊断为低血糖症，血糖<2.6mmol/L(47mg/dl)为临床处理阈值。研究发现在新生儿人群中，存在低血糖高危因素者达30%；在有高危因素的新生儿中，低血糖事件发生率高达51%。

(1)过渡期低血糖：生后1~4小时内1.5mmol/L<血糖<2.6mmol/L，且无低血糖症状。

(2)反复低血糖：连续(≥3次)监测血糖<2.6mmol/L(包括常规监测及经临床干预后30分钟复测)。

(3)持续低血糖：低血糖持续时间超过48小时。

(4)严重低血糖：指血糖水平<1.5mmol/L，或葡萄糖输注速度≥8mg/(kg·min)仍存在反复或持续性低血糖，或需要药物治疗的新生儿低血糖。

(5)症状性低血糖：出现低血糖相关临床表现，同时监测血糖<2.6mmol/L。

2. 高危因素

(1)母体因素：①妊娠期糖尿病(GDM)；②产前24小时内，尤其是产时使用以下药物：β受体阻滞剂、地塞米松、磺酰脲类降糖药、抗抑郁药，静脉大量输注葡萄糖；③母亲有代谢性疾病或内分泌疾病家族史。

(2)新生儿因素：小于胎龄儿(SGA)、大于胎

龄儿(LGA)、胎儿生长受限(FGR)、胎龄<37周、出生体重>4 000g或<2 500g、低体温、喂养不足、产时缺氧、红细胞增多症、溶血性贫血等。

其中,最常见且最主要的4种新生儿低血糖高危因素为GDM、早产儿、SGA、LGA,非GDM的LGA需警惕有无内分泌系统疾病。

3. 病因 新生儿出生后血糖的维持依赖于肝糖原分解、后续糖异生作用的激活及外源性葡萄糖供给,因此凡糖原储备不足或消耗过多、糖异生能力低下、外源性葡萄糖供给不足者均可发生低血糖。新生儿低血糖的病因及风险因素详见表21-1-1。

表21-1-1 新生儿低血糖病因及风险因素

病因	风险因素
糖原和脂肪储备不足	FGR、SGA、早产儿、低出生体重儿、LGA、巨大儿
耗糖过多	围产期缺血缺氧、败血症、低体温、红细胞增多症、休克、糖摄入量不足、母亲用药等
高胰岛素血症	母亲糖尿病、新生儿溶血病、贝-维综合征(Beckwith-Wiedemann syndrome)、巨大儿、母亲用药、功能性胰岛β细胞增生、产时使用静脉葡萄糖、胰岛细胞瘤等
内分泌疾病	垂体功能减退、生长激素缺乏、肾上腺皮质功能减退、甲状腺功能减退、胰高血糖素缺乏
遗传代谢障碍	①糖代谢障碍:半乳糖血症、果糖不耐受、糖原贮积症 ②氨基酸代谢障碍:枫糖尿症、丙酸血症、遗传性络氨酸血症、甲基丙二酸血症、中链酰基辅酶A脱氢酶缺乏症
伴随其他情况	①医源性低血糖:输注葡萄糖突然中断、喂养不足、交换输血后 ②其他:先天性心脏病、血黏度过高、慢性腹泻、出现抗胰岛素抗体、中枢神经系统损伤等

4. 临床表现 大部分新生儿低血糖无临床症状或症状隐匿、缺乏特异性,不易被发现。依据低血糖程度的不同,临床表现也有所不同,同一低血糖水平,临床表现差异也很大。

(1)无症状婴儿:血糖浓度低的婴儿常常没有症状,多在进行血糖筛查或实验室检查时被偶然发现。

(2)交感神经兴奋性增高所致的症状和体征:如出汗、脸色苍白、激惹、饥饿、肢体抖动(震颤)、呼吸不规则、心动过速和呕吐等。

(3)中枢神经系统葡萄糖缺乏所致的症状和体征:如呼吸暂停、喂养困难、肌张力低下、哭声弱或高尖、惊厥、意识水平变化(如淡漠、嗜睡、昏迷)等。交感神经兴奋性增高的临床表现出现更早,而出现中枢神经系统葡萄糖缺乏症状时的血糖水平会更低。

(4)其他低血糖的非特异性临床表现:包括发绀、窒息、低体温、心动过缓、气促等,易与新生儿其他疾病的临床表现混淆,需根据临床经验及血糖水平综合判定。

5. 诊断要点

(1)病史:母亲有糖尿病或妊娠高血压疾病史,新生儿围产期窒息、感染、硬肿症、红细胞增多症等,早产儿、SGA或喂养延迟者、饮入不足等。

(2)临床表现:有上述病史,伴不能解释的神经系统异常者应立即监测血糖。

(3)血糖及其他血液学检查:准确测定血糖是诊断低血糖的主要手段;其他血液学检查,如血胰岛素/血糖比、皮质醇、生长激素等。

(4)神经影像学检查:症状性低血糖应行头颅MRI检查。

6. 血糖检测方法

(1)微量纸片法床旁血糖检测:其特点是快速、简单、方便,但当血糖在低值范围时,此方法测量的精准度低于实验室检查结果。因此,当床旁微量法测得的血糖值偏低时,尤其是当结果异常或临床症状与测量结果不一致时,应立即采集血液标本进行实验室生化复查。

(2)血气分析仪:使用毛细血管采集管或者血气针采集血液标本,具有实验室酶测定法的准确性和床旁血糖测量的快速性。

(3)实验室生化检查:是血糖监测的金标准,通过采集静脉血液至实验室进行生化检查。

(二)治疗措施

1. 处理目标 ①纠正有症状患儿的血糖水

平；②预防有风险患儿发生症状性低血糖；③避免不必要地治疗生理性低血糖；④识别有潜在严重低血糖疾病的新生儿；⑤预防新生儿低血糖的远期神经后遗症。

2. 有症状患者治疗阈值 包括颤动/震颤、病理性肌张力过低、意识水平改变、呼吸暂停/心动过缓、发绀、呼吸过速、病理性喂养困难、持续低体温和/或惊厥的患者。①出生后<48小时：<2.8mmol/L（50mg/dl）；②出生后≥48小时：<3.3mmol/L（60mg/dl）。

3. 无症状患者治疗阈值 包括因存在低血糖风险（如早产儿、母亲有糖尿病、大于胎龄儿或小于胎龄儿）而接受血糖筛查的患者，以及实验室检查偶然发现血糖浓度低的患者。

（1）出生后4小时内：<1.4mmol/L（25mg/dl）。

（2）出生后4小时至<24小时：<1.9mmol/L（35mg/dl）。

（3）出生后24小时至<48小时：<2.8mmol/L（50mg/dl）。

（4）出生后≥48小时：<3.3mmol/L（60mg/dl）。

4. 疑似或确诊遗传性低血糖疾病者的治疗阈值 如有低血糖疾病家族史或查体结果符合贝-维综合征（Beckwith-Wiedemann syndrome）的特征，血糖浓度阈值是<3.9mmol/L（70mg/dl）。

（三）护理干预

1. 高危患儿的早期预防

（1）生后尽早且不少于1小时母婴皮肤接触、早吸吮、早开奶。母婴皮肤接触指将裸露新生儿躺在母亲无遮挡的胸部上，通过皮肤-神经系统刺激以提高并稳定新生儿血糖，兼具保暖、镇静、促进心肺系统稳定的功能；有效的吮吸可通过神经-内分泌系统刺激儿茶酚胺类激素分泌，从而升高血糖。

（2）鼓励母乳喂养，母乳不足时可补充配方奶，不推荐糖水喂养（因为快速提升血糖可刺激自身胰岛素的分泌，导致反应性低血糖）。母乳喂养可以升高血糖，也可刺激酮体分泌，有助于血糖稳定。

（3）生后第1天喂养间隔时间≤3小时。

2. 血糖监测时机及频率

（1）对无低血糖高危因素的健康新生儿无需常规进行血糖监测，当出现疑似低血糖症状或体征时需立即进行血糖监测。

（2）对于无症状的低血糖高危新生儿，血糖首次监测应在第1次有效喂养后30分钟，且不晚于生后2小时，随后常规的血糖监测应在喂奶前进行。

（3）若最初2次血糖≥2.6mmol/L，随后可每3~6小时监测一次喂奶前血糖；若连续3次血糖≥2.6mmol/L，出生24~48小时内可根据具体的低血糖高危因素适当减少血糖监测频次。

3. 发生低血糖后的血糖监测

（1）在补充喂养后或静脉推注葡萄糖后，或改变葡萄糖输注速度后30分钟复测血糖。

（2）建议每小时监测一次血糖，直至血糖≥2.6mmol/L；若出生48小时内，血糖>2.8mmol/L或出生48小时后，血糖>3.3mmol/L，频率调整为每3~6小时监测一次喂奶前血糖。

（3）停止补充喂养和/或静脉输注葡萄糖后，出生48小时内连续3次喂奶前血糖>2.8mmol/L或出生48小时后连续3次喂奶前血糖>3.3mmol/L，可停止监测血糖。

4. NICU/新生儿科发生低血糖后的临床管理

（1）出生2小时内尽早喂养，无条件喂养或非营养性喂养时静脉维持血糖5~8mg/（kg·min）。

（2）当血糖<2.2mmol/L或血糖<2.6mmol/L伴低血糖症状时按低血糖症处理：立即行血浆葡萄糖检测，静脉推注10%葡萄糖2ml/kg（1ml/min）后维持葡萄糖液或肠外营养液输注［糖速5~8mg/（kg·min）］；当2.2mmol/L≤血糖<2.6mmol/L时，尽快维持目标血糖，立即行血浆葡萄糖检测，维持葡萄糖液或肠外营养液输注［糖速5~8mg/（kg·min）］。

（3）目标血糖：出生48小时内，2.8mmol/L<血糖≤5mmol/L；出生48小时后，3.3mmol/L<血糖≤5mmol/L。

（4）顽固性低血糖：当糖速>8~10mg/（kg·min）仍不能维持正常血糖时，需考虑中心静脉置管；当糖速>10~12mg/（kg·min）时，需考虑使用胰高血糖素、糖皮质激素、二氮嗪、奥曲肽等药物治疗。需要糖速>8mg/（kg·min）才能维持正常血糖者，需高度警惕内分泌或代谢系统疾病；当血糖<1.5mmol/L 或出现低血糖症状的新生儿、有低血糖家族史、部分先天性疾病等也需要完善相关检查，寻找病因。

（5）低血糖脑损伤：严重性、反复性、持续性或症状性低血糖新生儿为低血糖脑损伤高危儿，出院前需通过振幅整合脑电图（aEEG）和头颅 MRI 评估低血糖脑损伤情况及其严重程度。

5. 低血糖护理注意事项

（1）根据医嘱正确配制肠外营养液，保证葡萄糖剂量及浓度准确。

（2）在输入葡萄糖纠正低血糖的同时应使用输液泵严格控制葡萄糖的输入速度，避免医源性高血糖发生，若血糖增高，应立即降低输入浓度和速度，但不能骤停输液，在血糖恢复正常后减慢葡萄糖输注速度或给予 5% 葡萄糖液。

（3）密切监测血糖变化，及时报告医生调整治疗方案。

（4）在输注葡萄糖过程中应注意查看输液部位，注意液体有无渗漏及静脉炎发生。

（5）经外周静脉导管或低位脐静脉导管给予的溶液的最大葡萄糖浓度为 12.5%，当大于此浓度时，需通过中心静脉通道输入，而经中心静脉导管（包括中心位置的脐静脉导管）给予的溶液的最大葡萄糖浓度为 25%。

6. 动态监测血糖变化 血糖监测不仅可以评估血糖水平，还能指导调整低血糖治疗策略，避免新生儿低血糖持续存在和反复发生。因此，对所有可能发生低血糖的新生儿都需要动态血糖监测，以早期发现、早期治疗。可用床旁微量血糖仪监测血糖，取血部位一般选择足跟两侧（图 21-1-1），注意避开足跟中央（除血量少以外，还会增加发生根骨骨髓炎的危险）。血糖不稳定的患儿一般每 1~2 小时检测 1 次血糖，严重低血糖、静脉滴注或泵注葡萄糖起始时可每 30 分钟 ~1 小时检测 1 次血糖，血糖升至 2.6mmol/L 改为 2~4 小时检测 1 次，直至血糖稳定 48~72 小时后停止。

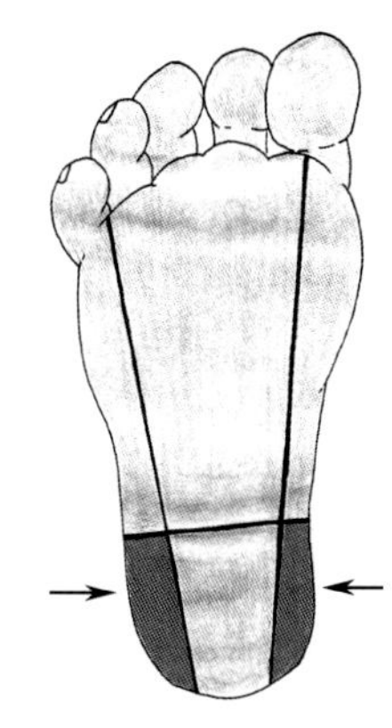

图 21-1-1 新生儿足跟采血处
箭头所示阴影区域代表推荐穿刺区域

7. 病情观察 新生儿低血糖缺乏特异性表现，多数患儿无明显临床症状或症状隐匿，且多与原发病症状重叠。护士在监测观察原发疾病症状的同时，还要掌握低血糖的临床特点，密切注意患儿的精神神志状况、吸吮情况以及呼吸、哭声、肤色、肌张力和中枢神经系统的体征变化。以下三种情况有可能是低血糖表现：

（1）患儿出现精神差、反应迟钝、嗜睡、出汗、低体温、乏力、拒乳、哭声无力、呼吸暂停、易激惹、惊厥等临床症状。

（2）患儿面色苍白或发绀、四肢末梢发凉、眼球震颤、对光反射迟钝、心跳加快或明显减慢、心音低钝以及肌张力低下、生理性神经反射减弱或出现病理反射等体征。

（3）患儿出现与原发疾病临床表现不相符合的临床症状与体征。

8. 基础护理

（1）监测生命体征的变化：体温 4~6 小时测量 1 次，持续监测心率、呼吸、血氧饱和度，并及时记录。如有惊厥应及时止惊；如发现呼吸暂停，立即给予吸痰、拍背、弹足底等措施以缓解，必要时给予复苏囊正压通气或无创通气辅助呼吸。

（2）保暖：新生儿体温调节中枢发育不完善，

外界适应能力差，而寒冷刺激可造成新生儿低血糖发生，适宜保暖可减少热量消耗。应保持室内温度 24~26℃，相对湿度 55%~65%；置患儿于暖箱中，设置中性温度，保持体温维持在正常范围。

(3) 预防感染：低血糖患儿多为高危新生儿，其机体抵抗力和免疫功能低下，易发生感染。病区内要做好空气消毒和隔离保护。医疗用品要严格消毒灭菌，防止空气、用品、奶源污染导致呼吸道、肠道感染；护士在操作前要严格执行手卫生，接触患儿前后必须洗手；注意患儿皮肤护理、脐部护理及臀部护理，避免发生感染而加重病情。

(4) 加强足跟部护理：因患儿足跟部需要多次采血检测血糖，注意保护采血部位；操作时需注意无菌原则，严格消毒，采血后用无菌棉签压迫止血，防止采血部位感染。

9. 健康教育 由于新生儿低血糖的病因与孕母联系密切，因此应该加强围产期保健知识宣教，如合理使用口服药、禁服可致低血糖的药物、有效控制糖尿病孕妇的病情等，有针对性地进行监测、预防、治疗新生儿低血糖，以减少脑损伤及神经系统后遗症，改善预后。

三、新生儿高血糖的护理评估与干预

(一) 护理评估

1. 定义 新生儿高血糖症(hyperglycemia)指新生儿血糖升高，多以全血葡萄糖>7.0mmol/L(125mg/dl)或血浆葡萄糖>8mmol/L(145mg/dl)为诊断标准，多见于早产儿。因新生儿肾糖阈值低，当血糖>6.7mmol/L 时常出现尿糖。

2. 病因及发病机制 新生儿高血糖与一种临床状况有关，而非特定的葡萄糖代谢紊乱，多发生于接受静脉葡萄糖输注的婴儿中。

(1) 胃肠外给予葡萄糖：由于肠内喂养被推迟，大多数早产或患病新生儿均会经胃肠外给予葡萄糖，常会发生高血糖，需重新调整葡萄糖输注速率。接受胃肠外葡萄糖的新生儿，脓毒症、早产和应激都是影响其葡萄糖代谢和增加高血糖风险的因素。

(2) 早产儿：早产儿在葡萄糖输注期间常发生高血糖，且胎龄越低风险越高，潜在机制包括胰岛素分泌减少、对肝葡萄糖生成的抑制不完全、胰岛素分泌缺陷，以及应激反应导致胰岛素反调节激素发挥作用。

(3) 脓毒症：对于之前血糖浓度正常的婴儿，高血糖可能是脓毒症的非特异性首发表现。可能的机制包括应激反应、胰岛素释放减少及周围葡萄糖利用减少。

(4) 应激：危重病时的应激反应会引起胰岛素反调节激素(如肾上腺素和皮质醇)的释放，这可能导致高血糖，尤其对于需要机械通气的早产儿。

(5) 药物：高血糖是糖皮质激素治疗的一种常见并发症，尤其是在 ELBW 中。

(6) 新生儿糖尿病：是一种罕见的高血糖疾病，发生于生后第 1 个月内、持续 2 周以上且需要胰岛素治疗的持续高血糖新生儿。

新生儿高血糖的病因及风险因素详见表 21-1-2。

表 21-1-2 新生儿高血糖的病因及风险因素

病因	风险因素
血糖调节功能不成熟，糖耐受力低	早产儿、低出生体重儿、小于胎龄儿
应激或疾病	窒息、感染、低体温，机械通气、疼痛刺激、外科手术、中枢神经系统损伤等
医源性高血糖	输注葡萄糖量过多及速度过快，输入脂肪乳，母亲使用降糖药物、母亲分娩前输注葡萄糖或糖皮质激素，复苏时应用高渗葡萄糖、肾上腺素、应用糖皮质激素、输注氨茶碱、咖啡因等药物
暂时性糖尿病(假性糖尿病)	先天性或家族因素
真性糖尿病	少见

3. 临床表现 血糖对新生儿的主要影响在于高渗状态下血容量的变化和对脑循环的影响，新生儿高血糖常无特异性临床症状。由于大多数患儿有原发病，其高血糖的某些表现与原发病表

现相重叠时容易掩盖病情。

(1)新生儿高血糖无酮症或代谢性酸中毒，高血糖使血浆渗透压增加致尿糖及渗透性利尿。当血浆渗透压>300mOms/L时，出现渗透性利尿，表现为尿量增多、全身脱水、电解质紊乱、体重减轻、消瘦，化验尿糖阳性；当血糖>25mmol/L时，水从细胞内向细胞外转移，可发生颅内出血。

(2)新生儿糖尿病可出现多尿、脱水、酮症酸中毒、尿糖、高血糖、轻度尿酮体、消瘦，需要立即治疗。

(3)医源性高血糖多为暂时性，尿糖可持续数周或数月，少见酮症酸中毒，尿酮体常为阴性或弱阳性。

(二)治疗措施

1. 降低葡萄糖输注速率 当血糖>10~11.1mmol/L(180~200mg/dl)时，将输注速率降至4~6mg/(kg·min)通常可降低血糖浓度。医源性高血糖症应尽早开始胃肠喂养，促进激素分泌并促进胰岛素分泌。

2. 胰岛素治疗 当葡萄糖浓度已降低至5%，输注速度降低至4mg/(kg·min)时，经血气或实验室检测，空腹血糖>14mmol/L、尿糖阳性或由于限制葡萄糖摄入导致热量不足时，可考虑使用胰岛素。

(1)间歇胰岛素输注：0.05~0.1U/kg，每4~6小时一次，输注时间>15分钟。

(2)持续胰岛素滴注：间歇使用三次胰岛素后血糖仍>11mmol/L，可持续使用胰岛素，开始剂量0.05U/(kg·h)，每30分钟监测一次血糖，根据血糖值调节胰岛素输注速度；若血糖仍>10mmol/L，可调节胰岛素速度为0.01~0.2U/(kg·h)；若发生低血糖，则停止胰岛素输入，给予10%葡萄糖2ml/kg，静脉注射。

3. 病因治疗 寻找病因，积极治疗原发病，如停用激素、纠正缺氧、恢复体温、控制感染、抗休克等。

4. 纠正电解质紊乱 重症高血糖伴有明显脱水症状时在降低血糖浓度的基础上应及时补充电解质，迅速纠正血浆电解质紊乱的状况。

(三)护理干预

1. 预防 新生儿高血糖多为自限性，通过以下措施可预防高血糖发生。

(1)当存在发生高血糖风险因素时，需加强血糖监测，及时发现、早期治疗。

(2)正确输注葡萄糖，输液前和输液过程中应监测血糖(包括母亲分娩前和新生儿在产房复苏时)，并据此调整输注葡萄糖的量、浓度及速度。

(3)每日含糖液体应用输液泵严格控制输注速度。

(4)对早产儿、SGA，尤其是中枢神经系统损伤者，输糖速度应为4~6mg/(kg·min)，适当增加血糖监测频率，便于随时调整糖速和浓度。

(5)肠外营养的新生儿供给热卡不能单靠增加葡萄糖的量和浓度来解决，而应采用全合一静脉营养液。

(6)合理静脉营养是预防新生儿高血糖的主要措施。由于个体差异，胎龄、日龄及病情不同，对糖耐受不一，静脉营养补糖剂量需视病情及补液量两方面而定。应从葡萄糖的基础量开始，逐步增加，个性化动态调整。

(7)新生儿重症感染、窒息及低体温等应激情况下血糖多升高，稀释药物时尽量常规使用5%葡萄糖为宜。

2. 降低糖速 发生高血糖时，可根据医嘱降低输液速度或暂停输液30分钟~1小时后再次进行血糖测试，若血糖恢复正常则可继续输液，并严密监测血糖变化情况；若血糖未降至正常，则可考虑调整糖速及糖浓度。

3. 胰岛素使用的注意事项

(1)准确抽吸胰岛素剂量，使用输液泵或注射泵进行输注，严格控制速度。

(2)新生儿对胰岛素极为敏感，输注过程中应每30分钟监测血糖一次，以便及时调整胰岛素的滴速，直至稳定。

(3)发生低血糖时，应立即停止胰岛素滴注，必要时静脉推注10%葡萄糖2ml/kg。

(4) 胰岛素输注期间，应每6小时监测血钾水平。

4. 病情观察 密切观察患儿的生命体征及一般情况，包括面色、反应、精神状态、肌张力、尿量、体重等。

要点荟萃

1. 新生儿低血糖症 指新生儿血糖低于正常新生儿血糖的最低值，临床诊断标准：无论胎龄和日龄，全血血糖<2.2mmol/L（<40mg/dl），血浆糖<2.2~2.5mmol/L（<40~45mg/dl）即诊断为低血糖症，血糖<2.6mmo/L（47mg/dl）为临床处理阈值。临床常用血糖检测法：床旁纸片微量法血糖检测、血气分析及实验室生化检查，其中床旁检测法最方便，实验室检测结果最准确。大部分新生儿无临床症状或症状隐匿、缺乏特异性，不易被发现。

2. 低血糖的处理目标 ①纠正有症状患儿的血糖水平；②预防有风险患儿发生症状性低血糖；③避免不必要地治疗生理性低血糖；④识别有潜在严重低血糖疾病的新生儿；⑤预防新生儿低血糖的远期神经后遗症。

3. 新生儿高血糖症 指新生儿血糖升高，多以全血葡萄糖>7.0mmol/L（125mg/dl）或血浆葡萄糖>8mmol/L（145mg/dl）为诊断标准，多见于早产儿。主要与胃肠外给予葡萄糖、早产儿、脓毒症、应激、药物、新生儿糖尿病等因素有关，血糖对新生儿的主要影响在于高渗状态下血容量的变化和对脑循环的影响，新生儿高血糖常无特异性临床症状。处理在于识别高风险人群，积极治疗原发病；在医疗及护理过程中，应尽量避免医源性高血糖发生。

（李 霞 王碧华）

第二节 新生儿钠、钾代谢紊乱的护理评估与干预

钠离子及其相伴的阴离子（主要是氯离子和碳酸氢根离子）是血浆和细胞外液渗透压的主要决定因素。正常血清钠的维持除与每日摄入水及钠的量有关外，主要与肾脏功能及体液中抗利尿激素、醛固酮、利尿激素水平和交感神经系统功能调节有关。血浆张力和细胞外液容量异常会导致以下4种基本的水钠平衡紊乱状态：低钠血症（水分太多）、高钠血症（水分太少）、低血容量（细胞外液的主要溶质钠太少）、水肿（钠过多，伴水潴留）。

细胞内钾离子及其相伴的阴离子是细胞内液渗透压的主要决定因素，对于维持机体细胞内液的渗透压及容量、酸碱平衡、细胞代谢包括蛋白、核酸及糖原合成、神经肌肉的兴奋性和心脏的自律性、兴奋性和传导性均有重要的作用。正常钾的分布和含量由细胞膜上 Na^+-K^+ 泵和肾脏调节。

一、新生儿低钠血症的护理评估及干预

（一）护理评估

1. 定义 正常血清钠为135~145mmol/L，低钠血症（hyponatremia）指血钠低于130mmol/L，是由于各种原因所致的钠缺乏、水潴留或水钠代谢异常而引起的临床综合征。

2. 病因及风险因素

(1) 稀释性低钠血症（水潴留）：新生儿早期（出生后4~5日内）发生的低钠血症最常反映全身水量过多但钠总量正常，其血清钠浓度≤128mmol/L。最常见的原因为液体摄入过多，少见原因为抗利尿激素分泌失调综合征

(syndrome of inappropriate antidiuretic hormone secretion，SIADH）所致水潴留，SIADH 可能出现于窒息、肺炎或脑膜炎、气胸或严重脑室内出血的情况下。

（2）钠丢失过多：①消化道丢失：呕吐、腹泻、肠造瘘术、胃肠引流等；②肾小管不成熟，胎龄<30 周；③接受利尿药治疗的患儿；④先天性肾上腺皮质增生症（失盐型）。

（3）钠摄入不足：多为累积性的，伴有肾小管不成熟所引起的钠丢失，相对钠摄入不足，如早产儿迟发性低钠血症（指早产儿生长至 6~8 周时，由于生长发育快，肾小管对滤过的钠不能有效地重吸收而出现的低钠血症）。母乳喂养儿更易出现低钠血症。

（4）钠代谢异常：细胞外液缺钾，钠由细胞外液进入细胞内，使血钠进一步降低。

（5）早产儿迟发性低钠血症：指早产儿生长至 6~8 周时，由于生长发育快，肾小管对滤过的钠不能有效地重吸收而出现的低钠血症。当母乳中含钠量较少或患儿因 BPD 正在接受利尿药治疗时，上述低钠血症更易出现。

3. 临床表现 当血钠<125mmol/L 时可出现临床症状。

（1）失钠性低钠血症：出现低渗性脱水症状，表现为皮肤弹性差、前囟下陷，心率增快、血压降低、尿量减少、尿比重增加和尿钠排泄分数降低，口干、反应欠佳、代谢性酸中毒等，严重者可出现休克。

（2）稀释性低钠血症：细胞外液增加，表现为体重增加伴水肿，可因脑水肿而出现神经系统症状。SIADH 多无水肿。

（3）中枢神经系统损伤：若血清钠降低速度或纠正速度过快即可导致中枢神经系统损伤，表现为前囟膨隆、嗜睡、惊厥、水钠潴留、水肿等。

（二）治疗措施

主要是积极治疗原发病，去除病因，恢复血清钠。

1. 失钠性低钠血症 尽可能降低钠的进一步丢失，补充缺失的钠和水：①紧急处理：若血容量不足，生理盐水扩容；②纠正累计损失量；③补充继续丢失量；④减少利尿剂的应用；⑤治疗原发病。

2. 水钠潴留（水中毒） 治疗原发病，限制水、钠摄入量。当血钠<120mmol/L 或出现神经系统症状时，不应限制液体量，可使用呋塞米 1ml/kg，同时使用 3% NaCl 补充尿钠的丢失，直至血钠达到 120mmol/L；当血钠>120mmol/L 和神经系统症状减轻后，则单独使用液体限制的方法。

（三）护理干预

1. 病情观察 密切观察患儿的生命体征及神志、面色、反应、皮肤弹性、肌张力及周围循环情况，记录液体出入量，监测体重变化情况。

2. 注意补钠速度 纠正低钠血症时应注意速度，纠正过快可导致脑水肿。

3. 动态监测 动态监测血钠浓度，随时调整治疗，避免医源性高钠血症。

二、新生儿高钠血症的护理评估及干预

（一）护理评估

1. 定义 高钠血症（hypernatremia）指血清钠>150mmol/L，是由各种原因所致的水缺乏和/或钠过多引起的临床综合征，均伴有高渗综合征。严重高钠血症可引起神经系统并发症，有严重后遗症，重者死亡。

2. 病因及风险因素 可由单纯钠过多或单纯水缺乏所致，也可由水缺乏伴轻度钠缺乏所致。

（1）钠摄入过量：不常见，多为医源性。主要由于使用稀释不当的口服补液盐或浓缩配方奶，或由复苏时碳酸氢钠应用过多，静脉输入过多钠所致。

（2）失水超过失钠：较常见。①新生儿由于生理需要量较多，腹泻时易发生高钠性脱水；②甘露醇、高血糖等也可因渗透性利尿的作用而引起高钠血症和脱水；③极低出生体重儿有大量的经皮肤和呼吸道的不显性失水，当水摄入不足时可引

起高钠、高钾、高糖和高渗综合征；④足月儿因母乳喂养不足所致脱水或因母亲哺乳频率过低，导致母乳钠浓度上升，亦可引起新生儿高钠。

3. 临床表现 高钠血症使神经细胞脱水、脑组织皱缩、脑脊液压力下降，可出现烦渴、少尿、黏膜和皮肤干燥，但新生儿表现不典型易被忽视。急性高钠血症在早期即出现神经系统症状，如发热、烦躁、嗜睡、昏睡、昏迷、震颤、腱反射亢进、肌张力增高、颈强直、尖叫、惊厥等，重症可发生颅内出血或血栓形成。

（二）治疗措施

治疗原则是积极治疗原发病，去除病因，恢复血清钠至正常水平。

1. 单纯失水性高钠血症 增加进水量使血清钠及体液渗透压恢复正常，若血容量不足，可给予生理盐水扩容（20ml/kg）。

2. 混合性失水失钠性高钠血症 在纠正高钠血症所需水量的基础上，需纠正脱水和补充正常或异常损失所需溶液量，同时治疗原发病。

3. 钠潴留性高钠血症 治疗在于移除过多的钠，限钠，若存在充血性心力衰竭，应同时限液并使用利尿剂。

（三）护理干预

1. 病情观察 密切观察患儿的生命体征及神志、面色、反应、肌张力、腱反射、皮肤弹性、周围循环、尿量等情况，发现异常及时处理。

2. 动态监测 动态监测血钠水平，防止补水过量、过快，造成稀释性低钠血症、脑水肿。

三、新生儿低钾血症的护理评估及干预

（一）护理评估

1. 定义 正常新生儿血清钾维持在3.5~5.5mmol/L，低钾血症（hypokalemia）是指血清钾<3.5mmol/L。血浆钾几乎全部经肾小球滤过，而滤过的钾大部分都被重吸收。

2. 病因

（1）钾摄入不足：禁食或喂奶延迟。但临床上因饥饿导致代谢性酸中毒，体内蛋白质分解代谢又释放 K^+，故低钾不明显。

（2）钾丢失过多：①经肾脏丢失：肾小管酸中毒、醛固酮增多症、先天性肾上腺皮质增生症、排钾利尿剂等的应用也可导致低钾血症；②经消化道丢失：呕吐、腹泻、胃肠吸引或外科引流等。

（3）钾分布异常：酸中毒纠正后，钾由细胞外迅速进入细胞内而产生低钾血症。

（4）内分泌紊乱：由于肺炎、窒息、硬肿症等疾病，机体处于应激状态，肾上腺皮质酮分泌增多，以及应激性高血糖，导致高渗血症、高渗利尿出现脱水、多尿，增加钾从尿中丢失。

（5）各种原因引起的碱中毒：如纠酸不当或人工机械通气失衡，导致碱中毒。

3. 临床表现 低钾症状严重程度不仅取决于血钾浓度，更重要的是缺钾发生的速度。低钾血症通常无症状，但也可表现为神经肌肉、心脏、肾脏、消化系统等症状。

（1）神经肌肉：神经肌肉的兴奋性降低，表现为精神萎靡、反应低下、嗜睡、躯干四肢无力，常先自下肢开始，呈上升型，腱反射减弱或消失，严重者出现弛缓性瘫痪。

（2）循环系统：心脏收缩无力、心音低钝、心律失常（包括房性或室性期前收缩、室上性或室性心动过速、心室扑动或心室颤动），可发生严重心律失常甚至心室颤动致死。

（3）消化系统：表现为腹胀、肠鸣音减弱，重者呈麻痹性肠梗阻。

（4）泌尿系统：重症低钾血症还可发生低钾性碱中毒伴反常性酸性尿；肾浓缩功能障碍，口渴、多尿、尿比重低，该症状群与低钾血症互为因果，呈恶性循环，使其他各系统症状加重。

（二）治疗措施

1. 治疗原发病 尽可能去除病因，防止血钾进一步丢失，早期哺乳。

2. 纠正碱中毒 单纯因碱中毒引起钾分布异常时，纠正碱中毒。

3. 静脉补钾 外周静脉补钾浓度应<40mmol/L

(0.3%),中心静脉补钾浓度应<80mmol/L。

(三) 护理干预

1. 心电监测 心电监测在补钾过程中是高效、快捷、安全及无创的检查手段,具有重要意义。T波低平为低钾血症特征,T波高尖为高钾血症特征,当心电监护出现T波低钝或高尖时均应立即进行血钾检查。

2. 血气及电解质监测 动态监测动脉血气分析及电解质水平,根据检验结果调整钾用量。若存在碱中毒,低钾血症控制后,碱中毒可迅速纠正;若存在酸中毒,在补钾后立即进行酸中毒的纠正,以预防pH升高后钾离子向细胞内转移,血清钾进一步降低,加重低钾血症。当血钾水平高于4.5mmol/L时,应只给予每日生理需要钾量。

3. 口服补钾的消化道观察与护理 10%氯化钾对消化道的刺激性较强,口服补钾时患儿易出现躁动、呕吐、呃逆等表现,可能会出现自胃管内抽出或呕吐出咖啡样物。因此,氯化钾要稀释后给药,兑入温水或牛奶中,以减少对胃肠道的刺激。

4. 静脉补钾注意事项

(1)见尿补钾:补钾过快可使血浆钾浓度突然升高而致心搏骤停,无尿时易发生高血钾。

(2)补钾需慎重:特别要注意静脉滴注补钾的浓度和速度,禁止静脉推注。

(3)脱水患儿需先扩充血容量,改善循环和肾功能后才予以补钾。

(4)补钾后应复查血钾。

5. 注意药物配伍禁忌 洋地黄类药物在低钾血症病人中应慎用,低钾会加强洋地黄效应,极易发生洋地黄中毒,导致心律失常加重,甚至猝死。因此,低钾血症患儿补钾6小时内不应给予洋地黄类药物。

6. 病情观察 密切观察患儿的生命体征、精神状态、神志、反应、面色、肌张力、腱反射、腹部情况、尿量等。在补钾过程中应严密进行心电监测,观察心率、心律、血压及心电图的变化,动态监测血气及电解质。

四、新生儿高钾血症的护理评估及干预

(一) 护理评估

1. 定义 高钾血症(hyperkalemia)是指血清钾>5.5mmol/L,血清钾>6.0mmol/L时常出现临床症状。

2. 病因及风险因素 新生儿高钾血症是多种因素综合所致。

(1)钾摄入过多:短期内给予大量补钾或同时伴有肾功能障碍、输血等情况时,易发生高钾血症。

(2)肾脏排钾功能障碍:急性肾功能衰竭,血容量减少,严重脱水及休克,应用保钾利尿剂(如螺内酯),先天性肾上腺皮质增生症等。

(3)钾在细胞内外分布异常(细胞内钾外移):任何原因引起的急性溶血、缺氧、严重组织损伤、头颅血肿、颅内出血等,酸中毒、休克、低体温等均可导致细胞内钾大量释放,导致血钾升高。

(4)其他:足跟挤压法采血采集的血液检测或标本出现溶血时可出现检测结果为血钾升高,临床应注意鉴别。

3. 临床表现 高钾血症的临床表现不具有特征性,主要表现为神经肌肉症状及心脏症状。

(1)神经肌肉:兴奋性降低、精神萎靡、嗜睡、躯干及四肢肌肉无力、腱反射减弱或消失,严重者呈弛缓性瘫痪、恶心、呕吐、腹胀,常从下肢开始呈上升型,但脑神经支配的肌肉和呼吸肌常不受累。

(2)心脏症状:主要表现为心肌收缩乏力、心音低钝、血压下降等。相关心电图表现包括T波高尖、P波扁平、PR间期延长及QRS波群增宽。也可能发生心动过缓、室上性或室性心动过速、心室颤动。

(3)假性高钾血症:在新生儿中很常见,因为通过足跟采血易发生溶血,从而人为升高血钾水平。

(二) 治疗措施

1. 停用钾 一旦确诊,应立即停用一切含钾

的液体以及隐形的钾的来源，如抗生素、肠外营养、前列腺素 E 等。

2. 评估肾功能 尽可能减少对肾功能有影响的药物。

3. 药物治疗 快速降低高钾血症导致的心律失常。

(1) 10% 的葡萄糖酸钙：输注 10% 的葡萄糖酸钙（0.5ml/kg）或者氯化钙（20mg/kg 或 0.2ml/kg），用以拮抗高钾血症对细胞膜的作用，5 分钟输完。

(2) 增加钾的排泄：对于肾功能充分的婴儿，可静脉给予呋塞米（1mg/kg）促进尿的排泄。

(3) 碳酸氢钠：当 pH<7.2 时应立即给 5% 碳酸氢钠纠酸，使 K^+ 迅速从细胞外移入细胞内。

(4) 胰岛素：可刺激细胞膜 Na^+-K^+-ATP 酶，促进细胞对钾的摄取。

4. 透析疗法 对少尿或无尿新生儿可考虑透析。

（三）护理干预

1. 预防措施 积极预防围产期的常见并发症，如窒息、出血、组织损伤等。输血应尽量输新鲜血液，贮存 1 周以上库血的血钾浓度可高达 20~30mmol/L。一旦确诊高钾血症应紧急治疗，并用 ECG 严密监测，直至血钾浓度及心率恢复到安全范围。

2. 用药护理 静脉滴注 10% 的葡萄糖酸钙对血钾浓度影响甚微，其主要作用是对抗高钾血对心脏的毒性作用，仅能作为一种临时急救措施，输注时应保证静脉通道通畅，防止外渗引起组织损伤。

3. 动态监测血钾的变化 及时了解血钾的动态变化，以便后期调整补钾的频次及剂量；同时，采集的血标本要及时送检，避免震荡，以防细胞破裂致细胞内钾离子释放影响对血钾结果的判断。

4. 病情观察 密切观察患儿的生命体征及精神状态、神志、反应、面色、肌张力、腱反射、腹部情况等；准确记录 24 小时出入量，必要时可留置导尿。严密观察心电图的变化情况，动态监测血气及电解质。

5. 心理护理 高钾血症可引起心搏骤停，患儿随时有生命危险，应及时向家属交代病情，同时也要安抚家属，做好心理护理。

要点荟萃

1. 低钠血症 指血钠低于 130mmol/L，是由于各种原因所致的钠缺乏、水潴留或水钠代谢异常而引起的临床综合征。病因主要包括稀释性低钠血症（水潴留）、钠丢失过多、钠摄入不足和钠代谢异常等，当血钠<125mmol/L 时可出现临床症状，治疗主要是积极治疗原发病，去除病因，恢复血清钠。

2. 高钠血症 指血清钠>150mmol/L，是由各种原因所致的水缺乏和/或钠过多引起的临床综合征，均伴有高渗综合征。病因可由单纯钠过多或单纯水缺乏所致，也可由水缺乏伴轻度钠缺乏所致，高钠血症使神经细胞脱水、脑组织皱缩、脑脊液压力下降，可出现烦渴、少尿、黏膜和皮肤干燥等临床表现，但新生儿表现不典型易被忽视。治疗主要是积极治疗原发病，去除病因，恢复血清钠至正常水平。

3. 低钾血症 指血清钾<3.5mmol/L。病因主要包括钾摄入不足、钾丢失过多、钾分布异常、内分泌紊乱以及各种原因引起的碱中毒等，低钾血症通常无症状，但也可表现为神经肌肉、心脏、肾脏、消化系统等症状。治疗主要包括尽可能去除病因，防止血钾进一步丢失，纠正碱中毒和静脉补钾等。

4. 高钾血症 是指血清钾>5.5mmol/L，血清钾>6.0mmol/L 时常出现临床症状。病因主要包括钾摄入过多、肾脏排钾功能障碍、钾在细胞内外分布异常（细胞内钾外移）等，高钾血症的临床表现不具有特征性，主要表现为神经肌肉症状及心脏症状。治疗主要包括立即停用一切含钾的液体以及隐形的钾的来源、评估肾功能、药物治疗等。

（史泽瑶　闫地瑞）

第三节 新生儿钙、镁、磷代谢紊乱的护理评估与干预

一、新生儿钙、镁、磷代谢概述

钙、镁、磷既相互联系又相互影响。三者的代谢都受甲状旁腺激素(PTH)、降钙素和维生素D[1,25-$(OH)_2D_3$]的调节,共同在肠道内吸收,又共同从肾脏排泄。当钙摄入增加时,镁吸收减少,而过多的磷又可减少钙、镁的吸收,三者之间存在相互竞争的作用。

1. 钙 是构成人体骨骼、牙齿的主要成分,维持人体所有细胞的正常生理状态。在维持人体循环、呼吸、神经、内分泌、消化、血液、肌肉、骨骼、泌尿、免疫等系统正常生理功能中起到重要的调节作用,钙也是血凝的重要因素。人体任何系统的功能与钙均有着较密切的关系,钙代谢平衡对于维持生命和健康起到至关重要的作用。胎盘能主动向胎儿转运钙和磷,尤其是孕后期3个月,到足月时增至2.75mmol/L,出生后24~48小时内,新生儿血清总钙迅速下降,然后逐渐上升,于生后2周达到年长儿及成人水平。

2. 镁 是人体内不可缺少的重要元素,其含量在阳离子中仅次于钠、钾、钙,是新生儿体内仅次于钾而大量存在的二价阳离子。镁离子是机体酶促生化反应的激活剂,是体内重要的矿物质。镁具有较多的生理作用,它是机体代谢酶的重要辅酶之一,对机体代谢活动,尤其对神经肌肉、心肌细胞的收缩和传导、血管及气管、支气管平滑肌的调节发挥着重要作用。镁缺乏可影响细胞内多种酶的正常生理功能,引起多系统的功能障碍。胎盘能主动转运镁至胎儿,胎儿及出生时的血镁高于母亲,生后开始下降,血清镁随心脏节律变化,夜间高,生后1周内血清钙、镁浓度的变化成正比,血清磷与血清钙镁浓度成反比。

3. 磷 是人体必需元素,为细胞内的主要阴离子,是维持正常细胞结构和功能的关键成分。含磷化合物在细胞组成(细胞膜和核酸)、代谢(高能磷酸键ATP的产生、关键酶的磷酸化)、维持酸碱平衡方面均起着关键作用。它是三磷酸腺苷(ATP)中高能磷酸盐的来源,也是细胞膜上磷脂所必需的元素。它直接影响多种酵素反应、糖的分解及蛋白质功能。血清无机磷的浓度因年龄、性别和喂养方式而不同,新生儿及婴儿较年长儿及成人高,配方奶喂养者高于母乳喂养者。

二、新生儿低钙血症的护理评估与干预

(一)护理评估

1. 定义 新生儿低钙血症(hypocalcemia)指血清钙低于1.8mmol/L(7.0mg/dl)或离子钙低于1.0mmol/L(4.0mg/dl)。低钙血症是新生儿期常见的临床及实验室异常,离子钙在凝血、神经肌肉兴奋性、细胞膜完整性及多种细胞膜活性中发挥重要作用。

2. 分类 分为早发型低钙血症与晚发型低钙血症。前者指生后48小时内出现的低钙血症,常伴有血清镁降低;后者指出生48小时后发生的低钙血症。

3. 病因及风险因素

(1)早发型低钙血症:①早产儿、低出生体重儿、小于胎龄儿;②异常分娩儿;③糖尿病母亲所生的新生儿;④各种严重疾病,如新生儿窒息、颅内出血、脑损伤、NRDS、MAS、败血症等。

(2)迟/晚发型低钙血症:①饮食中磷增加、肾小管排磷功能不成熟导致的高磷血症是晚发型低钙血症的主要原因;②母亲摄入VitD不足、

VitD 产生或作用异常；③使用药物，如脂肪乳、呋塞米、碳酸氢钠等；④肾功能衰竭、休克或败血症、光疗、碱中毒、骨骼疾病及低白蛋白血症等。

(3) 新生儿甲状旁腺功能减退所致低钙血症：①新生儿暂时性假性甲状旁腺功能减退（母亲甲状旁腺功能亢进、血钙增高引起胎儿高血钙和胎儿甲状旁腺功能抑制）、原发性低镁血症；②先天性甲状旁腺功能减退（较少见）。

4. 临床表现

(1) 低血钙临床症状轻重各异，大多数低钙血症婴儿无症状，通过筛查得以发现。

(2) 在有症状的患儿中，典型征象是神经肌肉易激惹性增加，表现为烦躁不安、惊跳、手足抽搐、震颤、惊厥、喉喘鸣等。

(3) 因胃肠平滑肌痉挛引起严重呕吐、便血或肠梗阻。

(4) 严重者出现喉痉挛、呼吸暂停和心功能及心电图异常。

(5) 早产儿血钙降低时常缺乏体征，发作期间一般情况良好，也可有呼吸暂停、惊厥或心功能异常。

(6) 晚发型低钙血症多见于全牛奶或羊奶喂养者，活动异常、嗜睡常比惊厥先出现，需注意鉴别。

5. 诊断要点 低钙血症的诊断依据是血清钙水平异常低，按出生体重定义如下：

(1) 足月儿或出生体重 ≥1 500g 的早产儿：血清总钙<8mg/dl（2mmol/L）或钙离子<4.4mg/dl（1.1mmol/L）即可确诊低钙血症。

(2) 极低 / 超低出生体重儿：血清总钙<7mg/dl（1.75mmol/L）或钙离子<4mg/dl（1mmol/L）即可诊断为低钙血症。VLBW 在钙离子浓度介于 0.8~1mmol/L 时很少有症状，可不给予特殊干预。

（二）治疗措施

临床上出现不明原因的惊厥、尖叫、喉喘鸣或反复呼吸暂停时，则应该常规检测血钙水平，静脉补钙为严重低钙血症的重要治疗手段。

1. 无症状的患儿 大多数早发型低钙血症的婴儿没有症状，通常只需营养支持即可康复，可通过早期开始喂养或肠外营养来提供充足的钙。若胃肠外持续输注钙剂超过 48 小时，还须根据血清磷浓度补磷。此外，应治疗所有可致低钙的基础疾病，包括低镁血症和高磷血症。

2. 有症状的患儿

(1) 补充钙剂：伴惊厥、手足搐搦或呼吸暂停的严重低钙血症给予 10% 葡糖酸钙 1~2ml/kg，以 5% 葡萄糖液稀释 1 倍缓慢静脉注射（1ml/min），必要时间隔 6~8 小时再给药 1 次。惊厥停止后可改为口服葡萄糖酸钙 1g/d。

(2) 补充 $VitD_3$：甲状旁腺功能减退时，需长期口服钙剂，同时补充 $VitD_3$。

(3) 纠正低镁血症：低钙血症合并低镁血症者还需要纠正低镁血症才能实现低钙血症的纠正。

(4) 高磷血症：高磷血症婴儿应喂养高钙低磷的饮食。优选母乳，若无母乳，则可使用低磷配方奶粉。

（三）护理干预

1. 静脉输注钙剂的管理

(1) 遵医嘱及时、正确补充钙剂，钙剂应以 5% 葡萄糖稀释 1 倍后缓慢输注（1ml/min），输注过程中应维持心率在 80 次 /min 以上。

(2) 钙剂宜单独输注，不宜与静脉营养液混合输注。

(3) 因钙剂可致心律失常及皮肤或组织坏死，不宜快速静脉推注或经脐静脉输入，输注过程中应避免药液外渗。

(4) 外周静脉输钙存在较大风险，静脉补钙时应使用 PICC 输注，输注前后使用生理盐水冲管，以避免钙在血管壁沉积。

2. 外周静脉钙剂外渗的处理

(1) 处理方法：一旦发生外渗，立刻停止静脉输入，同时给予透明质酸酶对症处理，越早越好。处理步骤：①透明质酸酶 1 支（1 500U）加生理盐水 10ml 稀释至 150U/ml，使用 1ml 注射器抽吸 0.1ml 再次稀释至 1ml，最终配制浓度为 15U/ml；②在拔出留置针的针眼处皮下注射 0.2ml，然后在外渗部位向4个方向做皮下注射(每个方向0.2ml),总共1ml。

(2)处理后观察:密切观察外渗进展并班班交接记录,若出现钙盐沉积,则通知医生进行处理,必要时给予理疗(25% $MgSO_4$温湿敷加激光治疗)。

3. 病情观察及监测 识别低钙血症的高风险人群,密切观察患儿的生命体征及神志变化,注意有无惊厥发生。监测血钙浓度,根据血钙水平采取相应的治疗措施,避免出现医源性高血钙。

三、新生儿高钙血症的护理评估与干预

(一)护理评估

1. 定义 新生儿高钙血症(hypercalcemia)指血清钙>2.75mmol/L(11.0mg/dl)或离子钙>1.45mmol/L(6mg/dl),血清钙>4mmol/L(16mg/dl)或离子钙>1.8mmol/L时为严重高钙血症。

2. 病因及风险因素

(1)低磷酸盐血症:磷缺乏时,钙不易向骨沉着,血清钙升高。

(2)甲状旁腺功能亢进:甲状旁腺激素可促进肠道和肾再吸收钙。

(3)维生素D相关性高钙血症:过量维生素D可促进肠道和肾再吸收钙。

(4)其他:母亲羊水过多、早产、前列腺素E_2分泌增多、长期使用ECMO治疗、肾脏肿瘤、威廉姆斯综合征(Williams syndrome,WS)、家族型低尿钙性高钙血症、色氨酸吸收障碍综合征等。

3. 临床表现

(1)常缺乏典型的临床表现,可有嗜睡、饮入少或拒乳、恶心、呕吐、多尿、脱水、体重不增等,刺激无反应、高血压、心率增快、呼吸暂停、肌张力降低。

(2)严重高钙血症可发生高血钙危象,患儿呈木僵、昏睡或昏迷、惊厥、重度脱水貌、心律失常甚至心力衰竭、高血压,若不及时抢救,病死率较高,预后差,可有神经系统后遗症。

(二)治疗措施

1. 轻度高钙血症

(1)一般治疗:包括限制维生素D和钙的摄入量、清除维生素D及减少日照,采用低钙、低维生素D及低铁配方奶喂养。

(2)病因治疗:与低磷相关的严重高钙血症,可口服补充磷元素,以促进钙重新分布。

(3)糖皮质激素治疗:维生素A和D过量及皮下脂肪坏死的病人,可使用糖皮质激素治疗,以抑制骨和肠道吸收钙,增加肾分泌钙。

(4)降钙素:可暂时抗高钙效应,与糖皮质激素合用其作用可延长。

2. 重度高钙血症或高血钙危象 除病因治疗外还应采取降低血钙的措施,主要包括:①静脉补液,以增加肾小球滤过率及尿钠排除,以促进尿钙分泌,常用生理盐水10~20ml/kg,纠正脱水后给予呋塞米1mg/kg;②严重甲状旁腺功能亢进者可切除甲状旁腺。

(三)护理干预

1. 预防 识别高血钙的风险人群。

2. 病情观察 密切观察患儿的生命体征及神志情况、精神状态、面色、反应、尿量、体重及饮奶情况等,识别高血钙危象的临床表现。患儿可表现为不同程度的喂养不耐受、精神萎靡、呼吸困难等临床表现,无明显特异性,常在实验室检查异常时发现。

3. 动态监测血钙情况 尤其是低血钙患儿补钙后加强监测,避免医源性高血钙发生。

4. 密切观察患儿的水电解质水平 急性期使用生理盐水扩容,在补充血容量的基础上配合呋塞米使用,每6~8小时测定血清钙、镁、钠、钾、渗透压及出入液量,防止体液和电解质紊乱。

四、新生儿低镁血症的护理评估与干预

(一)护理评估

1. 定义 新生儿低镁血症(hypomagnesemia)指血清镁<0.6mmol/L(1.6mg/dl)。低镁血症

常伴发低钙血症，约80%的低钙血症合并低镁血症。

2. 分类 分为原发性低镁血症及新生儿暂时性低镁血症。前者为一种常染色体遗传性疾病，少见，一般见于男性患儿，血清镁慢性降低，有时伴有继发性低钙血症；后者常与晚发性低钙血症同时存在，血清镁轻度降低，随钙剂治疗血清镁会自行升高。

3. 病因及风险因素

(1)先天储备不足：各种原因引起的宫内发育不良、多胎、母亲低镁血症以及胎盘向胎儿转运镁不足等。

(2)镁摄入减少：各种原因导致的吸收不良，如肝病、肠道疾病或肠切除术后等。

(3)镁丢失增加：如腹泻、肠瘘、肾衰竭多尿期排出镁增多等。

(4)体内代谢、内分泌环境紊乱：进食磷酸盐过多及甲状旁腺功能减退。

(5)遗传性低镁血症：原发性肾性低镁血症。

4. 临床表现 主要是神经肌肉的兴奋性增高，神经肌肉传导性增强，新生儿可表现为眼角、面肌小抽动，四肢强直及双眼凝视、阵发性屏气或呼吸停止，严重者可出现心律失常。

（二）治疗措施

1. 紧急处理 首选硫酸镁，出现惊厥时立即肌内注射25%硫酸镁0.4ml/kg，或50%硫酸镁0.2ml/kg。因肌内注射过浅可导致局部坏死，因此，早产儿选择静脉缓慢注射2.5%硫酸镁。严重低镁血症应静脉注射2.5%硫酸镁2~4ml/kg，速度<1ml/min，8~12小时重复一次；惊厥控制后改为口服10%硫酸镁，1~2ml/kg。

2. 治疗原发病 慢性肠道丢失者，可同时缺乏钾和锌，需同时治疗。

（三）护理干预

1. 用药观察 在硫酸镁治疗过程中，注意观察是否有血镁过高的表现，如肌张力低下、腱反射消失或呼吸抑制等，可静脉注射10%葡萄糖酸钙2ml/kg对抗。

2. 病情观察及监测 注意观察患儿的生命体征及一般情况，包括精神状态、面色、反应、肌张力以及惊厥的表现及持续时间等。动态监测血镁浓度，尤其是静脉补镁后，及时调整镁的剂量，避免出现医源性高镁血症。低镁血症与低钙血症在临床表现上难以区分，但严重低镁血症可出现心律不齐，需注意鉴别。

五、新生儿高镁血症的护理评估与干预

（一）护理评估

1. 定义 高镁血症（hypermangnesemia）指血清镁>1.1mmol/L（3mg/dl），血清镁>1.9mmol/L（5mg/dl）时出现症状。

2. 病因及风险因素 多为医源性。

(1)母亲使用硫酸镁治疗：妊娠高血压综合征、子痫的孕妇在孕期使用硫酸镁治疗导致新生儿早期高镁血症。

(2)摄入过多：硫酸镁导泻或灌肠时经肠道摄入过多的镁。

(3)肠道外镁负荷增加：治疗低镁血症时，输注硫酸镁速度过快或剂量过大。

(4)肾脏排泄镁盐减少：窒息、早产、生后早期的新生儿由于肾廓清能力低下导致。

3. 临床表现 新生儿高镁血症的临床表现与血镁程度密切相关，具体见表21-3-1。

表21-3-1 新生儿高镁血症的临床表现

血镁浓度/mmol/L（1mmol/L=2.5mg/dl）	临床表现
1.2~1.6	肌张力减弱、胃肠蠕动缓慢、胎粪排出延迟或肠梗阻
1.6~2.4	血压下降、尿潴留
2.4~3.2	中枢抑制、嗜睡、呼吸减弱
≥4.8	呼吸肌麻痹、呼吸停止、昏迷，严重者可发生心搏骤停

（二）治疗措施

目的是清除过多的外源性镁。

1. 对症处理 停用一切含镁的制剂，给予

10% 的葡萄糖酸钙 2ml/kg 静脉注射。

2. 呼吸支持　对于已经出现呼吸抑制的患儿应考虑气管插管，呼吸机辅助通气。

3. 保证足够液体，适当应用利尿剂，肠功能正常者可肠内喂养。

（三）护理干预

1. 输注钙剂的护理　尽量使用中心静脉导管输入钙剂。若为紧急静脉注射钙剂，则新建外周留置针通道，确认有回血后再缓慢推注，密切观察心率变化。推注完毕后给予生理盐水封管，切勿在此通道内再次输入刺激性药物，尽早拔针，防止局部组织坏死、钙化。

2. 病情观察　密切观察患儿的生命体征及病情变化情况，尤其是呼吸、心率、血压以及神志、肌张力、尿量、大便及喂养情况等，一旦患儿出现中枢神经系统抑制，则应立即建立呼吸支持，保证气道通畅。

3. 密切监测　动态监测血镁及血钙浓度，防止推注钙剂后发生医源性高钙血症。

六、新生儿低磷血症的护理评估与干预

（一）护理评估

1. 定义　新生儿低磷血症（hypophosphatemia）指血清磷<1.6mmol/L，轻度低磷血症 1.0~1.6mmol/L，中度低磷血症<1.0mmol/L，重度低磷血症<0.6mmol/L，极重度为<0.4mmol/L。

2. 病因及风险因素

（1）肾小管发育不成熟：人工喂养儿（包括早产儿）尿磷排泄增多，母乳喂养儿尿磷排泄较少；早产儿生后第 1 周，肾对磷的排泄和重吸收均高于足月儿，之后随日龄增加而逐渐减少。

（2）先天储备不足：75% 的骨盐都是在妊娠最后 3 个月储备的，因此，早产儿钙、磷储备不足。

（3）磷摄入不足：VLBW 母亲母乳中的钙、磷含量不足，低磷静脉营养，长期输入葡萄糖等均可导致低磷血症。

（4）生后生长发育迅速也易导致低磷血症。

（5）其他：使用糖皮质激素、呋塞米、抗惊厥药物、两性霉素 B 等，可增加尿中钙、磷排泄。

3. 临床表现　以早产儿多见，多无明显临床症状，轻度低磷血症不易诊断。随着血清磷降低<0.6mmol/L 时，可出现肌张力减退、反射低下、惊厥或昏迷、呼吸衰竭，甚至引起多脏器功能障碍，与危重病例死亡有关；慢性低磷血症以代谢性骨病的表现为主。

（二）治疗措施

1. 减少肾脏磷的排泄　避免血容量过多，治疗低镁血症，积极纠正代谢性酸中毒及呼吸性碱中毒、停用利尿剂等。

2. 病因治疗　积极寻找引起低磷血症的原因，如补充维生素 D_3、治疗甲亢等。

3. 静脉高营养时注意磷的补充　预防低磷血症发生，易发生低磷血症者给予 0.5~1ml/(kg·d) 甘油磷酸钠静脉滴注；补磷同时进行补钙，可给予 10% 葡萄糖酸钙 1~2ml/(kg·d)。

4. 钙、磷同补　生后 1~2 周开始钙、磷同补不仅可防止低血钙，还可充分利用补磷的效果改善骨病症状。

（三）护理干预

1. 补磷注意事项　静脉补磷时注意剂量准确，使用输液泵匀速输注；补磷过程中注意监测血清磷的水平，避免发生医源性高磷血症。

2. 病情观察　识别高危人群；密切观察生命体征及反应、肌张力、腱反射、胃肠道症状等。动态监测血磷水平及血常规变化，发现异常及时报告医生处理。

3. 健康教育　指导家长进行合理喂养，母乳喂养患儿尤其是早产儿注意合理添加母乳强化剂；配方奶喂养者需选择钙磷比例适宜的奶粉，早产儿应选择早产儿配方奶进行喂养。

七、新生儿高磷血症的护理评估与干预

（一）护理评估

1. 定义　高磷血症（hyperphosphatemia）指

血清磷水平≥2.45mmol/L。

2. 病因及风险因素 新生儿发生高磷血症的原因包括内源性和外源性两个方面，肠道是唯一将磷转送到体内的器官，肾是唯一将磷排出体外的器官。肾功能损伤时肾小球滤过的能力下降，从尿中排出的磷减少，血磷浓度增高。

(1) 内分泌相关：①甲状旁腺功能减退；②甲状腺功能亢进。

(2) 医源性因素：①静脉营养中补充磷过多；②维生素D中毒；③强化母乳喂养等。

(3) 其他常见原因：①严重感染；②出血、溶血或横纹肌溶解时；③HIE患儿；④先天性巨结肠等消化道畸形、母乳性黄疸患儿肠道吸收增多；⑤代谢性酸中毒；⑥肾功能损伤或肾衰竭。

3. 临床表现 多数高磷血症患儿无明显临床症状。因磷的代谢与钙、镁代谢密切相关，高磷患儿常合并低血钙及低血镁的表现，出现惊厥和搐搦，严重时可发生喉痉挛及呼吸暂停而死亡。

高磷血症危象：血磷突然升高≥3.2mmol/L，继发甲状旁腺功能亢进，产生一系列应激反应，对心血管系统、免疫系统、泌尿系统和内分泌系统、神经系统和造血系统均产生危害，可出现嗜睡、晕厥、僵硬、呼吸心跳加快和严重脱水表现，进而导致低钙及各系统功能损害，甚至危及生命。

（二）治疗措施

1. 原发病治疗 积极寻找引起高磷血症的病因，针对不同的病因给予干预。如限制高磷饮食(给予母乳或低磷配方奶喂养)，减少静脉营养液中磷的用量，积极防控感染等。

2. 进行对症处理 出现惊厥等症状时，给予补充钙剂增加磷的结合；予以排钠利尿药，从而降低磷的水平，重症者需选用降血磷药物。

（三）护理干预

1. 病情观察 密切观察患儿生命体征及一般情况，注意有无惊厥发生，警惕发生高磷血症危象。

2. 密切监测 严密监测血电解质的变化，防止低血钙和低血镁的发生。

要点荟萃

1. 新生儿低钙血症 指血清钙低于1.8mmol/L或离子钙低于1.0mmol/L。低血钙临床症状轻重各异，大多数低钙血症婴儿无症状，在有症状的患儿中，典型征象是神经肌肉易激惹性增加，表现为烦躁不安、惊跳、手足抽搐、震颤、惊厥、喉喘鸣等。应常规检测血清钙，静脉补钙为严重低钙血症的重要治疗手段，补钙注意事项：①尽量使用中心静脉补钙；②静脉推注钙剂时速度宜慢，密切观察心率变化。

2. 新生儿高钙血症 指血清钙>2.75mmol/L或游离钙>1.45mmol/L。临床表现：常不典型，可有嗜睡、易激惹、发热、食欲缺乏、恶心、呕吐、多尿、脱水、体重不增等，当血清钙>3.75mmol/L时可发生高血钙危象。轻症主要进行病因治疗，重症需采取相应措施降低血钙水平。急性高钙血症或危重病例需静脉补液、利尿降低血钙。

3. 新生儿低镁血症 指血清镁<0.6mmol/L，低镁血症常伴发低钙血症。临床表现：无特异性，主要是神经肌肉的兴奋性增高。出现抽搐时立即给予硫酸镁对抗治疗，在治疗过程中，注意观察是否有血镁过高的表现，并动态监测血镁浓度，避免出现医源性高镁血症。

4. 高镁血症 指血清镁>1.1mmol/L，多为医源性。临床表现为神志、肌张力、喂养、呼吸、血压以及尿量等改变。治疗措施：①给予10%葡萄糖酸钙静脉注射；②已经出现呼吸抑制的患儿应考虑气管插管，呼吸机辅助通气；③动态监测血镁及血钙浓度，防止推注剂钙后发生医源性高钙血症。

5. 低磷血症 指血磷<1.6mmol/L。临床表现以早产儿多见，多不明显，严重低磷血症时可出现反应低下、肌无力、腱反射消失、惊厥、昏迷、呼吸衰竭等，甚至引起多脏器功能障碍。低磷血症者需积极寻找病因，补磷、补钙同时进行。

6. 高磷血症　指血清磷水平≥2.45mmol/L。多数高磷血症患儿无明显临床症状，因磷的代谢与钙、镁代谢密切相关，高磷患儿常合并低血钙及低血镁的表现，出现惊厥和搐搦，严重时可发生喉痉挛及呼吸暂停而死亡。治疗主要包括原发病治疗和对症处理。

（史泽瑶　徐　静）

第四节　新生儿酸碱平衡紊乱的护理评估与干预

一、新生儿酸碱平衡概述

1. 酸碱平衡的调节　正常人体液的 H^+ 浓度保持在一定的狭窄范围内。细胞外液的 pH 为 7.35~7.45，以保证正常的代谢过程及生理功能。在机体代谢过程中，不断产生酸性和碱性物质（主要是前者），通过体内调节系统（缓冲系统及肺、肾）的调节作用，使体液 pH 保持相对恒定。如果体内酸性或碱性物质过多，或者酸碱平衡的调节功能失常，使体液 pH 发生显著变化，即导致酸中毒或碱中毒。

2. 判定酸碱平衡的指标及其临床意义

（1）pH：是表示血液 H^+ 浓度的指标，正常值为 7.35~7.45。新生儿出生时 pH 偏低，以后逐渐增高，24 小时后达成人值。pH 主要取决于血液中最重要的一对缓冲物质，即 HCO_3^- 和 H_2CO_3，正常 HCO_3^- 与 H_2CO_3 的比值维持在 20∶1，维持 pH 稳定的主要因素为机体缓冲系统、呼吸系统和肾，当某种因素促使两者比值发生变化超出正常范围（7.35~7.45）时，即出现酸碱平衡紊乱。

（2）血二氧化碳分压（PCO_2）：指血浆中溶解的 CO_2 所产生的张力，反映的是肺泡通气量的水平，即呼吸性酸碱平衡紊乱的指标。正常动脉血 PCO_2 为 35~45mmHg（平均 40mmHg）。新生儿出生时稍高，以后逐渐降低，于 1~6 小时达成人值。PCO_2 降低说明通气过度，见于呼吸性碱中毒或代谢性酸中毒时的呼吸代偿；PCO_2 高于正常说明通气不足，CO_2 潴留，见于呼吸性酸中毒或代谢性碱中毒时的呼吸代偿（抑制）。

（3）实际碳酸氢盐（HCO_3^-，AB）及标准碳酸氢盐（SB）：AB 是指全血标本中实际的 PCO_2 和氧饱和度下，直接测得的血浆 HCO_3^- 含量，受呼吸及代谢两方面的影响，正常值为 24mmol/L（21~27mmol/L）。SB 是全血标本在 38℃、Hb 完全氧合、PCO_2 为 40mmHg 的气体平衡后测得的血浆 HCO_3^- 含量，因呼吸因素完全排除，是表示代谢性酸碱平衡紊乱的指标，正常值为 23~26mmol/L。

AB 与 SB 的差值表示呼吸因素的影响程度：① AB=SB，两者均正常，为酸碱内环境正常、稳定；② AB=SB，两者均降低，为代谢性酸中毒尚未代偿；③ AB=SB，两者均高于正常，为代谢性碱中毒尚未代偿；④ AB>SB，提示有 CO_2 蓄积，表示呼吸性酸中毒或代谢性碱中毒；⑤ AB<SB，提示 CO_2 排出过多，表示呼吸性碱中毒或代谢性酸中毒。

（4）缓冲碱（BB）：指血液缓冲系统中一切具有缓冲作用的阴离子的总和，是反映代谢性因素的指标，PCO_2 对其无明显影响，代谢性酸中毒时 BB 减少，代谢性碱中毒时 BB 增加。

（5）剩余碱（BE）：BE 反映代谢性改变，不受呼吸的影响，正常值为 −10~−2mmol/L。因反映的是总的缓冲碱变化，故较 SB 更加全面。

（6）动脉血氧分压（PaO_2）：指动脉血浆中溶解的 O_2 所产生的张力，正常新生儿 PaO_2 为

50~80mmHg，早产儿为 50~70mmHg。

(7) 氧容量和氧饱和度：氧容量指血液中血红蛋白完全氧合时所能携带的氧量，氧饱和度指血红蛋白与氧结合的程度，以 % 表示。随 PaO_2 的增加，血氧饱和度也随之增加。

(8) 阴离子间隙（AG）：也可判定体内的酸碱平衡状态。AG 为血清阳离子总数与阴离子总数的差值，为判断非 HCO_3^- 丢失的酸碱平衡紊乱的重要指标。临床常见因低氧、低体温、严重呼吸窘迫、感染等导致的乳酸性酸中毒引起的 AG 增高的代谢性酸中毒。

3. 新生儿酸碱平衡的机制

(1) 机体缓冲系统的急性期代偿：细胞内液和细胞外液可对机体突然增加的酸或碱进行有效的缓冲，主要的缓冲系统是碳酸 / 碳酸氢盐。体液缓冲系统起效最快，在数秒内即可起效，15~20 分钟即可完成。

(2) 肺的调节：通过呼出 CO_2 来调节血液中的 H_2CO_3 浓度，大大提高了对 HCO_3^- 与 H_2CO_3 比值的维持和 pH 稳定的效率，但调节稍慢，需要 15~30 分钟才能达到最大调节作用。

(3) 肾的调节：肾对酸碱平衡的调节主要包括：①排泄每天产生的非挥发酸；②重吸收所有滤过的 HCO_3^-；③通过增加或减少 HCO_3^- 的排泄来代偿由于呼吸紊乱而引起的 $PaCO_2$ 变化，使 pH 不至于引起较大变化。调节作用最慢，数小时后起效，但作用最强最持久，可持续数天到 1 周左右。

二、护理评估

(一) 代谢性酸中毒

1. 定义 是临床最常见的酸碱平衡紊乱，是血浆中 HCO_3^- 的原发性减少。

2. 病因及高危因素

(1) 代谢紊乱：窒息、早产、呼吸窘迫综合征、肺炎、重症感染致缺氧，产生大量乳酸、丙酮酸等酸性代谢产物。

(2) HCO_3^- 丢失过多：如腹泻、近端肾小管酸中毒等。

(3) 肾脏排 H^+ 障碍：如急性肾衰竭和远端肾小管酸中毒。

3. 治疗

(1) 常用碳酸氢钠治疗：碳酸氢钠可暂时改善甚至纠正酸血症，但不能解决代谢性酸中毒的病因，未治疗基础疾病时代谢性酸中毒会持续存在，导致 H^+ 再次蓄积。一般不推荐常规使用碳酸氢钠，除非酸中毒过于严重（血液 pH<7.0），或肾酸排泄受损（急性肾损伤或慢性肾脏疾病）患者的血液 pH<7.2 或需要碱化尿液。碳酸氢钠需在建立有效的通气后缓慢并稀释后使用。有血气分析结果后，碳酸氢钠的用量可根据 BE 值进行计算：碳酸氢钠用量（mmol）= BE 负值数（mmol/L）× 体重（kg）× 0.3，临床常用计算值的一半，以免纠正过度。

(2) 肾替代治疗：严重代谢性酸中毒，药物无法治疗时，则需要透析和 / 或连续肾脏替代疗法，尤其是伴随高钾血症等其他电解质异常的患者。

(二) 呼吸性酸中毒

1. 定义 由于肺泡通气降低而导致的 $PaCO_2$ 增加，使 pH<7.35，引起呼吸性酸中毒。

2. 病因及高危因素 原发性呼吸性酸中毒在新生儿期常见于各种原因引起的通气障碍或换气不足，如呼吸窘迫综合征、新生儿窒息、感染性 / 吸入性肺炎、PDA 伴肺水肿、BPD、肺出血、气胸等。

3. 治疗 治疗原发性呼吸性酸中毒，给予呼吸支持改善肺泡通气量。

(三) 代谢性碱中毒

1. 定义 血浆中 HCO_3^- 的原发性增加，使 pH>7.45。

2. 病因及高危因素

(1) H^+ 丢失过多：如幽门狭窄的持续性呕吐、持续胃肠减压、利尿剂的应用、肾排氢过多（盐皮质激素过多）等。

(2) 碱性物质输入过多。

(3) 严重缺氧和缺钾。

(4)较长时间的高碳酸血症被纠正后。

(5)细胞外液容量的减少。

代谢性碱中毒的病因根据尿氯的改变，又可分为两类，具体见表21-4-1。

表21-4-1 新生儿代谢性碱中毒的病因

尿氯低(Cl^-<10mmol/L)	尿氯高(Cl^->20mmol/L)
利尿剂应用(后期)	巴特综合征(Bartter syndrome)伴盐皮质激素增多
慢性代偿性呼吸性酸中毒纠正后	碱性药物的应用
持续胃肠减压	大量血制品输入
呕吐	利尿剂应用(早期)
分泌型腹泻	低钾血症

3. 治疗 一旦确诊，立即停止碱性液体的输入。治疗引起碱中毒的原发疾病，如细胞外液容量的减少可补充生理盐水和钾；BPD患者接受利尿剂治疗后常有低钾血症和慢性碱中毒，应注意补钾。

(四)呼吸性碱中毒

1. 定义 指$PaCO_2$降低，使pH>7.45。

2. 病因及高危因素

(1)机械通气时，因潮气量或每分通气量设置不当而引起通气过度。

(2)全身重度感染者，尤其是革兰氏阴性菌所致的全身感染患儿。

(3)患中枢神经系统疾病，如早产儿颅内出血可引起中枢性过度通气，使$PaCO_2$降低，pH增高。

3. 治疗 主要是针对原发因素的治疗，如调整呼吸机参数的设置，寻找中枢神经系统原发疾病。

三、临床表现

1. 酸中毒 轻度酸中毒的症状不明显，常被原发病所掩盖。较重的酸中毒表现为呼吸深而有力、唇呈樱桃红色，精神萎靡、嗜睡，恶心、频繁呕吐，心率增快、烦躁不安，甚至出现昏睡、昏迷、惊厥等。严重酸中毒，当pH<7.2时，心肌收缩无力、心率降低、心排血量减少、全身循环状态差、周围血管阻力下降致低血压、心力衰竭和心室颤动。新生儿呼吸代偿功能差，酸中毒时其呼吸改变可不典型，往往仅有精神萎靡、面色苍白等。

2. 碱中毒 碱中毒时pH升高，可导致氧离曲线左移，减少了组织供氧，脑组织首先缺氧；又由于碱中毒使脑皮质内γ氨基丁酸转氨酶活性增强，使γ氨基丁酸分解增强，导致中枢神经系统功能障碍，如出现嗜睡、昏迷等。碱中毒时血中游离钙下降，可能导致惊厥。代谢性碱中毒常发生于新生儿危重症的治疗过程中，被原发病掩盖，缺乏特异性的临床症状，但可使原发病的症状加重，如出现呼吸浅慢、嗜睡等，若伴有低血钾时则可表现为肌肉松软无力、腹胀等。

四、治疗措施

危重新生儿酸碱紊乱治疗的重点应放在治疗原发疾病上，尽快使其恢复正常。

1. 代谢性酸中毒的治疗 由于新生儿多为乳酸性酸中毒，在给氧及改善微循环后，其代谢产物转为碱性物质，故补碱易致代谢性碱中毒，pH>7.20~7.25时可不补碱；此外，应合理使用利尿剂，避免发生医源性电解质紊乱及酸碱失衡。

2. 呼吸性酸中毒的治疗 新生儿出生时往往有呼吸性酸中毒合并代谢性酸中毒，可自身代偿恢复正常，不能盲目补碱。单纯性呼吸性酸中毒者主要是积极改善通气，控制感染，使原发升高的$PaCO_2$下降，加上机体的代偿作用，pH即可恢复正常。

3. 代谢性碱中毒的治疗 代谢性碱中毒的产生除与医源性补碱不当有关外，与肾小管回吸收HCO_3^-有关，应及时检查是否有碱性药物过量或不当应用利尿剂等情况，如有则立即停用。此外，注意血清电解质尤其是血K^+、Cl^-浓度的监测，及时纠正低钾血症。应用激素宜慎重，必须应

用时注意监测血 Na^+、K^+、Cl^- 浓度及 pH，防止因 K^+ 排出过多诱发代谢性碱中毒。

4. 轻度单纯性呼吸性碱中毒的治疗 主要是治疗原发疾病和纠正通气过度。由于呼吸性碱中毒是机械通气治疗中最常见的并发症之一，因此，呼吸机治疗的患儿应经常动态监测血气变化，及时识别机械通气下有无呼吸性碱中毒合并代谢性碱中毒的发生。

5. 混合性酸碱平衡紊乱的治疗 由于新生儿重度酸中毒多为混合性酸中毒，因而，治疗重点是积极治疗原发疾病，改善组织氧供、促进酸性代谢产物的排出。在改善氧供的措施上首选机械通气，开放气道，改善通气，迅速解除呼吸性酸中毒；其次则需要改善肾脏功能，使酸性产物随尿液排出。因严重的酸中毒可诱发致命的肺出血，故在保证呼吸道通畅的前提下，应尽早、尽快地使用 $NaHCO_3$ 中和过多的 H^+，提高 pH，缓解肺动脉高压，阻断酸中毒的继续损害对改善预后有重要的意义。三重酸碱紊乱的治疗应着重改善通气和供氧，改善微循环以增加肾血流量，促使酸性物质排出，充分发挥肾脏调节功能而纠正代谢性酸中毒；并适当调整呼吸机参数，避免过度通气导致呼吸性碱中毒。

五、护理干预

1. 用药护理 因酸碱失衡的患儿病情多危重，应建立静脉双通道甚至三通道，遵医嘱准确抽吸药物，使用输液泵匀速输注，保证液体有效输入。由于 $NaHCO_3$ 是强碱性药物，故需加强输液部位观察，输注前后给予生理盐水推注；使用利尿剂后注意观察小便情况。

2. 气道护理 保持患儿于“鼻吸气”体位，保持呼吸道通畅。呼吸机辅助通气者，按需吸痰；注意监测通气效果以及动态调整呼吸机参数。

3. 病情观察及监测 密切观察患儿的生命体征、精神状态、神志、面色、反应、全身循环及尿量等情况；动态监测血气及电解质的改变。

要点荟萃

1. 判定酸碱平衡的指标 ① pH：是表示血液 H^+ 浓度的指标，正常值为 7.35~7.45；② $PaCO_2$：指血浆中溶解的 CO_2 所产生的张力，是表示肺通气即呼吸性酸碱平衡紊乱的指标，正常值为 35~45mmHg；③实际碳酸氢盐（AB）：受呼吸及代谢两方面的影响，正常值为 24mmol/L；④标准碳酸氢盐（SB）：是表示代谢性酸碱平衡紊乱的指标，正常值为 23~26mmol/L。

2. 酸中毒和碱中毒 指体内原发性酸的增加或碱的丢失，使 HCO_3^- 低于正常（酸中毒），或者使 HCO_3^- 高于正常（碱中毒），分别使动脉血 pH 趋向降低或升高的病理生理过程。

3. 酸碱平衡紊乱分类 ①单纯型：包括代谢性酸中毒、代谢性碱中毒、呼吸性酸中毒（通气衰竭）及呼吸性碱中毒（通气过度）；②混合型：指同时存在两种或以上单纯型酸碱中毒。

4. 酸中毒、碱中毒的临床表现 新生儿酸中毒常不典型，可仅有精神萎靡、面色苍白等，严重酸中毒时会出现全身循环障碍，导致低血压、心力衰竭甚至心室颤动。碱中毒时可导致氧离曲线左移，减少组织供氧，脑组织首先受累，也常出现中枢神经系统功能障碍等表现。危重新生儿酸碱平衡紊乱治疗重点为治疗原发疾病，尽快使其恢复正常；纠酸或纠碱时注意动态监测血气情况，避免发生医源性酸中毒或碱中毒。

（李 源 陈涛蓉）

参考文献

[1] 邵肖梅，叶鸿瑁，丘小汕. 实用新生儿学. 5 版. 北京：人民卫生出版社，2019.

[2] 张玉侠. 实用新生儿护理学. 北京：人民卫生出版社，2015.

[3] Rozance P. Pathogenesis, screening, and diagnosis of

neonatal hypoglycemia [EB/OL].[2024-7-1]. https：// www.uptodate.com/contents/pathogenesis-screening-and-diagnosis-of-neonatal-hypoglycemia

[4] 中华医学会儿科学分会内分泌遗传代谢学组,《中华儿科杂志》编辑委员会. 先天性高胰岛素血症性低血糖诊治专家共识 (2022). 中华儿科杂志, 2023, 61 (5): 412-417.

[5] 中华医学会儿科学分会新生儿学组. 新生儿低血糖临床规范管理专家共识 (2021). 中国当代儿科杂志, 2022, 24 (1): 1-13.

[6] McKinlay C J, Alsweiler J M, Ansell J M, et al. Neonatal glycemia and neurodevelopmental outcomes at 2 years. N Engl J Med, 2015, 373 (16): 1507-1518.

[7] Stark J, Simma B, Blassnig-Ezeh A. Incidence of hypoglycemia in newborn infants identified as at risk. J Matern Fetal Neonatal Med, 2020, 33 (18): 3091-3096.

[8] Rozance P J. Management and outcome of neonatal hypoglycemia [EB/OL].[2024-5-16]. https：//www.uptodate.com/contents/management-and-outcome-of-neonatal-hypogly cemia

[9] Stark A R, Simmons R. Neonatal hyperglycemia [EB/OL].[2023-8-30]. https：//www.uptodate.com/contents/neonatal-hyperglycemia

[10] Ringer S. Fluid and electrolyte therapy in newborns [EB/OL].[2022-6-29]. https：//www.uptodate.com/contents/fluid-and-electrolyte-therapy-in-newborns

[11] Abrams S A. Neonatal hypocalcemia [EB/OL].[2022-9-19]. https：//www.uptodate.com/contents/neonatal-hypocalcemia

[12] Yorgin P, Mak R. Approach to the child with metabolic acidosis [EB/OL].[2023-9-14]. https：//www.uptodate.com/contents/approach-to-the-child-with-metabolic-acidosis

第二十二章 新生儿中心静脉血管通路的护理评估与干预

导读与思考：

中心静脉置管是NICU救治危重新生儿的重要技术，对于病情危重而需要气管插管高级生命支持的危重儿、极低/超低出生体重儿、静脉输注的药物或液体的渗透压过高、多次外周静脉穿刺均不成功的情况，中心静脉置管是必须的救治手段。

1. 与新生儿血管通路装置有关的浅静脉有哪些？分别具有什么特点？

2. 与新生儿血管通路装置有关的深静脉有哪些？分别具有什么特点？

3. 新生儿脐血管的解剖生理特点有哪些？

4. 新生儿常见的中心静脉导管有哪些？置管适应证及禁忌证分别是什么？如何进行导管维护？拔管指征是什么？如何处理并发症？

第一节 新生儿血管通路的解剖特点

一、静脉血管

(一) 静脉概述及特点

1. 概述 静脉(veins)是将全身各处的血液运回至心脏的血管，起始于遍布全身的毛细血管，在回心的过程中不断地接受属支，逐渐汇聚成中静脉、大静脉，最后汇合成上、下腔静脉注入右心房。

2. 分类

(1) 浅静脉：位于皮下浅筋膜内，又称皮下静脉，数量较多，不与动脉伴行，有自己独立的名称及引流范围，最终通过深静脉进入血液循环。与新生儿血管通路装置有关的浅静脉主要包括：①头颈部浅静脉：头皮静脉(额上静脉、颞浅静脉、耳后静脉、枕后静脉)及颈外静脉；②上肢浅静脉：手背静脉网、头静脉、贵要静脉、肘正中静脉、前臂正中静脉；③下肢浅静脉：足背静脉、大隐静脉和小隐静脉。

(2) 深静脉：在体腔内和肌肉深部与同名动脉伴行，又称伴行静脉。与新生儿血管通路装置有关的深静脉主要包括：①头颈部深静脉：颈内静脉；②上肢深静脉：腋静脉、锁骨下静脉；③下肢深静脉：股静脉。

3. 静脉瓣(venous valve) 是静脉血管内膜向管腔内突出而形成的两个半月状小袋，两袋彼此相对，袋口朝向血流方向，是防止血液逆流、促进静脉回流(由远心端向近心端单向流动)的重要结构(图 22-1-1)。人体中受重力影响较大，血液回流困难的部位静脉瓣就较多，如四肢（尤其是下肢静脉）；反之，则瓣膜较少或无瓣膜，如头颈部、胸、腹部静脉。

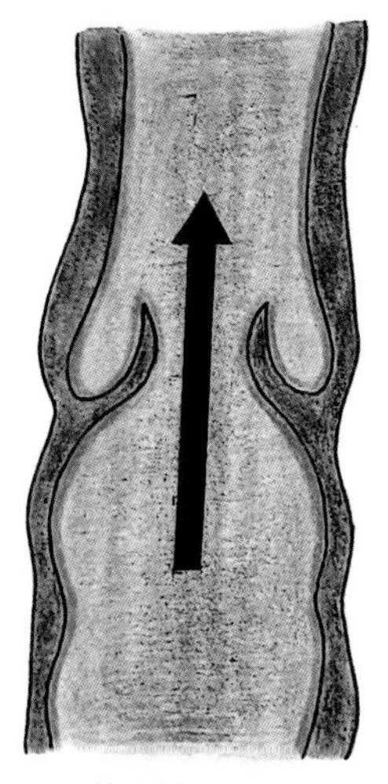

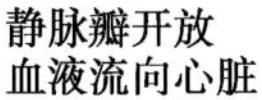

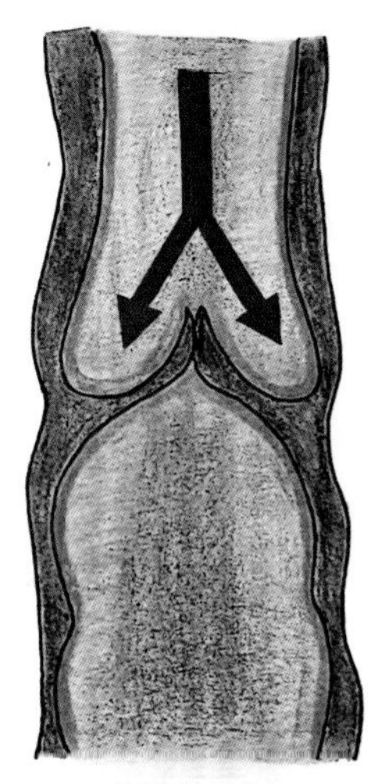

图 22-1-1　静脉瓣结构示意图

4. 静脉血管回流途径

（1）颈部静脉血管回流途径（图 22-1-2）。

（2）上肢静脉血管回流途径（图 22-1-3）。上肢静脉与同名动脉伴性，臂部以下两条静脉伴行一条动脉，到腋窝汇合成一条腋静脉。

（3）下肢静脉血管回流途径（图 22-1-4）。

（二）头皮静脉及特点

1. 类型　新生儿及小儿头皮静脉主要有额上静脉、颞浅静脉、耳后静脉、枕后静脉等（图 22-1-5）。

2. 特点及注意事项

（1）一般情况：小儿头皮静脉表浅，易穿刺、好固定，一般情况下仅可作外周留置针穿刺置管，但在输注刺激性药物时应慎用头皮静脉，以免发生外渗导致头皮及毛囊损伤。

（2）特殊情况：当四肢血管穿刺困难时，PICC 也可选择颞浅静脉和耳后静脉进行穿刺。

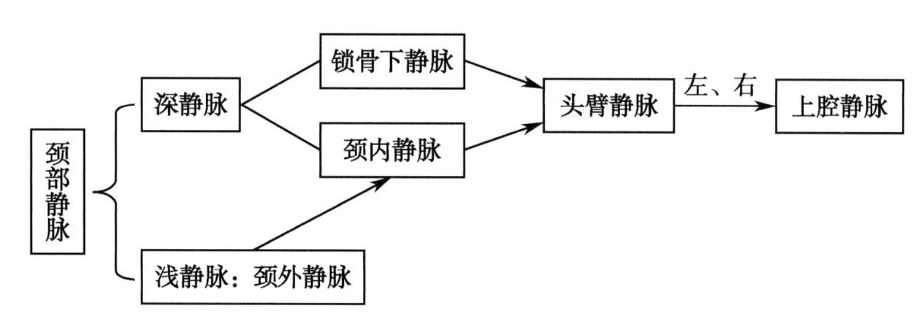

图 22-1-2　颈部静脉回流途径

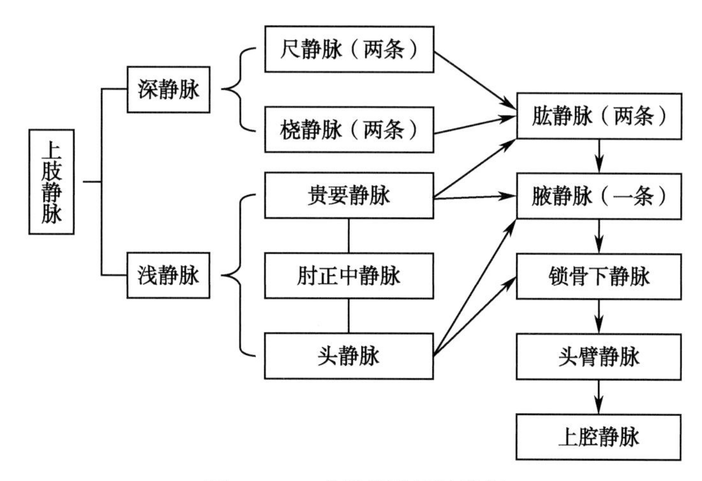

图 22-1-3　上肢静脉回流途径

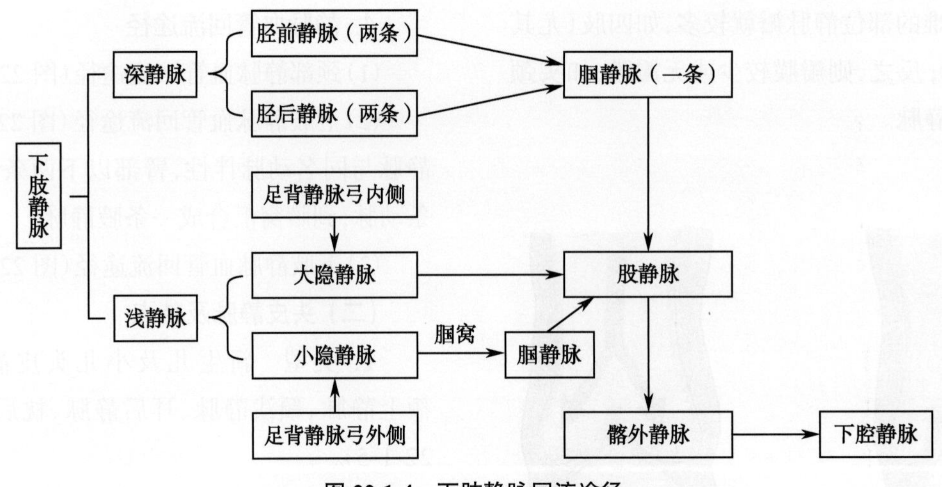

图 22-1-4　下肢静脉回流途径

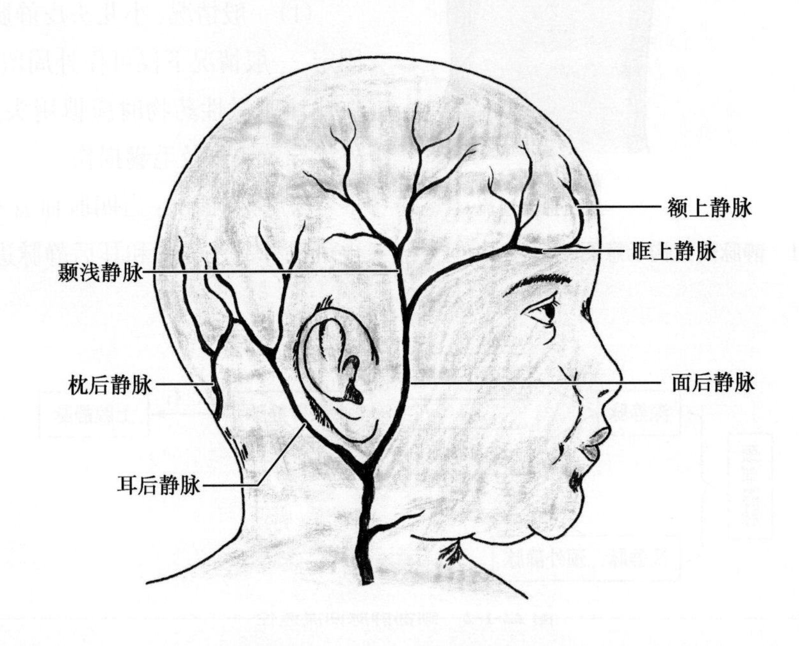

图 22-1-5　小儿头皮静脉示意图

（三）颈部静脉及特点

1. 颈外静脉（vena jugularis externa）

(1) 解剖结构：颈外静脉是颈部浅静脉最大的一支，起始于胸锁乳突肌前缘平下颌角处，经胸锁乳突肌的表面斜向后下，穿过颈深筋膜注入颈内静脉或锁骨下静脉或静脉角。以胸锁乳突肌后缘为标志分为上、下两段，上段位于胸锁乳突肌表面，肌后缘以下为下段（图 22-1-6）。

(2) 特点：①从下颌角至锁骨中点的连线为颈外静脉的体表投影，该静脉位置表浅，是内、外科常用的穿刺置管以及诊断治疗的常用部位，也是小儿静脉穿刺留置针的常用部位之一；②颈外静脉怒张为上腔静脉回流受阻或右心衰竭的重要体征之一。

2. 颈内静脉（vena jugularis interna）

(1) 解剖结构：颈内静脉位于胸锁乳突肌前缘深面，颈总动脉外侧，颈内静脉下降至胸锁关节后方与锁骨下静脉汇合形成头臂静脉，此汇合点称为颈静脉角（jugular venous angulus），见图 22-1-6、图 22-1-7。

(2) 特点：因右侧颈内静脉较粗，与头臂静脉、上腔静脉三者几乎成一直线，临床常选用经颈内静脉穿刺置入中心静脉导管(central venous catheter,CVC)进行诊断和治疗,可用于测定中心静脉压、静脉输液等,穿刺宜选在右侧进行。

(3)颈内静脉穿刺部位:①穿刺和插管的部位常选在右侧胸锁乳突肌前缘中点或稍上方;②也可在胸锁乳突肌后缘中、下1/3交界处或在该肌的两头之间的三角形间隙内进行。

(四)上肢浅静脉及特点

1. 手背静脉网(dorsal venous network of hand) 此处血管表浅,易穿刺、好固定,常作为小儿外周留置针穿刺置管部位之一(图22-1-8)。

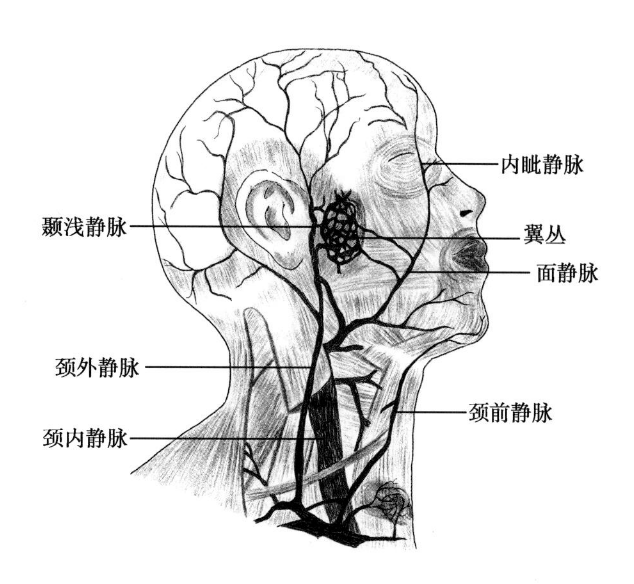

图22-1-6 头颈部血管示意图

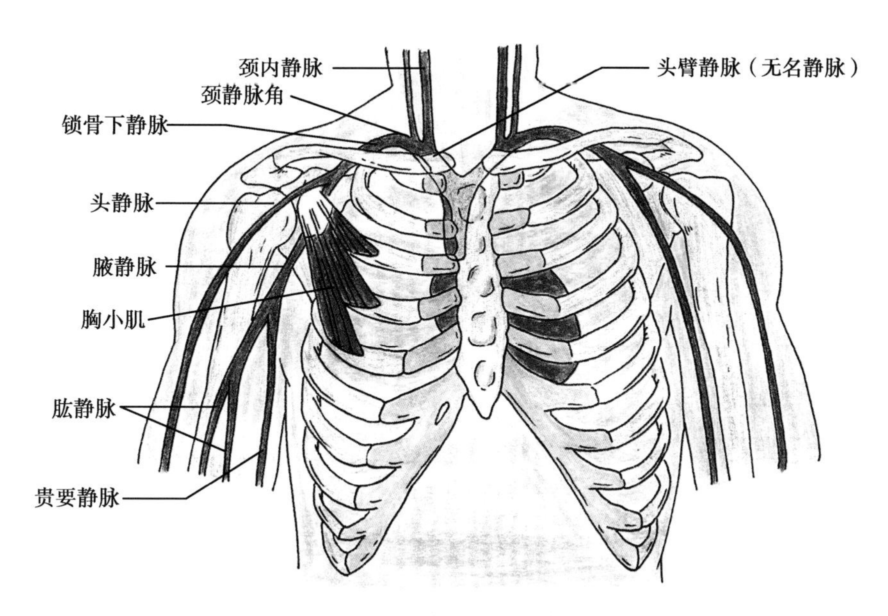

图22-1-7 上臂及颈部血管示意图

2. 头静脉(cephalic vein)

(1)解剖结构:起于手背静脉网的桡侧,沿前臂桡侧上行,在肘窝偏外侧经肘正中静脉与贵要静脉相交通,再沿肱二头肌外侧上行,经三角肌胸大肌间沟穿过深筋膜注入腋静脉或锁骨下静脉,收纳手和前臂桡侧的浅静脉血液(图22-1-9)。

(2)特点:①头静脉位置表浅,易于穿刺及固定,手腕常选为小儿外周留置针穿刺置管处,但需注意适当约束腕关节活动;②此静脉先粗后细、侧枝多、静脉瓣多,汇入腋静脉处常有静脉瓣,汇入处与腋静脉的夹角几乎成90°;③经头静脉置入PICC时易导致置管困难和导管异位,置管过程中易损伤血管内膜,发生机械性静脉炎的概率较高,送管过程中使患儿手臂外展与躯干成90°有助于导管插入,一般不作为PICC的首选血管。

3. 贵要静脉(basilic vein)

(1)解剖结构:起源于手背静脉网的尺侧,沿前臂尺侧上行,于肘部转至前臂掌侧面,在肘窝处经肘正中静脉与头静脉相交通,再经肱二头肌内侧沟继续上行,至上臂中点平面穿深筋膜注入肱静脉或与肱静脉伴行最终注入腋静脉,收纳手和前臂尺侧的浅静脉血液(图22-1-9)。

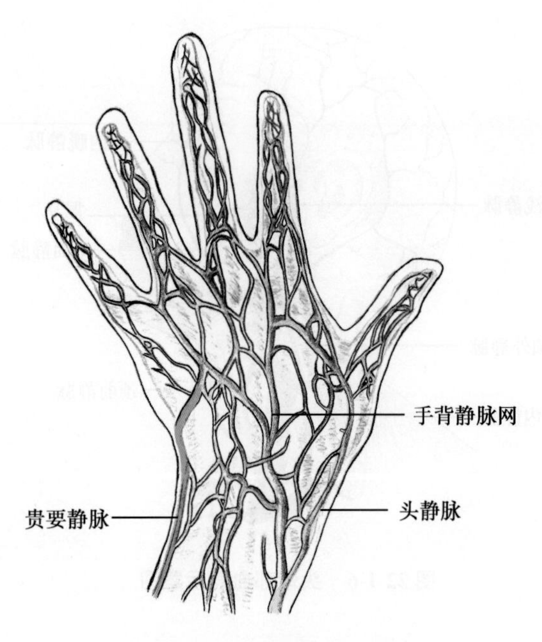

图 22-1-8　手背静脉网示意图

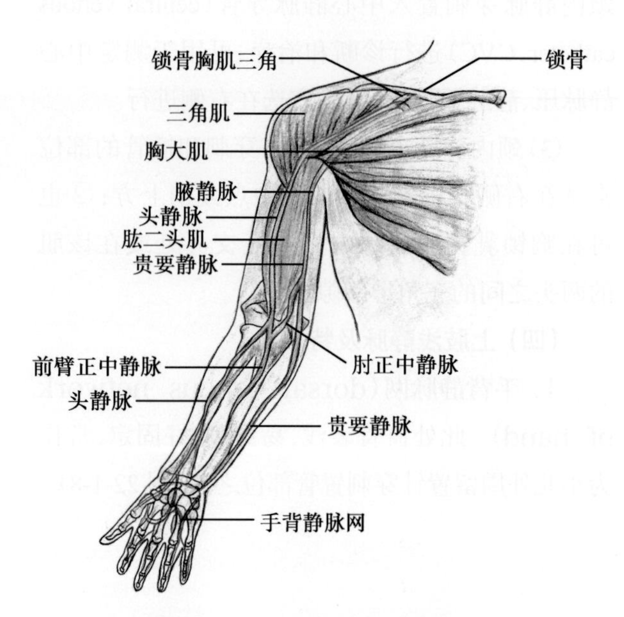

图 22-1-9　上肢浅静脉示意图

(2) 特点：①此静脉粗、直、分支少、静脉瓣较少，且位置恒定、表浅；②上臂外展与躯体成 90° 时，直接经腋静脉、锁骨下静脉、头臂静脉(无名静脉)汇入上腔静脉；③为上肢 PICC 置管的首选血管，经右侧贵要静脉穿刺路径最短，损伤概率最小；④肘窝处位置表浅，可作为小儿外周留置针穿刺和 PICC 置管的穿刺点，但需适当约束肘关节活动。

4. 肘正中静脉(median cubital vein)

(1) 解剖结构：位于肘窝的皮下，连接头静脉和贵要静脉，但该静脉解剖结构变异较大，静脉瓣较多。常见起于头静脉，斜向内上方连接贵要静脉(图 22-1-9)。

(2) 特点：①此静脉位置表浅，管径较大，无神经伴行，是临床静脉穿刺采血的理想部位；②理想情况下肘正中静脉可直接汇入贵要静脉，通过腋静脉达上腔静脉，为上肢 PICC 置管的次选静脉。

5. 前臂正中静脉(median antebrachial vein)　解剖结构：起源于手掌静脉丛，可有 1~4 支，也可缺如，沿前臂掌侧面在头静脉与贵要静脉之间上行，末端注入头静脉或贵要静脉；有时在肘窝以下向上呈叉状分为 2 支，分别注入头静脉和贵要静脉，此时就没有肘正中静脉，肘窝浅静脉呈“M”状(图 22-1-9)。

(五) 上肢深静脉及特点

1. 腋静脉(axillary vein)

(1) 解剖结构：位于腋动脉的内侧，部分重叠，接受上肢浅、深静脉的全部血液，是锁骨下静脉向外的延续，在锁骨内侧称为锁骨下静脉，出锁骨则称为腋静脉。全程均在锁骨下方的胸廓外，由肱静脉和贵要静脉汇聚而成(图 22-1-10)。

(2) 特点：①该静脉解剖位置相对固定，容易穿刺，成功率高，新生儿和儿童静脉输液治疗时均可选择此处进行留置针穿刺或 PICC 置管。②经肘部浅静脉穿刺置入 PICC 导管时，当导管尖端定位于腋静脉时仅可作为中长导管使用，禁止输入血管活性药物或渗透压过高的液体；输注过程中需密切监测穿刺侧肢体 / 颈肩部有无肿胀，有无因胸腔积液导致的呼吸困难、呼吸暂停等呼吸异常表现，必要时需复查胸部 X 片或 B 超。③腋静脉可因腋窝处淋巴结肿大而受压迫阻碍其回流，造成上肢水肿。

2. 锁骨下静脉(subclavian vein)

(1) 解剖结构：是位于颈根部的短静脉干，自第 1 肋骨外缘由腋静脉延续而成，呈轻度向上的弓形结构，与锁骨内 1/3 段几乎呈平行走行；向内

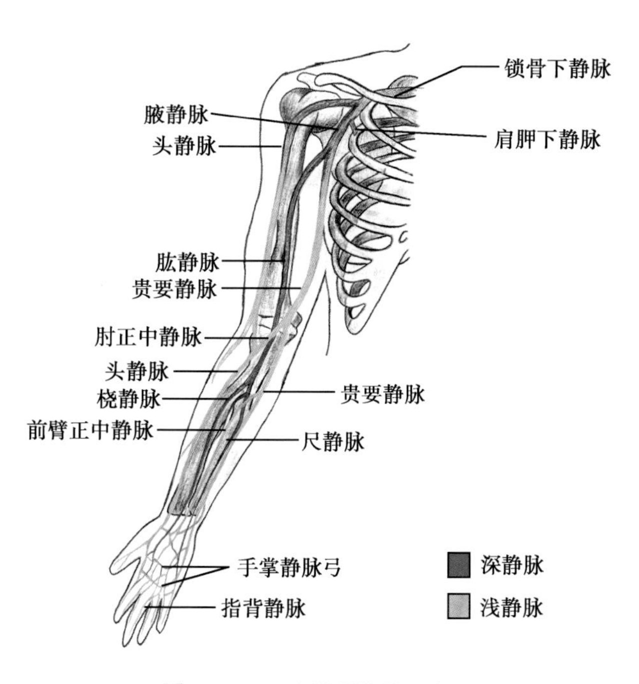

图 22-1-10 上肢深静脉示意图

行于胸锁关节后方与颈内静脉汇合成头臂静脉（无名静脉）注入上腔静脉，见图 22-1-7、图 22-1-10。

（2）特点：锁骨下静脉与附近筋膜结合紧密，位置固定，管腔较大，不易发生移位，利于穿刺，临床常选用经锁骨下静脉穿刺置入 CVC 进行诊断和治疗。

（3）锁骨下静脉穿刺适应证：短时间内需大量补液或输血而外周静脉穿刺困难者，中心静脉压测定，临时起搏电极植入术，永久起搏器植入术等。

（六）上腔静脉

1. 解剖结构 上腔静脉（superior vena cava）是一条粗短的静脉干，下端连于右心房上缘，上端由左、右头臂静脉（无名静脉）在右侧第 1 肋软骨与胸骨结合处的后方汇合而成，垂直下降，至右侧第 3 胸肋关节的下缘注入右心房，基本位于右前纵隔处。它将无氧血从身体上半部分运输至右心房，收纳从上肢、头颈部、胸壁和部分胸部脏器回流的血液（图 22-1-11）。

2. 特点 ①当上腔静脉受压时，可产生面部和上肢水肿，颈部、上肢及胸壁静脉怒张，称为上腔静脉阻塞综合征；②上腔静脉血流量大，可充分稀释输入体内的药液，避免高渗性、刺激性、腐蚀性药物对血管壁的刺激；③下 1/3 与右心耳处常作为中心静脉导管（PICC/CVC）尖端定位处（约为胸 4~6 水平或气管隆嵴下 1.7 个椎体）；④最常见的解剖变异为双上腔静脉，多见于儿童，经左侧置入 PICC/CVC 时可见导管沿脊柱左侧下行（正常情况下 PICC/CVC 导管沿脊柱右侧下行），可根据超声结合临床进行判断是否进入了永存左上腔静脉。

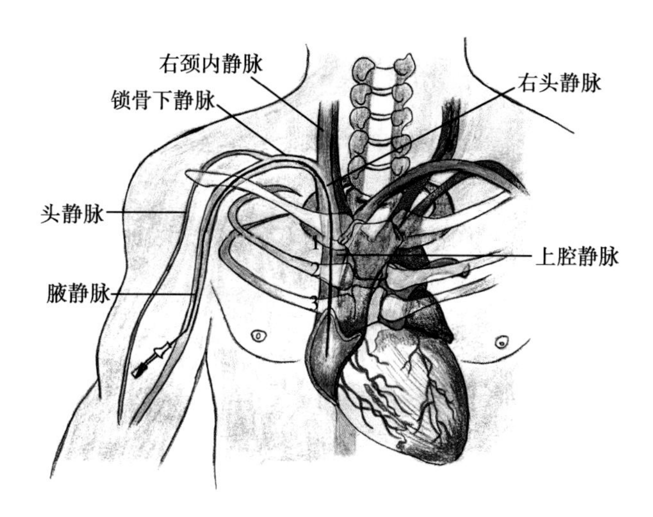

图 22-1-11 上腔静脉解剖示意图

（七）下肢浅静脉及特点

1. 足背静脉弓（dorsal venous arch）

（1）解剖结构：呈弓形，位于足背远侧，弓的两端向前分别有来自踇趾和小趾的跖背静脉汇入，向后分别是大隐静脉和小隐静脉的起始处。介于弓与大小隐静脉之间的足背区域有不规则的足背静脉网（图 22-1-12）。

（2）特点：足背静脉弓常作为小儿（尤其是新生儿）留置针穿刺输液部位之一。

2. 大隐静脉（great saphenous vein）

（1）解剖结构：最大、行径最长的人体浅静脉。起于足背静脉弓内侧端，经内踝前方沿小腿内侧缘伴隐神经上行，经股骨内侧髁后方约 2cm 处进入大腿内侧部，与股内侧皮神经伴行，逐渐向前上，在耻骨结节外下方穿隐静脉裂孔汇入股静脉，其汇入点称为隐股点。大隐静脉收纳足、小

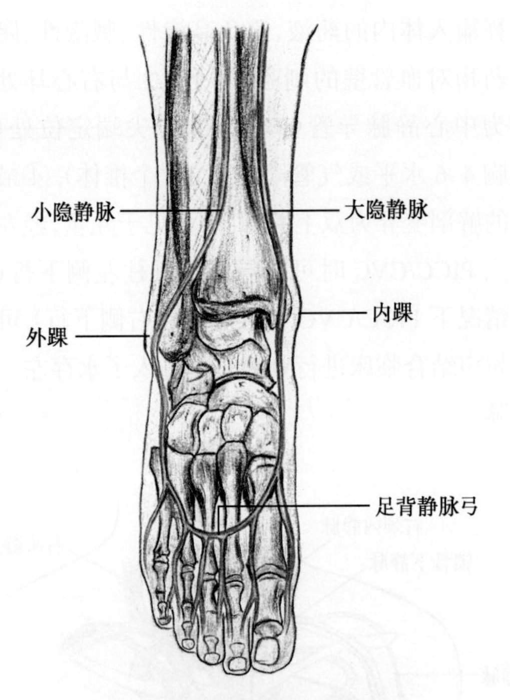

图 22-1-12 足背静脉弓示意图

腿和大腿内侧部以及大腿前部浅层结构的静脉血(图 22-1-13)。

(2)特点:①大隐静脉在内踝前方的位置表浅而恒定,粗、直、分支少,易固定,活动度相对较少,回流至下腔静脉过程中全程无明显曲折,可作为留置针穿刺输液或下肢 PICC 置管的首选穿刺部位,但需适当约束踝关节活动。②经下肢静脉行PICC 置管的并发症低于经上肢静脉置管,表现为显著降低感染、导管异位及液体外渗等并发症的发生率,新生儿 PICC 置入时可作为首选。

3. 小隐静脉(small saphenous vein)

(1)解剖结构:系小腿的主要浅静脉之一。小隐静脉在足外侧,起自足背静脉弓外侧,经外踝后方沿小腿后面正中线上行至腘窝,穿筋膜注入腘静脉(图 22-1-13)。

(2)特点:新生儿(尤其是早产儿)的小隐静脉在内踝后方的位置比较表浅,可作为留置针穿刺输液或 PICC 置管的穿刺部位。

(八)下肢深静脉及特点

1. 股静脉(femoral vein)解剖结构　是下肢深静脉之一,收纳下肢浅、深部的静脉血,在隐静脉裂孔处接受腹壁浅静脉及阴部外静脉的血液(图 22-1-13),与股神经、股动脉相邻,在股三角底部时位于股动脉内侧,向上至腹股沟韧带深部下缘处移行于髂外静脉(图 22-1-14)。

2. 特点　①股静脉在大腿根部较为浅表,定位简便,在腹股沟韧带中点内侧(股动脉搏动内侧),是深静脉穿刺置管的常用位置(图 22-1-14);②临床可用于外周浅静脉穿刺困难但需采血标

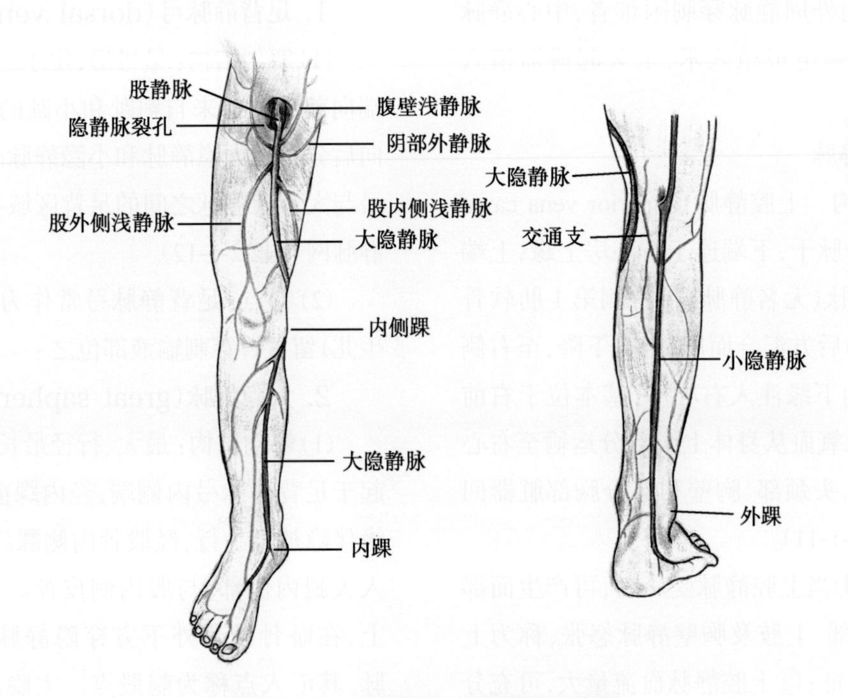

图 22-1-13 大隐静脉、小隐静脉示意图

本或需静脉输液用药(化疗药物、刺激性药物、高渗透性药物)的患者,常用于婴幼儿静脉采血或PICC/CVC置管;③也适用于心导管检查术。

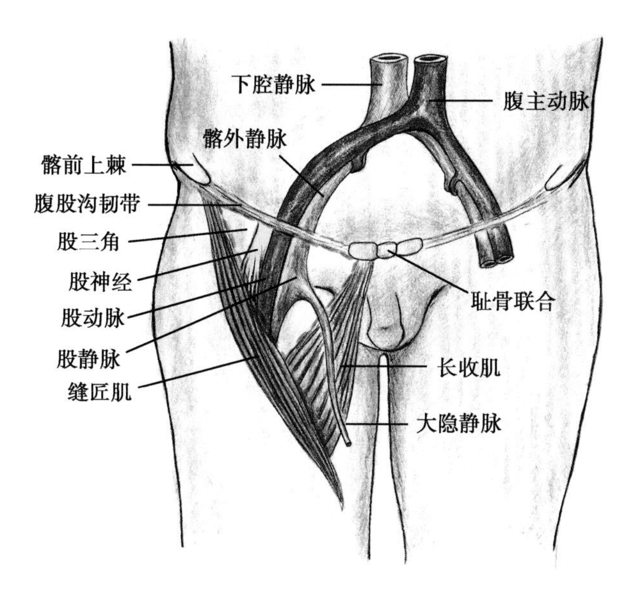

图 22-1-14　股三角结构示意图

(九) 下腔静脉

1. 解剖结构　下腔静脉(inferior vena cava)是人体最大的一条静脉干,收集下肢、盆部和腹部的静脉血,由左、右髂总静脉在第4~5腰椎水平汇合而成,在脊柱的右前方沿腹主动脉的右侧上行,经肝的腔静脉窝再穿膈的腔静脉裂孔达胸腔,注入右心房(图22-1-15)。

2. 特点　①下腔静脉血流量大,可充分稀释输入体内的药液,避免高渗性、刺激性、腐蚀性药物对血管壁的刺激;②经下肢置入PICC时,导管尖端应位于下腔静脉内,约在胸9~11水平(高位)或腰4~5水平(低位)(图22-1-16);③T12~L3水平为肾区,禁止PICC尖端定位在此处进行输液;④PICC静脉输液过程中需严密观察有无肿胀(穿刺局部、腹股沟、腹部)及肠道缺血缺氧、喂养不耐受、腹腔积液、坏死性小肠结肠炎等喂养相关症状,必要时复查胸腹联合片或B超。

二、动脉血管

(一) 动脉的概述及特点

1. 概述　动脉(artery)是把富含氧气及营养

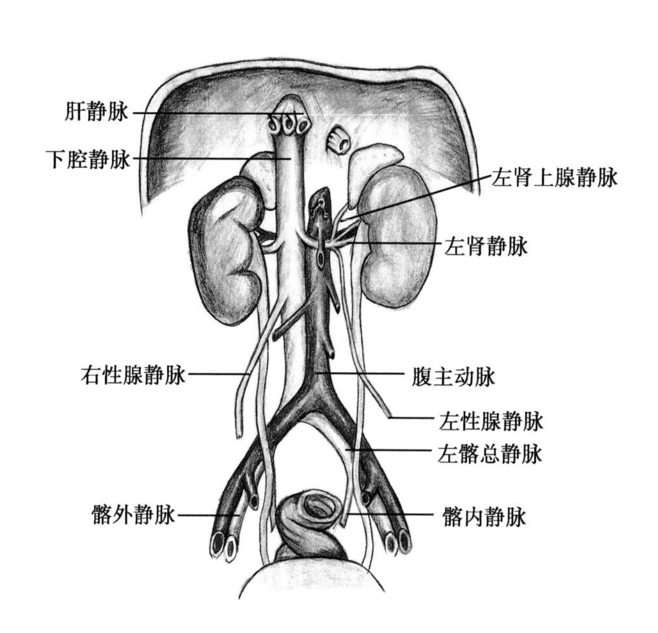

图 22-1-15　下腔静脉解剖示意图

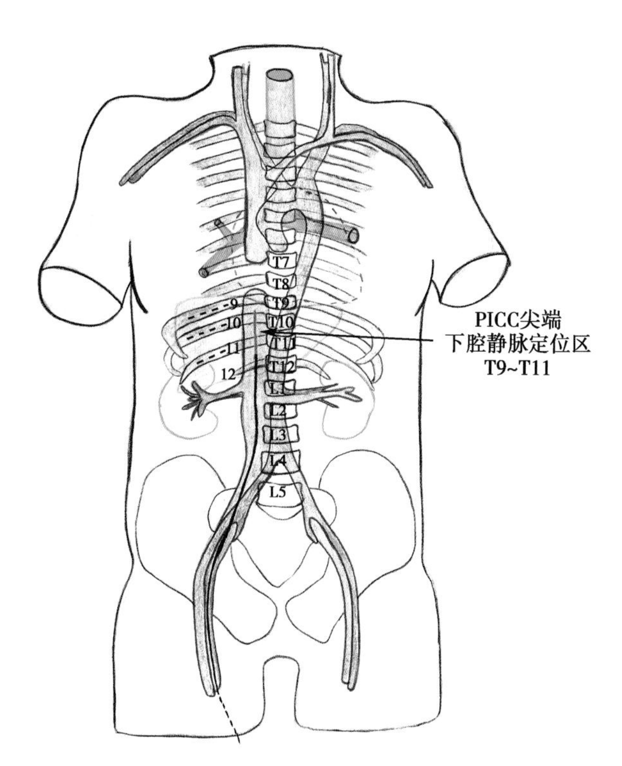

图 22-1-16　PICC 尖端下腔静脉定位区示意图

物质的血液从心室通过各级动脉运送到全身毛细血管的管道,其内部压力较大,血流速度较快;动脉管壁较厚,弹力纤维较多,管腔断面呈圆形,具有舒缩性和一定的弹性,可随心脏的收缩、血压的高低而明显的搏动。从左心室发出的主动脉运送的是动脉血,含O_2较多;从右心室发出的肺动脉输送的是静脉血,含CO_2较多。与新生儿及小儿血管通路装置有关的动脉血管主要包括：①上肢动脉：腋动脉、肱动脉、桡动脉；②下肢动脉：股动脉、足背动脉。

2. 分类

(1) 大动脉(弹性动脉)：最粗，一般是指主动脉、肺动脉、无名动脉、颈总动脉、锁骨下动脉、髂总动脉和股动脉等，这类血管的弹性能够在心脏舒张期维持恒定的血压。当心脏收缩时，弹性动脉扩张；舒张期则恢复原状，借其弹性回缩促使血液继续定向流动。

(2) 中动脉(肌性动脉)：除大动脉外管径在1mm以上的所有动脉均属中动脉，主要作用是将血液输送至身体的各个部分。其管壁主要由大量环形平滑肌和少量的弹性纤维和胶原纤维组成，因此，管壁的收缩性大，能根据机体的需求调节输送至不同部位的血流量，从而达到调节局部器官供血量的作用。

(3) 小动脉：最小，一般是指管径在1mm以下，300μm以上的动脉。其管壁结构与中动脉类似，只是逐渐变薄，其中膜层仅由1~4层平滑肌构成，也属于肌性动脉，也具有调节器官和组织内血流量的作用。血管系统中的动脉压主要由小动脉管壁内平滑肌的紧张度来调节，若紧张度高于正常，则形成高血压。管径在300μm以下的小动脉称为微动脉，它最后移行为毛细血管。

3. 动脉血管血流走向

(1) 体循环与肺循环血流走向(图22-1-17)。

(2) 各级动脉血流走向(图22-1-18)。

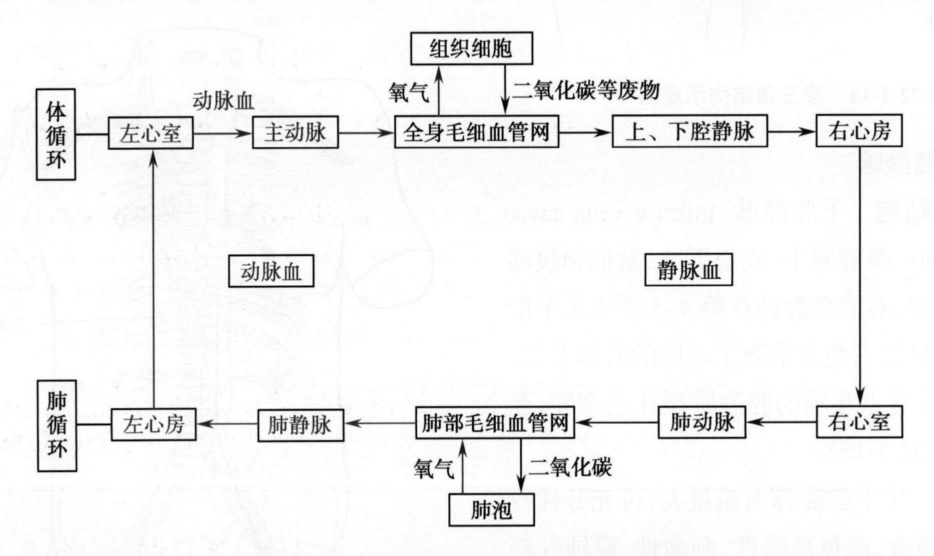

图 22-1-17 体循环与肺循环血流走向示意图

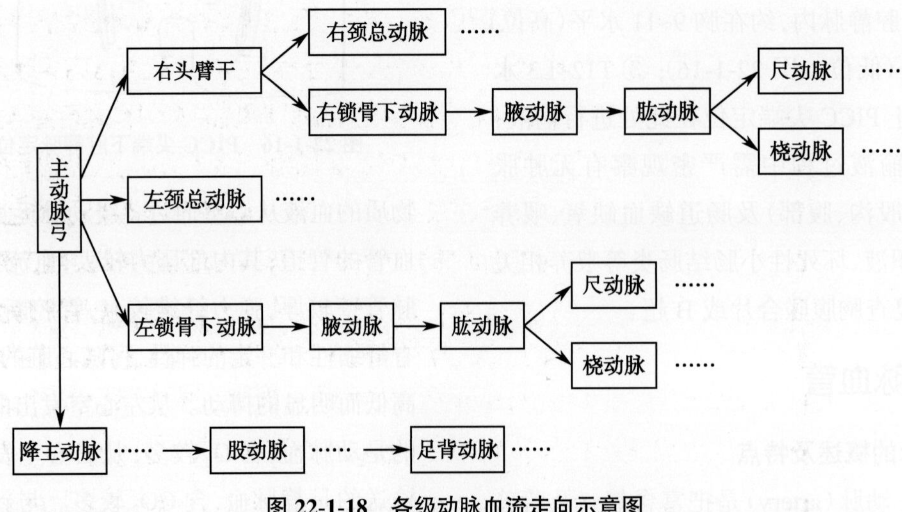

图 22-1-18 各级动脉血流走向示意图

（二）上肢动脉及特点

1. 腋动脉(axillary artery)

(1)解剖结构：系锁骨下动脉的直接延续，横过大圆肌下缘后续于肱动脉。腋动脉在腋窝的深部，胸大、小肌的后面，内侧有腋静脉伴行，以胸小肌为标志分为三段：肌近侧的为第一段，肌后方的为第二段，肌远侧的是第三段(图22-1-19)。

(2)特点：①上肢外展至水平位，手掌向上，自锁骨的中点与肱骨内外侧髁连线的中点稍下方作一连线，在背阔肌下缘以上为腋动脉的体表投影，以下为肱动脉的体表投影；②腋动脉在腋窝处可扪及搏动，可选择此处置入导管行动脉血压监测。

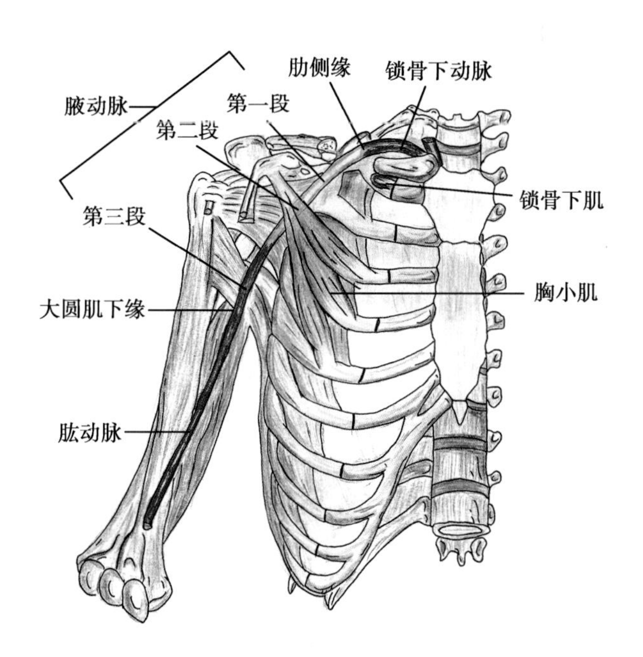

图 22-1-19　腋动脉解剖示意图

2. 肱动脉(brachial artery)

(1)解剖结构：肱动脉在大圆肌下缘处续接腋动脉，系腋动脉的直接延续，伴正中神经在肱二头肌肌腱的内侧(肘窝向上2cm臂内侧)经肱二头肌腱膜深面至肘窝，在桡骨颈高度分为桡动脉和尺动脉。见图22-1-19、图22-1-20。

(2)特点：肱动脉在肘窝处位置表浅，能清楚地摸到搏动，临床上常作为测血压时的听诊部位，也可在此处进行动脉穿刺采血或置管。

3. 桡动脉(radial artery)

(1)解剖结构：桡动脉是肱动脉的终支之一，

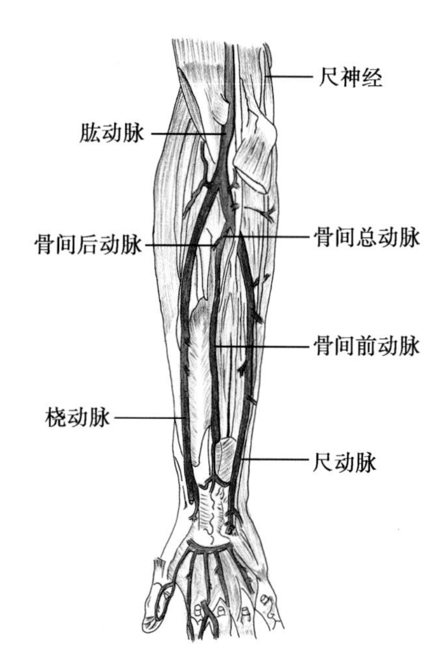

图 22-1-20　前臂动脉解剖示意图

较尺动脉稍小。肱动脉分出后，行向外下，先经肱桡肌与旋前圆肌之间，继而在肱桡肌腱与桡侧腕屈肌腱之间下行，绕桡骨茎突至手背，穿第1掌骨间隙到手掌，与尺动脉掌深支吻合构成掌深弓(图22-1-20)。

(2)特点：①桡动脉下段仅被皮肤和筋膜遮盖，是临床触摸脉搏的部位和桡动脉穿刺的理想部位；②行有创动脉血压监测时，首选桡动脉进行穿刺，其余常见动脉包括股动脉、腋动脉、肱动脉及足背动脉；③行桡动脉穿刺前需检查尺动脉侧支循环情况，Allen试验阴性者方可行桡动脉穿刺置管。

（三）下肢动脉及特点

1. 股动脉(arteria femoralis)

(1)解剖结构：是髂外动脉的直接延续，起自腹股沟韧带中点后方，穿血管腔隙进入股三角，与股神经和股静脉毗邻(图22-1-14)，由股三角尖端向下进入收肌管，穿大收肌腱裂孔至腘窝，移行为腘动脉。

(2)特点：股动脉位置位于耻骨联合与髂前上棘连线的中点处，股动脉在腹股沟处几乎平行于脊柱，在股三角腹股沟韧带(髂前上棘与耻骨结节的连线)处可触及股动脉搏动，此处宜作为股动脉穿刺点。

2. 足背动脉(dorsalis pedis artery)

(1) 解剖结构:为胫前动脉的延续,经过小腿横韧带深面向下行于踝关节前面,在两踝连线以下,改名为足背动脉。向下行于第1跖骨间隙,内、外踝连线中点至第1跖骨间隙近端连线,即为足背动脉行径的体表投影(图22-1-21)。

(2) 特点:①足背动脉在足背内侧,位置浅表,内外踝连线中点处可扪及搏动,临床可通过足背动脉的搏动来判断肢体远端的供血情况;②行有创动脉血压监测时,也可在足背动脉进行穿刺置管;③足背出血时,可于内、外踝连线中点处将足背动脉压向踝关节,进行压迫止血。

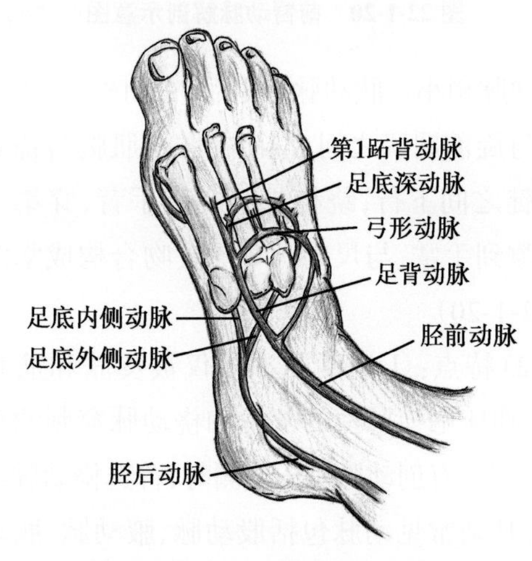

图 22-1-21 足背动脉解剖示意图

三、脐血管

新生儿共有1根脐静脉,2根脐动脉,脐静脉在12点钟方向,脐动脉在4点钟和7点钟方向,脐血管解剖见图22-1-22。

1. 脐静脉解剖生理特点 由胎儿胎盘内的毛细血管汇集成为由小到大的静脉管道,最后成为一条脐静脉经脐带进入胎儿体内,从肝门入肝,然后再分为两条途径,一部分与肝门静脉血液相混合,经肝静脉汇入下腔静脉;另一部分经静脉导管汇入下腔静脉。来自脐静脉的血液与来自胎儿身体下部回流的血液在下腔静脉中混合后汇入右心房,见图12-1-1。

2. 脐动脉解剖生理特点 从胎儿心脏发出,经主动脉、左右髂总动脉、左右髂内动脉汇入并通过脐部,与脐静脉汇合组成脐带,正常脐带内有两条脐动脉,一条脐静脉,见图12-1-1。脐动脉可将胎儿体内的代谢废物及代谢产生的二氧化碳运送至胎盘,转移至母体进行物质交换。

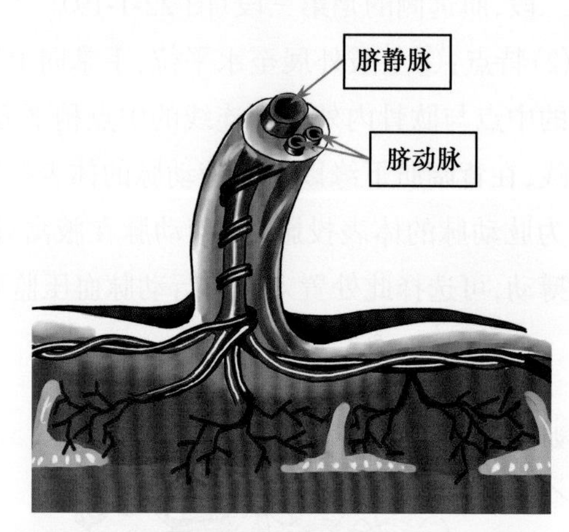

图 22-1-22 新生儿脐带横切面解剖示意图

要点荟萃

1. 静脉(veins) 是将全身各处的血液运回至心脏的血管,起始于遍布全身的毛细血管,在回心的过程中不断地接受属支,逐渐汇聚成中静脉、大静脉,最后汇合成上、下腔静脉注入右心房。

2. 静脉分类

(1) 浅静脉,主要包括:①头颈部浅静脉:头皮静脉(额上静脉、颞浅静脉、耳后静脉、枕后静脉)及颈外静脉;②上肢浅静脉:手背静脉网、头静脉、贵要静脉、肘正中静脉、前臂正中静脉;③下肢浅静脉:足背静脉、大隐静脉和小隐静脉。

(2) 深静脉,主要包括:①头颈部深静脉:颈内静脉;②上肢深静脉:腋静脉、锁骨下静脉;③下肢深静脉:股静脉。

3. 动脉(artery) 是把富含氧气及营养物质的血液从心室通过各级动脉运送到全身毛细血管的管道。从左心室发出的主动脉运送的是动脉血，含 O_2 较多；从右心室发出的肺动脉输送的是静脉血，含 CO_2 较多。与新生儿及小儿血管通路装置有关的动脉血管主要包括：①上肢动脉：腋动脉、肱动脉、桡动脉；②下肢动脉：股动脉、足背动脉。

4. 脐血管 新生儿共有1根脐静脉、2根脐动脉，脐静脉在12点钟方向，脐动脉在4点钟和7点钟方向。来自脐静脉的血液与来自胎儿身体下部回流的血液在下腔静脉中混合后汇入右心房，脐动脉可将胎儿体内的代谢废物及代谢产生的 CO_2 运送至胎盘，转移至母体进行物质交换。

（史泽瑶 刘 谦）

第二节 新生儿经外周静脉置入中心静脉导管的护理评估与干预

一、经外周静脉置入中心静脉导管

（一）概述

经外周静脉置入中心静脉导管（peripherally inserted central catheter，PICC）是指经外周静脉穿刺置管，导管尖端定位于中心静脉的置管技术。新生儿PICC置管具有操作简便、留置时间长、相对安全、能避免频繁静脉穿刺导致的疼痛感，同时还能减少刺激性药物对血管的损伤等优点，因此已被广泛应用于NICU。

（二）置管适应证/禁忌证

1. 适应证

(1)需长期（≥5天）静脉输注营养液。

(2)因病情原因需输注高渗性（>600mOsm/L）液体、刺激性（pH<5或pH>9）液体、血管活性药物等。

(3)极低、超低出生体重儿及胃肠手术患儿，短期内不能达到全肠内营养者等。

2. 禁忌证

(1)未征求家属同意者。

(2)穿刺部位有严重皮肤感染者。

(3)外周血管条件极差者。

（三）置管前准备

1. 环境准备 层流洁净病房或已消毒的房间。

2. 物品准备 PICC穿刺包（包括一次性手术衣、治疗巾、洞巾、无菌橡胶手套、纱布、棉球、无菌盘、无菌剪或切割器）、PICC导管包（包括1.9Fr PICC导管、压脉带、无菌测量尺、穿刺针、肝素帽/正压接头、透明敷贴、10ml注射器）、肝素冲管液1U/ml（特殊患儿需与医生沟通配制浓度）、碘伏（需提前预热）、棉签、无菌胶布、无菌帽子和口罩等。

3. 患儿准备 将患儿置于辐射保暖台上，持续监护生命体征；注意保暖，使用保鲜膜/袋包裹躯干及头部，暴露穿刺侧肢体；烦躁患儿予以安抚，适当镇静。

4. 病情评估 评估患儿病情及穿刺侧肢体皮肤情况。

5. 血管评估 评估患儿血管情况，选择至少两条血管备用。新生儿常见PICC穿刺血管解剖特点及选择方法，见表22-2-1。

6. 工作人员准备 PICC置管应由持有执业资格证且接受过定期培训并考核合格的PICC管理团队进行操作，七步洗手法洗净双手、戴口罩帽子等。

7. 测量准备 患儿取仰卧正中位，手臂外展成90°，测量预置导管长度及肢体周径，新生儿PICC导管体外测量方法及尖端定位标准见表22-2-2。

表 22-2-1 新生儿 PICC 穿刺常见血管解剖特点及选择方法

置管部位	血管特点	选择情况
上肢	①贵要静脉：较粗、直； ②头静脉：较细，经过肩峰狭窄段时容易遇到阻力，穿刺时需进行体位调整以防误入颈内静脉； ③腋静脉：血管较粗，与动脉伴行	首选：贵要静脉； 次选：肘正中静脉、腋静脉，肘正中静脉需评估血管走向； 最后：头静脉
头部	分支多，与动脉伴行，容易出现误入动脉或送管困难	颞浅静脉、耳后静脉，其余分支不推荐
下肢	走行路径长，静脉血流缓慢，但路径直，一次性置管成功率高，异位概率低，应作为置管首选	足踝处及腘窝处大隐静脉（首选）； 股静脉易受大小便污染，一般不选

表 22-2-2 新生儿 PICC 导管体外测量方法及尖端定位标准

置管部位	测量方法	定位标准
上肢	体位：患儿去枕仰卧正中位，穿刺侧手臂外展与躯干成 90°； 预置长度 = 穿刺点沿静脉走行至右侧胸锁关节，足月儿向下至第 2 肋间，早产儿向下至第 1 肋间。 上肢臂围 = 肩峰到尺骨鹰嘴长度的 1/2 处做周径测量	X 线定位时体位：仰卧头部正中位，双上肢自然放于身体两侧。 ①尖端位于上腔静脉下段 1/3 处（约为胸 4~6 水平或气管隆嵴下 1.7 个椎体）； ②三角定位法：左右支气管分叉点为 A 点，向下做垂直线，右侧支气管末端入肺门处为 C 点，向左做平行线，两线相交于 B 点，此三角区范围内为 PICC 尖端最佳位，见图 22-2-1
头部	体位：患儿去枕仰卧正中位； 预置长度 = 穿刺点沿血管走行经耳后到颈部，转向右侧胸锁关节，往下至 2~3 肋间隙	
下肢	体位：患儿去枕仰卧位，下肢与躯干成直线； 预置长度 = 穿刺点沿静脉经腹股沟至剑突下（足月儿） 预置长度 = 从穿刺点测量至脐 - 剑突中点上方 0.5~1cm（极低出生体重儿） 大腿围 = 髌骨到腹股沟纹中点长度的 1/2 处做周径测量	尖端位于下腔静脉内（约为胸 9~11 水平或膈上 0.5cm 左右），见图 22-1-16

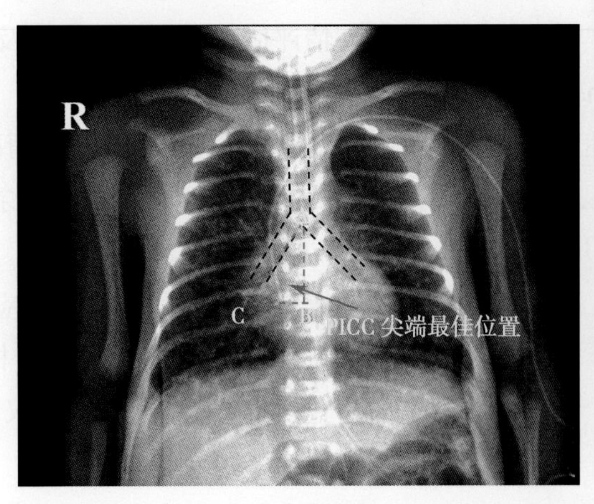

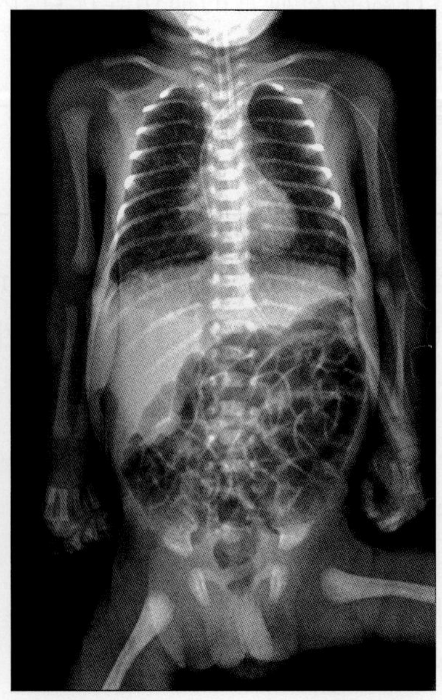

图 22-2-1 PICC 三角定位法示意图

（四）置管步骤

1. 术前核对 置管前双人查对患儿身份、医嘱、置管知情同意书及置管长度。

2. 无菌区域准备 操作者穿手术衣，戴无菌手套，按无菌技术一一准备所需物品，遵循最大化无菌屏障，剪小方纱 $1cm^2$ 数个备用。注意用物的先后顺序，摆放便于取用。

3. 修剪导管 使用专用无菌剪刀，预留长度以测量的最长血管为准，修剪长度 = 测量长度 + 2~3cm，手套切勿直接触摸导管。

4. 肝素液预冲导管 使用肝素液（1U/ml）湿润 PICC 圆盘以下的导管，肝素帽 / 正压接头连接到导管上，使用肝素液进行预冲，使其充满导管及肝素帽 / 正压接头，预冲过程中观察导管有无阻塞、断裂等情况。

5. 消毒 助手充分暴露患儿穿刺点周围 15cm × 15cm（上肢消毒范围：从手腕至肩峰，两侧至锁骨中点前后范围；下肢消毒范围：从足踝至腹股沟前后范围），助手握住患儿指 / 趾端，给予碘伏消毒液摩擦式消毒皮肤三次，待干后再用无菌 0.9% 氯化钠溶液清洗碘伏残留物；操作者握住患儿手臂 / 小腿，消毒指 / 趾端（手掌 / 足部）三次，待干后再用无菌 0.9% 氯化钠溶液清洗碘伏残留物。

6. 铺巾 助手穿一次性手术衣、戴无菌手套后，将治疗巾及洞巾依次铺于患儿穿刺处，穿刺侧肢体从洞巾中暴露出来（图 22-2-2）。

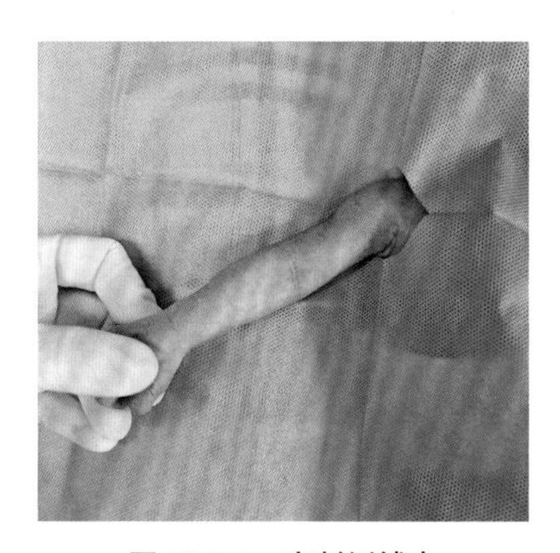

图 22-2-2 穿刺侧铺巾

7. 穿刺置管、退针芯

（1）穿刺置管：扎压脉带，再消毒穿刺点两次，助手协助固定肢体，穿刺者以 15°~30° 角进针，刺入血管（有落空感）见回血后降低进针角度边退针芯边送导入鞘。

注意事项：①有条件的单位可采用超声引导辅助置管，以提高首次穿刺成功率、缩短置管时间、减少并发症的发生率；②置管前 60 分钟推荐使用局部麻醉霜剂进行涂抹镇痛，置管时联合使用多种非药物措施缓解疼痛，如鸟巢姿势、抚触、音乐、非营养性吸吮、蔗糖水 / 母乳安抚等非药物措施。

（2）退针芯：松开压脉带，左手示指固定导入鞘避免移位，中指轻压穿刺点上方血管处，以减少血液流出，退出针芯。

8. 送管 助手用镊子轻轻夹住导管，将导管缓慢送入静脉。上肢静脉置管：送管达 6~7cm（腋下）时，将患儿的头偏向穿刺侧，下颌紧贴肩峰（阻断颈内静脉法），继续送管至预置长度；下肢及头皮静脉置管：缓慢送管至预定位置即可。使用 10ml 注射器先推入少量肝素液后抽吸，见回血后用肝素液 1ml（1U/ml）冲管并正压封管，再次确认导管外露长度。

9. 退鞘、封管 用小纱条指压导入鞘上端静脉处固定导管，从静脉内退出少许导入鞘，小心掰开并撕裂导入鞘；再次确认置入长度及外露长度，抽吸回血确认导管位置，使用肝素液（1U/ml）正压封管。

10. 敷贴固定 用碘伏消毒穿刺点及周围皮肤，固定导管，将无菌小方纱覆盖于穿刺点处止血，待局部干燥后以无菌透明敷贴固定，导管外露部分呈“S”形（图 22-2-3），敷贴固定圆盘下缘，再次胶布固定（一根胶布固定圆盘，第二根交叉固定于圆盘外侧，圆盘远端延长管下垫一层纱布，第三根胶布固定延长管与纱布），注明置管日期及外露长度并贴于敷料上（图 22-2-4）。

（五）置管后处理

1. 记录 做好 PICC 穿刺置管记录及维护记录，详见表 22-2-3、表 22-2-4。

2. X 线定位 定位标准见表 22-2-2。有条件的单位可结合超声技术或腔内心电图技术进行 PICC 尖端定位。

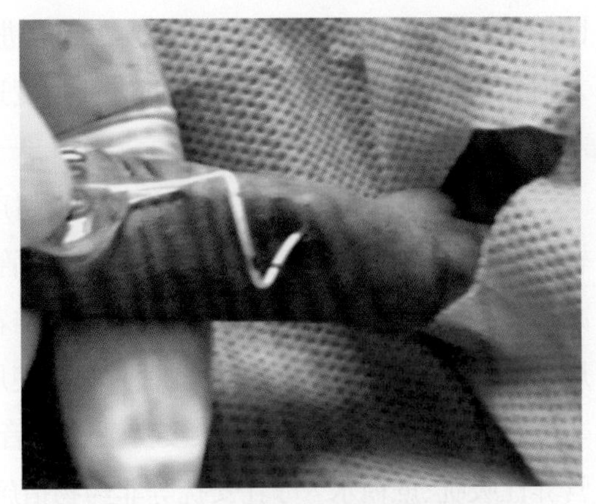

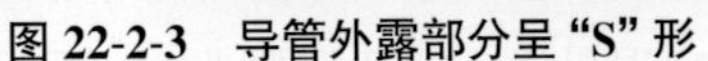

图 22-2-3　导管外露部分呈“S”形

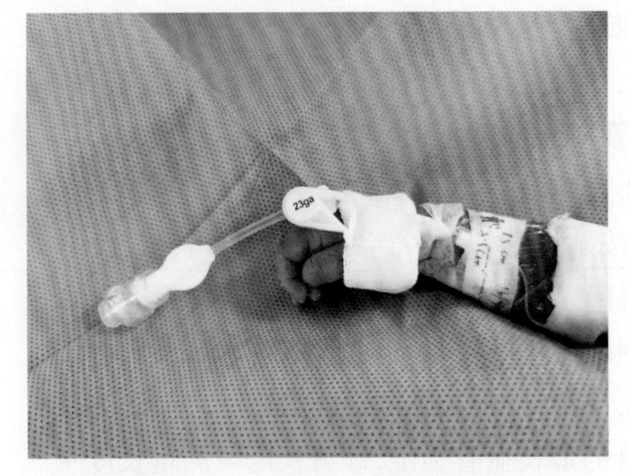

图 22-2-4　外露部分导管固定方法

表 22-2-3　××× 医院 PICC 穿刺置管记录单

科别：　　　　　　　　　　　　　　姓名：　　　　　　　　　登记号：　　　　　　　　床号：

PICC 置管前核对记录

项目	有	没有	项目	有	没有	项目	有	没有
姓名			知情同意					
登记号			穿刺部位标记					
医嘱			预置长度					

核对人：　　/　　　　　　　　　　　　核对时间：

PICC 置管过程记录

置管日期及时间：　　年　　月　　日　　时　　分

置管前臂围 / 腿围(贵要静脉、肘正中静脉、头静脉，大隐静脉、小隐静脉置管时填写)：

左　　cm　　右　　cm　　　　穿刺部位：□左　　□右　　　　新生儿置管时体重：　　g

项目	数据	项目	数据
导管型号	□ 1.9F　□ 3F　□ 4F　□其他	预留导管长度	cm
穿刺部位	□贵要 V　□肘正中 V　□腋 V　□头 V　□腘 V □大隐 V　□小隐 V　□头皮 V　□颈外 V　□其他	导管置入长度	cm
置管方式	□传统法　□赛丁格	导管外露长度	cm
穿刺次数	次	B 超引导	□是 □否
送管顺利	□是　□否	EKG 监测定位	□是 □否
穿刺出血	□无　□有　ml	X 线定位	□是 □否

导管定位：导管尖端位置：□上腔静脉　□锁骨下静脉　□颈内静脉　□右心房　□其他：

导管调整：□否　　　　□是：如何调整请记录：

若有导管条码请粘贴：

　　　　　　　　　　　　　　　　　　　　　　　　置管者：　　　　助手：

PICC 拔管记录：

拔管时间：　　　年　　月　　日　　时　　分　　　　　　　　总计带管时间：　　天

□计划拔管

□非计划拔管　原因：□导管堵塞　□血栓形成　□导管断裂　□导管脱出　□导管相关性感染　□其他

穿刺点皮肤情况：□正常　□红肿　□渗出　□皮疹　□溃疡　□其他：

拔出导管情况：　□顺利　□阻力　□导管完整　□导管不完整　导管长度：　cm

拔管人签名：

表 22-2-4　×××医院住院患者血管置管维护单

科别：　　　　　　姓名：　　　　　　登记号：　　　　　　床号：

置管：PICC □　　　　　　UVC □　　　　　　UAC □　　　　　　CVC □

日期	时间	□臂围（cm） □腿围（cm）		穿刺点外导管长度/cm	肝素冲管	导管通畅	敷料更换	肝素帽/无针接头更换				签名
		左	右									

第　页

二、PICC 导管维护、拔管及并发症处置

(一) 导管维护

1. 更换敷料 穿刺成功后第一个 24 小时需更换无菌透明敷料，之后每 3~7 天常规更换一次，若敷料有松动、渗血、卷边、浸湿或污染时应及时更换。更换敷贴时应谨慎操作以防止 PICC 导管从血管内意外滑出或外露部分导管进入血管内。

2. 肝素帽 / 正压接头 常规每周更换一次。

3. 冲管 使用 10ml 及以上规格的注射器，每 6 小时脉冲式冲管一次，用药前后也应使用 0.9% 氯化钠溶液冲管。

4. 封管 输液完成后先用 0.9% 氯化钠溶液冲管，再使用 1U/ml 肝素封管液正压封管，必须使用 10ml 及以上规格的注射器，以免压力过大引起导管破裂。

5. 评估 PICC 导管留置过程中应定期评估导管固定情况、有无回血、穿刺部位情况、导管外露长度、输液泵速度等。

(二) 拔管护理

1. 拔管时机

(1) 每日评估是否需要保留 PICC，当不再需要时应及时拔管。

(2) 高度怀疑或已发生 CRBSI 时应及时拔管。

(3) 发生血栓后不推荐常规拔管，若发生 PICC 相关血栓后患儿仍有 PICC 需求，可在抗凝治疗下继续保留导管。

2. 操作步骤

(1) 使用除胶剂浸湿无菌透明敷贴，撕开敷贴，消毒穿刺点及周围皮肤。

(2) 使用无菌镊子轻缓地拔出导管，平行静脉方向，切勿用力过度，若拔管遇到阻力则暂缓拔管，给予暂时固定热敷后再尝试拔管。若拔管失败，则使用扩血管药物外敷静脉、导丝引导拔管，必要时手术取出导管。

(3) 拔管后加压止血，防止空气栓塞；留取 PICC 导管尖端 2cm 标本送培养。

(4) 检查导管的完整性，核对长度与预留长度是否吻合。

(5) 拔管后 24 小时内用无菌敷料覆盖伤口，严密观察有无血栓形成的表现。

(三) 并发症的处理

1. 导管堵塞

(1) 临床表现：冲管有阻力、不能抽出回血。

(2) 原因：导管扭曲、打折，导管内血凝块、沉淀的不相容药物，导管尖端贴于血管壁，导管顶端血栓或纤维鞘形成。

(3) 处理措施：解除导管打折等因素，使用 10ml 注射器缓慢回抽，切不可暴力冲管，以免损伤导管。确认导管尖端位置，必要时可用 1 : 5 000 尿激酶溶液溶栓或酌情拔管。

(4) 预防：正确冲封管，防止产生回血；输液速度不宜过慢，一般大于 3ml/h；液体输完后应及时加药或封管。

2. 穿刺部位渗血

(1) 临床表现：穿刺点有血液渗出或穿刺点及周围皮下血肿形成。

(2) 原因：局部反复穿刺，穿刺侧肢体过度活动，患者凝血功能异常等。

(3) 处理措施：压迫止血，必要时采用敷料或明胶海绵加压固定，适当约束穿刺侧肢体，必要时使用止血药物。

(4) 预防：提高穿刺技术，避免反复穿刺；穿刺后观察局部情况，渗血过多及时更换敷料，压迫止血；穿刺侧肢体适当约束，以免过度活动。

3. 机械性静脉炎

(1) 临床表现：沿静脉走行处皮肤发红，静脉条索状改变，肿胀、疼痛、硬结。

(2) 原因：导管型号与穿刺血管不合；穿刺手法不规范或粗暴送管，导致血管内膜损伤；穿刺过程中导管对静脉壁的机械刺激；穿刺侧肢体过度活动。

(3) 处理措施：抬高患肢，减少肢体过度活动，条索状静脉炎处涂多磺酸粘多糖乳膏，根据情况

选择是否需停止输液；经处理24小时后再次评估，必要时拔管。

(4)预防：选择合适的血管，操作时使用无粉无菌手套；提高穿刺技术，避免同一血管反复穿刺；送管动作轻柔、缓慢，以免损伤血管；置管后适当约束肢体，以免过度活动。

4. 血栓形成

(1)临床表现：穿刺手臂肿胀、疼痛，沿着静脉走行可出现红色索状线，肢体远端可出现水肿。

(2)原因：导管型号与血管大小不匹配，穿刺时损伤血管内膜，未正确冲封管，患者自身原因(如血液高凝状态)。

(3)处理措施：患肢保暖、抬高制动，禁止按摩及冷、热敷，防止血栓脱落引起肺栓塞；患肢下垫一软枕，促进静脉回流，减轻疼痛肿胀；遵医嘱行溶栓抗凝治疗，停用PICC导管并保留管道直至血栓完全溶解，必要时考虑拔管。

(4)预防：选择适宜导管，防止损伤血管内膜，正确冲封管，防止回血产生。

5. 导管相关血流感染

(1)临床表现：穿刺点可出现红、肿、疼痛或局部出现脓性分泌物，部分患儿仅表现为反应差、呼吸暂停、皮肤苍黄等，实验室检查：白细胞增高、血小板下降、CRP及PCT增高，血培养可以培养出细菌及真菌等。

(2)原因：穿刺点污染、导管接头污染、无菌技术操作不严等。

(3)处理措施：拔管行导管尖端培养，分别取导管内、导管侧肢体和对侧肢体的血做培养，选择敏感抗生素治疗，密切观察患儿生命体征。

(4)预防：严格执行无菌技术操作，置管时最大化无菌屏障，评估拔管指征以便尽早拔管。

6. 导管断裂

(1)临床表现：导管断开，分体外断裂和体内断裂两种。

(2)原因：剪切导管不当，送导管时镊子损伤导管，固定方式不妥，敷料更换不当，高压注射，患者活动过度等。

(3)处理措施：①体外断裂：立即固定导管近心端部分，及时拔出导管；②体内断裂：手指按压导管远端血管，患儿制动，行血管造影，由外科医生手术切开取出导管。

(4)预防：使用光滑、无损伤的镊子，谨慎操作，避免损伤导管；注射器推注时避免压力过大，需使用10ml注射器进行操作。

7. 导管脱出

(1)临床表现：导管外露长度增加，局部肿胀，严重者出现胸腔积液等。

(2)原因：患者活动过度，导管固定不牢，更换敷料时操作不当，导管尖端位置过浅等。

(3)处理措施：行胸部X线复查尖端位置，脱出部分切勿再送入体内，出现局部肿胀或胸腔积液者给予拔管。

(4)预防：穿刺侧肢适当制动，妥善固定导管，敷料如有松动、潮湿、卷边时需及时更换，每班检查导管外露长度，发现异常及时处理。

8. 导管拔出困难

(1)临床表现：拔管时有阻力，外拉时可见导管呈弹性拉长，但体内导管未拔出。

(2)原因：多因静脉痉挛所致，也可能由于静脉血栓形成。

(3)处理措施：暂停拔管，患儿平卧位，穿刺侧手臂外展，适当按摩或热敷穿刺血管，再尝试重新拔管。严重者经X线检查确认导管打结、血栓形成等可能需要手术取出。

(4)预防：选择血管置管时尽量避免选择细小血管。

9. 胸腔积液、心包积液

(1)临床表现：进行性呼吸困难、呼吸暂停，胸部X线检查示胸腔积液，胸穿可抽出乳糜样液体。

(2)原因：① PICC尖端位置过浅，锁骨下静脉及头臂静脉相对于上腔静脉而言较细且血流速度慢，输注脂肪乳剂对血管刺激性大；② PICC致中心静脉压过高，导致胸导管过度扩张、破裂，致乳糜胸；③穿刺侧肢体活动过多导致导管与血管内壁的机械性摩擦，以及肌肉对血管壁的挤压，损伤血管内膜，增加液体外渗的机会；④ 1.9Fr 导管管径细，导管无侧孔，导管尖端对血管壁压强大，持续压力作用下容易损伤血管壁。

(3) 处理措施：拔除 PICC，根据情况行胸腔穿刺或胸腔闭式引流，对症呼吸支持等。

(4) 预防：选择合适的血管置管，正确测量体表长度，防止尖端位置过浅；若尖端位置较浅，应告知医生减低所输液体的渗透压；适当约束穿刺侧肢体，严密观察病情变化。

要点荟萃

1. 经外周静脉置入中心静脉导管（PICC） 是指经外周静脉穿刺置管，导管尖端定位于中心静脉的置管技术。置管首选下肢大隐静脉，置管成功后 X 线定位：①上肢：尖端位于上腔静脉下段 1/3 处（约为胸 4~6 水平）；②下肢：尖端位于下腔静脉内（约为胸 9~11 水平或膈上 0.5cm 左右）。

2. 适应证 ①需长期（≥5 天）静脉输注营养液；②因病情原因需输注高渗性（>600mOsm/L）液体、刺激性（pH<5 或 pH>9）液体、血管活性药物等；③极低、超低出生体重儿及胃肠手术患儿，短期内不能达到全肠内营养者。

3. 导管维护 ①敷料更换：穿刺成功后第一个 24 小时需更换无菌透明敷料，之后每 3~7 天常规更换一次，若敷料有松动、渗血、卷边、浸湿或污染时应及时更换；②肝素帽 / 正压接头：常规每周更换一次；③冲管：应使用 10ml 及以上规格的注射器，每 6 小时脉冲式冲管一次；④拔管时机：当不再需要时应及时拔管，高度怀疑或已发生 CRBSI 时应及时拔管。

4. 并发症 常见导管堵塞、穿刺部位渗血、机械性静脉炎、血栓形成、导管相关血流感染、导管断裂、导管脱出、导管拔出困难、胸腔积液、心包积液等。

（李 源　杨栗茗）

第三节　新生儿脐动 / 静脉置管的护理评估与干预

一、脐血管置管

（一）概述

脐血管置管术是通过脐动脉和脐静脉将导管置入到主动脉和下腔静脉的技术，包括脐静脉置管（umbilical vein catheter，UVC）和脐动脉置管（umbilical artery catheter，UAC）。

1. 脐静脉置管 是将导管通过脐带经脐静脉、静脉导管然后使其尖端定位于下腔静脉的置管方法，UVC 可用于输液、输血及血液制品、输入高浓度强刺激性药物，监测中心静脉压等。

2. 脐动脉置管 是指将导管通过脐带经脐动脉、髂内动脉、髂总动脉然后使其尖端定位于主动脉的置管方法，UAC 可用于换血、采集血标本、监测有创动脉血压等。

脐血管置管主要适用于超低出生体重儿，一般可保留 7~14 天。具有操作简便、易固定、不易脱落、一次置管成功率高、节省时间和人力、并发症少等特点，既可迅速建立给药通道，保证危重患儿的抢救，又可较长时间留置，避免反复静脉穿刺的痛苦，极大地改善了极低 / 超低出生体重儿的诊治过程。

（二）置管适应证 / 禁忌证

1. 脐静脉置管适应证

(1) 紧急情况下静脉给药或输液的快速通道。

(2) 静脉输注通道，可输注超过 12.5% 糖浓度的液体。

(3) 超低出生体重儿长时间中心静脉营养通路。

(4) 中心静脉压监测。

(5) 输血或部分换血。

2. 脐动脉置管适应证

(1) 病情危重的超低出生体重儿，或需长时间频繁监测动脉血气者。

(2) 休克患儿需持续监测中心动脉血压。

(3) 为超低出生体重儿提供采血通道。

(4) 同步换血通道。

(5) 血管造影。

3. 脐血管置管禁忌证 ①脐炎、新生儿坏死性小肠结肠炎、腹膜炎、脐膨出、脐带畸形等；②下肢 / 臀部血运障碍等。

(三) 置管前准备

1. 环境准备 脐血管置管应该被当作一个手术程序，置管操作应选择在层流洁净病房或已消毒的房间。

2. 物品准备 绷带、测量尺，静脉切开包(含洞巾、剪刀、止血钳、镊子、手术刀、缝针、缝线、纱布等)，延长型正压接头 1 个(带卡扣)、肝素帽 1 个、碘伏(需提前预热)、0.9% 生理盐水(需提前预热)、棉签若干、无菌手套、一次性手术衣、无菌治疗巾、脐血管导管 2 根(体重<1 500g 选择 3.5Fr 型号，体重 ≥1 500g 选择 5.0Fr 型号)、10ml 注射器 2~3 个、无菌透明敷贴、搭桥用布胶布、导管标识、透明保鲜膜 / 袋(保暖用)、浓度为 0.25~1.0U/ml 的肝素稀释液等。

3. 患儿准备 将患儿置于辐射保暖台上，持续监护生命体征；注意保暖，使用保鲜膜 / 袋包裹躯干及头部，暴露脐带及周围皮肤；烦躁患儿予以安抚，适当镇静。

4. 病情评估 评估患儿病情，必要时准备抢救物资，如吸氧装置、吸痰装置、复苏球囊等。

5. 工作人员准备 脐血管置管应由持有执业资格证且经专门培训并考核合格的执业医师进行操作，注册护士协助其置管。提前计算好导管置入长度(表 22-3-1)，七步洗手法洗净双手、戴口罩帽子等。

表 22-3-1 脐血管置管选择及导管置入长度计算方法

导管类型	导管型号选择	输入液体类型	肝素液	常见导管置入长度计算方法
UVC	≤1 500g: 3.5Fr >1 500g: 5.0Fr 根据治疗用药情况选择单腔或双腔导管(或连接三通管)	可输注 5%~20% 浓度的 GS、全合一营养液或其他高刺激、高风险药物，血管活性药物，血液及血液制品等	静脉营养液中肝素液浓度为：0.5U/ml	①[体重(kg)×3+9]÷2+脐带残段长度 ②[体重(kg)×1.5]+5.5+脐带残段长度 ③脐 - 肩距离 +1.5~2cm+ 脐带残端长度
UAC	≤1 500g: 3.5Fr >1 500g: 5.0Fr	除维持肝素液外禁止输入任何药物及液体	使用浓度为 0.25~1.0U/ml 肝素液持续输注，输注速度为 0.5~1ml/h	①高位 UAC:[体重(kg)×3+9]+脐部残段长度 ②高位 UAC: 脐 - 肩距离 + 脐带残端长度 ③低位 UAC: 体重(kg)+7+ 脐带残端长度

注：脐 - 肩距离为肩峰(锁骨外侧端上缘)至脐的直线距离。

(四) 置管步骤

1. 术前核对 置管前双人查对患儿身份、医嘱、置管知情同意书及置管长度。

2. 无菌区域准备 操作者穿无菌手术衣，戴无菌手套，按无菌技术一一准备所需物品，遵循最大化无菌屏障，注射器抽吸肝素液备用。注意用物的先后顺序，摆放便于取用。

3. 肝素液润滑并预冲脐血管导管 将脐血管导管连接肝素帽，使用肝素液润滑导管，预冲导管排气；碘伏润湿棉球及纱布。

4. 初消毒 助手一手持止血钳夹紧脐带残端结扎线，另一手进行消毒，消毒范围：充分消毒脐带及周围皮肤，上至乳头平面，下至会阴部，两侧至腋中线。

5. 再次消毒、暴露脐带 操作者予以无菌碘伏纱布包裹脐带残端，再次消毒残端；助手穿一次性手术衣，铺无菌治疗巾及洞巾，暴露脐带。

6. 结扎脐带并切断 使用纱条栓活结结扎脐带根部，防止脐带切断时出血过多；用止血钳在距离脐轮约1.0~1.5cm处夹住脐带，手术刀从止血钳下方切断脐带，消毒残端暴露脐动脉和脐静脉，观察有无明显渗血等，见图22-3-1A。

7. 识别血管 确认脐静脉（1根，12点钟方向）及脐动脉（2根，4点钟和7点钟方向），需同时置入脐动脉及脐静脉者一般先置脐动脉（以防动脉收缩后增加置管难度）。

8. 脐动脉置管

（1）脐动脉有2根，位于脐带横切面的4点钟及7点钟处，管壁较厚，管腔较小，呈白色圆形。

（2）助手使用两把止血钳/有齿镊固定脐带（图22-3-1-B）。

（3）操作者使用小弯镊轻微扩张脐动脉前端。

（4）缓慢插入脐动脉导管，垂直提拉脐带残端，向下旋转推进，进入1~2cm时可能遇阻力，可由助手将脐带向患儿头侧牵拉，送入时导管与腹壁成45°有助于送管（脐动脉进入腹壁后与患儿头侧腹壁成45°向下走行，见图12-1-1），到达预定深度，抽吸见回血后给予肝素液封管。

9. 脐静脉置管

（1）脐静脉有1根，位于脐带横切面12点钟方向，管壁薄，管腔大。

（2）置管前需先用肝素液将腔内血凝块冲洗干净。

（3）用血管钳将脐带提起，导管置入脐静脉2cm后由助手将脐带向患儿脚侧牵拉，送入时导管与下腹壁成60°（脐静脉进入腹壁后与患儿脚侧腹壁成60°向上走行，见图12-1-1），导管头向患儿头部方向插入送管，遇阻力可暂停1~2分钟，同时垂直按压腹壁继续送管。

（4）插入过程中遇到阻力，可能是导管进入门静脉系统或进入肠系膜静脉、脾静脉，需拔出2cm后再缓慢送入，通过静脉导管后轻轻转动即可进入下腔静脉（送管过程中可缓慢推注生理盐水以辅助送管）。

（5）到达预定深度，抽吸见回血后给予肝素液封管。

10. 缝线固定、导管标识 在脐带上（注意避开皮肤组织）进行荷包缝合，采用8字结与外科结固定导管（图22-3-2）；做好脐静脉、脐动脉导管标识；确认三通管、肝素帽/正压接头等连接紧密，再次确认管路连接，防止断开发生出血。

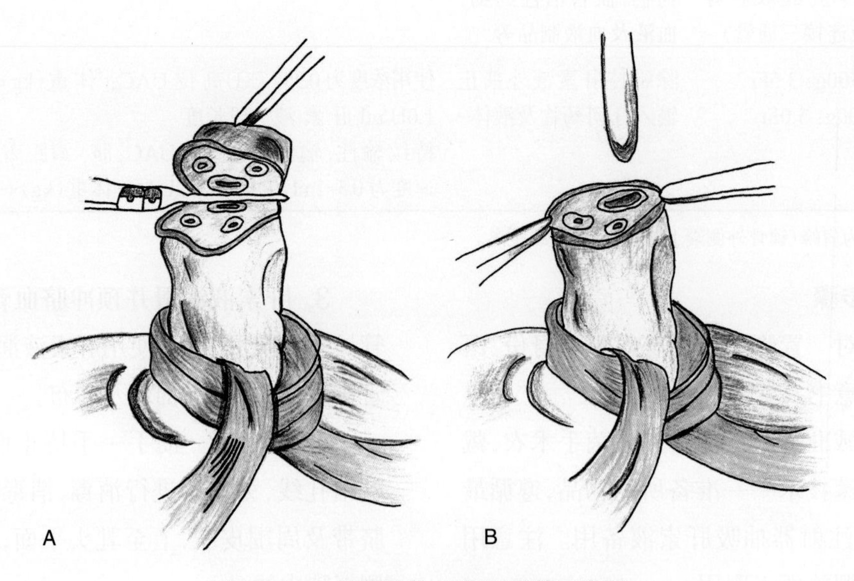

图22-3-1 脐带结扎、切断及置管示意图

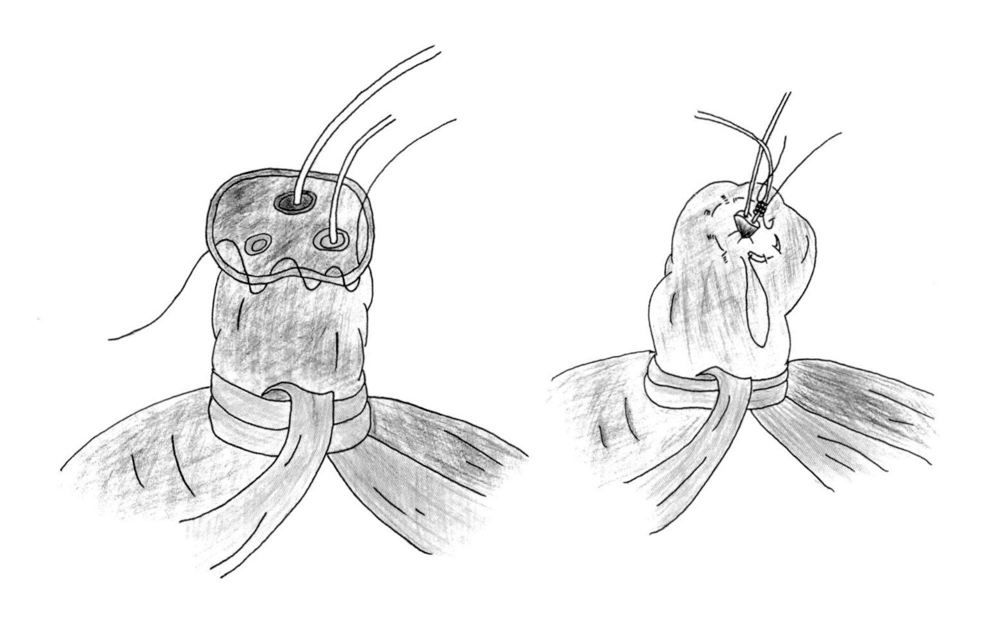

图 22-3-2　荷包缝合及外科结固定

11. **搭桥法固定**　见图 22-3-3。

(1)将透明敷贴剪成两半，中间剪 2 个半圆，露出脐带部分，将敷贴贴在腹壁上，暴露脐带部分。

(2)剪 2 个长条胶布，对折粘贴一部分后再贴于透明敷贴上。

(3)剪 1 个长条胶布将 2 条已搭好的“桥”连接，并将脐血管粘贴于胶布黏面(需留一定长度再粘贴，勿牵拉过紧)。

(4)将长条胶布绕“桥”一周固定导管。

(五) 置管后处理

1. **记录**　做好脐动静脉导管穿刺置管记录及脐动静脉导管维护记录，详见表 22-3-2、表 22-2-4。

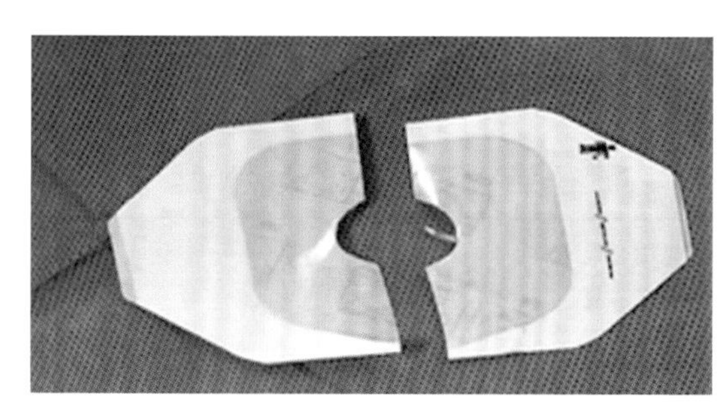

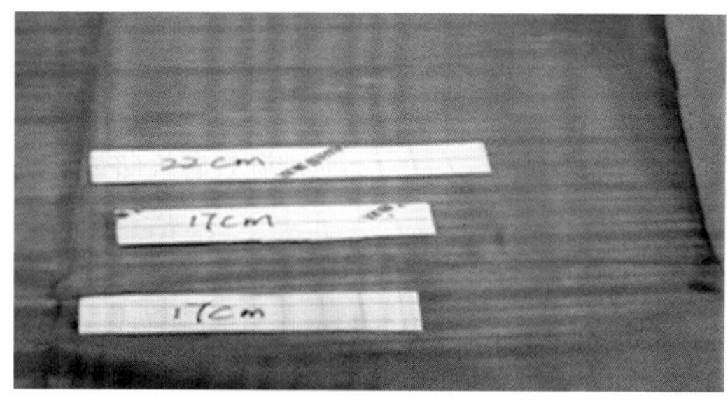

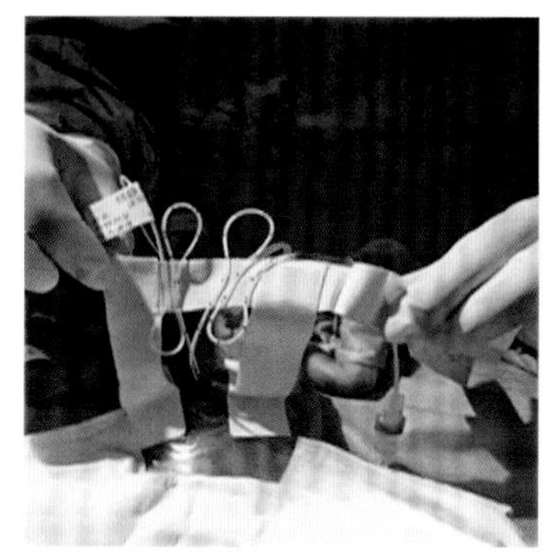

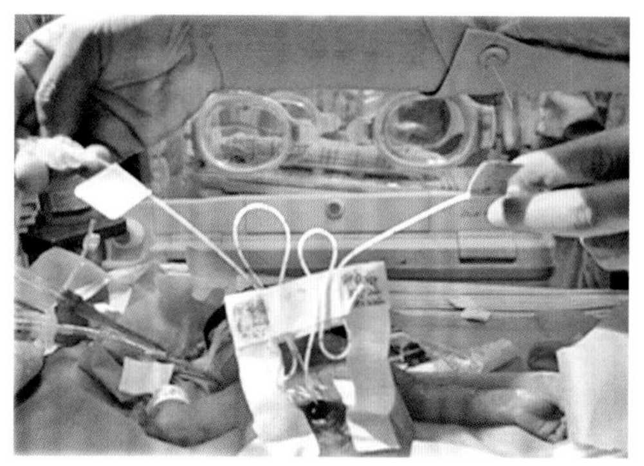

图 22-3-3　搭桥法固定导管

表 22-3-2　×××医院新生儿科脐动静脉导管穿刺置管记录单

科别：新生儿科　　　　姓名：　　　　登记号：　　　　床号：

□脐静脉 UVC：置入长度计算公式：[体重（kg）×1.5]+5.5+脐残端长度　　计算后预置长度：　　cm

□脐动脉 UAC：置入长度计算公式：[体重（kg）×3+9]+脐残端长度　　计算后预置长度：　　cm

（体重<1 500g）公式：[体重（kg）×4+7]+脐残端长度　　计算后预置长度：　　cm

穿刺置管前核对记录

项目	有	没有	备注	项目	有	没有	备注
姓名				知情同意			
登记号				穿刺部位标记			
医嘱				预置长度			

核对人：　　/　　（双人核对）　　　　核对时间：

脐静脉穿刺置管记录

□未进行脐静脉置管　　　　脐静脉置管日期及时间：　　年　　月　　日　　时　　分

项目	数据	项目	数据	项目	数据
导管型号	Fr	置管时体重	g	预留导管长度	cm
导管置入长度	cm	外露长度	cm	送管顺利	□是　□否
穿刺中出血量	ml	置管失败	（若失败，此处打√）		

X 线片导管尖端位置：　　　　脐静脉位置调整情况：

置管者：　　　　助手：

脐静脉导管拔管记录：

拔管时间：　　年　　月　　日　　时　　分　　　　总计带管时间：　　天

□计划拔管

□非计划拔管　原因：□导管堵塞　□血栓形成　□导管断裂　□导管脱出　□导管相关性感染　□其他

穿刺点皮肤情况：□正常　□红肿　□渗出　□皮疹　□溃疡　□其他：

拔出导管情况：　□顺利　□阻力　□导管完整　□导管不完整　导管长度：　　cm

拔管人签名：

脐动脉穿刺置管记录

□未进行脐动脉置管　　　　脐动脉置管日期及时间：　　年　　月　　日　　时　　分

项目	数据	项目	数据	项目	数据
导管型号	Fr	置管时体重	g	预留导管长度	cm
导管置入长度	cm	外露长度	cm	送管顺利	□是　□否
穿刺中出血量	ml	置管失败	（若失败，此处打√）		

X 线片导管尖端位置：　　　　脐动脉位置调整情况：

置管者：　　　　助手：

脐动脉导管拔管记录：

拔管时间：　　年　　月　　日　　时　　分　　　　总计带管时间：　　天

□计划拔管

□非计划拔管　原因：□导管堵塞　□血栓形成　□导管断裂　□导管脱出　□导管相关性感染　□其他

穿刺点皮肤情况：□正常　□红肿　□渗出　□皮疹　□溃疡　□其他：

拔出导管情况：　□顺利　□阻力　□导管完整　□导管不完整　导管长度：　　cm

拔管人签名：

2. X线定位

(1)脐动脉导管尖端定位

1)高位UAC:导管尖端定位应位于第6胸椎至第9胸椎之间(T6~9),约在横膈膜之上。①优点:发生四肢苍白和发绀的风险小;②缺点:易并发高血压,增加颅内出血风险。

2)低位UAC:导管尖端定位应位于第3腰椎至第4腰椎之间(L3~4),避开腹主动脉的分支(肾动脉:L1~2,肠系膜上动脉:T12~L1),以免造成肾坏死或坏死性小肠结肠炎(图22-3-4)。①优点:对血压影响不大;②缺点:易发生下肢远端血管痉挛,严重时可引起下肢及臀部皮肤坏死,需要严密观察有无相关并发症发生。

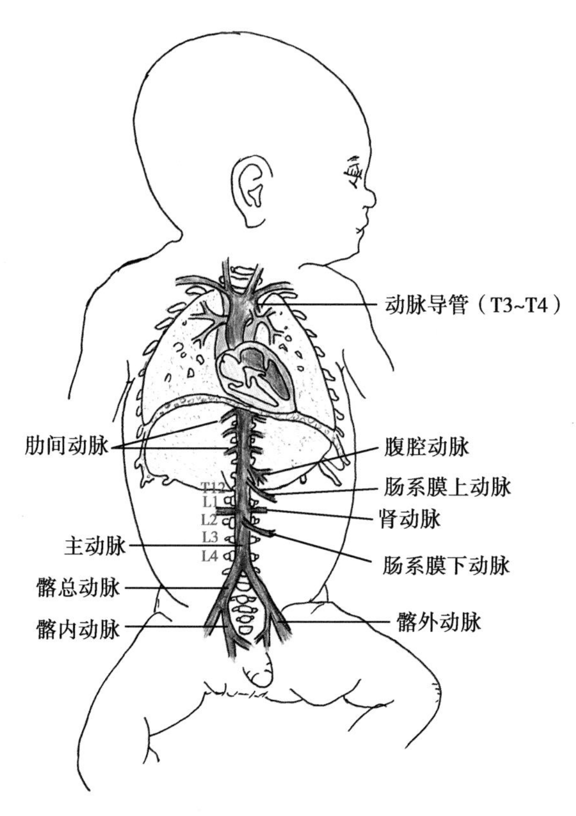

图22-3-4 腹主动脉分支解剖示意图

(2)脐静脉导管尖端定位:导管尖端应位于膈肌上0.5~1cm下腔静脉内(第8胸椎至第10胸椎之间),若导管插入过深需退出,插入过浅则不能再插入,以免感染。脐动、静脉X线定位见图22-3-5。

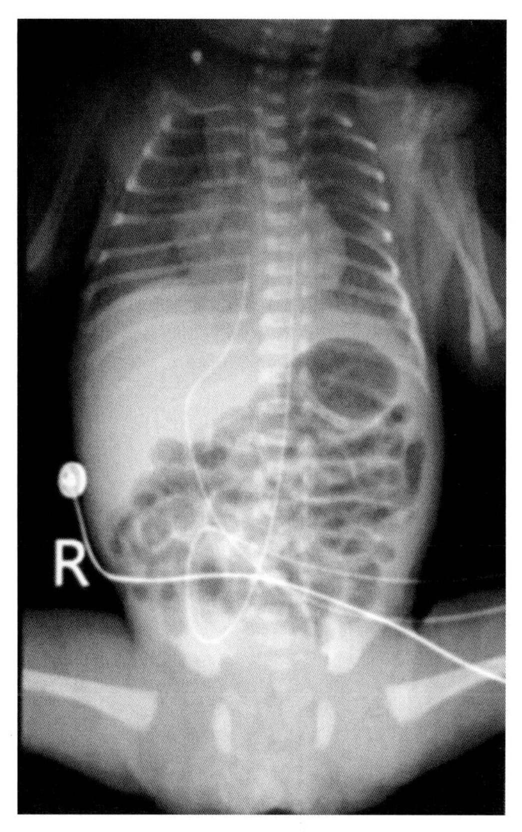

图22-3-5 脐动、静脉导管X线定位图

二、脐静脉导管使用、维护及并发症处置

(一)脐静脉导管使用

1. 紧急情况下静脉给药或输液的快速通道 新生儿产房复苏时需紧急建立静脉通道给予急救药物或补液时,通常选择脐静脉置管,可迅速将药物送入中心静脉循环。

(1)用物准备:脐静脉置管包(内含手术刀、刀片、弯头小止血钳、无菌洞巾等),碘伏、无菌手套、亚麻脐带线,胶布;脐静脉导管(≤1 500g,3.5Fr;1 500~3 500g,5.0Fr;≥3 500g,8.0Fr),生理盐水冲管后连接三通阀和10ml注射器。

(2)紧急置管步骤:紧急置入UVC时无充足时间实施最大无菌屏障,操作者应戴无菌手套并尽量在操作中保持UVC无菌。

1)婴儿取仰卧位,碘伏消毒脐带残端,铺无菌洞巾。

2）使用亚麻脐带线栓单结结扎脐带根部，以便控制脐带残端出血，同时利于 UVC 顺利通过。

3）在距离脐带根部 2cm 处切除残余脐带。

4）识别脐静脉，通常为患儿头侧 12 点钟方向的薄壁血管。

5）操作者一手握住脐带根部，将预冲管的 UVC 插入静脉内，插管深度：①足月儿：3~5cm；②早产儿：2~4cm，回抽并检查有无回血（图 22-3-6）。

6）见回血后给予胶布固定导管。

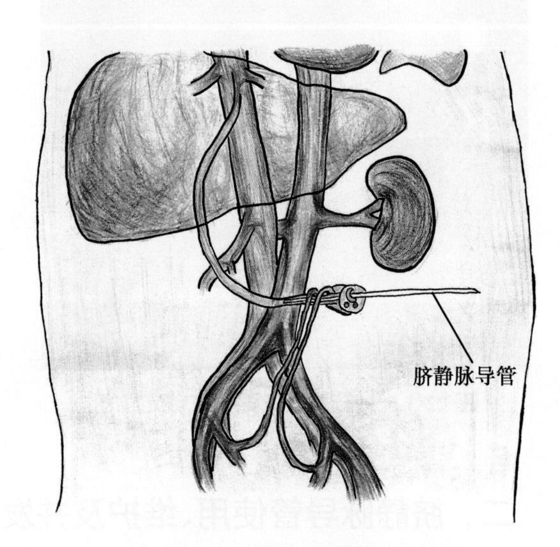

图 22-3-6 脐静脉导管插入深度

（3）用药注意事项：①紧急置入的 UVC 可用于肾上腺素或生理盐水扩容，给药后用 1~2ml 生理盐水冲管；②紧急置入的 UVC 在复苏期间容易异位，因此每次用药前都应检查有无回血。

（4）用药后处理：①复苏结束后可拔出 UVC，此时要扎紧脐根部的线结扎脐带；②若需暂时保留导管，则用透明敷贴将导管固定于新生儿腹壁上。

2. 静脉输液通道 对于极低 / 超低出生体重儿，出生后 24 小时内因周围循环差、血管隐匿、四肢水肿等原因，PICC 穿刺较困难，而 UVC 具有操作简便、易固定、不易脱落、一次置管成功率高、节省时间和人力、并发症少等特点，又可较长时间留置，避免反复静脉穿刺的痛苦，可极大地改善极低 / 超低出生体重儿的诊治过程。因此，对于极低 / 超低出生体重儿，生后 24 小时内，预计将长时间行中心静脉营养、输注 >12.5% 糖浓度的液体或输入高浓度强刺激性药物时，首选行脐静脉置管。

3. 输血或部分换血 UVC 除可用于输液外，还可用于输血及血液制品、换血。

4. 中心静脉压（central venous pressure，CVP）监测 CVP 监测是一种重要的心功能及循环评估方法，可直接获得右心舒张末期、肺静脉及左心室的压力变化，从而反映体循环静脉回流和心排血量之间的关系，对临床输血、液体复苏治疗有重要指导意义。

（二）脐静脉导管的维护

1. UVC 日常维护要点

（1）评估：专人护理，班班交接。①每班评估导管固定情况、有无回血；②记录导管外露长度，及时发现导管脱出或异位；③静脉输液速度不低于 2ml/h，防止回血及血栓形成；④注意外露部分导管固定情况，切勿打折或扭曲。

（2）消毒：每日碘伏消毒，包括脐窝和残端。

（3）暴露：注意观察脐部及周围有无渗血、渗液、红肿等，UVC 及脐带残端应暴露在纸尿裤外，以免被大小便及鞣酸软膏 / 护臀膏污染。

（4）严格无菌操作：①与 UVC 连接的输液管路、三通阀应每 24 小时更换一次，更换时严格无菌操作；②每次用药、冲封管或连接输液器前均应给予 75% 的乙醇或碘伏机械性擦拭消毒正压接头 / 肝素帽。

（5）肝素帽 / 正压接头：常规每周更换一次，肝素帽 / 正压接头内壁若有血凝块时立即更换。

（6）病情观察：UVC 留置期间密切观察患儿的反应，生命体征、体温、血常规、CRP、PCT 等变化情况，腹部体征，喂养及大小便情况等，一旦发现异常及时通知医生处理，必要时拔管做导管尖端培养；每日评估导管留置的必要性，一旦病情缓解应尽早拔管，以免出现严重并发症。

2. 冲封管

（1）冲封管的目的：将导管内或肝素帽 / 正压接头内壁残留的药物或血液冲入血管，以减少药物沉积或药物配伍禁忌，避免导管堵塞或残留药液刺激局部血管，从而保持静脉输液通路的通畅。肝素稀释液浓度为0.25~1.0U/ml。

(2)脉冲式冲管：即推一下，停一下，可使冲管液在导管内形成小漩涡(图22-3-7)，更有利于将导管内壁的残留药液冲洗干净。注意事项：①冲管时不可抽回血，需使用10ml及以上规格的单剂量冲管液或预充式导管冲洗器，每6小时脉冲式冲管一次；②冲管液容积应等于UVC导管及附加装置总容量的2倍；③冲管步骤：生理盐水+给药+生理盐水。

(3)正压封管：①输液完成后先用生理盐水脉冲式冲管，再使用肝素稀释液正压封管；②必须使用10ml及以上规格的空针，以免压力过大引起导管破裂；③封管液容积应等于UVC导管及附加装置总容量的1.2倍，使封管液充满整个管腔，以减少血液回流；④封管步骤：生理盐水+给药+生理盐水+肝素液。

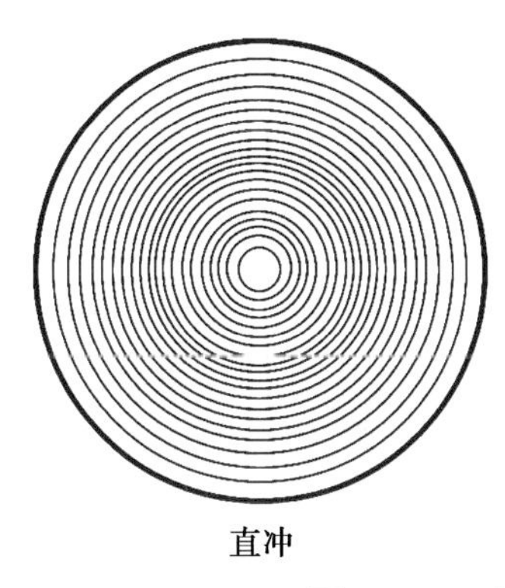

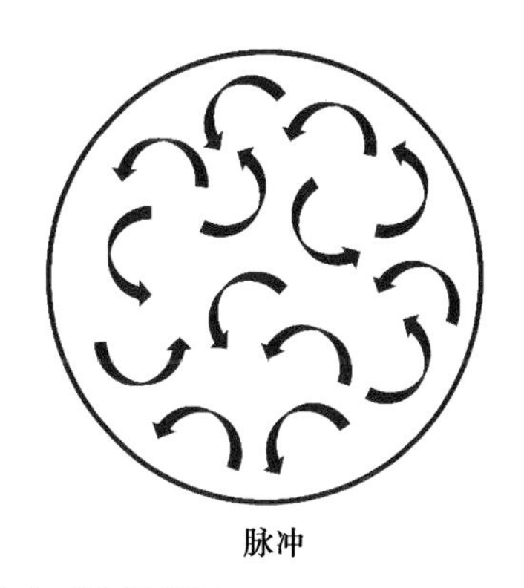

图22-3-7 直冲与脉冲对比示意图

3. 拔管护理

(1)拔管时机：出现并发症或病情好转不再需要保留导管时停止使用，UAC一般保留7~10天，UVC一般保留7~14天，保留时间过长会增加感染和血栓的风险；UVC拔出后可置入PICC继续行输液治疗。

(2)操作步骤：①切断缝线，轻轻去除透明敷料，常规消毒脐部及其周围皮肤(从脐带根部向导管方向进行消毒)；②无菌操作拔管，注意动作轻柔、缓慢拔管(1cm/min)，切勿暴力拔管，遇阻力时可局部温湿敷后再拔管，最后剩2~3cm时稍停顿，以减少出血；③保证管道全部拔出，核对导管长度，检查导管是否完整；④用无菌纱布压迫脐带根部上方止血，控制出血后给予局部消毒，密切观察，必要时予以无菌棉球加压24小时；⑤根据情况进行导管尖端培养；⑥拔管后常规脐部护理，直至脐带残端脱落。

(三)并发症的处理

脐静脉置管的常见并发症包括：导管脱出，感染，腹胀、坏死性小肠结肠炎，心律失常、心包积液、心包填塞，肝坏死，门静脉血栓形成或栓塞等。

1. 导管脱出

(1)原因：多因导管固定不牢，患儿活动过度，牵拉导管等引起。

(2)处理措施：一旦脱出应立即行腹部X线复查导管尖端位置，脱出部分严禁送入体内，必要时拔管。

(3)预防：应严格交接导管外露刻度，保证导管外露端暴露在纸尿裤外，确保导管固定妥当，切勿牵拉导管，避免滑脱、移位等情况发生。

2. 感染　置管及维护过程中均应严格无菌技术操作，固定后的导管不能向内送入，以防导管相关血流感染的发生。

3. 腹胀/坏死性小肠结肠炎

(1)原因：脐静脉导管尖端位于肝区，输入液体进入肝脏使肝内压增高，造成门静脉压增高；除此之外，门静脉血栓形成亦可导致门静脉高压。门静脉高压会导致胃肠血流回流受阻，进而影响消化功能，导致腹胀，严重者甚至发生NEC。

(2) 处理措施：行腹部X线复查导管尖端位置，脱出部分严禁送入体内，若导管尖端位于肝区则该导管不能继续使用，需拔出导管行PICC置管。

(3) 预防：置管时应避免导管进入门脉系统。UVC留置时间越长患儿风险越高，留置过程中需谨慎喂养，加强对消化道症状的评估。

4. 心律失常或心包积液、心包填塞

(1) 原因：导管尖端进入过深，刺激心脏引起；导管异位进入心脏。

(2) 处理措施：经腹部X线或超声定位后将导管退出至标准位；若患儿出现心率快、呼吸困难、血氧饱和度下降等表现，其他疾病无法解释的心肺功能不全时，应考虑置管所致心包积液甚至心包填塞可能，应立即行心包穿刺减压，拔出导管。

(3) 预防：置管时仔细核对插入深度，避免导管进入过深，置入UVC或使用过程中应使用床旁超声进行引导或监测。

5. 肝坏死

(1) 原因：由于门静脉血栓或输入高渗液体、血管活性药物、肠外营养液或长时间留置导管引起的。

(2) 处理措施：行腹部X线复查导管尖端位置，若确定位于肝区则该导管必须拔出。

(3) 预防：置管后需确认尖端位置，避免导管进入门脉系统。

6. 门静脉血栓形成或栓塞

(1) 原因：①由于静脉导管入口处生理性狭窄且与脐静脉未完全对齐，置管时反复穿刺损伤脐静脉与静脉导管汇合处，从而在此处形成血栓；②冲封管时空气进入导管；③肝素帽/正压接头内壁的血凝块被推入。

(2) 处理措施：超声诊断后，根据患儿情况考虑使用预防剂量的低分子量肝素进行抗凝治疗或拔出导管继续抗凝治疗。

(3) 预防：①经UVC输入的液体应含有浓度为0.5U/ml的肝素，以预防血栓形成和导管堵塞；②严格按要求进行冲封管，冲封管时避免空气进入导管；③肝素帽/正压接头内壁的血凝块切勿强行推入，需立即更换新的肝素帽/正压接头；④在停用UVC拔管后的72小时内仍存在血栓高风险，需严密观察。

三、脐动脉导管使用、维护及并发症处置

(一) 脐动脉导管使用

1. 动脉采血通道

(1) 危重患儿、超低出生体重儿或因病情原因需长时间频繁监测动脉血气者，可通过脐动脉导管采集动脉血气标本进行分析。该方法简单、方便，避免了外周动脉穿刺困难、不易保留等缺点，也降低了反复穿刺给患儿带来的痛苦；可及时判断病情，调整呼吸机参数等。

(2) 危重患儿还可通过UAC采血做血常规、CRP、PCT等检查。

2. 有创动脉血压监测 危重新生儿、休克患儿、血流动力学不稳定的患儿，采用有创动脉血压持续监测比无创血压更直接和准确，不受袖带尺寸及松紧带影响，能直接、准确、持续反映瞬间血压的波动情况。

(1) 仪器连接：①一次性压力传感器预先使用肝素生理盐水(0.25~1.0U/ml)排气，确保整个测压系统内无气泡，有创动脉血压监测过程中需持续输入肝素稀释液，泵速0.5~1.0ml/h，以维持测压管及脐动脉导管通畅；②测压管路系统一端连接脐动脉导管，另一端连接心电监护仪。

(2) 校零：校零是指校对或将整个系统调至一个统一的标准，避免因周围温度、元件新旧、电压改变和大气压造成的数据不准确。

1) 校零条件：①测压前需常规进行监护仪校零；②患儿体位变换后需重新调整压力传感器的位置，然后再校零；③抽血后或测试压力不准确时，需要校零；④持续监测过程中，体位和压力传感器位置不变时，每4~6小时需校零1次。

2）校零方法：①患儿仰卧位或侧卧位，抬高床头 30°，将压力传感器置于患儿心脏水平；②将三通开关（白色 OFF 键）调至病人端，关闭脐动脉端；③打开橙色开关使传感器与大气相通，按监护仪上的“全部归零”键（图 22-3-8），监护仪屏幕上显示压力线为“0”时将三通开关（白色 OFF 键）调至橙色开关端关闭大气端（图 22-3-9）；④关闭橙色开关，开放脐动脉端与传感器相通，即可连续监测动脉血压。

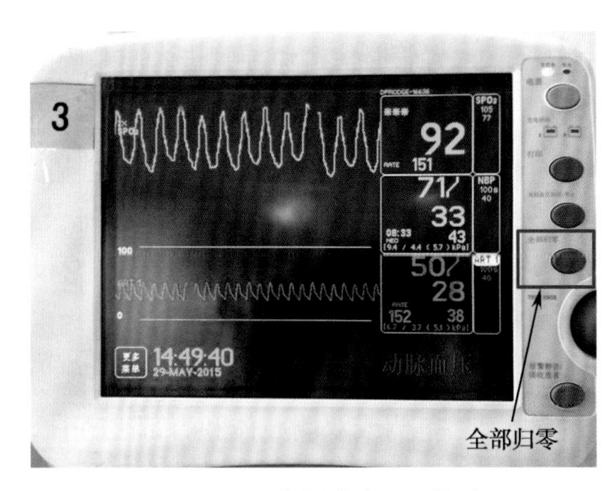

图 22-3-8　有创动脉血压监测

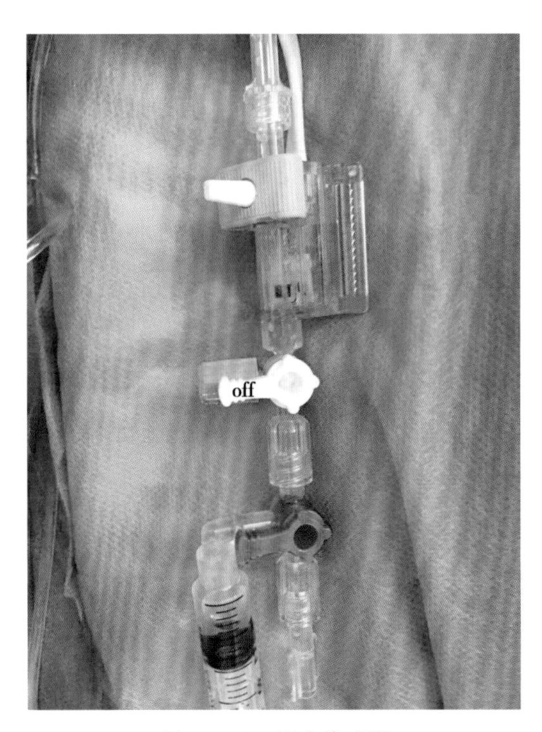

图 22-3-9　压力传感器

（3）持续监测：使用无菌治疗巾包裹压力传感器。监测过程中，密切观察动脉血压波形及血压数值，发现异常时及时处理；每次变换患儿体位后需及时校零，并仔细观察血压波形及数值变化。

（4）动脉采血法：①标准消毒后，调节三通开关（白色 OFF 键）关闭肝素液端，连接注射器（一般使用 2ml 注射器），将肝素液部分抽吸完（图 22-3-10）；②换另一注射器缓慢采集所需血量；③将第 1 次抽出的稀释血液缓慢注入脐动脉内；④使用第 3 个注射器（测压管路系统中自带注射器，图 22-3-9）抽吸肝素稀释液脉冲式冲洗管道，直至整个管道无残留血液为止，整个过程应缓慢控制推注速度以免患儿血流动力学波动过大；⑤每次采血后需重新校零。

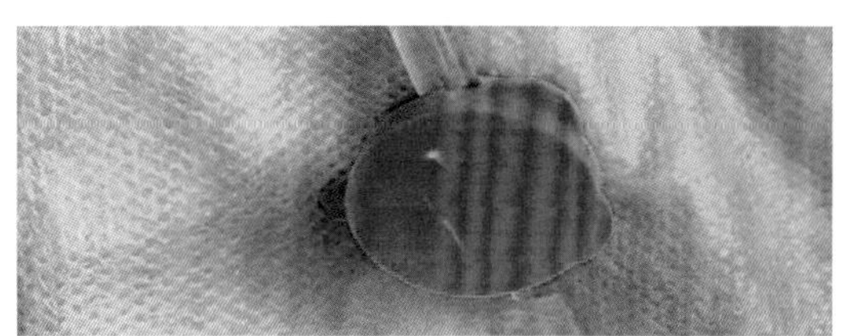

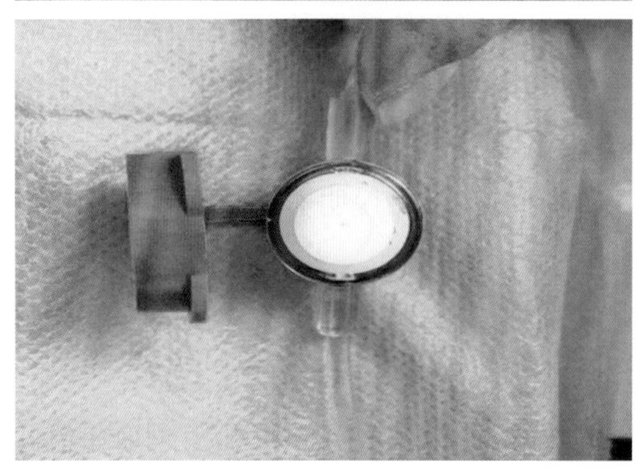

图 22-3-10　动脉采血处

3. 同步换血通道　红细胞增多症 - 高黏滞度综合征患儿可选择 UAC 通道进行部分换血。

4. 血管造影　血管造影术为血栓诊断的金标准，是一种有创检查，极少使用。

（二）脐动脉导管的维护

1. UAC 日常维护要点

（1）保持管路通畅：需使用浓度为 0.25~1.0U/ml 的肝素稀释液 24 小时持续输注，速度 0.5~1.0ml/h，以保持导管通畅，防止回血及血栓形成。

（2）除肝素稀释液外，禁止通过 UAC 输入任何液体和药物。

(3)其余同UVC护理。

2. 有创动脉血压监测维护要点

(1)压力传感器连接正确,保证管道通畅。压力传感器的高度应与右心房在同一水平(平乳头),高于心脏水平血压显著下降,低于心脏水平则血压显著升高。

(2)有创血压监测过程中仍需要持续输入浓度为0.25~1.0U/ml的肝素稀释液,速度0.5~1.0ml/h,保持整个管路的密闭及通畅,防止血液凝固。

(3)5ml空针内时刻保证充满肝素液,每次采血时应防止气泡产生,推注肝素时切勿将空针内肝素液全部推空,以防发生空气栓塞。

(4)管道不通时应回抽,禁止用力推注以防血栓进入。

(5)严格无菌技术操作,排气、采血等操作时应戴无菌手套,以防发生感染。

(6)包裹压力传感器的无菌治疗巾应每4小时更换一次;与导管连接的输液系统和肝素液每24小时更换一次;测压套件常规每4~7天更换1次(详情请参照产品说明书),注意标明开包日期、时间。

(7)压力传感器及电缆连接头的金属部位不能沾水。

(8)必要时监测无创血压,若有创血压值低于无创血压值,需检查测压管路是否通畅,有无气泡及血凝块,压力传感器的位置等。

(9)病情缓解或未使用时应尽早拔除导管。

3. 拔管护理 同UVC。

(三)并发症的处理

脐动脉置管的常见并发症包括:导管脱出、感染、动脉空气栓塞、坏死性小肠结肠炎、血栓形成或栓塞、出血或血管穿孔等。

1. 导管脱出 同UVC。

2. 感染 同UVC。

3. 动脉空气栓塞

(1)原因:频繁从脐动脉导管中采血。

(2)预防措施:操作前应仔细检查并排出注射器、三通管与脐动脉导管连接处的气泡,保证整个通路无任何空气,尤其是有创动脉监测管路及其5ml空针内不能有空气。

4. 坏死性小肠结肠炎

(1)原因:导管尖端位于肠系膜上动脉(T12~L1)区域。

(2)处理措施:行腹部X线复查导管尖端位置,若导管尖端位于T12~L1则外拔导管至L3~4,根据患儿病情评估有无继续保留UAC的必要性,必要时拔出导管。

(3)预防:置管时应避免导管进入肠系膜上动脉区域。UAC留置时间越长患儿风险越高,留置过程中需谨慎喂养,加强对消化道症状的评估。

5. 血栓形成或栓塞

(1)表现:与UAC有关的血栓形成通常没有症状。根据血栓部位不同,部分患儿可表现出严重缺血或栓塞器官功能障碍的体征,可表现为发冷、灌注不足、单侧或双侧肢体和臀部变苍白,还可能出现高血压;肾、肠系膜或脊髓动脉分支的堵塞,可表现为伴或不伴有肾衰竭的高血压、坏死性小肠结肠炎或脊髓梗死。

(2)原因:导管置入过程中损伤血管内皮表面,UAC使用时间较长,导管尖端位于膈上或刚好位于主动脉分支上方,未持续输注肝素液等。

(3)处理措施:超声诊断后,根据患儿情况考虑使用预防剂量的低分子量肝素进行抗凝治疗或拔出导管继续抗凝治疗。

(4)预防:①经UAC持续输注浓度为0.25~1.0U/ml的肝素液;②严格按要求进行冲封管,冲封管时避免空气进入导管;③肝素帽/正压接头内壁的血凝块切勿强行推入,需立即更换新的肝素帽/正压接头;④尽量减少从UAC采血的次数,采血结束后应及时冲净导管内壁的残留血液;⑤一旦病情缓解,尽早拔出导管;⑥在停用UAC拔管后的72小时内仍存在血栓高风险,需严密观察。

6. 出血 常见于管路连接松脱或脱管导致血液流出,应给予相应的对症处理。

7. 血管穿孔 因置管过程中强行用力插入引起，置管时应避免过度用力，一旦发生应立即拔管，积极给予对症处理。

要点荟萃

1. 脐血管置管术 是通过脐动脉和脐静脉将导管置入到主动脉和下腔静脉的技术，包括脐静脉置管（UVC）和脐动脉置管（UAC），主要适用于超低出生体重儿，UAC 一般保留 7~10 天，UVC 一般保留 7~14 天。UVC 导管尖端应位于膈肌上 0.5~1cm 下腔静脉内（T8~10）；UAC 导管尖端应位于 T6~9 或 L3~4。

2. 脐静脉置管适应证 ①紧急情况下静脉给药或输液的快速通道；②静脉输注通道，可输注超过 12.5% 糖浓度的液体；③ ELBW 长时间中心静脉营养通路；④中心静脉压监测；⑤输血或部分换血。

3. 脐动脉置管适应证 ①病情危重的 ELBW，或需长时间频繁监测动脉血气者；②休克患儿需持续监测中心动脉血压；③为 ELBW 提供采血通道；④同步换血通道；⑤血管造影。

4. 脐血管置管禁忌证 ①脐炎、NEC、腹膜炎、脐膨出、脐带畸形等；②下肢 / 臀部血运障碍等。

5. 拔管护理 当出现并发症或病情好转不再需要保留导管时应停止使用。

6. 并发症 ① UVC 常见并发症：导管脱出，感染，腹胀、NEC，心律失常、心包积液、心包填塞，肝坏死，门静脉血栓形成或栓塞等；② UAC 常见并发症：导管脱出、感染、动脉空气栓塞、NEC、血栓形成或栓塞、出血或血管穿孔等。

（李 源 程 红）

参考文献

[1] 邵肖梅, 叶鸿瑁, 丘小汕. 实用新生儿学. 5 版. 北京: 人民卫生出版社, 2019.

[2] 张玉侠. 实用新生儿护理学. 北京: 人民卫生出版社, 2015.

[3] 白求恩基金管理委员会. 安全输液百问百答. 北京: 科学普及出版社, 2013.

[4] 丁文龙, 刘学政. 系统解剖学. 9 版. 北京: 人民卫生出版社, 2018.

[5] 陈秀文, 周乐山, 谭彦娟, 等. 新生儿上肢静脉与下肢静脉 PICC 置管效果比较的 Meta 分析. 中国当代儿科杂志, 2019, 21 (12): 1164-1171.

[6] 中华医学会儿科学分会新生儿学组, 中国妇幼保健协会医院感染控制专业委员会, 国家儿童医学中心/首都医科大学附属北京儿童医院. 新生儿脐静脉置管相关并发症防控指南. 中华新生儿科杂志, 2021, 36 (2): 1-9.

[7] 中国医师协会新生儿科医师分会循证专业委员会. 新生儿经外周置入中心静脉导管操作及管理指南(2021). 中国当代儿科杂志, 2021, 23 (3): 201-212.

[8] 陈赢赢, 鲁萍, 杨祖钦, 等. 17 例危重患儿脐动脉置管的护理. 中华护理杂志, 2016, 51 (4): 505-507.

[9] 卢庆晖, 张家杰, 彭爱霞, 等. 极低出生体重早产儿生后 1 周内中心静脉压初探. 中华新生儿科杂志 (中英文), 2019, 34 (2): 115-118.

[10] 李媛, 康华, 张姣, 等. 新生儿脐静脉置管/ 经外周静脉穿刺中心静脉置管相关性心包积液/ 心脏填塞的临床分析. 中华新生儿科杂志, 2019, 34 (6): 408-412.

[11] Smith S R. Emergency and elective venous access in children [EB/OL].[2024-5-23]. https://www. uptodate. com/contents/emergency-and-elective-venous-access-in-children

[12] Chan A K, Bhatt M D. Neonatal thrombosis: Clinical features and diagnosis[EB/OL].[2023-10-2].https: //www.uptodate.com/contents/neonatal-thrombosis-clinical-features-and-diagnosis

[13] Chan A K, Bhatt M D. Neonatal thrombosis: Management and outcome [EB/OL].[2023-10-2]. https: //www.uptodate.com/contents/neonatal-thrombosis-management-and-outcome

第二十三章 新生儿筛查

导读与思考：

新生儿疾病筛查是一项重要的国家公共卫生政策，是减少出生缺陷、提高我国人口素质的重要措施。听力损失是全球最常见的先天性残疾之一，对耳聋患儿进行早期听力诊断和早期干预非常必要，而减轻听力损失负担的关键方法则是通过新生儿听力筛查早期发现听力问题。新生儿出生缺陷逐年上升，是导致新生儿死亡的重要原因，并对存活儿的生存质量、生存时间造成不同程度的影响，其中先天性心脏病占各种缺陷的首位。早产儿视网膜病变严重时可导致失明，是目前儿童致盲的首要原因，对家庭和社会造成沉重的负担。

1. 新生儿疾病筛查的对象包括哪些？我国目前开展的项目有哪些？
2. 新生儿听力筛查的对象包括哪些？听力损失的高危因素有哪些？筛查通过是否就表示听力正常？
3. 常用的先天性心脏病的筛查方法有哪些？筛查及处理流程是什么？
4. 早产儿视网膜病变的危险因素、临床表现、筛查对象与方法是什么？

第一节 新生儿疾病筛查

新生儿疾病筛查（newborn screening，NBS），是指医疗保健机构在新生儿群体中，用快速、简便、敏感的实验室检验方法，对一些危及儿童生命、危害儿童生长发育、导致儿童智力障碍的一些先天性、遗传性疾病进行群体筛检，从而使患病儿童在临床症状尚未表现之前或表现轻微时通过筛查得以早期诊断、早期治疗，防止机体重要组织器官发生不可逆的损伤，避免患儿发生智力低下、严重的疾病或死亡的一项系统保健服务。NBS作为三级预防体系的最后一环，对遗传代谢病的防控极为重要，是一项重要的国家公共卫生政策，是减少出生缺陷、提高我国人口素质的重要措施。

一、新生儿疾病筛查发展概况

1. NBS的发展史 1961年，美国Guthrie和Susi发明了用细菌增殖抑制试验（BIA法）对干燥滤纸血片中的苯丙氨酸进行半定量测定，筛查苯丙酮尿症（phenylketonuria，PKU），揭开了新生儿遗传代谢病（inherited metabolic disorders，IMD）筛查的序幕。1975年，Irie等发明了滤纸血斑测定促甲状腺素（thyroid-stimulating hormone，TSH），用以筛查先天性甲状腺功能减退症（congenital hypothyroidism，CH）。从此，以 PKU 与 CH 为主的 NBS 在欧美等发达国家迅速兴起并逐步普及至越来越多的国家。

1990 年，Millington 等报道串联质谱可用于 NBS，该方法允许从干血斑样本中同时检测多种氨基酸、有机酸代谢紊乱和脂肪酸氧化缺陷病，实现了“从一种实验检测一种疾病，到一种实验检测多种疾病”的转变，不仅增加了检测疾病的种类，而且显著降低了假阳性率。随着医学技术的发展，NBS 技术也在不断进步，包括荧光法、酶联免疫法、气相色谱质谱技术、串联质谱等，尤其是串联质谱的应用使 NBS 的疾病种类达到 40 余种，并减少了检测的成本和周转时间，成为 NBS 的一个重要里程碑。

我国新生儿疾病筛查始于 1981 年，上海交通大学附属新华医院新生儿筛查中心率先在国内开展高苯丙氨酸血症（hyperphenylalaninemia，HPA）和先天性甲状腺功能减退症（CH）的筛查；1994 年 10 月，国家颁布的《中华人民共和国母婴保健法》中明确提出“逐步开展 NBS”，以法律形式确定了每个新生儿都有疾病筛查的权利；2008 年 12 月，中国卫生部（现国家卫生健康委员会）部务会议讨论通过《新生儿疾病筛查管理办法》，该办法自 2009 年 6 月 1 日起施行，旨在规范 NBS 工作。

2. NBS 的现状 NBS 的开展取决于当地资源和医疗保健基础设施，在世界范围内，筛查的疾病数量存在很大差异，IMD 筛查从 PKU 开始到 50 种不等。全球每年有近千万新生儿进行疾病筛查，西方发达国家已建立并完善了行之有效的筛查体系，有些国家把新生儿筛查列入国家卫生法，或者通过行政手段实施，新生儿筛查覆盖率达到了 100%。

NBS 是一个集组织管理、实验技术、临床诊治及宣传教育于一体的系统工程，经过多年的探索，我国 NBS 经历了从自发开展到有序和系统规划的组织过程。目前，NBS 由国家卫生健康委员会统一规划，各省、自治区、直辖市人民政府卫生行政部门根据本行政区域的医疗资源、群众需求、疾病发生率等实际情况具体实施。开展 NBS 工作的机构和人员要根据《中华人民共和国医师法》《中华人民共和国母婴保健法》《中华人民共和国母婴保健法实施办法》和《医疗机构管理条例》的规定进行严格审批。

NBS 的有效管理和严格的质量控制是提高筛查结果质量和保证筛查准确性的前提，目前，中国每年有超过 1 200 万新生儿接受数百家临床实验室提供的 NBS，因此，临床实验室质量的提高是非常关键的，实验室质量控制除内部质量控制外，还接受国家临床实验室中心（NCCL）的外部质量评价。

二、NBS 的对象及内容

1. 筛查对象

（1）健康新生儿：采血时间为生后 48 小时，并充分哺乳（哺乳至少 6~8 次）。

（2）早产儿、低体重儿：符合采血时间和进食要求者可采血，但需要在信息卡上标明胎龄和体重，以便实验室后期采用不同人群标准判断筛查结果。

（3）提前出院者：与监护人签发延迟采血，嘱其在生后正常喂奶 2~20 天期间到生产医院采血。

（4）因疾病转院或转科的新生儿：由助产机构 / 科室通知转入医院 / 科室，嘱咐新生儿监护人将转院 / 转科采血通知单交给转入医院 / 科室，在规定时间给予采血。

（5）需要输血的新生儿：在输血前采集标本，并在输血后 48~72 小时再次采集第二份标本。G6PD 筛查不受蛋白质负荷的影响，与出生时间无关，可在输血前采集，无需再次采集。

2. 筛查内容 筛查疾病的种类依种族、国家、地区而异，还与各国的社会、科学技术的发展、经济、教育水平及疾病危害程度有关。开展 NBS，疾病选择应符合以下标准：

（1）疾病危害严重，可导致残疾或致死，已构成公共卫生问题。

（2）有一定发病率，筛查疾病在人群中是相对常见或流行的疾病。

（3）疾病早期无特殊症状，但有实验室指标能显示阳性。

（4）疾病可以治疗，特别是通过早期治疗，能逆转或减慢疾病的进展，或改善其预后。

（5）筛查方法简单可靠，假阳性率和假阴性率均较低，能被家长所接受，适合大规模开展。

（6）筛查费用低廉，筛查、诊断和治疗所需费用应低于发病后的诊断、治疗支出费用，即投入、产出比的经济效益良好。

我国目前常规筛查的疾病仍以 HPA 和 CH 为主，某些地区根据疾病的发病率选择增加葡萄糖-6-磷酸脱氢酶（glucose 6-phosphate dehydrogenase，G6PD）缺乏症及先天性肾上腺皮质增生症（congenital adrenal hyperplasia，CAH）等多项疾病的筛查。

三、筛查实施管理方法

1. 采血人员 应接受过新生儿遗传代谢病筛查相关知识的技能的培训并取得技术合格证书，做好个人防护，采血前需按七步洗手法洗净双手。

2. 知情同意原则 医疗机构应将筛查的项目、条件、方式等情况如实告知新生儿监护人，并遵循知情自愿选择的原则，签署知情同意书，同意或拒绝筛查均须签字确认并记录备案于病历中。

3. 严格掌握筛查采血时间 采血时间为生后 48 小时至生后 20 天，并有充分的哺乳。

4. 严格执行采血技术程序

（1）部位选择：选择足跟内、外侧缘为足跟采血的理想部位（见图 21-1-1），可提前使用温热的湿毛巾（不超过 42℃）热敷足跟 3~5 分钟，然后用酒精棉球 / 棉签轻轻消毒针刺部位，待干。

（2）采血：采血者左手持患儿的脚，将采血部位的皮肤绷紧，使用专用采血针进行穿刺，足月儿穿刺深度不超过 2.0mm，早产儿不超过 0.85mm；联合大拇指和示指轻微挤压针眼周围，使血液自行流出，用无菌棉球轻轻擦去第一滴血；再次挤压、放松、再挤压，以形成较大血滴，使血滴自然接触滤纸片滴入圆圈内（不能用滤纸直接贴在足跟上，避免在同一处重复滴血，也不能在滤纸的两面分别滴血），使血滴完全浸透滤纸的正反两面，每个血斑的直径不小于 8mm（图 23-1-1）。

（3）采血后局部处理：将新生儿足部抬高，给

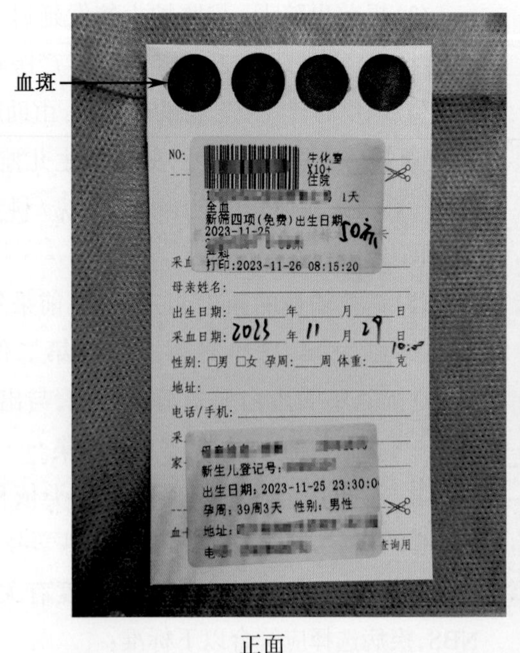

正面

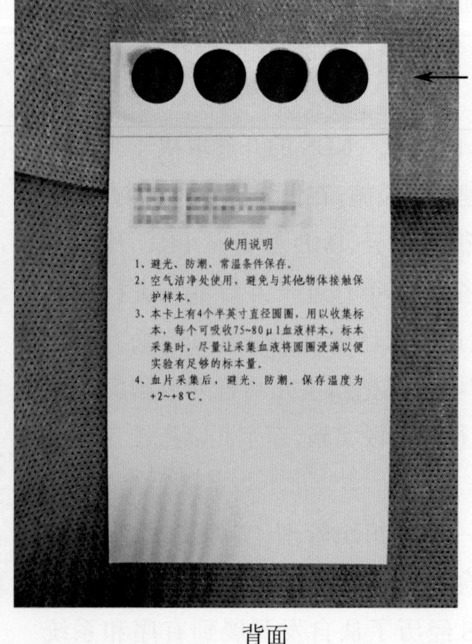

背面

图 23-1-1 新生儿筛查滤纸片采血要求

予无菌干棉球或纱布轻压采血部位止血。

(4) 将血滤纸片放在室温下水平悬挂阴干(图 23-1-2),待血斑从鲜红色变为褐色后置于塑料袋中,在规定时间内送达新生儿筛查中心实验室,或暂时保存在 2~8℃的冰箱中(最长不宜超过 5 天)。

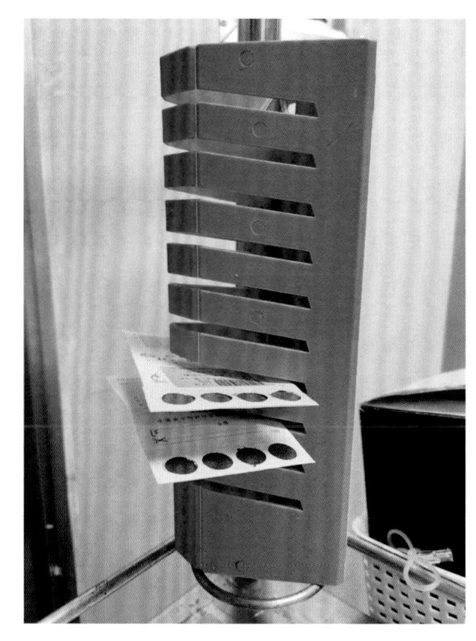

图 23-1-2　血滤纸片晾干要求

5. 填写采血卡片　填写字迹清楚、登记完整。卡片内容包括采血单位、母亲姓名、住院号、居住地址、联系电话,新生儿姓名、性别、出生日期、出生孕周、体重、采血日期等。

6. 及时处理未按期采血者　因特殊情况未按时采血的患儿,应及时预约或追踪采集血片,对退回不合格血片做到及时重新采集送检。

7. 复查　对可疑阳性病例,协助追访机构及时通知复查,以便确诊或采取干预措施。确诊后的患儿要及时给予长期、正确的药物治疗或饮食控制,以保证新生儿疾病筛查的社会效果。

8. 做好资料登记和存档保管工作　保存筛查相关资料以备查,包括活产数、筛查数、新生儿采血登记信息等资料,保存时间至少 10 年。

四、NBS 的诊断、治疗及随访

(一) NBS 的诊断原则

1. 在新生儿筛查的疾病中,部分疾病在出生后即可发病,甚至病情较危重,需要尽快进行确诊和治疗。

2. 筛查阳性者,根据不同疾病选择相关的生化检测,包括血常规、尿常规、甲状腺功能、电解质、血气分析、肾上腺皮质激素、睾酮、促肾上腺皮质激素、肝肾功能等,若生化检测提示相应遗传代谢病,则进行鉴别诊断和基因诊断,以明确相关基因的致病性变异位点。

3. 特异性生化指标显著异常者,即使没有基因检测结果,或基因检测未明确致病性变异位点,仍可诊断。

(二) NBS 治疗原则

1. 筛查阳性新生儿一旦确诊,需要尽快治疗,治疗越早疗效越好。

2. 治疗原则为降低体内与疾病相关代谢途径的前体物质及其旁路代谢产物,补充缺乏的产物,以减轻这些病理生理改变对机体造成的损害。

3. 治疗方法依据疾病不同和疾病严重程度而不同,包括饮食治疗、药物治疗、透析治疗、器官及细胞移植治疗、康复治疗等。

4. 新生儿筛查疾病特异性指标显著异常的新生儿,如 CAH、枫糖尿病、丙酸血症等疾病,因病情发展较快,在进行相关实验室检测的同时,应立即进行治疗。

5. 需要饮食治疗的代谢病,治疗过程中要根据疾病特点定期监测血氨基酸浓度、肉碱浓度,避免这些物质含量过低或过高对机体造成危害。

6. 新生儿筛查确诊的遗传代谢病大部分需要终生治疗,治疗过程中需要定期随访,监测体格、智力发育水平和代谢状况。

(三) NBS 随访原则

1. 筛查确诊患儿需要坚持长期随访、规范随访,以保障疾病的良好控制,最大程度改善预后。

2. 随访频次根据疾病和病情需要确定。建议 0~3 月龄每个月随访一次,4~12 月龄每 3 个月随访一次,1 岁以后每 3~6 个月随访一次。

五、几种常见遗传代谢性疾病及治疗方法简介

1. 高苯丙氨酸血症(HPA) 是最常见的常染色体隐性遗传性氨基酸代谢病。是由于苯丙氨酸羟化酶或其辅酶四氢生物蝶呤缺乏,导致血苯丙氨酸、尿苯乙酸、苯乳酸及苯丙酮酸增高的一组常见的氨基酸代谢病。发病患儿可表现为智力发育落后,四氢生物蝶呤缺乏症患儿伴有肌力降低表现。

(1)PKU(典型的苯丙氨酸羟化酶缺乏症):出生时大多表现正常,未治疗者3~4个月后逐渐表现出智能、运动发育落后,头发由黑变黄,皮肤白,全身和尿液有特殊鼠臭味,常有湿疹。

(2)四氢生物蝶呤缺乏症:患儿早期无任何表现,3个月后逐渐出现躯干肌张力低下,四肢肌张力增高,进而导致抬头困难、吸吮力低下、吞咽困难、软弱无力、眼睑下垂,嗜睡、反应极差、激惹、口水增多、难以控制的抽搐、严重小头畸形等。

(3)治疗原则:一旦确诊,立即治疗,越早治疗越好,需终生治疗。PKU治疗主要为饮食治疗(以低苯丙氨酸饮食为主),首选母乳喂养,母乳中苯丙氨酸含量较牛奶低,不能进行母乳喂养者需选用低苯丙氨酸奶粉,控制饮食中苯丙氨酸含量,并定期检测血苯丙氨酸水平。

2. 先天性甲状腺功能减退症(CH) 是由于甲状腺结构异常,或甲状腺素合成、分泌及利用降低导致的一组疾病。主要表现为身材矮小和智力发育落后。

(1)分类:①原发性甲状腺功能减退症:由甲状腺结构及功能异常导致的CH;②继发性甲状腺功能减退症:由垂体及下丘脑异常导致的CH。

(2)治疗原则:①一旦确诊,立即给予口服甲状腺激素(左甲状腺素钠片)替代治疗,定期随访甲状腺功能,定期监测生长发育(在1岁、2岁、3岁、6岁时进行智能发育评估);②甲状腺发育异常或激素合成分泌障碍的CH患儿需要终身治疗;③随着生长发育需要增加甲状腺激素剂量的CH患儿需要终身治疗;④其他CH患儿可在治疗随访过程中将甲状腺激素逐渐减量,直至停药,停药后定期随访甲状腺功能正常则为暂时性甲状腺功能减退症。随访时间建议至少随访至停药后1年。

3. 先天性肾上腺皮质增生症(CAH) 为常染色体隐性遗传代谢病,由于类固醇激素合成过程中某种酶(如21-羟化酶、11β-羟化酶、3β-羟基类固醇脱氢酶等)的先天性缺陷,导致肾上腺皮质功能减退,部分患儿伴有电解质紊乱及性腺发育异常。目前国内通过检测17-羟孕酮(17-OHP)筛查出的21-羟化酶缺乏症(21-OHD)患儿约占CAH的95%。

(1)筛查目的:预防危及生命的肾上腺皮质危象以及由此导致的脑损伤或死亡,预防女性患儿由于外生殖器男性化而导致的性别识别错误,预防雄激素过多导致的身材矮小及心理、生理发育等障碍,使患儿在临床症状出现之前得以早期诊治。

(2)21-OHD失盐型临床特点:生后1~4周出现失盐症状,如呕吐、腹泻、脱水和严重的代谢性酸中毒,难以纠正的低血钠、高血钾症状,若未及时治疗则会导致血容量降低、血压下降、休克,循环功能衰竭;随年龄增加出现女性外生殖器男性化(阴蒂肥大),男性假性性早熟(阴茎增大、阴囊色素沉着),身高增长、骨龄加速等。

(3)治疗原则:一旦确诊为经典型21-羟化酶缺乏症,立即开始肾上腺皮质激素替代治疗。①氢化可的松:开始剂量可偏大,以尽快控制代谢紊乱,临床症状好转、电解质正常后则尽快将药物减少至维持量,以后根据临床及检测指标调整剂量。②盐皮质激素:对于经典型(失盐型及单纯男性化型)患儿,在新生儿期及婴儿早期,还需同时给予盐皮质激素,以改善失盐状态。③应激状态处理:在发热超过38.5℃、腹泻伴脱水、全麻手术和危象发生或危重情况下,可增加氢化可的松剂量。④外生殖器矫形治疗:对阴蒂肥大及阴唇融合的女性患儿,在代谢紊乱控制后,应在出生后

3~12 个月尽早实施整形手术。

4. 葡萄糖-6-磷酸脱氢酶(G6PD)缺乏症 是最常见的单基因遗传病之一,是由于红细胞膜 G6PD 缺陷,导致红细胞抗氧化损伤功能下降,致红细胞破坏并溶血的一种遗传病。患儿常因食用蚕豆而发病,俗称"蚕豆病",部分重型患儿可发生新生儿重度高胆红素血症,或在诱发因素作用下引起溶血。G6PD 缺乏症是一种红细胞酶的缺陷病,属 X 伴性不完全显性遗传性疾病,男性患者多于女性。

(1)临床特点:G6PD 缺乏症是新生儿高胆红素血症、胆红素脑病最主要的病因之一。患儿一般无症状,发病时常见临床表现为发作性的溶血,少数患儿呈慢性非球形红细胞性溶血性贫血。

(2)治疗与预防:G6PD 缺乏症无特殊治疗,以预防为主,去除诱因。①停止使用诱发溶血的药物及食物(包括患儿母亲),如避免食用蚕豆及其制品,避免接触樟脑丸等日常用品,避免使用可加剧氧化应激的药物(如磺胺甲氧嗪、磺胺吡啶、磺胺异噁唑、呋喃唑酮、复方氨林巴比妥、阿司匹林等);②控制感染;③处理贫血及高胆红素血症;④在 G6PD 缺乏高发地区进行群体普查及相关知识宣教;⑤ G6PD 缺乏确诊者,应在其病历中进行注明,出院时发放 G6PD 缺乏携带卡(卡内列出禁用和慎用的药物),指导患者避免接触诱因。

5. 希特林蛋白缺乏症 是由于编码天冬氨酸/谷氨酸载体蛋白(希特林蛋白)基因缺陷所致的尿素循环障碍疾病,属于常染色体隐性遗传病。临床主要表现为圆脸、黄疸、低蛋白血症、肝损害、凝血功能障碍等。治疗予以无乳糖富含中链甘油三酯配方营养粉,补充脂溶性维生素,多数症状可在 1 岁内缓解。

6. 枫糖尿症 是由于支链酮酸脱氢酶复合体缺陷导致血亮氨酸、异亮氨酸、缬氨酸和别异亮氨酸代谢受阻、支链 α-酮酸在体内蓄积引起的氨基酸代谢病,属于常染色体隐性遗传病。临床主要表现为嗜睡、昏迷、惊厥、肌张力增高、酮症酸中毒、低血糖、尿液或汗液有枫糖浆味等。

(1)急性期治疗:限制蛋白质摄入,给予不含亮氨酸、异亮氨酸及缬氨酸的特殊营养粉治疗,静脉滴注左卡尼汀、葡萄糖及脂肪乳剂供能。

(2)稳定期治疗:限制蛋白质摄入,给予不含亮氨酸、异亮氨酸及缬氨酸的特殊营养粉,保证足够热量和营养,定期检测支链氨基酸浓度及体格和智力发育;给予左卡尼汀及 VitB 等药物治疗。

(3)肝移植:病情严重、反复发作者可考虑肝移植,但不能逆转慢性脑损伤。

要点荟萃

1. 新生儿疾病筛查(NBS) 是指医疗保健机构在新生儿群体中,用快速、简便、敏感的实验室检验方法,对一些危及儿童生命、危害儿童生长发育、导致儿童智力障碍的一些先天性、遗传性疾病进行群体筛检,从而使患病儿童在临床症状尚未表现之前或表现轻微时通过筛查得以早期诊断、早期治疗,防止机体重要组织器官发生不可逆的损伤,避免患儿发生智力低下、严重的疾病或死亡的一项系统保健服务。

2. 筛查对象 ①健康新生儿:采血时间为生后 48 小时,并充分哺乳(哺乳至少 6~8 次);②早产儿、低体重儿:需要在信息卡上标明胎龄和体重;③提前出院者:在生后正常喂奶 2~20 天期间到生产医院采血;④因疾病转院或转科的新生儿:需转入医院/科室在规定时间给予采血;⑤需要输血的新生儿:输血前、输血后 48~72 小时均需再次采集标本。

3. 筛查内容 我国常规筛查的遗传代谢疾病以高苯丙氨酸血症(HPA)、先天性甲状腺功能减退症(CH)、葡萄糖-6-磷酸脱氢酶(G6PD)缺乏症及先天性肾上腺皮质增生症(CAH)为主。

(李颖馨 刘春华)

第二节 新生儿听力筛查

新生儿听力筛查（newborn hearing screening, NHS），是指通过快速而简便精确的方法从某个特定的群体中间鉴别出可能存在听力障碍个体的过程。据报道，先天性听力障碍在正常新生儿中的发病率为0.1%~0.3%，在NICU中的发病率为2%~4%。听力障碍是一种常见的出生缺陷，可导致患儿的言语-语言、智力发育迟缓及缺陷，导致社会适应能力低下，在新生儿期进行听力筛查检测到听力损失，即可尽早启动干预，从而改善患儿的语言、认知、行为等结局，使其健康成长，早日回归社会，使听力筛查的社会和经济效益得以最佳体现。

一、新生儿听力筛查发展概况

1. NHS的发展史 1994年，美国言语语言听力协会（American Speech-Language-Hearing Association, ASHA）倡导新生儿及婴儿进行听力筛查。同年，美国婴儿听力联合委员会（Joint Committee of infant Hearing, JCIH）强调新生儿筛查的目的是尽早发现听力障碍的婴儿，尽早干预。1998年，欧洲共同体国家耳鼻喉科学会提出了一套完整的新生儿听力筛查措施，并在其部分国家实施。

我国新生儿听力筛查工作起步于20世纪80年代。90年代起，北京、山东、浙江、南京等地相继开展新生儿听力普遍筛查项目。1999年，国家卫生部（现国家卫生健康委员会）明确要求“把新生儿听力筛查纳入妇幼保健的常规检查”；2003年正式下文，明确提出开展新生儿普遍听力筛查；2004年，国家卫生部颁发了《新生儿听力筛查技术规范》，对筛查机构设置、人员、房屋及设备均提出了明确要求，同时对听力筛查、诊断、干预及质量控制方面做了明确规定。至此，新生儿听力筛查和诊断工作逐步形成体系，并在全国各大城市得到较为普遍的推广。2009年，国家卫生部组织召开全国新生儿疾病筛查专家研讨会，成立“新生儿疾病筛查听力诊断治疗组”，紧接着修订和出台了《新生儿听力筛查技术规范（2010版）》（以下简称《规范（2010版）》），自《规范（2010版）》实施以来，对筛查技术的规范和筛查流程的提升起到了积极的推动作用。

2. NHS的现状 广义的听力筛查项目包括了听力筛查、听力诊断、干预与康复，工作的重点是对有听力障碍的儿童做到早期发现、诊断和干预，因此它是一项系统工程，需要多部门共同参与、紧密协作，完成筛查、诊断、干预、康复、随访、管理等一系列相关工作。随着对新生儿听力损失病因的逐步认识，遗传因素越来越受到重视。目前，我国已从单纯新生儿听力筛查发展到新生儿听力与耳聋基因联合筛查，再到筛诊治质控体系不断完善，最终拓展为儿童耳及听力保健的进展。

目前我国的新生儿听力筛查虽有法律约束，但仍遵循非强制性、知情选择的原则。医疗机构在实施新生儿听力筛查前应通过各种宣传手册、讲解等方式将新生儿听力筛查的意义、项目、条件、方式、灵敏度和费用等情况如实报告新生儿的监护人，并取得签字同意。

3. 质量控制 新生儿听力筛查的质量控制包括成立专家指导组，纳入绩效考核，卫生行政部门制订考核评估方案，定期对筛查机构、听力障碍诊治机构进行监督检查，对新生儿听力筛查的各个环节进行质量控制，发现问题及时采取改进措施。

新生儿听力筛查中心或经卫生行政部门指定

承担听力障碍诊治工作的医疗机构要建立并维护新生儿听力筛查数据库，做好筛查信息管理工作。

二、NHS的目的、目标及内容

1. NHS的目的 早期发现，早期诊断，早期干预（最佳时间为出生后6个月）。

2. NHS的目标 早期识别和治疗听力损失，从而尽量提高耳聋或听力困难儿童的语言能力和书面表达能力。要求：①所有新生儿在1月龄之前接受筛查；②未通过筛查的婴儿应在3月龄之前接受听力评估；③有显著听力损失的婴儿应在6月龄之前开始接受个体化干预，以满足患儿及其家属/照料者的需求。

3. NHS的项目组成

（1）新生儿听力筛查：包括正常新生儿的听力筛查和NICU新生儿听力筛查。

（2）听力诊断：听力筛查未通过（阳性）、进行性听力下降以及后天获得性听力异常的患儿，均需进一步明确听力损失的程度和部位。

（3）干预与康复：当患儿被确诊为听力有问题时，应根据患儿听力损失的程度和类型采用不同的干预方法，如手术、物理声放大、人工耳蜗植入以及听力矫正之后的言语-语言康复训练。

三、NHS的对象、时间、流程、方法

1. 筛查对象 所有出生的活产新生儿，尤其是具有听力损失高危因素的新生儿均是筛查对象。听力损失高危因素如下。

（1）新生儿重症监护室中住院超过5天。

（2）儿童期永久性听力障碍家族史。

（3）巨细胞病毒、风疹病毒、疱疹病毒、梅毒或弓形虫等引起的宫内感染。

（4）颅面形态畸形，包括耳郭和耳道畸形、唇裂和腭裂等。

（5）出生体重低于1 500g。

（6）重度高胆红素血症，定义为血清胆红素>35mg/dl（599μmol/L）或需要换血疗法。

（7）母亲孕期曾使用过耳毒性药物或袢利尿剂，或滥用药物和酒精。

（8）病毒性或细菌性脑膜炎。

（9）新生儿窒息Apgar评分1分钟0~4分或5分钟0~6分。

（10）机械性通气超过48小时。

（11）早产儿呼吸窘迫综合征。

（12）体外膜肺。

（13）临床上存在或怀疑有与听力障碍有关的综合征或遗传病。

10%~30%的新生儿存在一个或多个高危因素，高危因素数量越多，婴儿患永久性听力损失的风险也越高。

2. 开始筛查时间 关于筛查时间的安排上各资料报道并不一致，但统一认为出生48小时内进行筛查会增加假阳性，主要与此期间新生儿的外耳道油性分泌物及中耳腔的羊水较多有关。为了争取更高的初筛率，正常出生的足月新生儿筛查时间应在出生48小时以后，而早产儿为矫正胎龄34周至出院前。

3. 听力筛查技术 目前我国使用的听力筛查仪器主要有耳声发射（otoacoustic emission，OAE）和自动听性脑干反应（automated auditory brainstem responses，AABR），筛查的结果都以“通过”或“未通过”表示。一般而言，OAE和AABR的敏感度及特异度均可以达到95%以上，OAE略低于AABR。

（1）耳声发射（OAE）：指利用声波传入内耳的逆过程，是一种产生于耳蜗，经听骨链及鼓膜传导释放入外耳道的音频能量。耳声发射仪可客观、无创、快捷、灵敏地测量出由耳蜗外毛细胞发射出的能量，提供了耳蜗主动参与声信号处理过程的证据，可全面直接反映耳蜗毛细胞的功能。是神经前活动，不受第Ⅷ对脑神经状态的影响，可用于估计耳蜗功能，但是OAE只能检查听力传导通路的一部分，对神经传导障碍的婴儿会漏诊。OAE按有无外界声刺激分为自发性耳声发射（spontaneous otoacoustic emission，SOAE）和诱发性耳声发射（evoked otoacoustic emission，EOAE），

后者按刺激的类型不同又分为瞬间诱发性耳声发射(transit otoacoustic emission，TEOAE)、畸变产物耳声发射(distortion-product otoacoustic emission，DPOAE)和刺激频率耳声发射(stimulation-frequency otoacoustic emission，SFOAE)。

OAE筛查装置包括一个放置在婴儿外耳道内的微型麦克风，可产生刺激(短声或短纯音)，并检测耳蜗反射回来的声波。此装置也可测量信噪比，以确保准确性。在理想的测试条件下，OAE筛查通常每侧耳大约需要1~2分钟。OAE是根据用于产生耳蜗基底膜振动的刺激进行分类，临床最常用的检查是TEOAE和DPOAE。OAE可在婴儿清醒、喂食或吮吸安抚奶嘴时进行，若婴儿处于睡眠或安静清醒状态，OAE的反应时间则更快。

(2) 自动听性脑干反应(AABR)：是测量短声刺激诱发的第Ⅷ对脑神经(蜗神经)到中脑下丘的各级神经核团的电反应总和，能表达出耳蜗、听神经和脑干听觉通路的活动，由电极记录得到并通过专用测试探头实现的快速、无创的检测方法。AABR与OAE技术联合应用于新生儿听力筛查，可全面检查新生儿耳蜗、听神经传导通路、脑干的功能状态。具有听力损失高危因素的新生儿出现蜗后病变的比例较大，若单纯使用OAE，可能会漏筛蜗后病变，应采用OAE和/或AABR联合进行听力筛查，可避免假阴性出现(听神经病)。OAE及AABR传导示意图见图23-2-1。

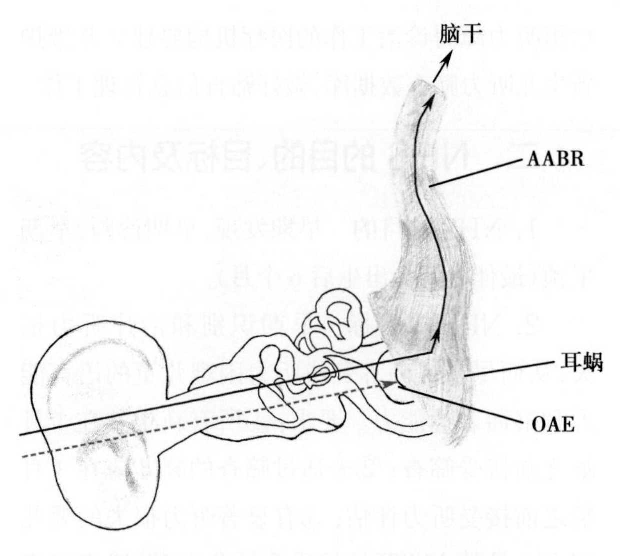

图23-2-1 OAE及AABR传导示意图

AABR利用35dB的短声或chirp声刺激，在前额、颈背部和乳突或肩部放置3个表面电极(一些新型的AABR设备可能无电极)，以检测新生儿对声音的反应。筛查设备会自动显示“通过”或“未通过”的结果。AABR筛查通常需要4~15分钟，但较新型的AABR筛查设备在理想条件能够在4~8分钟内完成婴儿检测。检查时婴儿需要处于睡眠状态或安静清醒状态。

(3) 耳聋基因筛查：随着新生儿听力筛查工作的广泛开展和临床经验的积累，逐渐发现在新生儿听力筛查中存在一定的局限或缺陷，即并非所有的听力损失患儿均会在出生后立即表现出来。有些新生儿通过了新生儿听力筛查，但随后出现*GJB2*或*SLC26A4*基因引起的迟发性听力损失；而药物性致聋基因引起的听力损伤，出生时均可通过上述两项筛查。耳聋基因筛查，是在新生儿出生时或出生后3天内进行新生儿脐带血或足跟血的采集来筛查聋病易感基因。研究表明，我国新生儿耳聋发病率为1‰~3.47‰，遗传因素致聋占比达50%~60%。而基因筛查与传统的听力筛查相结合，对常规听力筛查不能发现的耳聋基因携带者具有预警作用，尤其是一些药物致聋基因携带者，使得他们可以有效避免耳毒性药物的伤害，减少致残率。

4. 听力筛查实施方案 正常分娩和入住NICU的新生儿应采用不同的筛查方案。

(1) 正常分娩的新生儿：用OAE或AABR初筛。所有新生儿在出院前均应接受听力初筛，未通过或漏筛者应在出生42天内进行复筛，复筛时一律双耳复筛，即使初筛时只有单耳未通过，复筛时均应复筛双耳。复筛仪器应同初筛，复筛仍未通过者应在出生后3月龄内转诊至省级卫生行政部门指定的听力障碍诊治机构接受进一步诊断。

(2) 高危新生儿：待病情稳定，出院前行AABR筛查，以免漏掉耳蜗后听力损失，有条件的机构可行OAE+AABR联合筛查。未通过AABR测试的婴儿，应直接转诊到听力障碍诊治机构进行确诊和随访,根据情况进行包含诊断性听性脑干反应在内的全面听力学评估。

(3)具有听力诊断异常或听力损失高危因素的新生儿:应定期随访。听力诊断异常的患儿,3岁前应每3~6个月随访并评估1次;通过新生儿听力筛查,但伴有听力损失高危因素的患儿,3岁以内每年至少做1次诊断性听力学评估,在随访过程中怀疑有听力损失时,应当及时到听力障碍诊治机构就诊。

5. 听力筛查具体实施步骤

(1)机构设置:筛查机构应当设在有产科或儿科诊疗科目的医疗机构中,配有专职人员及相应设备和设施,由省、自治区、直辖市人民政府卫生行政部门组织考核后指定。

(2)人员要求:筛查专职人员应具有与医学相关的学历,接受过新生儿听力筛查相关知识和技能培训并取得技术合格证书,负责对筛查整个操作流程进行质控,负责复筛、转诊及随访,并对各数据进行收集、登记、统计、上报。

(3)房间与设备要求:设置1间通风良好、环境噪声≤45dB的专用房间,配备筛查性耳声发射仪或自动听性脑干反应仪,备有计算机并接通网络。

(4)积极开展筛查健康宣教,将听力筛查的意义、方式、费用等情况如实告诉监护人,并遵循知情自愿选择的原则,签署知情同意书。

(5)听力筛查时间,足月儿出生48小时以后,早产儿一般在矫正胎龄34周以后。选在新生儿自然睡眠或安静的状态下进行,且受检前应清洁外耳道。

(6)完成新生儿听力筛查后,向其监护人出具筛查报告单并解释筛查结果,可采用文本、视频等多种宣教方式帮助家长获取有关听觉、语言方面的知识,使他们有能力去观察婴儿听觉和语言的发育。

6. 听力筛查结果解读 听力筛查是用相对简单、快速、便宜、可靠的技术对那些可能存在听力损失的人群进行的初步鉴别,故听力筛查结果不能作为诊断听力损失的标准。而听力诊断是用更为综合的方法来对听力损失进行确诊,明确新生儿是否存在听力损失,并详细描述听力损失的类型和程度,以便早期干预。没有通过筛查的新生儿也可能会有正常的听力,故不要混淆筛查和诊断的概念。

(1)通过筛查者:后期仍可能有很多因素会影响到听力的发育,尤其是高危人群,可能发生迟发性或渐进性听力损失,故家长仍需监测语言和听力的发育情况。

(2)未通过筛查者:仅提示有听力损失的可能性,筛查未通过的影响因素包括:①受测者状态:新生儿的各种生理和病理不适,如各种胃肠疾病导致患儿不安静、活动频繁;早产儿尤其是极低出生体重儿,因大脑皮质发育不成熟呈泛兴奋化状态,不自主动作多,也不易通过听力筛查。②耳道因素:羊水栓塞物、耵聍、胎脂、耳道内湿疹等多种原因引起耳道堵塞,易影响测试结果;另外,耳道狭窄、挤压变形或外耳道畸形时,放置在耳道内的探头不能正对鼓膜,也易导致假阳性结果。③测试环境:当人员说话或走动导致环境噪声过大时,也可干扰听力筛查的进程甚至结果,AABR易受邻近大型带电仪器的辐射干扰。④内噪声因素:内噪声是指新生儿呼吸、心跳、吞咽等活动发出的声音传到外耳,有明显鼻塞或喉软骨发育不良等鼻咽疾病形成较大的内噪声,也会对筛查结果产生影响。⑤检测仪器因素:耳塞或耳罩的大小、放置的位置、密闭程度、探头是否堵塞等均可影响检测结果。

在对筛查未通过者的家长进行结果解读时,除告知可能发生的假阳性结果原因外,还要告知家长进一步复筛、诊断、定期随访的意义及时间。由于筛查技术的局限性,小于30~40dB的听力损失的婴儿或某些患有听觉神经病变的婴儿很可能不会在新生儿听力筛查中被检测出,而这些疾病也会影响儿童的发育。因此,无论新生儿听力筛查的结果如何,任何具有听觉或/和语言发展延缓征象的婴儿或儿童均应接受听力学的监测。

四、听力损失

（一）听力损失的类型

1. 传导性聋 是由外耳或中耳异常引起，这些异常限制了进入内耳（耳蜗和前庭器）的外部音量，因为内耳的发育独立于外耳和中耳，耳蜗的功能仍然正常。传导性听力损失可以是暂时性的（中耳液），也可以是永久性的（解剖学上的）。暂时性传导性听力损失是新生儿筛查呈假阳性的常见原因。

2. 感音神经性聋（sensorineural hearing loss，SNHL） 是由内耳结构障碍引起，包括耳蜗内外毛细胞及听神经通路的第Ⅷ对脑神经成分。

3. 听神经病（auditory neuropathy，AN） 是一种影响听觉刺激神经处理的听力障碍，可能涉及第Ⅷ对脑神经、听觉脑干或大脑皮层。声音正常地进入内耳（耳蜗和外毛细胞），但从耳蜗内毛细胞到听神经/通路的信号传递缺失或严重失真。使用OAE不能检出AN患者，因为他们的外毛细胞功能正常。

4. 混合性听力损失 是传导性听力损失与SNHL或AN的混合，存在中耳和内耳或听神经损伤。

与健康足月儿相比，NICU的婴儿患听力损失的风险更大，SNHL和AN尤其常见，报道的发病率分别为16.7/1 000和5.6/1 000。获得性SNHL和AN的危险因素包括极低出生体重儿、先天性感染、重度高胆红素血症、围产期窒息以及使用耳毒性药物（如氨基糖苷类、利尿剂）等。

（二）听力损失的严重程度

听力损失程度可依据不同频率的听阈（dB）来划分，正常听阈为-10~15dB。在双侧听力损失的个体中，损失的严重程度取决于耳功能更好的一侧。ASHA对听力损失严重程度分类：

（1）无听力损失：-10~15dB。

（2）轻微听力损失：16~25dB。

（3）轻度听力损失：26~40dB。

（4）中度听力损失：41~55dB。

（5）中重度听力损失：56~70dB。

（6）重度听力损失：71~90dB，或根据WHO定义为61~80dB。

（7）极重度听力损失：≥91dB，或根据WHO定义为>80dB。

据估计，新生儿中度、重度和极重度双侧永久性听力损失的患病率为1/2 500~1/900；报道称，每1 000名新生儿中有6例超过30dB的单侧听力障碍。先天性听力损失的原因包括遗传性疾病或围产期问题（如先天性感染）导致的获得性疾病。

五、我国新生儿听力筛查现状及展望

1. 不同地区筛查率存在较大差异 听力筛查受地区、文化、经济等影响，筛查率在不同地区表现出高低不一的现象。但随着各地经济和医疗水平的不断提高，以及对人民健康知识的普及，加之政府重视程度及财政支持，各地听筛率已逐年上升。

2. 初筛率与复筛率的矛盾 研究显示新生儿出生后听力筛查通过率随时间的延后而提高，筛查日龄越大，新生儿听力筛查的通过率越高，假阳性率越低。但由于我国国情，难以避免部分新生儿出院后失访造成漏筛的情况，因此，为保证和提高新生儿听力筛查的覆盖率，多数意见仍主张新生儿在出院前进行听力初筛以减少筛查流失率。

3. 听力筛查技术本身局限 OAE无法检测出听神经病变，易受中耳和外耳道因素影响，当听力损失频率恰好在测试频率之外时，其测试结果可能出现假阴性；AABR对测试环境要求高，且在高频听域、反应域中对应较好，但无法对低频听域取得评估作用，因此对于轻微中耳病变患儿漏诊率较高；耳聋基因检测成本较高，且仅在部分实验室内进行，因此在全国范围内推广开展的经济阻力较大，我国部分省市已实施了对耳聋基因的免费筛查，大大提高了普通家庭对筛查的依从性。

4. 复筛率有待提高 听力筛查的最终目的是对听力损失患儿的早发现、早诊断、早干预，但在实际运行过程中，未通过者复筛率仍未到100%，主要原因为家长未充分理解听力筛查的意义，且对听力筛查结果持怀疑或否定态度。主要解决方式为加强对听力筛查的宣教，同时提高筛查技术，减少假阳性。

5. 失访率高 迟发性听力损失的发病年龄一般在8~12个月，临床中也有4~5岁或更晚发病的病例，对具有听力损伤高风险因素的患儿除进行听力监测外，还应定期随访。由于我国人口众多，加之流动人口复杂，失访率很高，因此建立网络化管理已成必然趋势，多个省市已建立儿童听力障碍中心，在中心进行复筛后的可疑儿童会自动导入诊断程序，并标注提醒，由中心的工作人员负责随访并录入结果。对确诊为先天性听力障碍的患儿，中心会在系统中为其建立电子病历，详细录入基本情况、病史、体检、各项听力学检测结果、诊断及干预、救助等信息。另外，有报道称有听力损失家族史、遗传史的患儿听力损失的发病时间可能会在学龄期或更晚，且为渐进性发病，不易被发现，因此要加强家庭、学校和医院的密切配合。

要点荟萃

1. 新生儿听力筛查(NHS) 是指通过快速而简便精确的方法从某个特定的群体中鉴别出可能存在听力障碍个体的过程，目的是通过早发现、早诊断、早干预及多部门的联合运作，提高初筛率、复筛率、转诊率，以及对听力损失儿童的定期随访，从而有效减少听力残障，提高人口质量。所有出生的活产新生儿，尤其是具有听力损失高危因素的新生儿均为筛查对象。足月新生儿筛查时间为出生48小时以后，早产儿为矫正胎龄34周及出院前。筛查技术包括耳声发射(OAE)、自动听性脑干反应(AABR)、耳聋基因筛查。

2. 听力筛查结果

(1)筛查通过：后期仍可能有很多因素会影响到听力的发育，尤其是高危人群可能发生迟发性或渐进性听力损失，仍需监测语言和听力的发育情况。

(2)筛查未通过：仅提示有听力损失的可能性，其影响因素包括受测者状态、耳道因素、测试环境、内噪声因素、检测仪器因素等。

(李颖馨　刘春华)

第三节　新生儿先天性心脏病筛查

新生儿出生缺陷的发生率在6.67‰~54.83‰，且还有逐年上升的趋势，其中先天性心脏病(简称先心病)占各种出生缺陷的首位，发生率约1%，其中重症约占1/4，是导致新生儿和婴儿死亡的主要原因，并对存活儿的生存质量、生存时间造成不同程度的影响，而早发现、早诊断则有助于及时给予合理有效的治疗，从而改善患儿的预后。

一、先天性心脏病筛查方法简介

筛查方法主要包括产前超声检查、体格检查、灌注指数(perfusion index，PI)、脉搏血氧饱和度筛查(pulse oximetry screening，POS)及彩色超声心动图。

1. 产前超声检查 对危重心脏病的诊断具有非常大的意义，但因受检查者专业技术水平的限制，且缺乏统一的筛查标准，完成一次检查耗时较长、价格相对较高而具有一定的局限性。

2. 体格检查 新生儿出生后1天，由3名主治以上儿科医生对新生儿在熟睡、无发热的情况下进行体格检查，连续3天记录结果。当出现听诊心脏杂音（包括一过性杂音）、呼吸频率>60次/min、面色口唇发绀或股动脉搏动减弱等情况时，满足任何一项即可确定为筛查阳性。体格检查虽有助于发现先心病，但可能使50%产前超声未发现的先心病发生遗漏。

3. PI筛查 测量新生儿右侧肢体上下肢的SpO_2，同时记录脉搏血氧仪上的PI值，每6秒记录1次，共3次，取平均值作为最后结果。当右上肢或右下肢PI<0.7，或上下肢PI差值（ΔPI）>1.05则确定为筛查阳性；当PI<0.5时则可以明确其存在灌注不足的情况。PI是增加新生儿左心梗阻性畸形探测灵敏度的有效指标。

4. POS检测 新生儿出生后6~72小时内，安静、清醒的状态下，使用脉搏血氧仪测量右上肢（动脉导管前）及右下肢（动脉导管后）的脉搏血氧饱和度，当上肢或下肢SpO_2<95%或上下肢SpO_2绝对差值>3%即可确定为筛查阳性。POS对左心梗阻性畸形筛查的灵敏度较低，可能出现漏诊情况。

5. 彩色超声心动图检查 为先天性心脏病（congenital heart diseases，CHD）诊断的金标准，但超声心动图检查费用较贵，不适宜作为CHD普查。

二、先天性心脏病筛查的实施

（一）筛查工具

1. 经皮血氧饱和度测量仪 用于行先心病筛查的经皮血氧饱和度测量仪应不受运动干扰，在周围组织低灌注情况下也能较准确地获取经皮血氧饱和度数值。测量时必须使用新生儿专用的探头（传感器），可以是一次性的或重复使用的。

2. 听诊器 建议采用婴儿专用双面听诊器，模式胸件适合听取高频率（200~400Hz）杂音，钟式胸件适合听取低频率（20~150Hz）杂音。

（二）筛查规范

1. 经皮脉搏血氧饱和度测量

（1）操作人员：接受过新生儿先天性心脏病筛查培训并取得资格证书的医护人员。

（2）筛查对象：助产医疗机构出生的所有新生儿，生后6~72小时（未吸氧或断氧至少12小时后）接受经皮血氧饱和度测量。保持测量肢体（右手和任意一只脚）的皮肤清洁干燥，测量时患儿保持安静。

（3）筛查环境：避免强光和电磁场干扰。

（4）探头（传感器）放置位置：将新生儿专用的探头（传感器）缠绕右手掌或任意一只脚掌一圈，缠绕时需保证探头（传感器）的光源接收器和发射器处于相对的位置。

（5）结果评价：当血氧饱和度仪器波形和数值稳定后即可记录数据，满足以下任意一条即为筛查阳性：①右手或任意一脚的经皮血氧饱和度<90%；②右手或任意一脚的经皮血氧饱和度连续2次测量（间隔2~4小时）均波动在90%~94%之间；③右手和任意一脚的经皮血氧饱和度差值连续2次测量（间隔2~4小时）均>3%。

2. 心脏杂音听诊

（1）操作人员：接受过新生儿先天性心脏病筛查培训并取得资格证书的医护人员。

（2）筛查对象：助产医疗机构出生的所有新生儿，生后6~72小时接受心脏听诊，听诊时需保持患儿安静。

（3）筛查环境：环境安静，避免噪声干扰。

（4）听诊顺序：二尖瓣区、肺动脉瓣区、主动脉瓣区、主动脉瓣第二听诊区、三尖瓣区、左缘第一至第五肋间。

（5）听诊内容：包括心率、心律、心音、心脏杂音等，心脏杂音强度分级详见表23-3-1。

表 23-3-1　心脏杂音强度分级

级别	听诊特点
1	很弱，在很安静的环境下仔细听诊才能听到，易被忽略
2	较容易听到，不太响亮
3	明显的杂音，较响亮
4	杂音响亮
5	杂音很强，且向四周甚至背部传导，但听诊器离开胸壁即听不到
6	杂音震耳，即使听诊器离胸壁一定距离也能听到

3. 先天性心脏病筛查及后续处理流程　助产医疗机构医务人员对出生后 6~72 小时的所有新生儿均采用 2 项指标（心脏杂音听诊 + 经皮血氧饱和度测定）进行筛查，任一指标阳性即为筛查阳性。阳性者采用超声心动图明确其类型及严重程度，确诊者需进一步评估并制订相应的治疗方案。

新生儿先天性心脏病筛查和后续处理流程详见图 23-3-1，危重先天性心脏病筛查表详见表 23-3-2。

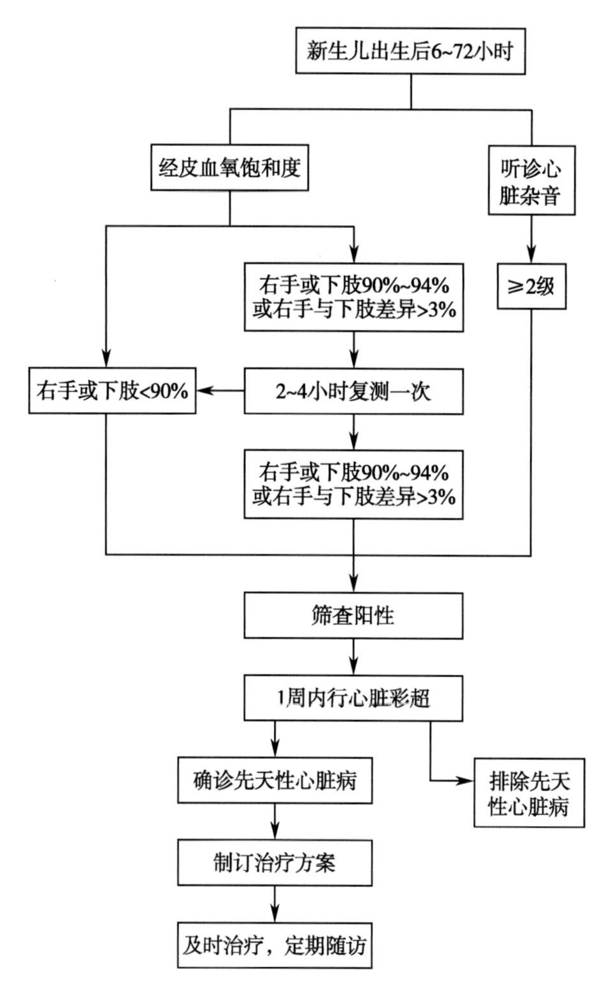

图 23-3-1　新生儿先天性心脏病筛查和后续处理流程

表 23-3-2　××× 医院新生儿科危重先天性心脏病筛查

姓名：　　　登记号：　　　床号：

筛查时机：出生后 6~72 小时

首次筛查日期时间	右上肢氧饱和度 /%	下肢氧饱和度 /%	PI（右上肢）	PI（下肢）	检查者

该患儿是否存在以下任一情况：□是，需 2~4 小时复查　　　□否

①右手或下肢氧饱和度 90%~94%；②右手上下肢氧饱和度差异 >3%

复查日期时间	右上肢氧饱和度 /%	下肢氧饱和度 /%	PI（右上肢）	PI（下肢）	检查者

筛查阳性包括：

①复查任一四肢的氧饱和度值 <95% 或上下肢氧饱和度差值 >3%；

②任意一次 PI<0.5；③右手或下肢氧饱和度 <90%

结论：□阳性，建议行心脏超声检查　　　□阴性

医生签名：

年　　月　　日

要点荟萃

1. 新生儿先天性心脏病筛查方法 主要包括产前超声检查、体格检查、灌注指数(PI)、脉搏血氧饱和度筛查(POS)及彩色超声心动图。助产医疗机构医务人员对出生后 6~72 小时的所有新生儿均采用 2 项指标(心脏杂音听诊 + 经皮血氧饱和度测定)进行筛查,任一指标阳性即为筛查阳性。

2. 经皮血氧饱和度测定筛查阳性指标 ①右手或任意一脚的经皮血氧饱和度<90%;②右手或任意一脚的经皮血氧饱和度连续 2 次测量(间隔 2~4 小时)均波动在 90%~94% 之间;③右手和任意一脚的经皮血氧饱和度差值连续 2 次测量(间隔 2~4 小时)均>3%。符合以上任意一点即为筛查阳性。

(李颖馨 周敬华)

第四节 早产儿视网膜病变及眼底筛查

一、早产儿视网膜病变概述

早产儿视网膜病变(retinopathy of prematurity, ROP)是一种主要见于早产儿、低出生体重儿的一种以视网膜血管异常增殖为特点的眼底疾病,目前仍是儿童致盲的主要原因之一,对家庭和社会造成沉重的负担。ROP 为一种可防治的疾病,合理用氧可显著减少 ROP 的发生,而及时的筛查和治疗则对预防 ROP 致盲至关重要。

1. 发病机制

(1)正常血管化:正常情况下,胎龄 15~18 周时视网膜开始血管化,视网膜血管由视盘发出,并向周边生长,约 36 周时,鼻侧视网膜血管化完成,到 40 周时,颞侧视网膜通常完成血管发育。在早产儿中,血管成熟可能延迟至矫正胎龄(postmenstrual age, PMA)48~52 周。

(2)ROP 中的血管形成:目前认为 ROP 的发病机制涉及 2 个阶段。①低血压、缺氧或高氧等因素所致的初始损伤,加上自由基形成,会损害新生血管,扰乱正常的血管生成;②随后血管恢复正常生长,或者新生血管从视网膜向玻璃体内异常生长。异常新生的血管通透性增加,可导致视网膜水肿和出血;异常纤维血管组织可能随新生血管而形成,随后收缩,从而牵引视网膜,部分严重病例会导致视网膜变形或视网膜脱离。

2. 危险因素 ROP 最重要的危险因素是早产程度。

(1)早产低出生体重:胎龄越小,体重越低,视网膜发育越不成熟,ROP 发生率越高,病情越严重。

(2)基因及种族:ROP 的发生具有个体差异性,有些早产儿不吸氧也会发生 ROP,可能与相关基因有关。

(3)氧疗:①吸氧浓度:未发育成熟的视网膜血管对氧极为敏感,高浓度氧气可使视网膜血管收缩导致缺氧,诱导产生血管生长因子,使新生血管形成;②吸氧时间:吸氧时间越长,ROP 发生率越高;③吸氧方式:氧疗>15 天、CPAP>7 天、FiO_2>60% 者 ROP 发生率更高,程度更重;动脉血压分压波动越大,ROP 发生率更高,程度越重。

(4)贫血和输血:研究发现贫血及输血与 ROP 的发生有关。

(5)代谢性酸中毒:研究证明酸中毒持续时间越长,新生血管形成发生率越高,尤其是酸中毒后

2~5 天发生率最高。

(6) 呼吸暂停：反复呼吸暂停者 ROP 发生率较高。

(7) 感染：念珠菌败血症被认为是早产儿 ROP 的一个重要危险因素。

(8) 动脉血 $PaCO_2$ 过低：动脉血 $PaCO_2$ 过低可致脑血管及视网膜血管收缩，导致视网膜缺血。

3. 保护因素 与 ROP 风险降低相关的因素包括母乳喂养、喂养时补充长链多不饱和脂肪酸等。

4. 临床表现及分期 ROP 的临床表现主要是眼底视网膜病变，根据早产儿视网膜病变国际分类法（international classification for retinopathy of prematurity，ICROP）将 ROP 进行分区和分期。

(1) 区域定位：① Ⅰ区：以视乳头为中心，以视乳头到黄斑中心凹距离的 2 倍为半径的圆内区域；② Ⅱ区：以视乳头为中心，以视乳头至鼻侧锯齿缘距离为半径，Ⅰ区以外的圆内区域；③ Ⅲ区：Ⅱ区以外的颞侧半月形区域，是 ROP 最高发的区域。详见图 23-4-1。

(2) 严重程度分期：① 1 期：约发生在矫正胎龄 34 周，在视网膜后极部（Ⅰ区）有血管区与周边无血管区之间出现一条白色平坦的细分界线；② 2 期：约发生在矫正胎龄 35 周（32~40 周），白色分界线进一步变宽、增高，呈嵴样改变；③ 3 期：约发生在矫正胎龄 36 周（32~43 周），眼底分界线的嵴样病变上出现视网膜血管扩张增殖，伴纤维组织增殖，阈值前病变平均发生于矫正胎龄 36 周，阈值病变平均发生于矫正胎龄 37 周；④ 4 期：由于纤维血管增殖发生牵拉性视网膜脱离，先起于周边，逐渐向后极部发展，根据是否累及黄斑分为 a、b 两级，4a 为周边视网膜脱离未累及黄斑，4b 为视网膜脱离累及黄斑；⑤ 5 期：视网膜全脱离（约为出生后 10 周），常呈漏斗形，此期有广泛结缔组织增生和机化膜形成，导致晶状体后纤维膜。详见图 23-4-2。

(3) 一些特殊病变：①附加病变（plus）：后极部视网膜血管怒张、扭曲，或前部虹膜血管高度扩张，是 ROP 活动期的特征，一旦出现则提示预后不良；②阈值病变：指 3 期 ROP，位于Ⅰ区或Ⅱ区，新生血管连续占据 5 个时钟范围，或病变虽不连续，但累计达 8 个时钟范围，同时伴 plus，此为早期治疗的关键时期；③阈值前病变：3 期 ROP 伴 plus，但新生血管连续占据不足 5 个时钟范围，或不连续累计不到 8 个时钟范围；④ Rush 病变：ROP 局限于Ⅰ区，新生血管行径平直，Rush 病变发展迅速，一旦发现应提高警惕；⑤退行期：大多数患儿随年龄增长 ROP 自然停止并进入退行期，表现为嵴上血管向前面无血管区继续生长为正常视网膜毛细血管，嵴逐渐消退，周边视网膜逐渐透明。

二、早产儿眼底筛查

1 期、2 期为 ROP 早期，一般不需要立即治

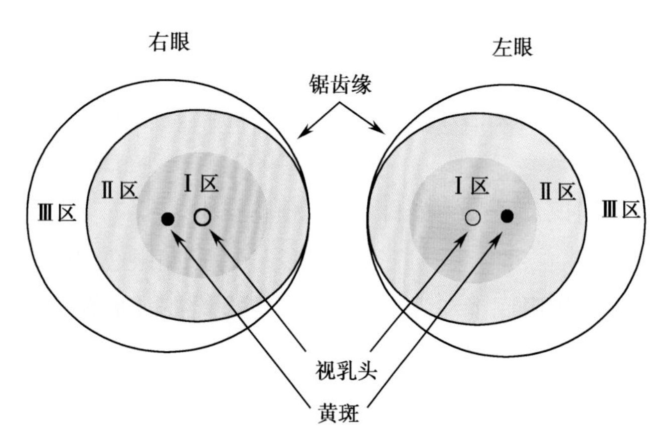

图 23-4-1 ROP 眼底病变分区示意图

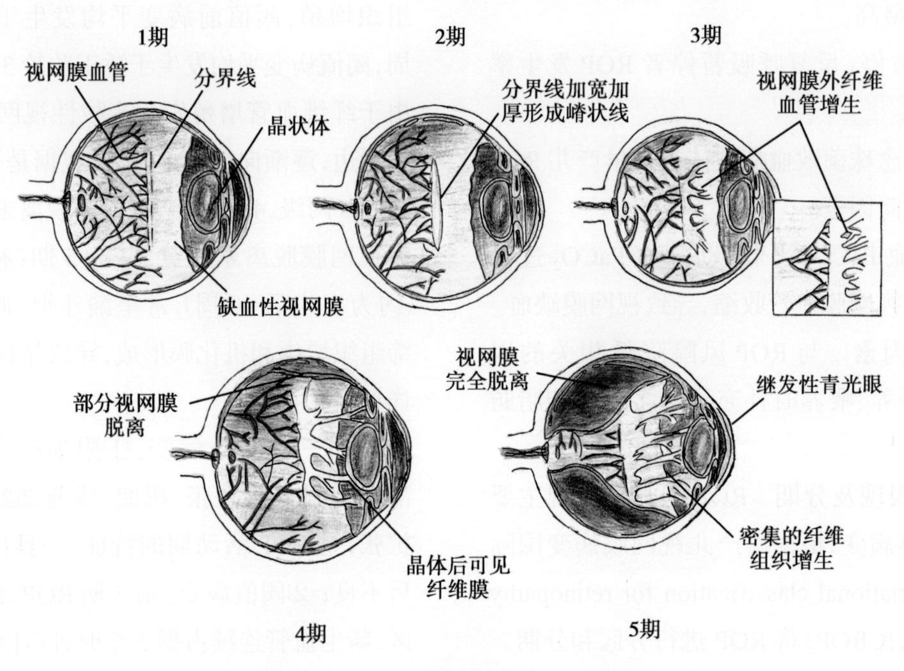

图 23-4-2　ROP 眼底病变分期示意图

疗,需严密观察;4 期、5 期为 ROP 晚期病变,治愈率比较低,视力损害和致盲发生率均非常高;3 期为治疗的关键,及时治疗大多可以避免致盲。因此,ROP 早期诊断非常重要,在适宜时机开展筛查,建立 ROP 筛查制度,可早期发现病变。

1. 筛查对象及指征

(1) 胎龄<34 周或出生体重<2 000g 的早产儿。

(2) 虽为出生体重>2 000g 的早产儿,但病情危重曾接受机械通气或 CPAP 辅助通气,吸氧时间较长者。

2. 筛查时间　首次检查应在生后 4~6 周或矫正胎龄 31~32 周开始。

3. 干预时间　确诊阈值病变或Ⅰ型阈值前病变后应尽量在 72 小时内接受治疗,无治疗条件的机构要迅速转诊。

4. 筛查人员　具备相关知识及经验的眼科医生。

5. 筛查方法　主要包括间接眼底镜和眼底数码相机(如:广域数字化小儿视网膜成像系统)。

(1) 双目间接检眼镜操作方法

1) 检查前患儿需禁食 1~2 小时,检查前 1 小时患儿双眼滴复方托吡卡胺滴眼液,每 5 分钟 1 次,共 5 次。检查之前 10 分钟双眼滴起效快、维持时间短的眼用表面麻醉剂,每 5 分钟 1 次,共 2 次。

2) 将患儿置于暗室中,平卧于检查台上,由助手双手夹持患儿面颊两侧,固定好头位,检查者站立于检查台的床头方向(患儿头侧),戴上双目间接检眼镜头盔,扭紧头带,接通电源,调适好检眼镜,一手持物镜一手可以握住巩膜压迫器。

3) 浏览整个眼底:使呈现眼底的物镜做很小的水平横向运动,运动中保持眼底图像在物镜中不消失,在浏览整个眼底的同时重点检查病灶,可联合巩膜压迫法,发现病灶后立即进行图像采集并保存。

4) 检查结束后取出开睑器,双眼滴左氧氟沙星滴眼液 / 妥布霉素滴眼液或加替沙星眼用凝胶预防感染。

(2) 广角眼底照相机操作方法

1) 检查前准备同间接检眼镜操作。

2) 开机,准确输入个人资料,按流程输入病人相关信息,进入检查界面,消毒探头。

3) 患儿取平卧位,由助手双手夹持面颊两侧,固定好头位。

4）用小儿专用开睑器撑开眼睑，用含有效安全抗生素的眼用凝胶作为耦合剂涂在结膜囊内角膜表面。

5）右手手掌呈C形握住探头头部，垂直平放在患儿角膜表面，调整探头焦距，使眼底后极部图像清晰，轻微移动探头向五个象限（后极部、鼻上、鼻下、颞上、颞下）进行眼底检查，可采取抓拍、录像两种形式记录，切记勿用力压眼球导致眼心反射，密切留意患儿生命体征。

6）检查结束后取出开睑器，除去耦合剂，消毒探头。

6. 随访方案 根据第一次检查结果而定。

（1）下列任何情况的婴儿在1周内接受随访：①Ⅰ区血管化不成熟，无ROP；②未成熟视网膜延伸至Ⅱ区后部，接近Ⅰ区边界；③Ⅰ区内1期或2期ROP；④Ⅱ区内3期ROP；⑤疑似急进性后极部ROP。

（2）下列任何情况的婴儿在1~2周内接受随访：①Ⅱ区后部视网膜血管化未成熟；②Ⅱ区内2期ROP；③Ⅰ区内正在消退的ROP。

（3）下列任何情况的婴儿在2周内接受随访：①Ⅱ区内1期ROP；②Ⅱ区内视网膜血管化未成熟，无ROP；③Ⅱ区内正在消退的ROP。

（4）下列任意一/两种情况的婴儿在2~3周内接受随访：①Ⅲ区内1期或2期ROP；②Ⅲ区内正在消退的ROP。

7. 终止筛查 筛查应持续至严重病变风险消失、ROP消退且血管成熟或者需要治疗时。出现以下任何情况时可终止筛查。

（1）到矫正胎龄45周时未发生Ⅰ型或更严重的ROP，部分专家建议将筛查延长至矫正胎龄50周。

（2）视网膜血管化达到Ⅲ区，而Ⅰ区或Ⅱ区先前无ROP。

（3）ROP消退，并且Ⅱ区或Ⅲ区内没有可再激活和进展的异常血管组织。

（4）视网膜完全血管化。

三、ROP的预防及治疗

（一）ROP的预防

1. 常规预防 母乳喂养、补充DHA、预防或减轻BPD等。

2. 积极防治早产儿的各种合并症 早产儿合并症越多，病情越严重，ROP发生率越高。

3. 规范氧疗 在保证病情稳定的情况下，尽可能降低吸氧浓度，缩短吸氧时间，以减少动脉血氧分压波动。

4. 其他 积极防治呼吸暂停，治疗代谢性酸中毒，预防贫血及减少输血，防治感染，防治$PaCO_2$过低。

（二）ROP的治疗

在筛查过程中，一旦发现Ⅰ型ROP（也称为“高风险阈值前ROP”）时需开始治疗，Ⅰ型ROP主要包括Ⅰ区任何一期ROP伴有附加病变、Ⅰ区3期ROP不伴附加病变、Ⅱ区2期或3期ROP伴有附加病变。

1. Ⅰ型ROP 治疗主要包括视网膜消融治疗（激光光凝）或玻璃体内注射血管内皮生长因子（vascular endothelial growth factor，VEGF）药物。

2. 非重度ROP 未达Ⅰ型ROP标准时，通常不需要治疗，但应监测此类婴儿，直到达到可以停止筛查的标准。

3. 视网膜脱离 若ROP进展为视网膜部分或完全脱离（4~5期），则需手术干预来促进视网膜复位、保护视力。常用的手术方式包括巩膜扣带术和玻璃体切割术。

（三）随访及预后

1. 接受治疗的患者

（1）激光光凝或抗VEGF抗体注射后1周以内需随访，确保患儿不需要进一步治疗，之后则根据临床病程随访。

（2）接受抗VEGF药物注射治疗的患儿可能出现晚期复发，因此需要随访更长时间。

（3）ROP患儿发生近视、散光、屈光参差及斜视的风险增加，因此，有重度ROP史的婴儿和儿童需定期到眼科复诊，监测远期视力问题。

2. 未治疗的患者 对于不符合治疗标准的ROP患者，尚不确定最佳随访方式，部分患者可能发生远期视网膜并发症（如视网膜裂孔或脱离）；对于停止ROP筛查时存在大量视网膜无血管区的患者，建议随访；视网膜无血管区较少的患者可能也宜接受随访。最佳随访时间不明，大多数患者建议持续到10岁后。

3. 预后 7%~15%的中重度ROP儿童会出现远期视物障碍，重度ROP（3期及以上）儿童的风险最大，ROP仅发生在Ⅲ区的患儿很少出现视力下降。

要点荟萃

1. 早产儿视网膜病变（ROP） 是一种主要见于早产儿、低出生体重儿的一种以视网膜血管异常增殖为特点的眼底疾病，目前仍是儿童致盲的主要原因之一。危险因素主要包括早产低出生体重、基因及种族、氧疗、贫血和输血、代谢性酸中毒、呼吸暂停、感染、动脉血$PaCO_2$过低等。

2. 临床分期 根据视网膜病变国际分类法将ROP分为Ⅰ、Ⅱ、Ⅲ区和5期。1期、2期为ROP早期，一般不需要立即治疗，需严密观察；4期、5期为ROP晚期病变，治愈率比较低，视力损害和致盲发生率均非常高；3期为治疗的关键，及时治疗大多可以避免致盲。

3. ROP的筛查

（1）筛查对象：①胎龄<34周或出生体重<2 000g的早产儿；②虽为出生体重>2 000g的早产儿，但病情危重曾接受机械通气或CPAP辅助通气，吸氧时间较长者。

（2）筛查时间：首次检查应在生后4~6周或矫正胎龄31~32周开始。

（3）筛查方法：主要包括间接眼底镜和眼底数码相机。

4. ROP的预防 主要包括：①常规预防：母乳喂养、补充DHA、预防或减轻BPD等；②积极防治早产儿的各种合并症；③规范氧疗；④其他：积极防治呼吸暂停，治疗代谢性酸中毒，预防贫血及减少输血，防治感染，防治$PaCO_2$过低。

5. 治疗 ①Ⅰ型ROP：主要包括视网膜消融治疗（激光光凝）或玻璃体内注射抗血管内皮生长因子（VEGF）药物；②非重度ROP：未达Ⅰ型ROP标准时通常不需要治疗，但应严密监测；③视网膜脱离：需手术干预来促进视网膜复位、保护视力，常用手术方式包括巩膜扣带术和玻璃体切割术。

（李颖馨　黄瑗玲）

参考文献

［1］卫妇社发〔2010〕96号. 新生儿疾病筛查技术规范(2010年版). 北京: 中华人民共和国卫生部, 2010.

［2］邵肖梅, 叶鸿瑁, 丘小汕. 实用新生儿学. 5版. 北京: 人民卫生出版社, 2019.

［3］张玉侠. 实用新生儿护理学. 北京: 人民卫生出版社, 2015.

［4］陈佩纯, 赵正言. 国际新生儿疾病筛查进展. 中华实用儿科临床杂志, 2023, 38 (1): 72-76.

［5］童凡, 赵正言. 新生儿疾病筛查结果解读. 中华儿科杂志, 2019, 57 (6): 494-496.

［6］国家卫健委临床检验中心新生儿疾病筛查室间质量评价委员会. 新生儿疾病筛查滤纸血片采集和递送及保存专家共识. 中华检验医学杂志, 2019, 42 (10): 836-840.

［7］中华预防医学会出生缺陷预防与控制专业委员会新生儿遗传代谢病筛查学组. 新生儿筛查遗传代谢病诊治规范专家共识. 中华新生儿科杂志 (中英文), 2023, 38 (7): 385-394.

［8］国家卫生健康委员会临床检验中心新生儿遗传代谢病筛查室间质评委员会. 新生儿遗传代谢病筛查随访专家共识. 中华医学遗传学杂志, 2020, 37 (4): 367-372.

［9］Kemper A R. Overview of newborn screening [EB/OL].[2024-4-26]. https：//www.uptodate.com/contents/

overview-of-newborn-screening
[10] Vohr B R. Screening the newborn for hearing loss. [EB/OL].[2023-9-12]. https：//www.uptodate.com/contents/screening-the-newborn-for-hearing-loss
[11] 国家卫生和计划生育委员会新生儿疾病筛查听力诊断治疗组. 婴幼儿听力损失诊断与干预指南. 中华耳鼻咽喉头颈外科杂志, 2018, 53 (3): 181-188.
[12] 张燕梅, 张巍, 黄丽辉. 新生儿听力筛查模式研究进展. 听力学及言语疾病杂志, 2015, 23 (1): 97-99.
[13] 中华医学会小儿外科学分会心胸外科学组. 新生儿危重先天性心脏病术前评估中国专家共识 (草案). 中华小儿外科杂志, 2017, 38 (3): 164-169.
[14] 潘诚, 邹小明, 陈刚, 等. 体格检查、脉搏血氧饱和度筛查和灌注指数在新生儿先天性心脏病筛查中的作用. 临床儿科杂志, 2018, 36 (3): 166-169.
[15] 中国妇幼保健协会儿童眼保健专业委员会儿童眼病筛查学组. 关于新生儿眼底筛查的专家共识. 中国斜视与小儿眼科杂志, 2018, 26 (3): 1-3.
[16] 中华医学会眼科学分会眼底病学组. 中国早产儿视网膜病变筛查指南 (2014 年). 中华眼科杂志, 2014, 50 (12): 933-935.
[17] Bhatt A. Retinopathy of prematurity (ROP): Risk factors, classification, and screening[EB/OL].[2023-8-7].https：//www.uptodate.com/contents/retinopathy-of-prematurity-rop-risk-factors-classification-and-screening
[18] Bhatt A. Retinopathy of prematurity (ROP): Treatment and prognosis [EB/OL].[2024-5-17]. https：//www.uptodate.com/contents/retinopathy-of-prematurity-rop-treatment-and-prognosis

Essentials of
Neonatal Clinical Nursing

下　篇

新生儿常见护理技术操作

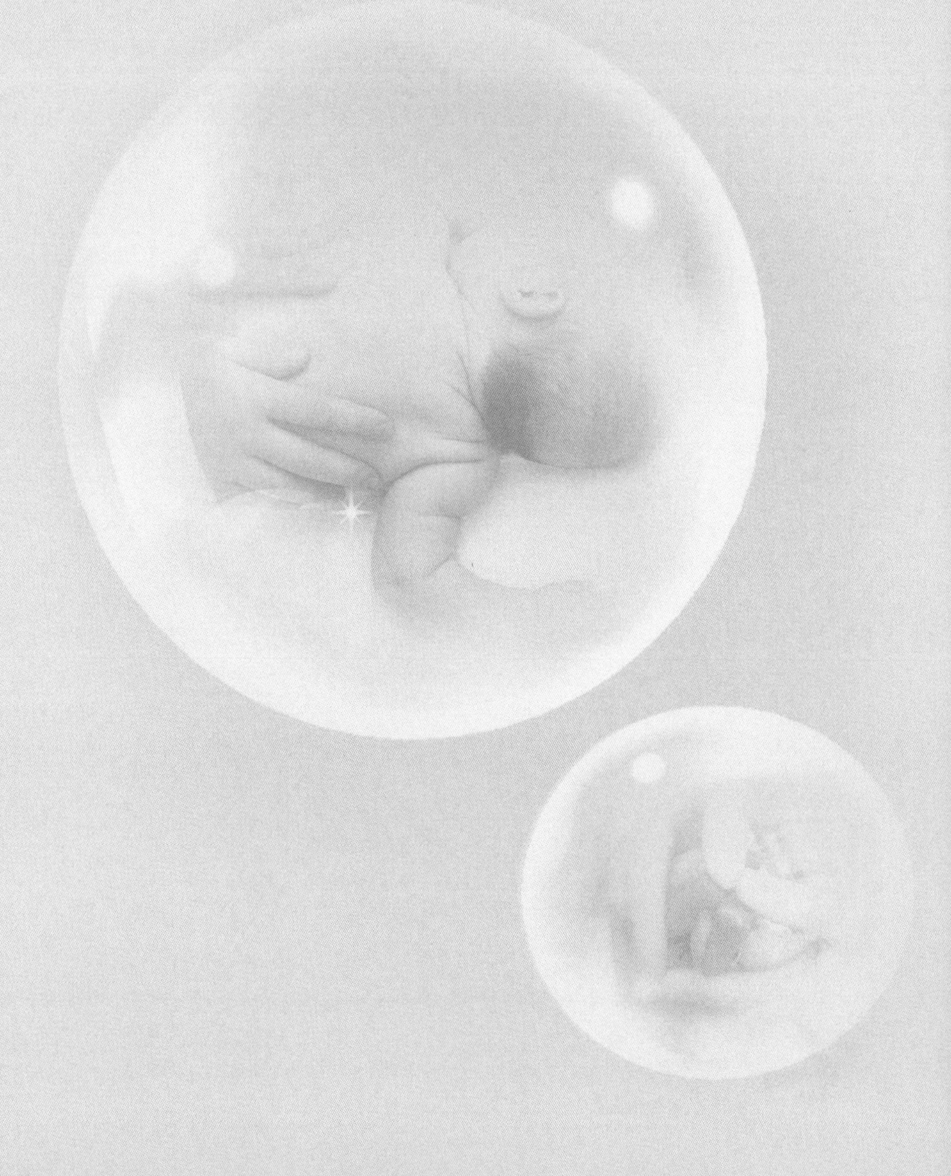

第二十四章 基础护理技术操作及实施要点

第一节 新生儿基础护理

一、新生儿眼部护理

(一) 目的

清洁眼部,防止结膜炎的发生,加强对眼部疾病的护理,促进康复。

(二) 实施要点

具体见表 24-1-1。

表 24-1-1 新生儿眼部护理实施要点

操作步骤		实施要点及说明
操作前准备	评估	评估患儿的眼部情况,有无红肿或分泌物
	手卫生	七步洗手法洗净双手,必要时戴手套
	用物准备	治疗盘、无菌治疗杯 / 换药碗(内盛生理盐水)、棉签、治疗药物(遵医嘱)、弯盘
操作	常规护理	左手固定患儿头部,用棉签蘸生理盐水从眼内眦轻轻向外眦清洁,1 根棉签只能擦拭 1 次,直至清洗干净
眼部疾病护理	结膜炎	细菌多见,多发生在春夏温暖季节
		以中度结膜充血和脓性分泌物为临床表现
		易导致交叉感染,应遵医嘱使用抗生素滴眼液,加强手卫生及隔离措施
		若母亲有阴道淋球菌感染,自然分娩患儿应警惕淋球菌性结膜炎,预防方法是在新生儿出生时每侧眼均涂抹 1 次 0.5% 红霉素眼膏
	泪囊炎	主要由于先天性鼻泪管堵塞(泪管狭窄)导致感染
		除使用抗生素滴眼液外,需要泪囊按摩(“Crigler” 按摩):将一手拇指或示指指腹放置于患侧内眦泪囊区,挤压出泪囊分泌物,并沿鼻方向行压迫按摩治疗,按摩后再次使用抗生素滴眼液,必要时到眼科进行冲洗治疗
	体位	将患儿头偏向患侧卧位,避免分泌物流出感染健侧眼
	滴眼溶液使用	检查药液有无沉淀、变色等,使用前摇匀
		左手拇指和示指将上下眼睑轻轻分开
		右手持眼药水滴入眼睑内,松开眼睑,让药液充分分布于结膜囊内
		用药后按住内眼角 1~2 分钟可减少药物经鼻泪管被黏膜吸收引起副作用

续表

操作步骤		实施要点及说明
眼部疾病护理	防止交叉感染	眼部疾病的传播途径主要通过接触传播，应隔离感染患儿，做好手卫生，对患儿所有用具进行严格消毒
		单眼患病时，先检查健侧眼，再检查患侧眼
操作后	整理用物，洗手，做好记录	注意特殊感染患儿的用物及时丢弃，或先经消毒后再按常规进行清洁消毒处理

（三）注意事项

1. 防损伤 动作轻柔，有效固定患儿，防止棉签损伤患儿。

2. 评估 注意观察眼部分泌物情况，若有异常及时通知医生。

二、新生儿口腔护理

（一）目的

保持口腔清洁，观察口腔黏膜情况。使患儿舒适，预防口腔感染等并发症。

（二）实施要点

具体见表 24-1-2。

表 24-1-2　新生儿口腔护理实施要点

操作步骤		实施要点及说明
操作前准备	评估	患儿口腔内黏膜状况，有无白色膜形成或溃疡；住院时间及抗生素使用情况等
	手卫生	七步洗手法洗净双手，必要时戴手套
	用物准备	治疗盘、无菌治疗杯 / 换药碗（内盛生理盐水）、棉签、治疗药物（遵医嘱）、弯盘、手电筒
操作	体位	将患儿头偏向一侧，将小毛巾垫于颌下
	常规护理	用棉签蘸生理盐水湿润并清洁口唇、口角
		左手将患儿口腔分开
		另取棉签蘸生理盐水，依顺序从口腔右侧颊部→上腭→左侧颊部→上下内唇→牙龈→舌面→舌下依次擦拭
口腔疾病护理	鹅口疮（口腔假丝酵母菌病）	为假丝酵母菌感染引起，表现为口腔黏膜上出现白色奶凝块样物，不易拭去，常见于口腔颊部、上下唇内侧、舌面、上腭等
		加强常规护理，每 4 小时清洁口腔一次
		遵医嘱使用碳酸氢钠溶液清洗口腔，抑制假丝酵母菌生长
		制霉菌素是一种多烯类局部用抗真菌剂，不会经胃肠道全身吸收，是口腔假丝酵母菌病（鹅口疮）的首选初始药物。方案：在喂养间隔给予口服混悬液（100 000U/ml），口腔两侧各 0.5ml，一天 4 次（或遵医嘱），连用 5~10 天。另外，也可遵医嘱使用抗真菌药物配制的溶液（如伊曲康唑、氟康唑）涂擦口腔
		防止交叉感染
	口腔溃疡	多由于细菌感染引起，表现为口腔内黏膜充血水肿，可见大小不等、边界清楚的糜烂面或溃疡，常见于舌面、唇内侧、颊部等
		评估溃疡面的大小、深浅及分布情况
		评估患儿疼痛状况，采取适宜的安抚措施，必要时使用利多卡因局部涂抹，以减轻疼痛
		奶液温度不宜过高，保证营养摄入，必要时可行鼻饲喂养
		使用口腔溃疡糊剂等相应药物对症处理
操作后	整理用物，洗手，做好记录	注意特殊感染患儿的用物及时丢弃，或先经消毒后再按常规进行清洁消毒处理

（三）注意事项

1. 防损伤　擦拭时动作轻柔，尤其是对有凝血功能障碍的患儿，应防止碰伤黏膜及牙龈。长期禁食或未经口喂养患儿口唇上的白色附着物浸湿后可去除，切不可强行擦拭，以免出血。

2. 防误吸　避免选择棉花头松动的棉签，防止棉花头掉进患儿口腔造成误吸。

3. 若发现口腔黏膜异常（如鹅口疮、口腔溃疡）时，擦洗过程中要仔细观察口腔情况，并及时报告医生进行处理。

三、新生儿脐部护理

（一）目的

保持脐部清洁干燥，防止感染。

（二）实施要点

具体见表 24-1-3。

表 24-1-3　新生儿脐部护理实施要点

操作步骤		实施要点及说明
操作前准备	评估	脐轮有无红肿
		脐部有无渗液、渗血及异常气味
		脐带残端是否脱落
	手卫生	七步洗手法洗净双手，必要时戴手套
	用物准备	治疗盘、棉签、碘伏消毒液、弯盘，根据脐部评估结果准备合适的清洗消毒液体
操作	暴露脐部	打开尿布，充分暴露脐部，注意保暖
	常规护理	使用消毒液消毒脐带残端，并环形消毒脐带根部，有结扎线头者可将脐带轻柔外提，暴露脐带根部
		消毒后一般情况不宜包裹，暴露脐部，保持脐部清洁干燥
		每天消毒脐部 1~2 次，沐浴后常规消毒脐部，脱落后继续消毒直至脐轮干燥无分泌物
		脐带脱落前后 2~3 天会出现少量黏稠、淡黄色或淡咖啡色分泌物，无异味，给予加强消毒即可
脐部疾病护理	脐炎	脐炎是一种脐和 / 或脐周组织的感染，其特点是脐带残端排出脓性分泌物、脐周变硬、发红和压痛
		进行分泌物培养，同时开始抗生素治疗；对于发热患儿，必要时可行血培养和脑脊液培养
		局部轻症表现且脐周无扩散者，局部可用 2% 的碘酒或 75% 酒精清洗，每天 2~3 次
		有明显脓液、脐周有扩散或有败血症者，除局部处理外，可先根据涂片结果经验性地选用抗生素，之后再根据临床疗效及药敏结果选择合适的抗生素
		慢性肉芽肿可用 10% 硝酸银溶液局部涂擦，大的肉芽肿可采用电灼、激光治疗或手术切除
	脐部渗血	查找原因（如脐带结扎松动、凝血功能异常、脐带脱落后），针对病因进行相应处理
		评估出血量，若为脐带结扎松脱，出血量大，应立即夹住脐带患儿端，消毒后重新结扎，并评估有无休克早期表现
		少量渗血者局部使用消毒液消毒
操作后	整理用物，洗手，做好记录	注意特殊感染患儿的用物及时丢弃，或先经消毒后再按常规进行清洁消毒处理

(三)注意事项

1. 脐带未脱落前,勿强行剥落。

2. 保持干燥,脐带未脱落患儿可以进行沐浴,但需要注意保护脐部,沐浴后及时擦干脐部,进行消毒。

3. 注意观察脐部及周围皮肤状况,若有异常,及时通知医生处理。常见脐部异常原因分析及处理见表 24-1-4。

表 24-1-4 常见脐部异常原因分析及处理

类型	原因	表现	处理
非感染性脐部分泌物	脐带脱落前	脐部胶冻状分泌物	常规脐部护理,增加频率至 3~4 次 /d
脐炎	感染	脐部红肿、脓性分泌物,可有异味	局部加强消毒,必要时全身使用抗生素,严重者形成脓肿需外科切开引流
脐疝	腹内压增高时腹腔内肠管 / 网膜从脐环突出皮肤表面	脐部圆形或卵圆形突出包块,安静平卧时可消失	无需特殊处理,大部分可自愈,2 岁仍未愈者需外科处理
脐瘘	卵黄管发育异常,脐带与小肠之间连通	脐部分泌物不断,带有臭味,局部皮肤可能存在糜烂	外科手术治疗
脐茸	卵黄管闭合后残存的肠黏膜组织外露	脐部可见一鲜红色黏膜面,似息肉状,可因摩擦渗血	一般轻微者用硝酸银烧灼,必要时外科手术处理

四、新生儿脐带结扎

(一)目的

结扎脐带,保留适宜长度,防止出血。

(二)适应证

脐带预留过长,脐带结扎松脱有出血、渗血者。

(三)实施要点

具体见表 24-1-5。有条件的机构可使用一次性婴儿脐带夹进行结扎。

表 24-1-5 新生儿脐带结扎实施要点

操作步骤		实施要点及说明
操作前准备	评估	评估患儿生命体征
		评估脐部有无渗血、脐带长度、有无感染等
	手卫生	七步洗手法洗净双手,必要时戴手套
	用物准备	医嘱单、脐带结扎包(包内有中直血管钳、小弯血管钳、气门芯 + 线、剪刀)、消毒液、棉签、无菌手套、弯盘、利器盒、快速手消毒液等
操作	暴露脐部	打开尿布,充分暴露脐部,注意保暖
	初消毒	一只手持脐带末端上提,先消毒脐部周围皮肤(以脐为中心、消毒范围 10cm),然后自脐带根部到脐带末端仔细消毒,至少 2 次;再将脐带绕圈于脐部上消毒脐带及脐周皮肤,打开脐带结扎包
	再次消毒	戴手套,再次消毒脐带
	结扎脐带	将脐带结扎包内的气门芯(气门芯 + 线)套在中直血管钳上,距离尖端 1~2cm 处
		在距脐根部 0.2~0.4cm 处(以不压到脐根部皮肤为宜)均匀钳夹脐带
		再次消毒后在距直钳上端 0.5cm 处剪断脐带,拉紧气门芯上的粗线套过直钳顶端或借助小弯钳操作
		松开直钳,缓慢退出,使气门芯套在直钳夹痕处,再使用气门芯上的粗线行外科结再次结扎脐带
	评估	观察有无渗血,消毒脐带残端
	常规脐部护理	常规脐部护理至脐带脱落
操作后	整理用物,洗手,做好记录	清理脐带结扎包,消毒备用

(四) 注意事项

1. **约束** 操作中做好肢体的约束，预防利器损伤患儿。

2. **钳夹脐带时用力适度** 钳夹脐带时注意用力，过大可能夹破脐带引起出血，过小在修剪时脐带残端容易渗血。

3. **感染防控** 严格无菌技术操作，尤其注意对脐带残端的消毒，防止感染。

五、新生儿臀部护理

(一) 目的

保持臀部清洁舒适，防止尿布皮炎的发生。对已发生尿布皮炎的患儿加强护理，促进恢复。

(二) 实施要点

具体见表 24-1-6。

表 24-1-6　新生儿臀部护理实施要点

操作步骤		实施要点及说明
操作前准备	评估	评估患儿臀部皮肤、有无腹泻等
		臀部护理时机：喂奶前或喂奶后 1 小时操作，防止喂奶后立即翻动患儿引起呕吐
	手卫生	清洁双手，必要时戴手套
	用物准备	一次性纸尿裤、温水、小毛巾、紫草油或鞣酸软膏，根据医嘱准备相关药物
操作	暴露臀部	撤去脏的纸尿裤，暴露臀部，注意保暖（建议于暖箱内或远红外线辐射台上进行）
	常规护理	用温水毛巾清洁会阴部及臀部，擦干
		将紫草油或鞣酸软膏均匀涂抹于臀部
		更换清洁纸尿裤，注意松紧适宜
		观察患儿大便性状、小便情况，危重患儿须记录大便量及尿量
操作后	整理用物，洗手，做好记录	

(三) 注意事项

1. 评估患儿奶量摄入情况、大便次数及性状，注意对大便次数较多，大便较稀薄的患儿以及皮肤敏感的患儿需要加强臀部护理。

2. 更换纸尿裤时，切勿将患儿臀部抬过高（避免头低足高位），尤其是早产儿，避免血流动力学波动过大。

3. 新生儿尿布皮炎（尿布疹）的分度　可分为 3 级 4 度，见表 24-1-7。

表 24-1-7　新生儿尿布皮炎的分度及护理

分级	分度	临床表现	护理
0 级	正常皮肤	皮肤无红疹、无破损	每次更换纸尿裤清洗皮肤后涂抹滋润油（如滋润隔离霜、凡士林、鞣酸软膏等），不建议使用爽身粉
1 级	轻度	局部皮肤潮红，伴有皮疹，见图 24-1-1	在皮肤发红处涂抹不含乙醇且有隔离作用的皮肤保护剂，如乳膏、软膏或糊状的外用屏障制剂，在皮肤表面形成保护膜，隔绝粪便、尿液对皮肤的刺激
2 级	中度	皮肤红疹，部分皮肤溃破、脱皮，见图 24-1-2	若有液体渗出应先处理渗出液，再涂吸收性粉状药物（如羧甲基纤维素钠粉末或其他造口护肤粉），最后涂抹不含乙醇的皮肤保护剂
	重度	局部大片糜烂或表皮剥脱或非压力性溃疡，有时可继发感染	除上述处理外，根据患儿情况遵医嘱全身或局部使用抗生素，做好保护性隔离；如合并真菌感染，可在涂抹抗真菌粉剂后使用皮肤保护剂覆盖或遵医嘱使用抗真菌药物

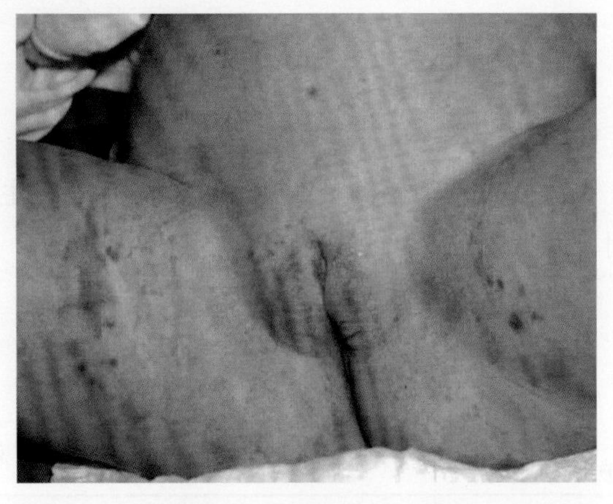

图 24-1-1 尿布皮炎 1 级

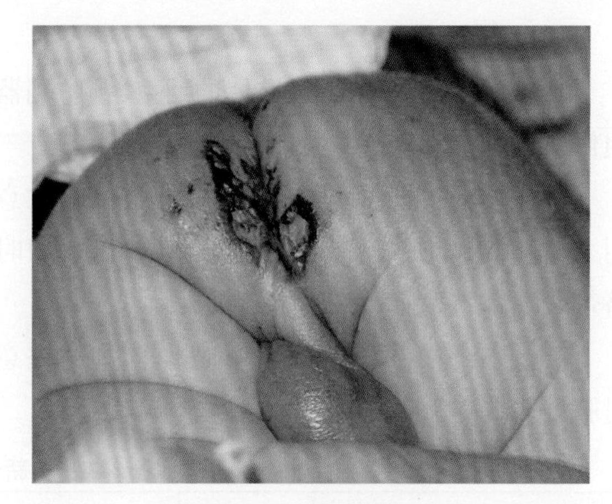

图 24-1-2 尿布皮炎 2 级

（张秀娟　谭育东）

第二节　新生儿沐浴

一、目的

使新生儿皮肤清洁、舒适，避免感染。观察全身皮肤情况，及时发现异常情况，积极处理。

二、实施要点

具体见表 24-2-1。

表 24-2-1 新生儿沐浴实施要点

操作步骤		实施要点及说明
操作前准备	评估是否有沐浴指征	①患儿日龄，出生后体温是否稳定
		②患儿出生体重
		③患儿呼吸及血氧饱和度，是否需要氧疗
		④患儿全身皮肤是否完整，有无破损、皮疹、硬结等
		⑤患儿有无神经系统症状，是否需要静卧
		⑥患儿是否有中心静脉导管，是否在输液中
	评估沐浴时机	喂奶前沐浴，若已喂奶，则至少间隔 1 小时再行沐浴
	环境准备	调节室温至 26~28℃，关闭门窗
	手卫生	清洁双手，必要时戴手套
	用物准备	新生儿衣物、面盆及一次性盆套（或沐浴用水床）、水温计、一次性纸尿裤、小毛巾、浴巾、沐浴液、洗发露、体重秤、棉签、生理盐水、消毒液等
操作	测试水温	洗净双手，用水温计测试水温 38~41℃，或使用手腕内侧测试水温，以温热不烫手为宜
	核对身份	查对患儿手、脚腕带及床头卡姓名、登记号 / 住院号
	去除各种导联线	暂停心电监护，去除电极及血氧饱和度传感器

续表

操作步骤		实施要点及说明
操作	抱至操作台	使用棉袄等包裹患儿至操作台，注意保暖
	清洗头部	护士以左前臂托住新生儿背部，左手手掌托住其头颈部，将新生儿下肢夹在左腋下移至沐浴池
		用小毛巾为新生儿擦洗双眼，由内眦洗向外眦（有眼部分泌物者先行眼部护理，并注意先擦洗无分泌物侧，避免使用毛巾导致交叉感染），再洗净脸部，前额、鼻翼两侧、面颊、下颌、耳后、颈后等
		左手拇指和中指将新生儿双耳郭向内盖住外耳道（防止水流入耳道内造成感染），使用毛巾润湿头部，必要时涂抹洗发露，注意枕后受压部位的清洁，冲洗干净，避免眼、耳、鼻进水，洗后立即擦干
	清洗躯干	将新生儿置于操作台上，脱去衣物及纸尿裤，有大便者先擦洗干净
		将新生儿头部枕在工作人员左肘部，工作人员左手抓住患儿左侧手上臂，右手拇指及示指经患儿臀下抓住患儿左侧大腿根部，余三指托住患儿臀部（此为仰卧位），将患儿抱入沐浴池
		可先为俯卧状清洗背部，以减轻患儿不适感，抓握时换为患儿右侧手臂及大腿
		保持左手的握持，右手依次使用沐浴液清洗（仰卧位）颈→胸→腹部→腹股沟→会阴部→下肢，更换体位（俯卧位）清洗后颈→背部→腋下→上肢→手→臀部→腿，注意洗净皮肤皱褶处
	擦干	冲洗干净后将新生儿抱至操作台，用浴巾包裹轻轻擦干全身，此时可再次对全身皮肤进行评估，尤其是受压部位；注意保暖
	穿衣	称体重；实施脐部及臀部护理；根据情况涂抹鞣酸软膏或护臀霜，穿上纸尿裤及衣服
	核对身份	再次查对患儿手、脚腕带及床头卡姓名、登记号 / 住院号，将患儿放入暖箱或小床内，取舒适卧位
安全管理	防烫伤	水温适宜，实施盆浴时先放冷水，再加热水
	防坠床	包裹适当，抓握稳当，地面保持干燥，以免工作人员滑倒
	防抱错	身份核对
	防受凉	水温、室温适宜，注意保暖
	病情观察与查体	整个沐浴过程中均需评估患儿全身情况：面色、全身皮肤颜色、反应、肌张力、全身皮肤是否完好、有无腹胀、有无臀红、尿布疹以及腹泻等，发现异常立即处理
操作后	整理用物，登记体重，做好记录	

三、注意事项

1. 特殊沐浴 若患儿有皮肤脓疱疮或毒性红斑等时，可采用 1 : 20 的淡碘伏溶液进行沐浴。

2. 床旁擦浴 评估患儿若无沐浴指征，包括生命体征不稳定、极低 / 超低出生体重儿、各种氧疗患儿、颅内出血等病情不稳定或有各种置管患儿，可行床旁擦浴。方法：将小毛巾温水润湿拧干后依次擦洗新生儿双眼、脸部、头部、躯干、四肢及会阴部、臀部，擦洗清洁到位。

3. 降温擦浴 发热的患儿首选物理降温方法，除将暖箱温度降低外，可进行温水擦浴，通过水分蒸发带走部分机体热量，以达到降温目的。

（1）水温：一般选择低于患儿体温 1 ℃的水温。

（2）擦拭部位：前额、颈部、腋窝、肘窝、手心、腹股沟、腘窝等血流丰富处，应注意避开枕后、耳郭、阴囊、心前区、腹部、足底。

(3)监测体温：擦浴后半小时复测体温，观察有无下降。

4. 留置针保护 有留置针的患儿沐浴时应注意保护穿刺部位，避免接触水，以防发生感染，若留置针敷贴不慎打湿，应及时更换。

5. 头部皮脂结痂的处理 患儿头部皮脂结痂普通清洗不易去除，也不能过度用力揉搓，可使用液体石蜡油、润肤油等涂抹，待软化后再进行清洗。

6. 全面查体 沐浴时患儿全身暴露，是全面查体的最佳时机，需检查患儿全身皮肤情况，有异常及时通知医生。

(张秀娟　付　丽)

第三节　新生儿抚触

一、目的

促进胃肠蠕动及食物消化，利于排便，减少黄疸及喂养不耐受的发生；促进血液循环，减轻四肢水肿硬肿；促进新生儿神经系统发育，增强应激能力；提高机体的免疫力。

二、禁忌证

1. 有脐部感染、全身皮肤感染的新生儿。

2. 凝血功能异常，有皮肤出血点及其他出血倾向的患儿。

3. 骨折的新生儿。

4. 病情危重，生命体征不稳定的患儿。

三、实施要点

具体见表 24-3-1。

表 24-3-1　新生儿抚触实施要点

操作步骤		实施要点及说明
操作前准备	评估	评估生命体征及病情，判断有无禁忌证
		时机：两餐进食之间进行操作，以免翻动引起患儿呕吐，一般选择沐浴后，婴儿清醒时进行
	手卫生	七步洗手法清洗双手，温暖双手
	用物准备	婴儿润肤油、浴巾、纸尿裤、干净的衣物等用品，备好后有序放置在抚触台上
	环境准备	房间安静、清洁，提高环境温度至 28~30℃，光线柔和，可以放一些轻音乐
操作	核对	核对婴儿手、脚腕带和床头卡上的信息：姓名、住院号、性别等
	唤醒新生儿	操作者先温暖双手，轻轻抚摸新生儿，将其唤醒，抱婴儿至抚触台，置于仰卧位，与操作者相对
	脱去衣物	将患儿衣物脱去，保留纸尿裤，注意用浴巾保暖；再次评估婴儿全身皮肤完整性，脐部情况，健康状况和行为反应等
	润肤油润滑	倒适量婴儿润肤油于手心，将其揉擦于全手掌

续表

操作步骤		实施要点及说明
操作	头面部(舒缓脸部紧绷)	操作者双手的大拇指放在新生儿双眉中心,其余的四指放在新生儿头的两侧,拇指从眉心向太阳穴的方向进行滑动,到太阳穴处轻压
		双手拇指放在新生儿下颌正中央,其余四指置于新生儿脸颊两侧,双手拇指斜向外上方滑动式抚触,过双脸颊至双耳下方,让唇呈微笑状
		十指并拢,用指腹及手掌面从前额发际抚向脑后,最后在耳后乳突处轻压
	胸部(顺畅呼吸循环)	双手放在两侧肋缘,右手向上滑动按摩至婴儿右肩部,左手向上滑动按摩至婴儿左肩部,形成一个交叉的形状"×";左侧抚触时尽量避开心脏位置
	腹部(有助于胃肠活动)	解开纸尿裤暴露腹部,纸尿裤上缘遮盖会阴,防操作过程中小便影响
		两手依次从婴儿的右下腹向左下腹移动,呈顺时针方向画半圆
		用右手在婴儿左腹由上向下画一个英文字母"I",由左至右画一个倒写的"L",沿升结肠、横结肠、降结肠由左向右画一个倒写的"U",寓意"I Love U",传递爱和关怀
	四肢(增加手部灵活反应和腿部运动协调功能)	将婴儿双手自然下垂,用一只手握住婴儿一侧上臂,双手交替自上臂向手腕的方向轻轻挤捏扭转
		双手手掌对夹上臂,从上到下搓揉手臂肌肉群至手腕
		用两拇指的指腹从婴儿掌面交叉沿大小鱼际向手指方向推进
		从手指根部至指尖捏拉手指各关节
		对侧及双下肢做法相同
	背部(舒缓背部肌肉)	将婴儿呈俯卧位,头偏向一侧,尽量暴露臀部
		以脊椎为中线,双手与脊椎成直角,向相反方向重复移动双手,从背部上端开始移向臂部
		用双手指腹分别从头顶沿脊椎向下滑动至尾椎,中指处于脊椎线上,较其他四肢稍用力
		双手在两侧臀部做环形抚触
	动作要领	每个部位动作重复4~6次,动作连贯,力度适中,每次抚触的时间为5~15分钟
操作后	体位及用物处理	穿衣,身份核对后将婴儿抱回暖箱,取舒适卧位,持续监测生命体征
		分类处理用物,洗手
		观察婴儿生命体征及病情观察,记录

四、注意事项

1. 抚触时间 抚触的持续时间以患儿能耐受为宜,初次时间可稍短一些,适应后可适当延长时间,但不宜超过15分钟。

2. 部分抚触 一个标准的抚触全流程见上述操作步骤,但住院新生儿由于病情限制,可以完成单部分的操作,如腹部稍胀、排便不畅的新生儿重点选择腹部抚触,促进排气、排便;下肢水肿硬肿患儿重点选择肢体抚触,以促进水肿硬肿消退。

3. 力度掌握 抚触时动作要轻柔细致,但过轻没有起到刺激肌肤感受器、按摩的作用,过重可能损伤皮肤,引起疼痛等不适刺激,因此,要把握好抚触的力度,可先由轻入手,根据新生儿情况逐渐增加力度至适度。

4. 情感交流 抚触不是一种机械运动,它是由操作者和新生儿共同完成,在抚触的全程中要充满爱意,抚触过程中与婴儿进行眼神交流,说"我爱你""宝宝棒、宝宝乖"等话语进行感情交流。

5. 操作中观察 抚触中密切观察新生儿的反应、皮肤颜色等,若出现哭闹不止或生命体征改变等情况,应立即停止抚触,进行相应的处理。

(张秀娟　李秋杰)

第四节　新生儿体格测量

一、目的

评估及监测新生儿营养状况、生长发育状况；测量体重以计算用药剂量；测量腹围以监测有无喂养不耐受等。

二、实施要点

具体见表 24-4-1。

表 24-4-1　新生儿体格测量实施要点

操作步骤		实施要点及说明
操作前准备	评估	新生儿生命体征及病情情况，环境温度、门窗是否关闭等
	手卫生	七步洗手法清洗双手，必要时戴手套
	用物准备	体重秤、软尺、身长测量仪等
	安抚患儿	保持患儿安静状态
操作	体重测量	体重秤铺治疗巾
		将新生儿置于体重秤上（注意保暖），读取数据，需减去衣物、包被及纸尿裤重量
		部分婴儿暖箱自带体重秤，按操作提示抱起患儿，再放下患儿即可得出读数，可避免因患儿离开暖箱而发生低体温或坠床的风险
		准确读数，监测体重秤状况，若体重差异过大需更换体重秤重新测量，以保证数据的准确性
	头围测量	消毒软尺，将软尺的刻度向外，找准零点
		自婴儿右侧眉弓上缘经枕骨结节绕头 1 周，读取数据
	身长测量	可使用卷尺或专用的身长测量仪
		置新生儿于仰卧位
		将下肢轻柔拉伸
		测量从头顶到足后跟的长度即为身长
	腹围测量	自肚脐水平绕腹部 1 周的长度，读取数据
操作后	根据数据评估新生儿情况有无异常，并给予相应干预措施	
	洗手，消毒用物	

三、注意事项

1. 体重测量　不仅是新生儿营养管理评价的指标之一，新生儿用药剂量常通过体重进行计算得出，因此体重测量数据的准确性直接决定用药剂量的准确性及安全性，对有疑问的体重需重新复测评估。

2. 减少测量误差　测量必须以零点为基本点，减少测量者人为误差。

（张秀娟　聂　琴）

第五节　新生儿奶瓶喂养

一、目的

为母婴分离或不能直接母乳哺喂的新生儿通过奶瓶喂养提供足够的营养及液体。

二、实施要点

具体见表 24-5-1。

表 24-5-1　新生儿奶瓶喂养实施要点

操作步骤		实施要点及说明
操作前准备	评估	评估患儿的胎龄、日龄、体重、吞咽吸吮能力等情况
		评估患儿有无腹胀，上一次喂养情况
		评估患儿生命体征、是否氧疗及疾病情况
	手卫生	清洁双手，必要时戴手套
	用物准备	灭菌奶瓶、奶嘴、母乳或配方奶、毛巾 / 纸巾
操作	核对	核对患儿身份信息及医嘱(奶液种类、量、浓度等)
	选用适量奶液	根据医嘱及患儿情况取用适量奶液
	选择奶嘴	根据患儿吞咽情况选择合适孔径的奶嘴
	检查奶液温度	手触奶瓶感受奶液温度，并将奶液滴于手腕内侧测试温度，以温热不烫手为宜
	唤醒	轻柔抚摸，唤醒新生儿
	引出觅食反射	颌下垫小毛巾 / 纸巾，抬高患儿头肩部，用奶嘴轻触患儿口唇，引出觅食反射
	喂奶	患儿张口后，将奶嘴放入其舌面上，待其舌头包裹奶嘴后，将奶瓶倾斜，使奶液充满奶嘴，观察患儿吸吮情况
操作后	拍背	喂养完毕后轻拍患儿背部(空心掌拍背)
	体位	患儿打嗝后置于头高足低右侧卧位(极低出生体重儿给予头高足低左侧卧位，半小时后可俯卧位，以促进胃排空，减少反流)
	整理	擦净口角，整理用物，洗手并记录

三、注意事项

1. **喂奶时机选择**　应先沐浴或更换尿布、行臀部护理后再喂奶，避免喂奶后翻动患儿造成呕吐。呼吸道分泌物多的患儿应先拍背、清理呼吸道后再行喂养。

2. **排出负压**　喂养中若奶嘴不具备自动排气功能，吸吮后奶瓶产生负压，导致患儿持续吸吮但奶液容量不变，则需要轻轻转动奶瓶恢复瓶内压力。

3. **喂养过程中观察**　注意观察患儿面色、呼吸、心率、血氧饱和度等情况，如有呛咳或发绀时，暂停喂养，待症状缓解后再根据情况选择是否继续喂养。

4. **喂养后观察**　评估吃奶后有无呕吐、奶汁反流、腹胀等异常情况，并进行相应处理。

5. **监测营养摄入情况**　每日统计 24 小时饮入量，并监测体重增长情况，评估是否获得足够的营养。

四、常见情况及处理

1. 拒乳或吸吮力较前明显下降

(1)原因：可能为喂养不耐受、感染、颅内出血(早产儿多见)等。

(2)表现：无法引出觅食反射，奶嘴含入口中后不吸吮，或吸吮力低下，不能完成计划奶量。

(3)处理：针对可能的原因进一步评估，若考虑喂养不耐受应评估有无腹胀、大便情况，必要时安置胃管抽吸胃内残留量；若考虑感染，则评估患儿皮肤颜色、刺激后反应、血常规及CRP情况等；若考虑颅内出血，需评估患儿呼吸及神志、肌张力等状况，必要时行头颅B超检查。

2. 吸吮困难

(1)原因：胎龄过小，吸吮吞咽功能发育未成熟；各种疾病导致的脑损伤，吸吮反射降低等。

(2)表现：拒绝吸吮，伴有呼吸困难，血氧饱和度下降。

(3)处理：快速评估患儿生命体征，根据情况选择喂奶期间是否需进行氧疗；针对患儿情况选择经口吞咽功能的评估及训练，必要时进行管饲喂养。

3. 呕吐反流

(1)原因：患儿喂奶前哭闹时间过长；奶瓶喂养时吞入过多空气；喂养后未进行有效拍背；喂养后翻动患儿；早产儿特殊的解剖生理特点；胃食管反流疾病等。

(2)表现：呕吐奶汁，若反流误吸则血氧饱和度出现下降，严重者心率下降。

(3)处理：立即将患儿俯卧，叩拍背部排出口咽部奶汁，根据恢复情况选择负压吸引口鼻腔，必要时喉镜直视下或气管插管下吸引，严重者按新生儿复苏流程进行评估及处理。

4. 腹胀

(1)原因：可能为喂养不耐受，警惕有无坏死性小肠结肠炎。

(2)表现：腹部膨隆，张力增高，可出现腹壁静脉曲张，腹部皮肤发红等。

(3)处理：评估患儿生命体征等，安置胃管，观察胃内残留量，大便是否带有黏液或血液，必要时遵医嘱禁食及胃肠减压。

(张秀娟　郑　文)

第六节　新生儿标本采集

一、大便标本采集

(一) 目的

观察大便情况，采集标本检查大便常规、隐血或轮状病毒检查及培养等，以协助临床诊疗及护理。

(二) 实施要点

具体见表24-6-1。

表24-6-1　新生儿大便标本采集实施要点

操作步骤		实施要点及说明
操作前准备	评估	患儿病史：院外大便的次数、颜色、性状，有无黏液、脓血等
		消毒卫生：家中奶具的清洁消毒情况、手卫生情况等
		饮入情况：奶源种类、饮入量
	手卫生	清洁双手，戴手套
	用物准备	大便收集杯、检验条码

续表

操作步骤		实施要点及说明
操作	核对	核对患儿身份、医嘱、检验条码信息，确认采集标本的要求
	贴条码	将检验条码贴于大便杯上
	大便常规等标本留取	打开纸尿裤，观察患儿大便情况，使用大便收集杯盖上的小勺挑取蚕豆大小的大便，若目测大便异常，则尽量挑取异常部分，如黏液部分、有血丝部分等
		再次核对后注明采集人、采集时间，尽快送检
	大便培养标本留取	需选用无菌培养杯，戴无菌手套，助手协助打开纸尿裤，用无菌棉签挑取大便异常部分约蚕豆大小，盖紧培养杯盖
		再次核对患儿及检验条码信息，条码标签上注明是否使用抗生素、抗生素名称、采集人、采集时间，尽快送检
操作后	常规臀部护理	清洁臀部，常规进行臀部护理
	标本交接	标本外送时与外送人员做好交接登记
	整理	整理用物，洗手并记录

二、小便标本采集

（一）目的

观察小便情况，采集标本检查小便常规或培养等，以协助临床诊疗及护理。

（二）实施要点

具体见表 24-6-2。

表 24-6-2　新生儿小便标本采集实施要点

操作步骤		实施要点及说明
操作前准备	评估	患儿病史：家属提供的院外小便的次数、颜色、性状等，有无腹泻、发热等病史
		饮入情况：饮入量
	手卫生	清洁双手，戴手套
	用物准备	小便收集袋、无菌棉球、手套
操作	核对	核对患儿身份、医嘱、检验条码信息，确认采集标本的要求
	贴小便袋	常规臀部护理，取小便收集袋，去除贴胶纸
		男婴小便留取：将阴茎完全伸入小便收集袋口中，然后将尿袋贴于会阴部
		女婴小便留取：在小便收集袋口处放置无菌干棉球 2~3 个，再将尿袋贴于会阴部，使棉球位置在尿道口略下方处
	定期巡查	小便收集袋放置后，至少每 30 分钟观察小便是否留取成功（巡查时间间隔过长小便收集袋可能已被大便污染），尤其是喂奶后
	评估小便量	当小便留取>2ml，或见棉球完全浸湿，取下小便收集袋，将棉球吸收的尿液挤入小便收集袋中，封口
	送检	贴上检验条码，再次核对，尽快送检
操作后	标本交接	标本外送时与外送人员做好交接登记
	整理	整理用物，洗手并记录

三、无菌尿培养标本采集

(一) 目的

无菌尿培养标本采集主要用于以下情况：需要采集尿标本做细菌学检查，因病情需要置尿管监测尿量，减轻尿潴留，膀胱造影或排尿性膀胱尿道造影，膀胱内用药等，以协助临床诊疗及护理。当结构异常（如尿道狭窄）时为禁忌证。

(二) 实施要点

具体见表 24-6-3。

表 24-6-3 新生儿无菌尿培养标本采集实施要点

操作步骤		实施要点及说明
操作前准备	评估	患儿病情情况、生命体征，尿道及周围皮肤情况
		饮入情况：饮入量
	手卫生	七步洗手法洗净双手
	用物准备	换药碗包、弯盘、一次性护理垫、一次性手术衣、无菌手套 2 副、碘伏、小儿专用尿管（或使用小号胃管代替）、10ml 注射器 1 个、2ml 注射器 1 个、棉签、无菌生理盐水，快速手消毒液，导尿包（内含无菌棉球、小药杯、1 张直径 3cm 的男婴洞巾、1 张直径 5cm 的女婴洞巾、无菌标本瓶 1 个、无菌弯盘 1 个、镊子 1 个）
操作	核对	核对患儿身份、医嘱、尿培养条码信息，确认采集标本的要求
	导尿前准备	置患儿于加热辐射台上面或者在暖箱内
		戴手套，用温水清洁患儿尿道及周围皮肤，然后再将一次性护理垫（可吸收）垫于患儿臀部下面
		将患儿置于仰卧位，双下肢面对操作者，双大腿外展呈蛙式体位
	初消毒	助手戴口罩、帽子固定患儿肢体；操作者执行手卫生，戴口罩、帽子
		操作者将换药碗包打开并铺放于患儿的下肢侧，戴无菌手套准备消毒
		⑴ 女患儿消毒顺序：阴阜 - 大阴唇 - 小阴唇 - 尿道口 - 肛门 ⑵ 男婴儿消毒顺序：阴阜 - 右侧腹股沟和肛门 - 左侧腹股沟和肛门 - 阴囊 - 阴茎 - 尿道口
		撤去初消毒用物，执行手卫生
	建立无菌区	在操作台上打开导尿包，穿无菌隔离衣，戴双层无菌手套（男患儿需要）
		助手协助倒碘伏于小药杯内，棉球放于小药杯内浸湿备用
		助手协助放入其他用物：10ml 注射器 1 个、2ml 注射器 1 个、棉签等
		使用 2ml 注射器抽吸无菌生理盐水（润滑尿管用，无菌石蜡油润滑效果更佳）
		用 10ml 注射器连接适合型号的导尿管，将注射器活塞抽至 5ml 的位置，使用生理盐水棉签润滑尿管（胃管）前端
		助手再次核查患儿身份信息正确无误
	再次消毒	铺洞巾于患儿外阴部，充分暴露尿道
		消毒：男婴从尿道口向近心端消毒（尿道口、阴茎及阴囊消毒后脱去第一层手套，再做插管）；女婴需分开大阴唇，以尿道口为中心消毒，从内到外、从前到后的顺序进行
		消毒后待干，消毒时间>15 秒

续表

操作步骤		实施要点及说明
操作	置尿管 + 小便培养标本留取	男婴：操作者左手握住患儿阴茎，上提至与身体呈近似垂直位，包皮稍向下推暴露尿道口，右手持尿管对准尿道口轻轻插入，见尿后再进入约 0.5~1cm 后停止。注射器留 5~10ml 尿液，轻轻拔出尿管，将尿液注入无菌标本瓶内
		女婴：操作者左手分开大阴唇（在阴蒂的下面），暴露尿道口，右手持尿管对准尿道口轻轻插入，见尿后再进入约 0.5~1cm 后停止。留取 5~10ml 尿液，轻轻拔出尿管，将尿液注入无菌标本瓶内
		双人查对确认身份后贴尿培养条码标签于标本瓶上
		整个过程需评估患儿的生命体征；有无尿道损伤；评估尿液情况，发现异常应及时报告医生处理
操作后	标本交接	标本外送时与外送人员做好交接登记
	整理	整理用物，洗手并记录

（三）注意事项

1. 导尿管的选择　不保留导尿时可选用 6 号胃管，保留导尿时可使用 6 号专用保留尿管。

2. 操作过程中，需严格执行无菌技术操作。

3. 为避免损伤尿道黏膜和泌尿系统感染，必须掌握男性和女性尿道的解剖特点。

4. 插入尿管时应动作轻柔，用力均匀、匀速，以免造成操作性尿道损伤；插入尿管至见尿后可再进入 0.5~1cm 后再轻轻抽吸尿液，抽吸时负压不可过大，如果出尿不顺可对深浅稍作调整。

5. 留置导尿管的管理　预防感染及管路阻塞，建立外科术后管路核查单，使用布胶布固定稳妥。

(1) 为防止尿液反流，集尿袋不可高于耻骨联合（膀胱）平面，应将集尿袋放置在低于患儿身体平面约 60~80cm 处，每班观察引流尿液的颜色、性质及量，发现异常及时报告医生处理，并做好记录。

(2) 每天检查、维持管路通畅，并使用无菌生理盐水行尿道口及周围皮肤的护理，频率遵医嘱。

(3) 每 2~3 天更换集尿袋一次，记录于管路核查单上；每天汇总全天尿量，并做好记录。

6. 尿潴留置尿管排尿时，首次放尿量不能超过全天总尿量的 50%，以免膀胱压力突然下降导致膀胱急性充血而发生血尿。

四、血液标本采集

（一）桡动脉血标本采集

1. 目的　采集血液标本进行检验，如生化、血气分析等。

2. 实施要点　具体见表 24-6-4。

表 24-6-4　新生儿桡动脉血标本采集实施要点

操作步骤		实施要点及说明
操作前准备	评估	患儿的血管情况及末梢循环：Allen 试验 Allen 试验方法：抬高患儿上肢，检查者用手指同时压迫病人桡动脉和尺动脉以阻断血流，直至手掌肤色发白；放平上肢，操作者手指松开解除对尺动脉的压迫，观察病人手部颜色恢复情况，10 秒内恢复正常颜色表示该侧的尺动脉有足够的侧支循环，否则说明该侧的尺动脉侧支循环不良，应避免对该侧的桡动脉进行穿刺
		根据检验项目评估患儿病情，如采集动脉血气分析，需评估患儿氧疗方式及浓度、血氧饱和度情况等；采集生化检验等，需评估患儿目前输入药液的成分等

续表

操作步骤		实施要点及说明
操作前准备	评估	患儿家属已签署动静脉穿刺采血同意书；若有出血倾向者，需另行告知风险，取得知情同意
	手卫生	七步洗手法洗净双手，戴手套
	用物准备	儿童专用采血针（带延长软管）、一次性持针器、真空采血管、消毒液、棉签、检验条码/医嘱等
操作	核对	核对患儿身份、医嘱、检验条码信息，确认采集标本的要求；有条件的单位可使用便携式数据采集设备（portable data assistant，PDA）扫描患儿腕带，查对患者身份
	选择采血管	根据检验项目选用适宜的采血管，将检验标签贴于管壁（有条件的单位使用PDA核对采血条码，采血管颜色、效期，规范粘贴采血条码，将采血条码平整纵向贴于采血管上，留有视窗以便观察血标本情况）
	疼痛管理	准备采血前可以给予安抚奶嘴、非营养性吸吮等镇痛干预措施
	穿刺采血	初消毒穿刺部位皮肤及左手拇指/示指指腹，在新生儿手腕部下方垫一棉垫使手腕仰伸约45°
		左手拇指/示指指腹在新生儿手腕横纹处垂直向下按压，按压力度以局部皮肤苍白为宜，时间约2秒，如此反复2~3次，桡动脉就会逐渐充盈显露呈现出一条笔直、接近皮肤颜色的血管，显露时间为10~15秒
		再次消毒后，核对患者姓名、登记号，核对采血条码上患者的身份信息及采血管的颜色/检验项目（操作中核对），手持采血针针柄从桡动脉的正上方进针向心方向刺入皮肤，进针角度15°左右，待针头斜面全部进入皮肤后，稍平行往前，见有回血后固定针头，连接真空采血管抽吸出所需血量
	拔针按压	拔出针头，加压按压穿刺点5~10分钟
	送检	采血后根据采血管性质进行180°轻柔颠倒混匀（如蓝头管颠倒3~4次，红头管、金黄色头管颠倒5~6次，绿头管、紫头管、灰头管颠倒8次）；若为采集血气，则使用橡胶塞堵塞针头，尽快送检
操作后	核对	核对患者姓名、登记号，核对采血条码（有条件的单位可使用PDA进行扫描并核对采血条码及采血医嘱，确认无误后在PDA上点击执行医嘱）
	观察	穿刺点有无渗血，观察局部有无血肿形成等，按压时需评估末梢循环情况
	体位	患儿取舒适卧位
	整理	整理用物，洗手并记录

3. 注意事项

（1）排尽注射器内气泡：采集的动脉血如果作血气分析需要将气泡排尽，因为气泡的存在可能导致PaO_2升高、pH升高、$PaCO_2$下降。

（2）防针刺伤、凝血及溶血：使用儿童专用采血针进行采血，采血后连接真空采血管采血，尽量避免使用头皮针连接注射器抽吸采血，以免发生针刺伤、凝血、抽吸负压过大或将血注入采血管时发生溶血。

（3）检查采集血液中有无血凝块：床旁血气或生化检测时，注意检查采血管或采血针内有无可见的血凝块形成，避免上机后堵塞吸孔导致血气分析机故障，且影响检测结果，必要时根据情况重新采集血标本。

（4）采血后按压到位：采血后应同时按压皮肤穿刺点及血管穿刺点，避免出现皮下出血，甚至形成假性动脉瘤。

（5）其他部位动脉标本采集：不需要做Allen试验，但需要评估局部组织循环灌注情况，其余操作基本相同。

4. 并发症防范及处理

(1)动脉栓塞

1)表现:穿刺点以下部位皮肤颜色逐渐苍白、皮温降低,远端动脉无法扪及搏动、该侧肢体较对侧干瘪等,可用彩超协助诊断。

2)原因:穿刺引起血管内皮损伤,尤其是反复同一部位穿刺;血液黏滞度高,如红细胞增多症;血流缓慢等。

3)预防:避免同一部位反复穿刺;对症处理血液黏滞度高等情况;采血后密切观察局部皮肤颜色、皮温等情况。

4)处理:肢体低于心脏平面;遵医嘱进行抗凝或溶栓治疗,观察皮肤颜色、皮温等情况,观察有无出血倾向等。

(2)假性动脉瘤

1)表现:穿刺部位肿块,可能扪及动脉搏动,彩超协助诊断。

2)原因:穿刺损伤动脉,形成血肿,按压时方法欠规范,使血管破口与血肿相通形成搏动性血肿,后机化形成。另外,感染或免疫等因素可增加假性动脉瘤的发生风险。

3)预防:避免同一部位反复穿刺;穿刺时避免进针过深导致动脉壁全层破裂;穿刺动脉患儿加压按压部位应为体内血管进针点与皮肤穿刺点共同按压,按压时间至少 5 分钟,观察局部有无血肿形成。

4)处理:根据假性动脉瘤情况选择内科加压处理或外科修复处理。

(二)股静脉血标本采集

1. 目的 根据临床需求采集血液标本进行检验,以协助临床诊疗及护理。

2. 实施要点 具体见表 24-6-5。

表 24-6-5 新生儿股静脉血标本采集实施要点

操作步骤		实施要点及说明
操作前准备	评估	患儿的腹股沟皮肤情况及下肢循环情况
		根据检验项目评估患儿病情,如采集生化检验等需评估患儿目前输液的情况等
		患儿家属已签署动静脉穿刺采血同意书;若有出血倾向者,需另行告知风险,取得知情同意
	手卫生	七步洗手法洗净双手,戴手套
	用物准备	儿童专用采血针(不含延长软管)、一次性持针器、真空采血管、消毒液、棉签、检验条码 / 医嘱等
操作	核对	核对患儿身份、医嘱、检验条码信息,确认采集标本的要求(有条件的单位可使用 PDA 扫描患儿腕带查对身份)
	选择采血管	根据采集标本的检验项目选用适宜的采血管,规范粘贴采血条码,将采血条码平整纵向贴于采血管上,留有视窗以便观察血标本情况(有条件的单位可使用 PDA 核对采血条码)
	体位摆放	将患儿仰卧,采血侧小腿弯曲,大腿外展与躯干成 45°,助手协助固定
	血管定位	股静脉在腹股沟韧带下方,股动脉内侧约 0.5cm,因此可以用手触摸动脉搏动进行定位
	疼痛管理	准备采血前可以给予安抚奶嘴、蔗糖吸吮等镇痛措施
	穿刺采血	常规消毒皮肤
		核对患者姓名、登记号,核对采血条码上患者的身份信息及采血管的颜色 / 检验项目(操作中核对)

续表

操作步骤		实施要点及说明
操作	穿刺采血	可以选择斜进针法或垂直进针法： (1)斜进针法：连接采血针和持针器，从穿刺点下方约1cm处成30°~45°进针，连接真空采血管，查看采血管内血液流入，必要时调整采血针位置，出血顺利时固定采血针位置，继续收集血液至需要量 (2)垂直进针法：连接采血针和持针器，将采血针由定位的血管上方垂直刺入皮肤向股静脉进针，固定持针器，连接真空采血管，查看采血管内血液流入，必要时调整采血针位置，出血顺利时固定采血针位置，收集血液至需要量
	拔针按压	拔出针头，加压按压穿刺点
	送检	采血后根据采血管性质进行180°轻柔颠倒混匀（颠倒次数请参照采血管说明书）；若为采集血气，则使用橡胶塞堵塞针头，尽快送检
操作后	核对	核对患者姓名、登记号，核对采血条码（有条件的单位可使用PDA核对采血条码及采血医嘱，确认无误后在PDA上点击执行医嘱）
	观察	观察局部有无出血及血肿
	体位	患儿取舒适卧位
	整理	整理用物，洗手并记录

3. 注意事项

(1)采血时做好患儿的约束，体位摆放适当，可以提高一次性穿刺成功率。

(2)其他部位静脉标本采集操作基本同。

4. 并发症防范及处理

(1)静脉栓塞

1)表现：穿刺点以下部位皮肤颜色逐渐青紫、皮温降低，可有肿胀。

2)原因：穿刺引起血管内皮损伤，尤其是同一部位反复穿刺；血液黏滞度高，如红细胞增多症；血流缓慢。

3)预防：避免同一部位反复穿刺，对症处理血液黏滞度高的情况，采血后密切观察局部皮肤颜色、皮温等情况。

4)处理：抬高患肢，遵医嘱进行抗凝或溶栓治疗，观察皮肤颜色、皮温等情况，观察有无出血倾向等。

(2)动脉栓塞：见“动脉血标本采集并发症防范及处理”。

(3)假性动脉瘤：见“动脉血标本采集并发症防范及处理”。

(三) 足跟血采集

1. 目的 根据临床需求采集血液标本进行检验，以协助临床诊疗及护理。

2. 实施要点 具体见表24-6-6。

表24-6-6 新生儿足跟血采集实施要点

操作步骤		实施要点及说明
操作前准备	评估	患儿的足跟皮肤情况、患儿的凝血功能情况
		根据检验项目评估患儿情况： (1)新生儿筛查：采血时间为生后48小时，充分哺乳（哺乳至少6~8次） (2)床旁血糖检测：需评估患儿母亲有无糖尿病、是否早产、有无窒息、酸中毒等，输入液体中糖浓度及速度等 (3)床旁C反应蛋白/降钙素原等检测：需评估患儿反应、皮肤颜色，有无感染征象等
		若有出血倾向的，须告知风险，取得知情同意

续表

操作步骤		实施要点及说明
操作前准备	手卫生	七步洗手法洗净双手，戴手套
	用物准备	儿童专用采血针、消毒液、棉签、检验条码 / 医嘱等
操作	核对	核对患儿身份、医嘱 / 检验条码信息，确认采集标本的要求（有条件的单位可使用PDA扫描患儿腕带查对身份）
	体位	将患儿下肢置于低位，可局部按摩或热敷足跟，使之充血便于采血
	消毒	常规消毒采血部位，注意两次消毒的待干时间
	疼痛控制	足跟采血前可给予安抚奶嘴、蔗糖水吸吮等镇痛措施
	采血	核对患者姓名、登记号，核对采血条码上患者的身份信息及采血 / 检验项目（操作中核对）
		左手握住患儿采血侧足部，微加力让采血部位皮肤张力稍增加
		采血部位选择足跟内、外侧缘，使用采血针刺入，深度<2mm（早产儿<0.85mm）
		弃去第一滴血，在距离针眼较大范围内进行轻柔挤压、放松、再挤压，形成足够采血量的血滴接触滤纸片、采血管等进行检验
	按压	采血后使用无菌棉签 / 棉球轻压采血部位止血
操作后	核对	核对患者姓名、登记号，核对采血条码（有条件的单位可使用PDA核对采血条码及采血医嘱，确认无误后在PDA上点击执行医嘱）
	观察	观察局部有无出血及血肿
	体位	患儿取舒适卧位
	整理	整理用物，洗手并记录

3. 注意事项

（1）新生儿筛查：注意采血时间为生后48小时~20天，并有充分的哺乳，可以避免因为蛋白摄入不足可能导致的苯丙酮尿筛查结果呈假阴性；也可避免生理性促甲状腺素上升导致的先天性甲状腺功能减退筛查结果呈假阳性，避免漏诊和误诊。

（2）采血部位：选择足跟内外侧缘，避免足跟中心部位、足弓部位等，防止邻近组织如肌腱、神经等的损伤。

（3）挤压时力度适宜：足跟采血时，若采血量不足需要挤压时，注意力度适宜，避免过度挤压或反复对皮肤的摩擦。

4. 并发症防范及处理

（1）局部血肿形成

1）表现：穿刺部位局部肿胀，皮肤颜色偏青紫等。

2）原因：患儿凝血功能异常、穿刺后按压不当、局部挤压过度等。

3）预防：根据患儿凝血情况采取适宜的采血方式；采血后局部加压时间足够；避免同一部位反复穿刺；避免挤压过度。

4）处理：保持局部清洁干燥，防止感染，评估观察局部情况，遵医嘱对症处理等。

（2）局部皮肤损伤

1）表现：穿刺部位皮肤脱皮，露出新鲜组织，可出现渗血等。

2）原因：患儿皮肤娇嫩、反复同一部位穿刺、局部挤压过度等。

3）预防：避免同一部位反复穿刺；避免挤压过度。

4）处理：根据皮肤损伤具体情况处理，一般采取湿性愈合原则，防止感染。

五、痰液标本采集

痰液标本采集见第二十五章第八节。

六、疱液标本采集

（一）目的

采集疱液标本进行涂片或培养等检查，协助临床诊治及护理。

（二）实施要点

具体见表 24-6-7。

表 24-6-7　新生儿疱液标本采集实施要点

操作步骤		实施要点及说明
操作前准备	评估	患儿全身疱状突起的范围、大小、疱液的颜色（水疱、脓疱等）
		患儿的病情，准备检验的种类
	手卫生	七步洗手法洗净双手，戴手套
	用物准备	隔离衣、手套、注射器、玻片 / 培养管、生理盐水、棉签、消毒液等
操作	隔离到位	戴口罩、穿隔离衣、戴手套，做好隔离措施
	选择采集点	选择疱液较多的疱状突起，估计采集疱液量是否足够，必要时采集多个
	清洗	使用生理盐水清洗需采集的疱状突起
	抽吸	助手协助固定患儿，使用注射器，持针成 5°~10° 角，与皮肤接近平行，从脓疱的基底部小心缓慢地刺入疱内抽吸所需的疱液量，尽量不弄破疱皮
	消毒	抽吸后使用消毒液消毒采集部位，以免发生感染
	涂片	将玻片平置，滴入一滴疱液，将另一玻片轻轻覆盖于玻片上，固定送检
	培养	将抽吸的疱液注入培养管，注意避免污染，在条码上注明采集人、采集时间、使用抗生素情况
操作后	观察	再次进行消毒，观察采集部位有无渗液、出血等情况
	整理	整理用物，洗手并记录

（张秀娟　曾艳红）

第七节　新生儿生命体征测量

一、体温测量

（一）目的

测量患儿体温，监测并分析体温变化，为临床诊治及护理提供参考。

（二）实施要点

具体见表 24-7-1。

表 24-7-1　新生儿体温测量实施要点

操作步骤		实施要点及说明
操作前准备	评估	患儿胎龄、出生体重、日龄，环境温度（室温、暖箱、光疗箱），现有保暖措施，近期体温变化情况
		患儿是否安静，避免哭闹或刚喂完奶后进行
	手卫生	清洁双手，必要时戴手套
	用物准备	电子体温计（如耳温计）、一次性耳温套 / 帽，尽量避免使用水银体温计

续表

操作步骤		实施要点及说明
操作	耳温计测量	检查耳温计运行状态
		使用一次性耳温套/帽安装至耳温计上
		将耳温计探头顺耳道方向轻轻放入，按压测量键
		约数秒后读取数据，取下耳温套/帽
操作后	评估体温	患儿正常体表温度为36~37℃，体核温度为36.5~37.5℃
		分析患儿体温是否异常，有无低体温或发热等情况；评估患儿有无其他症状，如皮肤颜色改变、血氧饱和度不稳定、黄疸、心率改变、有无硬肿水肿、毛细血管再充盈时间等
	低体温处理	按低体温复温流程处理(见第二十五章第一节)
	发热处理	评估患儿发热的可能原因，如保暖过度、环境温度过高及感染
		首选物理降温法，如降低环境温度(室温及暖箱温度)、减少被盖、温水擦浴
		必要时遵医嘱使用退热药物，需注意患儿有无依赖动脉导管供应肺循环的先天性心脏病(部分解热镇痛药，如布洛芬可关闭动脉导管，需要谨慎使用)
	体温监测频率	体温异常患儿经处理后至少30分钟后再次进行体温监测，如果体温降至正常则每4小时监测体温一次，连续3天，再恢复每6小时监测体温一次

(三)注意事项

1. 发现体温和病情不符时，应当复测体温进行确认。

2. 保暖过度与感染引起的发热鉴别见表24-7-2。

二、心率测量

(一)目的

测量患儿心率、节律，监测并分析心率变化，为临床诊治及护理提供参考。

(二)实施要点

具体见表24-7-3。

表24-7-2 新生儿保暖过度与感染引起的发热鉴别

监测项目	保暖过度	感染
患儿反应(哭声、吃奶)	好	差
皮肤颜色	潮红	青灰、苍黄等
肢端循环	肢端暖和	肢端发凉
经物理降温后	体温维持正常	可再次出现发热等

表24-7-3 新生儿心率测量实施要点

操作步骤		实施要点及说明
操作前准备	评估	患儿的皮肤颜色、循环情况
		使用特殊药物情况：强心药、钙剂、血管活性药物等
		患儿是否安静
		患儿电解质水平，尤其是钾水平
	手卫生	清洁双手，必要时戴手套
	用物准备	听诊器、心电监护仪

续表

操作步骤		实施要点及说明
操作	听诊器听诊	将患儿置于舒适的姿势
		将听诊器的听筒预热后放置于患儿左侧心前区
		听诊 30 秒后计算读数,若有节律等异常需听诊 1 分钟(出生时复苏需要快速评估则听诊 6 秒)
	监护仪监测	查看监护仪运行状况,电极连接是否正确
		查看心电监护仪显示屏,观察 2 次 QRS 波之间的节律是否整齐,有无异常 P 波及 T 波
		查看心电监护仪心率数据是否稳定,波动幅度<20% 时读取数据
操作后	分析	新生儿正常心率一般为 120~160 次 /min,若患儿在安静情况下心率持续>180 次 /min,或<100 次 /min(新生儿心肌损伤,基础心率一直在 100 次 /min 左右的除外,一般按基础心率范围上下浮动 20% 左右视作异常),应及时通知医生进行处理
		听诊器听诊异常者及监护仪显示异常者再次进行评估,必要时行心电图检查及超声心动图检查
	处理	有异常时及时汇报医生进行处理

(三) 注意事项

1. 使用洋地黄制剂的心率监测 洋地黄制剂是治疗心力衰竭的常用药物,其使用过程中需要持续监测心率,若心率<100 次 /min,或出现期前收缩常多为中毒表现,需立即停药,配合医生处理。

2. 使用钙剂的心率监测 需避免与洋地黄同用,使用钙剂时除了对静脉通道的严格管理,防范皮肤损伤外,还需要持续监测心率,若心率<100 次 /min,需立即停药,配合医生处理。

3. 常见心电图图形解读 监护仪显示图形同样适用,但需排除干扰因素对监护仪心电图形的影响,做初步判断后进一步行心电图。

(1) 正常心电图见图 24-7-1。

1) P 波:代表心房除极过程,因此 P 波异常多为心房的问题。

2) PR 间期:P 波 +P-R 段,代表心房除极开始至心室开始除极,因此时间延长可见于房室传导阻滞。

3) QRS 波群:心室除极全过程。

(2) 几种临床常见的异常心电图

1) 期前收缩:见图 24-7-2。

2) 室上性心动过速:见图 24-7-3。

3) 室性心动过速:见图 24-7-4。

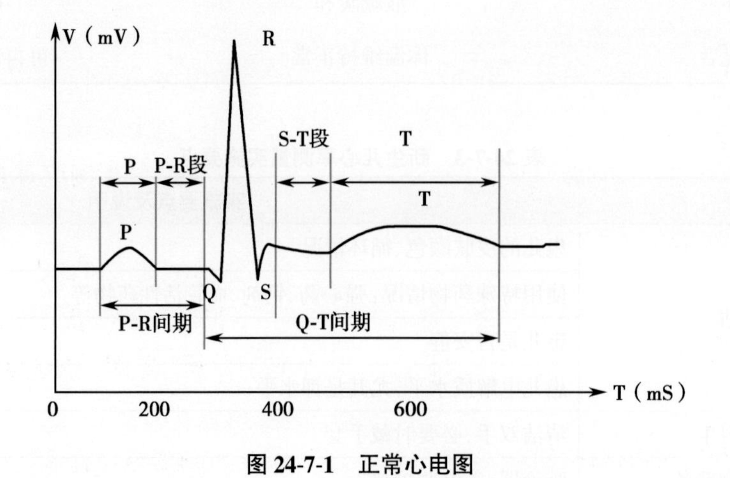

图 24-7-1 正常心电图

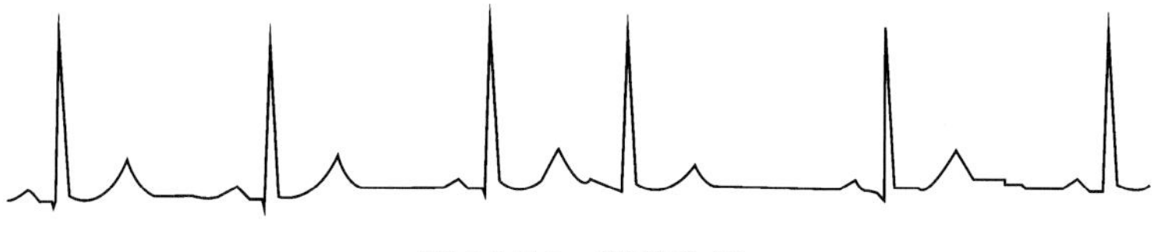

图 24-7-2　期前收缩

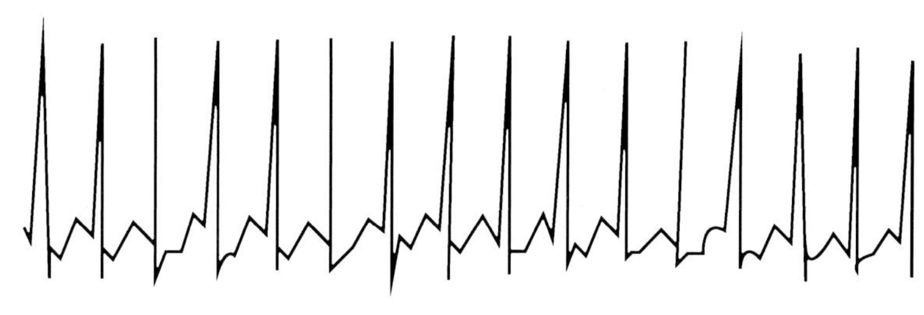

图 24-7-3　室上性心动过速

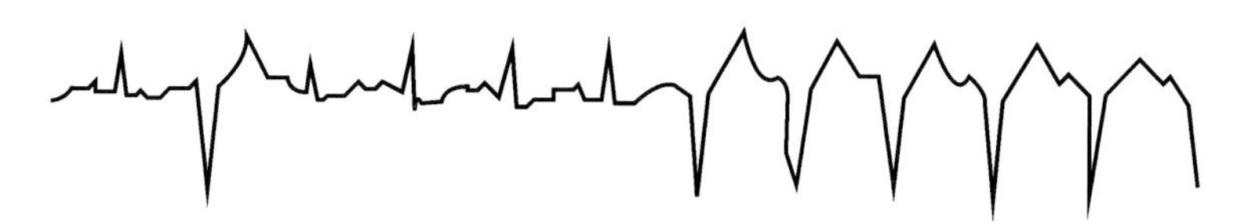

图 24-7-4　室性心动过速

4）高钾血症及低钾血症心电图：①高钾血症：可能出现 P 波低平，QRS 振幅较低，S 波增深，ST 段下降；②低钾血症：可能出现 PR 间期延长，ST 段下移，T 波低平，U 波明显。不同血钾水平心电图见图 24-7-5。

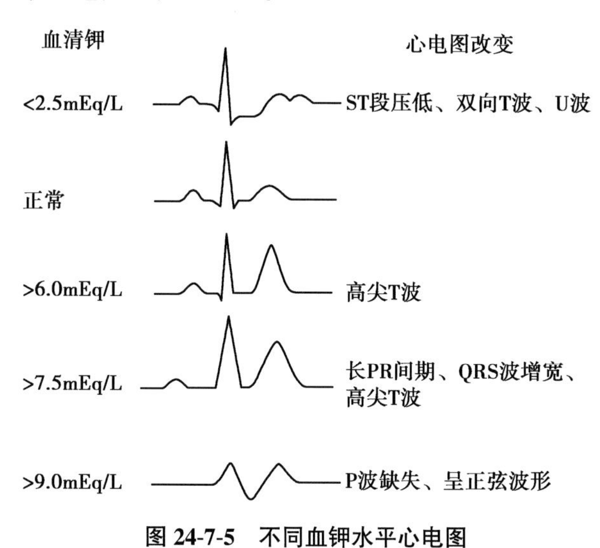

图 24-7-5　不同血钾水平心电图

三、呼吸测量

（一）目的

测量患儿呼吸频率、节律，监测并分析呼吸变化，为临床诊治及护理提供参考。

（二）实施要点

具体见表 24-7-4。

四、血压测量

（一）无创血压测量

1. 目的　测量患儿血压值（收缩压、舒张压、平均动脉压），监测并分析其变化，为临床诊治及护理提供参考。

2. 实施要点　具体见表 24-7-5。

3. 注意事项

（1）影响血压测量值的因素：袖带过宽会使测量的血压偏低，过窄则偏高；袖带缠绕过紧使测量的血压偏低，过松则偏高。

（2）禁止在骨折侧或有 PICC 置管肢体侧进行血压测量。

（二）有创动脉血压监测

1. 目的　测量患儿血压值（收缩压、舒张压、平均动脉压），监测并分析其变化，为临床诊治及护理提供参考。

2. 实施要点　具体见表 24-7-6。

表 24-7-4　新生儿呼吸测量实施要点

操作步骤		实施要点及说明
操作前准备	评估	患儿的皮肤颜色
		氧疗方式及用氧浓度
		有无鼻翼扇动、三凹征等呼吸困难表现
操作	人工计数	新生儿以腹式呼吸为主，需观察患儿的胸腹部起伏情况，一起一伏为一次呼吸
		测量时间 1 分钟
	监护仪数据	由于监护仪监测呼吸受电极粘贴点呼吸动度的影响较大，且数据有延迟现象，因此，监护仪中显示的数据需进行分析其准确性
操作后	分析及处理	新生儿正常呼吸为 40~60 次 /min，若患儿安静情况下呼吸持续>60 次 /min，或<30 次 /min，需及时通知医生处理
		部分高危儿呼吸频率可能在正常范围，但呼吸呈周期样，需持续监测，警惕呼吸暂停的发生

表 24-7-5　新生儿无创血压测量实施要点

操作步骤		实施要点及说明
操作前准备	评估	患儿循环：皮肤温度、颜色，毛细血管再充盈时间等循环灌注情况
		患儿病情：有无出血、腹泻、脱水等情况
		用药：是否使用血管活性药物，输注液体量等
	手卫生	清洁双手，必要时戴手套
操作	选择袖带	根据患儿体重、手臂的周径选择适宜的袖带型号（袖带气囊宽度应大于上臂围的 40%，气囊长度应为上臂围的 80%~100%），检查有无漏气，新生儿袖带型号通常分为 4 种（1 号适合<1 000g，2 号适合 1 000~2 000g，3 号适合 2 000~3 000g，4 号适合>3 000g；可能因不同厂家，型号有所不同）
	测量	驱尽袖带内空气，将监护仪的袖带平整地缠于患儿上臂中部，松紧适宜，点击监护仪上测压按键进行测量
		测量过程中避免患儿过度活动，读取数据
		测量完毕后立即取下袖带，以免长时间压迫肢体影响局部血液循环，排尽袖带内余气备用
操作后	分析及处理	新生儿正常血压一般为收缩压 50~80mmHg，舒张压 30~50mmHg，若血压值异常，需再次进行复测并结合患儿情况进行评估，排除因袖带大小、松紧、患儿活动度等因素的影响
		血压值异常者，确认静脉通道是否建立，配合医生积极处理，低血压者建立静脉双通道以方便扩容及用药

表 24-7-6　新生儿有创动脉血压监测实施要点

操作步骤		实施要点及说明
操作前准备	评估	患儿循环：皮肤温度、颜色，毛细血管再充盈时间等循环灌注情况
		患儿病情：有无出血、腹泻、脱水等情况
		用药：是否使用血管活性药物，输注液体量等
	手卫生	七步洗手法洗净双手，必要时戴手套
操作	动脉置管	使用留置针按桡动脉穿刺法进行置管，肝素液封管
	连接测压套件	将动脉血压监测套件及心电监护仪的监测模块进行连接，使用肝素稀释液（0.25~1.0U/ml）彻底排尽一次性压力传感器中管路中的气泡，一端连接动脉通路，另一端连接心电监护仪

续表

操作步骤		实施要点及说明
操作	监护仪校零	将压力传感器置于患儿心脏水平；将三通开关（白色OFF键）调至患儿端关闭动脉端；打开橙色开关使传感器与大气相通，按监护仪上的“全部归零”键进行校零，监护仪屏幕上显示压力线为“0”时将三通开关（白色OFF键）调至橙色开关端关闭大气端；关闭橙色开关，开放动脉端与传感器相通，即可连续监测动脉血压
	数据读取	数据显示稳定后读取数据
	护理管理	保持动脉连接管路的通畅，持续输注肝素液，防止血栓形成
		测压管道应保持密闭，整个管道中必须充满肝素稀释液、排净空气
		严格进行无菌技术操作，监测过程中使用无菌治疗巾包裹压力传感器
		对动脉置管肢体远端应观察循环灌注情况，如皮肤颜色、温度等
		常规情况下每4~6小时校零1次
操作后	分析及处理	血压值异常者，确认静脉通道是否建立，配合医生积极处理，低血压者必要时建立静脉双通道以便扩容及用药

3. 注意事项

（1）保持管路无气泡：气泡会阻止机械信号的传导，产生衰减的压力波形和错误的读数，即使直径只有1mm的微小气泡也可以产生严重的波形变化，因此“无空气备管”是避免产生错误的最重要措施。

（2）校零方法：以大气压为零点，将换能器置于平腋中线第四肋间进行校零。持续监测时，体位不变时每4~6小时校零1次，体位变换后需调整压力传感器的位置并校零，抽血后或测试压力不准确时也需要校零。

五、经皮血氧饱和度测量

（一）目的

通过无创的监护仪或脉搏血氧饱和度仪测量患儿血氧饱和度值，了解患儿氧合情况，监测并分析其变化，为临床诊治及护理提供参考。

（二）实施要点

具体见表24-7-7。

表24-7-7　新生儿经皮血氧饱和度测量实施要点

操作步骤		实施要点及说明
操作前准备	评估	患儿皮肤颜色，患儿的呼吸频率、节律
		传感器接触部位皮肤完整性
		环境有无干扰
	手卫生	清洁双手，必要时戴手套
操作	皮肤清洁	清洁监护仪或脉搏血氧饱和度仪传感器探头接触的局部皮肤
	连接传感器	新生儿优选手表式传感器（指夹型影响对末梢循环的观察），将其无张力缠绕于患儿的手、足或手腕处，使传感器上光源极和感光极相对，确保接触良好
	设置报警界限	根据患儿病情设置监护仪或脉搏血氧饱和度仪报警界限
	数据读取	数据显示稳定后读取数据
操作后	分析及处理	氧疗的新生儿经皮血氧饱和度需维持在90%以上，其中氧疗的早产儿需维持在90%~95%，若早产儿经皮血氧饱和度高于95%，需结合经皮氧分压或血气分析结果及时调整用氧方式、浓度、流量等，防止高氧对早产儿产生危害。若患儿血氧饱和度低于90%，排除有无烦躁、体位等影响因素，配合医生积极处理，避免血氧饱和度波动过大对患儿的不良影响

（三）注意事项

1. 更换部位 监测经皮血氧饱和度时需每2~4小时更换一次传感器部位，观察局部皮肤受压情况及远端循环情况，尤其是对极低/超低出生体重儿，防止局部皮肤压伤。

2. 传感器监测原理 经皮血氧饱和度传感器是使用红外线技术来测量血氧饱和度，利用红外线光源和光接收器，红外线透过皮肤，血液中的血红蛋白在不同的氧合状态下吸收红外线光的程度不同，这种差异被传感器检测并用来计算血氧饱和度。

3. 影响测量结果的因素 经皮血氧饱和度监测过程中，血氧饱和度探头可能会受到多种因素的影响。

(1)环境光线：强光可能会干扰读数。

(2)皮肤温度：低体温可影响血流和血管的扩张。

(3)循环灌注状态：休克、贫血及应用血管活性药物等导致血流灌注不足，监测的数据可能有偏差，甚至监测不出数据，需行血气分析进行判断。

(4)血压测量：勿将传感器与血压袖带放在同一手臂上测量，以免影响测量结果。

（张秀娟 刘昌红）

第八节 心电监护仪使用

一、目的

连续、动态地监测患儿的心率、呼吸、血压、经皮血氧饱和度等参数，直观地显示各项参数，为临床病情评估及诊疗护理提供参考。根据需要设定各参数上下报警值，可以提醒临床医务人员及时发现病情变化。

二、实施要点

具体见表24-8-1。

表24-8-1 新生儿心电监护实施要点

操作步骤		实施要点及说明
操作前准备	评估	评估患儿的生命体征，需要进行监测的参数
		环境有无干扰
	物品准备	心电监护仪，心率、血压、经皮血氧饱和度连接部件，适宜型号的血压袖带、电极片、经皮血氧饱和度传感器探头
	手卫生	清洁双手，必要时戴手套
操作	连接电源	连接心电监护仪电源，检查仪器运行是否正常，各部件是否安装妥当
	清洁皮肤	清洁患儿贴电极处皮肤(可用生理盐水棉球擦拭，以降低皮肤阻抗和信号干扰，提高心电信号的传导)
	安放电极	粘贴电极片，注意避开乳头处
	连接血氧饱和度传感器	连接经皮血氧饱和度传感器探头，初生新生儿安放于右上肢即动脉导管开放前位置
	连接血压袖带	选择适宜型号的血压计袖带，缠绕于患儿上臂中部(部分患儿遵医嘱测量四肢血压)，根据病情选择监测频率

续表

操作步骤		实施要点及说明
操作	有创动脉血压监测	连接动脉血压监测套件及心电监护仪的监测模块，打开监测套件三通管进行监测
	设置报警线	设定 HR、RR、BP、SpO_2 的报警范围
	观察并记录	观察心电监护仪各项参数显示，做好记录
维护保养	避免频繁开关仪器	开关机器的瞬间会产生很强的电流对机器造成冲击，影响机器的寿命
	线缆放置	使用后线缆应盘旋成圆圈妥善放置，勿折叠或受压，以免线路折断
	屏幕清洁	监护仪屏幕应用无绒布或海绵浸湿适当清洁溶液后进行擦拭，在擦拭过程中机器内部不能进入任何液体
	充放电管理	使用中的监护仪应每个月对电池进行充放电处理，延长其寿命
操作后	撤机	停止使用心电监护仪后，关闭电源，取下并弃去一次性电极、传感器等，消毒备用

三、注意事项

1. 电极安放 新生儿一般用三导联，安放位置如下：①右上（RA）白色：胸骨右缘锁骨中线第1肋间；②左上（LA）黑色：胸骨左缘锁骨中线第1肋间；③左下（LL）红色：左锁骨中线剑突水平处。

2. 电极更换 监护过程中观察电极有无脱落，每24小时更换一次性电极片。监测过程中若出现心电图基线游走不定，可能是电极位置放置不准确以及电极、导联线连接不良，或患儿活动引起，需进行相应调整。

3. 皮肤护理 部分患儿可能在粘贴电极处出现皮肤过敏等情况，需定时更换粘贴部位，做好局部皮肤护理，防止皮损加重引起感染。

4. 监护仪报警设置

（1）原则：①不允许关闭报警功能；②报警音量的设置必须保证医务人员在工作范围之内能够听见；③尽量减少噪声干扰；④报警范围的设定不是正常范围，而应是安全范围，应根据患儿个体情况进行调整，交接班时需检查设置是否合理。

（2）监护仪在使用中存在延时报警的情况，延时报警可减少因患儿体位变动或活动而引起的误报警，以免增加工作量；同时，延时报警可能会影响医务人员对患儿病情的评估。因此，设置适宜的报警线，在心电监护仪应用的基础上加强巡视是患儿安全的重要保障。

（3）建议的报警设置范围

1）经皮血氧饱和度的报警设置范围：足月儿上限100%，下限90%；早产儿上限100%（未吸氧者）、95%（吸氧者），下限90%。

2）心率的报警设置范围：一般情况设置上限180次/min，下限100次/min。特殊情况需考虑患儿的个体因素，如心肌损伤患儿基础心率100次/min左右，则可选择上下浮动20%~30%作为上下限。

5. 注意维护保养 护理人员作为监护仪的直接使用者和管理者，直接关系着监护仪的使用寿命。

（张秀娟　王雪娟）

第九节　经皮氧分压测量

一、目的

通过无创的氧分压及二氧化碳分压监测仪测量患儿氧分压及二氧化碳分压，供临床参考。

二、实施要点

具体见表 24-9-1。

表 24-9-1　新生儿经皮氧分压测量实施要点

操作步骤		实施要点及说明
操作前准备	评估	患儿皮肤颜色，呼吸频率、节律
		氧疗方式、持续时间、氧疗浓度
	物品准备	经皮氧分压监测仪器、专用电极片、导电膏
	手卫生	清洁双手，必要时戴手套
操作	检查	开机，检查设备运行状况
		检查气瓶状态，定标仓内是否干燥
	皮肤清洁	清洁患儿前胸部皮肤
	定标	对仪器进行定标，以保证监测准确性，定标时加热会产生水蒸气，可用干棉签擦拭，以免影响定标
	连接电极	将仪器传感器贴上专用电极片，使用导电膏贴合到患儿清洁处皮肤，可使用胶布加固
	读数	20 分钟后记录数据，每 10 分钟 1 次，共计 5 次
	分析与处理	一般情况下 $PaCO_2$ 波动在 35~65mmHg，PaO_2 50~90mmHg，若出现数值异常，及时告知医生，进行相应的处理
操作后	撤机	监测结束后取下传感器探头，用酒精清洁待干后放入定标仓内
		取下电极片，清洁皮肤，整理用物

（郭雪梅　李 雪）

第十节　输液泵及注射泵的使用

一、目的

准确控制输液速度，保证药物匀速、准确地进入患儿体内发挥作用，对输液过程中出现的异常情况能进行报警并及时自动切断输液通路。

二、操作步骤

具体见表 24-10-1。

表 24-10-1 新生儿输液实施要点

操作步骤		实施要点及说明
操作前准备	评估	输液泵：输液泵与输液器是否配套
		注射泵：注射泵与其匹配的注射器型号(一般注射泵能识别的注射器为 10ml、20ml、50ml，部分设备能识别 5ml 的注射器)
	物品准备	输液泵、输液器，注射泵、注射器、泵延长管等
	手卫生	七步洗手法洗净双手，必要时戴手套
操作	连接电源	打开电源，检查仪器运行是否正常
	连接输液通道	使用输液泵输液前需排尽输液器管道里的空气；根据医嘱使用注射器抽吸药物，连接泵延长管，排尽气体。将头皮针 / 输液接头连接于患儿的留置针肝素帽 / 正压接头上
	连接泵	打开输液泵门，将输液管按指示方向嵌入泵内，关闭泵门
		将注射器放置于注射泵内，固定
	设置	根据医嘱设置输注速度、输注量等
	启动	再次检查输液管路有无气泡，松开输液管调节器，启动输液，观察输液泵 / 注射泵是否运行正常，观察滴速与设置是否相符
	使用中评估	输液过程中加强巡视，观察输液泵 / 注射泵运行是否正常，液体输注是否通畅、管路内有无气泡、注射部位有无红肿、输液泵 / 注射泵显示屏上的时速是否与正在滴注的药物所要求的时速一致等，及时发现和处理异常情况
	记录	做好记录
维护保养	保持仪器的清洁干燥	定期进行清洁，使用时防止液体进入泵内造成机器失灵
	存放管理	泵禁止存放在风扇、空调、电炉、暖气、加湿器等冷湿(热)气流直接接触的地方，应置于干燥处备用
	充放电管理	对长期不使用的内部蓄电池，至少每月进行 1 次充放电，以防电池老化
操作后	撤机	使用完毕后打开泵门取出输液管 / 注射器，关闭输液泵 / 注射泵，清洁消毒后备用

三、注意事项

1. 设置合理 输液泵通常使用滚轮等装置来推动液体的流动，滚轮通常在输液管路上滚动通过挤压输液管来推动液体，属于加压输液。若输液泵阻力设置不合理，液体外渗未及时发现，输液泵会继续加压输注而不报警，导致严重的输液渗漏。因此要设置适宜的输液阻塞报警阻力值，并加强巡视，观察输液部位皮肤情况，防止严重输液渗漏。常见报警见表 24-10-2。

表 24-10-2 输液泵 / 注射泵常见报警及处理

报警内容	原因	处理
气泡报警	管路中进入气泡，被气泡检测传感器识别	关闭静脉通道，打开泵门 / 取下注射器，排尽气泡，重新放置输液管路，关闭泵门，开放静脉通道，启动输液
完成报警	达到预设量的报警	根据医嘱停止输液或重新设置用量
阻塞报警	回血、输液管道扭曲、调节器未打开等	根据情况去除阻塞原因，重新启动
电源报警	未连接电源线，且储备电源即将用尽	连接电源线或装新电池
流速报警	输液管路长时间受泵滚轮挤压导致变形，输注流速发生改变	将输液管路连接泵的变形部位进行更换

2. 配套管路使用管理 输液泵必须使用与其相配套的专用输液器才能保证其流量的精确性。欧美发达国家基本使用的是专用管路，而国内目前由于多方面原因无法完全做到，因此，输液泵在启用前需要先对非专用输液器进行标定，标定后检测正常再使用，并随时跟踪检测其稳定性。

3. 定期校准 输液泵使用一段时间后滚轮磨损，输液精准度会有所下降，甚至出现输液泵滚轮间歇停顿时仍有液体下滴的现象，这种不受设备控制的液流称为“自流”。因此，使用中的输液泵需要定期进行校准，以消除累积的误差及防止“自流”。

（郭雪梅　王　敏）

第十一节　皮内注射

一、目的

主要用于药物的皮肤过敏试验，如青霉素皮试等，也可用于注射结核菌素纯蛋白衍生物(tuberculin purified protein derivative，PPD)，观察局部反应以协助诊断结核。

二、实施要点

具体见表 24-11-1。

表 24-11-1　新生儿皮内注射实施要点

操作步骤		实施要点及说明
操作前准备	评估	患儿家族有无过敏史，手腕内侧部位皮肤情况
	手卫生	七步洗手法洗净双手，戴手套
	用物准备	医嘱单、皮试液、1ml 注射器、酒精消毒液、棉签、免洗手消毒液、急救用物(出现过敏性休克急救用)
操作	核对	核对患儿身份及医嘱
	配制 / 选择皮试液	根据皮试的药物类型按标准配制皮试剂，或抽吸标准皮试液，排气至 0.1ml，针头型号为 4.5 号
	消毒	使用 75% 酒精消毒前臂掌侧下 1/3 处，消毒范围 5cm × 5cm
	注射	左手绷紧注射部位皮肤，右手持注射器斜面向上与皮肤成 5° 角刺入皮内，待针尖斜面全部进入皮内后左手拇指固定针栓，右手推注药液 0.1ml，可见圆形隆起的皮丘
	拔针	拔出针头，勿按压
操作后	再评估	患儿面色、生命体征，穿刺点皮肤情况
	核对	再次核对患儿身份，记录皮试时间，整理用物，取舒适卧位
	观察	15 分钟后观察皮试结果并记录

三、注意事项

1. **避免影响结果的因素** 注射部位勿揉擦，以免影响观察结果。由于新生儿皮肤娇嫩，受刺激后容易发红导致假阳性结果，此时需注意观察皮丘大小，绷紧皮肤后发红是否消退，必要时行对侧生理盐水皮内注射对照，避免影响治疗用药的选择。

2. **皮试药液现配现用** 尽量使用专用皮试剂，自行配置皮试剂的药物配置时需注意剂量准确，现配现用，并准备好抢救药物及药品。

3. **皮试结果阳性** 经两名有经验的医务人员确诊为皮试阳性时，应在医嘱单执行处标注醒目标记，及时告知医生及家属，并在床旁做好醒目标识，班班交接。

（郭雪梅　朱成辉）

第十二节　皮 下 注 射

一、目的

部分药物需要通过皮下注射发挥药理作用，如低分子量肝素等。

二、实施要点

具体见表 24-12-1。

表 24-12-1　新生儿皮下注射实施要点

操作步骤		实施要点及说明
操作前准备	评估	患儿病情，凝血功能情况，准备注射部位皮肤情况（低分子量肝素通常选择脐周及下腹部组织进行注射）
	手卫生	七步洗手法洗净双手，戴手套
	用物准备	医嘱单、药液、1ml 注射器、碘伏消毒液、棉签、免洗手消毒液等
操作	核对	核对患儿身份及医嘱
	抽吸药液	根据医嘱计算需抽吸的药液量，经双人复核后准确抽吸
	消毒	使用碘伏消毒注射部位皮肤两次，消毒范围 5cm × 5cm
	注射	选择 4.5 号针头，注射部位若为脐周及下腹部组织，则可用左手捏起部分皮肤组织，右手持注射器，斜面向上与皮肤成 20°~30° 角刺入，针头进入 1/3~1/2 时固定针栓，抽吸活塞，无回血即可推注药液
	拔针	拔出针头，按压
操作后	再评估	患儿面色、生命体征，穿刺点皮肤情况
	核对	再次核对患儿身份、使用的药名及药物剂量记录时间，整理用物，取舒适卧位
	观察	观察用药后的反应等

三、注意事项

1. 避免同一部位频繁注射 长期注射时应避免同一部位频繁注射，可结合皮下注射腹壁定位图进行，每次更换注射部位（图 24-12-1）。

2. 准确计算药物使用剂量 如低分子量肝素钙 4 100U/0.4ml，取 0.1ml 使用生理盐水稀释至 1ml（含低分子量肝素 1 025U），100U ≈ 0.1ml，临床可将常用剂量的配制及换算方法整理张贴出来，便于临床护士快速查阅，准确计算。

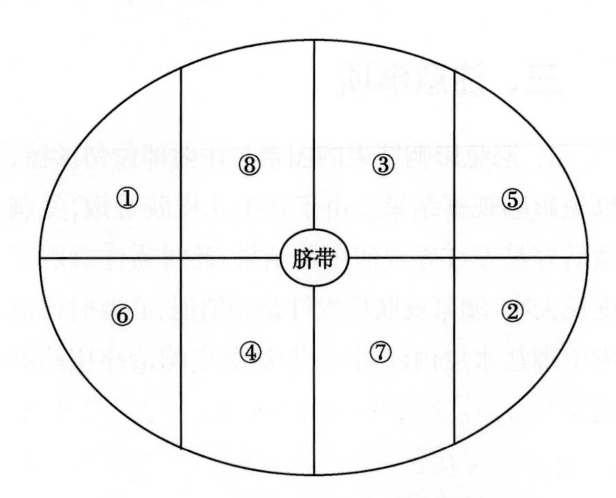

图 24-12-1 新生儿皮下注射腹壁定位图

（郭雪梅 黄静怡）

第十三节 肌 内 注 射

一、目的

部分药物需要通过肌内注射发挥药物作用，如乙肝疫苗、乙肝免疫球蛋白等。

二、实施要点

具体见表 24-13-1。

表 24-13-1 新生儿肌内注射实施要点

操作步骤		实施要点及说明
操作前准备	评估	评估患儿病情，注射部位皮肤情况（通常选择大腿前外侧肌、臀中肌或上臂三角肌）
	手卫生	七步洗手法洗净双手，戴手套
	用物准备	医嘱单、药液、注射器、碘伏消毒液、棉签、免洗手消毒液等
操作	核对	核对患儿身份及医嘱
	抽吸药液	根据医嘱计算需抽吸的药液量，准确抽吸
	消毒	暴露注射部位，使用碘伏消毒注射部位皮肤两次，消毒范围 5cm × 5cm
	注射	左手捏起患儿的肌肉组织，右手持注射器成 90° 角刺入，针头进入 1/2 左右时固定针栓，抽吸活塞，无回血即可快速推注药液
	拔针	拔出针头，按压
操作后	再评估	患儿面色、生命体征，穿刺点皮肤情况
	核对	再次核对患儿身份及注射的药名及药物剂量，记录时间，整理用物，取舒适卧位
	观察	观察用药后的反应等

三、注意事项

1. 乙肝疫苗及乙肝免疫球蛋白注射 《国家免疫规划疫苗儿童免疫程序及说明(2021年版)》指出,对于乙肝表面抗原(HBsAg)阳性母亲的新生儿,应在出生后12小时内尽早注射乙肝免疫球蛋白(HBIG)100IU,同时在不同(肢体)部位接种第1剂重组乙型肝炎疫苗(HepB)。若为重组(酵母)HepB,则注射10μg;若为重组[中国仓鼠卵巢(CHO)细胞]HepB,则注射20μg。

2. 注射部位定位

(1)大腿前外侧肌(股外侧肌):为新生儿最常用的肌内注射部位,注射部位为大腿前外侧中部肌肉。

(2)臀中肌:以示指尖和中指尖分别置于髂前上棘和髂嵴下缘处,髂嵴、示指、中指便构成一个三角形,注射部位选择在示指和中指构成的角内,见图24-13-1。

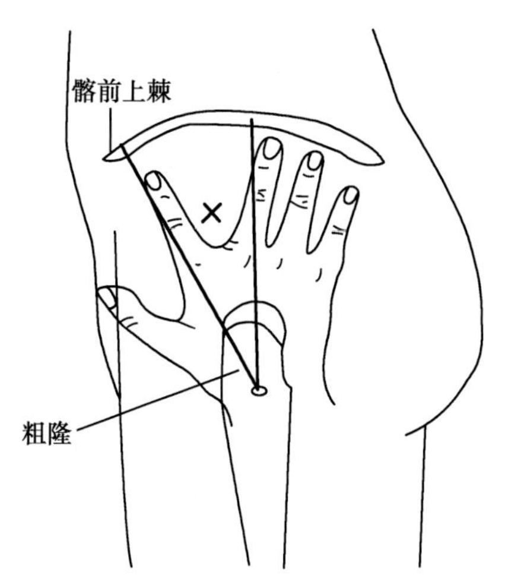

图24-13-1 臀中肌定位示意图

(3)上臂三角肌:以新生儿手指为准,自肩峰向下2~3横指,约在肩峰下1.5cm处,即为肌内注射部位。

3. 特殊药物的肌内注射 新生儿梅毒治疗使用苄星青霉素G时需注意:苄星青霉素稀释后药液呈混悬液,等待时间过长或使用小号针头抽吸容易堵塞针头造成注射失败。因此,临床一般选择7号针头(5ml注射器),将穿刺部位消毒后由助手协助固定,确定注射部位后快速稀释药物并抽吸准确剂量(在瓶内排尽空气),迅速拔出针头后采用快速注射法(进针快、抽回血快、推药快、拔针快)进行注射,能增加一次性注射成功率。注射剂量5万U/(kg·次),1次肌内注射(分两侧臀肌)。

4. 尽量避免肌内注射 药物的吸收取决于局部的血流灌注和药物沉积在肌肉中的面积。新生儿尤其是早产儿及高危新生儿,局部血流灌注不足,肌肉组织少,当存在低体温、缺氧、休克等情况时,肌内注射的药物不能有效吸收,局部可能形成硬结甚至是脓肿。因此,新生儿应尽量避免肌内注射,尤其是多次剂量注射。

(郭雪梅 时小丁)

第十四节 留置针静脉穿刺

一、目的

建立静脉通道,减少反复穿刺,保证及时用药,达到补充水分、电解质、营养等的目的。

二、实施要点

具体见表24-14-1。

表 24-14-1　新生儿留置针静脉穿刺实施要点

操作步骤		实施要点及说明
操作前准备	评估	患儿病情、血管情况、所用药物理化性质、液体输注时间及疗程等
	用物准备	医嘱单、安全型留置针、无菌透明敷贴、封管液 / 预充式导管冲洗器、碘伏消毒液、棉签、免洗手消毒液
	手卫生	七步洗手法洗净双手，戴手套
操作	核对	核对患儿身份
	暴露血管	选择适宜的血管，暴露局部皮肤（若为头皮静脉，则剃去局部毛发），消毒皮肤面积不少于 8cm × 8cm，待干
	排气	检查物品效期后打开留置针并排尽空气
	消毒	再次消毒，若穿刺四肢则扎上止血带
	穿刺	平行旋转活动留置针针芯，绷紧皮肤，以 10°~20° 进针，见回血后降低角度再进针约 0.2cm
		松开针翼并固定，拔出针芯 0.3~0.5cm，将软管全部送入血管内，若穿刺四肢则松开止血带
		连接注射器 / 预充式导管冲洗器，推注生理盐水确认穿刺是否成功，成功后左手拇指与示指固定针翼，右手拔出针芯
	固定	以穿刺点为中心使用无菌透明敷贴固定，固定时注意勿牵拉敷贴，应采用无张力粘贴，再使用胶布将延长部分固定于穿刺点近心端处
	封管	正压封管（使用封管液 / 预充式导管冲洗器边推边退），关闭留置针上小夹子
	标识	贴上标识，注明穿刺日期及时间
操作后	再评估	患儿面色、生命体征，穿刺点皮肤情况
	核对	核对患儿身份
	整理	清理用物，洗手并记录

三、注意事项

1. 血管选择　严格无菌技术操作，注意接触患儿的手消毒。

2. 防止皮肤损伤　使用安全型剃刀剃除毛发，以免发生医源性皮肤损伤。留置针固定时根据留置针柄的情况及部位选择是否在针柄下方垫小纱布等进行压力缓冲，防止局部受压损伤。

3. 输液管理　使用过程中加强巡视，保证输液畅通，出现局部红肿时需及时更换部位重新穿刺留置针。无异常时常规更换留置针时间一般为72~96 小时。

（郭雪梅　谢　莉）

参考文献

[1] 邵肖梅，叶鸿瑁，丘小汕. 实用新生儿学. 5 版. 北京：人民卫生出版社，2019.

[2] 张玉侠. 实用新生儿护理学，北京：人民卫生出版社，2015.

[3] Pammi M. Candida infections in neonates: Treatment and prevention [EB/OL].[2024-5-22]. https：//www.uptodate.com/contents/candida-infections-in-neonates-treatment-and-prevention

[4] Paysse E A, Coats D K. Congenital nasolacrimal duct obstruction (dacryostenosis) and dacryocystocele [EB/OL].[2023-1-9]. https：//www.uptodate.com/contents/congenital-nasolacrimal-duct-obstruction-dacryostenosis-and-dacryocystocele
[5] Speer M E. Gonococcal infection in the newborn [EB/OL].[2023-9-6]. https：//www.uptodate.com/contents/gonococcal-infection-in-the-newborn
[6] 张琳琪, 李杨, 宋楠, 等. 婴幼儿尿布性皮炎护理实践专家共识. 中华护理杂志, 2020, 55 (8): 1169.
[7] 国家卫生健康委员会. 国卫疾控发 [2021] 10 号, 国家卫生健康委关于印发国家免疫规划疫苗儿童免疫程序及说明 (2021 年版) 的通知, 2021.
[8] 李杨, 彭文涛, 张欣. 实用早产儿护理学. 北京: 人民卫生出版社, 2015.
[9] 武荣, 封志纯, 刘石. 新生儿诊疗技术进展. 北京: 人民卫生出版社, 2016.
[10] 吴惠平, 罗伟香. 护理技术操作并发症预防及处理. 2 版. 北京: 人民卫生出版社, 2023.

第二十五章 专科护理技术操作及实施要点

第一节 新生儿特殊保暖

一、暖箱保暖

（一）目的

1. 提供适宜新生儿的温度和湿度环境，使体温维持在正常范围。

2. 在保暖状态下暴露患处皮肤，如脓疱疮、尿布疹等皮肤受损患儿。

（二）入箱条件

1. 出生体重<2 000g 者。

2. 体重 ≥2 000g 但无法在室温中维持正常体温者。

3. 因疾病需要在暖箱内暴露者。

（三）实施要点

具体见表 25-1-1。

表 25-1-1　新生儿暖箱保暖实施要点

操作步骤		实施要点及说明
操作前准备	检查暖箱	准备已清洁消毒的暖箱，检查其结构、功能是否完好
		水箱内加入灭菌水至水位线
		接通电源，开启电源开关，检查暖箱各项显示是否正常
	环境温度	暖箱温度受环境温度的影响，尤其是单层箱壁的暖箱，因此，应尽量选择具有双层箱壁的暖箱以减少辐射散热的损失
		调节室温 24~26℃，湿度 55%~65%
	暖箱放置	暖箱应避免放置在阳光直射、有对流风或取暖设备附近，以免影响箱内温度的控制
	铺被垫等	取用消毒后布类，按规范铺好暖箱内被垫等，检查输液孔等是否有脱落。脱落的输液孔洞会影响暖箱温湿度的升温速度及维持，因此应保持完好状态
	评估	评估患儿胎龄、出生体重，目前的日龄、体重，生命体征等情况
	温度调节	将暖箱调温至所需温度进行预热，温度调节见表 8-3-1、表 10-2-2 或表 25-1-2，以提供最佳的适中温度
	湿度调节	暖箱的湿度一般为 55%~65%，对于极低或超低出生体重儿，暖箱湿度可根据体重、日龄适当调高至 70%~80%

续表

操作步骤		实施要点及说明
操作	核对身份后入箱	暖箱温度达到预设值后，核对患儿身份，将其放入暖箱内，患儿裸身穿纸尿裤或仅着少量单衣
	固定传感器	将皮肤温度传感器固定在婴儿下腹部纸尿裤遮盖处
	体位	根据病情选择合适的体位，提供“鸟巢”护理，并根据临床需要调节床位倾斜度
	发育支持护理	在暖箱外铺上遮光布，减少强光线对患儿的刺激。在暖箱附近避免大声说话，开关箱门动作轻柔，减少噪声刺激等
	记录	记录入箱时间，暖箱温湿度
	生命体征监测	观察患儿面色、呼吸、心率、体温变化，根据体温调节箱温并记录；在患儿体温未升至正常之前应每小时测体温 1 次，体温正常后每 4~6 小时测 1 次
	减少箱门打开	一切护理操作应尽量在箱内集中进行，如喂奶、更换纸尿裤、皮肤护理、体格检查等，操作时可从边门或袖孔伸入箱内进行，操作完毕后及时关闭箱门，避免频繁打开箱门，以免箱内温度波动。部分暖箱具有“热风帘”功能，打开箱门时可以开启该功能，以减少热量散失引起温度波动
	温度调节	暖箱温度调节应根据患儿的体温进行，循序渐进，严禁骤升骤降，以免对患儿产生不良影响。每次对暖箱温度及湿度进行调节后半小时必须复测体温或使用暖箱温度传感器持续监测患儿体温
	暖箱运行监测	使用过程中随时观察暖箱的性能及效果，做好交接班
		暖箱具有报警功能，发现故障应及时终止使用；有时也可能出现未报警的故障。因此，使用中的暖箱需要监测运行状态，必要时可使用外置监测装置进行监测
	安全防护	暖箱使用中为一个相对密闭的系统，打开箱门时注意保护患儿，防止坠地
		大部分暖箱的内置操作垫具有外拉功能，便于工作人员操作，在回退及关闭箱门时注意患儿肢体、输液管路、引流管路等，防止肢体压伤或管路夹闭
暖箱的清洁消毒	每日清洁	保持暖箱清洁，使用期间每天用消毒液（根据暖箱出厂说明书进行选择，应考虑各配件部分对消毒液的耐受情况，也可以选择季铵盐消毒纸巾）擦拭暖箱外壁，然后再用清水擦拭一遍
	湿化用水更换	暖箱湿化器使用灭菌水，每天更换 1 次
	每周彻底消毒	使用中暖箱每周更换 1 次，并进行全面彻底消毒
	空气净化垫定期清洗 / 更换	暖箱空气净化垫根据情况定期进行清洗，层流病房空气净化效果佳，一般每 3 个月清洗 / 更换，非层流病房建议每月清洗 / 更换
	终末消毒	患儿出暖箱后将暖箱各配件拆卸，使用消毒液擦拭消毒暖箱，清洁湿化水槽等，进行终末消毒
	细菌学采样监测	定期采样进行细菌学监测，包括常态采样及消毒后采样，对采样不合格者应分析原因、整改并复查
出箱	出箱条件	体重达 2 000g 以上，体温稳定
		在不加热的暖箱内，室温维持在 24~26℃时，患儿能维持正常体温
		患儿在暖箱中生活 1 个月以上，体重虽不到 2 000g，但一般情况良好
		皮肤破损好转、愈合，无须暴露观察者
	核对身份	核对患儿手、脚腕带及床头卡
	保暖	为患儿穿好衣物，包好棉被等
	记录	记录出暖箱时间
	监测体温	出暖箱后监测患儿体温能否维持正常，根据情况选择保暖方式
	清洁消毒暖箱	将患儿使用后的暖箱清洁消毒备用，备用暖箱闲置超过一定时间建议重新进行消毒

表 25-1-2 适中温度计算方法

年龄段	公式
<1 周	36.6−(0.34×出生时胎龄*)−(0.28×日龄)
≥1 周	36−[1.4×体重(kg)]−(0.03×日龄)

注:* 以周为单位,胎龄 30 周为 0,<30 周者为负数(例如 27 周为 −3),>30 周者为正数(例如 33 周为 +3)

(四) 注意事项

1. 暖箱温度的控制 暖箱温度的控制可以采用箱温和肤温两种模式,使用箱温模式时由工作人员主动进行暖箱温度调节;使用肤温模式时,设定值为传感器所达到的温度,应保证肤温传感器粘贴紧密,防止脱落后温度未达到设定值而暖箱持续加温。

2. 手卫生 工作人员箱内进行各项检查操作,接触患儿前后必须洗手,防止交叉感染。

3. 患儿安抚 对活动过多、哭闹多的婴儿应进行安抚,必要时采取适当约束或遵医嘱使用镇静剂,以防撞伤或踢伤。

4. 补充液体 暖箱壁上的小孔为空气流动用,不得堵塞箱壁上的小孔。温暖的空气会增加患儿的不显性失水,应观察患儿的皮肤弹性、尿量等,及时补充液体。

5. 暖箱配有光疗装置时 暖箱配有光疗装置使用时可能会增加箱内的温度,使用热光源光疗装置时需要适当调低暖箱温度,而冷光源光疗装置则无需调节箱温。

6. 关于暖箱湿度的调节 由于暖箱内高湿度的环境有利于细菌繁殖,增加感染概率,因此,一般主张暖箱内的湿度不宜过高,保持 55% 左右即可。但胎龄<30 周的早产儿出生早期要求较高湿度以减少蒸发散热,维持体温,具体调节方法详见第十章第二节。

二、远红外线辐射台保暖

(一) 目的

提供开放式的辐射台便于抢救危重患儿,并提供适宜的温度,使新生儿体温维持在正常范围。

(二) 实施要点

具体见表 25-1-3。

表 25-1-3 新生儿远红外线辐射台保暖实施要点

操作步骤		实施要点及说明
操作前准备	评估	患儿病情、体温、生命体征等
	放置	将辐射台放置于空气对流较少的区域,减少对辐射台温度的影响
	检查	准备已清洁消毒的辐射台,检查其结构、功能是否完好
		接通电源,开启电源开关,检查各项显示是否正常
	铺被垫	取用消毒后布类,按规范铺好被垫
	预热	选择预热模式进行预加热
操作	核对身份	核对患儿身份,将其放入辐射台,患儿裸身穿纸尿裤或仅着少量单衣
	固定传感器	将皮肤温度传感器探头固定在婴儿下腹部纸尿裤遮盖处
	体位	根据病情选择合适的体位,提供"鸟巢"护理
	床档固定	将四周床档升起并固定,确认安全,必要时适当约束患儿
	记录	记录放入辐射台的时间,当前设置温度
	生命体征监测	观察患儿面色、呼吸、心率、体温变化,根据体温调节辐射台温度并记录,体温正常后每 4~6 小时监测 1 次
	湿度管理	由于辐射台无暖箱的加湿装置,除保持室内的适宜湿度外,可在辐射台面使用清洁保鲜膜覆盖,仅露出患儿头颈部位,以减少蒸发散热
	运行监测	使用中随时监测辐射台的使用效果,做好交接班,发现故障及时处理
	安全防护	四周床档应保持完整并持续升起,以免发生患儿坠床

续表

操作步骤		实施要点及说明
辐射台的清洁消毒	每日清洁	保持辐射台清洁，使用期间每天用消毒液擦拭一遍，然后再用清水擦拭一遍
	每周彻底消毒	使用中辐射台每周更换 1 次，并进行全面彻底消毒
	终末消毒	患儿出辐射台后将各配件拆卸，使用消毒液擦拭消毒，进行终末消毒
	细菌学采样监测	定期采样进行细菌学监测，包括常态采样及消毒后采样，对采样不合格者应分析原因、整改并复查
撤离辐射台	核对身份	核对患儿手、脚腕带及床头卡
	保暖	采取其他的保暖措施，暖箱或棉被等
	记录	记录停止时间
	监测体温	监测患儿体温是否正常，根据情况选择适宜的保暖方式
	清洁消毒暖箱	将患儿使用后的辐射台清洁消毒备用

三、新生儿低体温复温

（一）目的

为低体温或寒冷损伤综合征患儿循序渐进进行复温，以免升温过快引起相关并发症。

（二）实施要点

具体见表 25-1-4。

表 25-1-4　新生儿低体温复温实施要点

操作步骤		实施要点及说明
操作前准备	评估	患儿胎龄、体重，体温、皮肤颜色、生命体征，有无水肿、硬肿等
	分析	判断患儿属于轻、中度低体温还是重度低体温 1）轻、中度：核心温度≥30℃ 2）重度：核心温度<30℃
	选择复温设备	暖箱或暖箱联合亚低温治疗仪（带复温功能）
操作	复温原则	循序渐进 / 逐步复温
	体温监测	使用电子耳温计监测核心温度，至少每 30 分钟监测 1 次或使用亚低温治疗仪的温度探头持续监测肛温
	轻、中度低体温复温	暖箱温度预热至 30℃
		将患儿放入暖箱，每小时升高暖箱温度 0.5~1℃，最终达到适中温度（一般不超过 34℃），以维持患儿体温每小时升高 0.5℃，直至体温恢复至 36℃
		一般在 6~12 小时内恢复正常体温（如患儿体温为 33℃，则要求复温时间约 6 小时）
	重度低体温复温	将箱温设置高于患儿体温 1~2℃
		每小时提高箱温 0.5~1℃，直至达到适中温度，但一般不超过 34℃，同样保证患儿的体温每小时升高 0.5℃，直至体温恢复至 36℃
		于 12~24 小时内恢复正常体温即可
操作后	病情观察	严密监测生命体征等，观察有无硬肿、水肿出现，尤其注意有无肺出血等并发症的发生
	记录	做好记录

（郭雪梅　赵丽华）

第二节　新生儿光照疗法

一、目的

使血清中脂溶性的未结合胆红素通过异构和氧化作用转变为水溶性异构体，通过胆汁或尿液排出体外，从而降低血清未结合胆红素浓度，预防新生儿胆红素脑病的发生。

二、实施要点

具体见表 25-2-1。

表 25-2-1　新生儿光照疗法实施要点

操作步骤		实施要点及说明
操作前准备	检查	接通电源，检查光疗箱或光疗仪运行是否正常
	环境温度	同样，光疗箱温度容易受环境温度的影响，调节室温 22~24℃（早产儿室温 24~26℃），湿度 55%~65%
	放置位置	应避免放置在阳光直射、有对流风或取暖设备附近，以免影响箱内温度的控制
操作	评估	评估患儿的诊断、体重、日龄、胆红素值、生命体征等，判断患儿是否具有光疗指征（见第十五章第五节）
	皮肤准备	为患儿行皮肤清洁，更换纸尿裤，禁忌在皮肤上涂爽身粉或润肤油类，以免降低光疗效果
		剪短指 / 趾甲，防止抓破皮肤
		双眼佩戴大小适宜的遮光眼罩，避免光线损伤视网膜
		脱去外衣裤，全身裸体，只用一次性纸尿裤遮盖会阴部，男婴注意保护阴囊（各医疗机构可根据情况选择蓝光照射专用纸尿裤）
	温度调节	根据患儿体重及日龄调节适当箱温，一般为 30~34℃，使箱温升至患儿适中温度，相对湿度 55%~65%。由于光疗箱的温度控制较暖箱有一定差距，因此，极低 / 超低出生体重儿、危重患儿及体温不稳定者可选择暖箱 + 光疗仪 / 光疗灯 / 光疗毯的方式进行光疗
	核对身份后入箱	核对患儿身份及医嘱信息，将患儿放入已预热好的光疗箱内
	固定传感器	将皮肤温度传感器探头固定在婴儿下腹部纸尿裤遮盖处
	体位	根据病情选择合适的体位，提供“鸟巢”护理
	减少光线刺激	在光疗箱外铺上遮光布，减少强光对其他患儿及工作人员的影响
	记录	记录入箱时间
	生命体征监测	监测体温和箱温变化，光疗时每 2~4 小时测体温 1 次，根据体温调节箱温
	病情观察	观察患儿黄疸消退程度，监测胆红素变化情况，观察患儿精神反应及生命体征、大小便颜色与性状，有无呼吸暂停、烦躁、嗜睡、发热、腹胀、呕吐、惊厥等表现，注意吸吮能力、哭声变化，若有异常应及时与医生联系并处理
	皮肤均匀受光	保持患儿皮肤均匀受光，并尽量使身体广泛照射
	皮肤护理	光疗患儿骶尾部、乳突等突出部位易受压、摩擦而引起皮损或压疮，应 2 小时更换体位 1 次，加强皮肤护理，注意观察患儿骨突及局部受压情况
		观察眼罩有无脱落

操作步骤		实施要点及说明
操作	皮肤护理	观察纸尿裤的松紧度，防止压迫过久造成局部肿胀或过松达不到保护效果
		为防止光疗期间患儿因烦躁而导致皮肤抓伤或擦伤，可将患儿穿上手套及袜套，注意松紧度，并观察局部循环情况
	补充液体	光疗过程中患儿的不显性失水增加，应注意补充液体
	副作用观察	(1) 发热 1) 原因：部分灯管产生热光源，患儿可能出现体温升高达到 38℃以上；LED 灯的光疗仪通常使用冷光源，一般不会产生过多热量 2) 处理：需进行区分是光疗引起的还是感染或其他原因引起的，根据情况选择暂停光疗、物理降温等方法处理
		(2) 腹泻 1) 原因：光疗时分解产物经过肠道排出时刺激肠壁引起肠蠕动增加，患儿表现为大便次数增多，呈稀薄绿色 2) 处理：注意补充液体，做好臀部护理
		(3) 皮疹 1) 原因：光疗时患儿常出现皮疹，分布于面部、下肢、躯干，其原因不明确 2) 处理：一般暂停光疗后会逐渐消失，无需特殊处理
		(4) 青铜综合征 1) 有胆汁淤积的患儿光疗后皮肤和尿液呈青铜色 2) 停止光疗后逐渐消退，无后遗症，但需要较长的时间
	设备运行监测	使用中随时观察灯光的照射效果，做好交接班，仪器故障应立即终止使用
	灯管更换	保持灯管及反射板清洁，定时更换灯管。蓝光灯管使用 1 000 小时必须更换；冷光源如 LED 灯目前尚无统一规范，可采用光源监测装置监测光照辐射度，低于标准值 8μW/(cm^2·nm) 时建议更换
	安全防护	打开箱门时注意保护患儿，防止坠地
		部分光疗箱的内置托盘具有外拉功能，便于工作人员操作，在回退及关闭箱门时注意患儿肢体、输液管路、引流管路等，防止肢体压伤或管路夹闭
光疗箱的清洁消毒	每日清洁	保持光疗箱的清洁，使用期间每天用消毒液（根据说明书进行选择，也可以选择季铵盐消毒纸巾）擦拭光疗箱壁，然后再用清水擦拭 1 遍
	湿化用水更换	湿化器使用灭菌水，每天更换 1 次
	终末消毒	患儿出箱后将各配件拆卸，使用消毒液擦拭消毒光疗箱，清洁湿化水槽等，进行终末消毒
	细菌学采样监测	定期采样进行细菌学监测，对采样不合格者应分析原因、整改并复查
出箱	停止光疗	>35 周的新生儿，总胆红素<13~14mg/dl 可以停止光疗
		应用标准光疗时，当总胆红素降至光疗阈值胆红素 3mg/dl 以下时停止光疗
		应用强光疗时，当总胆红素降至换血阈值胆红素 3mg/dl 以下时改为标准光疗
		应用强光疗时，当总胆红素降至光疗阈值胆红素 3mg/dl 以下时停止光疗
	核对身份	核对患儿手、脚腕带及床头卡
	保暖	出光疗箱，根据患儿情况选择暖箱保暖或棉被保暖
	监测胆红素水平	光疗结束后 12~18 小时应监测总胆红素水平，以防反跳
	清洁消毒光疗箱	将患儿使用后的光疗箱清洁消毒备用
	记录	停止光疗后记录出箱时间、灯管累计使用时间

三、注意事项

1. 光疗标准 光疗标准不能以单一的测定胆红素数值来决定，一定是结合患儿的胎龄、体重、日龄、病情、有无胆红素脑病的高危因素等进行综合判断。

2. 监测生命体征 光疗时影响对皮肤颜色的观察，需要持续监测血氧饱和度以随时评估生命体征。

3. 光疗对脂肪乳剂的影响 光疗时蓝光可能会导致脂肪乳剂中的脂质氧化，因此，光疗时输注脂肪乳剂或含脂肪乳剂营养液的患儿需要采用避光输液管进行输注。

4. 其他副作用 除上述表格中的副作用外，光疗影响了母婴互动，影响了新生儿生理节律，引起电解质紊乱（低钙血症）等，因此应加强对患儿的关爱与病情的观察。

（郭雪梅　刘承梅）

第三节　新生儿胃管安置

一、目的

经口或经鼻置入胃管，以观察胃内容物性状，为管喂奶汁及药物或引流胃内容物提供通道。

二、实施要点

具体见表 25-3-1。

表 25-3-1　新生儿胃管安置实施要点

操作步骤		实施要点及说明
操作前准备	评估	患儿有无腹胀、呕吐，经口饮入情况等
	检查	患儿鼻腔及口腔黏膜的完整性
	用物准备	治疗盘内备治疗碗（内盛温开水）、压舌板、胃管、棉签、注射器、胶布、手套、听诊器、手电筒等
	手卫生	七步洗手法洗净双手
操作	核对	核对患儿身份
	体位	患儿仰卧，头偏向操作者，将毛巾垫于颌下
	测量	检查胃管包装并打开，戴无菌手套，取出胃管并测量插入长度：①胃管置入长度为前额发际到脐部与剑突的中点；②眉心到肚脐的距离；③从鼻尖到耳垂再到剑突与肚脐的中点
	置入胃管	再次核对身份后，用棉签蘸温开水清洗两侧鼻孔；一手托住胃管尾端，另一手戴手套持胃管前端在治疗碗内润湿后沿一侧鼻孔缓缓插入，若患儿出现恶心，可暂停片刻，若插入不畅，应检查胃管是否盘在口中
	固定	插入至测量刻度后，初步固定胃管
	判断位置	判断胃管是否在胃中（应至少用 2 种方法确认胃管的位置）： (1) 在胃管末端连接注射器缓慢抽吸，能抽出胃液至少 1ml；注意尽量选择小号注射器（不超过 5ml），勿用力回抽 (2) 置听诊器于病人胃部，快速经胃管向胃内注入 1~2ml 空气，听气过水声

续表

操作步骤		实施要点及说明
操作	再次固定	评估有无消化道出血及胃潴留等，将回抽的胃液或半消化的奶汁缓慢注回，并固定第二条胶布，采用“Ω”法，做好标识
	使用中护理	每天口腔护理2次，建议每3天更换胃管1次
操作后	整理	收拾用物，患儿取舒适卧位，做好记录

（郭雪梅　曹潇逸）

第四节　新生儿鼻饲

一、目的

对不能经口饮入的患儿从胃管内注入奶汁等，供给营养，保证生长发育。

二、实施要点

具体见表25-4-1。

表25-4-1　新生儿鼻饲实施要点

操作步骤		实施要点及说明
操作前准备	评估	胃管固定是否妥当，外露刻度是否合适
		患儿有无腹胀
	用物准备	注射器、听诊器、奶汁、小毛巾/纸巾、医嘱单
	手卫生	清洁双手
操作	核对	核对患儿身份，核对鼻饲喂养的奶源种类及量
	检查奶液温度	检查奶液温度，用手腕内侧测试温度
	判断胃管位置	回抽胃内容物，判断胃管位置是否正确(抽出的奶汁需注入胃内)
	注入奶汁	视喂养量采取直接缓慢推注法(单次喂养量<5ml)或重力喂养法(单次喂养量≥5ml)，优选重力喂养法(将注射器活塞取出，连接胃管，倒入奶汁，利用重力作用使奶汁缓慢流入胃内，最后再倒1~2ml温开水冲洗胃管)
	观察	鼻饲注入过程中需评估患儿的皮肤颜色、HR、RR、SpO_2等，如有异常立即停止注入奶液，积极处理
操作后	整理	整理用物，右侧卧位(极低出生体重儿建议先左侧卧位30分钟再俯卧位)，记录
	巡视	喂养后30分钟内是患儿发生呕吐的高发时间段，应加强巡视，及时发现有无呕吐及反流

（郭雪梅　刘慧玲）

第五节 新生儿洗胃

一、目的

清除新生儿咽下的羊水、胎粪等物质，减少呕吐的发生。

二、实施要点

具体见表 25-5-1。

表 25-5-1 新生儿洗胃实施要点

操作步骤		实施要点及说明
操作前准备	评估	患儿出生时羊水情况，有无呕吐等
	用物准备	医嘱单、注射器、温热的生理盐水、手套
	手卫生	七步洗手法洗净双手
操作	核对	核对患儿身份，核对医嘱单对洗胃液有无特殊要求
	回抽胃内容物	安置胃管，判断胃管位置是否正确，判断洗胃能否进行，若胃内抽出鲜红色液体则禁忌洗胃（出生后吞入血性羊水，抽出鲜红色物呈不均匀黏液状者可进行洗胃，但在洗胃过程中需持续监测）
	清洗	每次抽吸 10~15ml 温生理盐水，缓慢注入，停顿数秒后抽吸，抽出量 ≥ 注入量
		洗胃过程中可将患儿进行左侧卧位、右侧卧位的体位调整，便于清洗干净
		反复清洗直至洗出液清亮
		洗胃过程中注意观察洗出胃内容物的性质和量，若有活动性出血，应终止洗胃，报告医生积极处理
操作后	整理	收拾用物，做好记录
	禁食	洗胃后一般禁食 4~6 小时
	巡视	巡视患儿有无呕吐等症状，观察呕吐物性状

（郭雪梅 黄怡斐）

第六节 新生儿胃肠减压

一、目的

解除或者缓解腹胀，术后吸出胃肠内气体和胃内容物，减轻腹胀；减少缝线张力和伤口疼痛，促进伤口愈合，改善胃肠壁血液循环，促进消化功能的恢复；通过对胃肠减压吸出物的判断，可协助观察病情变化和诊治。

二、实施要点

具体见表25-6-1。

三、注意事项

1. **妥善固定** 妥善固定胃肠减压装置，防止变换体位时引流管受压、脱出而影响减压效果。

2. **更换负压引流器** 每日更换负压引流器，准确记录引流量。

表25-6-1 新生儿胃肠减压实施要点

操作步骤		实施要点及说明
操作前准备	评估	患儿有无腹胀，听诊肠鸣音情况
	用物准备	医嘱单、注射器、负压引流器、胶布、手套、胃管（6号、8号等）
	手卫生	七步洗手法洗净双手
操作	核对	核对患儿身份及医嘱
	回抽胃内容物	根据患儿体重及鼻孔大小选择合适的胃管进行安置（常规情况下早产儿选择6号胃管，足月儿选择8号胃管），判断胃管位置是否正确及通畅，使用注射器抽吸部分胃内容物，观察其性状
	连接负压	将胃管尾端与负压引流器连接，在夹闭连接管的状态下按压引流器，将引流器内气体排出，关闭排气孔，形成负压，松开夹闭的连接管
	固定	妥善固定于床旁，防止导管打折、扭曲
	观察	观察引流物的颜色、性质、量，每24小时更换1次负压引流器，记录24小时引流总量
操作后	整理	收拾用物，做好记录

（郭雪梅 蒲玲菲）

第七节 经口喂养评估及干预

一、目的

评估危重新生儿及早产儿的吞咽、吸吮能力，对存在问题的患儿采取干预措施，提高吸吮-吞咽-呼吸协调能力，促进向完全肠内营养过渡。

二、适应证

（1）吸吮力弱或无吸吮能力的早产儿。

（2）吸吮-吞咽-呼吸不协调的早产儿。

（3）吸吮动作少的早产儿及危重新生儿。

（4）吞咽困难的新生儿。

三、实施要点

具体见表25-7-1。

表 25-7-1 新生儿经口喂养评估实施要点

<table>
<tr><th colspan="2">操作步骤</th><th>实施要点及说明</th></tr>
<tr><td rowspan="2">操作前准备</td><td>唤醒</td><td>更换纸尿裤,唤醒患儿</td></tr>
<tr><td>用物准备</td><td>奶嘴、手套、纸巾</td></tr>
<tr><td rowspan="12">操作</td><td>喂养准备度评估</td><td>使用喂养准备度量表(见表 13-3-1)进行喂养准备度评分</td></tr>
<tr><td>吸吮质量评估</td><td>使用吸吮质量评定量表(见表 13-3-2)进行吸吮质量评分</td></tr>
<tr><td>侧卧抬高的体位支持</td><td>用棉被或毛巾包裹患儿,侧卧抬高,使头、颈、躯干处于一条直线,不束缚患儿双手,让患儿的双手能自由活动,并能触及口唇。同时,保证患儿能看见操作者的脸</td></tr>
<tr><td>口腔刺激</td><td>口腔刺激指通过对口周及口腔内部进行叩击或按摩的感觉刺激,以提高早产儿口咽部肌肉的张力,促进吸吮。操作者可使用安慰奶嘴或戴手套的手指刺激上下口唇,评估患儿有无吸吮动作,如有吸吮动作,可以将奶瓶放入口中让其吸吮;如无吸吮动作,可再反复用安慰奶嘴进行刺激,提供口腔吸吮其他物品的经验,促进患儿的口腔感觉以及驱动的发展</td></tr>
<tr><td>闻奶味</td><td>将奶液滴在奶嘴或操作者手指上,并置于患儿鼻子下,让患儿闻奶香味</td></tr>
<tr><td>品尝</td><td>将奶液滴在安慰奶嘴上或将奶瓶里的奶液滴在嘴唇上,鼓励患儿去品尝奶液味道,从而引起觅食的动作</td></tr>
<tr><td>吸吮</td><td>用安慰奶嘴锻炼患儿的吸吮能力</td></tr>
<tr><td>饮入</td><td>患儿能自然完成以上动作或有良好吸吮能力,即能顺利进入饮奶环节</td></tr>
<tr><td>评估</td><td>观察患儿饮入情况,有无呕吐及喂养不耐受等</td></tr>
<tr><td>外部呼吸调整法</td><td>喂养者在早产儿开始经口喂养的前 1~2 分钟暴发吸吮和吞咽过程中,当观察到早产儿呼吸逐渐变得不规则甚至停止换气时倾斜奶瓶,让奶液全部流回奶瓶,并保持空奶嘴留在早产儿的嘴里,形成一个奶嘴里没有奶液流出的停顿期,让早产儿通过该步骤恢复正常的呼吸节律。喂养时大多数早产儿需要在吸吮 3~5 次时进行奶瓶倾斜。若经过呼吸调整,早产儿的呼吸仍不能恢复正常节律,则需要完全撤出奶嘴,让早产儿得到休息</td></tr>
<tr><td>非营养性吸吮</td><td>对评估后无法经口喂养的早产儿,可在管饲喂养的同时让其吸吮空奶嘴,以锻炼协调的吸吮 - 吞咽 - 呼吸功能,促进经口喂养的实现</td></tr>
<tr><td colspan="0" style="display:none"></td></tr>
<tr><td>操作后</td><td>整理</td><td>整理用物,洗手,记录</td></tr>
</table>

四、注意事项

每次操作均基于患儿的行为线索来进行评估与训练,评估患儿在每个阶段遇到的具体问题。一旦患儿能完成某个阶段的动作,便可进入下一个阶段;若不能完成,则在当前阶段中持续进行辅助训练,直至患儿展现出进入下一阶段的行为线索为止。这样做旨在充分支持患儿经口喂养技巧与驱动的发展。

(郭雪梅　谢艳艳)

第八节　新生儿吸痰

吸痰法是指经口腔、鼻腔、人工气道将分泌物或奶汁吸出，以保持呼吸道通畅，预防吸入性肺炎、肺不张、窒息等并发症的一种方法。吸痰法包括经口鼻腔吸痰法和经气管导管内吸痰法（开放式、密闭式）。

一、新生儿口鼻腔吸痰

（一）目的

1. 清除口、鼻、咽部分泌物或奶汁，保持呼吸道通畅。

2. 促进呼吸功能，改善肺通气。

3. 预防并发症。

（二）适应证

1. 口鼻腔内有可见分泌物或奶汁。

2. 闻及痰响。

3. 患儿烦躁不安，呼吸困难，伴有 SpO_2 持续下降或 PaO_2 降低。

（三）实施要点

具体见表 25-8-1。

表 25-8-1　新生儿口鼻腔吸痰实施要点

操作步骤		实施要点及说明
操作前准备	评估	患儿生命体征、分泌物情况、口鼻腔黏膜情况
		上一次喂养的时间，间隔至少 1 小时（抢救时除外）
	用物准备	中心负压吸引装置或电动吸引器、吸痰管、手套、换药碗（内盛灭菌注射用水或生理盐水）
	手卫生	七步洗手法洗净双手
操作	检查吸引装置	连接负压吸引器，评估吸引器功能，运行是否正常
	调节负压	调节吸痰负压，80~100mmHg
	选择吸痰管	根据患儿体重及分泌物情况选择大小合适的吸痰管型号，新生儿常用 6Fr 及 8Fr
	体位	将患儿头偏向操作者一侧
	试吸引	打开吸痰管外包装头部，戴手套，取出吸痰管，左手控制负压，右手持吸痰管在换药碗内试吸引，检查负压是否正常
	吸引顺序	先吸引口腔后吸引鼻腔
	吸痰	松开负压，将吸痰管伸入口腔内，不通过声门，旋转吸痰管将口腔内分泌物或奶汁吸引干净，再吸引鼻腔前端
		每次吸痰时间为 10~15 秒，实施负压的时间不超过 5 秒，以免造成缺氧
	评估	观察痰液颜色、性状，患儿面色、生命体征，是否需要进一步吸痰等，连续吸引次数不能超过 3 次
	冲洗	用生理盐水 / 灭菌注射用水冲洗吸痰管路，再将吸痰管连同手套一并脱下弃于医疗垃圾桶，关闭负压
操作后	再评估	患儿面色、经皮血氧饱和度、生命体征
	核对	核对患儿身份
	整理	清理用物，洗手并记录

（四）注意事项

1. 提倡按需吸痰，不提倡定时吸痰，以减少对呼吸道黏膜的刺激。

2. 动作应轻柔，以防黏膜损伤。

3. 吸痰过程中应严密监测患儿有无呼吸暂停、心率过慢、发绀、经皮血氧饱和度下降等情况，发生异常立即停止吸痰，报告医生及时处理。

4. 对于痰液较多需要再吸引者应间隔3~5分钟，待患儿皮肤转红润，心率恢复正常，血氧饱和度大于90%时再进行。

5. 痰液黏稠者，可配合雾化吸入，机械排痰及胸部物理治疗，提高吸痰效果。

6. 吸痰盘每24小时更换1次，吸痰盘内使用灭菌水；冲洗过吸痰管路的吸痰盘不能用于试吸引。

二、新生儿气管导管内吸痰

（一）目的

1. 清除气道内分泌物，保持呼吸道通畅。

2. 促进呼吸功能，改善肺通气。

3. 预防并发症。

（二）适应证

1. 人工气道内出现可见的分泌物或血液。

2. 双肺听诊湿啰音、痰鸣音或呼吸音降低。

3. 血氧饱和度下降，或伴有二氧化碳潴留且怀疑是气道分泌物增多引起。

4. 出现急性呼吸窘迫的表现，如呼吸频率增加、三凹征等，考虑为气道堵塞引起。

5. 呼吸机监测面板上出现锯齿样的流速和/或压力波形，排除是管路积水和/或抖动等引起。

6. 患儿在压力控制模式下潮气量下降或容量控制模式下气道峰压升高，考虑为气道分泌物引起。

7. 反流误吸。

（三）实施要点

具体见表25-8-2。

表25-8-2 新生儿气管导管内吸痰实施要点

操作步骤		实施要点及说明
操作前准备	评估	患儿生命体征、分泌物情况，呼吸机参数及运行状况
	用物准备	中心负压吸引装置或电动吸引器、吸痰管、无菌手套、换药碗（内盛灭菌注射用水或生理盐水）、听诊器、简易复苏囊或T-组合复苏器
	手卫生	七步洗手法洗净双手
操作	检查吸引装置	连接负压吸引器，评估吸引器功能，运行是否正常
	调节负压	调节吸痰负压，80~100mmHg
	选择吸痰管	根据气管导管型号选择适宜的吸痰管，一般为气管导管内径1/2~2/3（2.5mm/3.0mm气管导管多选择6Fr吸引管，3.5mm气管导管可选择6Fr或8Fr吸引管）
	提高吸入氧浓度（不常规应用）	若在吸引时出现血氧饱和度下降，则立刻或在下次吸引前30~60秒及吸引后1分钟提供高于患儿基础吸氧浓度10%的预冲氧以提高氧合储备
	体位	将患儿头偏向操作者一侧
	开放式吸痰	打开吸痰管外包装头部，戴无菌手套，取出吸痰管，左手控制负压，右手持吸痰管前端在换药碗内试吸引，检查负压是否正常
		助手协助断开呼吸机与气管导管的连接，固定气管导管

续表

操作步骤		实施要点及说明
密闭式	密闭式吸痰(推荐)	在呼吸管路的病人端连接密闭式吸痰管
		连接负压,测试负压是否正常
		将保护薄膜内的吸痰管送至气管导管内吸引
	吸引	浅吸引(推荐):松开负压,将吸痰管插入气管导管,插入长度为气管导管长度加外接长度,开启负压下边退边吸
		深吸引:松开负压,将吸痰管插入气管导管内遇到阻力后上提1cm,开启负压下边退边吸
		吸引过程中注意观察痰液颜色、性状及患儿面色、生命体征
	评估	观察痰液颜色、性状,患儿面色、生命体征,是否需要进一步吸痰
	冲洗	开放式的用生理盐水/灭菌注射用水冲洗吸痰管路,再将吸痰管连同手套一并脱下弃于医疗垃圾桶;密闭式的将吸痰管回退至保护膜内,关闭负压吸引器
操作后	再评估	患儿面色、经皮血氧饱和度值、生命体征
	核对	核对患儿身份
	整理	清理用物,洗手并记录

(四)注意事项

1. 不建议常规气道灌洗 不建议常规在气管内注入0.9%氯化钠溶液进行气道灌洗,仅在气道分泌物黏稠而常规治疗措施效果不佳时,才应注入0.9%氯化钠溶液(0.1ml/kg,最大剂量0.5ml)以促进排痰。

2. 操作关键点 吸痰时需严格无菌技术操作,动作应轻柔;每次吸痰时间限制在10~15秒内,实施负压的时间不超过5秒;最好1~2次完成吸引,避免超过3次以上的重复吸引。

3. 开放式吸痰和密闭式吸痰 目前需要更多的循证证据来确定开放式吸痰与密闭式吸痰的方法哪个更优。

(1)开放式吸痰:吸痰时操作人员需将患儿与人工气道断开,因此在吸痰过程中对无菌技术要求较高。该方法吸痰较彻底,但断开呼吸机容易引起低氧血症及低氧性损伤。

(2)密闭式吸痰:吸痰时无需断开呼吸机,使用密闭式的吸痰装置直接进入人工气道。因此,有利于维持较好的氧合,保持血流动力学的稳定;操作安全性强,只需1人操作;吸痰管无需每天更换,仅在出现可能污染时及时更换,每次使用后应及时冲洗,最长可7天更换。因极低/超低出生体重儿的潮气量极小,密闭式吸引有可能会增加机械无效腔,影响通气效果,还可能会影响呼吸机的触发。

4. 浅吸引和深吸引 浅吸引较深吸引只是吸引开始时机的区别,深吸引在吸痰管插入遇阻力后外退1cm再开启负压,而浅吸引指将导管插入预定的深度即气管导管的长度加上外接的长度,从而减少了对气道黏膜的损伤,是目前循证推荐的方法。

(郭雪梅 叶 苗)

第九节　新生儿氧疗

新生儿氧疗方式目前常用的有鼻导管、面罩、头罩、球囊面罩正压给氧、无创辅助通气及有创呼吸机机械通气给氧等，分类见表 25-9-1。

一、常压给氧

（一）目的

增加氧合，改善缺氧状况。

表 25-9-1　新生儿氧疗分类

分类方法		
按压力	常压	鼻导管给氧、面罩给氧、头罩给氧
	正压	球囊面罩正压给氧、高流量湿化鼻导管氧疗（HHFNC）、经鼻持续正压通气（nCPAP）、双水平气道正压通气（BiPAP）、常频机械通气（CMV）、高频机械通气（HFV）

表 25-9-2　新生儿常压给氧实施要点

操作步骤		实施要点及说明
操作前准备	评估	患儿病情、呼吸频率及形态、血氧饱和度情况、缺氧程度、鼻腔黏膜情况、呼吸道是否畅通
	用物准备	医嘱单、鼻导管 / 头罩、空氧混合仪、吸氧管、氧气流量表＋湿化瓶 / 一体式吸氧装置、中心供氧 / 氧气筒
	手卫生	清洁双手，必要时戴手套
操作	核对	核对患儿身份、医嘱（吸氧方式、流量、浓度）
	清洁鼻腔	清洁患儿鼻腔，保持气道畅通
	连接吸氧装置	将氧气流量表连接中心供氧 / 氧气筒，将灭菌注射用水注入湿化瓶至刻度线或使用一体式吸氧装置
	氧流量调节	根据医嘱调节流量，检查是否通畅，有无漏气
	氧浓度调节	使用空氧混合仪根据患儿情况调节所需氧浓度
	鼻导管吸氧	一般情况下调节氧流量 0.5L/min（0.3~0.6L/min），将鼻导管置入患儿鼻腔内 0.5cm，给予胶布固定
	头罩吸氧	一般情况下调节氧流量 5~8L/min，将吸氧管连接至头罩进气口处，将头罩罩于患儿头部
操作后	评估	观察患儿面色、经皮血氧饱和度值、生命体征，评估缺氧的纠正情况
	整理	清理用物，洗手并记录

（二）实施要点

具体见表 25-9-2。

（三）注意事项

1. 更换湿化瓶　每日更换湿化瓶及灭菌注射用水，若使用一体式吸氧装置，则待湿化液低于水位线时更换，若较长时间未使用则每周更换一次。

2. 氧浓度调节原则　中华医学会制定《早产

儿治疗用氧和视网膜病变防治指南》中强调，氧疗中应密切监测吸入氧浓度 FiO_2、氧分压 PaO_2、经皮血氧饱和度 $TcSO_2$，原则是以最低的氧浓度维持 PaO_2 50~80mmHg，$TcSO_2$ 90%~95%，减少氧中毒的发生。调节氧浓度时应逐步进行，避免波动过大。

3. 吸氧后评估 吸氧后缺氧症状无缓解需及时通知医生处理。

二、无创正压给氧

（一）目的

增加氧合，改善缺氧状况。

（二）实施要点

具体见表 25-9-3。

表 25-9-3 新生儿无创正压给氧实施要点

操作步骤		实施要点及说明
操作前准备	评估	患儿病情、呼吸频率及形态、血氧饱和度情况、缺氧程度、鼻腔黏膜情况，呼吸道是否畅通
	用物准备	灭菌注射用水、呼吸管路、鼻塞、棉签、中心供氧及供气，几种常用无创正压通气设备特点见第十一章第三节
	手卫生	清洁双手，必要时戴手套
操作	核对	核对患儿身份、医嘱
	连接呼吸管路	按各型号仪器要求规范连接呼吸管路，注意无菌操作，防止污染管路
	添加灭菌水	将湿化罐内加入灭菌注射用水至适宜水位线
	连接电源及气源	有中心供空气的机构可以直接连接氧气及空气接头；无中心供空气的机构需配置空气压缩机，连接电源，打开空气压缩机，然后开主机，打开湿化器开关
	选择鼻塞 / 鼻罩 / 鼻导管	根据患儿体重及鼻孔大小选择合适的鼻塞 / 鼻罩 / 鼻导管
	参数调节	无菌技术下堵塞鼻塞 / 鼻罩，由医生 / 呼吸机治疗师根据患儿病情设定合适的参数，包括压力、氧浓度及流量等
	鼻黏膜保护	使用水胶体敷料贴于鼻部及两侧面颊受压处
	佩戴帽子	佩戴合适型号的帽子，松紧适宜
	连接病人并固定	将鼻塞 / 鼻罩 / 鼻导管连接于患儿鼻部，另一端使用魔术粘粘贴或棉绳固定于帽子上
	调整管路	调整通气管路与患儿体位，注意固定后的管路作用于鼻部的压力方向正确，压力适宜
	再次调节参数	根据患儿生命体征及血气分析结果再次调节参数
操作后	评估	评估患儿呼吸困难有无改善，血氧饱和度情况，若无改善，达到气管插管指征，则配合医生进行气管插管
	整理	清理用物，洗手并记录
使用期间护理	安置胃管	开放胃管末端或定时抽吸，减少空气进入胃内引起腹胀及增加反流风险
	鼻黏膜保护	除使用水胶体敷料外，每两小时松动一次鼻塞，观察鼻黏膜情况并使用鱼肝油滋润
	皮肤护理	定时翻身，防止枕后骨突处压疮形成
	管路护理	保持管路通畅，防止松脱、扭曲、打折，及时倾倒管路中冷凝水
	注射用水更换	使用中的湿化罐应及时添加灭菌注射用水，每日进行更换
	清楚常见报警及处理	设置合理的报警限，发现报警及时进行处理
	动态调整参数	观察患儿的生命体征，根据病情及血气分析等结果调节参数，尤其注意避免氧浓度过高

操作步骤		实施要点及说明
撤机	停机前评估	患儿病情恢复需停用无创正压通气时，需评估患儿下一步是否需要氧疗或氧疗方式，准备相应物品
	脱离	将鼻塞 / 鼻罩 / 鼻导管与患儿脱离，采取下一步呼吸支持方式
	再评估	评估患儿面色、呼吸形态及频率、经皮血氧饱和度等，是否能顺利过渡
	关机	关机并拔掉电源及接头
	消毒	消毒管路及呼吸机相关配件，备用
维护保养	氧电池更换	定期更换氧电池，保证氧浓度监测的准确度
	过滤膜清洁	有空气压缩机的机构需巡查过滤网有无灰尘堆积，定期进行清洁，一般每周 1 次

三、有创正压给氧

（一）目的

改善通气、换气功能，减少呼吸做功，纠正低氧血症及高碳酸血症。

（二）应用指征

1. 频繁的呼吸暂停，经药物或 CPAP 干预无效。
2. NRDS 患儿需使用 PS 治疗时。
3. 吸入 FiO_2>0.6，而 PaO_2<60mmHg 或 $TcSO_2$<85%（青紫型先天性心脏病除外）。
4. $PaCO_2$>60mmHg，伴有持续性酸中毒（pH<7.20）。
5. 全身麻醉的新生儿。

（三）实施要点

具体见表 25-9-4。

表 25-9-4　新生儿有创正压给氧实施要点

操作步骤		实施要点及说明
操作前准备	评估	评估患儿病情、生命体征等，配合医生行气管插管，在等待上机的过程中以 T- 组合复苏器或简易复苏器进行正压通气
	用物准备	相应呼吸机、灭菌注射用水、呼吸机管路、中心供氧及供气
	手卫生	清洁双手，必要时戴手套
操作	核对	核对患儿身份、医嘱
	连接呼吸管路	按各型号仪器要求规范连接呼吸机管路，注意无菌操作，防止污染管路
	添加灭菌水	将湿化罐内加入灭菌注射用水至适宜水位线
	连接电源及气源	有中心供气的机构直接连接氧气及空气接头，无中心供气的机构需配置空气压缩机，连接电源，打开空气压缩机，然后开主机，打开湿化器开关
	参数调节	将呼吸机管路连接模拟肺，由医生 / 呼吸机治疗师根据患儿病情预设适宜的参数，包括压力、氧浓度、流量、呼吸频率、吸呼比等（高频呼吸机需调节振荡频率及振荡幅度），检查运行是否正常
	评估气管插管	评估气管导管位置是否正确（听诊双肺呼吸音是否对称，必要时拍摄胸部 X 片）
	连接患儿并固定	连接于患儿，调整通气管路与患儿体位，注意固定后的管路避免牵拉等；注意气管导管连接呼吸机管路处，尽量选择“L”形转接头，避免冷凝水直接进入气道
操作后	评估	评估患儿呼吸困难有无改善，血氧饱和度情况，根据患儿生命体征及血气分析结果再次调节参数
	整理	清理用物，洗手并记录

续表

操作步骤		实施要点及说明
使用中管理	呼吸机运行监测	呼吸机使用期间，严密监测呼吸机工作状态，及时记录呼吸机参数：①压力：吸气峰压、呼气末正压、气道平均压；②呼吸频率；③吸气时间；④吸/呼时间比值；⑤吸入氧浓度以及分钟通气量。由医生或呼吸机治疗师根据患儿病情、血气分析结果等调整呼吸机参数，调整参数后观察评估效果
		保持呼吸机管路通畅：避免呼吸机管路扭曲、折叠、受压、堵塞、管道积水
		正确设定报警限并及时处理报警信号：呼吸机常见报警有气道压力报警、通气量报警、氧浓度报警、电源断电报警等
	机械通气患儿的监护	病情观察：监测患儿神志及意识状况、皮肤颜色、自主呼吸、胸廓运动、双肺呼吸音、有无腹胀等情况，持续心电监测心率、呼吸、血压、经皮血氧饱和度等
		观察气管导管刻度，有无移位或脱出；气管导管固定是否妥当，固定气管导管的胶布是否浸湿或污染等
		记录24小时出入量
		血气监测：呼吸机初调参数或参数变化后及时监测血气，病情有变化时随时测定
	气道管理	翻身、拍背：每隔2小时翻身1次，变化体位可按左→平→右→平→左的顺序进行，在病情容许的情况下，可以进行四肢及受压部位的按摩或抚触以促进血液循环
		体位：抬高头肩部及上半身30°，减少胃食管反流
		胸部物理治疗：痰液黏稠或出现肺不张时可以进行由下而上、由肺边缘向肺门轻轻拍背排痰或使用振动排痰机辅助排痰，但极低/超低出生体重儿、病情危重、血流动力学不稳定、心力衰竭、凝血功能障碍、颅内高压、肺动脉高压、颅内出血及肺出血等患儿不宜进行
		气道温湿化：良好的气道温湿化可以防止呼吸道黏膜干燥、分泌物排出不畅等，应注意监测湿化罐水位线，及时进行灭菌水添加，观察湿化效果
		吸痰：见本章第八节
		及时倾倒呼吸机管路中的冷凝水
	口腔护理	口腔定植的病原微生物较多，机械通气时会厌的保护功能丧失，分泌物容易流入气道，引起感染；同时，口腔分泌物增多容易浸湿固定气管导管的胶布，导致导管松动或脱管。因此，应做好口腔护理，一般每2~4小时清洁口腔一次，可以选用生理盐水等
	皮肤护理	新生儿尤其是早产儿皮肤娇嫩易受损，勤翻身可减少局部皮肤压疮；另外，气管导管胶布固定可能损伤皮肤。因此，可选择人工皮、水胶体敷料等辅助材料保护易受损的皮肤
	留置胃管	常规安置胃管，根据患儿情况选择禁食或鼻饲喂养，观察有无喂养不耐受情况
	发育支持护理	减少NICU环境的噪声，发现呼吸机报警等先进行消音处理，再积极查找原因进行处理
	呼吸机管道的处理	湿化罐内灭菌水每天更换1次，呼吸机管路一般每3~7天更换1次，使用中发现有污迹时应及时更换。换下的呼吸机管道应彻底清洁及消毒，一次性管道应丢弃
撤机	评估	呼吸机相关性肺炎的发生与机械通气时间呈正相关，因此，应根据患儿情况尽快撤机
	断开接头	断开呼吸机管路与气管导管接头，拔出气管导管，根据患儿病情选择适宜的氧疗方式
	停用呼吸机	先关闭主机，再拔掉氧源、空气源接头（或关闭空气压缩机电源）
	消毒管路	使用完毕后清洁消毒管道及呼吸机相关配件，备用
维护保养	进气口端	查看空气或氧气进气口端的积液瓶有无积水，及时倾倒
	设备放置	呼吸机清洁消毒后建议使用防尘罩遮盖，放置于干燥、清洁、通风的场所，避免阳光直射
	定期更换消耗品	定期更换消耗品，包括氧电池、过滤网、皮垫等
	定期运行保养	未使用的呼吸机应随时处于备用状态，负责人员每日进行巡检，做好标识，闲置的呼吸机应定期进行开机运行，检测运行状态

（四）注意事项

1. 专人管理　呼吸机属于生命支持类设备，同时也属于急救设备，使用管理与日常维护应由专职人员负责。

2. 院感防控　呼吸机使用可能发生呼吸机相关肺炎，应加强手卫生，加强消毒隔离措施，详见第四章第三节。

3. 呼吸机通气效果的评估　主要根据无创监测和血气分析结果评估机械通气效果。原则上尽量以最低的通气压力、最低的吸入氧浓度维持血气在正常范围。

4. 意外情况及处理

⑴堵管

1）原因：多为黏稠痰液或血凝块堵塞，常在气管导管顶端前1~2cm处，通常为不完全性堵塞。

2）表现：发生堵管的患儿若有自主呼吸，则可出现明显的吸气性呼吸困难和青紫，气囊加压给氧时感到有阻力，呼吸机监测PIP增高，血气表现为$PaCO_2$增高，PaO_2降低。

3）处理：一旦怀疑有堵管，应拔出气管导管重新插管。

⑵脱管

1）原因：由于患儿躁动拔出或固定导管的胶布松脱。

2）表现：患儿突然出现青紫，听诊呼吸音不清，PIP降低，用复苏囊进行人工呼吸时青紫不能缓解；有意识的患儿则可听见其哭声。

3）处理：脱管后快速评估患儿，选择适宜的通气方式，如简易复苏器正压通气或重新插管或改为无创辅助通气。

⑶插管过深

1）原因：新生儿右侧支气管短粗直，插管过深时导管容易进入右侧支气管。

2）表现：听诊右侧呼吸音强于左侧。若未进行调整，持续通气则可能导致右侧肺气肿，甚至气胸，左肺则容易发生肺不张。

3）处理：过深的导管可以通过调整达到适宜深度，继续使用。

⑷人机对抗

1）原因：自主呼吸与呼吸机提供的呼吸对抗。

2）表现：患儿烦躁不安、氧分压波动大，容易发生低碳酸血症和气压伤。

3）处理：①改变通气方式，由控制通气改变为触发通气；②抑制自主呼吸：使用镇静剂或肌肉松弛药；③调节呼吸机参数：主要调节峰压和呼吸频率。

5. 呼吸机管路的消毒　根据各单位条件进行，消毒方法：环氧乙烷为首选，其次为高压灭菌消毒、浸泡消毒等，要根据各仪器的使用说明选择最佳的消毒方式，增加设备的使用寿命。

（郭雪梅　孙雪诗）

第十节　新生儿气管插管的护理配合

一、目的

通过气管插管将吸入气管内的羊水、胎粪、黏液等迅速清除，保持呼吸道通畅；迅速建立人工气道，进行辅助呼吸；通过气管插管给药。

二、实施要点

具体见表25-10-1。

表 25-10-1　新生儿气管插管实施要点

操作步骤		实施要点及说明
操作前准备	评估	患儿病情、生命体征、目前体重
		呼吸道有无分泌物，必要时进行清理
	用物准备	喉镜、舌片(00号，超低出生体重儿用；0号，早产儿用；1号，足月儿用)、气管导管、负压吸引器、吸痰管、简易复苏球囊/T-组合复苏器、无菌手套、听诊器、剪刀、胶布及急救药品等
	手卫生	七步洗手法洗净双手，戴手套
操作	清理呼吸道	插管前清理呼吸道，便于暴露插管部位
	体位	患儿置于“鼻吸气”体位
	正压通气	使用T-组合复苏器或简易复苏球囊正压通气
	选择气管导管	气管导管的型号包括2.5mm、3.0mm、3.5mm、4.0mm，根据患儿体重及胎龄情况进行选择，见表8-2-1
	计算插管深度	根据体重预计插管深度：插入深度(cm)=体重(kg)+(5.5~6.0)cm
	插管配合	护士协助一手托住患儿头部，一手轻压环状软骨，使气管开口尽量暴露
		必要时协助在插管过程中吸引咽喉部分泌物
		插管过程中将氧气放置于患儿口鼻腔附近，提供常压给氧
		评估患儿心率、经皮血氧饱和度，如果插管不顺利或插管过程中患儿经皮血氧饱和度下降明显可暂停插管行正压通气，待经皮血氧饱和度上升至90%后再插管
		整个插管过程控制在20~30秒内完成
	初步固定	插管完成后初步固定导管
	确认导管位置	正压通气双侧胸廓起伏对称；听诊双肺呼吸音一致，尤其是腋下，且胃部无呼吸音；无胃部扩张；呼气时导管内有雾气；心率、血氧饱和度上升
	妥善固定	确认导管深度适宜后使用胶布固定，固定方法： (1)清洁面颊部胎脂等； (2)将气管导管置于口角一侧； (3)确认导管插入刻度，做好标识； (4)将胶布剪成“E”字形，使用第一根胶布未剪开段先贴于一侧面颊部，两分支分别绕于导管上后分别贴于面颊上方及鼻唇沟处皮肤，固定图见图25-10-1； (5)听诊双肺呼吸音是否对称； (6)使用第二根胶布未剪开段贴于同侧下颌部，两分支平导管所需刻度线分别缠绕导管后贴于同侧脸颊上方及下唇下方处皮肤，固定图见图25-10-1
	皮肤保护	早产儿使用胶布固定时可以使用水胶体敷料保护面颊部皮肤再粘贴胶布
操作后	再次确认导管位置	确认位置后继续正压通气，做进一步处理(PS使用、机械通气等)
	整理用物	洗手，记录，将喉镜及镜片消毒备用

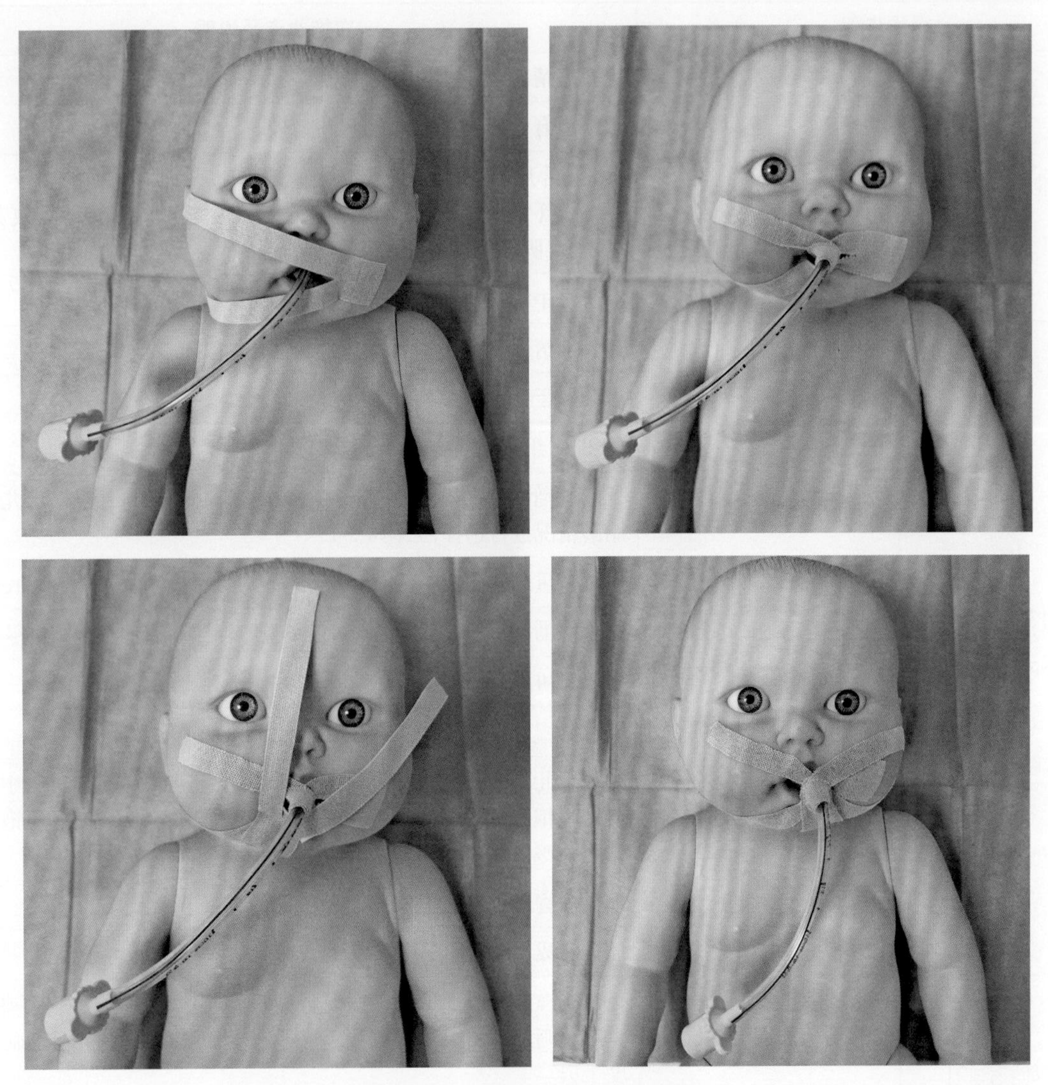

图 25-10-1　气管导管固定示意图

三、注意事项

1. 插管方法

(1)喉镜由口腔的右侧放入(在舌右缘和颊部之间),当喉镜移向口腔中部时,舌头便自动被推向左侧,首先看到悬雍垂,然后将镜片提起前进,直到看见会厌,挑起会厌以显露声门。

(2)显露声门后,如果两条并列的浅色声带(声襞)已然分开且不活动,即可进行插管。

(3)插管时以右手持管,用拇指、示指及中指如持笔式持住管的中、上段,由右侧方进入口腔,直到导管已接近喉头时将管端移至喉镜片处,同时双目经过镜片与管壁间的狭窄间隙监视导管前进方向,准确灵巧地将导管尖插入声门直到气管内(注意插入的长度),用手固定好导管,小心退出喉镜。

2. 妥善固定导管　胶布固定时不可只向一个方向拉扯,应该在四个方向上固定,预防压伤嘴唇及滑出;胶布不可固定于唇上皮肤,以防皮损;胶布浸湿后及时更换。

(胡艳玲　吴　娟)

第十一节 新生儿一氧化氮吸入治疗

一氧化氮吸入治疗是指机械通气时与呼吸机联用，将 NO 标准气体通过治疗仪的输气管道与呼吸机供气管道混合，形成 NO 治疗气体被患儿吸入体内，达到舒张肺血管、降低肺动脉压力的作用。国内外现已将吸入性一氧化氮（inhaled nitric oxide，iNO）应用于新生儿特发性 PPHN、存在 PPHN 的低氧性呼吸衰竭、继发于 MAS 的 PPHN 等疾病的治疗。

一、一氧化氮的作用机制

一氧化氮（nitric oxide，NO）是由血管内皮细胞产生和释放的血管活性物质，具有广泛的生理活性，能迅速渗入气道及肺部血管平滑肌细胞中，与细胞内鸟苷酸环化酶结合并使之活化，提高细胞环磷酸鸟苷（cGMP）的水平，从而选择性地舒张肺血管，降低肺动脉压力，改善通气 / 血流比值，改善心功能，减少右向左分流；同时，NO 还能活化胞膜上的 Na^{+}-K^{+}-ATP 酶，使气道平滑肌松弛，舒张气道，增加通气量。而由于其透过肺毛细血管入血，与血红蛋白结合而快速失活，因此无全身血管扩张作用，对外周血压影响较小。

一氧化氮吸入治疗的设备包括 NO 气瓶、NO 输送管路、NO 流量调节控制仪、NO 及 NO_2 浓度监测仪。

二、iNO 适应证及禁忌证

详见第十一章第四节。

三、实施要点

具体见表 25-11-1。

表 25-11-1 新生儿一氧化氮吸入治疗实施要点

操作步骤		实施要点与说明
操作前准备	评估	评估患儿生命体征、血小板情况、凝血功能、呼吸机应用参数等
	治疗浓度调节	剂量：治疗浓度一般为 1~20ppm，初始剂量为 20ppm，根据治疗效果进行调整，最大剂量不超过 20ppm
	准备物品	准备 NO 吸入治疗仪，检查 NO 气瓶（吸入的 NO 医用级气源）有无漏气，气源是否充足等，需要更换气瓶时将减压阀卸下重新安装上满瓶，根据呼吸机管路选择合适的流量控制仪连接接头
	调试设备	打开 NO 监测设备，置零
	设定流量	由医生或呼吸机治疗师根据患儿情况设定流量，计算方法：所需 NO 流量 ×NO 气瓶浓度 =NO 治疗浓度 ×（呼吸机流量 + 所需 NO 流量）
操作	连接电源	打开电源开关，将显示屏置于方便观察的位置
	打开 NO 监测设备	将 NO 监测传感器连接于呼吸机病人吸气回路（病人端三通接口处），打开 NO 浓度监测设备，检查 NO 及 NO_2 监测数值是否已经置零，设定适合的报警上下限
	打开 NO 气源装置	打开 NO 气瓶装置，调节减压阀压力在 0.2MPa 左右，将流量控制仪接头安置于送气管路中（NO 监测传感器远端，但尽可能接近病人端，减少 NO 与机械通气中 O_2 的接触机会）

续表

操作步骤		实施要点与说明
操作	调节流量	调节NO流量为预设值，调节时可逐渐增大，并观察监测的浓度值，避免一过性NO浓度过高。根据监测的数值微调流量达到医嘱治疗浓度
	记录	记录NO使用流量、浓度，监测的NO_2浓度等
治疗中的护理	病情观察	观察患儿的生命体征，机械通气的参数，评估患儿使用NO的效果
	特殊检查监测	治疗前及通气治疗2小时、12小时、24小时后需监测氧合指数、肺动脉压力
	NO代谢监测	iNO使用过程中做好NO浓度监测、NO_2的浓度、定期检测血浆、尿液、气管灌洗液中的亚硝酸根水平，判断NO在患儿体内的代谢变化
	管路观察	每小时巡视检查管路的连接密闭性，NO流量，NO气瓶压力，若压力较低时需要及时更换，以保证治疗的连续性
NO的撤离	下调流量	准备撤离NO时，应逐步下调NO流量。突然撤离较高浓度的NO可能使患儿肺动脉压力明显增加，导致氧合进一步恶化。因此，在临床上，应根据患儿的氧合情况、呼吸支持等进行综合评估，逐步调低NO吸入的浓度，观察患儿的血氧饱和度，逐步撤离NO
	关闭仪器	关闭减压阀，待压力表指针归零，将残留NO气体排空，再关闭NO气瓶开关，流量控制仪中流量值显示为0后关闭电源
	断开连接	将NO浓度监测传感器及流量控制仪接头从呼吸管路中撤离，密闭呼吸管路
	监测有无反跳	停止iNO治疗4小时内，若出现血氧饱和度下降超过5%，则称为反跳现象，目前认为该现象是由于外源性NO抑制了一氧化氮合酶(nitric oxide synthase，NOS)的活性，导致内源性NO产生减少。因此，在使用过程中应注意控制NO吸入的浓度，避免过高
	清洁	清洁消毒设备备用，注意放置于高危气体管制区域
维护保养	定标	每周进行一次校正，使用NO浓度为20ppm、NO_2浓度<1ppm的定标气体，用于NO/NO_2浓度检测仪。这样可以避免由于监测仪工作状态漂移导致吸入NO浓度过高的情况发生

四、注意事项

1. 连接接头位置选择 NO气体输送的流量控制仪接头和浓度监测仪传感器通常连接在呼吸机管路中。首先，将流量控制仪接头连接到呼吸机管路，位置位于湿化器之后；接头连接后，气体将在管路中进行约1米长度的混合；最后，将浓度监测传感器连接在患儿气道端的三通接口处，以监测气道内的NO浓度。

2. 监测剩余气量 治疗过程中应监测NO气瓶内气体的剩余量，计划更换气瓶的最佳时间。

3. iNO的副作用观察及处理 详见第十一章第四节。

（胡艳玲　周　洁）

第十二节　新生儿亚低温治疗

一、目的

通过亚低温治疗，减少机体的耗氧量，保护脑细胞，减少神经系统的并发症及后遗症，从而提高患儿的生存质量。

二、适应证及禁忌证

详见第十八章第二节。

三、实施要点

具体见表 25-12-1。

表 25-12-1　新生儿亚低温治疗实施要点

操作步骤		实施要点及说明
操作前准备	评估	评估患儿病情、胎龄、体重、日龄（亚低温治疗越早效果越好，最好在出生 6 小时以内进行），是否符合亚低温治疗的纳入标准
	物品准备	准备亚低温治疗仪器及相关配件：目前常用的有选择性头部亚低温（冰帽系统）和全身亚低温（冰毯系统）两种方式，可根据临床应用进行选择
		灭菌注射用水（根据仪器循环水量决定使用量）
	初步降温	关闭暖箱 / 辐射台电源，去除新生儿目前的加温状态
操作	添加灭菌水	将灭菌注射用水加入亚低温仪器水箱内至适宜水位线
	打开仪器	打开电源开关，设备进行自检
	安置温度传感器	放置温度传感器，肛温传感器应置入肛门内 5cm 左右（黑点处），持续监测患儿核心温度，佩戴合适冰帽或选择适宜大小的冰毯
	目标温度的设置	选择性头部亚低温治疗使直肠温度维持在 34.5~35℃，全身亚低温使直肠温度维持在 34℃（波动范围 33~35℃）
	设置模式	根据患儿病情设置系统模式，一般要求在 1~2 小时内达到目标温度，不宜降温过快
	监测生命体征	持续心电监护仪监测患儿生命体征
	记录	记录亚低温开始时间
使用中管理（维持阶段）	肛温传感器管理	观察肛温传感器位置，防止因传感器脱落后肛温监测数据升高导致冰帽 / 冰毯持续降温
	冰帽及冰毯管理	冰帽及冰毯保持清洁干燥，检查有无漏水等情况
	皮肤护理	每 2 小时翻身一次，检查全身皮肤是否完好，受压部位可以使用人工皮等进行保护
	观察患儿神经系统症状	观察患儿神经系统症状，有无惊厥表现，根据情况进行脑功能监测
	监测患儿生命体征	持续监测患儿体温，若高于 / 低于目标温度，协助医生进行调节。高于目标温度，可以调低冰帽或冰毯温度，低于目标温度，除调高冰帽或冰毯温度外，还可以开启暖箱或远红外辐射式抢救台
		亚低温治疗期间患儿心率会有所下降，当降至 80 次 /min 或出现心律失常时，需停止亚低温治疗，根据患儿情况进行积极处理

续表

操作步骤		实施要点及说明
使用中管理（维持阶段）	护理记录	初始降温阶段1~2小时内达到治疗的目标温度，每15分钟记录一次；维持阶段一般为72小时，达到目标温度后1小时内每15分钟记录一次，之后每2小时记录一次；复温阶段每1小时记录一次直至体温恢复至36.5℃后常规记录
复温	自然复温	关闭亚低温治疗按钮，去除冰帽/冰毯，开启远红外辐射式抢救台电源或暖箱电源，逐渐开始复温
	人工复温	使用亚低温治疗仪设定直肠温度为每2小时升高0.5℃，直至体温升至36.5℃，去除冰帽/冰毯
	清空灭菌水	及时放空水箱、冰帽及冰毯内灭菌水
	清洁消毒备用	将设备按使用说明采用适宜的清洁消毒方法消毒备用

四、注意事项

1. 专人管理 亚低温治疗仪属于高风险类设备，应由专人进行使用管理与日常维护，做好使用记录。

2. 肛温监测 肛温监测的数据为亚低温治疗的重要指标，因此必须保证肛温传感器位置正确。部分亚低温治疗仪是通过肛温设置自动调节冰毯温度，以达到适宜的亚低温治疗；另有部分设备的肛温只是监测指标，冰帽温度设置后需要连续监测肛温来确认冰帽温度是否适宜，需要动态调整冰帽温度以达到适宜的治疗温度，类似于暖箱的肤温控制模式及箱温控制模式。

3. 门诊随访 使用亚低温治疗的患儿需定期进行门诊随访，直至生后18个月。

4. 并发症及处理 详见第十八章第二节。

（胡艳玲　岳伦利）

第十三节　静脉营养液配制

一、目的

将葡萄糖、电解质、微量元素、维生素、氨基酸、脂肪乳等各种成分按规范顺序进行配制，形成全合一营养液。

二、实施要点

具体见表25-13-1。

表25-13-1　新生儿静脉营养液配制实施要点

操作步骤		实施要点及说明
操作前准备	评估	患儿静脉通道类型、营养液成分比例
	环境准备	含层流洁净工作台的无菌室或静脉用药调配中心，符合《静脉用药集中调配质量管理规范》要求
	用物准备	配制营养液所需的葡萄糖注射液、氨基酸、脂肪乳、电解质、微量元素等，医嘱单、各型号注射器若干、消毒液、手术衣、棉签、手套等
	人员准备	七步洗手法洗净双手，穿无菌手术衣、腿套，戴帽子、口罩、戴无菌手套

续表

操作步骤		实施要点及说明
操作	配制顺序	(1)将磷酸盐加入氨基酸(或高浓度葡萄糖)中
		(2)将其他电解质、微量元素依次加入葡萄糖液(或氨基酸)中,不能与磷酸盐加入同一稀释液中
		(3)将脂溶性维生素按产品说明书溶解后,再用脂溶性维生素溶液溶解水溶性维生素,最后一起加入脂肪乳剂中;若处方中不含脂肪乳,可用5%葡萄糖溶解并稀释水溶性维生素或参照产品说明书进行稀释
		(4)混合步骤　将步骤(1)配制好的氨基酸溶液加入一次性肠外营养输液袋内,然后将步骤(2)配制好的葡萄糖溶液加入一次性肠外营养输液袋内混合,仔细检查输液袋内有无浑浊、异物、变色以及沉淀生成,最后再加入步骤(3)配制的脂肪乳剂混合
	混合	一次性不间断地完成以上配制操作,轻摇混合液,尽可能地排净袋中空气,悬挂并观察是否出现开裂、渗漏、沉淀、异物、变色等异常情况;标签上注明总容量、成分、配制人、配制时间、建议输注时间、有效期等
	使用	使用前需仔细行"三查七对",使用精密输液过滤器排气,使用输液泵/注射泵匀速输入
操作后	整理用物	用物分类处理,洗手,做好记录
	层流洁净工作台消毒	层流洁净工作台面擦拭消毒
		打开紫外线灯消毒洁净台面、房间消毒等

三、注意事项

1. 防止药物沉积

(1)钙剂和磷酸盐应分别加入不同的溶液内稀释,以免发生磷酸钙沉淀;临床中常采取单独输液管路输注钙剂,首选经PICC输入。

(2)因葡萄糖等酸性药品会降低pH和脂肪乳滴的Zeta电位,从而破坏脂肪乳稳定性,而氨基酸作为两性分子,具有缓冲作用,因此,将各组分液体加入至肠外营养输液袋时,应优先加入氨基酸。

(3)因脂肪乳具有遮蔽作用,因此在加入氨基酸和葡萄糖混合液后应检查有无沉淀、异物、变色等异常情况,确认无异常后再加入脂肪乳剂。

(4)输注过程中最好使用精密输液器进行输注。

(5)禁止在肠外营养液中加入其组成成分之外的其他任何药品,以免生成沉淀或破坏稳定性。

2. 防止水油分层　阳离子容易影响脂肪乳的稳定性,配制过程中不得将电解质、微量元素直接加入脂肪乳剂内。因为阳离子可中和脂肪乳颗粒上磷脂的负电荷,当达到一定浓度时,可以使脂肪颗粒相互靠近,发生聚合和融合,终致水油分层。未经稀释的浓电解质溶液不应与脂肪乳直接接触,营养液中一价阳离子(Na^+、K^+)浓度应 $<$ 150mmol/L,二价阳离子(Ca^{2+}、Mg^{2+})浓度应 $<$ 10mmol/L。

3. 营养液现配现用　营养液配制后原则上应立即使用,添加了维生素与微量元素的营养液应在24小时内输注完毕。营养液配制后若需临时改变配方,不能直接加入液体或其他成分,需要重新进行配制。

4. 严格无菌技术操作　营养液通过静脉输注进入体内,若营养液配制污染则可能导致血源性感染,因此应严格无菌技术操作。

5. 避光输注　营养液输注过程中应避免阳光直射,无需使用避光输液袋和装置。

6. 洁净工作台消毒　洁净工作台使用后的空档期应进行紫外线消毒,紫外线灯管按规范定期更换。

7. 营养液输注管理 营养液的渗透压较高，在配制时可通过软件计算渗透压以决定是否需要通过PICC输注，外周静脉输液的渗透压不能超过900mOsm/L。营养液输注时间过长，存在引起胆汁淤积、感染等并发症，应根据患儿情况尽快过渡到全肠道营养。

（胡艳玲　蒲倩婷）

第十四节　新生儿灌肠术

一、目的

新生儿灌肠术主要用于以下情况：刺激患者肠蠕动、软化粪便、解除便秘，排除肠道内积气、减轻腹胀；灌入低温液体，为高热患儿降温；治疗用药，如灌入水合氯醛止惊等。当患儿出现腹泻、急腹症、下消化道出血时为禁忌证。

二、实施要点

具体见表25-14-1。

表25-14-1　新生儿灌肠术实施要点

操作步骤		实施要点及说明
操作前准备	评估	患儿病情、腹部情况、生命体征，灌肠的目的
		饮入情况：饮入量及喂奶时间
	手卫生	洗净双手
	用物准备	PE手套、一次性纸尿裤、湿纸巾，胃管1~2根（6号），10ml注射器（早产儿）1个、20ml注射器（足月儿）1个，免洗手消毒液，灌肠液（根据医嘱选择，无特殊时选用38~40℃的温生理盐水）
操作	核对	核对患儿身份、医嘱
	灌肠前准备	解开患儿纸尿裤看有无大便，若有大便则先更换纸尿裤
		备护理盘，将用物有序放于盘中的治疗巾内；将护理车推至患儿床旁右侧，置于患儿足侧
		将患儿置于仰卧位，将原有纸尿裤平铺于患儿臀部下或铺治疗巾于臀下
	灌肠	执行手卫生
		检查胃管有效期，撕开包装备用
		抽取灌肠液（早产儿10ml，足月儿15~20ml），戴PE手套，连接注射器与胃管，排气（勿放下手中的注射器与胃管）
		再次查对（姓名、登记号、床号，医嘱）
		去除胃管外包装，操作者左手轻微提起患儿双脚，右手持胃管前端缓缓插入患儿肛门，进入约3~4cm后，操作者右手捏住患儿肛门周围组织及胃管（以防止胃管滑脱，预防灌肠液流出），左手缓缓推注灌肠液，灌肠液推注完毕后，右手继续捏住肛门周围组织及胃管1~2分钟（即稍作保留，灌肠效果更好），同时顺时针方向按摩腹部
		拔出胃管，穿好纸尿裤，若解大便则及时更换纸尿裤
		整个过程需评估患儿的生命体征，腹胀有无缓解，灌肠后解出的大便性状、量等，发现异常应及时留取标本并报告医生处理
操作后	整理	脱手套，执行手卫生
		整理用物，分类处理垃圾，整理护理车，洗手并记录

三、注意事项

1. 灌肠体位为仰卧或者侧卧位；插入深度以 3~4cm 为宜；灌肠液温度不宜过高或过低，以 38~40℃为宜。

2. 根据医嘱选取适宜的灌肠液，可用温生理盐水、开塞露、生理盐水＋开塞露的混合液等。

3. 灌肠动作应轻柔，禁止野蛮操作，以免发生肠壁穿孔、肠黏膜损伤等并发症。

4. 灌肠后需捏住患儿肛门周围皮肤并稍抬高臀部，灌肠液稍作保留灌肠效果会更好。

5. 做好床单位周围的保护，防止大便喷出污染周围环境。

（胡艳玲　刘玉兰）

第十五节　先天性巨结肠回流灌肠术

一、定义

巨结肠回流灌肠术是指通过肛管将灌肠液注入患儿结肠内，然后回抽，反复进行使灌出液变清亮，从而起到清除粪便，减轻患儿腹胀的作用。

二、目的

1. 有效清除患儿扩张段结肠内的积粪、积气，解除梗阻，减轻患儿腹胀。

2. 缓解患儿肠管的张力，改善血液循环，促进肠管炎症反应的恢复（如结肠炎、小肠结肠炎、败血症等）。

3. 维持患儿的排便功能，使肠管缩瘪，为进一步手术治疗做好术前准备。

三、并发症

肠壁穿孔、肠黏膜损伤等。

四、实施要点

具体见表 25-15-1。

表 25-15-1　先天性巨结肠回流灌肠术实施要点

操作步骤		实施要点及说明
操作前准备	评估	患儿生命体征、病情、体重、排便情况
		回流灌肠的目的，腹部体征、肛门皮肤情况、钡剂显影结果等
	手卫生	洗净双手
	用物准备	灌洗便盆、肛管（或 14 号胃管代替）、胃管转换接头、20ml 注射器、润滑剂、棉签、小纱布、温生理盐水［温度 38~41℃，用量根据患儿体重准备：100ml/（kg·d）］、纸尿裤、护理垫、卫生纸、手套、胶布
操作	核对	核对患儿身份信息、巨结肠回流灌肠的医嘱
	灌肠前准备	环境准备：关闭门窗，调节室温至 26~28℃，也可在辐射台进行操作
		操作者准备：整理着装，手卫生、戴口罩
	回流灌肠	由两人配合操作，一人负责按摩腹部并固定患儿体位，另一人负责灌洗
		助手将患儿取左侧卧位或截石位，略抬高臀部，脱去纸尿裤，将护理垫垫于臀下，臀下置便盆，注意保暖
		主操作者戴手套，用润滑剂润滑肛管前端及肛门处，分开臀部，显露肛门，将肛管缓缓插入肛门

续表

操作步骤		实施要点及说明
操作	回流灌肠	如遇阻力则暂停，当患儿腹压下降时继续推进肛管，使其通过狭窄段到达扩张结肠内（以见到气体和粪便冲出为准或根据造影结果插入合适的长度），助手协助固定肛管
		灌洗时助手自右下腹→上腹→左下腹轻轻按摩患儿腹部，使灌肠液自然排出，若灌洗液注入或排出受阻，可上下移动肛管插入的深度
		每次以 10~20ml 的量进行灌洗，待其完全流出后再进行下次灌入，直至灌出液变清亮为止
		操作过程中需准确计算灌入量和排出量，保证出入量基本相等或出量>入量
操作后	评价回流灌肠效果	测腹围，评价腹胀是否缓解
		灌肠过程中应加强对患儿生命体征的观察，发现异常及时报告医生处理
	整理	灌肠结束后，用手套包住肛管并反折拔出，擦净肛门，穿好纸尿裤，整理床单元
		整理用物，分类处理垃圾，洗手并记录

五、注意事项

1. 巨结肠回流灌肠术为侵入性操作，有一定的风险，家属需签署知情同意书。

2. 肛管插入过程中动作要轻柔，若肛门处有少许出血为正常现象，但不得强行插入，同时要避免反复插管。

3. 插入肛管通过狭窄段结肠到达扩张段结肠内时会有“突破感”，一般以见到气体和粪便冲出为准或根据造影结果插入合适的长度。

4. 常规情况下每日行巨结肠回流灌肠术 1 次，灌洗液的总量按 100ml/(kg·d) 准备，灌洗时以 10~20ml 的量进行单次灌洗，待其完全流出后再进行下次灌入，并准确计算灌入量和排出量，保证出入量基本相等或出量大于入量。

5. 灌洗时，若回抽量小于灌入量，可向外移动肛管插入的深度再回抽，应尽量避免脱出。

6. 灌肠过程中，当患儿反应变差、面色发绀或苍白，腹胀更加明显，肠鸣音消失，或出量小于入量，则提示肠穿孔可能，应立即停止操作，通知医生处理。

7. 排气排便“三部曲”：一自然排气排便，二灌洗排气排便，三保留排气排便。必要时可将肛管固定保留 1~2 小时 / 次。

（胡艳玲　侯树林）

第十六节　新生儿胸腔闭式引流护理

一、目的

引流胸腔内积气、积血和积液；重建负压，保持纵隔的正常位置；促进肺膨胀。

二、适应证

1. 气胸、血胸经穿刺抽吸无效者。
2. 急性脓胸需持续排脓者。
3. 脓胸并发支气管胸膜瘘者。
4. 胸外伤、肺及其他胸腔内手术后。

三、相对禁忌证

1. 对局麻药过敏者。
2. 有凝血功能障碍、严重出血倾向者。

3. 穿刺部位或附近感染者。

四、并发症

感染、出血、神经损伤、肺损伤、膈肌损伤、皮下气肿。

五、实施要点

具体见表 25-16-1。

表 25-16-1 新生儿胸腔闭式引流实施要点

操作步骤		实施要点及说明
操作前准备	评估	患儿病情、生命体征，胸腔闭式引流的目的
		评估患儿肺部压缩情况（医生依据胸部 X 线检查结果 + 临床症状评估）
		评估患儿局部穿刺皮肤状况，有无凝血功能障碍
	手卫生	七步洗手法洗净双手
	用物准备	操作车、静脉切开包、无菌小纱 2~4 张、水封瓶、500ml 灭菌注射用水 1 瓶、医用胶布、固定用布胶布、无菌手套、利多卡因 1 支（医嘱取药）
操作	核对	核对患儿身份、医嘱，医生依据胸部 X 线检查结果 + 临床症状确认手术部位
	置管时与医生配合	协助外科医生固定患儿四肢，患儿取仰卧位并将双手向上固定于头侧（管床医生协助）
		外科医生行胸腔闭式引流术
		连接无菌水封瓶：撕开水封瓶外包装，戴无菌手套，助手将无菌注射用水倒入水封瓶内，连接水封瓶上面管路，将病人端管路递给外科医生，与胸腔置入管路连接，再使用无菌透明敷贴粘贴在管道连接处加固，以防漏气
		将水封瓶放置在低于患儿身体平面>60cm 处，外科医生调整胸腔内引流管位置至水封瓶内有气泡或积液顺利引流出为止；评估患儿呼吸困难缓解情况，心率、SpO_2 是否正常；缝合伤口固定引流管胸壁出口端，再用无菌纱布覆盖胸部伤口，胶布粘贴固定
		标记：标签贴于水封瓶上，标签上缘平液面（备注日期、时间）；用记号笔（红色）紧贴胸腔闭式引流管胸壁出口处标记导管外露位置，以便每班评估管路是否滑出
	导管固定	首先固定胸部伤口处导管，使用胶布交叉固定 2 次，向四个方向均匀使用力量固定
		其次根据管道出口方向迂回固定
		再顺身体外侧肋缘平台固定，顺下肢外侧平台固定（大腿、小腿）（图 25-16-1A）
		暖箱外“Ω”高平台固定两次（图 25-16-1B）
		所有固定均采用“Ω”高平台固定，预防压伤
	再次评估	评估呼吸困难是否缓解，心率、SpO_2 是否正常
		检查引流管固定是否妥当、水封瓶水柱波动情况
		置患儿于气体易于逸出体位
		核查身份准确无误
操作后	整理	脱手套，执行手卫生
		整理用物，分类处理垃圾，整理护理车、床单元，洗手并记录

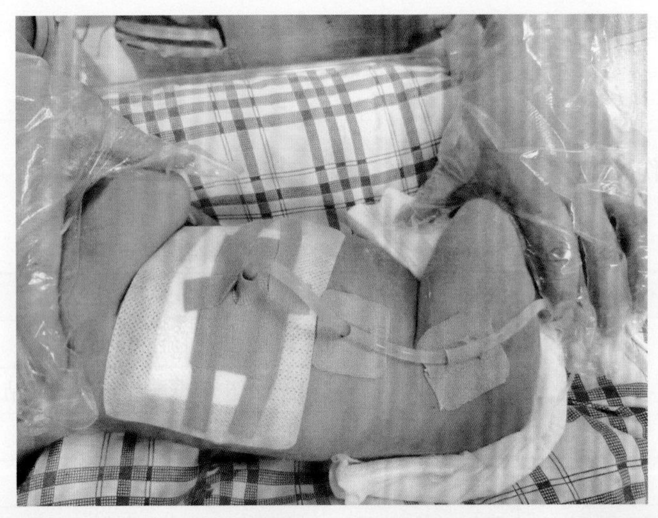

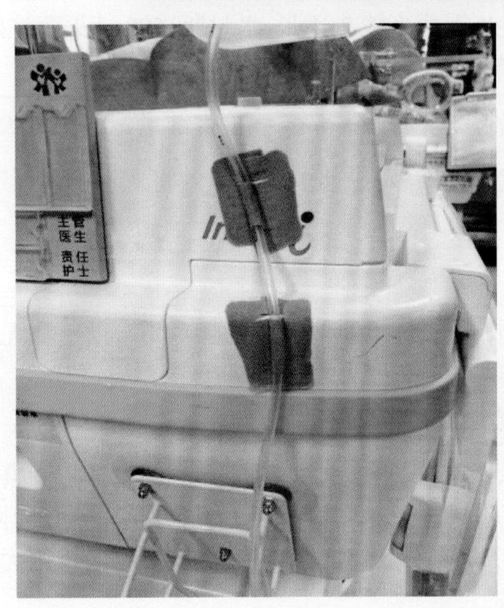

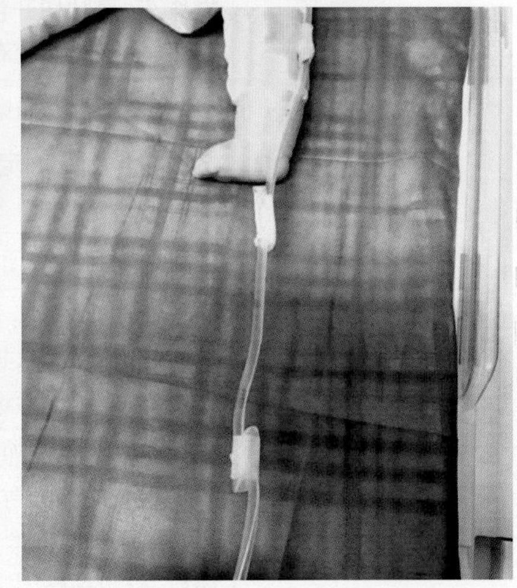

图 25-16-1 胸腔闭式引流导管固定法

六、注意事项

1. 管路固定妥当、防滑脱

(1)至少固定 3 个地方,分别为:胸壁伤口出口处、距伤口 5~10cm 处、大腿外侧处。

(2)固定时不可对管路施加向外的拉力,不能影响患儿的肢体活动。

(3)固定后患儿在活动或安静状态时管路都不可有折叠、不可有牵拉、不可对局部皮肤有压力。

(4)暖箱外管路要双固定,水封瓶要低于患儿平面 60~100cm 处。

2. 体位 卧位或者半卧位,依据患儿实际情况再选择患侧卧位或健侧卧位。

3. 伤口观察 伤口敷料有无出血、渗液,伤口有无红肿、分泌物,发现纱布浸湿应及时更换。

4. 水封瓶更换 一般 3 天更换一次,有血性 / 脓性液引流至瓶内时需每天更换。

5. 外科管路核查单 每班核查交接管道外露位置(红色标记处)、管路固定稳妥、管路引流是否通畅等。

6. 发生异常时的紧急处理

(1)水柱无波动无气体:①呼吸困难:通知医生进行处理,必要时请外科医生会诊;②呼吸正常:报告医生,继续观察。

(2)管路非计划脱出:快速防气漏,即无菌棉球覆盖伤口 + 无菌纱布 + 无菌透明敷贴封闭。

(3)出血:报告医生,及时查找出血原因,对症处理。

(4)生命体征不稳定:立即报告医生及时处

理，必要时复查胸片，请外科医生会诊等。

7. 拔管 引流管无气体逸出，双向夹闭（见图 25-16-1C）24~48 小时后复查胸片，胸片提示气体已吸收则拔出引流管；消毒后按压，密闭覆盖伤口，防气漏再次发生。

8. 气胸分类（根据肺压缩程度） 少量（<30%），中量（30%~50%），大量（>50%）。少量气胸一般不需要处理，等待自行吸收；中量、大量气胸需要引流等处理。

（胡艳玲 唐小丽）

第十七节 新生儿全自动外周同步动静脉换血

一、目的

1. 换出血液中的胆红素、抗体以及致敏红细胞，减轻溶血，预防胆红素脑病的发生。

2. 纠正贫血，预防心力衰竭的发生。

3. 用于有重症感染的高胆红素血症，可以换出致病菌及其毒素。

4. 新生儿红细胞增多症患儿换血的目的是减少红细胞数量，改善临床症状。

二、实施要点

具体见表 25-17-1。

表 25-17-1 新生儿全自动外周同步动静脉换血实施要点

操作步骤		实施要点及说明
操作前准备	评估	评估患儿胎龄、体重、日龄、胆红素水平、动静脉血管条件，病情
	环境准备	空气消毒，保持室温 24~26℃，辐射台预热
	物品准备	无菌手套、液体（0.9% NS、5% GS、10% GS）、药物（肝素、苯巴比妥钠、呋塞米等）、留置针（建议 22GA 用于动脉穿刺，24GA 用于静脉穿刺）、采血管、输液器、输血器、负压引流器、利器盒、输液泵 1 台、输血泵 3 台（其中 2 台分别用于输入血浆及红细胞悬液，另 1 台用于换出血液）、心电监护仪 1 台、换血记录单；急救物品包括复苏球囊一套、氧源、负压吸引装置及各种急救药物等
	患儿准备	换血前暂禁食 1 次或抽空胃内容物（遵医嘱）；烦躁患儿给予安抚，必要时于换血前 30 分钟遵医嘱给予镇静；持续监测生命体征
	核对	与医生共同核对患儿身份，评估患儿生命体征及血管条件等
	手卫生	七步洗手法洗净双手
操作	体位	将患儿置于辐射台上，“鼻吸气”体位
	建立动静脉通道	建立一个动脉通道，首选桡动脉置管，必要时可选择脐静脉置管；建立两个静脉通道，一个用药，一个输血，均使用肝素液 1U/ml 封管
	血液复温	使用血液加温器对取回的血液进行复温，禁止超过 37℃，以免发生溶血
	计算换血量	换血量以 150~160ml/kg 为宜（遵医嘱）
	换血前、中、后进行检验	在换血前、换血一半时及换血后分别抽取动脉血进行血糖、电解质、血气分析、血清胆红素、血常规等检验
	核对	由两名医护人员核对交叉配血报告单及血袋标签各项内容，检查血袋有无破损渗漏，血液颜色是否正常；在床旁核对患儿姓名、性别、年龄、病案号 / 登记号（床号）、血型等，确认与配血报告相符

操作步骤		实施要点及说明
操作	输入	按输血常规进行，红细胞及血浆各使用输血泵，通过三通管与静脉通道连接
	输出	将输血器连接三通管，使用肝素液 10U/ml 润滑输血器及三通管，连接动脉通道
	调整泵速	根据患儿体重、病情等调节输入通道及输出通道泵速（输入红细胞通道泵速 + 输入血浆通道泵速 + 输入肝素液通道泵速 = 输出通道泵速，红细胞与血浆比一般为 2∶1~3∶1）；遵循先慢后快原则，刚开始换血速度可设置为 30ml/h，待血液输入 15 分钟后患儿无异常表现时转为正常换血速度，一般在 90~120 分钟内完成换血
	固定动脉通道	可使用沙袋固定动脉出血端肢体，保证出血顺畅，需观察沙袋约束肢体的末梢循环情况，定时减压
	生命体征检测	持续监测 HR、RR、SpO_2、BP，密切监测患儿面色、反应、皮肤颜色等
	严格无菌技术操作	整个操作过程中严格无菌技术操作，防止感染发生
操作后	拔除动脉通道	换血完毕后拔除动脉通道，加压按压，观察有无出血及血肿
	继续光疗	将患儿送至重症监护室，继续光疗
	合理喂养	外周同步动静脉换血后无需禁食，但在喂养时需要观察有无呕吐，喂养不耐受等
	整理用物，洗手并记录	清点处理用物，做好换血记录，包括累计出入量，生命体征等

三、注意事项

1. 血液复温 注意血液的复温，可使用输血加温器，设置设备温度为 36~37℃，连接输血管路进行。

2. 换血注意事项及质量评价 见第十五章第五节。

（胡艳玲 王 媛）

第十八节 新生儿经外周置入中心静脉导管

经外周置入中心静脉导管（PICC）是指经外周静脉穿刺置管，其尖端定位于中心静脉的置管技术。新生儿 PICC 置管操作较方便，具有留置时间长、避免频繁穿刺、减少刺激性药物对血管的损伤等优点，因此临床应用较普遍。

一、应用指征

1. 需中长期（≥5 天）静脉输注营养液。
2. 因病情原因需输注高渗性（>600mOsm/L）液体、刺激性（pH<5 或 pH>9）液体、血管活性药物等。
3. 极低、超低出生体重儿及胃肠手术患儿。
4. 短期内不能达到全肠内营养者。

二、应用时机

生后 1~3 天，生命体征基本平稳，无明显出凝血功能障碍。

三、禁忌证

1. 未征得家属同意。
2. 穿刺部位有严重皮肤感染。
3. 外周血管条件极差。

四、新生儿血管解剖

详见第二十二章第一节。

五、实施要点

具体见表 25-18-1。

表 25-18-1 新生儿 PICC 实施要点(以上肢为例)

操作步骤		实施要点及说明
准备工作	环境准备	层流洁净病房或已消毒的房间
	物品准备	PICC 穿刺包(包括隔离衣、治疗巾、洞巾、无菌橡胶手套、纱布、棉球、无菌盘、无菌剪或切割器)、PICC 导管包(包括 1.9Fr PICC 导管、压脉带、无菌测量尺、穿刺针、肝素帽 / 正压接头、透明敷贴、10ml 注射器)、肝素冲管液 1U/ml、碘伏(需提前预热)、棉签、无菌胶布、无菌帽子和口罩等
	患儿准备	将患儿置于辐射保暖台上,持续监护生命体征;注意保暖,使用保鲜膜 / 袋包裹躯干及头部,暴露穿刺侧肢体;烦躁患儿予以安抚,适当镇静
	工作人员准备	七步洗手法洗净双手
置管操作	术前核对	置管术前查对医嘱、置管知情同意书、患儿身份信息
	病情评估	评估患儿病情,依据病情准备可能用到的抢救物资,如吸氧装置、吸痰装置、简易复苏球囊等
	血管评估	评估患儿穿刺侧肢体皮肤情况及血管情况,至少选择两条及两条以上的血管备用;新生儿常见 PICC 穿刺血管解剖特点及选择方法见表 22-2-1
	测量	患儿取仰卧正中位,手臂外展呈 90°,测量预置导管长度及肢体周径,新生儿 PICC 导管体外测量方法及尖端定位标准见表 22-2-2
	无菌区域准备	操作者穿手术衣,戴无菌手套,按无菌技术一一准备所需物品,注意用物的先后顺序,摆放整齐,便于取放用物(剪小方纱 1cm × 1cm 数个备用);遵循最大化无菌屏障
	修剪导管	使用专用无菌剪刀修剪导管,预留长度以最长的血管为准,比测量长度多预留 2~3cm,手套禁止接触要进入血管内的导管
	肝素预冲导管	在治疗盘内使用肝素液湿润 PICC 圆盘以下的导管,准备 10ml 浓度为 1U/ml 的肝素液,将肝素帽 / 正压接头连接于导管上,使用肝素液进行预冲,使其充满导管及肝素帽 / 正压接头,观察导管有无阻塞、断裂等
	助手消毒	助手充分暴露穿刺范围上下 15cm × 15cm 左右(上肢消毒从手腕至肩部锁骨中点前后范围,下肢消毒从足踝至腹股沟前后范围),注意握住患儿指 / 趾端,碘伏上下摩擦式消毒 3 次,待干,再用无菌 0.9% 氯化钠溶液清洗残留碘伏,待干
	操作者消毒	操作者握住患儿手臂 / 小腿接着消毒肢端(手掌 / 足部)3 次,待干,再用无菌 0.9% 氯化钠溶液清洗残留碘伏,待干
	暴露穿刺区域	助手穿隔离衣戴无菌手套后铺治疗巾及洞巾于患儿穿刺处
	穿刺	扎压脉带,再消毒穿刺点两次,助手协助固定肢体,穿刺者以 15°~30° 角进针,进入皮肤后降低角度进针,见回血后再进 0.1~0.2cm,送入导入鞘
	退出针芯	左手示指固定导入鞘避免移位,中指轻压导入鞘尖端处的血管上段,减少血液流出,退出针芯
	送管	助手用镊子轻轻夹住导管送至漏斗形导入鞘末端,将导管沿导入鞘缓慢送入静脉,若为上肢置管,在送管至 6~7cm(腋下)时,将患儿的头偏向穿刺侧,并使下颌贴近肩部(阻断颈内静脉法),继续送管至预置长度;下肢及头皮静脉送管时身体正中位即可

续表

操作步骤		实施要点及说明
置管操作	抽吸回血确认长度	使用 10ml 注射器抽吸见回血后用肝素液 1ml(1ml=1U)冲管,再次确认外露长度
	退出导入鞘	用小纱条指压导入鞘上端静脉以固定导管,从静脉内退出导入鞘,撕裂导入鞘
	封管	再次确认置入长度及外露长度,抽吸回血确认后使用肝素液正压封管
	固定	碘伏清洁、消毒穿刺点及周围皮肤,固定导管,覆盖无菌小方纱于穿刺点止血,待局部干燥后以透明敷贴固定,导管外露部分呈"S"形,敷贴固定圆盘下缘,再次胶布固定(第一根胶布固定圆盘,第二根交叉于圆盘外侧,第三根固定于圆盘远端的硬管处,并且硬管下面垫纱布),注明置管日期及长度并贴于敷料上
	记录	做好穿刺记录及维护记录
X 片定位	X 线时体位	仰卧头部正中位,双上肢自然侧放于身体两侧
	上肢 / 头部	PICC 尖端位于上腔静脉中下段,为胸 4~6 水平
		三角定位:左右支气管分叉点为 A 点,向下做垂直线,右侧支气管末端入肺门处为 C 点,向左做平行线,两线相交于 B 点,此三角区范围内为 PICC 尖端最佳位
	下肢	下腔静脉内:过膈肌 0.5~1cm(为胸 9~11 水平),注意看导管走行方向
使用期间维护	更换敷料	穿刺后第一个 24 小时需要更换敷料,之后常规更换,一般 3~7 天更换 1 次,有渗血、卷边、浸湿或污染时及时更换
		去除敷贴时注意防止导管脱出或送入
	更换肝素帽 / 正压接头	肝素帽 / 正压接头常规每周更换 1 次
	冲管	一般每 6 小时冲管 1 次,呈脉冲式,必须使用 10ml 及以上规格的注射器,以免压力过大,引起导管破裂的风险
	封管	输液完成后先进行冲管,再使用 1U/ml 的肝素液正压封管,必须使用 10ml 及以上规格的注射器,以免压力过大,引起导管破裂的风险
	评估	输液过程中评估导管固定情况、有无回血、穿刺部位情况、导管外露长度、输液泵速度等
拔管	时机	出现或高度怀疑并发症(CRBSI),导管停止使用时
	操作方法	使用除胶剂浸湿无菌透明敷贴,撕开敷贴,消毒穿刺点及周围皮肤
		用无菌镊子轻缓地拔出导管,平行静脉方向,每次 2cm,注意不要用力过度
		若遇阻力,则暂缓拔管,暂时固定导管后实施热敷,然后再尝试拔管
		无菌操作下留取 2cm 尖端导管标本送培养
		检查导管完整性,核对长度与预留长度是否吻合
		拔管后加压止血,防止空气栓塞;拔管后 24 小时内用无菌敷料覆盖伤口,观察有无血栓出现

六、注意事项

1. 禁止事项

(1)手套禁止接触要进入血管内的导管。

(2)严禁使用<10ml 的注射器冲管或封管。

2. 导管尖端位置偏浅的护理要点

(1)上肢置管尖端位置偏浅时,需做好标识,注意液体渗透压不宜过高,输入速度不宜过快,注意观察局部有无肿胀,有无呼吸困难等胸腔积液表现。

(2)下肢置管尖端位置为低位时，需做好标识，注意液体渗透压不宜过高，输入速度不宜过快，禁止输入多巴胺等血管活性物质；注意观察消化道症状，有无喂养不耐受、消化道出血等情况。

3. 并发症及处理 详见第二十二章第二节。

（胡艳玲 赵 燕）

第十九节 新生儿脐血管置管

脐血管置管术是通过脐动脉和脐静脉将导管置入主动脉和下腔静脉的技术，包括脐静脉置管（UVC）和脐动脉置管（UAC）。

一、置管目的

1. UVC可用于输液、输血及血液制品、换血、输入高浓度强刺激性药物，监测中心静脉压等。

2. UAC可用于换血、采集血标本、监测有创动脉血压等。

二、适应证/禁忌证

详见第二十二章第三节。

三、新生儿脐带解剖

详见第二十二章第一节。

四、实施要点

具体见表25-19-1。

表25-19-1 新生儿脐血管置管实施要点

操作步骤		实施要点及说明
准备工作	环境准备	层流洁净病房或已消毒的房间
	物品准备	绷带、测量尺，静脉切开包（含洞巾、剪刀、止血钳、镊子、手术刀、缝针、缝线、纱布等），延长型正压接头1个（带卡扣）、肝素帽1个、碘伏（需提前预热）、0.9%生理盐水（需提前预热）、棉签若干、无菌手套、一次性手术衣、无菌治疗巾、脐血管导管2根（体重<1 500g 选择3.5Fr型号，体重≥1 500g 选择5.0Fr型号）、10ml注射器2~3个、无菌透明敷贴、搭桥用布胶布、导管标识、透明保鲜膜/袋（保暖用）、浓度为0.25~1.0U/ml的肝素稀释液等
	患儿准备	烦躁患儿予以安抚，适当镇静；注意保暖，使用保鲜膜/袋包裹躯干及头部，暴露脐带及周围皮肤；持续监护生命体征
	工作人员准备	七步洗手法洗净双手，穿手术衣，戴无菌手套、口罩、帽子等
置管操作	术前核对	置管术前双人查对患儿身份、医嘱、置管知情同意书及置管长度（置入长度计算方法见表22-3-1）
	无菌区域准备	按无菌技术一一准备所需物品，遵循最大化无菌屏障，注射器抽吸肝素液备用
	肝素润滑及预冲脐血管导管	将脐血管导管连接肝素帽，使用1U/ml肝素液润滑导管，预冲导管排气
	初消毒	助手一手持止血钳夹紧脐带残端结扎线，另一手进行消毒，消毒范围：充分消毒脐带及周围皮肤，上至乳头平面，下至会阴部，两侧至腋中线；操作者以无菌碘伏纱布包裹脐带残端，再次消毒残端
	暴露脐带	助手穿一次性手术衣，铺无菌治疗巾及洞巾，暴露脐带

续表

<table>
<tr><th colspan="2">操作步骤</th><th>实施要点及说明</th></tr>
<tr><td rowspan="18">置管操作</td><td>结扎脐带</td><td>使用活结结扎脐带根部，防止置管时出血过多</td></tr>
<tr><td>切开脐带</td><td>用止血钳在距离脐轮约 1.0~1.5cm 处夹住脐带，手术刀从止血钳下方切断脐带；消毒残端暴露脐动脉和脐静脉，观察有无明显渗血等</td></tr>
<tr><td>确认血管</td><td>脐带残端确认脐静脉及脐动脉，需同时置入脐动脉及静脉者，一般先置脐动脉（以免动脉收缩后增加置管难度）</td></tr>
<tr><td rowspan="5">脐动脉置管</td><td>脐动脉有 2 根，位于切面的 4 点钟及 7 点钟处，管壁较厚，管腔较小，呈白色圆形</td></tr>
<tr><td>助手使用 2 把止血钳 / 有齿镊固定脐带</td></tr>
<tr><td>操作者使用小弯镊轻轻扩开脐动脉前端</td></tr>
<tr><td>缓慢插入脐血管导管入脐动脉，送入时导管与腹壁成 45° 向下旋转推进，进入 1~2cm 时可能遇阻力，可将脐带往患儿头侧牵拉（与腹壁成 45° 有助于送管）</td></tr>
<tr><td>到达预定深度，抽吸见回血后肝素液封管</td></tr>
<tr><td rowspan="5">脐静脉置管</td><td>脐静脉有 1 根，位于切面 12 点钟方向，管壁薄，管腔大</td></tr>
<tr><td>置管前使用肝素液将腔内的血凝块清除干净</td></tr>
<tr><td>用血管钳将脐带提起，与下腹部成 60°，将导管插入脐静脉，往内送管，遇阻力可暂停 1~2 分钟，同时垂直按压腹壁继续送管</td></tr>
<tr><td>导管进入门静脉系统时可能嵌于肝静脉，需拔出 2cm 再缓慢送入，通过静脉导管后轻轻转动即可进入下腔静脉（或边送管边推注生理盐水辅助送管）</td></tr>
<tr><td>到达预定深度，抽吸见回血后肝素液封管</td></tr>
<tr><td>缝线固定</td><td>在脐带上（注意避开皮肤组织）进行荷包缝合，采用 8 字结与外科结固定导管</td></tr>
<tr><td>导管标识</td><td>做好脐静脉、脐动脉导管标识</td></tr>
<tr><td>再次确认管路连接</td><td>确认三通管、肝素帽 / 正压接头等连接紧密，防止断开发生出血</td></tr>
<tr><td rowspan="3">固定</td><td rowspan="3">搭桥法固定</td><td>在需要固定的腹壁皮肤上贴上人工皮，需暴露脐带部分，剪 2 个长条胶布，对粘粘贴部分后贴于人工皮上</td></tr>
<tr><td>剪 1 个长条胶布将 2 条已搭好的“桥”连接，并将脐血管粘贴于胶布黏面（需留一定长度再粘贴，勿牵拉过紧）</td></tr>
<tr><td>将长条胶布绕“桥”一圈，固定导管</td></tr>
<tr><td>记录</td><td>脐静脉、脐动脉</td><td>做好穿刺置管记录及维护记录</td></tr>
<tr><td rowspan="3">X 片尖端定位</td><td>脐静脉</td><td>膈肌水平上方 0.5~1cm 下腔静脉内（一般位于 T_8~T_{10}）</td></tr>
<tr><td rowspan="2">脐动脉</td><td>高位：尖端定位应位于第 6 胸椎至第 9 胸椎之间（T_6~T_9）
①优点：发生四肢苍白和发绀的风险小；②缺点：易并发高血压，增加颅内出血风险</td></tr>
<tr><td>低位：尖端定位应位于第 3 腰椎至第 4 腰椎之间（L_3~L_4），避开腹主动脉的分支（肾动脉：L_1~L_2，肠系膜上动脉：T_{12}~L_1），以免造成肾坏死或坏死性小肠结肠炎。
①优点：对血压影响不大；②缺点：易发生下肢远端血管痉挛，严重引起下肢及臀部皮肤坏死，需要严密观察有无相关并发症发生</td></tr>
<tr><td rowspan="4">使用期间维护</td><td rowspan="4">脐静脉</td><td>评估：输液过程中评估导管固定情况、有无回血、穿刺部位情况、导管外露长度、输液泵速度等</td></tr>
<tr><td>肝素帽 / 正压接头：常规每周更换一次，肝素帽 / 正压接头内壁若有血凝块时立即更换</td></tr>
<tr><td>冲管：一般每 6 小时冲管一次，呈脉冲式，必须使用 10ml 及以上规格的注射器，以免压力过大，引起导管破裂的风险</td></tr>
<tr><td>封管：输液完成后先进行冲管，再使用 0.25~1.0U/ml 的肝素液正压封管</td></tr>
</table>

续表

操作步骤		实施要点及说明
使用期间维护	脐动脉	保持管路通畅：需使用浓度为0.25~1.0U/ml的肝素稀释液24小时持续输注，速度0.5~1.0ml/h，防止回血及血栓形成
		其余同UVC护理
拔管	时机	出现并发症或病情好转不再需要保留导管时停止使用
	导管保留时间	脐动脉一般保留7~10天，脐静脉一般保留7~14天
	操作方法	切断缝线，去除胶布，常规消毒脐部及其周围皮肤
		无菌操作拔管，最后2~3cm时稍停顿，以减少出血
		保证管道全部拔出，核对长度，检查导管是否完整
		用无菌纱布压迫脐带根部上方5分钟可止血，局部消毒后密切观察，必要时予无菌棉球加压24小时
		根据情况进行导管尖端细菌培养
		拔管后常规脐部护理，直至脐带残端脱落

五、注意事项

1. 送管时出现阻力、导管回弹等，应考虑UVC尖端进入肝脏或在静脉导管开口处。

2. UVC输注血液或血液制品后，导管回血后，三通接头及肝素帽/正压接头处有血液残留，需立即进行更换，以免血栓形成及增加感染机会。

3. 除肝素稀释液外，禁止通过UAC输入任何液体和药物。

4. UAC置管后，需加强对患儿双下肢循环灌注的评估，包括皮肤颜色、皮肤温度、毛细血管再充盈时间、足背动脉搏动等。

（胡艳玲　罗　玲）

第二十节　新生儿腹膜透析的护理

腹膜透析(peritoneal dialysis)是利用腹膜作为半透膜向腹腔内注入透析液，通过弥散(diffusion)和渗透(osmosis)原理，以清除机体内代谢废物及水分。目的是清除体内毒素、清除多余的水分、纠正酸中毒和电解质紊乱。

一、适应证/禁忌证

1. 适应证

(1)急性肾功能衰竭，持续加重的氮质血症，血尿素氮>35.7mmol/L。

(2)严重水电解质紊乱，如钾≥7.0mmol/L，心电图有高钾表现。

(3)重度酸中毒，动脉血pH<7.15。

(4)重度液体负荷，有肺水肿、脑水肿的倾向。

(5)毒物或药物中毒。

(6)先天代谢性疾病急性期。

2. 禁忌证

(1)绝对禁忌证：包括可影响腹腔和腹膜完整性的情况，如脐膨出、腹裂、膀胱外翻、膈疝、腹膜腔阻塞及腹膜功能衰竭。

(2)相对禁忌证：近期拟行腹部外科手术，拟行(<3个月)活体供肾肾脏移植，缺乏合适的照

料者进行相关家庭治疗，患者 / 照料者选择血液透析且有血液透析条件者。

二、腹膜透析处方

（一）透析方式

1. **持续不卧床腹膜透析**（continuous ambulatory peritoneal dialysis，CAPD） 通过导管将无菌透析液逐渐灌入腹膜腔，并在一段预定时间（留腹时间）后经该导管引流出来，流体的灌注和引流构成 1 次交换，每日可进行 4 次。优点是操作简单且耗材成本低。

2. **自动腹膜透析**（automated peritoneal dialysis，APD） 指所有使用循环机的腹膜透析，包括夜间间歇性腹膜透析、持续循环性腹膜透析、潮式腹膜透析。

（1）夜间间歇性腹膜透析：在夜间会有多次短时自动化交换，溶质和液体的清除仅发生在夜间。

（2）持续循环性腹膜透析：夜间自动交换之后进行长时间的日间交换，日间交换是在夜间 APD 结束时注入，并留滞腹膜内直至下次夜间透析开始。

（3）潮式腹膜透析：透析液初始注入腹膜腔后，每次交换过程中仅引流部分腹透液。

（二）透析液的基本成分

腹膜透析液的基本成分见表 25-20-1，可根据患儿的实际情况加入适当药物，如抗生素、肝素、钙、胰岛素等，切勿加入碱性液。

表 25-20-1 腹膜透析液基本成分表

基本成分	基本浓度
葡萄糖	1.5~2.5g/L
钠	132~142mmol/L
氯	101~107mmol/L
钙	1.5~1.75mmol/L
镁	0.25~0.75mmol/L
乳酸根（碳酸氢根或醋酸）	35~45mmol/L
渗透压	340~490mOsm/L
PH	5.0~5.8

透析液多选择 1.5% 葡萄糖乳酸盐，每 100ml 含葡萄糖 1.5g 或 2.5g，氯化钠 538mg，氯化钙 25.7mg，氯化镁 5.08mg，乳酸钠 448mg；水肿严重者需加强超滤，可选用 2.5% 葡萄糖乳酸盐腹透液，每 100ml 含葡萄糖 2.5g，余同 1.5% 葡萄糖乳酸盐。

三、实施要点

具体见表 25-20-2。

表 25-20-2 新生儿腹膜透析实施要点

操作步骤		实施要点及说明
准备工作	环境准备	层流洁净病房或已消毒的房间
	物品准备	洞巾、缝合包、无菌镊、无菌剪刀、一次性使用 14G 单腔中心静脉导管包、连接系统、三通管、无菌透明敷贴（固定导管用）、无菌治疗盘 / 换药碗、碘伏、20ml 或 50ml 注射器、生理盐水、1.5% 或 2.5% 葡萄糖乳酸盐腹透液
	患儿准备	烦躁患儿予以安抚，适当镇静；持续监护生命体征
	工作人员准备	七步洗手法洗净双手，穿手术衣，戴无菌手套、口罩、帽子等
置管操作	术前核对	置管术前双人查对患儿身份、医嘱、置管知情同意书
	病情评估	评估患儿病情，必要时准备抢救物资，如吸氧装置、吸痰装置、复苏球囊等
	穿刺点选择	手术部位选择脐与左或右髂前上棘连线中内 1/3 处为穿刺点，常规碘伏消毒、铺巾
	局部麻醉	给予 1% 的利多卡因作皮肤及皮下局部浸润麻醉
	置管	协助外科医生采用 Seldinger 穿刺置管技术置入一根 14G 单腔中心静脉导管，导管尖端应位于膀胱直肠窝，用 20ml/50ml 注射器注入生理盐水 10~15ml/kg，将导管远端置于最低点放出液体，若液体流出呈连续性线样或滴状流出，且出量等于入量，则提示置管位置良好
	固定	使用导管专用的固定装置妥善固定于腹壁，再用无菌透明敷贴覆盖伤口

续表

操作步骤		实施要点及说明
透析操作	透析前准备	测量体温、脉搏、血压及体重，并记录
		取回透析液，并预热（只能干性加热，用专用加热器加温，冬天预热至 39~40℃，夏天预热至 37~38℃）
		导管外接腹透液套装的连接导管
	透析过程	严格无菌操作，缓慢将腹膜透析液通过导管灌入腹腔内，初始透析液量为 15~30ml/kg，使用输液泵在 15~30 分钟内匀速泵入，在腹腔内保留 30~40 分钟后，再将腹腔内透析液全部引流出来，流出时间为 15~30 分钟。重复以上步骤，根据患儿临床症状改善情况、液体出入量平衡情况及血清肌酐值调整透析液浓度及频率
	观察要点	准确记录每次进出腹腔的时间、液体量、颜色等
		根据病情随时测定血钾、钠、氯、尿素氮，肌酐和血气分析等
		放液 10~15 分钟时需监测血压
		腹膜透析超滤过多可引起脱水、低血压、腹腔出血等，护理过程中要密切观察体温、心率、呼吸、血氧饱和度、血压变化，及时观察有无并发症并及时处理，详见表 25-20-3
透析护理	预防感染	接触管路前洗手，连接和分离各种管道时要严格无菌操作，切勿直接接触透析管管口，以防细菌从管口进入腹膜引起腹膜炎。感染性腹膜炎严重影响腹膜透析的效果，表现为腹痛、寒战、发热、腹部压痛、反跳痛、透析液浑浊等
	切口护理	密切观察透析管口有无漏液，切口处有无渗血，皮肤有无红肿、触痛，若伤口渗血、透析液渗出要及时报告医生处理
	管路护理	透析液引流不畅或腹膜透析管堵塞，应及时寻找原因，常见有腹膜透析管移位、受压、扭曲、纤维蛋白堵塞、大网膜粘连等。注意定时给患儿翻身，改变体位，注意排空肠道及膀胱，以促进肠蠕动。必要时管内注入肝素、尿激酶、生理盐水使堵塞透析管的纤维块溶解

四、注意事项

1. 透析液使用前必须检查有无浑浊、絮状物、破漏及出厂日期，操作前按医嘱加入药物。

2. 打开三通灌入透析液前要确认关闭引流通道，抽取透析液后随手关闭引流通道，防止废液逆流引起污染。

3. 如果发生堵管或者引流不畅时，切勿使用负压抽吸，以免网膜等组织吸入。

五、腹膜透析管常见问题

1. 导管堵塞。

2. 导管移位　表现为入液可，出液难，可拍腹部 X 线检查后决定是否手术复位或重新置管。

3. 大网膜包裹　表现为入液可，出液难，X 线检查示导管位置正常。

4. 透析管扭曲　可拍腹部 X 线检查助诊，变换体位、轻揉腹部。

六、并发症及处理措施

1. 出入液障碍　导管堵塞可使用肝素液反复冲洗，导管移位可用 X 线检查导管位置，必要时调整位置或拔管重插。

2. 腹膜炎　应严格无菌技术操作，采用抗生素治疗。

3. 渗漏　可减少每次灌入量或暂停腹膜透析，需加强营养，必要时手术缝扎。

（胡艳玲　朱友菊）

表 25-20-3　×××医院新生儿科腹膜透析记录单

姓名:＿＿＿＿＿＿　登记号:＿＿＿＿＿＿　床号:＿＿＿＿＿＿

年　月　日　统计时间段:　年　月　日—　年　月　日

腹膜透析总入量:　ml　腹膜透析总出量:　ml(含伤口纱布的渗出液)

开始时间	身份信息核对	透析液核对	泵入速度 / ($ml \cdot h^{-1}$)	透入量 /ml	保留时间 /min	透析液流出开始时间	透出液是否清亮	透出液颜色	管路通畅	透出结束时间	透出量 / ml	纱布渗出量 /ml	总出量 / ml	血压 / mmHg	备注	签名

第　页

第二十一节　新生儿体外膜肺氧合的护理

一、概述

1. 定义　体外膜肺氧合（extracorporeal membrane oxygenation，ECMO）基本原理是通过动静脉插管将患者的血液引流至体外，经过人工膜肺氧合后，再通过血泵将氧合血灌注入体内，维持机体各器官的供血和供氧，对严重的心肺功能衰竭患者进行较长时间呼吸心脏支持，使患者心肺得到充分的休息，为进一步治疗和心肺功能的恢复赢得宝贵的时间。其核心部分是膜肺和血泵。

2. 主要仪器设备

（1）氧合器（膜肺）：运用仿生物膜原理实现人体肺泡功能，静脉血液经过氧合器时，通过膜结构产生气体交换，实现排出血液中二氧化碳、同时吸纳氧气的目的。为避免补体激活、白细胞活化及血小板黏附等问题，使用过程中应用肝素化管道来提高组织相容性。

（2）血泵：血泵主要有滚轴泵（滚压泵）和离心泵两种，主要作用是维持全身血液流动，维持血压。

（3）变温水箱：保持经ECMO的血液维持在一定温度范围，避免患儿失温，可调节。

（4）管道：ECMO管道常用直径分为1/4、3/8、1/2英寸等几种。为减少血液预充量和血液与异物接触面积，在保证引流和灌注的要求下，管径应尽可能小、管道尽可能短。

（5）贮血囊（bladder）与贮血囊停泵控制器（bladder box）：贮血囊用于调节并监控静脉引流量。当贮血囊瘪陷时，贮血囊停泵控制器将发出警报使泵停止转动，以阻断血流，避免过度吸引致管道内气泡形成。

（6）监控系统：包括超声血液流量计、动静脉血氧饱和度和血细胞比容监测仪、活化凝血时间（activated cotting time，ACT）测定仪、气泡监测、管路压力监测仪器等。

3. ECMO支持模式

（1）静脉-动脉（veno-arterial，V-A）模式：同时辅助心、肺功能，适用于严重影响心脏功能和循环功能稳定的呼吸衰竭合并新生儿持续性肺动脉高压（PPHN）患儿。

（2）静脉-静脉（veno-venous，V-V）模式：仅辅助肺功能，需严格评估患儿心脏功能。

二、适应证/禁忌证

1. 适应证

（1）严重的呼吸衰竭，如MAS、PPHN、NRDS、脓毒症和先天性膈疝等，经积极的机械通气治疗后病情无明显缓解，呼吸困难持续恶化呈下列任一情况：①氧合指数>40，持续>4小时；②氧合指数>20，超过24小时或呼吸困难持续恶化；③积极呼吸支持下病情仍迅速恶化，严重的低氧血症（PaO_2<40mmHg）；④血pH<7.15，血乳酸≥5mmol/L，尿量<0.5ml/（kg·h）持续12~24小时；⑤肺动脉高压导致右心室功能障碍，需要持续大剂量正性肌力药物维持心功能。

（2）去除病因后呼吸衰竭可纠正的疾病。

2. 禁忌证

（1）绝对禁忌证：致死性严重先天畸形、Ⅲ级或Ⅲ级以上脑室内出血、难以控制的出血、不可逆性的脑损伤。

（2）相对禁忌证：不可逆的脏器损害（除非考虑器官移植）、胎龄<34周、体重<2 000g、机械通气>14天。

三、实施要点

具体见表25-21-1。

表 25-21-1　新生儿 ECMO 实施要点

操作步骤		实施要点及说明
准备工作	环境准备	层流洁净监护病房
	术前准备	辅助检查：血常规、凝血功能、肝肾功能、血气、电解质、颅内和心脏超声
		申请 2 个单位悬浮红细胞，以预充 ECMO 管路
	物品准备	准备插管所需设备：ECMO 主机，变温水箱及相应耗材、手术器械、电刀、头灯、负压吸引器
	患儿准备	持续监护生命体征；插管过程需床旁给予镇静、镇痛和肌肉松弛药；麻醉成功后持续监测动脉压及中心静脉压
	工作人员准备	七步洗手法洗净双手，穿手术衣，戴无菌手套、口罩、帽子等
置管操作	术前核对	置管术前双人查对患儿身份、医嘱、置管知情同意书
	病情评估	评估患儿病情，必要时准备抢救物资及药物
	插管体位	置患儿于辐射台，垫高肩部，充分暴露右侧颈部，协助医生切开右侧颈内静脉及颈总动脉，操作过程需严格无菌
	管路预充	先用乳酸林格液预充管路排气，然后用胶体（白蛋白或血浆）、悬浮红细胞（根据患儿凝血情况加入肝素）排出管路内晶体液，加入 5% 碳酸氢钠 5~10ml，最后加入 10% 葡萄糖酸钙 3ml
	插管前抗凝	根据患儿凝血情况给予肝素 0.5~1.0mg/kg 抗凝，维持活化凝血时间目标范围 200~250 秒即可进行插管操作
ECMO 治疗	连接及启动	预充完毕后，将管路与患儿动静脉插管连接，当离心泵达到 1 000r/min 后，先静脉后动脉松开管路钳。ECMO 启动后 5~10 分钟达到全流量辅助 120~150ml/（min·kg），使用过程中密切观察 ECMO 机器运行状态和患儿生命体征，及时调整参数
	观察要点	持续心电、动脉压、中心静脉压监测，维持平均动脉压 40~65mmHg；观察患儿肢端血运情况，有无苍白、肿胀、僵硬等，观察动脉搏动是否良好，皮肤温度等；根据患儿情况监测血糖
		实验室监测：血气分析每 3~8 小时一次，ECMO 支持第一个 24 小时内每 3 小时一次；血常规监测每 12 小时一次；每 2~3 小时监测活化凝血时间，每 12 小时监测凝血功能
		控制液体摄入量，准确记录 24 小时出入量，采用“量出为入”的原则进行液体管理，必要时可以使用利尿剂或行持续肾替代治疗
ECMO 撤离	撤离指征	临床症状改善，胸部 X 线检查透光度增加，可逐渐调整 ECMO 参数。当体外支持仅为患儿自身肺部功能 30% 时，可试停 ECMO
	插管拔除	在无菌状态下，拔除插管并结扎动静脉，拔除静脉插管时需使患儿处于吸气相，同时按压肝脏，防止形成静脉气栓，操作完成后给予 1mg/kg 鱼精蛋白中和

四、ECMO 期间护理常规

1. 流量、气体和压力管理　维持血流量 80~100ml/（kg·min）、气血比（0.5~10）∶1，保持患者的 $PaCO_2$ 40~45mmHg。根据中心静脉血氧饱和度、血乳酸和二氧化碳分压水平调节气流量和血流量，维持泵前压力>−40mmHg、跨膜压力<60mmHg。

2. 呼吸机管理　应降低机械通气参数使肺得到休息。FiO_2 0.21~0.30，气道峰压（PIP）<20cmH_2O，呼气末气道正压（PEEP）5~10cmH_2O、呼吸频率 15~25 次 /min，吸气时间 0.4~0.6 秒，潮气量<6ml/kg。

3. 基础护理

（1）体位护理：2 小时变换 1 次体位，置患儿于“鼻吸气”体位。骶尾部及骨突处给予水胶体敷料保护并于“鸟巢”下放置水床，头部可用薄型泡沫敷料保护以减轻局部压力。

（2）口腔护理：加强口腔护理，每2~4小时给予一次生理盐水清洗口腔。

4. 皮肤护理 观察患儿ECMO置管处皮肤情况，伤口有无渗血、裂开等。注意无菌敷贴有无污染及卷边，渗血超过敷料2/3时立即更换，使用含碘消毒液以穿刺点为中心进行螺旋式消毒，消毒范围要大于敷料覆盖范围，消毒待干后用无菌敷贴覆盖，保持局部干燥无菌，以减少导管相关血流感染。

5. 管路护理

（1）翻身时应专人保护管路，防止移位和牵拉；每班测量并交接穿刺导管的外露长度、管路固定情况，避免管道打折、扭曲和非计划性拔管。

（2）每2小时听诊呼吸音是否对称，观察胸廓起伏情况。

（3）注意吸痰、加强湿化及翻身叩背，以利于痰液排出。

（4）留置尿管的患儿，准确记录引流尿液的颜色和量，保持尿管引流通畅。

6. 镇静镇痛 ECMO支持期间需要轻度镇静和镇痛，镇静首选咪达唑仑；采用新生儿疼痛评估量表（CRIES）评估患儿疼痛情况，镇痛药物首选芬太尼，观察镇痛药物的使用效果。目标是以最小的用药剂量达到治疗效果。

7. 营养支持 新生儿在接受ECMO期间常不能完全肠内营养，肠内营养应在ECMO后24小时内开始，每天提供80~120kcal/kg，应鼓励营养性喂养，并在耐受的情况下缓慢加量。

8. 并发症的预防

（1）出血：观察伤口、穿刺处、引流液、消化道、全身皮肤黏膜等有无出血点，注意观察有无头皮血肿。密切观察留置导尿管内的尿液颜色，观察尿管内有无结晶。

（2）感染：严格无菌操作，定时更换伤口敷料，避免局部感染；密切观察体温，定时做血、尿细菌培养，遵医嘱使用抗生素；加强护理及营养支持等以减少感染的发生；层流特护病房实施保护性隔离措施，专人护理，限制探视。

（胡艳玲　周定琼）

参考文献

[1] 邵肖梅, 叶鸿瑁, 丘小汕. 实用新生儿学. 5版. 北京: 人民卫生出版社, 2019.

[2] 张玉侠. 实用新生儿护理学. 北京: 人民卫生出版社, 2015.

[3] 武荣, 封志纯, 刘石. 新生儿诊疗技术进展. 北京: 人民卫生出版社, 2016.

[4] 李杨, 彭文涛, 张欣. 实用早产儿护理学. 北京: 人民卫生出版社, 2015.

[5] 徐桂玲, 冯玉梅, 赵春娟, 等. 暖箱终末消毒后放置时间的探讨. 护理研究, 2016, 30 (22): 2807-2808.

[6] 李静, 许健, 冉莎莎, 等. 使用中暖箱日常清洁消毒效果评价及对策. 中国感染控制杂志, 2016, 15 (1): 56-58.

[7] 赵丽华, 万兴丽, 朱友菊, 等. NICU早产儿基于行为线索的经口喂养模式的研究进展. 中华护理杂志, 2022, 57 (8): 1013-1018.

[8] 中国医师协会新生儿科医师分会循证专业委员会, 中国医师协会新生儿科医师分会呼吸专业委员会. 2020新生儿机械通气时气道内吸引操作指南. 中国当代儿科杂志, 2020, 22 (6): 533-542.

[9] 中国新生儿复苏项目专家组, 中华医学会围产医学分会新生儿复苏学组. 中国新生儿复苏指南 (2021年修订). 中华围产医学杂志, 2022, 25 (1): 4-12.

[10] 中国医师协会新生儿科医师分会循证专业委员会. 新生儿经外周置入中心静脉导管操作及管理指南 (2021). 中国当代儿科杂志, 2021, 23 (3): 201-212.

[11] Stark A R, Eichenwald E C. Persistent pulmonary hypertension of the newborn (PPHN): Clinical features and diagnosis [EB/OL].[2022-9-20]. https://www.uptodate.com/contents/persistent-pulmonary-hypertension-of-the-newborn-pphn-clinical-features-and-diagnosis

[12] 中华医学会肠外肠内营养学分会药学协作组. 规范肠外营养液配制. 协和医学杂志, 2018, 9 (4): 320-331.

[13] 中华医学会儿科学分会新生儿学组,《中华儿科杂志》编辑委员会. 新生儿高胆红素血症诊断和治疗专家共识. 中华儿科杂志, 2014, 52 (10): 745-748.

[14] 张晓蕊, 曾超美, 刘捷. 强光疗治疗新生儿高胆红素血症的疗效及安全性. 中国当代儿科杂志, 2016, 18

(3): 195-200.

[15] 张坤桦, 胡皎, 刘嘉琪, 等. 早产儿经口喂养能力评估量表的信效度及反应度研究. 护士进修杂志, 2017, 32 (6): 499-502.

[16]《中华儿科杂志》编辑委员会, 中华医学会儿科学分会新生儿学组. 新生儿机械通气常规. 中华儿科杂志, 2015, 53 (5): 327-330.

[17] 薛辛东, 富建华. "新生儿机械通气常规"解读. 中华儿科杂志, 2015, 53 (5): 331-333.

[18] Nickel B, Gorski L, Kleidon T, et al. Infusion Therapy Standards of Practice, 9th Edition. J Infus Nurs, 2024, 47 (1S Suppl 1): S1-S285.

[19] 王伟, 李振光, 刘刚, 等. 重度呼吸衰竭新生儿早期联合使用一氧化氮吸入治疗的临床效果观察. 南京医科大学学报 (自然科学版), 2015, 35 (6): 870-873.

[20] 陈一欢, 蔡成, 龚小慧, 等. 一氧化氮吸入联合高频振荡通气治疗新生儿肺动脉高压疗效分析. 中国新生儿科杂志, 2015, 30 (2): 117-120.

[21] 中国医师协会肾脏内科医师分会, 中国中西医结合学会肾脏疾病专业委员会, 国家肾病专业医疗质量管理与控制中心. 自动化腹膜透析中国专家共识. 中华医学杂志, 2021, 101 (6): 388-399.

[22]《中国腹膜透析管理现状白皮书》项目组. 中国腹膜透析管理现状白皮书. 中华肾脏病杂志, 2022, 38 (12): 1076-1104.

[23] Nourse P, Cullis B, Finkelstein F, et al. ISPD guidelines for peritoneal dialysis in acute kidney injury: 2020 Update (paediatrics). Perit Dial Int, 2021, 41 (2): 139-157.

[24] Chua A, Warady B A. Chronic peritoneal dialysis in children [EB/OL].[2024-2-21]. https://www.uptodate.com/contents/chronic-peritoneal-dialysis-in-children

[25] Teitelbaum I. Peritoneal Dialysis. N Engl J Med, 2021, 385 (19): 1786-1795.

[26] 周红琴, 陈秀萍, 胡轩, 等. 2022 年《体外生命支持组织指南: 新生儿和儿童体外膜氧合期间营养支持的提供与评估》解读. 中国实用儿科杂志, 2023, 38 (3): 183-186.

[27] 中国医师协会新生儿科医师分会,《中华儿科杂志》编辑委员会. 新生儿呼吸衰竭体外膜肺氧合支持专家共识. 中华儿科杂志, 2018, 56 (5): 327-331.

[28] 陈玉兰, 杨秀芳, 陈简, 等. 体外膜肺氧合技术在持续肺动脉高压新生儿救治中的临床应用. 中国当代儿科杂志, 2022, 24 (7): 786-791.

[29] 唐尚鸿, 洪小杨, 封志纯, 等. 早产儿体外膜氧合的应用现状与展望. 中华儿科杂志, 2023, 61 (1): 82-85.

[30] Scott B L, Bonadonna D, Ozment C P, et al. Extracorporeal membrane oxygenation in critically ill neonatal and pediatric patients with acute respiratory failure: a guide for the clinician. Expert Rev Respir Med, 2021, 15 (10): 1281-1291.

[31] Dennis J L, Jordan J, Rice M, et al. Enteral Nutrition During Extracorporeal Membrane Oxygenation in the Neonatal and Pediatric Populations: A Literature Review. Pediatr Crit Care Med, 2023, 24 (8): e382-e389.

[32] Wild K T, Rintoul N, Kattan J, et al. Extracorporeal Life Support Organization (ELSO): Guidelines for Neonatal Respiratory Failure. ASAIO J, 2020, 66 (5): 463-470.

[33] Hadaya J, Benharash P. Extracorporeal Membrane Oxygenation. JAMA, 2020, 323 (24): 2536.

[34] Extracorporeal Life Support Organization (2017). ELSO guidelines for cardiopulmonary extracorporeal life support. Accessed January 2022.